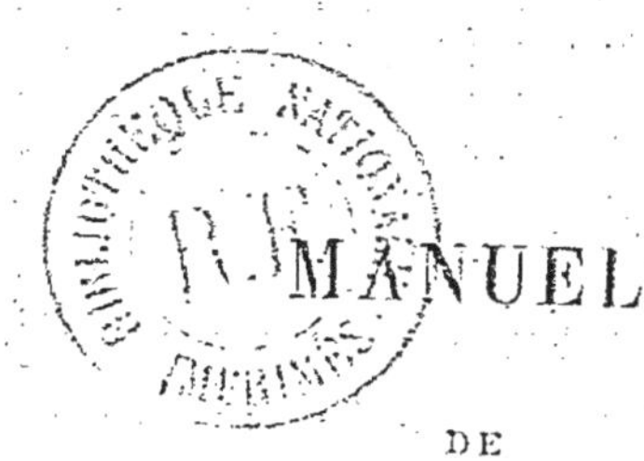

MANUEL

DE

PATHOLOGIE INTERNE

IV

RÉCENTS OUVRAGES DE M. DIEULAFOY

PUBLIÉS A LA MÊME LIBRAIRIE

Clinique médicale de l'Hôtel-Dieu (1896-1897), Paris 1898. Un vol. grand in-8°, avec figures dans le texte. . . . 10 fr.

Clinique médicale de l'Hôtel-Dieu (1897-1898), Paris 1899. Un vol. grand in-8°, avec figures dans le texte. . . . 10 fr.

Clinique médicale de l'Hôtel-Dieu (1898-1899), Paris 1900. Un vol. grand in-8°, avec figures dans le texte. . . . 10 fr.

Clinique médicale de l'Hôtel-Dieu (1901-1902), Paris 1903. Un vol. grand in-8°, avec figures dans le texte. . . . 10 fr.

Clinique médicale de l'Hôtel-Dieu (1905-1906), Paris 1907. Un vol. grand in-8°, avec figures dans le texte. . . . 10 fr.

Clinique médicale de l'Hôtel-Dieu, Paris 1910. Un vol. grand in-8°, avec figures dans le texte. . . . 10 fr.

---

6 7454.— Imprimerie Lahure, rue de Fleurus, 9, à Paris.

MANUEL

DE

PATHOLOGIE INTERNE

PAR LE PROFESSEUR

Georges DIEULAFOY

SEIZIÈME ÉDITION

ENTIÈREMENT REFONDUE

TOME QUATRIÈME

FIÈVRES ÉRUPTIVES ET TYPHOÏDE — INTOXICATIONS
MALADIES DE LA RATE ET DU SANG
MALADIES VÉNÉRIENNES — MALADIES DIATHÉSIQUES
ET DYSTROPHIQUES, ETC.

PARIS

MASSON ET Cie, ÉDITEURS
LIBRAIRES DE L'ACADÉMIE DE MÉDECINE
120, BOULEVARD SAINT-GERMAIN

1911

MANUEL

DE

PATHOLOGIE INTERNE

CINQUIÈME CLASSE

MALADIES GÉNÉRALES ET INFECTIEUSES

CHAPITRE I

FIÈVRES ÉRUPTIVES

1. VARIOLE

Voici comment s'exprime Trousseau au sujet de la variole : « Modifiée ou non, la variole revêt deux formes principales : elle est *discrète* ou *confluente*, et, quelle que soit sa forme, elle est normale ou anormale dans ses allures. Il est essentiel de distinguer ces deux formes principales, car la variole discrète est habituellement exempte de danger: la variole confluente, au contraire, tue presque toujours ceux qu'elle a frappés. Leur marche, leur terminaison sont si différentes, les phénomènes qui les caractérisent sont tellement tranchés, qu'il est de la plus haute importance, à l'exemple de Sydenham, de les étudier séparément[1]. »

1. *Clin. de l'Hôtel-Dieu*, t. I, p. 3.

Je suivrai le conseil de Trousseau; seulement, au lieu de consacrer aux deux grandes formes de la variole deux chapitres distincts, je poursuivrai parallèlement leur description. Cela fait, j'étudierai à part : 1° la varioloïde, 2° les varioles hémorrhagiques, 3° les varioles anormales.

VARIOLE DISCRÈTE ET VARIOLE CONFLUENTE

Description. — La variole *discrète* est caractérisée par une éruption de pustules séparées les unes des autres par de larges espaces de peau saine; les rémissions fébriles sont bien marquées, les périodes apyrétiques sont franches, le pronostic est généralement bénin.

La variole *confluente* est caractérisée par une éruption si généralisée, si tassée, que toute trace de peau saine a disparu, les rémissions fébriles sont incomplètes ou de courte durée, le pronostic est habituellement funeste.

Entre ces deux grandes formes prennent place des variétés qu'on a nommées *cohérentes-confluentes* : ce sont des varioles qui évoluent d'abord comme une variole discrète, mais dont les pustules suppurées finissent par fusionner et *arrivent à la confluence*. Ces varioles *ne sont pas confluentes d'emblée*, elles ne deviennent confluentes que *secondairement* et sont loin de présenter la gravité de la variole confluente *vraie*; aussi ne doit-on pas les confondre avec elle.

Incubation. — La durée de l'incubation est mal délimitée; elle est, suivant les individus, de neuf à quatorze jours, quelle que soit la variété de la variole. La maladie une fois déclarée, il est d'usage de lui décrire quatre périodes qui sont : l'invasion, l'éruption, la suppuration, la dessiccation.

a. *Invasion.* — Dans la variole *discrète*, la période d'invasion est caractérisée par un ou plusieurs frissons, souvent remplacés chez les enfants par des convulsions; dès le premier jour le thermomètre monte à 40 et 41 degrés, et pendant toute cette période la température reste à son maximum avec quelques oscillations. La transpiration s'établit dès le début de la suppuration. En même temps apparaissent céphalalgie, nausées et *vomissements*. Les *douleurs lombaires* (*rachialgie*) sont pour ainsi dire constantes et la *constipation* est la règle.

Dans quelques cas, ces symptômes sont à peine indiqués.

Dans la variole *confluente*, les symptômes d'invasion sont sensiblement les mêmes; souvent, il est vrai, la constipation est remplacée par la diarrhée et la transpiration fait défaut, mais la différence entre les symptômes n'est pas assez accusée pour qu'on puisse dire dès cette période si la variole sera discrète ou confluente. On voit même des malades chez lesquels des symptômes d'invasion très intenses aboutissent à une éruption de quelques boutons. La rachialgie, qui est un des symptômes de cette période, paraît être le résultat d'une congestion de la moelle épinière, congestion qui peut être assez violente pour déterminer des douleurs dans les jambes et de la paraplégie avec ou sans rétention d'urine.

A cette période d'*invasion* se rattachent des exanthèmes, des éruptions qui précèdent l'éruption variolique, et que les auteurs anglais ont nommés *variolous rash*. Les rash revêtent deux formes principales : ils sont hyperémiques et hémorrhagiques et se développent isolément ou *simultanément* chez le même sujet. Le rash hyperémique a l'aspect morbilleux, érysipélateux, érythémateux, ortié; le rash hémorrhagique est scarlatiniforme. Le premier est très étendu, s'efface momentanément à la pression et ne dure qu'un ou deux jours; le second, un peu plus tardif dans son apparition, est constitué par des plaques à fond rouge, lie de vin, sur lequel se détachent une quantité de petites taches ecchymotiques qui ne disparaissent pas à la pression du doigt, tandis que le fond rouge pâlit un instant. Le rash est dit astacoïde (ασταχος, écrevisse cuite) quand la rougeur est intense. Ce rash se localise de préférence aux aines et à la racine des cuisses; néanmoins, il peut se généraliser; il dure plusieurs jours et se dissipe lentement. Il ne faut pas confondre le rash scarlatiniforme, qui est légèrement hémorrhagique, et sans signification fâcheuse, avec le rash *purpurique*, ou purpura, qu'on rencontre dans les varioles hémorrhagiques.

La fréquence du rash varie suivant les épidémies; il a été noté par M. Barthélemy[1] 44 fois sur 593 varioleux; il appartient à toutes les formes de la variole et n'a ni la bénignité ni la gravité pronostiques qu'on a voulu lui attribuer[2].

La présence du rash peut aider au diagnostic de la variole dans un cas difficile, mais d'autre part il faut se garder de commettre une erreur en prenant le rash morbilliforme pour une rougeole et le rash scarlatiniforme pour une scarlatine.

Quelle est la *durée* de cette période d'invasion? L'opinion classique, celle de Sydenham et de Trousseau, a été dans ces temps derniers l'objet de quelques critiques. D'après ces grands observateurs, la période d'invasion est plus longue dans la variole discrète que dans la variole confluente; elle dure trois jours pleins, c'est-à-dire que l'éruption apparaît à la fin du troisième jour, dans le courant du quatrième, mais très rarement le deuxième; tandis que dans la variole confluente, la période d'invasion est plus *courte* et l'éruption apparaît à la fin du second jour ou dans le courant du troisième. A cette règle, qui se vérifie souvent, il y a des exceptions, sans parler, bien entendu, des varioles anormales.

b. *Éruption.* — Dans la variole *discrète*, au moment de l'éruption, le malade éprouve un véritable bien-être, les symptômes de la période d'invasion disparaissent et la fièvre tombe par degrés en vingt-quatre ou trente-six heures. L'éruption se montre d'abord à la face, au cou, au cuir chevelu (Borsieri), et c'est toujours au *visage* qu'elle est le

1. *Recherches sur la variole.* Th. de Paris, 1880.
2. *Soc. méd. des hôp.*, juillet 1869. — Legroux. *Dict. encycl. des sc. méd.* article Rash.

plus accusée, quelle que soit la variété de la variole; elle envahit presque simultanément le reste du corps et en trente-six heures elle est terminée. L'éruption à son début se présente au visage, sous forme de macules ou de papules disséminées, rouges et légèrement acuminées; les jours suivants ces petits boutons se transforment en vésico-pustules d'*inégale* grandeur, qui commencent à contenir un liquide lactescent; c'est la période de suppuration qui se prépare. Les boutons du visage ne sont pas ombiliqués, mais ceux du tronc et des membres présentent souvent une dépression centrale nommée *ombilication*. Pour peu que l'éruption du visage soit abondante, elle provoque une tuméfaction qui envahit surtout les paupières.

L'éruption paraît sur les *muqueuses* en même temps que sur la peau (muqueuse buccale, pharynx, larynx, conjonctive), et elle provoque, suivant le cas, de la dysphagie, de la toux, de l'enrouement, des symptômes oculaires.

Dans la variole *confluente*, j'entends la confluente *vraie*, la confluente d'emblée, l'éruption suit un mode tout différent. Tandis que dans les formes discrètes et cohérentes on trouve toujours entre les papules initiales des intervalles de peau saine, ici au contraire le visage est envahi par une rougeur diffuse, d'aspect érysipélateux, et l'éruption se fait « *nunc erysipelatis ritu, nunc morbillorum* » (Sydenham); les papules se touchent, se confondent, et la peau prend souvent un aspect chagriné. Le lendemain de l'éruption et le surlendemain, les papules deviennent vésiculeuses, mais ces vésicules, plus petites que celles de la variole discrète, s'ouvrent les unes dans les autres, soulèvent l'épiderme et commencent à se remplir d'une sérosité lactescente; le visage est *tuméfié*; c'est la période de suppuration qui se prépare. Des phénomènes analogues, quoique moins accentués, se passent sur d'autres parties du corps. L'éruption sur les muqueuses est plus généralisée que dans les formes discrètes, les pustules envahissent la bouche et le pharynx (dysphagie), la conjonctive et la cornée (photophobie), le larynx (toux et dyspnée), et peuvent même s'étendre à l'intestin, au vagin, à l'urèthre. On a signalé une orchite varioleuse [1].

Tandis que dans la variole discrète, la défervescence complète est la règle à la période d'éruption, la fièvre persiste dans la variole confluente, ou du moins la défervescence est tardive et incomplète, et quelques malades ent déjà du *délire*.

c. *Suppuration*. — Dans la variole *discrète*, au moment de la suppuration, les pustules s'entourent d'une aréole inflammatoire et l'ombilication disparaît. A la face, les pustules, plus ou moins espacées, sont d'abord douces au toucher, *leves ad tactum* (Sydenham); plus tard elles deviennent rudes, *asperiores*, parce qu'à leur surface se fait un suintement séro-purulent, puis elles se dessèchent. Au tronc, la suppuration est en retard de vingt-quatre ou trente-six heures, les pustules ne se dessèchent pas comme à la face, elles se rompent et laissent échapper le pus qu'elles contiennent. Aux mains et aux pieds la suppuration est tardive, accompagnée de douleur, de tuméfaction, et les pustules ressemblent souvent « à de belles gouttes de cire vierge ». Pendant cette période, la face est tuméfiée, les yeux sont larmoyants, la salivation est parfois abondante et la fièvre reparaît. Mais cette fièvre, qui s'annonce dès la suppuration, c'est-à-dire vers le huitième jour de la maladie, dure peu et est généralement modérée. Le délire, quand il existe, est léger, et s'observe surtout la nuit.

Dans la variole *confluente*, les choses se passent autrement : au visage, la *tuméfaction* est universelle, l'angle des mâchoires et les oreilles sont au moins aussi gonflés que dans l'érysipèle. L'épiderme est soulevé par la sécrétion lactescente des pustules confluentes, et il en résulte des ampoules opalines, grisâtres, qui donnent à la peau de la face l'aspect d'un masque de parchemin (Morton). Plus tard ces phlyctènes deviennent jaunâtres, rugueuses, et exhalent une horrible *fétidité*. Des symptômes analogues, quoique

1. Béraud. *Arch. génér. de méd.*, mars 1859.

moins intenses, se manifestent sur les autres parties du corps.

Au moment de la suppuration, la fièvre redouble d'intensité et la température dépasse parfois les chiffres de la fièvre d'invasion; cette fièvre est continue avec rémission matinale et dure pendant toute la période de suppuration. Le délire est assez violent et persiste parfois jusqu'à la fin de la seconde semaine. La *salivation* est excessive, et de la bouche s'écoule constamment une salive visqueuse qui souille les draps et l'oreiller. Cette salivation diminue vers le onzième jour de la maladie, époque où décroît également le gonflement de la face; alors aussi commence le *gonflement des pieds et des mains*, et ce gonflement des extrémités était considéré par Sydenham et par Trousseau comme un fait si nécessaire, que son absence doit faire présager le plus funeste pronostic.

Pendant toute cette période les souffrances du malade sont excessives. La tuméfaction de la tête et de la face le rend méconnaissable; il ne peut ni ouvrir les yeux, ni remuer les lèvres et la langue; des mucosités épaisses envahissent la bouche et l'arrière-gorge, et la dysphagie est telle qu'il peut difficilement satisfaire la soif qui l'obsède; la respiration est compromise, la parole est difficile, et quels que soient les soins de propreté, les draps sont continuellement fétides et souillés de pus; heureux encore si ces terribles souffrances ne conduisent pas ce malheureux au tombeau. Et tout cela pourrait être évité, si l'immortelle découverte de Jenner était plus efficacement mise en pratique !

d. *Dessiccation*. — Dans la variole discrète, les pustules desséchées se recouvrent de croûtes, plus ou moins épaisses, jaunâtres, d'abord molles, puis dures. Les croûtes, après leur chute, laissent à nu des cicatrices rougeâtres qui plus tard se dépriment, blanchissent et persistent parfois indéfiniment. Dans les formes confluentes, les croûtes ne sont pas isolées, elles revêtent l'aspect de larges écailles foncées, imbriquées et d'odeur fétide; les *cicatrices* laissées par les varioles confluentes (visage grêlé, couturé) déforment les traits de la physionomie.

La *convalescence* de la variole, surtout des formes confluentes, n'est pas exempte de dangers. Quelquefois, vers la quatrième semaine de la maladie, alors que la fièvre était tombée, et même après la chute des croûtes, apparaît une série de furoncles, véritable *diathèse furonculaire*, qui dure plusieurs mois. Cette disposition à la suppuration se traduit également par des arthrites suppurées, par des *abcès* du tissu cellulaire et des muscles, et le malade succombe souvent à ces suppurations prolongées.

Variole cohérente. — On a vu, d'après la description précédente, toute la différence qui sépare la variole discrète de la variole confluente vraie. Mais cette description ne s'adresse qu'à des *types*, et n'englobe pas tous les cas cliniques. Ainsi, sous le nom de *cohérentes*, on décrit les varioles qui évoluent d'abord comme des varioles discrètes, mais dont les pustules sont si nombreuses, surtout à la *face*, que ces pustules, isolées au début de l'éruption, avant leur entier développement, finissent par se toucher quand elles atteignent leur maturité et arrivent ainsi à la confluence. Cette confluence secondaire est bien différente de la variole confluente vraie. Les varioles cohérentes sont nécessairement plus graves que les varioles discrètes, et la description de ces dernières ne leur est pas exactement applicable; néanmoins, il est rare qu'elles aient la gravité de la variole confluente proprement dite.

Varioloïde. — Le mot de *varioloïde* ne signifie pas variole bénigne, car la varioloïde peut être grave; il ne signifie pas davantage variole très discrète, car la varioloïde peut être cohérente; cette désignation de varioloïde s'adresse à toute variole qui ne suppure pas ou qui suppure peu; ce qui distingue la varioloïde, c'est qu'elle n'aboutit pas à la période de suppuration. Les symptômes d'invasion et d'éruption sont ceux de la variole; ils sont même généralement *atténués*; puis l'éruption s'arrête en chemin, elle *avorte*, la fièvre secondaire n'apparaît pas, les boutons se dessèchent, c'est à peine si quelques-uns suppurent, ils se *cornent* sans laisser de cicatrice. Bien que la varioloïde soit habituellement fort bénigne, elle peut néanmoins être hémorrhagique[1]. La varioloïde est-elle une variole atténuée par une vaccine ou par une variole antérieure, ou bien est-elle une forme spéciale de variole? Dans aucun cas on ne doit la confondre avec la *varicelle*.

Varioles hémorrhagiques. — Il faut distinguer deux formes, l'une précoce, qui précède l'éruption, l'autre tardive, qui apparaît dans le cours de l'éruption. La première est encore plus terrible que la seconde; elle est toujours mortelle. La variole hémorrhagique *précoce*[2] s'annonce comme une variole ordinaire; toutefois, le malade présente parfois une agitation, une dyspnée, un état général, qui sont de mauvais augure. Alors apparaît un rash hémorrhagique et purpurique; c'est une véritable hémorrhagie de la peau avec taches ecchymotiques bleuâtres, noirâtres, à l'aine, au cou, au visage, aux conjonctives, aux paupières. On dirait qu'on a plongé le malade dans une cuve de raisin (Trousseau). Le malade saigne du nez, crache du sang et rend des urines sanguinolentes; le sang suinte par les gencives, la peau se couvre de phlyctènes remplies de sérosité noirâtre, l'agitation et la dyspnée sont extrêmes. La langue est sèche, l'haleine fétide, la voix éteinte, le pouls filiforme; parfois le malade conserve toute sa connaissance; plus souvent il est plongé dans un état ataxo-adynamique avec ou sans mouvements convulsifs, et il meurt, *le* troisième, le quatrième, le cinquième jour, parfois avant l'apparition de l'éruption, ou du moins avec des boutons à peine éclos.

La variole hémorrhagique *tardive* est celle qui apparaît dans le cours de l'éruption, éruption qui du reste est souvent retardée. Elle est plus fréquente dans les varioles confluentes que dans les varioles discrètes. Les symptômes hémorrhagiques sont ceux que je viens de décrire; ils sont de plus accompagnés ou précédés de l'hémorrhagie qui se

1. Mesnet. *Soc. méd. des hôp.*, 1870, p. 29.
2. Gachon. *Variole hémorrh., mort. avant l'éruption.* Th. de Paris, 1880.

fait à l'intérieur des pustules. Cette forme est moins terrible que la précédente et guérit quelquefois. Les varioles hémorrhagiques (*varioles noires*) sont plus fréquentes dans certaines *épidémies*; elles étaient terribles dans l'épidémie de 1871 (année de la guerre et du siège de Paris): j'en ai vu un grand nombre dans le service d'Axenfeld, dont j'étais l'interne. Les hémorrhagies tardives sont favorisées par l'alcoolisme et la puerpéralité.

Variole congénitale. — La variole transmise de la mère au fœtus peut créer différentes modalités cliniques[1]. L'enfant peut naître en état d'incubation, sans aucun signe de variole, mais la variole apparaît quelques jours plus tard et l'enfant meurt. L'incubation peut avoir été intra-utérine, l'enfant naît en pleine éruption et la mort survient en quelques heures. L'enfant peut naître avec des cicatrices ou même sans aucune trace de variole antérieure et il est immunisé; il est réfractaire à la variole et à la vaccine. Quant au liquide amniotique, il est stérile.

Varioles anomales. — La description suivante dira ce qu'il faut entendre par variole anomale: un individu est pris d'une variole discrète en apparence fort bénigne; mais l'éruption se fait mal, par poussées successives, et n'est pas encore complète au sixième ou septième jour; les pustules se développent inégalement ou s'affaissent, la transpiration se supprime sans que rien puisse la rappeler, les urines sont rares ou nulles, la langue se dessèche, le pouls devient petit et irrégulier, des symptômes nerveux, soubresauts des tendons, délire, dyspnée, coma, annoncent l'imminence du péril, et du huitième au dixième jour la mort survient, car la variole discrète, lorsqu'elle est anomale, est plus promptement mortelle que la confluente. Ces varioles anomales, *varioles malignes*, comme les nommaient Van Swieten et Borsieri, sont plus fréquentes dans certaines *épidémies*. Sydenham les avait observées. Trousseau les a décrites, et l'on peut les rapprocher des scarlatines anomales, également-

1. Champ. *Variole congénitale* Th. de Paris, 1901.

ment nommées malignes, quelle que soit du reste l'idée qu'on attache à ce mot de *malignité*.

Pronostic. Complications. — Suivant la loi générale, la variole *épidémique* est beaucoup plus grave que la sporadique. Le pronostic de la variole est bénin, pour les formes discrètes, à moins que la variole ne soit anomale, et également bénin pour la varioloïde; il est plus grave pour les formes cohérentes, et terrible pour les varioles confluentes et hémorrhagiques. Quand l'individu est emporté par une variole confluente, c'est habituellement du douzième au quatorzième jour. L'absence de vaccination doit faire porter dès le début de la maladie un pronostic sérieux. La variole est presque toujours mortelle chez le nouveau-né et chez l'enfant en bas âge Chez la femme, les règles avancent généralement sous l'influence de la variole, et les métrorrhagies ne sont pas rares au moment de l'éruption (Gubler). Chez la femme grosse, l'avortement est fréquent si la grossesse est avancée et si la variole est intense; la mort de l'enfant est la règle, et la femme succombe 60 fois pour 100 [1]. le pronostic est moins grave si la grossesse est peu avancée. Sous l'influence de la puerpéralité, et dès le deuxième jour après l'accouchement, une variole ordinaire peut devenir hémorrhagique (Raymond).

Les causes de la mort chez les varioleux ont été diversement interprétées [2]; on a invoqué la sidération du système nerveux, l'altération du sang rappelant l'intoxication par l'oxyde de carbone; la suppression des fonctions de la peau créant une asphyxie cutanée; la pyohémie consécutive à la purulence du système cutané. A ces causes peuvent s'adjoindre des complications locales telles que l'œdème de la glotte produit par l'éruption laryngée, les phlegmasies pleuro-pulmonaires avec tendance à la suppuration.

La broncho-pneumonie (infection secondaire) est fréquente dans quelques épidémies; elle est insidieuse et

1. Barthélemy. *Th. de Paris*, 1880.
2. Huchard. *Causes de la mort dans la variole*. Th. de Paris, 1872, n° 112.

elle revêt volontiers la forme pseudo-lobaire. La myocardite
et la parésie cardiaque ne sont pas rares[1].

L'endocardite varioleuse est légère et ne laisse habituellement aucune trace. L'altération du larynx peut
aboutir à la laryngite nécrosique et à la laryngosténose
cicatricielle. Les ophthalmies peuvent se terminer par la
fonte de l'œil et par la perte de la vue, les otites peuvent
aboutir à la surdité, les paraplégies fugaces de la période
d'invasion peuvent être persistantes[2]. On observe parfois,
dans le cours de la variole, des éruptions secondaires
d'ecthyma et de pemphigus qui deviennent dans quelques cas une sérieuse complication[3]. On a également
signalé des hydpopisies avec ou sans albuminurie, des
névrites périphériques, la gangrène de la bouche et des
parotides[4]. La néphrite de la variole, qui est habituellement passagère et curable, peut laisser des traces de
néphrite chronique.

Étiologie. — La variole est épidémique et contagieuse,
elle est contagieuse à toutes ses périodes et ici comme
toujours la contagion est directe ou indirecte. Les agents
de la contagion sont le sang (Fournier), le pus et les
croûtes qui, divisées en parcelles, se conservent longtemps dans les chiffons, dans les linges, dans les vêtements, dans les chambres, dans les véhicules, et qui,
légères et mobiles, peuvent être entraînées à distance et
rencontrer un *organisme en état de réceptivité*. La porte
d'entrée de l'élément contagieux se fait principalement
par les voies respiratoires. Quant à savoir quel est l'élément actif de la variole, quel en est le microbe, c'est une
question qui n'est pas résolue.

Diagnostic. — La brusque intensité de la fièvre, la

1. Desnos et Huchard. Complicat. card. de la variole. *Union méd.*, 1870.
— Brouardel. *Arch. gén. de méd.*, novembre 1874.

2. Jaccoud. *Les paraplégies et l'ataxie du mouvement.* Paris, 1864.

3. Du Castel. *Soc. méd. des hôp.*, octobre 1881. — Rendu. *Id.*, novembre
1881.

4. Leudet. *Arch. de méd.*, juin 1881.

céphalalgie, les vomissements, la rachialgie, sont les symptômes de la variole. La présence d'un rash scarlatiniforme généralisé peut faire hésiter un moment entre la scarlatine et la variole, mais la scarlatine a pour elle l'angine et n'est pas accompagnée de rachialgie. L'éruption de certaines rougeoles boutonneuses ressemble assez à l'éruption variolique au début, mais les catarrhes oculaire, nasal, laryngé, bronchique, qui caractérisent l'invasion de la rougeole, n'existent pas dans la variole. L'acné pustuleuse ou varioliforme est presque toujours limitée au visage ou aux parties supérieures du dos et la poitrine; ses boutons présentent à leur centre un comédon, et les symptômes généraux de la variole font défaut. La teinte érysipélateuse et générale du visage, qui dans la variole confluente fait suite aux symptômes généraux de l'invasion, ne sera pas confondue avec la rougeur nettement limitée et à bord saillant de l'érysipèle. Nous verrons bientôt que la variole et la varicelle sont deux maladies distinctes.

Anatomie pathologique. — La structure des pustules varioliques est bien connue depuis les travaux de M. Cornil[1]. Au début de l'éruption, la lésion siège à la partie moyenne de la couche de Malpighi; elle est recouverte par l'épiderme superficiel non altéré et adhère profondément au corps papillaire. La coupe d'une pustule complètement formée montre les particularités suivantes : Sur les bords de la pustule, il y a une accumulation de jeunes éléments provenant de la couche de Malpighi, et le centre de la pustule est cloisonné par quelques filaments et contient peu d'éléments; cette disposition explique la dépression centrale ou *ombilication* des pustules. Quand les couches profondes du réseau de Malpighi sont intactes, la réparation complète est possible; quand la couche de Malpighi est complètement détruite, les *cicatrices* sont indélébiles.

Les altérations du *sang* sont notables : les gaz diminuent

---

1. *Journal de l'anat.*, 1886, et *Soc. méd. des hôp.*, juillet 1879.

de moitié dans les formes hémorrhagiques (Brouardel), l'abaissement de l'hémoglobine commence avant l'éruption et continue jusqu'à la fin de la maladie (Quinquaud), les globules rouges se déforment et perdent la propriété de fixér l'oxygène.

Les autres lésions, dégénérescence granulo-graisseuse des muscles et du cœur, altération des cellules du foie et des reins, tuméfaction et ramollissement de la rate, sont communes à toutes les fièvres graves.

Traitement. — Le varioleux doit être placé autant que possible dans une chambre spacieuse et bien aérée; si la variole est légère, on se contentera de prescrire quelques boissons fraîches, des laxatifs légers, des bouillons, du lait, de l'eau vineuse. Si la variole est intense, on joindra à ces moyens les préparations toniques ; on opposera l'opium aux accidents nerveux; si la fièvre est violente et si les paroxysmes sont accentués, on prescrira le sulfate de quinine ou l'acide salicylique. Au moment de la suppuration, les plus grands soins de propreté sont nécessaires, il faut avoir deux lits dont les draps sont fréquemment renouvelés. Les bains frais, les lotions d'eau tiède sont indiqués; dans le service de Trousseau, il nous arrivait fréquemment de placer le malade dans une baignoire, de l'arroser rapidement avec trois ou quatre seaux d'eau à la température de 25 degrés et de le coucher ensuite, tout mouillé, dans une couverture de laine. J'ai souvent constaté les bons effets de ce traitement.

Ducastel a mis en usage une médication éthéro-opiacée : tous les jours le malade prend six cuillerées d'une potion où l'opium est associé à l'éther, mais cette potion souvent mal tolérée peut être remplacée avantageusement par 15 centigrammes d'extrait d'opium donnés en 24 heures et par une injection sous-cutanée contenant 2 centimètres cubes d'éther, faite matin et soir. Ce traitement ne paraît pas avoir une grande influence sur l'intoxication générale, mais dans quelques cas il modifie heureusement l'éruption, et paraît modérer la suppuration.

En plaçant les malades atteints de variole dans une chambre où ne pénètrent que les rayons rouges, Finsen[1] a vu l'éruption évoluer plus rapidement, la suppuration diminuer et les cicatrices disparaître presque complètement; Œttinger[2] a confirmé en France l'action favorable de la photothérapie dans l'éruption de la variole.

Les moyens prophylactiques ne sauraient être trop rigoureusement observés. Il faut *isoler* les varioleux et pratiquer non pas un isolement factice, mais un isolement vrai. Tout le personnel qui, dans les hôpitaux, est préposé au service des varioleux, doit être revacciné. Des baignoires seront affectées aux varioleux. On ne doit pas oublier que les croûtes sont un agent puissant de contagion et que les malades doivent rester isolés jusqu'à la chute complète des croûtes.

§ 2. VACCINE

Je ne m'occupe ici de la vaccine que comme traitement prophylactique de la variole; pour tout ce qui concerne l'histoire complète de la vaccine, je renvoie aux leçons magistrales de Bouley[3].

Historique. — Avant la découverte de la vaccine, il était d'usage d'inoculer la variole; on choisissait pour cela un sujet porteur d'une variole aussi discrète que possible, on inoculait le liquide d'un bouton varioleux comme on inocule le liquide d'un bouton de vaccin, et quatre jours après se déclarait une vésicule qui se transformait bientôt en pustule, *pustule mère,* elle-même entourée d'un certain nombre de pustules satellites secondaires; vers le septième jour, la fièvre d'invasion se déclarait et la variole suivait

1. Finsen. *Semaine médicale*, 1895, p. 469.
2. Œttinger. Traitement de la variole par le procédé dit de « la chambre rouge ». *Semaine médicale*, 1894, p. 255.
3. *Le progrès en médecine par l'expérimentation.* Leçons du Muséum. Paris, 1882.

son cours. Le plus souvent, le sujet inoculé avait une variole fort discrète, gagnait l'immunité et n'avait plus à redouter les terribles conséquences du fléau épidémique. Malheureusement l'inoculation provoquait parfois des varioles graves et mortelles; de plus, le sujet variolisé devenait un centre d'épidémie; aussi le vaccin lui fut-il préféré. Mais le vaccin ne fut pas accepté du premier coup, et il ne fallut rien moins, en Angleterre, qu'un arrêt du Parlement pour substituer la vaccination à la variolisation.

Bien que Jenner n'ait pas découvert le vaccin, il en est à tel point l'initiateur et le vulgarisateur, qu'à lui revient l'honneur d'avoir légué à l'humanité cet immense bienfait. Jenner, inoculateur dans son district (comté de Glocester), avait remarqué que, suivant une tradition populaire, les vachers et les vachères qui au contact des vaches avaient contracté une maladie pustuleuse, le *cow-pox*, restaient indemnes pendant les épidémies de variole. Jenner inocula alors au bras d'un enfant de huit ans le liquide de ces pustules qu'une vachère avait contractées en soignant des vaches; du coup le vaccin était découvert, cet enfant était vacciné, et deux mois plus tard, la variolisation pratiquée chez ce même enfant restait stérile. Telle est l'origine de la vaccine. Jenner fit sa première publication en 1798.

Le vaccin (*vacca*, vache) tire son origine d'une maladie éruptive de l'espèce bovine qui atteint les vaches et surtout les jeunes génisses de deux à trois mois. Cette maladie éruptive, le *cow-pox*, est caractérisée par une éruption de quelques pustules plates, larges et ombiliquées aux pis et aux trayons de l'animal. Le cheval a, lui aussi, une maladie éruptive de même nature, dont les pustules siègent autour des narines, dans les cavités nasale et buccale, et se concentrent de préférence à la *partie inférieure des jambes*, avec sécrétion abondante. Cette maladie, qui est accompagnée de symptômes généraux violents, a été nommée *horse-pox, eaux aux jambes* (*grease* de Jenner).

C'est le virus du cow-pox qui, inoculé à l'espèce humaine, prend le nom de vaccine et la préserve de la variole. L'inoculation à l'espèce humaine du virus du horse-pox donne le même résultat. Mais alors le virus vaccin n'est-il que le virus varioleux modifié par son passage sur la vache; ou bien est-il une maladie spéciale à l'espèce bovine? A ces questions nous répondrons par les conclusions de Chauveau :

1° La vaccine, pour si exalté que soit son virus, ne se transforme jamais en variole.

2° On peut inoculer la variole à la vache, mais cette variole ne se transforme pas en vaccine en passant par l'espèce bovine; elle est variole, elle reste variole et elle donne naissance à la variole si on la reporte sur l'espèce humaine. On peut en dire autant de la variole inoculée au cheval et reportée à l'homme. Le virus varioleux et le virus vaccin sont donc de nature différente. Au contraire, le horse-pox et le cow-pox sont de même nature, toutefois le vaccin se cultive mieux chez la vache que chez le cheval.

Les affirmations de Chauveau n'ont pas été acceptées sans résistance. Depaul était convaincu de l'identité de nature de la variole et de la vaccine; de nombreuses expériences entreprises en Allemagne, en Suisse, tendraient, elles aussi, à identifier ces deux maladies[1], mais ces expériences ne sont pas suffisamment concluantes. Pour M. Kelsch, « il est logique de tenir la vaccine pour un dérivé de la variole » et cependant ses nombreuses expériences pour réaliser la variole-vaccine sont jusqu'ici restées infructueuses[2]. Au point de vue clinique, les dualistes l'emportent évidemment sur les unicistes. — Vous voyez bien, disent les dualistes, que vaccine et variole sont maladies différentes, car la variole est essentiellement contagieuse et épidémique, tandis que la vaccine n'est jamais épidémique et jamais contagieuse (Bousquet, Hervieux); vous voyez bien que variole et vaccine sont deux maladies différentes, car elles peuvent évoluer simultanément sur le même individu

1. Éternod et Accius. *Semaine méd.*, 31 décembre 1890.
2. Kelsch, Teissier et Camus. *Ac. de méd.*, 19 juillet 1910.

ou sur le même animal[1]. — De plus, dit Chauveau[2], sur des millions de vaccinations pratiquées depuis Jenner, jamais on n'a vu la vaccine récupérer sa soi-disant virulence et reparaître à l'état de variole; tant de passages successifs n'ont jamais pu exalter sa virulence, jamais on n'a constaté ces retours ataviques « caractéristiques du virus atténué, dont les exemples sont assez fréquents avec les vaccins artificiels les mieux préparés, tels que le vaccin charbonneux de Pasteur ». En résumé, et jusqu'à preuve du contraire, c'est l'opinion de Chauveau, c'est la doctrine dualiste qui doit prévaloir.

Anatomie pathologique. — La structure de la pustule vaccinale est comparable à celle de la variole (Cornil) : même transformation vacuolaire des cellules de l'épiderme, même névrose cellulaire. La base de la pustule est indurée, sa cavité est cloisonnée, et les sucs dont elle est imbibée constituent la *pulpe vaccinale* et la *lymphe vaccinale*. La lymphe, claire et transparente chez l'homme jusqu'au septième jour, chez la vache jusqu'au cinquième jour, contient des leucocytes, des globules sanguins, des granulations et des micro-organismes.

On ne connaît pas encore le microbe du vaccin. Straus a suivi jour par jour l'évolution de la pustule vaccinale chez le veau, et a pu montrer, au moyen de préparations histologiques, la pustule à ses différentes phases. Sur ces coupes on voit très nettement des colonies de microbes qui occupent d'abord les lèvres de la plaie d'inoculation, s'engagent ensuite dans la couche de Malpighi et gagnent sous forme de traînées les fentes lymphatiques.

Différentes bactéries, le staphylococcus aureus, un bacterium termo, un saccharomyces, et d'autres encore, ont été trouvées dans la lymphe vaccinale (surtout chez le veau), mais ce sont là des microbes d'infection secondaire. L'absence du streptocoque pyogène expliquerait, d'après

1. Juhel-Rénoy, Barth. *Soc. méd. des hôp.*, 1895, et *Arch. de méd. expér.*, 1894, p. 125.
2. *Acad. de méd.*, 27 octobre 1891.

Pfeiffer, la rareté de l'érysipèle dans la vaccination. Un coccus (Voigt) auquel on a attribué une certaine importance a été également signalé par Garré[1].

Vaccination. — Jusqu'à ces dernières années on faisait surtout usage du vaccin humain, encore nommé vaccin jennerien, mais la vaccination animale tend à juste titre à se généraliser, si bien qu'avant peu de temps elle sera le seul mode de vaccination.

Si l'on prend du vaccin jennerien, il faut avoir soin de bien choisir son vaccinifère, un enfant sain, attentivement examiné, et arrivé au septième jour de son vaccin. On pratique sur l'un des boutons, au moyen d'une lancette, une ou plusieurs mouchetures, de façon à faire sourdre la lymphe; on charge la pointe de la lancette avec cette lymphe, en évitant le mélange du sang, et l'on fait trois ou quatre piqûres au bras du sujet qu'on veut vacciner.

Si l'on prend du vaccin animal, voici quelles sont les conditions préalables d'un bon vaccin, telles que M. Saint-Yves Ménard les a formulées : on choisit une jeune génisse déjà sevrée, on évite ainsi chez l'animal la diarrhée et les maladies fréquentes avant le sevrage. Cette génisse est inoculée soit avec du horse-pox, soit avec du cow-pox naturel (quand on en trouve), soit avec le cow-pox d'autres génisses. La génisse est mise à l'étable, et on l'attache un peu court pour qu'elle ne puisse pas lécher ses plaies. Sa fièvre est nulle ou insignifiante. Le vaccin qu'on recueille le cinquième et le sixième jour est le meilleur.

Le vaccin peut être préparé sous forme de pulpe vaccinale ou de poudre vaccinale, avec toutes les précautions aseptiques. Ce vaccin peut se conserver longtemps, mais il offre évidemment moins de garanties de réussite que le vaccin pris directement sur la génisse.

M. Kelsch a fait à l'Académie une communication d'une grande importance concernant l'action de la température ambiante sur la conservation de la pulpe vaccinale[1]. Dans la glacière ordinaire de l'Académie les tubes de pulpe vac-

1. Voyez : Rodet. Inoculations vaccinales. *Revue de méd..* 1889.

cinale sont conservés à la température de $+ 5$ à $+ 7$. D'autres tubes de pulpe vaccinale ont été placés comme témoins dans un appareil frigorifique à la température constante de $- 12$ à $- 15$. Après six mois de séjour dans leurs appareils respectifs, on a fait usage de ces deux catégories de pulpes vaccinales et « le contraste obtenu a été absolument saisissant et formellement décisif. Ainsi quatre enfants en bas âge vaccinés avec l'échantillon académique, n'ont pour ainsi dire présenté aucune réaction, tandis que sept petits sujets de sept à vingt mois, ont tous, sans exception, répondu d'une manière positive à l'inoculation du produit confié au frigorifique. Au bout d'un an, l'échantillon académique n'était plus qu'un produit inerte, tandis que l'échantillon du frigorifique était encore au summum de son activité[1] ».

Broyée, glycérinée et déposée dans la glacière ordinaire, la pulpe vaccinale conserve ses propriétés actives au moins pendant cinq semaines, ce qui permet de l'expédier en temps utile aux distinataires, mais il faut que ceux-ci l'utilisent dans le plus bref délai, car placée dans un meuble d'une pièce habitée la pulpe perd rapidement ses propriétés vaccinales. Il est probable qu'un certain nombre d'insuccès de vaccinations et de revaccinations proviennent de ce que ces recommandations ne sont pas suivies.

Le sujet étant vacciné avec toutes les *précautions aseptiques élémentaires*, l'évolution de son vaccin sera la même, que le vaccin ait été puisé à une source humaine ou sur l'animal. Quelle est donc cette évolution? Il n'y a pas ici de période d'invasion comme dans les fièvres éruptives, mais il y a trois périodes nettement délimitées. A une première période correspond l'*éruption* de la vaccine; vers le quatrième jour après la vaccination un bouton *papuleux* se forme; au cinquième ou sixième jour il s'ombilique; le liquide qu'il contient est clair, transparent, c'est la *lymphe vaccinale*. Au septième jour la *pustule* vaccinale est consti-

1. Kelsch. Pulpes vaccin. et basses températures. *Arch. de méd.* Séance du 12 juillet 1910.

tuée; elle est aplatie, *ombiliquée* au centre, gonflée à la périphérie par la lymphe vaccinale et entourée d'une aréole rougeâtre. Vers le huitième jour commence la période de maturation ou de *suppuration*; la fièvre, la céphalée, s'observent parfois, les ganglions correspondants deviennent douloureux, l'ombilication disparaît, la lymphe devient louche, séropurulente, la peau de la région est rouge et luisante. Vers le dixième jour commence la *dessiccation*: une tache brune apparaît au centre de la pustule, puis envahit toute la pustule. Au quatorzième jour la dessiccation est faite; c'est une croûte brunâtre, épaisse, adhérente, qui ne tombe que vers le dix-huitième jour si on ne l'a pas déjà arrachée. Aux pustules vaccinales succèdent des *cicatrices* blanchâtres, gaufrées, indélébiles, qui sont les témoins du vaccin.

La *fausse vaccine*, ou vaccine avortée, celle qui ne confère aucune immunité, est caractérisée par des vésicules qui apparaissent dès le lendemain de la vaccination; ces vésicules sont accompagnées d'une vive démangeaison, elles se dessèchent rapidement sans présenter d'ombilication, elles ont parfois l'aspect de boutons furonculeux.

Telle est l'évolution de la vaccine. La vaccination peut être pratiquée à tout âge; il est même remarquable que chez le nouveau-né elle ne provoque habituellement aucune fièvre. La vaccine jennerienne et la vaccine animale donnent les mêmes résultats, elles confèrent la même immunité, elles mettent le sujet vacciné à l'abri de la variole. Combien de temps dure cette immunité? L'immunité commence cinq jours environ après la vaccination, et comme l'incubation de la variole naturelle est de neuf à treize jours, il suffit que la vaccine ait quatre jours d'avance pour arrêter le développement de la variole (Kelsch). Chez quelques personnes la vaccination confère l'immunité et préserve de la variole pour la vie entière; chez d'autres, la période d'immunité est limitée à une durée de huit à dix ans, ce qui rend les *revaccinations*[1] absolument nécessaires, surtout en temps d'épi-

1. Dans la revaccination, à côté de la vaccine normale et des insuccès, on constate des vaccines modifiées. A. Fasquelle, Paris, 1906.

démie. On ne saurait donc trop recourir aux vaccinations[1]. Dans les armées allemande et française, où depuis bien des années la vaccination est absolument obligatoire, la variole n'existe pour ainsi dire plus. En Angleterre, la mortalité par la variole a été minime tant que la loi a prescrit la vaccination obligatoire, mais la mortalité augmente depuis que la loi n'est plus en vigueur. Qu'on ne vienne donc pas, par des arguments spécieux, nous parler de la liberté individuelle; ce qui prime, en pareille circonstance, c'est la sauvegarde de la collectivité.

Dans certaines colonies, la variole fait des ravages terribles. Au Cambodge, la proportion des décès chez les enfants atteints est de 60 pour 100 (Nogué). « En Extrême-Orient, il n'est pas de fléau plus meurtrier que la variole. Qui ne l'a vue s'abattre sur un territoire où la vaccine n'a pas pénétré ne peut soupçonner le nombre incalculable de ses victimes. » (Jeanselme[2].) Il faut donc par tous les moyens possibles imposer la vaccination.

Vaccine généralisée. — Dans quelques cas, l'éruption vaccinale ne se limite pas au lieu d'inoculation, mais on observe en différentes parties du corps une éruption de vaccine plus ou moins disséminée; c'est la *vaccine généralisée.* Elle peut résulter d'un vaccin animal aussi bien que d'un vaccin jennerien; il paraîtrait néanmoins qu'elle survient surtout après vaccination avec le horse-pox. Quelques dermatoses (eczéma, impétigo) mettent la peau en état de réceptivité et favorisent la dissémination du vaccin. L'éruption vaccinale généralisée évolue *en même temps* que l'éruption vaccinale d'inoculation; ces deux éruptions sont *contemporaines,* ce qui prouve bien que la vaccine généralisée n'est pas un fait d'*auto-inoculation*; elle doit en être distinguée, elle constitue une vraie *fièvre éruptive vaccinale,* qui détermine parfois chez l'enfant un état fébrile intense et même des accidents infectieux qui peuvent être mortels.

1. Borne. Vaccination et revaccination obligatoires. Th. de Paris, 1902.
2. Jeanselme. Ravages de la variole dans l'Indo-Chine française. *Presse médicale,* 2 août 1902.

Éruptions vaccinales. — Du huitième au douzième jour après le vaccin, alors que le sujet est en pleine éruption vaccinale, on voit quelquefois apparaître, sans avertissement, sans fièvre, sans symptômes généraux, des éruptions de diverse nature : tantôt c'est une roséole vaccinale, morbilliforme, scarlatiniforme, érythémateuse, exsudative, papuleuse, ortiée, débutant autour des pustules du vaccin et s'étendant de là au cou, aux bras et à tout le corps. Tantôt l'éruption vaccinale a l'apparence de la *miliaire*, elle est vésiculeuse, accompagnée de prurit et de desquamation. Parfois enfin, mais très rarement, l'éruption vaccinale est pemphigoïde ou purpurique. Ces éruptions vaccinales sont comparables aux éruptions médicamenteuses, aux éruptions qui sont provoquées par les toxines de bon nombre de microbes, et par les injections de sérum.

Accidents de la vaccine. — La vaccination est quelquefois suivie d'*accidents*, les uns bénins, les autres graves[1]; i en est un, la syphilis vaccinale, qui est exclusivement l'apanage de la vaccination jennerienne.

Syphilis vaccinale. — L'accident le plus terrible de la vaccination est la syphilis vaccinale (Fournier[2]). Cette syphilis vaccinale est prouvée cliniquement par les faits arrivés à Coblentz (19 personnes syphilisées), à Rivalta (39 enfants syphilisés), à Alger (58 soldats syphilisés), à Paris[3] (5 personnes syphilisées), etc. Elle est prouvée par l'expérience qu'a faite Cory en s'inoculant volontairement la syphilis au moyen du vaccin d'un enfant syphilitique. L'inoculation vaccino-syphilitique revêt les modalités suivantes : *a.* Le chancre se développe seul et le vaccin fait défaut. *b.* Le chancre se développe soit sur une pustule vaccinale, soit sur une des piqûres qui n'ont pas abouti au vaccin. De toute façon, *chronologiquement*, le chancre apparaît plusieurs semaines après la vaccine, l'éruption vaccinale est depuis longtemps terminée quand le chancre com-

1. Vergely. *Accidents locaux de la vaccine.* Bordeaux, 1878.
2. Fournier. *Syphilis vaccinale*, 1889.
3. Hervieux. *Acad. de méd.* Séance du 9 août 1889.

mence, le chancre syphilitique ayant une incubation de trois à quatre semaines; c'est même là un des meilleurs signes de *diagnostic* avec la vaccine ulcéreuse. Au début, le chancre a l'aspect d'un bouton papuleux qui devient *croûteux*; sous la croûte est une plaie bien circonscrite, à base indurée.

La contamination vaccino-syphilitique peut se faire sans que le vaccinifère soit en état de syphilis *active*; il peut être en état de syphilis latente (héréditaire ou acquise), n'ayant encore sur la peau ou ailleurs aucune trace de syphilis; voilà pourquoi le choix du vaccinifère est chose si délicate. On a prétendu qu'on se mettait à l'abri de tout accident en ayant soin de ne prendre au vaccinifère que la lymphe vaccinale et en évitant que cette lymphe soit mélangée de sang: à cela on peut répondre qu'il n'est nullement prouvé que la lymphe ne puisse contenir en même temps le principe du vaccin et de la syphilis, et que du reste, quelles que soient les précautions prises, on retrouve toujours des globules de sang dans le vaccin recueilli sur le vaccinifère. Il n'y a donc qu'un seul moyen de se mettre à l'abri des accidents vaccino-syphilitiques, *c'est de faire usage du vaccin animal.*

Vaccine ulcéreuse. — Du huitième au douzième jour après la vaccination, on voit parfois des ulcérations se substituer aux pustules vaccinales. Ces ulcérations peuvent acquérir et dépasser la dimension d'une pièce de cinquante centimes; elles sont profondes, elles creusent et détruisent le derme; leurs bords sont taillés à pic, leur fond est anfractueux, puttacé, diphthéroïde, gangréniforme; elles sont entourées d'une large aréole rouge, les tissus sur lesquels elles reposent ont une dureté diffuse, inflammatoire. Parfois les ulcérations se réunissent, la suppuration est abondante, l'œdème est très étendu. Chez quelques sujets, des éruptions impétigineuses, ecthymateuses, des lymphangites, des œdèmes lymphangitiques, viennent compliquer l'ulcération vaccinale, qui n'est pas habituellement douloureuse. Ces accidents déterminent des adénopathies indolentes et dures, la fièvre est rare et la santé générale n'en souffre pas.

Ces accidents de vaccine ulcéreuse ne se développent pas seulement, comme on l'avait d'abord supposé, sur des sujets faibles ou lymphatiques, ils atteignent parfois épidémiquement des sujets en pleine santé, témoin l'épidémie de la *Motte-aux-Bois*, où 42 enfants furent affectés d'ulcérations vaccinales[1].

Quant à prétendre que cette vaccine ulcéreuse est plus fréquente quand on fait usage de vaccin animal, c'est là une objection mal fondée, puisque dans plusieurs épidémies de vaccine ulcéreuse, entre autres dans l'épidémie de la Motte-aux-Bois, le vaccin avait été pris sur un enfant, dont le vaccin paraissait du reste parfaitement légitime. Cette vaccine *ecthymato-ulcéreuse* est certainement le résultat d'infections secondaires, elle est due à des agents pathogènes puisés à la source d'une vaccine probablement trop ancienne et purulente. Au point de vue du diagnostic, on ne confondra pas la vaccine ulcéreuse avec la syphilis vaccinale; le chancre ne suppure pas, il ne forme pas ulcération, ses bords ne sont pas taillés à pic, et enfin, chose capitale, c'est du huitième au douzième jour après la vaccination qu'apparaît la vaccine ulcéreuse, tandis que le chancre n'apparaît pas avant trois semaines : la période d'incubation est donc totalement différente dans les deux cas.

La vaccine, dans quelques circonstances heureusement exceptionnelles, peut encore être suivie d'autres accidents, tels que : érysipèle, phlegmon diffus, septicémie suivie de mort; ici encore il s'agit d'infections secondaires faciles à éviter.

La crainte de la *tuberculose* vaccinale est illusoire; la vaccination animale pas plus que la vaccination jennérienne n'est capable de déterminer la tuberculose; *il n'en existe pas un seul fait positif.* Jamais on n'a rencontré de bacilles

---

1. Hervieux. *Acad. de méd.*, 17 septembre 1889.

de Koch dans la lymphe vaccinale recueillie sur des tuberculeux et, pour ce qui est du vaccin animal, il faut savoir que la tuberculose sur les jeunes veaux (ceux qui servent de vaccinifères) est si rare, que dans l'abattoir d'Augsbourg on n'a pu constater qu'un seul cas de tuberculose sur 22 000 veaux abattus.

En *résumé*, on peut, avec les précautions voulues, éviter toute espèce d'accident, D'abord, il n'y a plus de syphilis vaccinale possible en faisant usage du vaccin animal. En second lieu, on se met à l'abri de tous les autres accidents, en vaccinant avec une lymphe vaccinale fraîche, recueillie au 5e jour sur la génisse, au 7e jour sur l'enfant, et en ayant soin de pratiquer l'inoculation, au moyen d'instruments aseptiques, sur une région rendue préalablement aseptique.

Sérothérapie. — Après avoir étudié le traitement prophylactique de la variole par la vaccine, disons quelques mots de la sérothérapie, autrefois entrevue par Maurice Raynaud. Un premier point expérimental est à établir, c'est que « le sérum de génisse vaccinée, recueilli hors de la période virulente, de dix à cinquante jours après la vaccination, possède vis-à-vis de la vaccine inoculée des propriétés immunisantes[1] »; il exerce de plus « *in vitro*, sur le vaccin, une action qu'on peut qualifier d'*antivirulente*, puisque le virus vaccinal, après avoir baigné dans ce sérum, cesse d'être inoculé avec succès et ne produit plus ou presque plus de réaction locale[2] ». Quant aux essais de sérothérapie de la variole à l'aide de sérum de génisse vaccinée, ils n'ont encore donné aucun résultat concluant[5].

1. Béclère, Chambon et Ménard. *Annales de l'Institut Pasteur*, 25 janvier 1896.

2. Béclère, Chambon, Ménard et Jousset. *Acad. des sciences*, 26 décembre 1898.

5. Béclère. *Soc. méd. des hôp.*, 10 janvier 1896.

§ 5. VARICELLE

La *varicelle*, ou petite vérole volante, est une fièvre éruptive, contagieuse, épidémique, inoculable, très bénigne, et tout à fait distincte de la varioloïde; elle en diffère par son mode d'invasion, par le caractère de son éruption, par sa marche, par sa nature, ainsi que nous l'établirons dans un instant. Elle présente trois périodes : l'incubation, l'invasion et l'éruption.

Description. — L'*incubation* de la varicelle, prise par contagion, dure une quinzaine de jours, tandis que l'incubation de la varicelle inoculée varie de trois à dix-sept jours (d'Heilly). En 1895, Apert a observé dans une Maternité une épidémie de varicelle qui a duré cinq mois, et qui a atteint 10 enfants et 2 nourrices. Les cas se sont succédé avec une régularité presque mathématique de quatorze jours en quatorze jours, ce qui permet de fixer à quatorze jours la durée de l'incubation[1]. Les symptômes de la période d'*invasion* sont fort légers : mouvement fébrile, courbature, malaise, anorexie. En moins de vingt-quatre heures on aperçoit déjà sur la peau de petites taches roses qui, le lendemain, soulèvent l'épiderme sous forme de vésicules et de bulles remplies d'un liquide clair ou légèrement teinté. Dès le second jour, la bulle est constituée; parfois elle s'ombilique; elle atteint le volume d'une lentille, d'un petit pois; le lendemain, elle s'entoure d'une auréole inflammatoire douloureuse, le liquide qu'elle contient devient purulent, puis elle se rompt et se sèche, en laissant à sa place une croûte noirâtre analogue à celle qui succède à une pustule d'ecthyma. Trois jours suffisent donc à la bulle de la varicelle pour accomplir son évolution, tandis que huit jours sont nécessaires à la pustule de la variole.

1. Apert. Une épidémie de varicelle dans une Maternité. *Bull. méd.* 1895.

Il n'est pas rare que l'éruption de la varicelle laisse après elle quelques cicatrices légères, surtout si les enfants se grattent et arrachent les croûtes.

L'éruption de la varicelle ne se fait pas d'un seul coup; elle se fait par poussées successives accompagnées d'un mouvement fébrile, et se succédant pendant quatre ou cinq jours et même pendant huit et quinze jours. L'éruption n'a pas de prédilection spéciale pour telle ou telle partie du corps; elle débute et elle se propage en même temps au visage, au tronc, aux membres; on compte une douzaine de « boutons » le premier jour; on en compte trois fois plus, dix fois plus, le jour suivant, et ainsi de suite, pendant plusieurs jours. Toutefois, la varicelle reste toujours plus ou moins discrète, l'éruption, pour si généralisée qu'elle soit, ne devient pas confluente. Il n'y a pas une forme confluente de l'exanthème varicellique, il n'y a que des formes plus ou moins généralisées.

La varicelle est parfois accompagnée de *rash* scarlatiniforme, mobilliforme ou érythémateux[1]. Le rash ne dure guère plus de vingt-quatre heures; il suit les éruptions varicelliques, et il peut les précéder.

L'éruption de la varicelle peut envahir les muqueuses de différentes régions (bouche, langue, luette, amygdales), elle peut envahir la conjonctive et la cornée (kérato-conjonctivite), elle peut même siéger au larynx et déterminer une laryngite varicelleuse, des spasmes glottiques et des accidents mortels. Au cas d'éruption laryngée, les ulcérations, petites et nettement circulaires, occupent surtout les cordes vocales[2].

Les *complications* sont rares au cours de la varicelle. Néanmoins, on a constaté la *néphrite,* habituellement bénigne et passagère et très exceptionnellement meurtrière (Henoch). La *gangrène* est une des complications les plus inattendues de la varicelle; la maladie a évolue normale-

1. Gaillard, Chauffard. *Soc. méd. des hôpit.*, 19 et 26 juin 1891.
2. Marfan et Hallé. Varicelle du larynx ; laryngite suffocante varicelleuse. *Rev. des maladies de l'enfance*, janvier 1896.

ment, les vésico-pustules se dessèchent, la guérison est proche, lorsque, sans cause appréciable, sans avertissement, quelques vésicules s'injectent de sang, se nécrosent, s'ulcèrent; les ulcérations gangreneuses gagnent en étendue et en profondeur, et la maladie se termine généralement par la mort. Les *arthrites*, du reste fort rares, surviennent au déclin de la maladie; elles attaquent surtout les grandes articulations, le genou, l'épaule, la hanche; elles sont multiples; leur agent pathogène est le streptocoque (Braquehaye et de Rouville[1]).

Diagnostic. — L'aspect vésiculo-bulbeux de l'éruption, se faisant par poussées successives, permet d'affirmer la varicelle. En examinant l'éruption sur toute la surface du corps, il est rare qu'au milieu de vésicules naissantes et de vésico-pustules plus ou moins purulentes ou desséchées, on ne retrouve pas quelques vésicules adultes, quelques bulles cristallines, transparentes, arrondies, indice certain de la varicelle. La distinction néanmoins est parfois délicate entre la varicelle et la varioloïde ou variole modifiée. Voici cependant quels sont les éléments du diagnostic : La période d'invasion de la varioloïde dure trois jours au moins, et la fièvre, la céphalalgie, la rachialgie, les vomissements en sont les symptômes habituels, tandis que la période d'invasion de la varicelle dure une journée et les symptômes d'invasion sont insignifiants (malaise, courbature, léger mouvement fébrile). L'éruption de la varioloïde n'apparaît pas avant la fin du troisième jour ou le commencement du quatrième, tandis que l'éruption de la varicelle apparaît en vingt-quatre heures.

L'éruption de la varioloïde débute par la face, l'éruption de la varicelle se fait d'emblée, par une première poussée sur différentes régions du corps. L'évolution de l'éruption variolique aboutit lentement à une pustule ombiliquée, l'évolution de l'éruption varicellique aboutit en vingt-quatre

---

1. Braquehaye et de Rouville. Des arthrites de la varicelle. *Bull. méd.*, 1894.

heures à une vésicule, à une bulle limpide et transparente.

Cette discussion sur le diagnostic de la varicelle et de la varioloïde nous conduit à une autre question de premier ordre : la varicelle et la varioloïde sont-elles deux maladies distinctes, ayant chacune son individualité, sa spécificité, ou bien la varicelle n'est-elle qu'une atténuation, qu'une variété de la varioloïde?

C'est Trousseau qui le premier a nettement séparé la varicelle (petite vérole volante) de la varioloïde. Considérée d'une manière générale, disait Trousseau[1], la varicelle présente des différences tellement tranchées avec la varioloïde, que l'on ne comprend pas comment cette confusion a pu être possible. En effet, l'histoire des épidémies nous l'apprend, la varicelle peut régner isolément : la varioloïde ne règne jamais épidémiquement sans être accompagnée de cas de varioles légitimes. Jamais la variole n'attaque un enfant qui a été vacciné deux, trois ans auparavant, et l'on peut impunément tenter sur lui l'inoculation de la variole; mais ce même enfant, au contact d'un autre enfant qui a la varicelle, prend très facilement cette maladie. De plus, si un individu qui vient d'avoir la varicelle se trouve dans un foyer de contagion variolique, il ne devrait pas contracter la variole, si la varicelle dont il porte encore les traces n'était qu'une variole modifiée; or, nous savons, au contraire, que cet individu peut parfaitement prendre la variole la plus légitime. Enfin ces deux exanthèmes, varicelle et varioloïde, peuvent évoluer simultanément ou successivement sur le même sujet. Donc varicelle et variole sont deux maladies absolumentdistinctes.

La grande autorité de Trousseau avait si bien tranché la question, que personne en France n'essayait plus de soutenir l'ancienne doctrine de l'identité de la varicelle et de la variole; on était dualiste. A l'étranger, au contraire, certains observateurs étaient restés unicistes, proclamant l'identité des deux maladies (Kaposi, Hébra). Leurs opinions

1 Trousseau. *Clin. de l'Hôtel-Dieu*, t. L.

ont récemment trouvé chez eux quelques partisans, qui risquent fort de rester isolés, car la doctrine de Trousseau est plus vivante que jamais. Les idées que notre grand maître faisait prévaloir avec tant de raison et tant de bon sens, au nom de la clinique, ces idées viennent d'être, une fois de plus, confirmées par des observations inattaquables, dont voici le résumé :

Senator et Tordeus ont vacciné avec succès des enfants qui venaient d'avoir la varicelle ; d'Espine a vu une varicelle évoluer au vingt-deuxième jour d'une variole. Que les unicistes veuillent bien méditer le fait suivant : on envoie par mégarde au pavillon des varioleux un enfant de treize mois, chez lequel Œttinger constate une varicelle caractéristique, dont l'évolution fort bénigne se fait tout à fait normalement. En peu de temps l'enfant était complètement guéri de sa varicelle. Œttinger, n'ayant constaté sur le corps du petit malade aucune trace de vaccination antérieure, avait bien recommandé, dès le jour de l'entrée, de procéder à la vaccination. Or la vaccination ne fut pratiquée que dix jours plus tard. Deux jours après cette vaccination tardive, l'enfant présentait les symptômes d'invasion d'une variole qui évolua avec une telle gravité que le petit malade succomba, bien que les pustules vaccinales eussent apparu, aux trois points d'inoculation vaccinale, en même temps que l'éruption variolique. Quel fait instructif ! Si varicelle et variole étaient la même maladie, cet enfant qui venait d'avoir la varicelle n'aurait pas contracté quelques jours plus tard la variole, et si varicelle et vaccine étaient la même maladie, ainsi qu'on a essayé de le soutenir, le vaccin n'aurait pas pris chez cet enfant qui venait d'avoir la varicelle. « Ce fait, dit Œttinger, joint à celui de Sharkey et à bien d'autres, vint *plaider une fois de plus en faveur de la spécificité de la varicelle.* Ce n'est qu'un fait, mais. par cela seul qu'il est irréfutable, il doit prévaloir contre toutes les hypothèses contraires qu'on pourrait formuler [1]. »

1. Œttinger. Spécificité de la varicelle. *La Sem. méd.*, 1894, p. 50.

Tel est bien mon avis, qui n'a jamais varié.

Dans quelques cas, la varicelle *suppure*. Après un ou deux jours, le liquide de la vésicule perd sa limpidité, il devient opalescent, jaunâtre, il est purulent. Il contient alors des leucocytes polynucléaires en quantité, tandis que le liquide citrin de la varicelle comme le liquide purulent de la pustule variolique contiennent surtout des mononucléaires. Le staphylocoque, avec ou sans streptocoque, est l'agent surajouté qui produit la suppuration. Cette suppuration dure quelques jours, elle aboutit à la rupture ou à la dessiccation lente de la vésicule, à la formation de croûtes et à des cicatrices comparables à celles de la variole. La purulence de la varicelle est parfois accompagnée de fièvre. On a observé des épidémies de varicelle suppurée[1]. Le diagnostic n'est pas exempt de difficultés entre la variole et la varicelle suppurée, toutefois, même au cas de varicelle suppurée, on trouve toujours des vésicules claires ou limpides qui permettent de faire le diagnostic.

Traitement. — Le traitement de la varicelle consiste en soins hygiéniques, légers purgatifs, régime lacté, application sur les vésicules d'une pommade destinée à éviter l'infection (poudre de talc 80 grammes, oxyde de zinc 15 grammes). On donne un bain quand la maladie est terminée. Jusque-là le malade doit être tenu à l'écart, car la varicelle est fortement contagieuse pour les enfants ; la contamination et la dissémination se font avec la plus grande rapidité.

§ 4. SCARLATINE

Description. — Je choisis pour type de ma description une scarlatine vulgaire, de moyenne intensité, me réservant de décrire ensuite les formes beaucoup plus rares de scarlatine maligne, hémorrhagique et fruste.

Il est d'usage de diviser l'évolution de la scarlatine en quatre périodes : incubation, invasion, éruption et desquamation.

1. Désandré. *La varicelle suppurée*. Th. de Paris, 1901.

Incubation. — La durée de *l'incubation*, c'est-à-dire la période comprise entre l'introduction dans l'économie de l'agent infectieux et l'apparition des premiers symptômes, cette période n'est pas rigoureusement déterminée ; certains faits prouveraient qu'elle peut être très courte et ne durer que vingt-quatre heures (observation rapportée par Trousseau), mais la durée moyenne s'étend de quatre à sept jours, elle peut exceptionnellement atteindre dix et quinze jours et même au delà. Pendant cette période d'incubation, période généralement silencieuse, le sujet contaminé n'éprouve aucun malaise, sa santé continue à être parfaite ; parfois cependant le travail infectieux qui se prépare dans l'économie se traduit par un malaise général, par un état morbide intermédiaire à la santé et à la maladie.

Invasion. — La scarlatine s'annonce habituellement par des phénomènes plus ou moins bruyants : fièvre, frissons, grande fréquence du pouls, 110 chez l'adulte, 140 chez l'enfant, ascension thermométrique à 40 degrés et au delà, mal de gorge, angine, céphalalgie. A ces symptômes s'ajoutent parfois des nausées, des vomissements alimentaires ou bilieux, de la diarrhée, des convulsions chez les jeunes enfants, du délire chez l'adulte dans les formes graves. Chez quelques personnes, les vomissements du début de la scarlatine sont fréquents, incoercibles et dans quelques épidémies ils ont été le phénomène dominant (épidémie de Greifswald, 1826). Mais le symptôme prépondérant, celui qui résume à lui seul presque toute cette période d'invasion, *c'est l'angine.* Je dirai même que la plupart des enfants qui ont la scarlatine nous font tout d'abord l'effet d'avoir une angine aiguë banale, une amygdalite aiguë, dite *a frigore*, ce n'est que quelques heures plus tard, ou le lendemain, qu'à l'apparition de l'exanthème bucco-pharyngé, ou de l'éruption cutanée, nous redressons un diagnostic erroné, ou nous confirmons un diagnostic hésitant. Cette angine est douloureuse, la déglutition est pénible, la gorge est sèche, les amygdales sont déjà tuméfiées et congestionnées comme au début d'une amygdalite, de plus, une rougeur diffuse, foncée, s'étend à la gorge, au voile du palais, les ganglions rétro-maxillaires sont sensibles et engorgés. La langue est saburrale, rouge à la pointe et aux bords, l'appétit est nul, la soif est vive; la diarrhée est rare. Chose importante, l'appareil respiratoire reste indemne, l'absence de toux est la règle, contraste frappant avec l'invasion de la rougeole.

Éruption. — La période d'invasion dure en moyenne vingt-quatre ou trente-six heures; elle peut ne durer que quelques heures, l'éruption et l'angine peuvent même apparaître en même temps. L'éruption ne se montre pas d'abord au visage comme l'éruption de la rougeole et de la variole; elle débute habituellement par le cou, par la poitrine et elle se généralise plus ou moins, les mains étant envahies en dernier lieu.

Au début, l'éruption est formée par des taches rouges petites et non saillantes. Rapidement ces taches se réunissent sans intervalle de peau saine et forment des plaques, des placards très étendus, de coloration vineuse, framboisée, *écarlate* (scarlatine), d'où le nom de *fièvre rouge* donné par les anciens à la scarlatine. De grandes surfaces du corps peuvent ainsi être teintées par l'éruption, mais la teinte n'est pas absolument uniforme : sur le fond rouge de l'exanthème se détache un pointillé plus foncé. La rougeur de la peau présente sa plus grande intensité sur le cou, sur le ventre, à la face interne des cuisses et des bras. Quand on comprime avec le doigt les parties occupées par l'éruption, ou quand on trace quelques lignes avec la pointe d'un crayon, la rougeur fait place momentanément à une coloration blanche, qui tranche sur le fond rouge.

Cette description classique de l'éruption n'embrasse pas tous les cas, car il y a des éruptions scarlatineuses discrètes, formées par une multitude de petits points rouges et arrondis, nettement isolés les uns des autres, et rappelant assez les éruptions morbilleuses.

L'éruption du *visage* diffère assez de celle du tronc, elle est vergetée, formée de traînées rouges et blanches comme si la face portait l'empreinte de doigts qui l'auraient vigoureusement souffletée (Trousseau). De plus, la face est comme bouffie, tuméfiée, et cette *tuméfaction* est également notable aux pieds et aux mains. Ce gonflement débute avec l'éruption, augmente avec elle, si bien qu'au deuxième ou troisième jour il gêne le mouvement des doigts que le malade ne peut plus remuer que difficilement. Ce gonflement n'a rien de douloureux, il doit être distingué de la tuméfaction rhumatismale douloureuse que nous étudierons plus loin. Des *démangeaisons* plus ou moins vives accompagnent l'éruption, elles sont habituellement associées aux formes bénignes et aux transpirations abondantes[1].

L'éruption, quelquefois très fugace, dure habituellement de trois à cinq jours; pour peu qu'elle soit confluente, elle est accompagnée au cou et au ventre d'un semis de vésicules, de *miliaire*. La miliaire donne à la peau l'aspect de ce qu'on appelle la *chair de poule* ou peau de chagrin; les vésicules qui forment la miliaire sont perceptibles au toucher; elles sont remplies au début d'un liquide incolore, et, après trente-six heures, d'un liquide lactescent.

Peut-on établir quelques rapports entre l'intensité de l'éruption et la gravité de la scarlatine? Voici à ce sujet l'opinion de Trousseau : On dit parfois que, lorsque l'éruption est vive, bien fleurie, « bien sortie » suivant l'expression vulgaire, le malade a d'autant moins de chances d'être pris d'accidents sérieux. Il faut dire le contraire : dans la scarlatine comme dans les fièvres éruptives, plus intense est l'éruption, plus violente est la maladie. Cependant, cette proposition n'est pas absolue; pour la scarlatine comme pour la variole, si l'éruption est empêchée par quelque grave fluxion antagoniste, par de grandes hémorrhagies, par des perturbations nerveuses profondes, elle ne se fait pas si bien, elle se fait mal et incomplètement (Trous-

---

1. Saint-Philippe. Démangeaisons dans la scarlatine. *Rev. des maladies de l'enfance*, février 1890.

seau). Il s'agit alors de scarlatine anomale, anomalie qui n'est pas toujours exempte de gravité.

L'*angine* doit maintenant nous occuper. Cette angine, qui dès le début de la scarlatine est le symptôme dominant, augmente d'intensité pendant la période d'éruption. Les mouvements de déglutition sont si pénibles que le malade n'avale même plus sa salive; il crache continuellement; il ne boit qu'au prix de vives douleurs; il rend les boissons par le nez, la voix est nasillarde, la tuméfaction de la luette et des amygdales peut gêner la respiration. A l'examen de la gorge, qui est fort douloureux, on voit les amygdales volumineuses, la luette œdématiée, la muqueuse tuméfiée; une rougeur diffuse (exanthème scarlatineux) envahit toute la région et recouvre même la muqueuse des joues et des lèvres. Dès le troisième ou quatrième jour, l'angine devient *pultacée* (*puls, pultis*, bouillie); sur les amygdales grosses et rouges, on voit se déposer, au niveau des cryptes amygdaliennes, de petites concrétions blanchâtres, grisâtres, enduit pultacé qui n'est nullement adhérent aux parties sous-jacentes et qu'il est facile d'enlever avec le manche d'une cuiller ou avec un tampon d'ouate. Cet enduit pultacé est formé par des produits de desquamation épithéliale et par le mucus que sécrètent les follicules de l'amygdale; il est *soluble*; pour s'en assurer, il suffit de l'agiter quelques instants dans un verre d'eau. Après trois ou quatre jours, l'angine est terminée, les amygdales se dépouillent de leurs concrétions, tout en restant rouges et quelquefois *excoriées* (Trousseau). Telle est la forme la plus simple, la plus habituelle de l'angine scarlatineuse, la forme dite érythémateuse.

La *langue* du scarlatineux est absolument caractéristique. En effet, après l'état saburral du début, elle se dépouille peu à peu de son épithélium, et présente, du troisième au sixième jour de la maladie, une surface rouge, écarlate, tuméfiée, hérissée de grosses papilles, qui lui donnent un aspect analogue à celui d'une fraise ou d'une framboise : *langue framboisée* de la scarlatine. Vers le septième ou huitième jour, tout en conservant sa coloration rouge, la langue devient plus lisse, elle perd son aspect framboisé, et ce n'est que vers le douzième jour qu'elle reprend son apparence à peu près normale, la teinte rouge étant encore accusée.

Les lésions scarlatineuses de la cavité bucco-pharyngée s'adressent donc aux amygdales (amygdalite scarlatineuse) et à la muqueuse de la cavité (érythème bucco-pharyngé). Berger[1] a même insisté sur l'importance que pouvait présenter, au point de vue de la pathogénie, la dissociation de ces deux localisations, l'amygdalite étant la première en date.

L'*adénopathie* scarlatineuse est constante. Dès le début de l'angine, les ganglions de l'angle de la mâchoire sont douloureux, augmentés de volume et indurés.

La *fièvre* persiste pendant toute la période d'éruption ; elle a un type continu avec légère rémission matinale ; elle ne cesse que lorsque l'éruption pâlit et disparaît.

c. *Desquamation.* — La desquamation commence du sixième au neuvième jour de la maladie, quelquefois même pendant que l'éruption est encore apparente. Elle débute par le cou, par la poitrine et elle finit par la paume des mains et la plante des pieds. Jamais elle ne prend la forme furfuracée de la rougeole : au visage, elle se fait par petites écailles ; au tronc, ce sont des squames de un a deux centimètres de longueur ; aux bras, aux jambes et surtout aux pieds où l'épiderme est plus épais, on peut enlever des plaques épidermiques de plusieurs centimètres ; aux doigts des mains, l'épiderme s'enlève par lambeaux quelquefois si étendus qu'ils ressemblent à des doigts de gant ; on a même signalé la chute des ongles (Graves). La desquamation dure en moyenne huit à quinze jours ; cependant elle peut se prolonger trente, cinquante et soixante-dix jours (Trousseau). La connaissance de ces faits est de première importance, car la constatation d'une desquamation scarlatineuse

1. Berger. *Pathogénie de la scarlatine.* Th. de Paris, 1895.

permet de remonter à la source de certains accidents tels que l'albuminurie, l'anasarque, l'angine grave, l'endocardite, etc.

Après avoir décrit la forme habituelle d'une scarlatine de moyenne intensité, donnons un aperçu de ses formes plus rares.

Formes légères. — C'est à ces formes qu'on pourrait appliquer le mot de Sydenham, « que la scarlatine mérite à peine le nom de maladie ». Après quelques heures de fièvre accompagnée d'une angine légère, une éruption insignifiante apparaît, le malade n'éprouve qu'un léger malaise; les fonctions digestives ne sont point troublées, la desquamation est à peine apparente et en quelques jours la maladie est terminée. Entre ces formes bénignes et les formes graves, on observe *tous les intermédiaires*.

Formes graves. — **Scarlatine maligne.** — Je conserve l'épithète de *malignité*, parce que, quelle que soit l'idée qu'on y attache, cette désignation consacrée par nos devanciers s'adapte parfaitement aux formes que nous allons décrire. Voici comment évolue la scarlatine maligne :

Dès le premier jour, dit Trousseau, dès les premières heures, la scarlatine maligne s'annonce avec toute sa malignité, et cette malignité peut être telle, que les malades succombent avant que vingt-quatre heures se soient écoulées. Cette forme, qui tue les malades à la façon d'une intoxication suraiguë, se caractérise par une fréquence extrême du pouls avec une température excessive, délire, agitation, mouvements convulsifs, vomissements incoercibles, diarrhée, sécheresse de la peau, cyanose, suppression des urines et accès de suffocation. Et comme ces accidents sont parfois mortels avant l'apparition de l'éruption, le diagnostic en serait fort embarrassant, si l'on ne se trouvait dans un milieu épidémique.

Les observations suivantes, citées par mon maître Trousseau, donneront, mieux encore que toutes les descriptions, l'idée de la scarlatine maligne :

« J'étais mandé, dit Trousseau, par mon ami M. le docteur Bigelow, dans un pensionnat de Paris auprès d'une jeune Américaine. Elle était depuis le matin en proie à un délire effrayant; elle avait des vomissements incessants, une fièvre intense, la fréquence du pouls ne permettait pas d'en compter les battements; la peau était d'une sécheresse extraordinaire. Ces symptômes me firent déclarer, en arrivant auprès de la malade, que nous avions affaire à une scarlatine; et, en effet, bien que rien autre chose n'en démontrât l'existence, mon diagnostic se trouvait confirmé par la présence de l'éruption caractéristique chez une autre jeune fille du même pensionnat, où régnait alors une épidémie. Notre malade mourut avant la fin de la journée.

« En 1824, au commencement de cette désastreuse épidémie qui sévit à Tours, et dont je vous ai parlé, nous voyions, avec Bretonneau, une jeune femme succomber en moins de onze heures avec des accidents terribles, délire, agitation excessive, fréquence extraordinaire du pouls; or rien ne nous indiquait la maladie, si ce n'est que nous étions en pleine épidémie de scarlatine, et que, dans la famille de cette jeune femme, plusieurs personnes en avaient été atteintes.

« Défiez-vous donc, en pareille circonstance, au milieu d'une épidémie de scarlatine, alors que celle-ci a attaqué déjà des individus dans l'entourage de celui auprès duquel vous êtes appelés, défiez-vous de ces accidents nerveux arrivant ainsi au début d'une maladie. Presque toujours ces accidents annoncent une scarlatine maligne qui, presque toujours aussi, tue avec une épouvantable rapidité ceux qu'elle frappe. »

A côté de ces formes terribles, foudroyantes, on en observe d'autres qui ont avec les précédentes la plus grande analogie, mais qui évoluent plus lentement et qui peuvent guérir. Ici encore, ce sont les troubles nerveux qui jouent le plus grand rôle; la fréquence extrême du pouls, le délire et une insomnie que rien ne peut vaincre caractérisent la période d'invasion. La température, déjà fort élevée, continue à s'accroître; le malade se plaint d'anxiété précordiale; sa dyspnée est telle qu'il a quarante et cinquante inspirations par minute, sans que l'auscultation révèle la moindre lésion broncho-pulmonaire, dyspnée d'origine nerveuse, *sine materia*, comme l'appelaient les anciens, et qui est souvent d'un funeste augure dans toute la série des maladies toxi-infectieuses. Les vomissements et la diarrhée font rarement défaut, et si le malade doit succomber, il est habituellement emporté pendant la période d'éruption.

Dans quelques circonstances, les accidents graves surviennent, non plus au début de la scarlatine, mais dans le courant de la maladie, en pleine période d'éruption. Enfin, il est des circonstances où les troubles nerveux revêtent une forme adynamique, et le sujet, plongé dans la stupeur et dans le coma, succombe à la façon des typhiques.

Ces formes terribles, exceptionnelles dans la scarlatine sporadique, appartiennent à la scarlatine épidémique et sont plus ou moins fréquentes suivant les épidémies.

Scarlatine hémorrhagique. — Cette forme est très rare, la scarlatine prêtant beaucoup moins que la variole et la rougeole aux complications hémorrhagiques. Habituellement c'est au moment de l'éruption qu'apparaissent les hémorrhagies; les malades éprouvent des symptômes graves : la peau se couvre de pétéchies, d'ecchymoses; l'hématurie et l'épistaxis sont les flux hémorrhagiques les plus habituels. La scarlatine hémorrhagique est d'un funeste pronostic.

Scarlatine fruste. — Le mot de maladie fruste, créé par Trousseau, a fait fortune. Trousseau a nommé *frustes* les scarlatines dont l'éruption fait défaut, et qui ne se révèlent que par tel ou tel autre symptôme au moyen duquel on peut arriver à reconstituer le diagnostic; de même qu'en archéologie, on nomme fruste une inscription dont une partie plus ou moins considérable est effacée et dont il ne reste plus que quelques mots au moyen desquels on reconstitue l'inscription tout entière. Les scarlatines frustes s'observent surtout dans les milieux épidémiques (Graves) : chez tel malade qui n'a pas eu d'éruption, la scarlatine ne présente comme symptôme saillant que l'angine; chez tel autre, la scarlatine se révèle par la desquamation, l'anasarque, par la néphrite, par l'albuminurie, par l'hématurie, précédées ou non de l'angine scarlatineuse.

Voici deux observations de scarlatine fruste rapportées par Trousseau :

« En 1854, à Meaux, j'observais, dit Trousseau, avec mon ami Blache, un cas de scarlatine fruste. Dans une même maison, une jeune fille de quatorze ans prend une scarlatine violente, caractérisée par l'angine pultacée, une fièvre intense, l'éruption spécifique. A quelques jours de là, sa sœur est également prise des mêmes symptômes ; presque en même temps, une femme de chambre tombe malade ; deux ou trois jours après, un valet de chambre, qui restait toute la journée dans l'appartement, est affecté de mal de gorge violent, avec productions pultacées sur les amygdales, avec rougeur, puis dépouillement de la langue, fièvre vive, mais il ne se fait aucune éruption du côté de la peau. Il nous parut clair, comme l'avait pensé le médecin de la famille, M. Saint-Amand, que tous ces malades avaient eu la scarlatine ; que le domestique, restant au milieu de ce foyer épidémique, l'avait contractée comme toute la famille, mais sous une autre forme ; tandis que, chez les autres, la phrase scarlatineuse avait été complète, chez lui l'inscription avait été fruste. Restait un jeune enfant de six ans ; tout à coup, sans avoir été malade un seul instant, il devient enflé. M. Blache et moi sommes alors mandés en consultation ; nous reconnaissons l'anasarque scarlatineuse survenue d'emblée : elle était considérable et accompagnée d'hématurie. Le père et la mère, très attentifs sur la santé de leur fils, nous déclaraient que, le matin encore, il avait déjeuné comme à son ordinaire. Le maître de pension disait qu'il avait joué comme d'habitude. Il n'avait donc eu ni fièvre, ni éruption, et la maladie s'était traduite chez lui par ce seul accident pour lequel nous étions appelés.

« En décembre 1860, je voyais, avec mon ami le Dr Gros, un jeune homme de quinze ans, qui nous offrait un nouvel exemple de ces scarlatines frustes, dont le diagnostic serait ımpossible si l'on ne s'aidait pas de toutes les conditions accessoires. Ce jeune homme était venu du collège avec un peu de fièvre et un mal de gorge insignifiant. Tout cela fut si simple, que le Dr Gros n'intervint pas, et le malade était guéri après deux jours d'une indisposition très légère. À quelques jours de là, sa sœur puînée prend la scarlatine, et, pendant que cette jeune fille était convalescente, le frère est atteint d'une hématurie qui dure plus d'un mois. Je n'ai pas douté un instant que ce jeune homme n'eût communiqué la scarlatine à sa sœur, et que l'hématurie n'ait été la conséquence de la pyrexie dont la manifestation avait été si légère. »

J'ai plusieurs fois été témoin de scarlatine fruste : Dans une famille où cinq personnes furent atteintes de scarlatine légitime, j'ai pu observer avec Jules Simon, chez un enfant de quatre ans, un remarquable exemple de scarlatine fruste : chez ce petit malade, l'éruption que j'attendais manqua totalement, mais l'angine qui avait marqué le début de la maladie fut suivie de gonflement considérable du cou et des ganglions, puis survinrent une anasarque et une pyélite avec urines rares et muco-purulentes. Le petit malade finit par guérir.

Un jeune enfant, que je voyais il y a quelques années, avenue Montaigne, fut pris de fièvre, d'accélération du pouls et d'angine, avec une telle rougeur du voile du palais et des amygdales (énanthème), que je n'hésitai pas à diagnostiquer une scarlatine. La mère du petit malade surveillait de près l'apparition de l'éruption, je guettais moi-même cette éruption qui ne venait pas, et en fin de compte la scarlatine fut absolument fruste. Néanmoins, vers le huitième jour de la maladie, survint une *desquamation* caractéristique, la desquamation scarlatineuse pouvant se faire sans éruption préalable appréciable.

Je voyais il y a quelque temps un de mes confrères de province qui, après avoir donné des soins à un enfant atteint de scarlatine, fut pris lui-même de fièvre et d'une angine d'aspect framboisé. Ayant la certitude qu'il avait la scarlatine, il surveilla de près l'apparition de son éruption, mais l'éruption ne parut pas. Huit jours après, la desquamation commençait, et une néphrite heureusement peu grave se déclarait quelques jours plus tard.

Dans les épidémies de scarlatine, on voit des formes *atténuées* consistant en un simple mal de gorge, si peu accusé que la maladie passe inaperçue, et des formes apyrétiques[1] qui n'excluent pas les complications.

COMPLICATIONS DE LA SCARLATINE

Les accidents que, pour se conformer à l'usage, on appelle complications, et qui ne sont le plus souvent que le résultat d'*infections secondaires*, peuvent survenir dans les scarlatines en apparence les plus régulières et les plus bénignes; ils apparaissent, les uns dans le cours de la maladie, les autres à la période de *décroissance*.

Angines scarlatineuses. —La scarlatine est une maladie *essentiellement angineuse.* J'ai déjà décrit l'angine *érythémateuse* du début, angine *pultacée*, avec amygdalite intense, parfois assez intense pour gêner la déglutition et la respiration, et souvent accompagnée d'un engorgement ganglionnaire notable. Cette angine, habituellement associée au streptocoque, au staphylocoque, cède rapidement et mérite à peine de nous arrêter plus longtemps.

Il en est tout autrement des angines *membraneuses* de la scarlatine, qui offrent à tous égards un grand intérêt. Trousseau, le premier, admit dans la scarlatine deux variétés d'angines membraneuses : l'une, non diphthérique, habituellement précoce, habituellement bénigne et n'ayant aucune tendance à se propager au larynx; c'est à propos de cette angine que Trousseau avait émis cet aphorisme célèbre : « la scarlatine n'aime pas le larynx »; l'autre variété, de nature diphthérique, plus tardive, beaucoup plus grave, pouvant envahir les voies respiratoires ou prendre les allures de la diphthérie maligne. Ce que Trous-

1. Rénon. *Soc. méd. des hôpit.* 1ᵉʳ avril 1898.

seau avait si bien observé, ce qu'il enseignait au nom de la clinique, tout cela vient d'être démontré vrai par la bactériologie. C'est grâce aux travaux bactériologiques[1] que cette question autrefois si confuse des angines couenneuses scarlatineuses est actuellement élucidée (voyez, au tome III, le chapitre *Angines couenneuses non diphthériques*).

Il y a, dans la scarlatine, des angines couenneuses précoces et des angines couenneuses tardives. Les angines *couenneuses précoces* apparaissent généralement du troisième au sixième jour de la fièvre rouge; elles ne sont jamais ou presque jamais diphthériques[2] : elles sont dues au streptocoque, auquel s'associent divers microbes, le colibacille et le staphylocoque. Ces angines, par leurs fausses membranes fibrineuses, par l'engorgement ganglionnaire, qui les accompagne, par la reproduction des membranes, simulent absolument la diphthérie, mais elles n'engendrent pas le croup, « elles n'aiment pas le larynx », elles ne sont pas suivies de paralysies, elles sont habituellement bénignes.

Toutefois ces angines couenneuses *non* diphthériques, toutes précoces qu'elles sont, revêtent parfois une certaine gravité. On en voit qui rappellent la forme décrite par Hénoch sous le nom *d'inflammation nécrotique*. Dans cette forme, les membranes de la gorge peuvent se généraliser à la bouche et aux lèvres, elles sont très adhérentes; quand on les enlève, la muqueuse est fortement ulcérée et saignante; l'haleine est fétide, l'engorgement ganglionnaire et l'œdème sous-maxillaire sont très accusés, et la fièvre est assez élevée. Malgré leur gravité apparente, ces angines se terminent habituellement par la guérison.

Mais dans d'autres circonstances, ces angines couen-

---

1. Wurtz et Bourges. Recherches bactériologiques sur l'angine pseudo-diphthérique de la scarlatine. *Arch. de méd. expérim.*, mai 1890. — Bourges. *Les angines de la scarlatine.* Th. de Paris, 1891.

2. Il est fort rare, en effet, que l'angine membraneuse *précoce* de la scarlatine soit diphthérique; on en a pourtant cité quelques cas. Rondot. *Congr. de méd. de Bordeaux.*

neuses, quoique *non* diphthériques (je parle toujours de la forme précoce), revêtent les allures des angines septiques, infectieuses, malignes; elles sont caractérisées par l'extension rapide des membranes, par l'intensité de l'engorgement ganglionnaire (Bourges), par la ténacité de l'angine, qui dure de neuf à vingt-trois jours, par la persistance de la fièvre. A ces caractères s'ajoute un processus hémorrhagique et gangréneux; la muqueuse buccopharyngée est œdématiée, ecchymosée, *saignante*, *nécrosée* (Hénoch); la gangrène creuse les amygdales, ulcère la base de la langue, les piliers, la luette. L'haleine est excessivement fétide; de la bouche s'écoule un liquide visqueux qui s'étire en filaments. Le processus, quoique non diphthérique, peut gagner les fosses nasales, les paupières, les conjonctives et souvent le larynx. Les bubons, la néphrite, la broncho-pneumonie, l'otite, sont des associations assez fréquentes. Le malade succombe habituellement en pleine adynamie, en proie à un état général qui caractérise l'une des formes malignes de la scarlatine.

En dépouillant les observations des angines graves *non* diphthériques de la scarlatine, j'ai remarqué que le staphylococcus *aureus* y est souvent associé au streptocoque. Dans toutes ces angines comme dans la plupart des complications de la scarlatine, c'est le streptocoque qui domine en maître; et l'angine, nous venons de le voir, peut prendre le type couenneux, le type nécrotique, infectieux, septique, malin, *sans* adjonction de diphthérie.

Arrivons maintenant aux angines *diphthériques* de la scarlatine. Ces angines sont *tardives*, elles apparaissent dans la deuxième, troisième, quatrième semaine de la scarlatine, alors que le malade est en voie de guérison ou en pleine convalescence. Parfois ces angines diphthériques ont une évolution relativement bénigne et guérissent; quelques-unes aboutissent au croup; celles-là « aiment le larynx » (4 fois sur 10 cas dans la statistique de Bourges); d'autres, enfin, prennent les allures de la diphthérie maligne et sont toujours mortelles.

Il faudrait citer en entier les pages admirables que Trousseau a consacrées à cette question de la diphthérie maligne scarlatineuse : « Des individus prennent une scarlatine de moyenne gravité, ils ont un peu de délire la nuit, à peine quelques accidents nerveux; le pouls est assez fréquent, la douleur de gorge est du reste assez modérée. La maladie arrivée au huitième, au neuvième jour, il semble que la guérison soit assurée; la fièvre est tombée, l'éruption a disparu, et l'on rassure la famille. Tout à coup, un engorgement considérable se montre à l'angle des mâchoires, il occupe non seulement cette région, mais s'étend encore au cou et quelquefois à une partie de la face; un liquide sanieux, fétide, très abondant, s'écoule des fosses nasales; les amygdales sont très volumineuses, l'haleine exhale une odeur insupportable; le pouls reprend subitement une grande fréquence, il est petit; le délire reparaît, d'autres accidents nerveux se produisent. Puis, le délire persistant, le coma survient; en même temps la peau se refroidit, le pouls devient de plus en plus misérable, et le malade succombe après trois ou quatre jours dans une lente agonie, ou il meurt subitement enlevé par une syncope. Comment expliquer ce qui s'est passé? Ces phénomènes ressemblent tellement aux formes terribles de la diphthérie, à ces formes qui tuent les individus, avant que l'affection couenneuse ait eu le temps de se propager au larynx, ces phénomènes ressemblent tellement à ceux qui caractérisent ces formes foudroyantes de la diphthérie maligne, qu'on est tenté de croire que ce n'est plus la scarlatine, mais bien cette dernière et funeste affection qui est venue emporter le malade. En réalité, les malades succombent avec tous les symptômes de l'empoisonnement diphthérique : refroidissement général, petitesse du pouls, fétidité de l'haleine qui s'exhale par la bouche et par le nez, pâleur universelle de la peau, tous symptômes qui ne s'observent dans aucune autre espèce de maladie grave[1]. »

1. Trousseau. *Clin. méd.*, t. II. p. 112.

C'est bien là le tableau de cette forme de diphthérie maligne que nous savons maintenant être due le plus souvent à l'association du bacille diphthérique et du streptocoque. Cette angine survient à titre d'infection secondaire, le bacille diphthérique se développant sur un terrain déjà préparé par l'angine scarlatineuse.

Un mot maintenant des angines *suppurées*. Il semblerait, *a priori*, que les angines suppurées dussent être fréquentes dans la scarlatine, étant données la fréquence et la virulence du streptocoque dans cette maladie; eh bien, contrairement à cette supposition, l'amygdalite suppurée, le phlegmon amygdalien, les abcès rétro-pharyngiens, sont très rares.

La *rhinite purulente* est une complication fort grave puisque 18 malades sur 59 ont succombé[1]. Cette rhinite peut être précoce; elle est caractérisée par un véritable jetage, comme dans la morve; c'est la forme la plus redoutable. Parfois elle est tardive et n'apparaît qu'au moment de la desquamation de la scarlatine. Enfin elle peut être pseudomembraneuse (non diphthérique) et les cavités nasales sont tapissées de membranes streptococciques.

Néphrite et troubles urinaires. — La scarlatine a une *prédilection marquée pour les reins*. L'albuminurie, la néphrite légère, la néphrite intense, l'hématurie, l'anurie, la pyélite, sont autant de manifestations scarlatineuses que nous allons passer en revue.

Un tiers au moins ou la moitié des gens atteints de scarlatine ont de l'*albuminurie* dès les premiers jours de la maladie. Cette albuminurie *précoce*, habituellement fébrile, est liée à une très légère altération épithéliale des reins; elle n'est habituellement accompagnée d'aucun autre symptôme de néphrite, elle disparaît vers le deuxième septénaire, elle peut même ne durer que quelques jours[2]. Je l'ai pourtant vue, cette albuminurie précoce, durer quelques semaines, être accompagnée de bouffissure du visage,

1. Chausserie Laprée. *Th. de Paris*, 1900.
2. Bartels, p. 212. — Sanné. Art. SCARLATINE. *Dict. de Dechambre*, t. VII, p. 323.

ce qui prouve qu'entre l'albuminurie précoce de la scarlatine et la néphrite qui apparaît plus tardivement, il ne faut
pas établir de distinction trop tranchée : dans les deux cas,
c'est du moins mon opinion, il s'agit de néphrite ; l'intensité seule du processus les distingue.

Abstraction faite des cas que je viens de citer, on peut dire
que la *néphrite scarlatineuse* n'apparaît généralement pas
avant le quinzième jour de la maladie, c'est-à-dire alors qu'il
n'y a plus ni fièvre, ni éruption ; elle peut revêtir toutes les
modalités ; elle peut être de médiocre intensité, ou violente.

La néphrite de médiocre intensité est la forme la plus
commune. Elle est caractérisée par des urines albumineuses[1], quelquefois brunâtres, sanguinolentes, et par des
œdèmes plus ou moins généralisés débutant par la face ;
dans quelques cas même, c'est l'anasarque qui donne
l'éveil. Après quelques semaines, cette néphrite guérit, elle
guérit du moins en apparence, le rein pouvant conserver
longtemps encore l'empreinte de sa lésion.

Dans des circonstances beaucoup plus rares, la néphrite
scarlatineuse est fort grave, elle revêt en peu de jours les
allures de l'urémie aiguë. Tantôt ce sont les troubles gastro-intestinaux, les vomissements, la diarrhée, qui sont les
premiers à paraître, tantôt ce sont les troubles dyspnéiques
avec ou sans épanchement pleural, avec ou sans œdème
broncho-pulmonaire, qui dominent la scène ; dans quelques
cas, l'urémie se révèle d'emblée par des symptômes nerveux, céphalée, convulsions et coma qui enlèvent rapidement le malade. L'œdème de la glotte peut apparaître
également comme manifestation initiale de la néphrite
scarlatineuse. Chez quelques malades on observe des
épistaxis abondantes, des troubles visuels, l'amblyopie,
l'amaurose.

La néphrite scarlatineuse peut exister à l'état *épidémique*,
tantôt associée à des scarlatines avérées, tantôt à l'état de
scarlatine fruste. Fiessinger a publié à ce sujet un inté-

---

1. Jaccoud. *Clin. méd.*, 1887, p. 238.

ressant mémoire[1]. Dans ce mémoire il est question d'une épidémie de néphrite aiguë; certaines de ces néphrites étaient indépendantes de la scarlatine, d'autres lui étaient associées.

La scarlatine est assez souvent l'origine de *néphrite chronique*, de *maladie de Bright*, et l'on ne s'explique pas trop qu'une opinion contraire (Bartels, Charcot) ait pu être soutenue il y a quelques années. Non seulement la néphrite aiguë de la scarlatine peut aboutir à la néphrite chronique, mais il y a des cas où la néphrite paraît s'installer d'emblée à l'état de néphrite chronique. On voit des scarlatineux, adultes ou enfants, chez lesquels la phase initiale de la néphrite scarlatineuse est si peu bruyante, qu'elle passe pour ainsi dire inaperçue. On voit des scarlatineux, enfants ou adultes, chez lesquels les symptômes de la néphrite se réduisent à l'albuminurie avec quelques œdèmes légers et fugaces; ces cas-là, on a trop souvent la mauvaise habitude de les considérer avec quelque dédain, on ne s'en inquiète pas, on les décore du nom « d'albuminurie précoce » et l'on croit que cela suffit. Et trois mois, six mois plus tard, on constate de l'œdème aux paupières, de la bouffissure au visage, et l'albuminurie reparaît, si tant est qu'elle ait jamais disparu. Cet épisode subaigu peut lui-même passer inaperçu si l'enfant est éloigné de sa famille, s'il est interné dans un collège, et les choses vont ainsi, presque insidieusement, jusqu'au jour où des symptômes de plus grande importance donnent l'éveil.

La scarlatine est donc une cause fréquente de maladie de Bright. Je pourrais citer vingt observations à l'appui de cette assertion; qu'il me soit permis d'en résumer quelques-unes : J'ai vu avec Charrier un enfant de six ans, qui avait été atteint deux ans avant d'une néphrite légère survenue dans le cours d'une scarlatine; depuis cette époque, l'enfant n'avait jamais complètement guéri, il faisait par moments des poussées d'albuminurie, des poussées d'œdème à la

1. Fiessinger. Mal. de Bright épidémique et scarlatine. *Gaz. méd.*, 1891, n° 41 et 42.

face, il était sujet à des troubles dyspeptiques, il était pris
de vomissements; et ce n'est qu'à grand peine que l'amélioration a pu être obtenue après un régime lacté des plus
sévères. J'ai donné mes soins pendant plusieurs années à
un jeune garçon atteint de mal de Bright consécutif à une
scarlatine datant de sept ans; son père, proviseur de l'un
de nos lycées, me racontait que la néphrite constatée pendant la scarlatine avait été de si médiocre intensité, qu'on
ne s'en était pour ainsi dire pas occupé; les symptômes
ultérieurs avaient été très lents dans leur évolution, avec
des temps d'arrêt bien marqués, jusqu'au moment où les
accidents urémiques avaient apparu. Je reçois de loin en
loin la visite d'un jeune homme, qui fait de brillantes
études, malgré le régime lacté auquel je l'ai soumis depuis
trois ans; ce garçon avait pris, de sa sœur, une scarlatine
fort bénigne, compliquée de néphrite. Cette néphrite fut
bien légère, puisque l'albuminurie en fut le seul symptôme.
La scarlatine une fois guérie, on s'est bien gardé de s'occuper de l'état des reins, mais plus tard des œdèmes sont
survenus, puis des maux de tête et enfin les accidents
urémiques sont devenus menaçants. Plusieurs de mes élèves
ont connu un étudiant en médecine qui a longtemps suivi
mon service de l'hôpital Necker : ce jeune homme a fini par
succomber à une maladie de Bright, à lente évolution, qui
lui venait d'une scarlatine qu'il avait contractée sept ans
auparavant. Le 8 juillet 1895, un étudiant en médecine vint
me consulter pour le fait suivant : sa sœur avait été
atteinte de scarlatine à l'âge de douze ans, il y a maintenant sept ans; au déclin de la scarlatine était survenue
une néphrite aiguë qui, paraît-il, avait complètement guéri.
Après trois ans de guérison apparente, des œdèmes ont
apparu à la face et aux jambes sans qu'on ait pu constater
la présence d'albumine dans les urines. Mais voilà que
depuis six mois l'albuminurie a refait son apparition, les
petits accidents du brightisme se sont succédé et cette
jeune fille est gravement atteinte de maladie de Bright
d'origine scarlatineuse.

La forme chronique de la néphrite scarlatineuse n'avait pas échappé à Trousseau dont je cite textuellement les paroles : « L'albuminurie scarlatineuse peut passer à l'état chronique et constituer alors une maladie de Bright ». La néphrite chronique d'origine scarlatineuse est actuellement admise par presque tous les auteurs, et Lécorché et Talamon en citent, eux aussi, des observations absolument caractéristiques [1].

En résumé, la scarlatine a sur.l. rein une action particulièrement nocive; sous ce rapport, je ne connais aucune maladie infectieuse qui puisse lui être comparée; la fièvre typhoïde, la grippe, l'érysipèle, etc., sont loin d'attaquer le rein avec la même fréquence et avec la même ténacité. La toxine scarlatineuse a sur les épithéliums du rein une action puissante et persistante; je considère même, pour ma part, que le plus grand danger de la scarlatine, abstraction faite de quelques accidents rares, réside dans les complications rénales, présentes ou futures. Dans la statistique de la scarlatine, faite à l'hôpital des Enfants-Malades en 1895, Apert a consigné la néphrite dans la proportion de 20 pour 100, dont 6 pour 100 de néphrites graves [2]. Mais la clinique hospitalière ne nous renseigne pas sur l'avenir de ces enfants atteints de néphrite scarlatineuse, on les perd de vue, beaucoup d'entre eux quittent l'hôpital ayant encore de l'albumine dans l'urine, leurs reins sont adultérés, et bon nombre de ces enfants sont candidats au mal de Bright. La lésion rénale peut sommeiller; elle peut être ravivée plus tard par des infections nouvelles, par la typhoïde, par la grippe, par les oreillons, par la syphilis, elle peut se réveiller sous le coup de refroidissements, mais en tout cas, quand le rein a été touché par la scarlatine, il n'en perd pas de sitôt le souvenir. Telles sont les différentes modalités des néphrites scarlatineuses, néphrites légères du début, prenant le masque de la simple albuminurie; né-

1. Lécorché et Talamon. *Maladies des reins.*
2. Apert. La scarlatine à l'hôpital des Enfants-Malades en 1895. *Soc. méd. des hôp.*, 8 mai 1896.

phrites du déclin de la scarlatine, plus souvent bénignes que graves, avec prédominance des œdèmes ; néphrites à urémie rapide, néphrites passant à l'état chronique, avec ou sans guérison apparente plus ou moins prolongée. Voilà le bilan de la néphrite scarlatineuse. J'ajouterai que la néphrite scarlatineuse est plus ou moins fréquente suivant les épidémies (Bartels).

Peu de lésions ont été aussi discutées que la *néphrite scarlatineuse*. On l'a successivement considérée comme une néphrite catarrhale, comme une néphrite interstitielle, comme une néphrite des glomérules (glomérulite de Klebs), comme une néphrite parenchymateuse. Elle fait partie du groupe des néphrites diffuses aiguës, toxi-infectieuses, étudiées dans un autre volume. Suivant le cas, la phlegmasie est légère ou intense ; suivant l'époque de la mort et suivant la nature du processus, on trouve à l'autopsie des reins plus ou moins volumineux, gros rein blanc, gros rein hémorrhagique, rein rouge hyperhémique, rein blanc mou œdémateux, rein en voie d'atrophie scléreuse, mais le caractère des lésions n'est pas tellement accentué qu'on puisse faire de la néphrite scarlatineuse une néphrite à part[1].

La glomérulite, les hémorrhagies glomérulaires et tubulaires, l'œdème interstitiel, c'est-à-dire la diapédèse d'un grand nombre de globules blancs dans la capsule de Bowmann, entre les glomérules et entre les tubes (néphrite aiguë lymphomateuse de Wagner) ; la tuméfaction trouble de l'épithélium, la nécrose et l'état granulo-graisseux de l'épithélium des tubes contournés, sont, suivant le cas, les lésions dominantes de la néphrite scarlatineuse.

Cette néphrite scarlatineuse est d'origine toxi-infectieuse ; elle est due aux micro-organismes qui accompagnent la scarlatine à titre d'infection secondaire et qui ont été retrouvés dans les reins (streptocoques, micrococques, diplocoques), elle est due aux *toxines* élaborées par ces microbes

---

1. Lépine. Sur les lésions de la néphrite scarlatineuse. *Revue de méd.*, 1882, p. 187.

et surtout au *poison de la scarlatine*, dont la nature nous est encore inconnue.

Hématurie. — L'hématurie est un symptôme assez fréquent au décours de la scarlatine; si le sang rendu dans les urines est en quantité assez considérable, les urines prennent une teinte noirâtre, brunâtre et au fond du vase où elles ont été recueillies on voit se former un dépôt de sang plus ou moins épais. Mais si l'hémorrhagie rénale est légère, elle peut passer inaperçue à un examen superficiel. Habituellement, l'hématurie est associée aux autres symptômes de la néphrite aiguë, elle les précède ou elle les accompagne, qu'il s'agisse de scarlatine classique ou de scarlatine *fruste*; une chose même est remarquable, c'est la fréquence de l'hématurie dans les scarlatines *frustes*. Forte ou légère, l'hématurie persiste plusieurs jours, ou même plus longtemps; puis elle disparaît, laissant la néphrite aiguë continuer son évolution, passagère ou durable. Un des malades cités par Trousseau fut pris d'une hématurie qui dura plus d'un mois et cette hématurie fut le prélude d'une néphrite qui dura près d'une année. L'étudiant en médecine dont j'ai parlé un peu plus haut fut pris, au début de sa néphrite scarlatineuse, d'une hématurie qui dura trois jours. Assez souvent, l'hématurie scarlatineuse coïncide avec l'apparition des œdèmes et de l'anasarque. Un des petits malades, dont parle Trousseau, fut pris, dans un milieu épidémique, d'une scarlatine fruste caractérisée par une *anasarque* considérable, et par une hématurie; la poussée s'était faite à la fois, brutale et véhémente, aux reins sous forme d'hémorrhagie, et au tissu cellulaire sous-cutané sous forme d'œdème généralisé.

Toutefois, l'hématurie scarlatineuse n'est pas fatalement associée à la néphrite; le rein peut saigner sans que l'hématurie soit nécessairement le prélude d'une néphrite. Blondeau rapporte l'observation d'un petit garçon de huit ans atteint de scarlatine fruste indéniable; l'enfant fut pris, entre autres symptômes scarlatineux, d'une hématurie qui dura quarante-huit heures; cette hématurie ne fut pas suivie de néphrite; quelques jours plus tard les urines avaient repris leur limpidité normale et ne contenaient pas d'albumine [1].

Signalons enfin les hématuries scarlatineuses qui sont associées aux hémorrhagies multiples dont l'ensemble complète la forme hémorrhagique de la scarlatine.

Anurie scarlatineuse. — L'*anurie* scarlatineuse a plusieurs origines. Parfois, dans le cours d'une néphrite scarlatineuse, l'urine des vingt-quatre heures tombe à quelques cents grammes et même est réduite à quelques grammes (*oligurie*), ce qui est du plus fâcheux augure. Mais, en pareil cas, ce sont des urines de néphrite aiguë; la cause de l'oligurie est révélée par l'analyse des urines, qui sont riches en albumine et en cylindres, tandis que parfois l'oligurie et l'anurie scarlatineuses surviennent en dehors de toute néphrite, les urines ne sont nullement albumineuses, elles deviennent rares, elles peuvent se supprimer complètement, *la fonction du rein s'arrête*, l'urémie éclate et le pronostic devient des plus graves.

Bartels [2] rapporte deux cas, où la mort est survenue très rapidement (neuf heures dans un cas, douze heures dans l'autre cas); l'anurie avait débuté subitement, l'urine n'ayant pas cessé jusqu'alors de présenter une *apparence normale*, sans la moindre trace d'albumine; à l'autopsie, Leichtenstern trouva les lésions du gros rein blanc œdémateux, et ce sont les faits de ce genre, dit Bartels, qui l'ont conduit à expliquer l'anurie, non par une glomérulo-néphrite ainsi que le veut Klebs, mais par l'œdème du rein. En 1892, chez une jeune enfant dont la famille occupe une situation des plus honorables dans le corps médical, j'ai observé une anurie scarlatineuse qui a duré vingt-quatre heures sans autres accidents; la scarlatine, d'intensité moyenne, avait évolué jusque-là d'une façon normale, l'enfant était soumise au régime lacté, les urines que j'examinais tous les jours ne

1. Blondeau. *Union méd.*, 3 février 1884.
2. Bartels, p. 652. — Sanné. Art. SCARLATINE. *Dict. des sc. méd.*, p. 329.

contenaient ni sang, ni albumine, lorsque tout à coup la sécrétion urinaire, qui jusque-là avait été abondante, se supprima totalement. On juge de mon anxiété et aussi de ma satisfaction, dès que la sécrétion urinaire fut rétablie.

Ces formes d'anurie et d'oligurie sont habituellement tardives, elles surviennent au décours de la scarlatine. Juhel-Rénoy[1] a décrit une anurie qui peut apparaître dès les premiers jours de la scarlatine; le malade dont il parle succomba le septième jour de son anurie scarlatineuse et l'autopsie permit de constater dans les anses vasculaires des glomérules de Malpighi, des embolies et des infarctus, en partie formés de micro-organismes. En résumé, le mécanisme de l'anurie scarlatineuse ne me paraît pas suffisamment élucidé; mais ce qui est certain, c'est que le poison scarlatineux peut paralyser la fonction rénale, porter atteinte à la sécrétion urinaire et provoquer ainsi l'urémie.

La *pyélite* est encore une des manifestations de la scarlatine : les urines rendues sont rares et purulentes[2].

Anasarque. — Il est d'usage de décrire l'anasarque scarlatineuse comme associée à la néphrite; en effet, l'anasarque et l'albuminurie ont la néphrite pour origine commune, mais dans quelques circonstances ces deux symptômes sont *dissociés*. On voit des scarlatineux chez lesquels l'albuminurie est passagère ou insignifiante, tandis que les œdèmes et l'anasarque prennent des proportions insolites; en pareil cas l'anasarque a l'air d'évoluer pour son propre compte. Du reste, alors même que l'anasarque scarlatineuse serait toujours tributaire de la néphrite, il n'en est pas moins vrai que le terrain sur lequel elle se développe lui offre des conditions qui n'existent pas au cas de néphrites non scarlatineuses. Jamais l'anasarque des néphrites aiguës ou chroniques ne se produit d'une façon aussi soudaine et ne se généralise avec une telle rapidité; la scarlatine entre

1. Juhel-Rénoy. *Arch. de méd.*, 1886.
2. Rosenstein, p. 427. — Bouloumié. *Soc. de méd. de Paris*, 1885.

donc pour un appoint considérable dans la pathogénie de cette anasarque. On observe l'anasarque dans les formes moyennes de la scarlatine, plus encore que dans les formes graves, elle est souvent signalée dans la scarlatine *fruste*; ainsi, tel enfant, ayant vécu dans un milieu épidémique, est pris un jour d'une angine sans éruption; douze ou quinze jours plus tard se déclare une hématurie suivie d'anasarque ou une anasarque sans hématurie. L'anasarque est presque toujours un accident de *convalescence*; elle se montre rarement dès la première semaine de la scarlatine et bien rarement aussi après la cinquième semaine (Tripp). Le début de l'anasarque est fébrile ou apyrétique; la bouffissure débute généralement par la face et souvent se généralise au tronc, aux membres, avec une telle rapidité qu'en vingt-quatre ou trente-six heures elle est totale; « un enfant, par exemple, que la veille vous aviez laissé maigre, chétif vous apparaît le lendemain comme obèse, en raison de l'énorme bouffissure dont il est pris ». L'anasarque disparaît peu à peu, mais les œdèmes localisés, l'œdème de la face, sont tenaces et sujets à récidiver.

Quoique l'anasarque soit habituellement un accident bénin, il ne faut pas oublier qu'elle est quelquefois accompagnée d'épanchements dans les cavités séreuses, dans les plèvres, dans le péritoine, et aussi d'œdème *laryngé*, accident qui met rapidement la vie en danger. L'œdème de la muqueuse palato-pharyngée est d'autant plus compréhensible que cette muqueuse a été préparée par l'angine scarlatineuse. Trousseau rapporte plusieurs observations d'œdème pharyngo-laryngé ayant nécessité la trachéotomie.

Quand l'anasarque paraît indépendante de la lésion rénale et de l'albuminurie, on invoque, sans trop de preuves « l'étiologie *a frigore*; ailleurs la genèse reste obscure et l'on ne peut suspecter que les modifications produites dans les capillaires cutanés par l'exanthème et surtout par la desquamation[1] ». Ces faits pourraient être rapprochés des

1. Jaccoud. *Path. int.*, t. II, p. 766.

œdèmes étudiés par Potain, qui surviennent en dehors de toute étiologie cardiaque ou rénale et qui paraissent tributaires de la diathèse rhumatismale[1]. Quoi qu'il en soit, en y regardant de près, on voit que l'anasarque du scarlatineux est avant tout associée à la néphrite.

Pseudo-rhumatisme scarlatin. — Les déterminations *articulaires* sont assez fréquentes dans la scarlatine, du moins chez les adultes : « Dans un grand nombre de circonstances, dit Graves, j'ai trouvé à la suite de la scarlatine des rhumatismes articulaires ». Ce rhumatisme, dit Trousseau, est habituellement fort léger, aussi faut-il le chercher en exerçant une certaine pression au poignet et au cou-de-pied où il se localise de préférence. Ce pseudo-rhumatisme a rarement les allures du vrai rhumatisme ; il est plus fixe, il est moins sujet à retours, il ne revient pas habituellement aux articulations qu'il a abandonnées. Parfois cependant, à l'égal du vrai rhumatisme, il peut frapper d'emblée les organes thoraciques, sans toucher au préalable les articulations ; il peut aussi se généraliser. Étant interne dans le service d'Axenfeld, je me rappelle avoir vu une malade qui, dans le décours d'une scarlatine, fut prise de rhumatisme articulaire aigu avec endocardite, iritis et rhumatisme cérébral.

Hiller, Ashby[2], Picot[3], citent également des cas de rhumatisme articulaire généralisé, avec ou sans endocardite, survenant dans la convalescence de la scarlatine. La chorée qui, chez les enfants, est si étroitement liée au rhumatisme[4], se manifeste parfois deux ou trois mois après la scarlatine.

La scarlatine ne fait-elle que réveiller la diathèse rhumatismale, comme le pense Peter[5] ? On serait tenté de le croire quand on envisage les cas de rhumatisme généralisé, mais habituellement il ne s'agit pas là de rhumatisme vrai :

1. *Assoc. franç. pour l'avanc. des sciences*, séance du 15 août 1880.
2. Ashby. *Rev. des mal. de l'enfance*, 1886, p. 433.
3. Picot. *Rhumatisme chez les enfants.* Th. de Paris, 1872.
4. G. Sée. *Mém. de l'Acad. de méd.*, t. XV, p. 575.
5. *Clin. méd.*, t. I, p. 55.

c'est du pseudo-rhumatisme infectieux, en sorte que les différentes manifestations viscérales, *endocardite*, parfois ulcéreuse et végétante, *péricardite*, *pleurésie*, qu'on peut observer dans le cours de la scarlatine, relèvent, elles aussi, moins du rhumatisme que de l'infection scarlatineuse.

Suppurations. — La scarlatine prédispose aux *suppurations*; ce qui ne saurait étonner, étant donné que le *streptocoque* est inséparable de la plupart des manifestations scarlatineuses et de ses infections secondaires :

La *pleurésie*, dont l'évolution est rapide, insidieuse et variable suivant les épidémies, la pleurésie est tantôt séro-fibrineuse, tantôt purulente; elle est même purulente d'emblée chez les enfants et elle peut aboutir à la vomique.

La *péricardite*[1] est séro-fibrineuse, hémorrhagique, purulente, associée ou non à l'endocardite et à la pleurésie.

Les *arthrites suppurées* présentent diverses modalités. Dans sa forme la plus fréquente, l'arthrite scarlatineuse s'annonce comme une arthrite séreuse et la suppuration ne survient que plus tard. Hénoch cite des cas de coxalgie et de gonalgie suppurées. Dans une autre forme, la purulence atteint d'emblée les jointures et les gaines tendineuses; c'est une vraie pyohémie qui évolue avec délire, état typhoïde, état comateux. Cette pyohémie peut résulter d'embolies septiques ayant leur origine dans un foyer de suppuration, dans un phlegmon du cou[2] (Jaccoud).

L'*adéno-phlegmon du cou* doit nous arrêter longuement. L'angine scarlatineuse, même la plus simple, est toujours accompagnée de gonflement des ganglions à l'angle des mâchoires; cette adénite, habituellement douloureuse, guérit en quelques jours. Parfois le gonflement est plus considérable, le cou est plus empâté, néanmoins la résolution se fait et aboutit à la guérison. Dans d'autres circonstances, l'adénite suppure, il se fait de véritables *bubons* du cou. Ces bubons étaient précoces et apparaissaient dès

---

1. Thore. *Arch. de méd.*, février 1856.
2. Jaccoud. *Clin.*, 1887, p. 240.

les premiers jours de la scarlatine, dans l'épidémie observée par Guéretin[1]; plus souvent ils surviennent pendant la période d'état ou même en pleine convalescence; ils sont associés aux angines pseudo-diphthériques et diphthériques, ils ont le streptocoque comme agent pathogène. L'adéno-phlegmon transforme la région cervico-latérale en une région dure, rigide et douloureuse, tout mouvement de la tête et du cou devient impossible; l'œdème peut gagner la face, la région cervicale jusqu'à la clavicule et la cavité palato-pharyngée; le malade est comme au *carcan*, la douleur est violente, la déglutition est impossible, la phonation est difficile, la respiration compromise, l'œdème de la glotte peut entraîner la mort.

La suppuration de l'adéno-phlegmon n'est pas toujours annoncée par la fluctuation; les tissus sont durs, empâtés, la peau est blafarde ou luisante, le pus du phlegmon est sanieux, sanguinolent, d'odeur infecte, rarement bien lié. Ces adéno-phlegmons sont parfois accompagnés de gangrène qui met à nu les vaisseaux, les muscles, les aponévroses. La veine jugulaire interne, les artères carotides interne et externe sont parfois intéressées par le processus phlegmoneux; il en résulte des hémorrhagies terribles, mortelles, qui se font par la bouche ou par la plaie du phlegmon[2].

L'adéno-phlegmon que je viens de décrire, tout grave qu'il est, peut guérir, mais ce qui ne guérit pas, c'est le *phlegmon diffus*, parfois précoce, qui d'emblée envahit la région cervicale, tissu cellulaire et ganglions[3].

Les abcès et les phlegmons peuvent se développer en différentes régions : à l'aisselle, à la cuisse, à la jambe; c sont des accidents du décours de la scarlatine.

L'inflammation des *parotides* est chose rare.

Otite. — L'otite scarlatineuse est fréquente et cela n'a

---

1. Guéretin. *Arch. gén. de méd.*, 1842, p. 285.

2. Arène. *Adénites et adéno-phlegmons de la région cervicale dans l'angine diphthérique et la scarlatine.* Th. de Paris, 1881.

3. Jaccoud. *Clin. méd.*, 1887, p. 248.

rien de surprenant, étant donné l'état de la gorge chez les scarlatineux et la facilité avec laquelle les infections se propagent du pharynx à l'oreille moyenne par la trompe d'Eustache. Dans la forme légère de l'otite, qui est de beaucoup la plus fréquente, la douleur, les bourdonnements d'oreille, la diminution de l'acuité auditive sont les seuls symptômes appréciables; la résolution se fait en quelques jours et l'otite moyenne guérit sans autres incidents. Dans les formes plus graves, plus intenses, qui surviennent généralement vers la fin de l'éruption, la douleur est très aiguë, la température remonte, l'enfant crie, pleure, s'agite, peut avoir du délire et des convulsions. C'est un type d'infection par *cavité close*, qui m'a servi de comparaison pour la pathogénie de l'appendicite. Si la trompe d'Eustache récupère à temps sa perméabilité, les accidents disparaissent, mais habituellement l'infection aboutit à la perforation de la membrane du tympan, le pus s'échappe par le conduit auditif externe et généralement cette perforation met fin aux accidents aigus. Mais la suppuration est lente à se tarir et bien des enfants conservent de l'otorrhée pendant des semaines et des mois. Cette otite est presque toujours bilatérale; elle peut exposer le malade aux plus terribles complications, à la méningite, à l'encéphalite, aux abcès du cerveau, à la carie du rocher, à l'ulcération d'un gros vaisseau, à la paralysie faciale. La *surdité* peut être le reliquat de l'otite scarlatineuse.

Les microbes vulgaires de la suppuration, streptocoque, staphylocoque, existent dans le pus de l'otite comme dans le pus des adénites suppurées. Le bacille de la diphthérie et le bacille de la tuberculose viennent parfois s'y adjoindre, à titre d'infection secondaire.

Reliquats. — La scarlatine peut laisser après elle des reliquats indélébiles. Je viens de parler de la *surdité*. On a signalé l'hémiplégie consécutive à l'artérite cérébrale (Alexeff).

Chez certains sujets à tempérament lymphatique, la scarlatine laisse des engorgements ganglionnaires du cou, de l'eczéma chronique du nez et de l'oreille (Hardy). L'*endocardite* scarlatineuse peut passer inaperçue pendant l'évolution de la scarlatine; parfois elle survient plus tard, en même temps que le pseudo-rhumatisme ou la chorée, et elle peut persister à l'état chronique. Je ne reviens pas sur le *mal de Bright*, reliquat possible de la scarlatine.

Après avoir étudié la scarlatine normale, les scarlatines anomales et les complications, arrivons au diagnostic.

Diagnostic. — A ne considérer que l'éruption, on pourrait confondre la scarlatine avec les éruptions scarlatiniformes qui surviennent au début de la variole (*rash*), mais les symptômes généraux bien mieux que l'éruption aident au diagnostic; j'en dirai autant des autres éruptions scarlatiniformes qui surviennent dans le cours du rhumatisme[1], de la diphthérie, du typhus, du choléra, ou qui sont d'origine médicamenteuse (antipyrine, belladone). L'angine scarlatineuse ne sera pas confondue avec une angine simple, et les formes *frustes* de la scarlatine auront pour critérium le milieu épidémique dans lequel elles se sont développées. L'eczéma rubrum présente, comme la scarlatine, de la fièvre et une rougeur diffuse de la peau mais la région envahie par l'eczéma rubrum est le siège de vésicules, rapidement remplacées par des squames fines et furfuracées qui, une fois tombées, ne se reproduisent plus[2]. Les démangeaisons et la cuisson violentes provoquées par l'eczéma sont autrement accusées que le simple prurit qu'on observe parfois dans la scarlatine.

L'*érythème scarlatiniforme infectieux* présente avec la scarlatine de telles analogies que le diagnostic en est vraiment difficile; entre autres exemples, je fais allusion à un malade que j'ai eu cette année dans mon service de l'hôpital Necker et sur lequel les avis étaient fort partagés. Voilà un homme qui est pris de fièvre, de céphalalgie, de courbature; une angine se déclare, la gorge est rouge, les

---

1. Hallopeau. *Union méd.*, 16 janvier 1883.
2. Hardy. *Maladies dartreuses*, p. 74.

amygdales sont volumineuses et recouvertes d'enduit pultacé; une éruption polymorphe se déclare; cette éruption prend par places la teinte écarlate et étalée de la scarlatine. On pense à une scarlatine, mais, contrairement à la scarlatine, de nouvelles poussées éruptives se font, bien que la desquamation ait commencé; ces poussées éruptives sont érythémateuses, morbilliformes, ortiées, scarlatiniformes; tout ceci ne ressemble plus à la scarlatine, et cependant il faut attendre le caractère polymorphe de l'éruption et les poussées successives de ces éruptions pour éliminer l'hypothèse de la scarlatine et pour affirmer le diagnostic d'érythème scarlatiniforme infectieux.

Les *dermatoses*, généralisées, rouges et desquamatives, simulent donc singulièrement la scarlatine. Brocq, dans son ouvrage sur le traitement des maladies de la peau, donne la description suivante de l'érythème scarlatiniforme desquamatif, ou dermatite exfoliative aiguë, bénigne : c'est, dit-il, une sorte de pseudo-exanthème, caractérisé par un début assez franc, fébrile, simulant le début de la scarlatine. Puis, après un laps de temps variable, survient une éruption d'un rouge plus ou moins intense, uniforme, parfois piquetée de points purpuriques, surtout aux membres inférieurs, éruption qui tend à se généraliser, qui s'accentue aux grands plis articulaires, au cou, aux parties latérales du tronc, à la paume des mains ou à la plante des pieds. Trois ou quatre jours après l'apparition de cette éruption, et alors que la rougeur persiste encore, il se produit une desquamation sèche, lamelleuse, excessivement abondante[1].

La diazoréaction d'Erlich, constante dans la scarlatine, fait défaut dans les érythèmes scarlatiniformes[2].

Scarlatine puerpérale. — Comment faut-il envisager la scarlatine puerpérale : mérite-t-elle de prendre place auprès de la scarlatine, ou doit-elle être rangée dans la catégorie des érythèmes scarlatiniformes? Certes, il est évident qu'une femme en état puerpéral peut prendre la scarlatine vraie,

1. Perdriat. *Érythèmes scarlatiniformes.* Th. de Paris, 1896.
2. L'Obligeois. *Th. de Paris*, 1902.

comme elle peut prendre la rougeole ou la variole, mais là n'est pas la question. Je fais allusion à ces épidémies de scarlatines, dites puerpérales, qui sévissaient si cruellement autrefois, avant les méthodes antiseptiques, soit dans nos maternités, soit dans telle ou telle localité[1], épidémies de scarlatines puerpérales qui coïncidaient habituellement avec les fièvres puerpérales et avec les érysipèles des enfants nouveau-nés, érysipèles si lumineusement étiquetés par Trousseau : « manifestation de la fièvre puerpérale chez les nouveau-nés ». Eh bien, ces scarlatines dites puerpérales, épidémiques ou isolées, sont-elles des scarlatines vraies ou des pseudo-scarlatines ?

Avant d'entreprendre cette discussion, je vais rappeler la description de la scarlatine puerpérale telle que Lesage l'a donnée[2] ; elle est absolument conforme à un cas de scarlatine puerpérale que j'ai eu en 1894 dans mon service, et dont il est fait mention dans la thèse de Bergé[3]. La scarlatine dite puerpérale débute habituellement avec brusquerie dans un des premiers jours qui suivent l'accouchement. La femme, qui jusque-là s'était bien portée, est subitement prise d'un léger frisson ou d'une sensation de froid passagère, à laquelle succède une fièvre assez intense avec nausées et vomissements. Parfois apparaît un catarrhe oculo-nasal simulant au premier abord une rougeole. Après cette période d'invasion qui peut ne durer que quelques heures, l'éruption apparaît avec tous les caractères de l'éruption scarlatineuse ; peut-être l'angine est-elle moins prépondérante, moins inévitable que dans la scarlatine ; peut-être aussi les adénopathies sous-maxillaires sont-elles plus insignifiantes. A l'éruption fait suite la desquamation par larges lambeaux épidermiques. Pendant la maladie, les lochies et la sécrétion lactée se suppriment ou se modifient. Les malades guérissent parfois, et quand la mort

1. Trousseau. Épidémie de Cour-Cheverny. Leçons sur la scarlatine. *Clin. de l'Hôtel-Dieu*, t. 1, p. 151.
2. Lesage. Th. de Paris, 1877. — Legendre. Th. de Paris, 1881.
3. Bergé. *Pathogénie de la scarlatine*. Th. de Paris, 1895.

arrive, c'est tantôt au milieu d'accidents chotériformes (diarrhée, refroidissement, teinte livide de la peau), tantôt dans le collapsus ou dans le coma.

On pense bien qu'il y avait là matière à discussion. Les dualistes et les unicistes ne sont pas encore arrivés à s'entendre. Pour ma part je partage les conclusions de Wurtz, que je trouve fort sages : « Il est, dit-il, un fait important qui jette une singulière clarté sur la véritable nature de la scarlatine puerpérale. C'est que, depuis l'application des méthodes antiseptiques ou obstétriques, elle est devenue rarissime, ou paraît être inconnue dans les maternités (Varnier). Elle en a disparu avec les accidents infectieux de la puerpéralité. Il est donc rationnel d'admettre que ces *prétendues scarlatines n'étaient que des érythèmes infectieux* dus aux toxines du streptocoque. » Ce qui me paraît militer en faveur de cette opinion, c'est que cette prétendue scarlatine puerpérale, qui est contagieuse de femme en couche à femme en couche, ne crée ni épidémicité ni contagiosité chez les gens de l'entourage, adultes ou enfants. Il s'agit donc là d'un érythème infectieux scarlatiniforme.

J'en dirai autant des érythèmes scarlatiniformes des blessés et des opérés, érythèmes quelquefois décorés, improprement je crois, du nom de scarlatine chirurgicale. De ce que ces différents états ont pour agent essentiel la toxine du streptocoque; de ce que le streptocoque paraît être un des agents importants de la scarlatine, nos classifications bactériologiques concernant les streptocoques ne sont pas encore assez avancées, il s'en faut, pour nous permettre de faire table rase de la spécificité de la scarlatine. En résumé, il y a d'une part une scarlatine et d'autre part des érythèmes scarlatiniformes.

Pronostic. — Le *pronostic* de la scarlatine doit toujours être réservé, même dans les formes en apparence bénignes, car beaucoup d'accidents surviennent pendant la *convalescence* (anasarque, urémie, diphthérie, pleurésie purulente, suppurations multiples) et éclatent alors que le malade semblait guéri. Il faut également compter avec les *reliquats* chroniques de la maladie, lésion cardiaque, mal de Bright, chorée, etc. Pour la scarlatine, comme pour toutes les maladies épidémiques, l'intensité du mal et ses allures varient avec les *épidémies*. Sydenham, qui n'avait connu que les formes les plus bénignes de la scarlatine, hésitait à lui donner le nom de maladie; Graves raconte que les épidémies de 1800 à 1804 furent terribles en Irlande[1], tandis qu'elles devinrent extrêmement bénignes pendant une trentaine d'années, pour reprendre une excessive intensité à Dublin en 1831 et 1834. Bretonneau, qui, à l'exemple de Sydenham, considérait la scarlatine comme une maladie très bénigne, puisque en vingt ans il n'avait pas perdu un seul malade, changea d'avis lorsque éclata à Tours une terrible épidémie qui fit de nombreuses victimes.

Non seulement les épidémies de scarlatine peuvent être graves pour toute une population, mais leur gravité, leur malignité peut se *circonscrire* à un petit foyer, à une maison, à une famille ; les observations de Stoll, de Graves, sont là pour l'affirmer. Que la malignité dépende de la nature même de l'agent infectieux, ou qu'elle soit inhérente à la constitution particulière des individus, il n'en est pas moins vrai que « lorsque dans une famille la scarlatine arrive avec des allures terribles, tuant le premier de ceux qu'elle a frappés, il faut se méfier et craindre, car probablement elle fera d'autres victimes » (Trousseau). J'ai constaté la justesse de ces assertions : dans une famille de la ville d'Amiens, trois personnes, la mère et les deux enfants, ont été prises de scarlatine avec complications diphthériques, et toutes trois ont succombé en peu de jours.

On a signalé maintes fois la gravité de la scarlatine dans la race anglo-saxonne. Tandis qu'en France, elle cause trois fois moins de décès que la rougeole, déjà en Belgique elle cause plus de décès que cette maladie. En Angleterre, elle figure au premier rang parmi les causes de mortalité ; à Paris, elle donne en moyenne 100 décès par an, à Londres

1. *Clin. méd.*, trad. Jaccoud 1863, t. I.

elle en donne 4 à 5000. Chez les Anglais habitant l'Europe continentale, la scarlatine est plus fréquente et plus grave que chez les indigènes[1].

L'âge est important à considérer au point de vue du pronostic. De la statistique dressée par Marfan et Apert[2], il résulte que dans les hôpitaux d'enfants de Paris la mortalité est d'autant plus forte que le petit malade est plus jeune (50 pour 100 de 0 à 1 an, 11 pour 100 de 1 à 2 ans, 2 pour 100 de 2 à 10 ans, 0 pour 100 au-dessus de cet âge). A Aubervilliers, chez les scarlatineux adultes, Legendre a observé une mortalité de 1,88 pour 100[3].

Étiologie. — Bactériologie. — La scarlatine est épidémique et contagieuse, et les inoculations plusieurs fois tentées n'ont donné aucun résultat positif. Elle atteint surtout les enfants entre l'âge de six et dix ans et elle confère en général l'immunité. Un certain nombre d'observations prouvent que le fœtus peut être contagionné par sa mère.

La scarlatine est contagieuse pendant la période d'éruption, mais elle l'est surtout pendant la période de desquamation. La poussière des lambeaux épidermiques est très contagieuse. La contagion est directe ou indirecte ; directe quand il y a *contact* avec le malade, indirecte quand la maladie est transmise par des objets divers, par des jouets, par des ustensiles de toilette, par des habillements, ayant appartenu au scarlatineux. La contagion peut même se faire à distance au moyen d'objets recélant et transportant les germes contagieux. On a incriminé avec raison les livres et les lettres ; en voici quelques observations indéniables : Sanné rapporte qu'une dame et sa fille, habitant la Bretagne, reçoivent d'une personne habitant l'Allemagne une lettre dans laquelle celle-ci annonce qu'elle est convalescente d'une scarlatine et qu'elle desquame d'une façon tellement abondante que, tout en écrivant sa lettre, elle avait été con-

---

1. Bordier. *Géographie méd.*, p. 237.
2. Marfan et Apert. La scarlatine à l'hôpital des Enfants-Malades, en 1893. *Soc. méd. des hôp.*, 8 mai 1896.
3. Legendre, *Soc. méd. des hôp.*, 8 mai 1896.

trainte de secouer son papier à plusieurs reprises, afin d'en chasser les pellicules qui y tombaient. La mère et la fille qui avaient reçu cette lettre sont prises de scarlatine; la mère succombe et la fille guérit à grand'peine. Grasset (de Riom) rapporte un fait analogue; une fillette étant atteinte de scarlatine, les parents recueillirent des lambeaux épidermiques de desquamation, et, à titre de curiosité, ils envoyèrent ces lambeaux, dans une lettre, au petit frère de la malade. L'enfant prit la scarlatine. J'ai cité dans le courant de cet article l'observation d'un jeune garçon atteint de néphrite chronique scarlatineuse; il avait pris, lui aussi, la scarlatine de sa sœur, qui, éloignée de lui, ne cessait de lui envoyer des lettres contenant évidemment la poussière épidermique contagieuse.

Par où pénètre le germe contagieux; est-ce par les voies respiratoires; l'amygdale n'est-elle pas le réceptacle du virus? La question est livrée à des hypothèses.

Bactériologie. — Les recherches bactériologiques faites dans le but de découvrir le microbe de la scarlatine sont encore peu concluantes. En 1875 Klebs avait décrit des monadines scarlatineuses, mais il ne les avait pas cultivées. Plus tard Edington a signalé dans le sang et dans les squames scarlatineuses huit sortes de bactéries parmi lesquelles une seule, apparaissant sous forme de bâtonnet ou de diplocoque, serait capable de provoquer chez les animaux, et en particulier chez les veaux, une affection fébrile accompagnée d'éruption cutanée comparable à celle de la scarlatine[1]. Le streptococcus conglomeratus, que Kurth considérait comme l'agent pathogène de la scarlatine, n'a aucune propriété spécifique.

L'origine bovine de la scarlatine est du reste soutenue, depuis plusieurs années, par bon nombre de médecins et de vétérinaires anglais : la contagion s'exercerait par les ulcérations du pis des vaches et par l'usage du lait.

En somme, nous ne connaissons pas le microbe patho-

---

1. *Ann. de l'Institut Pasteur*, 1888, p. 453.

gène de la scarlatine, mais nous savons quels sont les agents qui créent chez les scarlatineux les *infections secondaires* (Marie, Raskin, Babès, Wurtz, Bourgès). En premier lieu nous devons citer le streptocoque qui existe dans presque toutes les lésions (arthrites simples et suppurées, ulcérations amygdaliennes et pharyngées, adénites cervicales et adéno-phlegmon, exsudat diphthéroïde de la gorge, pus des otites, exsudats pleurétiques, néphrites).

Au streptocoque s'adjoignent souvent d'autres microbes, staphylocoque, coli-bacille, pneumocoque, bacille saprogène (Babès), etc. Le streptocoque revêt chez le scarlatineux des aptitudes et une virulence spéciale, mais ce streptocoque n'a par lui-même aucune spécificité, il provoque chez les animaux des suppurations et l'érysipèle; et l'angine scarlatineuse paraît pouvoir engendrer l'érysipèle par contagion[1].

Traitement. — La scarlatine légère et de moyenne intensité ne demande que quelques soins hygiéniques. Les formes graves, à *température très élevée*, à *prédominance nerveuse*, seront traitées au moyen des affusions d'eau froide ou des bains froids. J'ai souvent constaté les bons effets de ce traitement dans le service de Trousseau, et je l'ai souvent mis en pratique suivant ses préceptes.

Le malade étant mis à nu dans une baignoire vide, on lui jette sur le corps trois ou quatre seaux d'eau à la température de 20 à 25 degrés centigrades, l'affusion devant durer une demi-minute environ. Ou bien, on place le malade sur un lit de sangles; deux grands seaux, contenant de l'eau à 20 degrés centigrades additionnée de vinaigre aromatique, ont été préparés à l'avance, et, au moyen de grosses éponges, deux personnes lotionnent rapidement et fortement le malade. Dans les deux cas, après l'affusion comme après la lotion, le malade est placé tout mouillé dans une couverture de coton; on lui donne une infusion de camomille, de thé ou de menthe poivrée, et une réaction

---

1 .Jaccoud. Scarlatine et érysipèle. *Gaz. des hôp.*, 18 juin 1891.

salutaire, généralement suivie de transpiration et d'abaissement de la température, ne tarde pas à se faire. On peut renouveler les affusions plusieurs fois en vingt-quatre heures. Suivant le cas, on peut mettre le malade au bain froid, d'après la méthode qu'on trouvera décrite au traitement de la fièvre typhoïde.

L'acétate d'ammoniaque, 2 à 3 grammes, dans une potion ; le musc, 20 centigrammes à 1 gramme, le sirop d'éther, le bromure de potassium rendent également quelques services dans les formes nerveuses graves.

Dès le début de la scarlatine et en prévision de néphrite possible, le malade doit être mis au *régime lacté* (Jaccoud). C'est là un principe essentiel. Non seulement je prescris le régime lacté exclusif pendant la maladie, mais je le continue encore deux ou trois semaines après la guérison ; on évite ainsi, ou l'on atténue, je le crois du moins, les complications rénales tardives.

Le traitement de l'angine scarlatineuse diffère suivant que l'angine est diphthérique ou non. Dans tous les cas, il faut toujours pratiquer avec soin l'antisepsie pharyngée. A cet effet, on fera usage d'irrigations pratiquées avec 58 gr. de liqueur de Labarraque pour un litre d'eau bouillie (Roux). A la liqueur de Labarraque, on peut adjoindre des badigeons de la gorge avec le topique suivant, préconisé par Roux :

Camphre . . . . } āā 10 grammes.
Menthol. . . . . }

Au cas de diphthérie compliquant l'angine scarlatineuse, on fera usage d'injections de sérum antidiphthérique ; mais dans ces angines, l'adjonction du streptocoque au bacille diphthérique crée une virulence généralement exaltée. C'est surtout en pareil cas que l'injection de sérum produit des éruptions morbilliformes que Sevestre[1] attribue principalement à l'infection streptococcique. Ce fait serait en rapport

1. Sevestre. *Bull. méd.*, février 1895.

avec la statistique de Marfan et Apert[1], qui ont constaté
que chez les scarlatineux atteints d'angine membraneuse
non diphthérique et soumis aux injections de sérum antidiphthérique, la fréquence des éruptions post-sérothérapi-
ques est de 28 pour 100, tandis qu'elle n'est que de 10 à 15
pour 100 si l'angine est diphthérique.

Le streptocoque jouant le rôle prépondérant dans les angines non dipthériques de la scarlatine, faut-il faire usage
du sérum antistreptococcique? Voici à ce sujet les conclusions d'un article paru dans la *Gazette hebdomadaire*[2].
Marmorek a publié tout d'abord une série de cas favorables
à l'emploi de son sérum dans la scarlatine, et Dubois, qui
consacre à ce sérum de longs développements et fait un
plaidoyer en sa faveur, rapporte quatre observations dans
lesquelles il aurait produit des résultats avantageux. Mais
tous les auteurs sont loin de partager cet enthousiasme.
Baginski n'a pas tiré de ses tentatives des résultats concluants. Josias estime que le sérum est sans influence marquée sur l'évolution de la scarlatine. Les faits de Marfan et
d'Apert et de Comby sont loin d'être encourageants.

Le traitement *prophylactique* de la scarlatine consiste à
isoler les scarlatineux pendant toute la durée de leur maladie. Il ne faut pas oublier que les lambeaux d'épiderme
détachés au moment de la desquamation sont doués de
propriétés contagieuses et les conservent pendant longtemps.

§ 5. ROUGEOLE — INFECTION MORBILLEUSE

Les anciens auteurs ont souvent décrit la rougeole sous
le nom de *fièvre morbilleuse*, de *morbilli*, petite peste; il est
vrai qu'à cette époque tout était confusion, et ce n'est qu'a-
vec Sydenham, à dater de 1760 et 1764 (épidémies de Lon-

1. *Soc. méd. des hôp.*, 8 mai 1896.
2. 19 juillet 1896.

dres), qu'on a nettement distingué la rougeole de la scarlatine et de la variole.

Description. — Je choisis pour type de ma description une rougeole vulgaire, de moyenne intensité, celle qu'on observe le plus habituellement, me réservant d'étudier ensuite les formes plus rares de rougeoles anomales et hémor--rhagiques. Il est d'usage de diviser l'évolution de la rougeole en quatre périodes · l'incubation, l'invasion, l'éruption, la desquamation.

A. — L'*incubation* est une période habituellement silencieuse, pendant laquelle l'économie couve la semence morbide; néanmoins, dans quelques cas on observe pendant cette période des élévations de température, des malaises, de la toux, du coryza; le poids des jeunes enfants décroît rapidement : c'est déjà une ébauche des symptômes qui vont éclater à la période suivante. L'incubation a une durée de 8 à 11 jours.

B. *Invasion.* — L'invasion de la rougeole n'est pas aussi brusque que l'invasion de la variole et de la scarlatine. Les allures de la fièvre méritent d'être connues; tantôt elle est légère, tantôt elle atteint 39 à 40 degrés avec frissons, céphalalgie, éternuements, on dirait un fort rhume. Souvent la fièvre baisse le lendemain et les jours suivants pour reparaître après l'éruption.

Dès le début de la maladie, les muqueuses du *nez* et des *yeux*, parfois aussi les muqueuses des *trompes d'Eustache*, du *larynx* et des *bronches*, sont atteintes de catarrhe; les yeux sont rouges, larmoyants, tuméfiés; le catarrhe nasal provoque des éternuements avec sécrétion nasale abondante; le catarrhe laryngé est accompagné de toux fréquente, opiniâtre, d'enrouement, de raucité de la voix et même d'aphonie complète; l'otite est plus tardive, elle détermine de vives douleurs. Dans quelques cas, le catarrhe affecte sur tel ou tel organe une prédominance qui peut être la cause d'une erreur de diagnostic : ainsi quelques enfants paraissent n'avoir qu'une laryngite simple ou striduleuse, alors que quatre ou cinq jours plus tard l'éruption de la rougeole apparaît : d'autres enfants sont soignés pendant plusieurs jours pour une bronchite ou pour un catarrhe intestinal, simple en apparence, et l'éruption vient donner un démenti au diagnostic; j'ai vu avec Watelet un jeune enfant chez lequel l'otite tint notre diagnostic en suspens et précéda l'éruption morbilleuse. Au milieu de tous ces symptômes de la période d'invasion, il en est qui, par leur fréquence, par leur importance, dominent tous les autres : ce sont les symptômes laryngés: la laryngite (toux fréquente, spasmodique, voix rauque et voilée) est un élément précieux de diagnostic précoce.

A cette période, on observe fréquemment des *épistaxis*, et les jeunes enfants sont quelquefois pris de *convulsions*. Si l'on a soin d'examiner la gorge du malade avec un bon éclairage, on voit que l'éruption (énanthème) est déjà inscrite sur la muqueuse du voile palatin, sur les piliers antérieurs et au pharynx, sous forme de pointillé rouge, habituellement sans gonflement et sans dépôt pultacé. Cette éruption précède d'un jour ou deux l'éruption de la peau, et une dysphagie parfois accusée en est la conséquence.

J'ai souvent constaté une *adénite sous-maxillaire* qu'on pourrait, à mon sens, ranger parmi les symptômes d'invasion de la rougeole [1] et qui, par conséquent, n'est pas absolument spéciale à la rubéole.

La *durée* de la période d'invasion est fort longue, puisqu'elle dure de quatre à sept jours, tandis qu'elle est très courte dans la scarlatine, où elle peut ne durer que quelques heures. La fièvre n'est pas continue; parfois elle tombe dès le deuxième ou troisième jour pour reprendre au moment de l'éruption. Dans quelques cas très bénins, la fièvre fait pour ainsi dire défaut, les différents symptômes que je viens de décrire sont nuls ou insignifiants, et l'éruption survient presque comme le symptôme initial de la maladie.

C. — *Éruption*. — Au moment de l'éruption, les sym-

---

1. Henriquez y Carvajal. Th. de Paris, 1891.

ptômes d'invasion ne disparaissent pas comme dans la variole discrète, ils reprennent au contraire avec une nouvelle
intensité; la toux est fréquente, quinteuse et pénible, la
voix est enrouée et parfois éteinte, la fièvre atteint son
maximum et décroît plus tard quand décroît l'éruption.
Suivant le cas, l'éruption apparaît le quatrième, cinquième,
sixième, septième jour de la maladie; elle commence par
la face, autour des lèvres, au front; elle envahit ensuite le
cou, le tronc et les membres. Dans sa forme habituelle,
quand on examine l'exanthème sur la poitrine ou sur le
ventre, plus encore qu'à la face, on voit qu'il est formé de
petites saillies rouges et veloutées qui n'ont pas la rudesse
des saillies qui caractérisent l'éruption scarlatineuse; les
taches morbilleuses ont la dimension d'un grain de riz,
elles sont inégales, s'effacent momentanément par la pression et se groupent par plaques irrégulièrement découpées
en croissants séparés par des intervalles de peau saine.
Parfois cependant l'éruption est confluente et la rougeur de
la peau devient presque diffuse et uniforme. Exceptionnellement, l'érythème de la rougeole peut offrir la plus grande
analogie avec l'exanthème scarlatineux (Sanné, Rénon et
Follet [1]).

L'éruption se généralise en vingt-quatre ou quarante-
huit heures; elle décroît en suivant son ordre d'apparition,
en commençant par la face, de sorte que le visage pâlit,
alors que l'éruption est dans toute sa vivacité sur les
membres.

Quand l'exsudat inflammatoire qui forme la tache morbilleuse s'associe à la formation de boules colloïdes dans les
cellules de Malpighi [2], la saillie formée par la papule donne
à l'éruption un aspect qui a valu à cette forme le nom de
rougeole boutonneuse.

Pendant cette période, les catarrhes arrivent à maturité

1. L. Rénon et R. Follet. Exanthème scarlatiniforme dans la rougeole.
Soc. méd. des hôp., 29 juillet 1898.
2. Catrin. Altérations de la peau dans la rougeole. *Arch. de méd. expér.*,
mars 1891.

(*coction*); la toux est moins sèche, les *crachats* chez l'adulte (les enfants n'expectorent pas) deviennent épais, verdâtres et nummulaires comme des crachats de phthisique, et l'on entend à l'auscultation des râles de bronchite.

La *diarrhée* est un symptôme qui, chez les enfants, apparaît fréquemment au moment de l'éruption; ce catarrhe intestinal dure vingt-quatre heures et est parfois accompagné d'une véritale colite avec diarrhée sanglante et glaireuse.

D. — *Desquamation.* — Vers le huitième jour de la maladie la fièvre tombe, l'éruption tend à disparaître, en commençant par le visage. La desquamation se fait du quatrième au septième jour de l'éruption; elle est si insignifiante qu'il n'y a pas, à vrai dire, de période de desquamation, cependant elle prend habituellement sur la peau du visage et du front un aspect furfuracé (de *furfur*, son).

Rougeoles anomales et hémorrhagiques. — Je viens de décrire la rougeole classique et j'ai choisi pour cette description une rougeole de moyenne intensité; nous avons à nous occuper maintenant des formes rares que peut revêtir la rougeole.

Il y a une rougeole *anomale*, à forme *nerveuse*, plus fréquente dans le jeune âge, et caractérisée, dès la période d'invasion, par des convulsions, avec délire, vomissements et forte élévation de température; l'éruption est tardive, incomplète ou méconnaissable; la fièvre persiste, la peau est livide et sèche, le pouls est petit et très accéléré, les urines sont rares, et la mort survient dans le coma.

Dans quelques cas, exceptionnels à la vérité, les accidents anormaux surviennent dans le cours d'une rougeole classique dont l'éruption est parfaitement normale. Voici le fait que j'ai observé : une jeune fille est prise de rougeole, l'invasion et l'éruption sont classiques. Jusqu'au deuxième jour de l'éruption tout va bien et les règles apparaissent. A ce moment la jeune fille éprouve quelques nausées; le lendemain matin la parole s'embarrasse, une paraphasie se déclare, les idées sont moins nettes, la température tombe brusquement de 59 à 56 degrés, et dès ce moment éclate une série d'attaques épileptiformes, avec perte de connaissance et coma. En quelques heures la température monte de 56° à 41°,5, les attaques se succèdent sans interruption, et la malade meurt le jour même, au milieu d'épouvantables convulsions.

On a décrit, et j'ai observé des rougeoles malignes à forme dyspnéique, à forme délirante, les symptômes graves survenant dans le cours ou au déclin de l'éruption : j'y reviendrai dans un instant au sujet du traitement. Contrairement à la scarlatine, qui revêt la forme maligne dès le début de la maladie, la rougeole ne devient maligne que plus tard, pendant l'éruption.

La rougeole *hémorrhagique* est caractérisée par des hémorrhagies de la peau, rougeurs ecchymotiques et taches de purpura qui ne disparaissent pas à la pression et peuvent persister huit ou dix jours après l'éruption. Cette forme de la rougeole est évidemment plus grave que la rougeole normale, mais tant que l'hémorrhagie reste limitée à la peau, elle n'implique pas un pronostic funeste. Il n'en est pas de même, lorsque les hémorrhagies se généralisent : l'épistaxis, l'hématurie, la métrorrhagie, les hémorrhagies buccale et intestinale apparaissent, et le malade succombe au milieu de troubles adynamiques et typhiques.

COMPLICATIONS DE LA ROUGEOLE

Je viens de décrire une rougeole normale de moyenne intensité et des rougeoles anomales. Mais à chaque période de la rougeole peuvent surgir des accidents qui sont, les uns l'exagération des symptômes habituels, les autres des symptômes insolites. Tantôt ces complications sont dues à l'excès de la virulence de l'agent pathogène, tantôt elles sont dues à une *infection secondaire*, à une *association microbienne* (diphthérie, purulence, gangrène, tuberculose). Toutes ces complications sont variables suivant les individus, les milieux et les épidémies.

À la période d'invasion appartiennent les convulsions, l'épistaxis et le faux croup. Les *convulsions*, spéciales à l'enfance, ne sont pas d'un funeste présage si elles sont fugaces et isolées, mais il n'en est pas de même si elles sont associées aux troubles qui constituent les formes redoutables dites nerveuses. L'*épistaxis*, symptôme habituel de la maladie, peut devenir assez abondante pour menacer les jours du petit malade et nécessiter l'usage des divers traitements que j'ai décrits à l'article : *Épistaxis*.

Complications laryngées — La rougeole a une prédilection pour le larynx. Dès la période d'invasion, les symptômes laryngés occupent la première place, la toux laryngée et les troubles de la voix sont pour ainsi dire constants. Cette laryngite morbilleuse est à la fois un érythème et un catarrhe. Au laryngoscope l'érythème apparaît, discret ou confluent, avec exsudation, saillies papuleuses, érosion des cordes vocales.

Cette laryngite catarrhale, chez les enfants de deux à cinq ans, peut revêtir les allures de la laryngite striduleuse (*faux croup*), accident sans gravité, qui annonce parfois le début de la rougeole.

En somme, la laryngite morbilleuse n'est habituellement qu'un phénomène assez fugace et sans aucune gravité, mais dans quelques circonstances elle devient une complication redoutable, elle aboutit soit à une laryngite catarrhale très intense, soit à une laryngite ulcéreuse que je vais décrire.

La laryngite morbilleuse intense n'est pas seulement une inflammation catarrhale, la muqueuse est profondément atteinte, ainsi que l'a bien vu Coyne ; le chorion est infiltré de leucocytes, les glandes de la muqueuse sont extrêmement tuméfiées, la muqueuse laryngée est œdématiée, et l'on comprend que, chez les enfants, ces lésions, jointes au spasme de la glotte, puissent entraîner l'asphyxie. C'est ainsi que mouraient les petits malades, lors de l'épidémie de 1809 rapportée dans la thèse Campaignac[1]. A l'autopsie,

1. Campaignac. Th. de Paris, 1812. — Barbier. *Mal. de l'enf.*, déc. 1886

on trouvait la muqueuse tuméfiée, infiltrée, sans ulcérations ni fausses membranes.

C'est la laryngite érythémateuse grave de Rillet et Barthez.

Dans une autre forme, la laryngite morbilleuse est *ulcéreuse* (Coyne[1]). Les ulcérations sont superficielles, érosives,
anfractueuses, parfois serpigineuses, profondes, au point de
dénuder le cartilage cricoïde et surtout l'aryténoïde. Les
ulcérations siègent au bord libre des cordes vocales, à leur
extrémité postérieure, principalement au voisinage des
aryténoïdes. Cliniquement, cette laryngite ulcéreuse apparaît pendant l'éruption de la rougeole, ou après l'éruption ;
elle provoque des symptômes analogues au croup, toutefois
elle en diffère par une *douleur* localisée au larynx, par
l'évolution plus lente des symptômes, par l'absence de
fausses membranes et par les lésions laryngées facilement
constatables au laryngoscope. Une intéressante observation
de ce genre a été consignée par Cadier dans le mémoire de
Barbier[2] ; j'en ai observé un cas analogue dans mon service.
Cette laryngite ulcéreuse est beaucoup moins grave chez
l'adulte que chez l'enfant ; elle peut, chez ce dernier, nécessiter la trachéotomie.

Les laryngites morbilleuses sont parfois membraneuses.
La fausse membrane est non diphthérique ou diphthérique.
Quelques observations de laryngite membraneuse *non* diphthérique ont été rapportées (Martin) ; il s'agit en pareil cas
de pseudo-diphthérie due au streptocoque et au staphylocoque[3]. Ce sont là des exceptions ; habituellement le croup
morbilleux est un croup *diphthérique* que nous allons étudier.

D'une façon générale, la rougeole se prête admirablement
à la généralisation du bacille diphthérique, au pharynx, aux
bronches, aux fosses nasales, à la bouche, à la peau, mais
le larynx est son siège favori. Aussi, le croup d'emblée, si
rare dans la diphthérie primitive, est-il assez fréquent dans

1. Coyne. Th. de Paris, 1874.
2. Barbier. *Revue des mal. de l'enf.*, 1886.
3. Martin. *Annales de l'Institut Pasteur*, 1892, p. 367.

la diphthérie secondaire morbilleuse[1]. Cette complication est spéciale à l'enfance; elle survient soit avec l'éruption, soit pendant ou après l'éruption[2]. Au point de vue purement local, le croup morbilleux est un croup atténué, en ce sens qu'il provoque moins de dyspnée que le croup primitif, mais au point de vue général, il est terrible, car il revêt les caractères toxiques de la diphthérie maligne; c'est au point que Trousseau avait renoncé à opérer les enfants atteints de croup morbilleux. Il est souvent difficile de diagnostiquer la diphthérie sur un larynx déjà morbilleux; la coexistence de diphthérie pharyngée, le rejet des membranes laryngées, la *culture* et l'examen bactériologique de ces membranes établiront le diagnostic.

Parfois même, alors que le pharynx *paraît indemne de diphthérie*, il suffit d'ensemencer une parcelle de *mucus* de l'amygdale recueillie chez l'enfant supposé atteint de croup, pour obtenir des cultures de bacille diphthérique[3]. (Roux, Morel, Martin.)

Complications broncho-pulmonaires. — La *bronchite capillaire* et la *pneumonie lobulaire* sont chez l'enfant et chez l'adulte, mais surtout chez l'enfant, les accidents les plus redoutables de la rougeole. Cette complication peut surgir dès le troisième ou le quatrième jour de la maladie, c'est-à-dire avant l'éruption; elle peut ne se montrer que tardivement, au moment de la convalescence, mais habituellement c'est vers le sixième ou le septième jour de la maladie, c'est-à-dire en pleine éruption, qu'éclate le *catarrhe suffocant*. Il est annoncé par une recrudescence de la fièvre et par une dyspnée croissante; aussi, si vers le huitième jour de la rougeole, la fièvre, qui devrait céder, persiste ou devient plus violente, si les râles de bronchite deviennent plus fins et plus nombreux, on doit redouter l'invasion de la bronchite capillaire et de la pneumonie lobulaire, à laquelle succombent si souvent les enfants. La fréquence des com-

1. Sanné. p. 177.
2. Renaut. *Dipht. consécutive à la rougeole.* Th. de Paris, 1886.
3. Voyez, au tome III, le chapitre consacré à l'*Angine diphthérique.*

plications broncho-pulmonaires varie suivant les épidémies ; on les observe surtout dans les hôpitaux d'enfants et dans l'armée[1].

La bronchite capillaire et la broncho-pneumonie morbilleuse ne sont pas seulement imputables au virus morbilleux ; elles sont surtout le résultat d'infections secondaires dont les agents habituels sont le pneumocoque, le streptocoque, le staphylocoque[2], le bacille de la diphthérie.

Dans quelques cas, surtout chez l'adulte, la bronchite capillaire est la lésion dominante ; elle n'aboutit pas à la broncho-pneumonie, elle n'en a pas le temps, les malades étant enlevés en quelques jours par ce catarrhe suffocant qui peut apparaître dès la période d'invasion, avant l'éruption. On dirait que toute la fluxion exanthématique se fait vers les bronches, l'éruption vers la peau étant nulle ou fort retardée. La caractéristique de cette bronchite capillaire est la *production de pus*. Chez l'adulte, l'expectoration est très purulente « phlegmorrhagique » (Trousseau) dès le premier ou le second jour ; on dirait que le malade crache le pus d'un abcès, il en remplit son crachoir, et comme dans les derniers moments de la vie l'expectoration ne se fait plus, le pus s'accumule dans les bronches, dans la trachée, dans les fosses nasales, et après la mort il suffit d'incliner le cadavre pour voir le pus s'écouler au dehors (Joffroy).

La *pleurésie* est plus fréquente chez l'adulte que chez l'enfant ; elle revêt parfois la forme purulente et la forme putride[3].

Tuberculose. — Ce qui rend si redoutables les complications broncho-pulmonaires de la rougeole, c'est qu'elles sont souvent associées à d'autres infections, telles que la diphthérie, la gangrène, la suppuration, la tuberculose.

---

1. Blache et Guersant. *Pathol. infantile.* Paris, 1885. — Laveran. *Traité de mal. des armées*, p. 400.

2. Mosny. *Broncho-pneumonies.* Th. de Paris, 1891.

3. Roger et Cante. Infection secondaire post-rubéolique. *Presse méd.*, 29 septembre 1897

La tuberculose associée à la rougeole peut revêtir différentes modalités. Chez les jeunes enfants, chez les bébés, la broncho-pneumonie morbilleuse est souvent tuberculeuse ; elle présente rarement à l'autopsie les formes nodulaires et grossières de la tuberculose pulmonaire de l'adulte, mais par le raclage, par l'examen des coupes après durcissement, on constate fréquemment le bacille tuberculeux. L'hypertrophie de la rate, l'hypertrophie des plaques de Peyer, l'état graisseux du cœur sont autant de lésions qui accompagnent cette double infection morbillo-tuberculeuse[1].

Babès[2] a décrit une forme de pneumonie morbillo-tuberculeuse qu'il a rencontrée dans un certain nombre d'autopsies. La lésion semble débuter par les ganglions péribronchiques ramollis, qui renferment à la fois des bacilles tuberculeux et du streptocoque. Autour des ganglions se fait une infiltration pneumonique, dure, blanchâtre, uniforme, un peu grenue, d'aspect sarcomateux. Dans ce tissu, infiltré de cellules embryonnaires, on trouve des bacilles.

La tuberculose aiguë, la granulie peuvent éclater dans le cours ou dans la convalescence de la rougeole ; la méningite tuberculeuse post-rubéolique n'est pas rare chez les enfants. Enfin certains sujets n'éprouvent que tardivement les premiers symptômes d'une tuberculose, qui a débuté à l'occasion de la rougeole.

L'*adénopathie bronchique*, parfois tuberculeuse, est presque constante chez les enfants atteints de rougeole ; elle passe tantôt inaperçue, tantôt elle revêt un caractère nettement accentué et elle peut durer plusieurs mois avec ces symptômes habituels : accès de dyspnée, toux coqueluchoïde (Guéneau de Mussy).

Appareil digestif. — Du côté de l'appareil digestif nous avons à signaler quelques complications :

---

1. Landouzy. *Congrès de la tuberc.*, 1889, p. 195.
2. *Congrès de la tuberc.*, 1889, p. 559.

Stomatites. — La stomatite de la rougeole, véritable énanthène morbilleux de la bouche, est souvent suivie de desquamation linguale qui a quelque analogie avec la langue framboisée de la scarlatine. Cette stomatite morbilleuse, comparable à l'érythème et au catarrhe morbilleux de la gorge et du larynx, ouvre la porte aux infections secondaires dont voici l'énumération :

La stomatite *aphtheuse,* dont les ulcérations sont fort douloureuses et qui a pour siège de prédilection la langue, les lèvres et la face interne des joues.

La stomatite *ulcéro-menbraneuse,* qui apparaît surtout au déclin de la rougeole ou pendant la convalescence[1].

La stomatite *diphthérique,* ou diphthérie buccale, qui occupe les gencives, la langue, les joues, les lèvres et qui peut être le point de départ de diphthérie pharyngolaryngée.

Le *muguet,* qui s'observe fréquemment vers la fin des rougeoles graves.

Quant à la *gangrène de la bouche (noma),* elle est devenue infiniment plus rare depuis que les moyens antiseptiques et prophylactiques sont employés avec rigueur. Le noma est souvent un accident tardif, du vingtième au trentième jour; il n'est pas, comme on pourrait le supposer, l'apanage des rougeoles graves; il apparaît après des rougeoles fort bénignes; sa rapidité est telle qu'en deux jours une excavation gangréneuse peut se produire. La gravité du noma morbilleux est d'autant plus grande, qu'il coïncide souvent avec des gangrènes du poumon, de la vulve, du pharynx.

Entérite. — La diarrhée, conséquence naturelle du catarrhe morbilleux intestinal, peut revêtir une telle intensité, que chez les jeunes enfants elle devient une terrible complication en prenant les allures du choléra infantile. On peut se demander s'il ne s'agit pas en pareil cas d'une association bactérienne analogue à celles qui ont été

---

1. Caubet. *Stomatites morbilleuses.* Th. de Paris, 1889.

décrites à la Société de médecine de Berlin par Baginsky.

Parfois l'entéro-colite morbilleuse est *dysentériforme*, le malade éprouve du ténesme, des épreintes, et rend des matières sanguinolentes. J'ai souvent observé chez l'adulte cette entéro-colite dysentériforme, bien décrite par Trousseau, et qui a servi de thèse à l'un de mes élèves[1].

Organes des sens. — La rougeole peut déterminer des complications aux yeux et aux oreilles :

Complications oculaires. — La conjonctivite morbilleuse est un des symptômes bénins et constants de la période d'invasion, mais la rougeole peut être l'occasion de complications oculaires multiples. Il y a une conjonctivite phlycténulaire et une kérato-conjonctivite phlycténulaire caractérisées par l'apparition de phlyctènes isolées ou confluentes[2]. Cet accident, qui survient habituellement pendant la convalescence, peut exister dès le début de la maladie; il peut même être la seule manifestation d'une rougeole fruste[3].

Ces complications oculaires sont chez quelques enfants l'origine de lésions plus graves ou plus persistantes : blépharite chronique, rebelle et tenace, avec perte des cils; taches opalines, *leucome* de la cornée ($\lambda\varepsilon\upsilon\varkappa\acute{o}\omega$, blanchir); inflammation du sac lacrymal, *dacryocystite* ($\delta\acute{\alpha}\varkappa\rho\upsilon\upsilon$, larme, et $\varkappa\acute{\upsilon}\sigma\tau\iota\varsigma$, sac); ulcère et abcès de la cornée, épanchement de pus dans la chambre antérieure, *hypopyon* ($\acute{\upsilon}\pi\acute{o}$, sous, et $\pi\check{\upsilon}o\nu$, pus); perforation de la cornée, staphylome, perte de la vue[4]; troubles de réfraction, strabisme, asthénopie.

Otite. — L'otite morbilleuse a pour siège de prédilection l'oreille moyenne; elle est presque toujours double, et tellement fréquente, que sur vingt-trois autopsies de malades ayant succombé à diverses complications morbilleuses, Cordier[5] a constaté vingt fois à des degrés divers, l'otite de

---

1. Macry. Th. de Paris, 1888.
2. Armand Trousseau. Paris, 1888.
3. Galezowski. *Revue des mal. de l'enf.*, 1888, p. 70.
4. Dujardin. *Revue des mal. de l'enf.*, 1886.
5. *Otite de la rougeole.* Th. de Paris, 1875.

la caisse du tympan. Sur seize autopsies d'enfants ayant succombé à des complications de la rougeole, München a *toujours* trouvé l'otite, même quand la mort était survenue au troisième jour de la maladie. Cette fréquence s'explique, car la trompe d'Eustache met l'oreille moyenne en communication avec l'arrière-cavité des fosses nasales qui sont toujours envahies par le catarrhe morbilleux. Toutefois, München ne pense pas que l'otite soit toujours la conséquence d'une propagation infectieuse venant du pharynx; il pense que la caisse du tympan est infectée pour son propre compte; l'otite serait en cela comparable à la conjonctivite, à la bronchite, à l'entérite; elle serait produite par l'exanthème comparable à l'exanthème des muqueuses[1].

L'otite légère est caractérisée par un catarrhe muco-purulent de la caisse avec exsudat et vascularisation de la muqueuse. A un degré plus avancé, le catarrhe est franchement purulent, il occupe la caisse, la trompe d'Eustache et, suivant l'âge du sujet, il envahit les cellules pré-mastoïdiennes ou mastoïdiennes. Parfois la chaîne des osselets est compromise.

Dans ses formes légères, l'otite morbilleuse passe presque inaperçue; peu ou pas de douleurs; pas de troubles auditifs, et souvent, à l'insu du malade, le liquide muco-purulent s'écoule dans la trompe d'Eustache redevenue perméable. Les formes intenses sont accompagnées de douleurs vives, de troubles auditifs, et de tuméfactions douloureuses de la région mastoïdienne; toutefois l'otite de la rougeole est moins douloureuse que d'autres otites infectieuses. A l'otoscope, la membrane du tympan a perdu sa teinte gris perle, elle est rosée, et de plate qu'elle était elle est bombée, surtout dans son segment sous-ombilical. Cette otite aboutit souvent à la perforation du tympan, ce qui procure aussitôt au malade un très grand soulagement.

L'otite morbilleuse, bien traitée, guérit presque toujours

1. *La Presse médicale*, 18 avril 1896, p. 192.

sans laisser trace de surdité, mais parfois elle est suivie d'otorrhée chronique, elle aboutit à des lésions irrémédiables de la caisse (épaississements, végétations, adhérence, nécrose des osselets) et l'audition est compromise ou abolie.

Dans quelques cas, l'otite morbilleuse provoque des accidents fort graves, tels que la suppuration des cellules mastoïdiennes nécessitant l'application du trépan, l'envahissement des méninges (méningite otitique morbilleuse), l'infection purulente généralisée, avec abcès, ictère (Trousseau), broncho-pneumonie gangréneuse, pleurésie (Netter). Ces différentes complications peuvent survenir au déclin de la rougeole ou même après la convalescence.

La *surdité* complète est un des plus tristes reliquats de la rougeole. Chez les enfants au-dessous de trois ans cette surdité a comme conséquence désastreuse de provoquer la *mutité*. On peut dire que, sur 100 sourds-muets, la surdi-mutité est due 25 fois à l'otite des fièvres éruptives, scarlatine, rougeole, typhoïde, et dans cette statistique la rougeole réclame la plus large part[1] (Loewenberg, Hermet).

Aux autopsies rapportées par München, l'exsudat de la caisse était presque toujours purulent ou séro-purulent; dans quatre cas, à côté de l'exsudat purulent existait un exsudat fibrineux. L'examen *bactériologique* de l'exsudat a montré tantôt la présence d'une culture pure de streptocoques, tantôt la présence de staphylocoques; l'exsudat de l'oreille après ponction de la membrane du tympan a donné les mêmes résultats.

Autres complications. — Les *gangrènes*, et notamment les gangrènes du poumon, de la vulve et de la bouche (*noma*), sont des accidents qui surviennent à la suite de la rougeole, surtout dans les hôpitaux d'enfants. Il faut dire que ces accidents sont beaucoup plus rares aujourd'hui depuis que les règles de l'antisepsie sont rigoureusement observées.

1. Hermet. Olite de la rougeole. *Concours méd.*, 24 décembre 1887.

La *diphthérie*, sous toutes ses formes, diphthérie pharyngée et laryngée, diphthérie cutanée, diphthérie maligne, est
une terrible complication beaucoup moins fréquente à
notre époque, grâce aux mesures prophylactiques et au
traitement antiseptique.

Fièvres éruptives associées. — La rougeole et la scarlatine
peuvent évoluer en même temps sur le même malade; l'association de ces deux fièvres éruptives sur le même sujet
me paraît pouvoir être classée de la façon suivante :

Tantôt les deux fièvres éruptives sont *successives*, c'est-à-
dire que l'une commence quand l'autre finit; elles sont
subintrantes, l'une commençant quand l'autre n'est pas
encore terminée; tantôt elles sont simultanées, les deux
paraissant évoluer presque simultanément. Suivant ces différents types, le tableau clinique est différent. La coqueluche est souvent associée à la rougeole.

Après avoir étudié l'évolution de la rougeole normale, les
rougeoles anomales et les complications morbilleuses, passons au diagnostic.

Diagnostic. — Le diagnostic de la rougeole est souvent
difficile à la période d'invasion; si tous les symptômes sont
au complet, il n'y a pas d'hésitation possible; mais si l'un
de ces symptômes prend une importance exagérée, on croit
avoir affaire à une laryngite, à un faux croup, à une bronchite, à une entérite, à une grippe, alors que l'éruption
vient quelques jours plus tard redresser l'erreur.

Le signe de Koplick (taches blanches et bleuâtres de la
muqueuse des lèvres et des joues pendant la période pré-
éruptive) n'a pas dans le diagnostic précoce de la rougeole
une grande valeur, car il manque parfois, et, d'autre part, il
existe dans d'autres affections (Widowitz). J'en dirai autant
du signe de Bolognini (frottement péritonéal perçu en
exerçant sur l'abdomen du malade des pressions successives);
ce signe manque dans la moitié des cas (Koppen).

Les éruptions morbilliformes simulent l'éruption de la
rougeole, témoin l'éruption morbilliforme de la variole
(rasch), de la diphthérie, de la suette, de la rubéole, des

roséoles; mais la rougeole a pour elle les symptômes de la *période d'invasion* avec ses catarrhes; c'est là un principe que je ne cesse de répéter à mes élèves : En fait de fièvre éruptive, ce sont les symptômes de la période d'invasion, bien plus que l'éruption, qui donnent à la maladie ses caractères spécifiques. Néanmoins des cas difficiles peuvent se présenter, je vais les passer en revue.

Roséole syphilitique. — Au premier abord le diagnostic entre la rougeole et la roséole syphilitique a l'air fort simple. La roséole syphilitique apparaît six semaines à trois mois après la contagion; c'est la plus précoce et la plus commune des manifestations cutanées de la syphilis; elle est habituellement apyrétique, assez discrète; les démangeaisons manquent complètement, et, quand l'éruption se fait en plusieurs poussées, leurs teintes diverses donnent à la peau un aspect particulier que J.-L. Petit avait nommé *peau truitée*. La roséole syphilitique se présente sous deux formes principales, souvent associées : l'une est maculeuse, caractérisée par des taches rosées sans élévation, et disparaissant à la pression; l'autre est papuleuse, formée par des taches saillantes. Les taches sont rares aux membres et à la face, inconnues aux pieds et aux mains; elles ne desquament pas. Ces caractères semblent suffisants pour établir un diagnostic; mais parfois la roséole syphilitique revêt des allures un peu différentes; elle est confluente, morbilliforme (Bazin); elle est accompagnée de fièvre, d'érythème et de catarrhe pharyngo-laryngé avec raucité de la voix, et le diagnostic avec la rougeole mérite alors une sérieuse attention.

Roséoles médicamenteuses. — Le copahu, le cubèbe, l'antipyrine, l'iode, déterminent parfois des éruptions morbilliformes qui ont pour caractère de débuter rarement par la face et d'être habituellement accompagnées de démangeaisons : en cas de difficulté réelle, l'enquête étiologique suffirait pour éclairer le diagnostic[1]. L'empoisonnement sub-

---

1. Oudjian. *Éruptions médicamenteuses.* Th. de Paris, 1896.

aigu par l'*arsenic* mérite d'arrêter notre attention, parce qu'il a bien des points communs avec la rougeole. Cet empoisonnement, ainsi qu'il résulte de nombreuses observations[1], peut provoquer non seulement une éruption morbilliforme, mais encore du catarrhe des yeux, du nez, du larynx et des bronches qui simule les catarrhes de la rougeole. Aussi, en cas de doute, faut-il étudier avec soin les symptômes nerveux de l'empoisonnement arsenical (parésie, anesthésie, hyperesthésie), et rechercher l'arsenic dans les urines et dans les cheveux du malade.

Autres maladies. — Le diagnostic de la rougeole avec la suette rubéolique, avec la roséole et la rubéole ressortira de la description de ces différentes maladies.

Pronostic. — Reliquats. — La rougeole est par elle-même une maladie bénigne, mais les complications multiples que j'ai énumérées prouvent assez quelle peut en être la gravité. Une fois guérie, la rougeole peut laisser après elle des *reliquats* qui constituent, les uns une infirmité, les autres un danger redoutable. Au nombre de ces reliquats je citerai la surdi-mutité, la surdité, l'otite chronique, des troubles de la vision, la cécité, l'engorgement des ganglions du médiastin, la tuberculose pulmonaire. Chez les sujets prédisposés et lymphatiques, la rougeole, par ses localisations aux yeux, au nez, aux oreilles, laisse après elle des blépharites, des ophthalmies, des eczémas chroniques.

J'ai constaté deux fois, chez l'adulte, à titre de reliquat morbilleux, un catarrhe bronchique chronique, dont les symptômes (toux, sueurs nocturnes, amaigrissement, râles aux deux poumons) simulaient la tuberculose. L'examen bactériologique que j'avais confié à Berlioz a démontré que c'était une fausse tuberculose sans bacilles de Koch, sans fibres élastiques. La flore microbienne se composait de micrococques groupés en amas, en courts chapelets, en tétrades et de bâtonnets courts et trapus ne prenant pas le Gram.

1. Brouardel et Pouchet. *Affaire Pastré-Beaussier*. Paris, 1889.

Étiologie. — Quoique la rougeole puisse atteindre tous les âges, elle est néanmoins plus spéciale à l'enfance. On a cité des cas de rougeole congénitale, transmise au fœtus par la mère. La rougeole est rare dans la première année, elle atteint son maximum de fréquence chez les enfants de trois à cinq ans. Elle est épidémique et extrêmement contagieuse; il suffit qu'un petit morbilleux soit dans une réunion d'enfants pour qu'il donne la rougeole à dix, vingt, trente de ses petits camarades.

La contagiosité de la rougeole débute avec la période d'invasion et dure jusqu'à la fin de l'éruption[1]. Ce fait, que la rougeole est surtout contagieuse dès la période d'invasion, prouve que le germe morbilleux vient moins de la peau que des voies respiratoires (mucus nasal, mucus laryngo-bronchique). Le germe de la rougeole a peu de tendance à se répandre au loin; à quelques mètres de distance la rougeole n'est plus contagieuse. Par contre, la contagion indirecte est beaucoup plus fréquente qu'on ne le pensait autrefois[2]: le germe peut être transporté par un intermédiaire (tierce personne, vêtement, objet usuel, etc.) à une distance de plusieurs kilomètres dans un temps très court. L'agent morbilleux perd rapidement ses propriétés pathogènes; si un enfant morbilleux a quitté sa chambre, on peut faire entrer d'autres enfants dans cette chambre, dès le lendemain, sans aucune crainte. L'enfant atteint d'une autre maladie infectieuse, fièvre typhoïde, diphthérie, scarlatine, n'est pas, comme on l'avait supposé, à l'abri de la rougeole; ces affections peuvent se développer simultanément[3].

Une première atteinte de rougeole confère généralement l'immunité; toutefois la rougeole peut récidiver à plusieurs années de distance et même rechuter, comme le prouve un cas typique rapporté par P. Vergely[4]. Cette question des

1. Béclère. *Contagion de la rougeole.* Th. de Paris, 1882.
2. Lesourd. *Contagion de la rougeole.* Th. de Paris, 1900.
3. John Bez. *Contemporanéité des fièvr. érupt.*, etc. Th. de Paris, 1877.
4. P. Vergely. Considérations sur les rechutes de la rougeole. *Rev. mens. des malad. de l'enfance*, août 1898.

récidives et des rechutes de la rougeole est encore obscure, parce que rechute et récidive ne sont pas suffisamment précisées par les auteurs. Toutefois, elles sont peu fréquentes, et la récidive est beaucoup plus rare que la rechute (Vergely).

L'agent infectieux de la rougeole est à trouver. Klebs a décrit en 1875 des monadines morbilleuses, mais il n'a pu les cultiver. Babès, de son côté, a trouvé dans les produits de sécrétion de la rougeole et dans les alvéoles pulmonaires de sujet ayant succombé à cette affection, de petits microcoques isolés, ou réunis deux à deux, ou disposés en chaînettes. Lesage a rencontré, pendant la période éruptive de la rougeole, dans le mucus nasal et guttural, un microcoque extrêmement fin, aggloméré en zooglée et décoloré par le Gram. Sur gélose simple, la culture donne un petit sablé très fin, transparent, analogue aux cultures fines de streptocoque ou de bacille de Pfeiffer. Chez le lapin, l'injection sous-cutanée, ou intra-veineuse, provoque une septicémie hémorrhagique, dont la durée oscille entre deux et vingt jours ; on peut obtenir la même septicémie, en plaçant du mucus morbilleux dans les fosses nasales du lapin. Du sang pris à un enfant en pleine éruption de rougeole et inoculé au lapin donne encore la septicémie. Ce microbe ne peut être confondu ni avec le bacille de Pfeiffer, ni avec le bacille de Wilks[1]. Mais il est impossible de dire s'il s'agit là de microbes indifférents ou pathogènes. Les expériences tentées pour inoculer la rougeole n'ont donné de résultats positifs que chez le singe ; Josias[2] a pu donner la rougeole aux singes sajous, tandis que les macaques ont été réfractaires ; chez le singe, la maladie évolue en cinq jours, avec coryza, larmoiement et fièvre. La rougeole, a-t-on dit, peut naître chez le singe qui vit dans un milieu morbilleux[3].

Traitement. — Dans les formes habituelles de la ma-

1. Lesage. Note sur la rougeole. *Soc. de biol.*, 5 mars 1900.
2. Josias. Rech. expér. sur la transmissibilité de la rougeole aux animaux. *Méd. mod.*, 9 mars 1898.
3. Chavigny. Un cas de rougeole chez le singe. *Bull. méd.*, 10 avril 1898

ladie, le *traitement* consiste en soins higiéniques ; irrigations antiseptiques du nez de la gorge, des yeux, de la vulve,
régime lacté (avec addition d'eau de chaux au cas de
diarrhée) ; potion calmante avec quelques gouttes d'aconit,
sirop diacode contre la toux. L'otite doit être surveillée de
près. La rougeole étant fort contagieuse, il faudra user pour
les morbilleux des procédés *sérieux d'isolement* et de désinfection recommandés pour toutes les maladies contagieuses.
Grancher a mis en usage dans son service des règles d'isolement qui ont donné des résultats remarquables. L. Martin[1]
a institué à l'Hôpital Pasteur un mode d'isolement cellulaire
et un fonctionnement hygiénique qui ont réduit la contagion et la mortalité (rougeole, scarlatine, variole, diphthérie, etc.) à un minimum inconnu jusqu'à ce jour.

Dans le cas où la rougeole revêt la forme maligne, typhoïde, délirante, hypertoxique, j'ai préconisé et j'ai appliqué avec succès le traitement par les bains froids. On trouvera aux Bulletins de la Société médicale des hôpitaux,
séances du 9 mai et 20 juin 1890, l'observation de deux
jeunes filles atteintes l'une et l'autre de rougeole qui semblait devoir être mortelle à brève échéance et qui furent
manifestement guéries par les bains froids que je fis donner.

Dans l'un de ces cas, il s'agissait d'une jeune fille de
16 ans : la rougeole avait été régulière jusqu'au sixième
jour. A dater de ce moment, la température s'éleva jusqu'à 40°,9, le pouls monta à 130 et 140 pulsations, la langue
devint sèche et rôtie, les urines diminuèrent de quantité et
le délire apparut. La dyspnée, l'angoisse et la prostration
s'ajoutèrent à ces symptômes. C'est dans ces conditions que
je donnai les bains froids ; six bains furent donnés en vingt-
quatre heures, et le résultat, excellent du reste, ne se fit
pas attendre. Dans l'autre cas, chez un enfant de 10 ans,
que je voyais avec Blache, la rougeole, dès la période d'éruption, prit des allures de malignité : agitation, anxiété respiratoire, 80 respirations par minute, 40 degrés de tempéra-

1. L. Martin. *Revue d'hygiène*, mars 1903.

ture, 140 pulsations, suppression presque totale des urines.
Malgré un catarrhe bronchique intense, je conseillai les
bains froids, et la médication, appliquée dans toute sa rigueur, donna le plus favorable résultat. Je me crois donc
autorisé à poser les conclusions suivantes :

1° Malgré les bains froids, l'éruption de la rougeole continue son évolution normale, on ne doit donc pas redouter
de faire rentrer l'éruption. Chez la deuxième petite malade qui a pris sept bains froids dès le deuxième jour d'une
éruption généralisée et presque confluente, l'éruption pâlis-
sait légèrement pendant le bain, mais un quart d'heure
après elle reprenait tous ses caractères et la desquamation
s'est faite classiquement, *à jour fixe.*

2° Sous l'influence des bains froids, la sécrétion urinaire
tend à se rétablir, ainsi que c'est l'usage, toutes les fois
qu'on traite par les bains froids les maladies infectieuses à
forme grave, scarlatine, fièvre typhoïde, pneumonie, où la
sécrétion urinaire est compromise.

3° Les bains froids ne semblent avoir aucune action
fâcheuse sur la bronchite ou la pneumonie morbilleuse,
puisque la bronchite capillaire et la broncho-pneumonie,
qui devenaient menaçantes chez notre deuxième malade,
ont cédé, malgré la continuation des bains froids, peut-être
à cause des bains froids. La même remarque peut être faite
pour les bronchites et pneumonies typhoïdes qui ne sont
pas une contre-indication aux bains froids. Ce qui est préjudiciable, c'est l'application d'un vésicatoire à un malade
chez lequel la sécrétion urinaire est déjà fort amoindrie;
aussi le vésicatoire doit-il être abandonné, au cas de pneumonie primitive ou secondaire, surtout quand la fonction
urinaire est déjà compromise, qu'il y ait ou non albuminurie. Un cas de pneumonie grave à forme ataxo-dynamique,
que je viens de traiter efficacement par les bains froids,
sans autre médication, m'engage une fois de plus à délaisser
l'usage du vésicatoire dans des circonstances analogues.

En résumé, toute maladie infectieuse revêtant les formes graves, dites malignes, ataxo-adynamique, etc., qu'il

s'agisse de rougeole, de scarlatine, de pneumonie, ces
maladies (à moins de contre-indication) doivent être traitées par les bains froids. Ce traitement, qui jusqu'ici avait
été presque exclusivement réservé à la fièvre typhoïde, doit
être généralisé aux maladies infectieuses, dès que l'infection revêt certaines allures et une notable intensité; les
autres médications, les autres médicaments, tout utiles qu'ils
peuvent être, me paraissent secondaires; les bains froids
en pareille circonstance priment toute autre médication.

La température du bain doit être proportionnée à la
nature et à l'intensité du mal; mais en tout cas il ne faut
pas se contenter de bains tièdes, il faut donner des bains
froids, c'est-à-dire des bains dont la température oscille
de 22 à 24 degrés. On peut mettre le malade dans le bain
à 24 degrés, et abaisser graduellement la température du
bain à 23, 22 degrés, suivant les préceptes qu'on trouvera
longuement exposés au chapitre de la fièvre typhoïde.

En utilisant la photothérapie, selon la méthode employée
par Finsen dans la variole, c'est-à-dire en plaçant le malade
dans une chambre uniquement éclairée par des verres
rouges, Chatinière[1] a vu se modifier favorablement plusieurs des symptômes de la rougeole : l'éruption, l'hyperthermie, la bronchite ont rétrocédé progressivement.

§ 6. RUBÉOLE

La *rubéole* est une fièvre éruptive plus fréquente en Allemagne qu'en France; elle est contagieuse, elle sévit parfois
sous forme d'épidémies, distinctes des épidémies de scarlatine et de rougeole, elle atteint aussi bien les individus
qui ont eu, ou qui n'ont pas eu la rougeole et la scarlatine,
et elle ne leur confère nullement l'immunité contre ces
deux maladies. Ces caractères nous engagent à admettre la
rubéole comme entité morbide distincte.

1. M. Chatinière. *Presse méd.*, 10 septembre 1898 et 28 avril 1900.

Description. — La rubéole est une maladie du jeune âge, extrêmement rare chez l'adulte. On connaît mal la durée de sa période d'incubation ; sa période d'invasion est nulle ou insignifiante, et la rubéole paraît débuter souvent par l'éruption. L'éruption est parfois précédée d'injection de la conjonctive, d'enrouement, d'une petite toux sèche (comme la rougeole) et d'un engorgement des ganglions jugulaires et sub-auriculaires, signe qu'on a donné comme caractéristique de la rubéole, mais que j'ai noté également dans la rougeole. L'éruption envahit successivement le visage, le tronc et les membres ; elle est *polymorphe*, morbilliforme, scarlatiniforme, maculeuse et papuleuse, discrète ou confluente, rare aux mains, aux pieds, au front, forte aux joues et autour de la bouche. L'éruption disparaît après une durée de un à cinq jours ; elle laisse parfois une légère desquamation furfuracée. Les rechutes ne sont pas rares. Bien que le pronostic soit bénin, on a signalé des cas graves et des complications : broncho-pneumonie comme dans la rougeole, albuminurie et œdème comme dans la scarlatine.

D'après cette description, on voit que la rubéole ressemble pas mal à une rougeole atténuée, ou à une rougeole associée à la scarlatine. Doit-elle être confondue avec la roséole saisonnière décrite par Trousseau? Cette roséole, dit Trousseau, est une fièvre éruptive, quelquefois épidémique (Frank), probablement contagieuse, qui n'est en rien la rougeole modifiée, qui n'est pas accompagnée comme elle de catarrhe oculaire, nasal ou bronchique, et qui n'expose pas le malade à toutes les complications de la fièvre morbilleuse. Les symptômes de la période d'invasion durent deux ou trois jours (frissons, mal de tête). L'éruption diffère de celle de la rougeole, les taches sont plus pâles et plus distinctes les unes des autres; elles donnent lieu à de vives démangeaisons *ardentes* et *prurientes* (Vogel); elles ne font aucune saillie et sont de courte durée.

Je pense, pour ma part, qu'il y a une roséole saisonnière, telle que l'ont décrite Frank, Vogel et Trousseau: il y a également une rubéole dont les caractères distinctifs ne sont pas encore nettement tracés; il y a enfin des associations des fièvres éruptives (scarlatine et rougeole) qu'il ne faut pas confondre avec la roséole et avec la rubéole.

§ 7. SUETTE MILIAIRE

Étiologie. — La *suette* ou *suette miliaire* est une maladie infectieuse, endémo-épidémique, probablement d'origine microbienne, qui se manifeste par des sueurs abondantes accompagnées d'éruption et de symptômes nerveux[1]. Elle n'est pas inoculable, elle est peut-être contagieuse; elle ne confère pas l'immunité, elle peut passer de la mère au fœtus, qu'elle tue ou qui naît vivant, et qui naît, dans des cas très rarement observés jusqu'ici, atteint de la maladie.

La suette atteint indistinctement tous les âges, elle apparaît à toute époque de l'année, sous forme d'épidémies précédées de cas sporadiques qui sont comme les graines de l'épidémie. L'épidémie prend donc toujours naissance dans un foyer endémique qui parfois est presque latent, et, de là, elle envahit des contrées qu'elle n'avait pas encore visitées. Quand la suette se développe dans une région qui n'en avait jamais subi les atteintes (région vierge et non vaccinée), elle y éclate avec une étonnante puissance de diffusion; des centaines d'individus sont pris en même temps. L'épidémicité atteint son apogée en huit jours, puis elle décroît. L'extension des épidémies n'a point de règle; tantôt le foyer épidémique se localise à une région, tantôt il se diffuse un peu comme la grippe. Dans ce siècle la suette a plusieurs fois sévi sur la France, les dernières épidémies sont celles de l'Hérault (1865), du Poitou[2] (1888), de la Charente et des Deux-Sèvres (1907) (Chantemesse).

---

1. On ne peut actuellement classer cette maladie; elle n'a de rapport avec aucune autre maladie infectieuse ou toxique; c'est avec les fièvres éruptives qu'elle est encore le mieux à sa place.

2. Theinot. *Rev. de méd.*, mars, mai, juin 1889.

Description. —La durée de l'incubation est en moyenne de six jours, ou même moins. On décrit à la suette miliaire trois périodes : invasion, éruption, desquamation.

Invasion. — La maladie débute quelquefois avec des prodromes, tels que malaise, céphalalgie, frissons, chaleur, accès d'oppression, vomissements, épistaxis, quintes de toux, mais habituellement les sueurs éclatent d'emblée comme symptôme de début. Ces *sueurs* sont si abondantes qu'elles ont valu à la maladie sa dénomination[1] ; elles pénètrent tous les objets de literie, elles traversent les matelas, elles n'ont ni odeur spéciale ni caractère critique, et elles n'apportent au malade aucun soulagement. La soif est ardente, l'urine est rare et dense, la constipation est la règle.

Souvent les sueurs sont *paroxystiques.* L'*accès de sueur* est surtout fréquent la *nuit;* il est annoncé par une sensation d'angoisse, de dyspnée, avec constriction à l'épigastre et au pharynx, palpitations, tendance à la défaillance, anxiété terrible qui fait redouter au malade une mort prochaine. La fin de l'accès sudoral ne donne qu'un bien-être relatif, car les autres symptômes, la céphalée, les crampes, les soubresauts des tendons, persistent en dehors des accès. La journée est relativement plus calme, mais la nuit, tout le cortège des terribles symptômes reparaît, et avec eux l'insomnie, les cauchemars, le délire. Cette douloureuse période d'invasion dure de 2 à 4 jours; la température peut atteindre et dépasser 40 et 41 degrés.

Éruption. — Du deuxième au quatrième jour de la maladie, au milieu de picotements, de fourmillements et de recrudescence des symptômes nerveux, l'éruption apparaît. L'éruption est formée de deux éléments, l'*exanthème* et la *miliaire.* Quand l'exanthème fait défaut, la miliaire est *blanche,* et analogue aux vésicules des sudamina. C'est l'exanthème qui fait la miliaire *rouge.* Cet exanthème est, suivant le cas, morbilliforme, scarlatiniforme, hémorrhagique, purpurique; il varie avec les épidémies. La miliaire

---

1. N. Guéneau de Mussy. *Clin méd.*, t. II, p. 612.

est constituée par des vésicules transparentes, fort petites, qui dans quelques cas se réunissent et forment des bulles (miliaire bulleuse).

L'éruption miliaire débute par le cou, par la partie antérieure du tronc, gagne le dos et les membres, surtout le poignet (bracelet miliaire) et respecte généralement le visage. Elle se fait en plusieurs poussées, et dure en moyenne cinq à sept jours. Pendant cette période les symptômes généraux perdent leur intensité, la fièvre tombe, puis commence la période de desquamation.

Desquamation. — La desquamation de la suette miliaire revêt plusieurs formes; elle est furfuracée, ou en collerette (autour des vésicules desséchées) ou scarlatiniforme, à larges lambeaux épidermiques; elle dure trois ou quatre semaines. A cette période apparaît la *polyurie*, véritable signe de guérison.

La maladie dure de sept à quatorze jours. La convalescence est habituellement longue et pénible, même dans les formes bénignes de la suette. La gravité de la suette varie suivant les épidémies et suivant les sujets; ici, comme dans toutes les maladies épidémiques, il y a des cas bénins et des cas graves, parfois aussi les symptômes du début revêtent une telle violence que la mort peut survenir dès les premiers jours au milieu d'accidents cérébraux, délire, coma (forme maligne précoce) ou à une période avancée de la maladie (forme maligne tardive). Dans quelques circonstances, des hémorrhagies apparaissent et doivent faire craindre un redoutable pronostic. Il n'est pas rare que la suette s'associe à d'autres maladies, fièvres paludéennes, fièvres éruptives, typhus.

Les épidémies de suette miliaire sont souvent précédées ou accompagnées d'épidémies de rougeole, de scarlatine; souvent même la rougeole et la suette paraissent être associées. Je dis « paraissent », car dans la majorité des cas il s'agit non pas d'une association de deux maladies, mais d'une *suette à forme rubéolique*[1].

1. Hentang. *Suette à forme rubéolique.* Th. de Paris, 1888.

On ne confondra pas la suette miliaire, véritable entité morbide, avec les *sudamina* qui apparaissent à titre d'épiphénomène dans le cours de plusieurs affections.

La *médication* tonique est la mieux appropriée : l'usage de la quinine est indiqué si la fièvre prend des allures périodiques.

Je vais donner actuellement le résumé de l'importante communication de M. Chantemesse à l'Académie[1]. Il s'agit de l'épidémie soudaine qui a frappé en 1907 trois départements : Charente, Charente-Inférieure et Deux-Sèvres. En 45 jours, la suette a atteint six mille personnes, et elle a disparu comme elle était venue. Au point de vue pathogénique, l'examen microscopique, l'ensemencement du sang et du liquide céphalo-rachidien, l'inoculation aux animaux de laboratoire et aux singes macaques, n'ont pas produit de résultats. L'épidémie a été remarquable par sa localisation *rurale*. Aucune des villes situées dans les régions infectées n'a été atteinte. L'épidémie a sévi principalement sur les agglomérations des campagnes.

Durant cette épidémie rien n'a permis d'affirmer la contagiosité directe de la suette. Ainsi, à la foire de Rouillac, 226 personnes venues d'Angoulême sont restées toute la journée dans le foyer morbide de Rouillac et n'ont pas rapporté l'épidémie à Angoulême. Le virus de la suette frappe d'autant plus sûrement qu'on couche plus près du sol, et les maisons sans planchers sont celles qui fournissent le plus grand nombre de malades.

M. Chantemesse a émis l'hypothèse que la suette pourrait bien être la maladie d'un rat des champs transmissible à l'homme par les puces. Voici quels sont ses arguments : la région envahie par la suette de 1907 est précisément celle qui a été ravagée il y a deux ans par les campagnols. « En visitant les maisons de Genac, les premières atteintes par la suette, nous avons constaté sur le corps des habitants une fréquence extraordinaire de piqûres de puce.

1. Chantemesse, Marchoux et Haury. *La suette miliaire et le rat des champs.* Académie de médecine, séance du 25 octobre 1907.

Beaucoup d'entre eux avaient remarqué cette exagération du nombre des puces et l'avait attribuée à l'invasion de leurs maisons par des rats d'eau que chassait l'inondation d'un ruisseau voisin. » Si cette hypothèse était vérifiée, la destruction des rats des champs s'imposerait comme traitement prophylactique de la suette miliaire.

§ 8. DENGUE

Étiologie. — « La dengue est une maladie fébrile, épidémique, contagieuse ou transmissible, caractérisée par une éruption cutanée polymorphe et souvent diffuse, par des douleurs articulaires et musculaires très intenses, rhumatoïdes et courbaturales, par une évolution cyclique en quatre périodes dont la dernière ou convalescence est assez souvent longue et difficile. » (Mahé[1].)

Cette affection, que je classe, faute de mieux, avec les fièvres éruptives, a pour berceau la zone intertropicale ; elle y occupe deux foyers principaux : l'un en Amérique, limité d'une part à la zone des États-Unis située au sud de Boston, d'autre part au Pérou et au Brésil ; l'autre sur les côtes baignées par l'océan Indien, et la mer Rouge (Inde, sud de la Chine, Tonkin, Mozambique, Arabie, Égypte). Indépendamment de ces deux foyers, la dengue existe à l'état endémo-épidémique depuis 1845 en Tripolitaine et depuis 1861 en Syrie (de Brun[2]). En 1889 l'Asie Mineure tout entière, la Turquie et la Grèce ont été visitées par elle. Chacune de ces épidémies est remarquable par le grand nombre d'individus qu'elle frappe, par la brusquerie de son apparition, et par la facilité avec laquelle la maladie s'installe à l'état endémique sur la contrée nouvellement atteinte.

La dengue sévit sans distinction de sexe, de race, d'âge, de condition sociale ; les animaux eux-mêmes lui payeraient

1. Mahé. Art. DENGUE, *Dict. encyclop. des sc. méd.*
2. De Brun. *Rev. de méd.*, août 1889.

un tribut. Elle est contagieuse par l'air; mais le microorganisme qui lui donne naissance n'est pas encore connu. Langhlin a trouvé dans le sang de petits éléments sphériques auxquels il rattache une influence pathogène; la bénignité de cette maladie n'a pas permis de poursuivre ces recherches à l'examen des viscères.

Symptômes. — Dans les pays intertropicaux, la dengue a souvent un début brusque, *soudain*, qui immobilise le malade à l'endroit où il se trouve et qui l'oblige à se faire transporter chez lui. Dans la zone tempérée, le début est moins brutal; pendant quelques heures le malade se sent mal en train, il se plaint de céphalalgie, d'insomnie, il a de la répugnance à se mouvoir, puis éclatent les *douleurs* caractéristiques de l'affection, douleurs insupportables qui prennent à la fois ou séparément la tête, le tronc et les membres. La céphalalgie, symptôme souvent dominant, occupe le front, l'arcade sourcilière et les tempes; elle s'accompagne parfois d'endolorissement pénible du cuir chevelu et de douleurs dans l'orbite ou dans les muscles moteurs des yeux et élévateurs des paupières. Les douleurs lombaires s'exagèrent par la marche, diminuent au contraire par le repos au lit. Aux membres les manifestations douloureuses occupent surtout les *genoux* ou leur voisinage; elles atteignent les muscles plus que les articulations (de Brun[1]).

Ces douleurs musculaires peuvent d'ailleurs envahir toutes les parties du corps, et dans certaines épidémies ce sont elles qui prédominent. Dans d'autres épidémies au contraire, le gonflement des jointures, des gaines tendineuses, des mains et des pieds sont les symptômes dominants.

Du côté de l'appareil *digestif* on observe constamment la perte de l'appétit, des nausées, des vomissements et une soif intense qu'aucune boisson ne peut calmer; le ventre est légèrement ballonné, mais souple, la constipation est la

---

1. De Brun. *Mal. des pays chauds*, t. I, p. 138.

règle, la rate n'est pas tuméfiée; mais le foie est quelquefois congestionné, les téguments prennent alors une teinte
subictérique.

L'*anéantissement* est très prononcé et oblige les malades
à s'aliter dès le premier jour. Tout mouvement, tout effort
intellectuel est pénible ou impossible.

Au bout de vingt-quatre à quarante-huit heures, quelquefois plus tôt, apparaît une *éruption* [1] variable comme aspect
et comme distribution; elle est en effet comparable à celle
de la rougeole, de la rubéole, de la scarlatine, de l'urticaire, ou bien elle est franchement papuleuse. Souvent
d'un rouge vif, l'éruption n'est jamais ecchymotique. Elle
persiste habituellement trois ou quatre jours, mais elle peut
disparaître au bout de vingt-quatre à trente-six heures,
rarement elle se prolonge une semaine. Chez certains
malades on observe, dès le début, une éruption fugace qui,
après quelques jours, est suivie de l'éruption caractéristique. En disparaissant, ces éruptions sont remplacées par
une *desquamation* tantôt rubéoliforme, tantôt scarlatiniforme, accompagnée de vives démangeaisons.

La *fièvre* est presque constante (le thermomètre varie
entre 39° et 41°); mais elle tombe au bout de deux à trois
jours et cette chute s'accompagne souvent de phénomènes
critiques (diaphorèse, diarrhée, épistaxis). A part quelques
furoncles et abcès, quelques manifestations délirantes ou
convulsives chez les enfants, les complications de la dengue,
telles que épistaxis, adénites, orchites, sont exceptionnelles
et passagères. De Brun rejette les manifestations cardiaques
qui auraient été observées par Zuelzer, Dunkby, etc.

Cette affection, essentiellement protéiforme (gastrique,
rhumatismale, céphalalgique, éruptive, fébrile ou apyrétique), est suivie d'une *convalescence* toujours très longue et
en désaccord apparent avec la brièveté et la bénignité de la
période fébrile de la maladie; elle peut du reste être entrecoupée de *rechutes*. Les *récidives* de la dengue ne sont pas
rares.

1. De Brun. *Acad. méd.*, 6 août 1893.

Diagnostic. — La multiplicité des formes de la dengue explique le grand nombre de maladies avec lesquelles elle peut être confondue; mais c'est surtout avec la *grippe* que l'erreur est fréquente; l'absence de manifestations du côté de l'appareil respiratoire, la fréquence des éruptions comparée à leur rareté dans la grippe, la desquamation et les démangeaisons consécutives, la bénignité de la maladie, permettront en général de faire le diagnostic.

La notion d'épidémicité, la grande contagiosité de la dengue, la brusquerie du début, la guérison rapide, sont autant d'éléments que l'on ne retrouve ni dans la *fièvre typhoïde*, ni dans l'*embarras gastrique fébrile*.

Les douleurs lombaires, musculaires, articulaires même, peuvent faire penser à quelque manifestation rhumatismale (*lumbago, sciatique, rhumatisme articulaire aigu*); mais là encore l'anéantissement rapide, les éruptions, la desquamation et autres symptômes de la dengue ne se retrouvent pas.

L'intensité de la céphalalgie du début, comparable à celle de la *méningite aiguë*, peut parfois prêter à confusion, surtout s'il existe en même temps de la fièvre, de la constipation et des vomissements, mais l'éruption et la rapidité de la guérison lèveront vite les doutes.

La forme fébrile se distingue de la *scarlatine* par l'absence ou le peu d'importance des manifestations palato-pharyngées; de la *rougeole* par la brusquerie de son début et l'absence de manifestations thoraciques; de la *rubéole*, par l'absence d'engorgement des ganglions jugulaires et sub-auriculaires, et par la rareté de l'angine; l'erreur de diagnostic avec la *variole* peut être commise au début, mais elle est en général de courte durée, il en est de même du *typhus exanthématique*.

Traitement. — Dans les cas légers, le repos au lit, la diète, un laxatif, suffisent généralement. Si la maladie est intense, il faut prescrire des boissons gazeuses acidulées, des grogs; de la glace s'il existe des vomissements. Le sulfate de quinine ne réussit pas à faire tomber la fièvre et aurait l'inconvénient de produire des bourdonnements. Contre l'insomnie le chloral sera prescrit; pendant la convalescence, les amers, le quinquina, le fer, aideront à hâter la guérison.

CHAPITRE II

MALADIES TYPHOÏDES

§ 1. FIÈVRE TYPHOÏDE

Historique. — Sous la dénomination de *fièvre typhoïde*, de *dothiénentérie* (Bretonneau), de *typhus abdominal*, on comprend aujourd'hui toutes les variétés d'une même espèce nosologique que les anciens auteurs avaient décrite sous le nom de fièvre putride (Stoll), fièvre maligne nerveuse (Huxham), fièvre putride hémorrhagique, ataxique, ataxo-adynamique.

C'est au commencement du siècle que les progrès de l'anatomie pathologique permirent de réunir en un seul faisceau ces différentes variétés, qu'on avait considérées jusque-là comme des espèces distinctes. Dès lors la classification des fièvres entra dans une nouvelle voie.

En 1804, Prost, dans un ouvrage intitulé : la *Médecine éclairée par l'ouverture des corps*, avait bien signalé l'inflammation et les ulcérations qu'on rencontre à l'autopsie des sujets morts de fièvre ataxique, putride, maligne, etc.; mais, pour lui, ces lésions n'étaient autre chose que le résultat d'un excès de phlogose intestinale, cause de la mort. Cette fausse interprétation enfanta la doctrine de Broussais.

En 1811, Petit et Serres, dans leur traité de la *fièvre entéro-mésentérique*, se rapprochèrent de la vérité en établissant la spécificité des lésions intestinales, mais ils commirent deux erreurs : l'une fut de croire qu'il existe trois variétés de fièvre entéro-mésentérique, la simple, la boutonneuse, l'ulcéreuse, sans voir que l'aspect de la lésion varie avec l'époque de la maladie ; l'autre fut de supposer que la lésion intestinale est toute la maladie.

Bretonneau (1820) est le premier qui ait rigoureusement décrit la lésion intestinale, et qui ait nettement établi les rapports qui existent entre la maladie et la lésion. Il posa la question de *spécificité* et il réunit dans une même espèce morbide, qu'il nomma *dothiénentérie* (δοτιήν, bouton, ἔντερον, intestin), toutes les variétés éparses décrites avant lui. Alors parurent les travaux de cette pléiade d'hommes illustres, de Trousseau[1], de Louis[2], d'Andral, de Bouillaud, qui jetèrent un si vif éclat sur notre médecine française, et la fièvre typhoïde prit définitivement la place qu'elle occupe aujourd'hui dans la nosographie médicale.

La découverte du *bacille* typhogène (Eberth) est venue affirmer la spécificité de cette maladie et donner aux doctrines de Bretonneau et de Trousseau une éclatante confirmation.

Symptômes. — Ici, comme pour les fièvres éruptives, je vais choisir pour type de ma description une fièvre typhoïde normale et d'assez forte intensité, me réservant de revenir plus tard sur les formes spéciales et sur les complications multiples de cette grande pyrexie toxi-infectieuse.

a. *Début.* — *Période d'ascension.* — Habituellement l'invasion de la fièvre typhoïde est précédée d'une période qui dure plusieurs jours, une semaine, deux semaines, et que quelques auteurs décrivent comme une période prodromique : le sujet, encore sans fièvre, ou n'ayant que quelques manifestations fébriles incomplètes ou passagères, se plaint d'une lassitude dont il ne peut s'expliquer la cause ;

1. Bretonneau et Trousseau. De la dothiénentérie. *Arch. gén. de méd.*, 1826.

2. *Recherches sur la maladie connue sous le nom de fièvre typhoïde.* Paris, 1829.

à cette lassitude se joignent des douleurs musculaires, de l'inappétence, des vertiges et parfois des épistaxis. Dans d'autres circonstances, cette période prodromique fait défaut et la fièvre typhoïde débute brusquement, par des frissons et par la fièvre. Dans quelques cas, la localisation morbide s'accentue dès le début sur un point ou sur un autre; ainsi il y a des observations, rares il est vrai, où la fièvre typhoïde a commencé par une pneumonie lobaire : « Ces pneumonies initiales, qui évoluent à la façon d'inflammations simples et primitives, marquent cependant l'invasion de la dothiénentérie. Dans le cours de la première semaine, pendant que les symptômes propres de la pneumonie s'amendent, les signes de la fièvre typhoïde (tuméfaction de la rate, taches roses, douleur iliaque) se montrent successivement. » (Potain[1].) Chez certains sujets, ce sont les troubles dyspeptiques ou intestinaux qui, dès le début, dominent la scène, au point que faute d'attention on pourrait prendre pour une appendicite le début de la dothiénentérie; chez d'autres, c'est une *angine catarrhale* qui attire surtout l'attention.

Une fois déclarée, la fièvre typhoïde normale a une marche progressivement ascendante, stationnaire et descendante. Les stades d'ascension et d'état ont été réunis par Jaccoud[2] sous la dénomination de période d'infection, et le stade descendant coïncide pour lui avec la période de réparation. A chacun de ces trois stades correspond à peu près une marche parallèle de la fièvre, qui est représentée au thermomètre par des oscillations successivement ascendantes, stationnaires et descendantes (Jaccoud). Mais je m'empresse de dire que ces divisions, commodes pour la facilité de la description, ne sont pas aussi nettement tranchées en clinique, et les périodes se succèdent souvent par transition tellement insensible qu'il est souvent difficile de dire où commence l'une et où finit l'autre.

1. Homolle. *Rev. des sc. méd.*, t. X, p. 514.
2. *Pathol. int.* t. II, p. 776.

Le début de la période d'ascension n'est pas toujours facile à préciser; les symptômes se confondent avec les prodromes, et chez un malade qu'on voit pour la première fois, quelques jours après l'invasion de la fièvre, on est souvent fort embarrassé pour inscrire sur la feuille d'observation le début précis de la maladie.

Cette première période de la fièvre typhoïde, ou période d'*ascension*, est caractérisée par l'exagération des symptômes prodromiques ou par l'apparition de nouveaux symptômes : la *céphalalgie* est violente, elle est même pendant quelques jours le symptôme dominant, elle dure jour et nuit et elle prend quelquefois la forme névralgique avec points douloureux dans la sphère des nerfs sous-orbitaires et occipitaux. L'*insomnie* est pour ainsi dire constante; c'est également un symptôme de grande valeur. Le malade se plaint de douleurs à la nuque, de *vertiges* et de bourdonnements d'oreilles, qui augmentent aussitôt qu'il se lève ou qu'il s'assied sur son lit. Les épistaxis sont fréquentes, mais peu abondantes, la langue est pâteuse, l'anorexie est complète, la diarrhée commence; certains malades sont abattus et ont déjà un air de prostration. La congestion bronchique est fréquente et se traduit à l'auscultation par quelques râles sibilants disséminés. Pendant cette période qui dure de quatre à six jours, la fièvre est subcontinue, la température du soir est toujours plus élevée que celle du matin, elle est graduellement croissante (oscillations ascendantes), et finit par atteindre, le soir, 40 degrés ou peu s'en faut. L'accélération du pouls n'est pas toujours en rapport avec l'élévation de la température; nous verrons au sujet de la physiologie pathologique les causes de cette discordance.

b. *Période d'état.* — La période d'état, ainsi nommée à cause des oscillations stationnaires de la fièvre, *ne mériterait pas ce nom*, si l'on s'en rapportait à l'évolution des symptômes, car ces symptômes, pendant les dix, douze, quinze jours que dure cette période, ne font généralement que s'aggraver. C'est au début de cette période, habituellement vers le septième jour de la maladie, qu'apparaît sur le ventre l'éruption de *taches rosées lenticulaires*. Ces taches, de 2 à 5 millimètres de circonférence, sont papuleuses, légèrement saillantes, appréciables au toucher, et s'effacent momentanément à la pression. Chaque tache, considérée isolément, dure trois à six jours; elle pâlit et disparaît sans laisser de traces. L'éruption dans son ensemble peut durer deux et trois semaines, elle est généralement discrète et parfois se limite à quelques taches; dans d'autres cas elle est assez confluente pour simuler une éruption morbilliforme papuleuse. Les taches rosées lenticulaires ont leur siège habituel au ventre et à la poitrine; elles se généralisent parfois au dos et aux membres. Bien qu'elles ne soient pas absolument constantes, elles n'en ont pas moins une valeur diagnostique considérable.

Pendant cette période, les *symptômes nerveux* acquièrent une intensité graduellement croissante, à l'exception de la céphalalgie, qui s'amende ou disparaît. Aux bourdonnements d'oreilles fait suite un affaiblissement de l'ouïe, qui peut aller jusqu'à la *surdité*; à l'insomnie et aux rêvasseries s'ajoute un délire tranquille, habituellement nocturne, parfois accompagné d'agitation et de paroles incohérentes. Dans la journée, le malade, indifférent à ce qui se passe, est plongé dans un état de somnolence, dans quelque cas voisin de la stupeur (τύφος); il est là, dans le décubitus dorsal, le regard vague, le visage amaigri, les narines pulvérulentes et la bouche entr'ouverte; ses lèvres sont tremblotantes, ses narines sont agitées de battements rapides : et par moments on dirait qu'il cherche à saisir dans ses mains des objets imaginaires (carphologie, de κάρφος, flocon, et λέγειν, ramasser). Nous verrons plus loin quelle intensité prennent ces symptômes dans les formes ataxo-adynamiques.

Les *troubles de l'appareil digestif* appartiennent surtout à cette période. La langue est sèche, fendillée, *rôtie*, trémulente et recouverte de mucus desséché noirci par un peu de sang. Les dents sont fuligineuses, la gorge est tapissée de mucosités ou d'enduit pultacé. Les vomissements sont rares. La *diarrhée* est constituée par des selles liquides, *fétides*, fréquentes, de couleur ocre jaune, elles surviennent parfois à l'insu du malade; elles contiennent, entre autres microbes, le bacille d'Eberth. Dans quelques cas la diarrhée manque, il y a même de la constipation.

Dès que la diarrhée est établie, on perçoit dans la fosse iliaque droite, région du cæcum, un *gargouillement* sans valeur diagnostique, mais cette région ainsi que le creux épigastrique sont habituellement douloureux à la pression. Le *météorisme* abdominal, dû à la parésie intestinale et à l'accumulation des gaz, devient parfois assez considérable pour refouler le diaphragme et gêner la respiration.

Les troubles de l'*appareil respiratoire* acquièrent quelque intensité : le malade tousse peu, mais on trouve à l'auscultation de nombreux râles sonores et muqueux; parfois même la *congestion broncho-pulmonaire* détermine une assez vive dyspnée et peut devenir l'origine d'accidents redoutables.

Les *urines* sont peu abondantes, très colorées, riches en principes extractifs, souvent albumineuses, et d'autant plus pauvres en urée que l'état typhoïde est plus accusé[1]. L'albuminurie n'apparaît d'habitude qu'au début de la deuxième semaine et disparaît dans le cours de la troisième (Gubler). La *rétention d'urine* est assez fréquente (*parésie vésicale*), d'où le précepte de surveiller attentivement la vessie des malades, afin de pratiquer le cathétérisme s'il y a lieu.

La *rate* est volumineuse; la tuméfaction de l'organe s'accuse dès les premiers jours, surtout chez les jeunes sujets. Le pouls est quelquefois dicrote (*bis feriens*), c'est-à-dire que la pulsation paraît dédoublée; il monte à 100, 110 pulsations par minute. Une fréquence de 120 pulsations chez l'adulte est l'*indice d'un état grave*, surtout si cette fréquence se maintient (Hardy). La mollesse et l'irrégularité

1. Alb. Robin. *Essai d'urologie clinique, la fièvre typhoïde.* Paris, 1877.

du pouls sont également des signes défavorables; ils sont souvent associés à des lésions du muscle cardiaque, lésions que nous étudierons plus loin, et qui, dans les formes graves, favorisent l'état de *collapsus*.

Pendant cette période, la température du soir atteint ou dépasse 40 degrés, la température du matin ne subit en général qu'une faible rémission (oscillations stationnaires); plus la rémission matinale est faible, plus le pronostic est grave.

Outre les taches *rosées lenticulaires* dont j'ai signalé l'importance, on observe parfois d'autres éruptions indifférentes, les taches bleues et les sudamina. Les *taches bleues* ou ombrées, qui appartiennent à beaucoup d'autres maladies, présenteraient peu d'intérêt si la question de leur pathogénie n'avait éveillé la curiosité. Mourson a montré que les taches bleues sont dues à la présence sur le corps du malade de poux du pubis[1] (*phthiriasis inguinalis*). Cette opinion a été confirmée par les expériences de Duguet[2], d'après lesquelles la matière colorante introduite dans la peau par la piqûre des poux du pubis est l'origine des taches bleues.

Les *sudamina*, qu'on peut rencontrer à différentes périodes de la fièvre typhoïde, n'ont qu'un médiocre intérêt.

c. *Période de déclin.* — Du quinzième au trentième jour de la maladie, rarement plus tôt, quelquefois plus tard, le malade entre dans la période de défervescence ou de déclin. La température du soir, tout en diminuant, reste plus élevée que celle du matin, mais les rémissions matinales sont accentuées, et la courbe de la température est progressivement *décroissante* (oscillations descendantes).

Cette défervescence lente en *lysis* (λύσις, solution), est la plus habituelle; dans quelques cas cependant la défervescence est aussi *brusque* que celle de la pneumonie. Jaccoud

---

1. Mourson. Recherches sur l'origine des taches ombrées. *Ann. de dermatol.*, 1877, t. IX, p. 1980.

2. *Soc. de biol.*, 17 avril 1880.

a bien étudié cette défervescence brusque[1], il l'a constatée 73 fois sur 261 cas. Cette défervescence se fait en un espace de temps qui varie de 12 à 36 heures; l'amplitude de la chute qui caractérise cette défervescence critique varie entre 1 degré et demi et 5 degrés, elle ne s'abaisse pas jusqu'à l'hypothermie; elle n'appartient pas seulement aux formes légères ou abortives de la fièvre typhoïde, elle appartient à toutes les formes. On trouvera plus loin la courbe d'une de ces défervescences brusques, survenue chez une malade de mon service.

Pendant cette période, les symptômes diminuent graduellement d'intensité, le *sommeil* a remplacé l'insomnie, la langue est humide, le malade, moins étranger à ce qui l'entoure, n'a plus cet aspect d'abattement et de stupeur; la diarrhée et le météorisme ont disparu, le pouls a moins de fréquence et tend à reprendre ses caractères normaux; le malade, considérablement amaigri et anémié, entre en *convalescence*.

d. *Convalescence.* — Avec la convalescence, l'amaigrissement s'arrête et l'appétit reparaît, mais la convalescence de la fièvre typhoïde présente cette particularité que, sans cause appréciable, la fièvre, qui avait complètement disparu, peut se montrer de nouveau, durer deux ou trois jours et disparaître pour revenir encore. Cette *fièvre de convalescence* n'est pas l'indice d'une rechute, elle n'a rien de commun avec le mouvement fébrile qui survient parfois à la reprise de l'alimentation, elle n'est associée à aucune lésion phlegmasique; elle ne présente aucun danger, mais elle peut retarder la guérison[2].

Du reste, quand la fièvre typhoïde a été intense, et alors même qu'aucune complication ne vient interrompre la marche naturelle de la convalescence[3], il faut bien des mois pour se remettre de la terrible maladie qu'on vient de tra-

1. Jaccoud. *Clin. méd.*, 1885, p. 530.
2. Bernheim. *Leçons de clin. méd.*, 1887.
3. Hutinel. *Convalescence et rechutes de la fièvre typhoïde.* Th. d'agrég., Paris, 1883.

verser. Chez le convalescent, la température est inférieure à la normale, le pouls est souvent ralenti, les réflexes sont exagérés, les vertiges et les palpitations sont des symptômes fréquents. Les premiers essais de l'alimentation sont parfois suivis de vomissements, le système musculaire conserve pendant longtemps une extrême faiblesse, le sujet n'a plus la même aptitude au travail, et certains ne retrouvent que bien lentement l'intégrité parfaite de la mémoire.

La fièvre typhoïde occasionne souvent la chute des cheveux, chute qui n'est que temporaire, et elle laisse parfois comme stigmate indélébile des vergetures de la peau, des cuisses et de l'abdomen (Bouchard). Chez les jeunes sujets la croissance est accélérée.

FORMES CLINIQUES DE LA FIÈVRE TYPHOÏDE

Après avoir étudié l'évolution normale d'une fièvre typhoïde de moyenne intensité, il me reste à énumérer les formes et les aspects que peut revêtir la maladie, suivant les individus et suivant les épidémies. Ces *formes*, on le verra, s'éloignent assez du tableau classique qui a servi de type à ma description.

Fièvre typhoïde légère. — Ici, comme dans toutes les maladies infectieuses, comme dans les fièvres éruptives, on trouve des formes légères, frustes, atténuées. Il y a des formes légères, qu'on désigne improprement sous le nom de fièvre *muqueuse*, et dans lesquelles tous les symptômes sont atténués. Il faut abandonner cette désignation de fièvre muqueuse, et savoir que ces fièvres typhoïdes légères, d'habitude fort bénignes, ne sont pas à l'abri des terribles accidents, hémorrhagie, perforations intestinales, péritonite, qui surviennent parfois dans le cours de cette maladie.

Fièvre typhoïde abortive. — La dénomination de *typhus abortif*, créée par Lebert, correspond à ce que d'autres auteurs nomment *typhus levissimus*; et, suivant la juste remarque de Griesinger, ce mot de *levissimus* ne doit pas s'appliquer à l'extrême bénignité des symptômes, mais plutôt à la courte durée de la maladie. Dans cette forme de fièvre typhoïde, l'invasion est brusque et fébrile, la courbe de la température et les symptômes, épistaxis, diarrhée, gonflement de la rate, exanthème rosé, ressemblent à peu près à ceux d'une dothiénentérie légère; puis, du septième au quatorzième jour, « la maladie tourne court, se comportant à l'égard du typhus abdominal comme la varioloïde à l'égard de la variole ». (Jaccoud.) Avec la chute de la fièvre coïncident habituellement des sueurs critiques. Il est possible, ajoute Jaccoud, mais non démontré, que dans les formes abortives, l'altération intestinale soit bornée à l'infiltration des glandes et que la résorption remplace la nécrose et l'élimination consécutive.

Typhus ambulatorius. — La forme précédente, dite abortive, était caractérisée par sa courte durée et par des symptômes assez nettement accentués quoique bénins. La forme *ambulatoire*, ainsi nommée parce que les sujets se sentent si peu malades qu'ils continuent à marcher, est pour ainsi dire latente. La fièvre est nulle ou du moins insignifiante; le malaise, la céphalalgie, l'insomnie, la diarrhée, qui sont si accusés dans les formes habituelles de la diothiénentérie, sont ici à l'état d'ébauche; on peut constater néanmoins du gonflement de la rate, des taches rosées lenticulaires et des râles de bronchite, mais le sujet, ne se considérant pas comme malade et n'ayant pas perdu son appétit, quitte son lit, se lève, marche et cherche à s'occuper. Malgré cette apparente bénignité, le malade n'en est pas moins sous le coup des hémorrhagies intestinales, des perforations et des péritonites, et à l'autopsie on trouve toute les lésions de la fièvre typhoïde[1]. Grasset en a cité un bel exemple[2].

Fièvre typhoïde adynamique. — Cette dénomination ne vise pas les symptômes adynamiques secondaires qui sur-

1. Vallin. *Arch. gén. de méd.*, novembre 1875.
2. Grasset. *Clin. méd.* Montpellier. 1898, p. 758.

viennent dans le cours des fièvres typhoïdes graves, elle s'applique aux fièvres typhoïdes qui rapidement, dès les premiers symptômes d'invasion, revêtent les allures adynamiques. C'est un affaissement et un abattement de l'économie tout entière : mollesse excessive du pouls, stupeur profonde et persistante, délire tranquille, surdité, paralysie de la vessie, diarrhée extrêmement abondante, météorisme considérable, fétidité de la transpiration et de l'haleine, tendance aux hémorrhagies et au sphacèle, tels sont les caractères de cette forme adynamique, qui correspond aux fièvres malignes putrides des anciens, et dont le pronostic est généralement funeste.

Fièvre typhoïde ataxique. — Ce n'est plus, comme dans la forme précédente, « la prostration, l'affaissement des fonctions animales; c'est au contraire leur désordre, leur incohérence, leur défaut d'harmonie ». (Trousseau.) D'emblée la forme ataxique se révèle : la fièvre est intense, la température est excessive, le malade accuse des crampes et des douleurs lombaires, le délire est précoce, parfois violent, furieux, avec loquacité, hallucinations et vociférations; il y a du strabisme, du mâchonnement, du tremblement des muscles de la face et des lèvres, du tremblement des mains et des doigts, de la carphologie, des soubresauts de tendons, des mouvements convulsifs. Cette variété de dothiénentérie, *fièvre maligne* des anciens, est certainement la plus meurtrière; elle enlève les malades en quatre, cinq, six jours; dans quelques cas elle aboutit aux symptômes adynamiques et forme alors la variété mixte *ataxo-adynamique.* Il faut toujours se méfier des fièvres typhoïdes à forme ataxique, même quand les symptômes sont légers.

Forme sudorale. — La fièvre typhoïde que Jaccoud a nommée *sudorale* et qu'il a si remarquablement décrite présente des caractères spéciaux : à part la céphalalgie qui est violente, il n'y a pas de symptômes cérébraux, ni délire, ni stupeur. Les symptômes abdominaux sont presque nuls : pas de diarrhée, pas de météorisme abdominal; la langue reste humide. L'appareil broncho-pulmonaire est moins touché que dans la fièvre typhoïde ordinaire, l'albuminurie est extrêmement rare. Les taches rosées ne se montrent pas dans tous les cas, mais leur absence complète, dit Jaccoud, est l'exception. Les hémorrhagies intestinales sont assez fréquentes. La *fièvre* et les *sueurs* sont les symptômes constants et dominants de cette forme. La fièvre, tout en étant continue, a des allures paroxystiques nettement accusées, et ces paroxysmes, souvent multiples en vingt-quatre heures, sont suivis de sueurs « profuses, ruisselantes [1] ». Cette forme sudorale commune en Italie, à Naples (Borelli), s'observe également à Paris.

Formes hémorrhagiques. — En décrivant les hémorrhagies intestinales, je n'ai eu en vue qu'une complication purement locale ayant son origine dans des altérations plus ou moins graves de l'intestin; mais il y a des cas où ces hémorrhagies font partie d'un processus hémorrhagique général : hémorrhagies cutanées, purpura, ecchymoses, hémorrhagies nasales et gingivales, hématuries, métrorrhagie, tout cela constitue ce que les anciens appelaient *fièvre putride hémorrhagique.* Ces formes hémorrhagiques, plus fréquentes suivant les constitutions médicales et suivant les épidémies, sont habituellement associées aux altérations du *foie*, aux symptômes ataxiques ou ataxo-adynamiques; elles tuent impitoyablement les malades qui en sont atteints.

Fièvre typhoïde de l'enfant et du vieillard. — Il est inutile de multiplier à l'infini les formes de la fièvre typhoïde ; je crois avoir choisi les types qui se prêtent le mieux à une description spéciale, et j'arrête là cette énumération : les formes dites *thoracique, abdominale, spinale* [2], *bilieuse, cardiaque, rénale*, etc., sont caractérisées par la prédominance de tels ou tels symptômes et ne méritent pas une description spéciale. Il me paraît utile néanmoins de pré-

1. Jaccoud. Forme sudorale de la fièvre typhoïde. *Clin.*, 1885, p. 570.

2. Jules Simon. *Progr. méd.*, 1881, n°° 6 et suiv. — Girard. Th. de Paris, 1881, n° 70.

senter une vue d'ensemble sur la fièvre typhoïde de l'enfant et du vieillard.

La fièvre typhoïde de l'*enfant* diffère de celle de l'adulte au point de vue anatomique et clinique. L'infiltration des plaques de Peyer a presque toujours lieu sous forme de plaques molles, qui s'ulcèrent rarement, aussi les perforations intestinales, péritonite et hémorrhagie, sont-elles fort *rares* dans l'enfance. La maladie est surtout fréquente à partir de cinq ans, néanmoins on l'a observée dès la première année et même à l'âge de six mois (Parrot[1]). Chez l'enfant, la langue reste humide, les vomissements sont fréquents, la diarrhée est rare, le ballonnement du ventre est exceptionnel, il y a parfois quelques phénomènes convulsifs, peu de délire, l'éruption de taches rosées est discrète, l'amaigrissement est rapide et la maladie se termine souvent par des sueurs critiques. Les troubles neuropathiques, les symptômes ataxo-adynamiques qui s'observent chez les enfants voisins de la puberté sont extrêmement *rares* chez les jeunes enfants. Les manifestations pulmonaires, surtout les pneumonies lobulaires, sont redoutables dans le premier âge, et les rechutes sont plus fréquentes que chez l'adulte; néanmoins le pronostic de la fièvre typhoïde de l'enfant est beaucoup moins grave qu'aux âges plus avancés. Dans les hôpitaux d'enfants, la diphthérie, les fièvres éruptives, la coqueluche, sont des complications fréquentes.

La fièvre typhoïde des *vieillards*[2] ou des personnes âgées présente également quelques particularités : la température n'est pas très élevée, la tuméfaction de la rate est faible ou nulle, les taches rosées lenticulaires sont peu nombreuses, et, malgré l'apparente légèreté des symptômes, la maladie aboutit rapidement à la faiblesse, à la prostration, à l'adynamie. La marche de la maladie est traînante, et les manifestations broncho-pulmonaires donnent au pronostic une notable gravité.

1. *Progr. méd.*, 1885, n° 24 et suiv.
2. Josias. Th. de Paris, 1881, n° 23.

COMPLICATIONS DE LA FIÈVRE TYPHOÏDE

Au début de ce chapitre, j'ai décrit la fièvre typhoïde et ses principales variétés. J'ai choisi pour ma description une fièvre typhoïde d'assez forte intensité, dégagée de toute complication. Malheureusement ces complications sont fréquentes, même dans les formes bénignes, et à toutes les périodes, aussi bien au plus fort de la maladie qu'aux époques de déclin et de convalescence : elles méritent donc d'arrêter longtemps notre attention.

Appareil digestif. —Les complications atteignant l'appareil digestif sont nombreuses. Du côté de la *cavité buccopharyngée*, nous avons peu de chose à dire : on peut observer des angines pultacées, des angines membraneuses à staphylocoques ou à streptocoques, et bien rarement l'angine diphthérique. Parfois on constate sur les piliers du voile du palais, sur les amygdales et au pharynx, des *ulcérations*[1] qui, au premier abord, peuvent simuler des ulcérations herpétiques et tuberculeuses, et qui sont dues au bacille d'Eberth (Chantemesse). Le *muguet* du pharynx est assez fréquent[2].

On constate parfois, dans le cours ou dans le décours de la fièvre typhoïde, une dysphagie spasmodique, violente, qui peut être le seul symptôme nerveux de la maladie, ou le prélude de phénomènes nerveux graves de la convalescence (Vergely[3]).

Troubles gastriques. — L'étude anatomique des lésions *stomacales* dans la fièvre typhoïde (infiltration lymphatique, thrombose, abcès miliaires, ulcérations) explique les troubles gastriques qui apparaissent dans quelques cas

---

1. Dérignac. *Déterminations de la fièvre typhoïde sur le pharynx et l'isthme du gosier.* Th. de Paris, 1885. Schæffer. Th. de Paris, 1899.

2. *Muguet primitif du pharynx dans la fièvre typhoïde.* — Lebrun. Th. de Paris, 1885.

3. Vergely. Dysphagie dans le courant de la fièvre typhoïde. *Congr. de Bordeaux*, 1895.

(Chauffard [1]). Je ne fais pas allusion aux vomissements du début, je parle des vomissements répétés et tenaces qu'on observe parfois dans le cours du deuxième ou du troisième septénaire, ou encore à l'époque de la convalescence (Trousseau). Il est probable que ces vomissements accompagnés de douleurs gastriques et d'élévation de la température au creux épigastrique (Peter) sont associés à des lésions infectieuses et ulcéreuses de l'estomac. Il se peut même qu'il y ait hématémèse ; toutefois, si l'on veut bien se reporter au chapitre du vomito negro appendiculaire (tome II), on verra qu'un des cas de lésion stomacale avec hématémèse (celui de Millard) concerne en réalité une altération stomacale consécutive à une appendicite paratyphoïde.

Hémorrhagies intestinales. — Les hémorrhagies intestinales s'observent dans la proportion de 6 pour 100, et leur fréquence varie beaucoup suivant les épidémies [4]. Elles sont fort rares chez les enfants. Dans quelques cas le sang n'est pas évacué et séjourne dans l'intestin, où on le retrouve à l'autopsie ; mais habituellement il est expulsé (mélæna) soit à l'état de sang pur, ce qui est rare, soit sous forme de caillots et de liquide brunâtre, noirâtre, fétide, analogue à la suie délayée, ou poisseux comme du goudron. Les hémorrhagies peuvent se répéter plusieurs fois dans la même journée et plusieurs jours de suite. Quand elles se font aux approches ou dans le courant du troisième septénaire, ce qui est leur époque la plus habituelle, on peut leur assigner comme cause les ulcérations de l'intestin, la dégénérescence, la fenêtration des vaisseaux et la formation de bourgeons charnus périvascu-

1. Chauffard. *Déterminations gastriques de la fièvre typhoïde.* Paris, 1882.

2. *Soc. méd. des hôpit.*, 8 décembre 1876.

3. Legendre. *Dilatation de l'estomac et fièvre typhoïde.* Th. de Paris. 1886.

4. La fréquence des hémorrhagies intestinales paraît varier également suivant les pays. Ainsi, en Perse, Tolozan n'en a observé que 3 cas sur 2000 typhiques, ce qu'il attribue au fonctionnement actif de la peau et au traitement employé.

laires[1] ; mais lorsqu'elles surviennent dans les premiers jours du second septénaire, à une époque où il n'y a pas encore d'ulcération intestinale, il faut bien admettre qu'elles sont dues à une fluxion intestinale avec ou sans altération des parois vasculaires[2]. Les hémorrhagies sont d'autant plus graves qu'elles sont plus abondantes et plus répétées. Dans quelques cas, heureusement exceptionnels, elles sont mortelles, presque foudroyantes du premier coup[3] : un des malades de Trousseau fut enlevé en une heure ; un malade dont Leymarie[4] rapporte l'histoire eut une si terrible hémorrhagie intestinale qu'il succomba en moins d'une heure « saigné à blanc », et à l'autopsie on trouva au niveau d'une ulcération la petite artériole béante, source de l'hémorrhagie. Plusieurs auteurs regardent les hémorrhagies intestinales comme relativement bénignes. Graves les taxe presque de phénomène critique ; Trousseau les considère comme peu redoutables ; Griesinger[5] ne les croit mortelles que dans un tiers des cas.

Quelques auteurs ont fini par dénaturer la pensée de Trousseau, en lui faisant dire qu'il considérait l'hémorrhagie intestinale comme absolument bénigne. Trousseau, après avoir donné son opinion sur ces hémorrhagies « qui sont loin d'avoir la gravité qu'on leur accorde », a bien soin d'ajouter un peu plus loin : « Je ne voudrais pas cependant qu'on me fît dire que je regarde comme d'une innocuité absolue ces accidents considérés jusqu'à présent comme des complications toujours sérieuses ». En ce qui me concerne, je considère l'hémorrhagie intestinale comme médiocrement redoutable ; le plus grand nombre des malades chez lesquels j'ai constaté des hémorrhagies intestinales ont guéri, je suis donc tout disposé à les regarder comme

1. Raymond. *Rev. de méd.*, 10 novembre 1885.
2. Cazalis. *Phénom. congest. dans la dothiénentérie.* Th. de Paris, 1887.
3. Trousseau. *Clin. méd.*, p. 238.
4. Lemayrie. *Contribution à l'étude de la fièvre typhoïde.* Th. de Paris, 1886, p. 70.
5. *Traité des maladies infectieuses*, p. 240.

assez bénignes ; toutefois, ce qui doit engager à reserver le pronostic, c'est que l'hémorrhagie *annonce parfois la perforation intestinale*; d'autre part, ce qui les rend particulièrement redoutables, c'est lorsqu'elles font partie d'un processus hémorrhagique généralisé (fièvre putride hémorrhagique).

Quand l'hémorrhagie intestinale est abondante, elle détermine habituellement, mais pas toujours, une chute assez brusque de la température. Toutefois cet abaissement de la température est passager, et, dans quelques cas, en une ou deux heures, la température atteint et dépasse le niveau qu'elle occupait avant l'hémorrhagie; pareille chose, nous le verrons, ne survient pas après la chute hypothermique provoquée par la perforation intestinale.

Péritonites. — La *péritonite typhique* est une des complications qui doivent nous arrêter le plus longuement. Il est d'usage de décrire deux variétés de péritonite typhique, l'une par perforation, l'autre par propagation. La péritonite par perforation, beaucoup plus grave, habituellement généralisée, est due à la perforation des plaques de Peyer ou des follicules clos ulcérés ; la péritonite par propagation, beaucoup moins grave, plus limitée, serait due à la propagation du processus infectieux à travers l'intestin ulcéré mais *non perforé*. Étudions d'abord la péritonite par perforation :

Les perforations intestinales siègent de préférence dans la dernière portion de l'iléon, c'est-à-dire dans la région où le processus ulcéreux typhique atteint son plus grand développement. Il est rare qu'on trouve une perforation de l'iléon à 50 centimètres plus haut que la valvule iléo-cæcale, mais il n'est pas rare de constater des perforations plus bas que la valvule, au cæcum, à l'appendice cæcal, au côlon. Dans la statistique de Nacke, comprenant 127 autopsies, les perforations occupent la fin de l'iléon 106 fois, l'appendice cæcal 15 fois, et le côlon 12 fois. Quand on fait les autopsies, il faut procéder avec beaucoup de soin, afin de ne pas prendre pour une perforation de l'intestin une déchirure artificielle faite au moment de l'examen nécropsique. La perforation est habituellement très petite, elle a la dimension d'une tête d'épingle, d'un grain de chènevis, d'une lentille, elle est arrondie, elle forme le sommet d'une sorte de cratère qui résulte de l'ulcération des follicules clos agminés ou isolés. Parfois, l'ulcération peut atteindre les dimensions d'une pièce de 20 centimes, parfois aussi, elle peut être réduite à une fente linéaire. Habituellement on ne trouve qu'une seule perforation, il n'est pas rare toutefois d'en trouver deux, trois, et un plus grand nombre qui se sont faites simultanément ou successivement. Dans une des observations que je rapporterai plus loin, au sujet du traitement chirurgical, mon malade avait trois perforations.

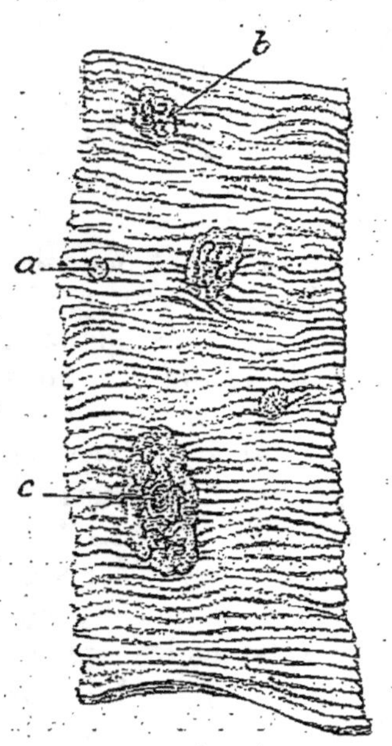

Fragment d'intestin grêle.

Follicule clos. — *b.* Plaque de Peyer. — *c.* Plaque de Peyer avec perforation.

La perforation intestinale se produit à des dates variables : c'est le plus souvent dans le courant de la troisième ou au début de la quatrième semaine, du quinzième au vingt-cinquième jour de la fièvre typhoïde, au moment où le processus ulcéreux est à son apogée. On a cité néanmoins des perforations très précoces, survenant du huitième au douzième jour de la maladie, et l'on peut se demander alors si la date du début de la fièvre typhoïde avait été rigoureusement précisée. On a cité également des perforations très tardives survenant en pleine convalescence ou après guérison de la fièvre typhoïde; nous verrons plus loin comment ces faits doivent être interprétés. Les perforations sont loin d'être rares pendant les *rechutes* : Garcin en a réuni dans sa thèse un certain nombre d'observations.

La fréquence des perforations intestinales varie suivant les épidémies et suivant les pays. D'une façon générale, la perforation est un des plus terribles accidents de la fièvre typhoïde; elle est un peu plus rare chez l'enfant[1] que chez l'adulte; elle paraît être plus fréquente chez les typhiques de race anglo-saxonne. Murchison a réuni à ce sujet des statistiques intéressantes; ces statistiques donnent pour les hôpitaux anglais la proportion considérable de 80 perforations sur 412 autopsies (19 pour 100); pour les hôpitaux français ou allemands, la proportion est de 116 perforations sur 1300 autopsies (10 pour 100).

La perforation intestinale est le résultat du processus typhique ulcéreux. Comme causes semblant favoriser la perforation, on a incriminé les purgatifs violents, les grands lavements, les efforts de vomissement, les écarts de régime; il y a du vrai dans ces accusations. La perforation se voit plus volontiers dans les fièvres typhoïdes graves, ataxo-adynamiques, c'est vrai, mais on a rapporté également des observations de perforation survenant dans le cours de fièvres typhoïdes très atténuées (typhus levissimus, typhus ambulatorius); dans ce dernier cas, la péritonite éclate tout à coup, comme un pneumothorax éclate parfois dans le cours d'une tuberculose presque latente. Le traitement par les bains froids ne doit pas être incriminé; je pense au contraire que la cure hydrothérapique, affaiblissant la virulence typhique, éloigne par elle-même les mauvaises chances du processus ulcéro-perforant; les statistiques sont là pour le prouver.

L'hémorrhagie intestinale est un symptôme qui précède assez souvent la péritonite par perforation, ce qui n'a rien de surprenant, le même processus ulcéreux présidant à ces différentes complications. Homolle donne à ce sujet des statistiques concluantes : Dans les cas réunis par

____

1. Méry. *La Presse médicale*, 9 août 1902.

Murchison, sur 69 malades atteints de péritonite par perforation, 11 avaient eu des hémorrhagies intestinales;
Goldhamer signale la même succession; sur 15 malades
atteints de péritonite par perforation, 5 avaient eu des
hémorrhagies intestinales : une malade de Grasset qui a
succombé à une perforation avait eu des hémorrhagies
intestinales; une malade de Buhl qui avait échappé aux
accidents de la perforation a succombé plus tard à une
hémorrhagie intestinale. L'association et la succession de
ces accidents m'avaient frappé depuis longtemps; au nombre
des malades que j'ai vus succomber à la péritonite par perforation, plusieurs avaient eu, antérieurement, des hémorrhagies intestinales; voilà pourquoi, ainsi que je le disais
un peu plus haut, ce qui m'effraie le plus dans l'hémorrhagie intestinale, c'est qu'elle est assez souvent un signe
précurseur de perforation.

Cela étant dit sur l'anatomie pathologique et sur la
pathogénie des perforations intestinales, abordons l'étude
des *péritonites* qui en sont la conséquence. Trop souvent,
on se figure que la péritonite par perforation, au cours de
la fièvre typhoïde, est une péritonite aiguë, fébrile, douloureuse, à grand fracas. Cela se voit en effet, mais souvent
il n'en est rien. Fréquemment la péritonite typhoïde se
déclare insidieusement, ou du moins avec des symptômes
très atténués. Il est assez rare, je le répète, que la péritonite typhoïde ait à son début les allures bruyantes, les douleurs terribles et les vomissements porracés, qui sont si
fréquents dans les péritonites qui succèdent à l'*ulcus perforant* de l'estomac ou du duodénum. Il y a pour cela plusieurs raisons : d'abord, la péritonite typhoïde survient
souvent chez des malades dont les sensations sont plus ou
moins émoussées par l'infection; de plus, la perforation
intestinale typhoïde est habituellement si petite, si limitée,
que les agents infectieux, liquide intestinal, microbes et
toxine, ne pénètrent qu'à faible dose et très lentement
dans le péritoine. Aussi, dans certaines circonstances,
ainsi que je l'ai plusieurs fois constaté, le début de la péri-

tonite passerait presque inaperçu si le malade n'était surveillé de près : il a des douleurs, c'est vrai, mais elles sont peu vives; il peut avoir quelques vomissements, c'est vrai, mais les dothiénentériques n'ont-ils pas parfois des vomissements, abstraction faite de toute péritonite? il peut avoir du tympanisme abdominal, c'est vrai, mais dans la fièvre typhoïde, n'est-ce pas l'usage que le ventre soit ballonné? la fosse iliaque droite peut être fort douloureuse, c'est vrai, mais ne l'est-elle pas fréquemment au cours de la fièvre typhoïde sans qu'il soit besoin pour cela d'invoquer une péritonite? Donc, ces quelques symptômes, nausées, vomissements, douleurs, tympanisme, un peu plus ou un peu moins accusés, nous laissent parfois dans l'indécision sur l'entrée en scène de la perforation intestinale et de la péritonite consécutive.

Il y a un signe qui me paraît avoir une réelle importance, c'est le *hoquet*; quand un malade, vers le troisième septénaire de sa fièvre typhoïde, se plaint de douleurs abdominales, quand des nausées et des vomissements apparaissent, quand le ventre se météorise plus que d'habitude, si le hoquet vient se joindre à ces symptômes, même un hoquet furtif, léger, c'est que le péritoine est en jeu. Cependant le hoquet peut exister dans la fièvre typhoïde à titre d'accident nerveux indépendant de toute péritonite[1]. Depuis longtemps, Graves[2] avait signalé ce fait. J'en ai observé deux cas dans mon service; une de mes malades nous est arrivée au second septénaire de sa fièvre typhoïde avec un hoquet incessant qui durait jour et nuit; dès les premiers bains froids, le hoquet disparut. On voit donc qu'on aurait tort de considérer le hoquet comme un signe certain de péritonite.

De tous les symptômes de la péritonite par perforation *à forme insidieuse*, aucun, à mon avis, n'a l'importance qui nous est révélée par la courbe des températures. En effet, la perforation intestinale, au cours de la fièvre typhoïde, se

1. Daureillan. Th. de Bordeaux, 1895. — Bomchis. Th. de Paris, 1900.
2. Graves. *Clin. méd.*, t. II, p. 176.

traduit dans un grand nombre de cas, par une *chute brusque* de la température. Chez tel malade, qui avait, quelques heures avant, ou la veille au soir, une température de 59 degrés, de 40 degrés, de 40°,5, on constate une chute du thermomètre à 57°,5, à 56 degrés et au-dessous. Chez un de mes malades, la température est *tombée brusquement* de 5 degrés, de 40 à 55 degrés; chez un autre, elle est tombée de 4 degrés, de 59°,5 à 55°,5. Cette chute atteint presque toujours l'*hypothermie*; elle n'est pas accompagnée de frissons, elle se fait presque à l'insu du malade. La plupart des auteurs signalent cette chute brusque de la température au nombre des signes de la perforation; je viens de dire que je l'ai plusieurs fois constatée, en voici quelques observations que j'ai recueillies çà et là[1].

Chez un malade de Netter, atteint de fièvre typhoïde grave, dont l'évolution s'était faite sans encombre jusqu'au vingtième jour, la *température tombe* en quelques heures de 59°,6 à 56°,5. Le malade n'a point de vomissements et, ses facultés étant très obtuses, il ne se plaint d'aucune douleur abdominale; la mort survient, et à l'autopsie on trouve une péritonite assez circonscrite, due à la perforation d'une plaque de Peyer. — Chez un malade dont Dillay rapporte l'observation, des douleurs vives avec vomissements éclatent au décours d'une fièvre typhoïde; la *température tombe* à 56°,6 le matin qui suit l'entrée du malade à l'hôpital; cet homme meurt quelques jours plus tard, et à l'autopsie on trouve une péritonite consécutive à deux perforations intestinales, au niveau de plaques de Peyer ulcérées; ces perforations siègent à l'iléon, à 15 centimètres et à 20 centimètres au-dessus de la valvule iléo-cæcale. — Chez un malade de Laboulbène, la péritonite par perforation survient au quinzième jour environ d'une fièvre typhoïde à forme adynamique; le ventre est très ballonné, le malade est somnolent, délirant; il ne vomit pas, il a la diarrhée, et la température *tombe brusquement* de 59 à

1. Les quatre observations suivantes sont consignées dans la thèse de Barbe : *Perforations de l'intestin grêle.* Paris, 1895.

37 degrés ; on trouve à l'autopsie une péritonite par perforation ; la perforation occupe une plaque de Peyer vers
la fin de l'iléon. — Martineau[1] a relaté trois cas de péritonite par perforation au cours de la fièvre typhoïde ; tous
trois ont présenté un *abaissement de température* qui, au

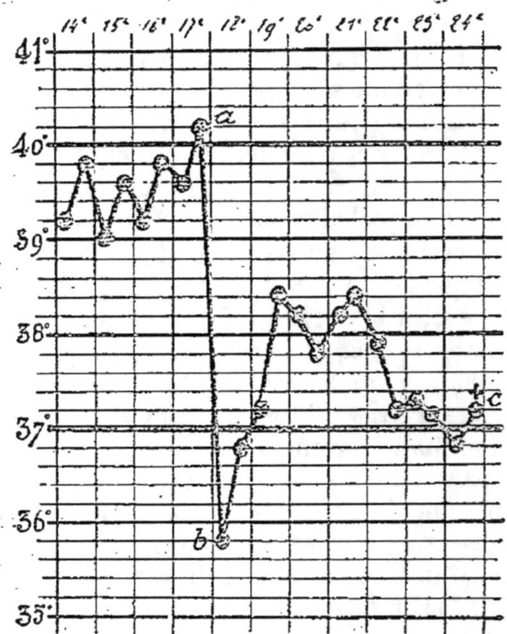

Fièvre typhoïde. — *Chute de température après perforation
intestinale, concernant un des malades de mon service.*
a. 40°,6 le 17ᵉ jour au soir. — b. 35°,2 le 18ᵉ jour au matin. — c Mort
le 24ᵉ jour.

moment de la mort, était tombée à 36°. — Blois rapporte
l'observation d'un malade qui, au vingtième jour environ
d'une fièvre typhoïde, est pris d'une péritonite par perforation avec *chute brusque de la température* qui, de la veille
au soir au lendemain matin, tombe de 39°,5 à 37°,2 : les
douleurs sont très vives à la fosse iliaque droite, mais les
autres symptômes, vomissements, hoquet, constipation,

1. *Bulletin de la Soc. méd. des hôpit.*, 1876, p. 264.

manquent totalement; le malade succombe, et à l'autopsie on trouve une péritonite avec liquide purulent fétide; la péritonite était due à la perforation d'une plaque de Poyer ulcérée occupant la fin de l'iléon.

Dans un travail publié par Reunert (traduction Herzenstein) sur la péritonite typhoïde par perforation intestinale, travail qui date de 1889, je trouve trois observations dans lesquelles il est dit que chez une première malade la température tombe à 35°,8, chez une deuxième malade la température tombe à 36°,5 et chez une troisième malade la chute de la température atteint 35°,4.

Si j'ai cité toutes ces observations, qui concordent si bien avec les faits que j'ai moi-même observés, c'est pour montrer combien l'*hypothermie brusque* est un signe précieux dans le diagnostic de la perforation intestinale insidieuse au cours de la fièvre typhoïde; signe d'autant plus précieux, que les autres symptômes des péritonites aiguës, douleurs, vomissements, hoquet, ne sont parfois qu'ébauchés. L'hypothermie brusque est donc en pareil cas notre meilleur guide au point de vue de l'intervention chirurgicale. Je ne dis pas, bien entendu, que cette hypothermie survienne invariablement dans tous les cas de perforation intestinale d'origine typhoïde, il est même des cas, et j'en ai vu, où la péritonite est accompagnée de douleurs violentes, de vomissements et d'élévation de température à 39 et 40 degrés (Lereboullet[1], Grasset[2]); mais, quelle que soit l'idée pathogénique qu'on attache à l'hypothermie, que la chute de la température soit due à l'action hypothermisante du colibacille et de sa toxine[3], avec ou sans participation du

1. Lereboullet. Diagnostic et traitement des perforations intestinales dans la fièvre typhoïde. *Bull. de l'Acad. de méd.*, 1896, p. 542.

2. Grasset. *Leçons de clin. méd.* Montpellier, 1898, p. 759.

3. Sanarelli, dans ses études expérimentales sur la fièvre typhoïde, arrive aux résultats suivants : il injecte dans le péritoine d'un cobaye de la culture de bacille typhique et de la culture de coli-bacille. Puis il injecte à un autre cobaye l'exsudat péritonéal du premier cobaye qui a succombé, et ainsi de suite. Il arrive ainsi, par des passages successifs, à donner au bacille typhique une virulence très exaltée. L'injection de

bacille d'Eberth, qu'il soit dû à la sidération du sympathique abdominal, il n'en est pas moins vrai que, cliniquement, c'est là un signe d'une incontestable valeur.

Cependant, il ne faudrait pas croire que les chutes brusques de la température, au cours de la fièvre typhoïde, fussent toujours l'indice d'une perforation intestinale; il y a là un écueil dont il faut se garer. Dans quelques cas, rares il est vrai, la défervescence de la fièvre typhoïde est aussi brusque que la défervescence de la pneumonie; tel malade qui, la veille au soir, avait encore 39, 40 degrés, peut avoir le lendemain matin 38, 37 degrés, cette chute annonçant la guérison (Jaccoud[1]). J'ai observé un cas de ce genre, cette année, chez une des malades de mon service; il s'agissait d'une jeune femme atteinte de fièvre typhoïde d'assez forte intensité, chez laquelle la guérison se fit par défervescence brusque, ainsi que l'atteste la courbe ci-dessus.

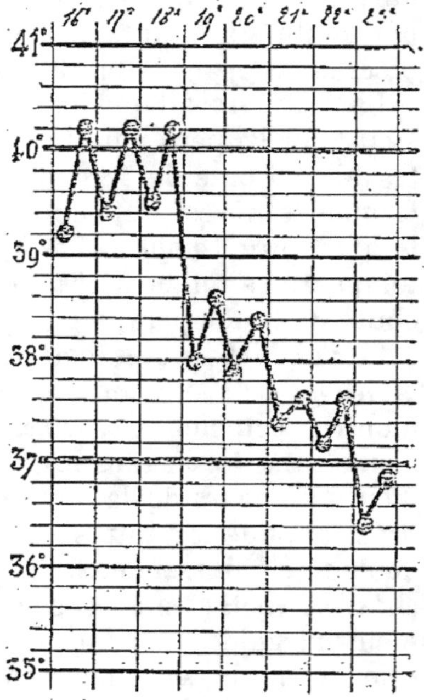

Fièvre typhoïde.

Guérison au 19e jour avec défervescence brusque, la température tombant d'abord de 40,2 à 38 degrés, et se faisant en deux temps.

deux gouttes de ce virus dans le péritoine du cobaye tue l'animal en 15 heures et produit en une heure une chute de la température qui tombe de 57,5 à 54 degrés (*Ann. de l'Inst. Pasteur*, avril 1894). D'autre part, Roux et Rodet arrivent au même résultat avec une culture de coli-bacille à virulence exaltée (*Arch. de méd. expérim.*, mai 1892). Boix, de son côté, analyse, dans un travail sur la pathogénie de l'ictère grave, les propriétés hypothermisantes du coli-bacille (*Arch. de méd.*, juillet et août 1896.)

1. *Leçons de clin. méd.*, 1885, p. 550

Toutefois, entre la défervescence brusque de la guérison, et l'hypothermie brusque de la perforation, il y a cette différence, que la défervescence brusque de la guérison concorde avec une amélioration de tous les symptômes et ne descend guère au-dessous de la normale, tandis que la chute de la température qui annonce la perforation, descend parfois avec rapidité jusqu'à l'hypothermie, et coïncide avec l'aggravation de l'état général ou avec l'apparition de symptômes nouveaux.

Une chute brusque de la température, avec ou sans hypothermie, peut encore survenir, au cours de la fièvre typhoïde, à la suite d'une abondante *hémorrhagie intestinale*, et simuler par conséquent l'hypothermie brusque de la perforation ; mais au cas d'hypothermie consécutive à la perforation, la température ne se relève que lentement, tandis que l'hypothermie consécutive à une hémorrhagie est suivie, en général, d'une réascension rapide qui ramène en quelques heures la température à un niveau aussi élevé, ou peu s'en faut, qu'avant la chute[1].

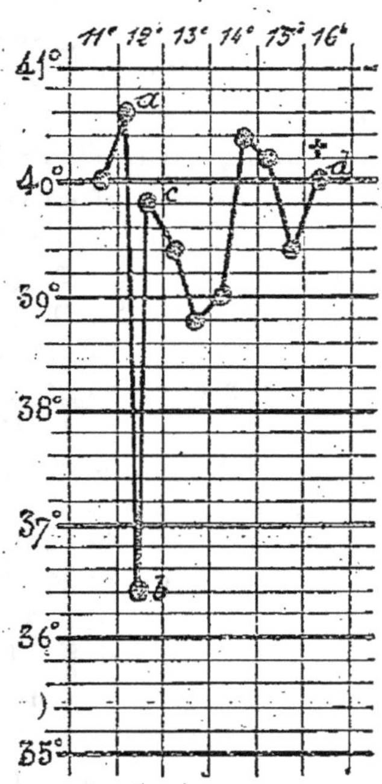

Chute de température après hémorrhagie intestinale.

a, 40°,6 le matin du 12° jour. — *b.* Le soir, à 5 heures, deux hémorrhagies intestinales coup sur coup, chute brusque à 36°,4. — *c.* Deux heures après la seconde hémorrhagie, la température est remontée à 39°,8. — *d.* Mort le 16° jour.

Je n'ai jamais mieux vérifié cette assertion que chez une des malades de mon service ; on voit ci-dessus la courbe de sa température ; cette femme, qui

1. Brouardel et Thoinot. *Traité de médecine et de thérapeutique*, t. I, p. 675.

était au douzième jour d'une fièvre typhoïde ataxô-adyna-
mique des plus graves, fut prise, à un quart d'heure de
distance, de deux hémorrhagies intestinales fort abondantes ;
elle avait à ce moment 40°,6. La température tomba aussitôt
de plus de quatre degrés et s'abaissa à 36°,5 ; c'était bien là
une hypothermie brusque, simulant à s'y méprendre l'hypothermie de la perforation ; mais, deux heures après l'hémorrhagie, la température était déjà remontée, au point d'avoi-
siner 40°. La malade succomba quatre jours plus tard, et
il fut facile de constater qu'il n'y avait ni perforation
intestinale, ni la moindre ébauche de péritonite, bien que
plusieurs plaques de Peyer fussent ulcérées jusqu'à la séreuse.

Après avoir étudié la pathologie et l'entrée en scène des
péritonites par perforation, voyons maintenant quelle en
est l'évolution. Dans la grande majorité des cas, la péritonite par perforation est mortelle. Elle a une durée variable
de deux, trois, à huit jours, parfois interrompue de rémission ou d'amélioration factice, les symptômes péritonéaux,
je le répète, étant assez souvent dénaturés par les sym
ptômes typhoïdes. En peu de jours, le facies se grippe, les
yeux s'excavent, le pouls devient misérable, extrêmement
fréquent, le malade se refroidit, des sueurs visqueuses
apparaissent et la mort survient dans le collapsus ou dans
le coma.

Toutefois, la péritonite par perforation n'est pas toujours
mortelle ; des adhérences peuvent s'établir *à temps*, auquel
cas la péritonite se circonscrit, et après deux, trois, quatre
jours, pendant lesquels se sont succédé les symptômes de
la péritonite par perforation, l'amélioration survient et le
malade guérit. Les observations de Reunert, auxquelles je
faisais allusion plus haut, sont des types de ces péritonites
par perforation aboutissant à la guérison : chute brusque
de la température, vomissements, hoquet, tympanisme,
dyspnée, pouls filiforme, collapsus, rien n'y manque... que
l'autopsie. J'ai observé un cas de ce genre dont l'observation a été recueillie par mon ancien interne Caussade : la
péritonite débuta par une chute de la température, qui

tomba brusquement de cinq degrés, ballonnement du ventre, douleurs, vomissements, hoquet, tout me fit porter le pronostic le plus grave, mais fort heureusement le malade guérit.

C'est dans les cas de ce genre que quelques auteurs mettent en doute la péritonite par perforation ; c'est en pareille circonstance qu'on invoque les soi-disant péritonites par propagation. Il semble, *a priori*, que la péritonite par perforation ne puisse pas être curable, et cependant elle l'est, grâce aux adhérences qui limitent la perforation et qui amoindrissent ou annihilent ses effets nuisibles. On a publié sur le mécanisme de ces guérisons des observations qui ne laissent aucun doute. Dans un cas de Bucquoy, il est question d'un homme atteint de fièvre typhoïde suivie de guérison, mais à peine en convalescence, cet homme a une rechute à laquelle il succombe rapidement. A l'autopsie, on constate entre autres lésions, à la fin de l'iléon, une large ulcération *avec perforation* comblée par des adhérences déjà anciennes et datant de la première poussée de cette fièvre typhoïde. Bucquoy ajoute avec raison : « Voilà un cas bien constaté de perforation qui n'avait déterminé qu'une péritonite circonscrite, latente, dont les symptômes avaient échappé à l'observation, et qui n'aurait pas empêché la guérison, si une rechute de la fièvre typhoïde n'avait déterminé la mort du malade[1]. ». Widal m'a dit avoir observé un cas analogue, la *perforation* siégeait au cæcum et le péritoine avait été protégé par des adhérences qui s'étaient faites *à temps*.

Nous n'en avons pas fini avec l'histoire des péritonites typhoïdes. Après les péritonites par perforation, il nous faut étudier maintenant les péritonites dites par *propagation* ; en pareil cas le processus infectieux est supposé traverser l'intestin ulcéré mais *non perforé*. Cette dénomination de péritonite par propagation a été créée par Trousseau, à la suite du mémoire de Thirial[2]. Depuis cette époque,

1. Bucquoy. *France médicale*, 15 novembre 1879.
2. Thirial. *Union méd.*, 1855, n°ˢ 83, 84 et 85.

tous les auteurs ont admis la péritonite par propagation et
ils l'ont opposée à la péritonite par perforation, comme étant
plus limitée, plus circonscrite, plus bénigne, plus curable.
Elle est admise par Jaccoud[1], elle est décrite par Homolle[2],
qui a bien soin de rappeler le mémoire de Thirial. Dans le
Traité de Médecine, Chantemesse lui réserve une mention
spéciale[3]. Dans le Traité de Médecine et de Thérapeutique,
Brouardel et Thoinot[4] lui donnent, comme Thirial, une
place à part. Or, je vais essayer de démontrer que cette
péritonite par propagation, telle qu'on l'a interprétée depuis Thirial, *n'existe pas.* La discussion dans laquelle je
vais entrer, comme du reste toute cette étude sur les péritonites de la fièvre typhoïde, est le résumé des leçons que
j'ai professées à mon Cours de Pathologie interne pendant
la saison d'hiver de l'année 1896 et de la communication
que j'ai faite la même année à l'Académie[5].

Je disais donc qu'il n'y a plus lieu d'admettre la péritonite typhoïde par propagation, telle qu'on l'a comprise
depuis Thirial. D'abord, si l'on veut bien consulter le mémoire
de Thirial, on verra que, sur les quatre observations qui
servent de base à ce mémoire, il n'est possible de retrouver,
en aucun cas, un processus de péritonite par propagation ;
les renseignements fournis par les autopsies sont des plus
incomplets ; il y est question de quatre malades, ayant succombé à une péritonite aiguë ; trois de ces malades étaient
atteints de fièvre typhoïde et la péritonite est survenue
chez eux à la période de convalescence. A l'autopsie, dit
Thirial, on trouve les plaques de Peyer *cicatrisées.* Je ne
peux donc admettre que ce soit la lésion intestinale réparée
et guérie qui ait provoqué la soi-disant péritonite par propagation. Du reste, le processus de propagation n'est
signalé, je le répète, dans aucune de ces autopsies. On s'est

---

1. Jaccoud. *Pathologie interne*, t. III, p. 624.
2. *Dict. de méd. et de chir.*, t. XXXVI, p. 672.
3. T. I, p. 759.
4. T. I, p. 718.
5. Dieulafoy. *Académie de méd.*, séance du 20 octobre 1896.

contente d'ouvrir l'intestin, de haut en bas, à la recherche de la perforation supposée, on n'a pas trouvé cette perforation, on a constaté avec étonnement que les lésions intestinales étaient cicatrisées, et l'on s'en est tenu à cet examen un peu trop sommaire. Or, la première idée qui vient à l'esprit, en lisant ces observations, c'est que les malades en question ont succombé à des péritonites appendiculaires ; la tendance des lésions péritonéales à prédominer à la fosse iliaque droite et au bassin fait soupçonner l'appendicite typhoïde ; mais du temps de Thirial l'attention n'était guère appelée sur les péritonites appendiculaires, et il n'est nullement fait mention de l'appendice dans la relation des autopsies ; le mot « appendice » n'est même pas prononcé.

Aux observations de Thirial, je tiens à opposer une observation de Letulle. Ici aussi, il est question d'un malade qui succombe à une péritonite typhoïde ; ici aussi, l'examen le plus minutieux de l'intestin ne permet de découvrir que des ulcérations typhiques sans perforation ; ici aussi, on aurait pu invoquer la péritonite par propagation, mais, ici, l'examen anatomique a été complet, il a permis de saisir la raison de la péritonite et de découvrir la perforation *appendiculaire* qui a causé la péritonite. Voici la description de la lésion : « L'appendice présente à 5 centimètres de son extrémité inférieure une perforation qui ampute l'organe dans la moitié antérieure de sa circonférence : après ouverture de l'appendice, on constate que la muqueuse appendiculaire est tuméfiée, elle présente deux ulcérations et un gros follicule clos non ulcéré[1]. » Nous avons là un type de la lésion que je vais décrire un peu plus loin sous le nom d'Appendicite paratyphoïde. J'en dirai autant du cas si intéressant de Millard[2] ; ici encore on trouve une péritonite typhique sans perforation intestinale, les lésions intestinales étaient même complètement cicatrisées ; on aurait pu invoquer une péritonite « par propagation », mais en cherchant bien

1. Th. de Barbe, déjà citée, p. 86.
2. *Bulletin de la Soc. méd. des hôpit.*, 1976, p. 559.

Millard découvre une appendicite cause de l'infection péritonéale (appendicite para-typhoïde).

Il faut donc en finir avec la légende du mémoire de Thirial, et avec les soi-disant péritonites typhoïdes par propagation. Et, du reste, si la péritonite typhoïde par propagation existait réellement, une bonne partie des gens atteints de fièvre typhoïde mourraient de péritonite. Bien souvent, en effet, à l'autopsie de dothiénentériques, ayant succombé à tout autre cause qu'à la péritonite, on trouve la paroi intestinale tellement amincie au niveau des plaques de Peyer, on trouve ces plaques de Peyer tellement ulcérées, tellement ajourées, qu'on se demande, en vérité, comment une paroi aussi mince a pu résister au processus ulcéro-perforant; on se demande comment une barrière aussi fragile a suffi pour s'opposer à la péritonite. Et elle s'y oppose néanmoins. Jamais ces réflexions ne m'ont paru plus justes qu'à l'autopsie d'une femme qui avait succombé à une typhoïde ataxo-adynamique et dont j'ai parlé plus haut à propos de la chute de température consécutive aux hémorrhagies intestinales; à l'autopsie de cette femme, je faisais remarquer aux élèves l'excessive ténuité de la paroi intestinale au niveau de plusieurs plaques de Peyer ulcérées, et cependant il n'existait ni péritonite, ni ébauche de péritonite, ni la moindre adhérence.

Je sais bien qu'on pourrait me citer deux ou trois cas bien observés (Chantemesse, Véron et Bosquet[1]) qui semblent plaider en faveur de la péritonite typhique par propagation, la perforation intestinale faisant défaut. Mais qu'est-ce qui me prouve que dans ces cas-là l'infection péritonéale est venue de l'intestin? Si l'intestin avait été vraiment l'origine de l'infection péritonéale, ce n'est pas le seul bacille d'Eberth qu'on eût trouvé dans le péritoine, mais les autres microbes intestinaux, les coli-bacilles lui auraient fait cortège. Je trouve beaucoup plus rationnel d'admettre qu'il s'agit ici d'une infection éberthienne péritonéale,

____

1. *Revue de médecine*, avril 1902.

indépendante de l'infection éberthienne intestinale, le
péritoine pouvant être infecté pour son propre compte,
comme la plèvre, comme le tissu osseux, sans qu'il soit
nécessaire d'invoquer un processus de propagation intestinale que *rien ne démontre*. Je persiste donc dans mes
conclusions : la péritonite par propagation telle que l'admettait Thirial n'existe pas.

C'est que le bacille typhique comme le coli-bacille ont
besoin de se trouver dans des conditions spéciales pour
traverser des parois intestinales *non* perforées. Ainsi que
je me suis efforcé de le démontrer dans mes études sur l'appendicite, pour qu'il y ait migration de certains agents pathogènes à travers les parois intestinales *non* perforées, il faut
que ces agents pathogènes soient doués d'une exaltation de
virulence, d'une force d'expansion, qu'ils acquièrent en
cavité close, mais qu'ils ne possèdent pas tant qu'ils trouvent un libre parcours à travers le tractus intestinal. Les
péritonites par propagation, que j'appellerais plus volontiers
péritonites *par migration* ou *par émigration*, nous pouvons
les retrouver chaque fois qu'une portion de l'intestin est
transformée en *cavité close*; le type de ces péritonites, c'est
la péritonite appendiculaire, à laquelle sont comparables
les péritonites consécutives à la hernie étranglée, à l'étranglement interne, au volvulus, à l'invagination intestinale.
Je ne veux pas revenir ici sur cette question qu'on trouvera
longuement discutée au chapitre des *péritonites appendiculaires* et je me contente de former la conclusion suivante :
au point de vue pathogénique et anatomo-pathologique, les
péritonites typhoïdes par propagation, telles qu'on les a
comprises depuis Thirial, n'existent pas ; ce qui n'exclut
pas, bien entendu, la possibilité d'adhérences qui localisent
la péritonite au moment où la fissure intestinale est en train
de se faire. Quand un dothiénentérique succombe avec les
symptômes d'une péritonite par perforation, et quand on
ne peut arriver à découvrir la perforation intestinale, il faut
rechercher avec soin s'il n'existe pas une *fissure* intestinale,
qui suffit, pour si limitée qu'elle soit, à expliquer la patho-

génie de la péritonite par perforation ; il faut rechercher si la péritonite n'est pas consécutive à une *infection ganglionnaire*, à une perforation de la *vésicule biliaire*, il faut enfin, et surtout, examiner minutieusement l'appendice qui, plus souvent qu'on ne l'avait cru jusqu'ici, est la cause des accidents péritonéaux. C'est donc le moment de nous occuper de la *péritonite typhoïde appendiculaire* et de l'*appendicite* que j'ai nommée *para-typhoïde*.

Appendicite para-typhoïde. — D'après les travaux que j'ai compulsés et d'après les faits que j'ai observés, l'appendice cæcal peut subir de deux façons différentes les atteintes du processus typhoïde. Dans une première catégorie des faits, je place la perforation de l'appendice, consécutive à l'ulcération typhoïde des parois de l'appendice ; ce processus perforant appendiculaire est de tous points comparable à la perforation de l'intestin au niveau des plaques de Peyer et des follicules clos ulcérés. Ces perforations appendiculaires typhoïdes sont loin d'être rares, puisque dans la statistique de Nacke comprenant 153 cas de perforations intestinales dothiénentériques, vérifiés à l'autopsie, la perforation de l'appendice figure 15 fois. Sur 60 autopsies de fièvre typhoïde, Rolleston[1] a trouvé l'appendice perforé 2 fois. Les symptômes péritonéaux consécutifs à ces perforations appendiculaires ne diffèrent nullement des symptômes péritonéaux consécutifs aux perforations des autres parties de l'intestin, cæcum ou iléon : la péritonite bruyante ou insidieuse, la chute possible de la température et l'hypothermie sont analogues dans tous ces cas. Il s'agit donc ici (qu'on ne fasse pas la confusion) de perforation de l'appendicite, mais non d'appendicite proprement dite.

Dans une autre catégorie de faits, qui ne me paraissaient pas avoir été étudiés quand j'ai fait en 1896 ma communication à l'Académie de médecine, il s'agit, je le répète avec intention, non pas de perforation de l'appendice, comparable aux perforations de l'intestin, mais il s'agit, c'est du

1. Rolleston. *Soc. clin. de Londres*, séance du 15 mai 1898.

moins mon opinion, d'une appendicite, au vrai sens du mot, appendicite pouvant évoluer avec ou sans perforation, avec ses modalités toxi-infectieuses et avec toutes ses conséquences. Je m'explique. Voici un individu atteint de fièvre typhoïde; sa maladie a suivi un cours normal et il entre en convalescence. Un jour, avec ou sans avertissements, une douleur vive se déclare à la fosse iliaque droite, la température *s'élève*, des vomissements surviennent, le ventre se ballonne, et comme le malade est convalescent d'une fièvre typhoïde, on diagnostique une perforation intestinale tardive, on croit à une péritonite par perforation et l'on porte le plus grave pronostic.

Cependant, après deux ou trois jours de cet orage, qui a donné les plus vives inquiétudes, le calme se rétablit, les symptômes s'amendent et le malade guérit. Dans d'autres cas, moins heureux, malgré l'apaisement des symptômes du début, la température ne tombe pas, les douleurs abdominales ne disparaissent pas, le ventre reste sensible à la fosse iliaque droite, au point de Mac-Burney, la palpation est fort douloureuse, le muscle sous-jacent se défend, un empâtement profond devient perceptible, et, en quelques jours, une collection purulente se forme à la région iléocæcale. Enfin, dans d'autres circonstances, beaucoup plus redoutables, ce n'est pas une péritonite enkystée qui se forme, mais c'est une péritonite diffuse, parfois même ce sont des accidents à distance, y compris la pleurésie appendiculaire, le terrible *foie appendiculaire*, le *vomito-negro*, etc.

Dans le tableau que je viens d'esquisser à grands traits, qui ne reconnaît l'évolution de l'appendice vulgaire sous ses différents aspects? N'y retrouve-t-on pas les modalités diverses de la toxi-infection appendiculaire, telle que je l'ai décrite au chapitre de *l'appendicite*? Tantôt, en effet, dans l'appendicite typhoïde, comme dans l'appendicite vulgaire, tout se borne à une attaque appendiculaire aiguë sans infection péritonéale; tantôt l'attaque appendiculaire est suivie de péritonite limitée, d'abcès péritonéal enkysté; tantôt enfin l'attaque appendiculaire est le prélude d'une péritonite plus ou moins généralisée, d'infections à distance, et de toxi-infection mortelle.

Comment expliquer la pathogénie de ces appendicites que je propose d'appeler *appendicites para-typhoïdes*? Ces appendicites sont la conséquence et le reliquat des lésions de la fièvre typhoïde qui ont transformé une partie du canal appendiculaire en *cavité close*; elles peuvent ne pas aboutir à la perforation, peu importe, tous les accidents qui- en déroulent, avec ou sans perforation de l'appendice, sont comparables aux accidents que j'ai longuement décrits au chapitre de l'*appendicite*. Aussi je n'y insiste pas. Je pense, seulement, que bon nombre d'observations publiées sous la rubrique de péritonites survenues pendant la convalescence[1] de la fièvre typhoïde, et sous la rubrique de fièvre typhoïde par propagation, ne sont autre chose que des appendicites para-typhoïdes. Ces appendicites para-typhoïdes et les péritonites qui leur font suite sont souvent moins redoutables que les péritonites par perforation de l'intestin, elles aboutissent plus sûrement aux adhérences à l'abcès péritonéal circonscrit et à la guérison.

Les appendicites para-typhoïdes, avec ou sans péritonite appendiculaire, ont-elles des signes qui permettent de les distinguer de la péritonite typhoïde par perforation intestinale? Elles ont, il est vrai, bien des symptômes qui leur sont communs avec les péritonites par perforation; je vais essayer néanmoins d'indiquer comment il me paraît possible de différencier l'appendicite para-typhoïde de la perforation intestinale. L'appendicite survient généralement à une époque où le convalescent est plus apte à rendre compte de ce qu'il éprouve, aussi peut-on mieux analyser chaque symptôme et préciser plus nettement le lieu d'élection de la douleur (point de Mac-Burney), on peut plus facilement se rendre compte de la défense du muscle sous-jacent, et de

1. Je ne parle pas ici des *rechutes* de la fièvre typhoïde, pendant lesquelles les perforations intestinales sont loin d'être rares. — Garcin, *Des perforations intestinales dans les rechutes de la fièvre typhoïde*. Th. de Lyon, 1892.

l'hyperesthésie de la région. De plus, l'appendicite ne s'annonce pas, comme bon nombre de perforations intestinales, par une chute brusque de la température; elle provoque, au contraire, une *ascension* de la température; et la fièvre reparaît, si elle avait jusque-là disparu. Donc, si un malade, arrivé au déclin ou à la convalescence de sa fièvre typhoïde, est pris de douleurs localisées à la région appendiculaire avec les signes que nous connaissons, si ce malade est pris en même temps de nausées, de vomissements, de fièvre, d'élévation de température, ces symptômes plaident en faveur de l'appendicite et éloignent presque certainement l'idée d'une perforation intestinale. En voici des exemples.

J'ai été appelé, au mois de juin de l'année 1896, auprès d'une jeune malade, avec Bucquoy et Leval. Cette jeune fille avait été atteinte, quatre semaines avant, d'une fièvre typhoïde d'assez forte intensité. Aux approches de la convalescence, la malade fut prise de vives douleurs dans la fosse iliaque droite et de symptômes simulant une perforation intestinale. Puis le calme parut se rétablir, mais l'amélioration ne fut que factice, le ventre restait ballonné, des douleurs vives réapparaissaient sous forme de crises violentes à la région cæco-appendiculaire, le pouls était fort accéléré. En examinant la courbe des températures, on voyait que cet épisode aigu avait coïncidé avec une poussée fébrile. Cet ensemble de symptômes permettait d'admettre que la malade avait eu, non pas une perforation intestinale, mais une appendicite para-typhoïde. C'était également l'opinion de Routier, qui avait vu la malade à ce moment. Une collection purulente se forma à la région cæco-appendiculaire, l'opération fut décidée, pratiquée par Routier, et la malade fut guérie.

Mon confrère Hue (de Rouen) m'a raconté avoir opéré une malade qui avait été prise, dans le décours d'une fièvre typhoïde, de douleurs vives à la fosse iliaque droite et de symptômes péritonéaux simulant la perforation intestinale. Cette complication avait été accompagnée d'état fébrile, et, en fin de compte, avait abouti à un abcès péritonéal de la région cæco-appendiculaire qui fut opéré et suivi de guérison ; il s'agissait d'une appendicite para-typhoïde. J'ai vu avec Thomas un monsieur d'une cinquantaine d'années qui venait d'être pris d'une attaque d'appendicite aiguë ; ce malade n'avait pas attendu son médecin pour faire le diagnostic, il soupçonnait l'appendicite, et il nous raconta qu'il avait eu une attaque semblable, quelques années avant, au décours d'une fièvre typhoïde : ce qui prouve, du reste, que l'appendicite typhique peut être, pour plus tard, l'origine de nouvelles attaques appendiculaires.

Le cas dont Millard a entretenu jadis en 1876 la Société médicale des hôpitaux n'était autre chose qu'une appendicite para-typhoïde.

Zuber a observé un cas d'appendicite para-typhoïde chez un enfant atteint de fièvre typhoïde sérieuse qui avait évolué normalement. Après quelques jours d'apyrexie, vingt-huit jours après le début de la dothiénentérie éclata l'appendicite, qui fut suivie de péritonite généralisée mortelle[1].

Alexandroff (de Moscou) cite un cas analogue survenu chez un enfant de neuf ans et demi, quarante jours environ après le début de la dothiénentérie.

Je disais, il y a un instant, que l'appendicite para-typhoïde peut, comme l'appendicite vulgaire, provoquer une foule de complications ; elle peut, elle aussi, devenir l'origine d'abcès du foie, complication habituellement mortelle que j'ai décrite au chapitre concernant le *foie appendiculaire*. En voici plusieurs observations[1] : un jeune homme atteint de fièvre typhoïde[2] est pris, en pleine convalescence d'une reprise violente de la fièvre. La température s'élève à 40 degrés, le ventre se ballonne et des douleurs surviennent à l'hypochondre droit. A dater de ce

1. Méry. Péritonite dans la fièvre typhoïde chez l'enfant. *Presse médicale*, 9 août 1902.

2. Lannois. Pyléphlébite et abcès du foie consécutifs à la fièvre typhoïde. *Revue de méd.*, 1895, p. 988.

moment on assiste à l'évolution d'un état infectieux et d'une péritonite, et le malade succombe. A l'autopsie, on constate une péritonite, surtout accusée au niveau du cæcum, et l'on trouve, dans le foie, une dizaine d'abcès, de la dimension d'un œuf, d'une mandarine, et d'autres petits abcès à type aréolaire. Or, pour expliquer cette péritonite, on ne pouvait incriminer les lésions intestinales, car toutes les ulcérations étaient cicatrisées ou en voie de cicatrisation ; c'était encore un de ces cas qu'on aurait étiquetés autrefois « péritonite par propagation ». Mais il y avait ici une *appendicite*; l'appendice était adhérent au cæcum, et dans l'appendice existait une ulcération longitudinale ; ce sont les lésions appendiculaires qui avaient été l'origine et qui étaient le témoin du processus pathologique, dont l'aboutissant avait été, d'une part, la péritonite, et, d'autre part, l'hépatite infectieuse suppurée, le foie appendiculaire.

Une observation de Osler[1] concerne un homme qui, après la convalescence de sa fièvre typhoïde, succomba à une péritonite aiguë et à une infection purulente du foie. A l'autopsie, on trouva sur l'iléon des cicatrices d'ulcérations typhiques. Les accidents mortels étaient dus à une appendicite paratyphoïde ; la toxi-infection appendiculaire avait déterminé la péritonite, la phlébite des veines portes et de nombreux abcès du foie, le foie appendiculaire.

Boulloche a rapporté le cas suivant : un enfant convalescent de fièvre typhoïde est pris de fièvre à 39 degrés avec douleur à la fosse iliaque droite (c'est l'entrée en scène d'une appendicite paratyphoïde). On applique des sachets de glace sur la région douloureuse. Les douleurs s'amendent, mais l'état général ne fait qu'empirer : fièvre à grandes oscillations, sueurs profuses, facies terreux, amaigrissement rapide, tout dénote un foyer de suppuration. Le petit malade meurt dans le collapsus. A l'autopsie, on trouve un foie énorme, bourré d'abcès de toute dimension. Sur l'iléon existent des ulcérations en voie de cicatri-

1. Cette observation et la suivante sont consignées dans la thèse de Cassuto. *Abcès du foie d'origine typhique*. Paris, 1900.

sation. C'est une appendicite para-typhoïde qui avait été cause de tout le mal. L'infection appendiculaire avait respecté le péritoine mais elle avait été véhiculée au foie par les veines portes; c'était un type de foie appendiculaire. L'examen bactériologique du pus a décelé l'existence de microbes anaérobies. J'avais donc raison de dire que l'appendicite para-typhoïde peut, à l'égal de l'appendicite vulgaire, évoluer avec toutes ses modalités, avec toutes ses complications.

Perrone (de Naples), dans un intéressant mémoire, a publié trois observations d'appendicites para-typhoïdes opérées. Les examens histologiques et bactériologiques consignés dans ce travail prouvent, comme l'avait démontré la clinique, que la dénomination de *para-typhoïde* convient parfaitement à ce genre d'appendicite; elle survient à l'occasion de la fièvre typhoïde, mais ce n'est pas le bacille d'Eberth qui produit l'infection appendiculaire.

Après cette discussion, sur laquelle je me suis attardé, avec intention, vu l'importance du sujet, on peut, je crois, poser les conclusions suivantes :

1° Il y a des péritonites *par perforation*, qui surviennent de préférence pendant la période d'état, ou pendant les rechutes de la fièvre typhoïde. La perforation peut atteindre l'iléon, le cæcum, l'appendice, le côlon. Que les symptômes soient intenses ou légers, il y a souvent (mais non toujours) chute brusque de la température, qui s'abaisse jusqu'à l'hypothermie. Ces péritonites sont extrêmement graves, néanmoins elles peuvent être enrayées, dès leur début, par des adhérences qui limitent à temps la perforation.

2° Il y a des *appendicites para-typhoïdes*, qui surviennent habituellement dans le décours ou pendant la convalescence de la fièvre typhoïde. Ces appendicites sont généralement accompagnées d'une reprise de la fièvre et d'une élévation de température; elles évoluent comme une appendicite banale; le processus toxi-infectieux peut limiter

---

1. Perrone. Appendicite para-typhoïde de Dieulafoy. *Revue de chirurgie*, 1895, t. II, p. 728.

son action à la simple attaque appendiculaire, sans péritonite, il peut également aboutir à toutes les complications
de l'appendicite : péritonite, abcès du foie, etc.

3° La soi-disant péritonite typhoïde *par propagation*, telle
que la comprenait Thirial. n'existe pas.

Maintenant que nous voilà fixés sur les variétés des
péritonites typhoïdes, occupons-nous du traitement qu'on
peut leur opposer. Il y a un traitement médical et un traitement chirurgical. Le traitement *médical* consiste à supprimer, dans la mesure du possible, les mouvements de
l'intestin, de façon à modérer ou à empêcher le passage des
matières septiques dans le péritoine, et à faciliter la production d'adhérences. A cet effet, on commence par supprimer tout aliment, toute boisson, on fait sucer au malade
quelques fragments de glace; on administre toutes les
heures une pilule de 2 centigrammes d'extrait d'opium, on
pratique si c'est nécessaire des injections de morphine, on
fait sur le ventre des applications de vessies de glace qu'on
maintient suspendues au moyen d'un cerceau pour éviter
le poids de l'appareil réfrigérant, ou encore on recouvre le
ventre avec des compresses froides.

Mais les moyens médicaux sont le plus souvent impuis-
sants, et alors se dresse la question palpitante de l'intervention *chirurgicale*. Faut-il opérer et à quel moment faut-il
opérer? L'intervention se fait dans de si mauvaises conditions, l'opérateur va trouver un intestin si délabré, en si
mauvais état, le malade est lui-même dans de si mauvaises
conditions pour supporter l'opération et pour en faire les
frais, qu'au premier abord l'opération tentée dans de
pareilles conditions semble téméraire, pour ne pas dire
plus. A mon avis, il faut envisager la question un peu
autrement qu'on ne l'a fait jusqu'ici. Il faut, à l'avenir, ne
pas englober toutes les péritonites typhoïdes sous la même
rubrique ; il faut distinguer, dans la mesure du possible,
l'appendicite para-typhoïde de la péritonite par perforation.
Au cas d'infection appendiculaire para-typhoïde, l'opération s'impose avec toutes les considérations que j'ai fait

valoir au chapitre de l'appendicite. Ici, comme dans toute appendicite, il ne suffît pas d'opérer, il faut opérer d'une façon précoce avant que la toxi-infection ait eu le temps de faire son œuvre. Les exemples que j'ai cités montrent une fois de plus qu'en fait d'appendicite l'opération hâtive peut seule mettre le malade à l'abri de complications mortelles. La malade que nous avons vue avec Bucquoy et que Routier a opérée a guéri; la malade opérée par Hue a guéri; la malade de l'observation de Letulle, avec sa péritonite appendiculaire généralisée, aurait probablement guéri par l'opération; les malades qui font le sujet des observations de Lannois, de Osler, de Boulloche, n'auraient pas succombé aux complications hépatiques, si les indications avaient suggéré, à temps, l'opération de l'appendicite paratyphoïde. Ce qui simplifie singulièrement l'opération dans les péritonites typhoïdes appendiculaires, c'est que l'opérateur n'a pas à suturer un intestin ulcéré et perforé, toute la lésion se concentrant sur l'appendice.

Mais si le problème me paraît facile à résoudre au cas d'appendicite para-typhoïde, il en est tout autrement au cas de péritonite typhoïde par perforation intestinale. D'abord, est-on bien certain qu'il y ait perforation? Les symptômes de la péritonite sont parfois tellement flous, tellement vagues, que, n'était la chute de la température en hypothermie, le diagnostic, dans un cas insidieux, resterait hésitant et indécis. D'autre part, si l'on attend un jour ou deux, avant de prendre une décision, on enlève au malade les quelques chances de salut qui lui restaient.

On ne peut se faire une opinion sur la valeur de l'intervention chirurgicale, qu'en interrogeant les faits qui ont été publiés à ce sujet; malheureusement les observations sont le plus souvent incomplètes, elles englobent des faits disparates et les diagnostics ne sont pas toujours irréprochables. Une première statistique a été publiée par Louis; une deuxième statistique a été publiée par Lejars, qui a réuni 25 cas de laparotomie avec 6 guérisons, dont 5 au moins ne semblent pas prêter à discussion; ces résultats, dit-il, ne sont pas brillants, mais enfin ils ne sont pas de nature à décourager l'intervention chirurgicale. J'ai relu, une à une, les observations, et je le répète, la plupart d'entre elles sont trop incomplètes, trop disparates, pour qu'on puisse, d'après ces observations, se faire une opinion définitive. Nous verrons plus loin les résultats donnés par d'autres statistiques.

Voici le fait que j'ai observé :

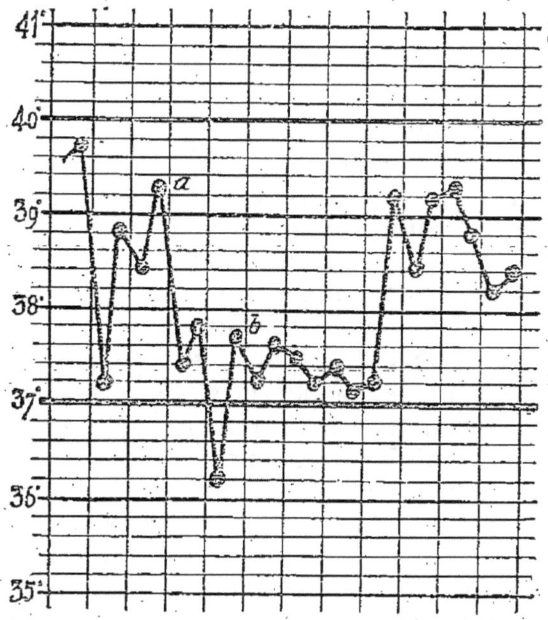

Courbe de température due à une perforation intestinale suivie de laparotomie. — *a*. Perforation intestinale et chute de la température jusqu'à l'hypothermie ; la perforation était peut-être ébauchée l'avant-veille et paraît s'être faite vers le 15e jour. — *b*. Laparotomie.

Un homme atteint de fièvre typhoïde, à prédominance adynamique, entre dans mon service, à l'hôpital Necker, au douzième jour environ de sa maladie. Vers le quinzième jour, il accuse quelques douleurs abdominales généralisées, sans autres symptômes, et la température tombe brusquement de deux degrés. La température se relève momentanément, puis le lendemain elle tombe encore, cette fois en hypothermie, ainsi qu'on peut le voir dans la courbe ci-jointe. Bien que les douleurs abdominales eussent à peu près disparu, bien que le ventre fût peu ballonné et malgré l'absence de vomissements, cette hypothermie, à laquelle s'étaient joints quelques hoquets, me parut un symptôme suffisant pour affirmer la perforation intestinale, et je décidai l'opération, qui fut pratiquée le matin même par Routier.

On trouva en effet des lésions de péritonite, avec quelques cuillerées de liquide fécaloïde dans le péritoine. La perforation, du volume d'une petite lentille, siégeait à la fin de l'iléon, à cinq centimètres au-dessus du cæcum. L'intestin fut suturé par deux plans de suture, de façon à former un repli longitudinal saillant dans l'intestin. Toilette du péritoine, qu'on saupoudre d'iodoforme; le ventre n'est pas refermé complètement, on laisse pour le drainage une grosse mèche de gaze iodoformée.

Le soir même de l'opération, la situation s'était améliorée, le pouls était de meilleure qualité, le hoquet n'avait pas reparu et la température remontait à un degré voisin de la normale; mais les trois jours suivants, le pouls s'accélère et devient petit, le malade est fort agité et délirant. Ces phénomènes, étant données l'absence de tout symptôme péritonéal, l'absence de douleurs, de vomissements et de hoquets, font penser à la possibilité d'une intoxication par l'iodoforme plus qu'à une reprise de la péritonite. Le pansement était souillé de pus qui s'écoulait en assez grande abondance. Bientôt les phénomènes d'agitation se calment, le malade a meilleure apparence, le pouls se relève, la situation s'améliore notablement malgré l'élévation de la température, et un moment j'ai cru que notre malade était sauvé. Mais l'état général s'aggrave les jours suivants, et bien que la plaie abdominale s'améliorât de jour en jour, bien que les symptômes péritonéaux n'eussent point reparu, le malade tombe dans l'adynamie, dans le collapsus, et, malgré tous les moyens employés, il meurt dix jours après l'opération.

A l'autopsie, nous trouvons une péritonite de date récente avec du pus et du liquide fécaloïde dans la fosse iliaque droite; on croit au premier abord qu'une déchirure s'est faite au niveau de l'intestin suturé. Mais non, l'examen de l'intestin démontre que la perforation suturée est guérie, la *cicatrisation est complète*; il s'était fait, malheureusement, deux nouvelles perforations voisines de la première, l'une de la dimension d'une tête d'épingle, l'autre plus considérable. Le reste de l'intestin présentait les lésions caractéristiques de la fièvre typhoïde. J'ai donc la conviction que l'opération eût guéri ce malade, si deux nouvelles perforations n'étaient survenues. On sait, du reste, qu'il n'est pas rare de trouver, aux autopsies, deux, trois, et un plus grand nombre de perforations qui se font simultanément ou successivement.

Que conclure de toute cette discussion sur les péritonites par perforation et sur l'appendicite para-typhoïde? Elle nous permet d'établir que l'opération est nettement indiquée au cas d'appendicite typhoïde, et qu'elle donne quelque chance de salut, au cas de péritonite par perforation. Malgré les ulcérations intestinales, la suture de l'intestin, quand elle est bien faite, aboutit à la cicatrisation de la perforation, l'intervention chirurgicale est donc motivée.

Voici du reste les dernières statistiques publiées sur cette importante question médico-chirurgicale : statistique de John Fimey[1] (Baltimore 1897) : sur 47 cas de perforations intestinales opérées, 15 guérisons. — Statistique de Mauger[2] : sur 107 cas, 25 guérisons. — Harvey Cashing a eu l'obligeance de me faire connaître la statistique de John Hopkins (de Baltimore) qui a obtenu 5 guérisons sur 11 perforations.

Appareil biliaire. — **Foie.** — A la faveur des lésions

----

1. *Arch. de méd.*, mai 1897.

2. Mauger. *La perforation typhique de l'intestin. Traitement chirurgical.* Th. de Paris, 1900. — Cazin. *La Semaine médicale*, 6 janvier 1904.

intestinales de la fièvre typhoïde, ou sous l'influence d'autres causes, les microbes de l'intestin, coli-bacilles, streptocoques, y compris le bacille d'Eberth, peuvent émigrer
vers les voies biliaires et produire des angiocholites, des
cholécystites, des hépatites. Étudions d'abord la cholécystite[1].

Cholécystite typhique. — La cholécystite peut être légère
ou intense, catarrhale, muco-purulente, purulente, ulcéreuse, perforante. La cholécystite ulcéreuse et perforante
est souvent associée à l'angiocholite du canal cystique,
angiocholite pouvant provoquer l'oblitération du canal. La
cholécystite typhoïde évolue souvent d'une façon latente,
c'est alors une surprise d'autopsie; sur 14 observations,
avec autopsie, rapportées par Hagenmüller[2], 11 fois la
cholécystite n'avait provoqué aucun symptôme; la douleur,
la tumeur et l'ictère sont parfois signalés.

Souvent, le processus aigu semble s'éteindre, et ce n'est
que plusieurs mois après la fièvre typhoïde que se déclare
d'une façon insidieuse ou bruyante la cholécystite suppurée
ou non suppurée; en voici plusieurs exemples : Dans le cas
de Gilbert et Girode[3] il est question d'un malade atteint
de fièvre typhoïde et de symptômes de cholécystite; mais
bientôt ces symptômes, douleurs et tuméfaction, s'amendent comme si la cholécystite était guérie; cinq mois
plus tard, réapparition des douleurs et de la tuméfaction;
opération faite par Terrier, qui croyait à une cholécystite
calculeuse et confirmation de la cholécystite typhique suppurée; l'unique agent pathogène était le bacille d'Eberth.
Dans le cas de Tuffier il s'agit d'une jeune femme atteinte
de fièvre typhoïde et de symptômes de cholécystite dont
elle guérit: mais quelques jours plus tard les symptômes
de cholécystite aiguë reparaissent, l'opération est pratiquée et fait reconnaître une cholécystite calculeuse non
suppurée; l'examen bactériologique décèle la présence du

1. Dupré. *Les infections biliaires.* Th. de Paris, 1891.
2. Th. de Paris, 1876.
3. Gilbert et Girode. *Soc. de biol.*, 1893.

bacille typhique et du coli-bacille[1]. — Dans l'observation de Dupré, il est question d'une femme atteinte de fièvre typhoïde grave dont elle guérit; quatre mois plus tard, éclatent des coliques hépatiques qui se répètent coup sur coup avec décoloration persistante des matières fécales, fièvre, symptômes d'obstruction et d'infection biliaire. L'opération est décidée par Letulle et pratiquée par Monod. Dans la vésicule biliaire calculeuse, mais non suppurée, l'examen bactériologique fait découvrir le bacille d'Eberth à l'état de pureté[2].

La cholécystite typhique est assez souvent accompagnée de *perforation*, qui provoque une *péritonite*, circonscrite ou généralisée. J'ai été témoin d'un fait de ce genre, suivi de péritonite mortelle. Le cas a été publié par mon ancien interne Barbe[3]. Plusieurs observations analogues ont été rapportées [4].

Foie. — Les complications hépatiques ont rarement une physionomie bien tranchée, à moins qu'il ne s'agisse d'ictère ou de pyémie (angiocholite suppurée).

Dans quelques circonstances, les microbes et les poisons qu'ils élaborent déterminent la déchéance, la dégénérescence plus ou moins complète des cellules hépatiques. L'atteinte portée au fonctionnement du foie provoque l'affaiblissement de la fonction glycogénique, la perturbation de la fonction biligénique, la présence de l'urobiline dans l'urine, la teinte ictérique des téguments et une série de symptômes qui rappellent les accidents de l'*ictère grave*.

Les *abcès du foie* sont une des complications les plus rares de la fièvre typhoïde. Lannois, dans le travail qu'il a publié à ce sujet[5], nous fait connaître la statistique de Romberg qui, sur 677 autopsies de dothiénentériques, n'a constaté qu'une seule fois des abcès hépatiques; Dopfer,

1. Dominici. Th. citée, p. 26
2. Dupré. Th. citée, p. 181.
3. Barbe. *France méd.*, 20 juillet 1884.
4. Longuet. *Traitement chirurgical de l'angiocholécustite non calcu leuse*. Th. de Paris, 1896.
5. Lannois. Mémoire cité, 1895.

sur 927 autopsies, aurait constaté 10 fois des abcès du foie, Lannois n'en a vu qu'un seul cas sur 71 autopsies, et cette rareté le surprend. « C'est bien fait, dit-il, pour nous étonner, si l'on songe aux connexions veineuses directes, qui existent entre l'intestin et le foie et aux lésions parfois si profondes de la paroi intestinale sous l'influence de l'action ulcérative de la fièvre typhoïde. » Pour ma part, j'en suis moins surpris, car j'ai acquis la conviction que chez le typhique, dans nos climats, les abcès du foie se produisent non pas à la faveur des ulcérations intestinales, mais à la suite de l'appendicite typhique, qui est en somme une complication assez rare. C'était le cas pour les observations de Lannois, de Osler et de Boulloche citées plus haut. C'est en *cavité close* que s'élabore, ici, comme dans l'appendicite vulgaire, le processus infectieux qui aboutit aux abcès du foie (*foie appendiculaire*), avec ou sans pyléphlébite.

Outre ces abcès du foie, qui, je le répète, sont presque toujours le résultat de l'appendicite para-typhoïde, on peut encore trouver des abcès hépatiques d'autres provenances [1] : les uns font partie d'une infection purulente avec parotidite, périchondrite, abcès cutanés, les autres sont l'aboutissant de pyléphlébites sur l'origine desquelles nous sommes mal renseignés, les autopsies publiées à ce sujet étant incomplètes ou muettes à l'égard de l'appendice. Signalons encore les abcès hépatiques de la fièvre typhoïde des pays chauds ; on peut se demander si dans cette dernière variété la dysenterie n'est pas associée à la fièvre typhoïde.

Différents bacilles, y compris le bacille d'Eberth, peuvent séjourner longtemps vivants dans la vésicule biliaire, à l'état latent ; peut-être y sont-ils l'occasion de calculs biliaires, question que j'ai traitée au chapitre concernant la lithiase biliaire.

Appareil respiratoire. — *Accidents laryngés.* — La diphthérie du larynx est excessivement rare dans la fièvre

1. Cassuto *Abcès du foie d'origine typhique*. Th. de Paris, 1900.

typhoïde, les érosions et les ulcérations laryngées sont au contraire si fréquentes, que Louis les considérait presque comme constantes, et Griesinger les a trouvées sur le cadavre dans un cinquième des cas. Ce développement des ulcérations laryngées n'a plus lieu de nous surprendre, depuis que Coyne[1] a démontré que la muqueuse du larynx est formée d'un tissu réticulé lymphoïde et de follicules adénoïdes, structure comparable à celle de la muqueuse intestinale. L'*ulcération laryngée*[2] apparaît dans le cours de la deuxième ou troisième semaine, elle siège sur l'épiglotte, sur les ligaments aryténo-épiglottiques, au voisinage des aryténoïdes, sur la paroi postérieure du larynx, en un mot, ailleurs que sur les cordes vocales, au moins à sa période initiale, ce qui explique pourquoi elle évolue généralement à l'état latent, sans troubles de la voix, et le malade guérit de son ulcération laryngée comme de ses ulcérations intestinales. Parfois cependant les cordes vocales sont envahies, il y a de l'aphonie; dans quelques cas un *œdème* laryngé se déclare et l'asphyxie devient imminente[3].

L'ulcère laryngé évolue parfois à l'état subaigu; il gagne en profondeur, il envahit le périchondre et le cartilage, les détruit et devient cause de suppuration, d'abcès, de perforation laryngée, d'œdème de la glotte, de *rétrécissement* du larynx. Dans quelques cas la périchondrite et la nécrose frappent d'*emblée* les cartilages du larynx.

La *périchondrite* aboutit presque toujours à la suppuration et au décollement du cartilage sous-jacent, qui, privé de sa membrane nutritive, finit par se nécroser. La nécrose atteint surtout le cartilage cricoïde, plus rarement les cartilages aryténoïdes et par exception le thyroïde. Les cartilages nécrosés forment autant de séquestres, qui tendent à s'éliminer. Sous l'influence de ce processus ulcéro-nécrosant, des fumées purulentes s'infiltrent dans le tissu sous-muqueux, dans les articulations, se font jour avec leurs

1. *Anat. normale de la muqueuse du larynx*, etc. Th. de Paris, 1874.
2. Peter et Krishaber. *Dict. encycl. des sc. méd.*, t. I, p. 641.
3. Tissier. *Ann. des malad. du larynx*, août 1887.

séquestres dans le larynx, dans le pharynx, ou extérieurement à la peau. Cette laryngite ulcéro-nécrosante, ou *laryngo-typhus*, est un accident des plus redoutables, et à supposer que les malades échappent à l'œdème laryngé, ils sont encore exposés soit à l'emphysème généralisé, qui débute au cou, à la suite d'une perforation laryngée, soit aux terribles conséquences du *rétrécissement* des cavités du larynx[1].

On peut rapprocher de l'ulcération des cartilages du larynx l'ulcération et la perforation de la *cloison du nez*. Dans une observation de Roger[2], la perforation de la cloison avait l'étendue d'une pièce de cinquante centimes; la lésion persista et le malade conserva un peu de nasillement. Je viens d'observer un cas analogue chez une jeune femme; la perforation de la cloison a l'étendue d'une petite lentille.

Inflammations broncho-pulmonaires. — Le catarrhe bronchique de la fièvre typhoïde est un phénomène habituel et généralement sans gravité, mais il acquiert parfois une intensité redoutable. A ce catarrhe se joignent parfois de la congestion pulmonaire, de l'atélectasie, de la splénisation, lésions fort graves et assez fréquentes, puisque l'atélectasie a été notée 32 fois sur 118 autopsies (Griesinger). Les *pneumonies lobulaires* et pseudo-lobaires se développent surtout à la période ultime de la maladie, l'élévation de la température et l'intensité de la dyspnée indiquent l'imminence du péril. C'est en pareil cas que les ventouses sèches appliquées en quantité rendent de réels services.

La *pneumonie lobaire* apparaît à différentes périodes : j'ai déjà parlé de la pneumonie qui peut marquer le début de la dothiénentérie, et dont le pronostic est généralement bénin. La pneumonie survenant dans le cours de la maladie[3] est plus fréquente; elle est *insidieuse*, bâtarde dans ses allures et dans ses symptômes, et habituellement fort redoutable.

1. Koch. *Ann. des malad. de l'oreille et du larynx*, 1878 et 1886.
2. *Soc. méd. des hôpit.*, t. IV. p. 127.
3. *Pneumonie dans la fièvre typhoïde.* Th. de Pologne. Paris, 1888.

Ces complications pulmonaires [1] sont préparées, et quelques-unes (congestions, splénisation) sont réalisées par le bacille typhique. La pneumonie est le résultat d'une infection parallèle ou associée, due au pneumocoque. Le streptocoque, les staphylocoques favorisent l'éclosion des broncho-pneumonies typhoïdes.

La *pleurésie* est beaucoup plus rare que la pneumonie, elle est accompagnée de fièvre et d'abattement qui sont en rapport avec son origine. La pleurésie typhoïdique peut rester séro-fibrineuse jusqu'à la fin de son évolution; elle est parfois purulente et souvent hémorrhagique. L'épanchement peut être cloisonné, purulent dans une loge et séro-fibrineux dans une autre. L'épanchement ensemencé à diverses reprises peut se montrer, suivant les jours, tantôt stérile, tantôt peuplé de bacilles d'Eberth (Widal et Merklen [2]). Cette intermittence dans la présence du bacille typhique prouve que de la stérilité apparente d'un exsudat dothiénentérique on ne saurait conclure à sa nature non typhoïdique.

La fréquence des phlegmasies pleuro-broncho-pulmonaires est variable suivant les épidémies. La gangrène pulmonaire a été observée 7 fois sur 118 autopsies (Griesinger).

Tuberculose. — La fièvre typhoïde et la tuberculose ne sont nullement antagonistes, comme on l'avait dit autrefois. Il n'est pas rare qu'un tuberculeux soit pris de dothiénentérie, et la marche de cette dernière n'en est nullement influencée, mais de ce fait la phthisie subit une recrudescence (Vulpian [3]). Dans quelques cas la tuberculose éclate au moment de la convalescence chez un sujet qui n'était point tuberculeux [4] ou qui du moins n'en avait pas les apparences. Le malade semblait guéri de sa fièvre typhoïde, mais voilà

1. Gallissart de Marignac. *Pneumonie lobaire dans le cours de la fièvre typhoïde.* Th. de Paris, 1882. — Dreyfus-Brissac. *Gaz. hebdom.*, 1881, n° 54.

2. Widal et Merklen, *Société médicale des hôpitaux*, 27 juillet 1900.

3. *Clin. méd. de la Charité.* Paris, p. 443.

4. Gral. *Fièvre typhoïde chez les tuberculeux.* Th. de Paris, 1885.

que la fièvre reparaît, on croit d'abord à une rechute, mais c'est une tuberculose à marche plus ou moins rapide qui se déclare. J'ai observé avec Jaccoud et Bergeron un cas analogue chez une jeune fille de 17 ans.

On peut, en pareil cas, incriminer la contagiosité, mais le plus souvent, en faisant une enquête étiologique sérieuse, on apprend que le malade est issu de souche suspecte; tantôt la tuberculose est nettement avérée chez les parents, tantôt la tuberculose du père ou de la mère s'est cachée sous les apparences d'hémoptysie, de pleurésie, de bronchite chronique qui ont guéri sans autres accidents ultérieurs, mais la maladie, ou du moins la prédisposition morbide, n'en a pas moins été transmise à l'enfant; elle existait chez lui à l'état latent, n'attendant qu'une occasion, coqueluche, rougeole, fièvre typhoïde, pour offrir aux microbes un terrain de culture favorable à leur développement. Plusieurs fois, après enquête minutieuse, il m'a été possible de reconstituer la filiation des événements.

Appareil cardio-vasculaire. — L'endocardite typhoïde est exceptionnelle, mais la myocardite est assez fréquente[1]. L'altération du muscle cardiaque ne se traduit souvent par aucun symptôme appréciable; néanmoins, quand la lésion est suffisamment accentuée, le choc précordial est moins énergique. On constate parfois l'existence d'un souffle, mais comme ce souffle est fréquemment modifié par les mouvements respiratoires et par la position du malade, suivant qu'il est couché ou assis, il est probable qu'il s'agit le plus souvent d'un bruit *extra-cardiaque* qui ne peut donner sur l'état du myocarde aucun renseignement (Potain). L'altération cardiaque explique *en partie* la mollesse et l'irrégularité du pouls, elle favorise la congestion pulmonaire, le refroidissement des extrémités et l'état de *collapsus* qui apparaît à une époque avancée et qui est généralement d'un mauvais augure.

1. Hayem. *Manifestations cardiaques de la fièvre typhoïde.* Paris, 877. — Landouzy et Siredey. *Rev. de méd.*, octobre 1885, 1887.

La dégénérescence du muscle cardiaque est due au bacille typhique, à ses produits de sécrétion, à la réaction phagocytique et aux infections secondaires; elle peut produire un ensemble de symptômes dont la prédominance a fait admettre une *forme cardiaque* de la fièvre typhoïde. Mais ces troubles cardiaques, qui contribuent par leur intensité progressive au dénouement fatal, ne sont pas la vraie cause de la mort subite, que nous étudierons dans un instant. La mort subite *n'est pas l'aboutissant* de la dégénérescence de la fibre musculaire cardiaque, elle est autre chose.

Myocardite typhique expérimentale. — Avant que la question fût portée sur le terrain expérimental, des opinions diverses ont été émises au sujet de la nature et de la pathogénie de la sclérose du myocarde. On sait aujourd'hui qu'elle est le résultat d'une intoxication, à marche d'ordinaire lente et progressive.

En injectant sous la peau d'animaux (cobayes, lapins, chiens) des doses faibles et répétées de *toxine typhique* (Chantemesse), on provoque diverses lésions et en particulier l'apparition dans le myocarde, de points, de plaques, de zones de sclérose comparables à ce que l'on constate dans les gros cœurs des individus qui succombent aux formes cardiaques de l'artério-sclérose.

La survie des animaux soumis à l'expérience dépend de la dose de toxine qu'ils ont reçue; ils peuvent succomber en vingt-quatre heures ou vivre plusieurs années avec leur sclérose cardiaque (Chantemesse). Chez ceux qui succombent rapidement, on constate dans le cœur une réaction inflammatoire caractérisée par une légère infiltration leucocytique, par une congestion sanguine des vaisseaux et par de l'œdème périfasciculaire; mais la lésion principale consiste en une dégénérescence aiguë de la fibre musculaire. Celle-ci a perdu son apparence régulièrement striée; ses disques se sont fusionnés et la fibre a revêtu un aspect « moiré ». Autour des noyaux, la zone protoplasmique a subi une dégénérescence vacuolaire plus ou moins accentuée; en certains points la striation n'est plus reconnaissable.

Quand l'intoxication a été de longue durée on constate dans le myocarde la formation de zones, de plaques de sclérose disséminées sans ordre régulier. Dans le cœur de l'homme ces plaques sont attribuées par les auteurs classiques à la présence de tissu conjonctif adulte. Dans leurs expériences avec la toxine diphthérique, Regaud et Mollard rattachent aussi les zones de sclérose à la néo-formation de tissu conjonctif et ils en font une lésion franchement inflammatoire. Chantemesse qui a expérimenté avec la *toxine typhique* soutient une opinion différente; pour lui la sclérose n'est pas formée de tissu conjonctif, elle résulte d'une altération particulière, hyaline, de la fibre musculaire; la lésion n'est pas inflammatoire mais dégénérative. Sur une série d'animaux soumis à l'intoxication typhique et dont la survie a duré de un jour à deux ans, il a pu suivre pas à pas le processus de l'altération cardiaque.

Quand l'intoxication marche lentement, on voit se former dans le cœur (coloration par la méthode de Van Giessen) la dégénérescence hyaline des fibres musculaires. Cette dégénérescence se manifeste tout d'abord par une modification des propriétés tinctoriales de la fibre. Au lieu de la teinte jaunâtre du tissu musculaire normal, la fibre prend une couleur rouge; le noyau est encore reconnaissable quoique augmenté de volume. Plus tard les fibrilles qui constituent la fibre se gonflent, deviennent homogènes, se séparent souvent, augmentent d'épaisseur et de longueur en devenant flexueuses et simulent à s'y méprendre de petits faisceaux conjonctifs. La substance contractile a subi la dégénérescence hyaline tandis que les noyaux musculaires conservent leur vitalité encore pendant longtemps.

Telle serait pour Chantemesse la cause principale de la formation des plaques de sclérose; il admet cependant que l'on trouve dans ces cœurs du tissu conjonctif néo-formé par l'organisation des leucocytes immigrés. La lésion de cœurs frappés de sclérose *expérimentale* consisterait donc en un mélange de tissu conjonctif d'origine inflammatoire et de dégénérescence hyaline de la fibre contractile.

Dans cette variété de sclérose, l'altération n'est pas localisée aux ventricules; la dégénérescence frappe avec non moins de violence la paroi des oreillettes. Les vaisseaux sont atteints surtout dans leur tunique moyenne qui devient épaisse et hyaline. Parfois l'altération s'étend jusqu'à l'aorte. L'artère est alors le siège d'épaississements, de plaques ou de zones d'aortite faisant saillie dans la lumière du vaisseau. Le point culminant de ces plaques, en contact avec le sang de l'artère, est également frappé de dégénérescence hyaline.

Les filets nerveux intra-cardiaques doivent être vraisemblablement touchés bien que l'observation directe n'ait pas été faite. En revanche, sur des cœurs de cobayes soumis à l'intoxication typhique pendant deux ans, Chantemesse a constaté l'altération des cellules nerveuses du ganglion situé dans la paroi auriculaire en arrière de la cloison. Ces cellules étaient moins nombreuses, leur volume avait diminué et, dans quelques-unes d'entre elles, on constatait l'immigration de leucocytes, lésion comparable à celle qu'on observe dans les cellules ganglionnaires du système nerveux soumis à un empoisonnement microbien (rage, fièvre typhoïde, etc.).

Cette dernière constatation, l'altération du système nerveux intra-cardiaque, permet de comprendre la pathogénie des crises soudaines d'asystolie chez les individus atteints de sclérose du myocarde. Malgré de graves lésions du muscle cardiaque, le fonctionnement de l'organe peut être suffisant pendant fort longtemps; mais la résistance du système nerveux du cœur, déjà altéré matériellement, peut céder tout à coup sous l'influence d'un poison des cellules nerveuses (intoxications diverses, fatigue, choc moral, etc.).

Artérite. — Dans le décours ou dans la convalescence de la fièvre typhoïde, la maladie ayant été intense ou bénigne, une *douleur* plus ou moins vive apparaît au pied, au mollet, au creux du jarret, au triangle de Scarpa, à la main, au bras, au creux axillaire. Cette douleur n'est pas accompagnée d'œdème comme dans la phlébite, elle suit parfois le trajet de l'artère enflammée. Quand l'artère est accessible au toucher (artères pédieuse, poplitée, fémorale, radiale, temporale), on suit sa transformation en un cordon induré : les battements artériels diminuent et disparaissent ; le membre, dans sa totalité, subit un gonflement dur qui n'est pas de l'œdème [1] ; la peau qui correspond au territoire desservi par l'artère oblitérée, se refroidit, se marbre de plaques violettes ; les douleurs continuent à être extrêmement vives, et si la perméabilité du vaisseau ne se rétablit pas, on assiste à la formation d'une gangrène sèche [2] dont voici quelques exemples.

Obs. Bourgeois[3] : A la suite d'une dothiénentérie légère, gangrène de la jambe droite au-dessous du genou ; perte de la jambe et conservation de la santé. — *Obs.* Patry[4] : Gangrène sèche de la jambe et gangrène humide de la cuisse ; à l'autopsie, on trouve l'artère crurale oblitérée. — *Obs.* Gigon[5] : Œdème et gangrène du bras droit ; à l'autopsie, on trouve un caillot obturateur dans la veine sous-clavière. — *Obs.* Hayem[6] : Gangrène sèche des pieds et de la jambe gauche ; à l'autopsie, on trouve des caillots dans les deux crurales et remontant dans l'aorte ; il y avait de l'endocardite et des caillots stratifiés du cœur. — *Obs.* Lereboullet[7] : Gangrène du pied droit, amputation ; oblitération probable de l'artère iliaque externe. — *Obs.* Richard[8] : Sur quatre personnes d'une même famille atteintes de fièvre typhoïde, trois présentèrent de la *gangrène symétrique des extrémités.* — *Obs.* Duchesne[9] : Une jeune fille, au décours de sa fièvre

1. Rendu. *Clin. méd.*, 1890, t. I, p. 60.
2. Ferrand. Th. de Paris, 1890.
3. *Arch. gén. de méd.*, août 1857.
4. *Arch. gén. de méd.*, février 1865.
5. *Union méd.*, septembre 1861.
6. *Manifestations cardiaques de la fièvre typhoïde.* Paris, 1877.
7. *Gaz. hebdom.*, 1878, n°° 2 et 5.
8. *Soc. méd. des hôpit.*, 9 avril 1888.
9. *Jour. de méd. et de chir.*, 25 décembre 1894.

typhoïde, eprouve de vives douleurs dans la jambe gauche et dans la jambe droite ; une gangrène se déclare et envahit la totalité des deux pieds. Le processus gangreneux fait des progrès en profondeur, le pied gauche se détache, puis c'est le tour du pied droit et la malade finit par guérir avec deux moignons irréguliers ; j'ai vu cette jeune fille à l'hôpital Necker, où Routier fut appelé à régulariser les deux moignons.

Ces artérites infectieuses réalisent le processus de l'*endartérite oblitérante* ; mais l'artérite typhoïde n'aboutit pas toujours, heureusement. à l'oblitération du vaisseau, elle peut évoluer à l'état d'artérite pariétale, non oblitérante : Barié. dans son mémoire [1], en rapporte dix observations ; la douleur, la diminution des battements artériels, le gonflement plus ou moins fort du membre, le refroidissement des téguments, sont autant de signes de l'artérite, mais l'absence d'un cordon dur et la persistance des battements artériels indiquent bien que le vaisseau n'est pas complètement oblitéré ; en pareil cas, la guérison se fait sans autres accidents.

Phlébite. — La phlébite de la fièvre typhoïde est, comme l'artérite, un accident assez fréquent du décours de la maladie ou de la convalescence. La première observation est due à Trousseau [2], Sur 70 cas réunis par Veillard [3], la phlébite occupait 43 fois le membre inférieur gauche. Les dix cas que j'ai observés siégeaient presque tous à la jambe *gauche*. La phlébite typhique est quelquefois bilatérale, elle peut atteindre les veines iliaques, la veine innominée (Cole) la veine axillaire, les veines du bras, les sinus cérébraux (Millard), les veines sacrées (Virchow). Presque toujours la phlébite s'annonce par une élévation de température ; la douleur et l'œdème rappelant le tableau clinique de la phlegmatia alba dolens, avec cette légère restriction que les téguments œdématiés sont parfois rosés.

1. Barié. Artérite aiguë typhoïde. *Rev. de méd.*, 1894.
2. Trousseau. *Bulletin de thérapeutique*, 1846.
3. *Phlegmatia alba dolens dans la fièvre typhoïde.* Th. de Paris, 1881.

Ici, comme dans toute phlébite, le danger vient surtout de la possibilité d'embolies qui vont échouer dans le cœur droit et dans l'artère pulmonaire ; les embolies volumineuses provoquent la mort brusque[1] par syncope et par asphyxie ; les petites embolies provoquent l'infection du poumon, accidents graves mais souvent curables[2]. La phlébite typhique peut être suivie d'infection typhique et de septicémie[3]. La phlébite oblitérante typhique paraît pouvoir provoquer à elle seule la gangrène des membres[4] sans le secours d'une artérite concomitante. Toutefois, la gangrène des membres chez les typhiques est plus souvent le résultat d'une artérite oblitérante isolée ou combinée avec une phlébite oblitérante[5] ; le segment artériel paraît même pouvoir s'infecter au contact du segment veineux (périphlébite)[6]. Ces combinaisons (gangrène, phlébite et artérite) ne sont nulle part aussi fréquentes que dans la fièvre typhoïde et je ne vois pas de maladies qui aient une prédilection aussi marquée pour le système vasculaire. La pathogénie des phlébites de la fièvre typhoïde n'est pas complètement étudiée ; il faut compter avec les agents dysrasiques (Chantemesse) et avec les agents infectieux secondaires ou spécifiques[7].

La phlébite typhique laisse après elle des œdèmes et des troubles trophiques qui consistent en une hypertrophie persistante des muscles du mollet. Dans le cas de Burlurcaux[8] tout le membre inférieur droit était hypertrophié,

---

1. Un cas de Griesinger et deux cas de Virchow sont cités dans la thèse de de Brun. *Phlegmatia alba dolens.* Paris, 1884, page 85 et un cas inédit de Nattan-Larrier m'a été communiqué en 1905 lors de mes leçons à l'Hôtel-Dieu sur les phlébites typhiques.

2. Girode, *France médicale*, 1890, p. 419. — Picarouge. Thèse de Paris, 1902. — Un cas inédit m'a été communiqué par M. Millard.

3. Vaquez. *De la thrombose cachectique.* Th. de Paris, 1890, p. 119.

4. Homolle. Thèse de Brun. p. 74. — Leroux. *Bulletin de la Société anatomique*, 1877, p. 70. — Gigon, cité par Trousseau.

5. Patry, *Arch. gén. de méd.*, février et mai 1863. — Carrey. *Archives de médecine militaire*, 1903, p. 259.

6. De Brun, page 67.

7. Haushalter. *Mercredi médical*, 1875, p. 455.

8. *Gazette hebdomadaire*, 1878, page 72.

sans œdème et l'hypertrophie semblait porter sur les muscles et sur les os. Dans le cas de Lesage[1], l'hypertrophie portait sur la jambe gauche et la mollesse des muscles semblait indiquer qu'il s'agissait d'une surcharge graisseuse du muscle. Dans le cas de Cerné[2], l'hypertrophie portait sur la jambe et la cuisse gauche. la force musculaire était accrue et l'examen des muscles démontra l'existence d'une hypertrophie musculaire vraie, sans adjonction graisseuse ou scléreuse. Babinski m'a fait part de deux cas d'hypertrophie persistante du mollet gauche chez deux sujets atteints antérieurement de phlébite gauche au cours d'une fièvre typhoïde. Ces troubles trophiques devraient être recherchés dans toutes les phlébites, je les ai constatés chez une femme atteinte quatre ans avant de phlébite puerpérale. Le régime hypochlorurique a été appliqué par Chantemesse[3] au traitement de la phlébite typhique.

Hydropisie. — Les hydropisies du décours de la dothiénentérie sont de cause mécanique ou dyscrasique. Les premières ont pour origine les phlébites que nous venons d'étudier. Les hydropisies d'origine dyscrasique sont plus fréquentes dans certains pays et suivant les épidémies. Très rares à Paris, elles ont été fréquemment notées à Rouen (Leudet[4]), et dans une épidémie observée en Allemagne (Griesinger) un quart des malades fut atteint d'hydropisie. La cause en est mal connue, peut-être certains cas sont-ils associés à la néphrite qui accompagne parfois la dothiénentérie.

Organes génito-urinaires. — L'albuminurie est souvent le seul témoin de la néphrite typhoïde, qui n'est pas habituellement grave. La néphrite typhoïde est parfois hématurique, les urines sont rosées, brunâtres et contiennent même des caillots. A l'autopsie, on peut trouver des ulcérations sur toutes les parties de l'appareil urinaire y com-

---

1. *Revue de médecine*, 1888, page 905.
2. *Revue de médecine*, 1898, page 580.
3. Chantemesse. Académie de médecine, séance du 28 juillet 1901.
4. *Arch. gén. de méd.*, octobre 1858.

pris la vessie. Parfois, la néphrite est si accentuée, l'albuminurie et les symptômes prennent une telle prédominance, que les allures de la fièvre typhoïde en sont modifiées, des accidents urémiques viennent s'ajouter aux accidents typhoïdes et la manifestation rénale devient une redoutable complication. C'est ce que prouvent les publications de Robin, Legroux et Hanot [1], Hardy [2], Amat [3], Leudet [4], Renaut [5], Petit [6], Sarda [7]. Dans quelques cas la néphrite typhoïde présente des abcès miliaires [8].

La néphrite dothiénentérique est due aux microbes typhiques, ou aux substances toxiques. Rendu a publié l'observation d'une jeune femme atteinte de fièvre typhoïde avec albuminurie, température élevée et érythème framboisé. La mort survint au 15e jour de la maladie au milieu de symptômes urémiques. A l'autopsie, on trouva les lésions de la fièvre typhoïde. De plus, les reins étaient congestionnés avec nombreuses ecchymoses sous-corticales. A l'examen histologique on constata une néphrite épithéliale. Mais l'intérêt de cette observation se concentre sur ce fait, que les bacilles typiques, formant de véritables amas, existaient dans l'intérieur des tubes urinifères [9]. Le processus rénal ne s'éteint pas toujours complètement, il peut être pour l'avenir un appoint au mal de Bright.

Orchite. — L'*orchite* n'est pas absolument rare dans la convalescence de la fièvre typhoïde : j'en ai observé huit cas, dont un terminé par la purulence. L'orchite s'annonce par une douleur très vive au testicule ou dans l'aine au niveau du cordon ; le testicule devient lourd et volumineux,

1. *Arch. gén. de méd.*, 1876.
2. *Union méd.*, 1877.
3. Th. de Paris, 1878.
4. *Gaz. hebdom.*, 1880.
5. *Arch. de physiol.*, 1881.
6. Th. de Lyon, 1881.
7. *Rev. de clin. et thérap.*, 1888.
8. Adrial. *Abcès miliaires du rein dans la fièvre typhoïde.* Th de ···, 1887.
Rendu. *Soc. méd. des hôp.*, 8 novembre 1895.

l'épididyme se prend consécutivement et la résolution ne se fait pas avant quinze à vingt jours. En étudiant ces manifestations testiculaires, qui revêtent tantôt un caractère fluxionnaire éphémère, tantôt un caractère infectieux, aboutissant parfois à la suppuration, on voit que leur processus est analogue à celui qui frappe les glandes parotides dans le décours de la dothiénentérie[1].

Plusieurs caractères différencient cette orchite de l'orchite des oreillons : l'orchite dothiénentérique est unilatérale, elle peut suppurer, elle peut laisser après elle une induration testiculaire limitée, mais elle n'aboutit jamais à l'atrophie des testicules et à l'impuissance; l'orchite ourlienne est plus souvent double, elle ne suppure pas, mais elle aboutit assez souvent à l'atrophie testiculaire. L'orchite dothiénentérique est due au bacille d'Eberth, dont la présence a été constatée dans le testicule, et la suppuration testiculaire est provoquée soit par ce bacille, soit par des infections secondaires.

L'*ovarite* et la *salpingite*, la mammite, l'inflammation des grandes lèvres ont été plusieurs fois observées.

La *grossesse* n'est pas incompatible avec la fièvre typhoïde. La fréquence des avortements varie avec l'époque de la grossesse et avec l'intensité de la dothiénentérie. L'enfant succombe dans la majorité des cas d'avortement : le pronostic est moins grave pour la mère.

L'infection du fœtus résulte de ce fait que le bacille typhique se transmet de la mère au fœtus en traversant le placenta. Le bacille d'Eberth a été trouvé dans le placenta (Chantemesse); on l'a également constaté dans la rate du fœtus (Ernst).

Complications nerveuses. — Dans le courant de la maladie ou pendant la convalescence, surtout chez les sujets prédisposés par leurs antécédents personnels ou héréditaires, on constate parfois des troubles intellectuels,

---

1. *Soc. clin.*, 1877. — Sadrain. *Orchite de la fièvre typhoïde*. Th. de Paris, 1883.

des accès de *manie aiguë* avec lypémanie, délire des persé-
cutions, vociférations, hallucinations, tendance au suicide[1],
au point que certains malades ont été considérés comme
aliénés. Ces accès de manie ne durent que quelques jours
ou quelques semaines.

Parfois le délire revêt le caractère du délire ambitieux
et simule la paralysie générale. Chez certains malades,
c'est la forme *stupide* qui est dominante; le regard est
incertain, les yeux sont à demi fermés, le sujet est dans un
état de torpeur qui simule l'idiotie et l'imbécillité, cette
forme peut durer des mois et des années. Dans d'autres
cas, le délire est associé à des symptômes méningitiques
qui emportent le malade.

Les symptômes délirants de la fièvre typhoïde sont quelquefois associés à des lésions cérébrales caractérisées par
une teinte hortensia de la substance grise, avec congestion
capillaire, piqueté hémorrhagique, œdème cérébral et
ventriculaire[2]. Autour des cellules nerveuses plus ou moins
dégénérées, on constate la réaction phagocytique. La présence de bacilles typhiques est fréquente dans l'encéphale.
Dans quelques autopsies on a trouvé une méningo-encépha-
lite suppurée avec bacille d'Eberth (Fernet).

La fièvre typhoïde laisse parfois après elle des troubles
intellectuels, perte de mémoire, hébétude, imbécillité,
démence[3], que les malades gardent pendant plusieurs mois
et quelquefois toute leur vie.

L'*aphasie* dothiénentérique mérite de nous arrêter. On
l'observe chez les enfants[4] beaucoup plus souvent que chez
l'adulte, dans les formes graves comme dans les formes
légères de la fièvre typhoïde, à la période d'état ou aux
approches de la convalescence[5].

---

1. Bucquoy et Hanot. *Arch. de méd.*, 1882. — Barié. *Soc. méd. des hôpit.*, février 1890.

2. Raymond. *Soc. des hôpit.*, février 1891.

3. Christian. *Arch. gén. de méd.*, 1873.

4. Murchison. *La fièvre typhoïde*, p. 175.

5. Longuet. Aphasie de la fièvre typhoïde. *Union méd.*, 26 avril 1884

Quand on lit les observations qui ont été publiées à ce sujet, on voit vraiment qu'il y a lieu de les diviser en deux catégories. L'aphasie de la première catégorie, *celle qui concerne les enfants*, est presque toujours une aphasie pure, sans hémiplégie; la perte de la parole est absolue, mais l'aphasie est transitoire, elle dure huit jours, quinze jours, rarement davantage, et elle disparaît sans laisser de trace. Chez un enfant de dix ans atteint d'aphasie dothiénentérique, et que j'ai soigné avec Miquel, l'aphasie disparut en partie dès le premier bain froid et la guérison définitive ne se fit pas attendre. Quel que soit le mécanisme qu'on invoque pour expliquer cette aphasie infantile, on ne peut admettre, étant données la bénignité et la disparition rapide des accidents, ni une artérite oblitérante, ni une lésion cérébrale. Les symptômes sont différents dans l'aphasie dothiénentérique de *l'adulte*; la plupart des observations portent que l'aphasie est associée à une hémiplégie droite, avec ou sans hémianesthésie; cette aphasie est très lente à disparaître, l'hémiplégie est plus persistante encore. En pareil cas, il s'agit d'une endartérite oblitérante de l'artère sylvienne.

La *moelle épinière* peut être touchée par l'infection typhoïde. Dans quelques cas, la rachialgie, l'hyperesthésie des muscles du dos et de la nuque, les contractures, les convulsions, les troubles oculo-pupillaires indiquent la participation des *méninges spinales*. Ces symptômes, qui constituent la *forme spinale* de certains auteurs, sont précoces ou tardifs. Quand ils sont associés à la rachialgie et aux vomissements, on a peine à se défendre de l'idée d'une méningite cérébrospinale, et le diagnostic est d'autant plus difficile que dans quelques cas on a parfois retrouvé à l'autopsie une myélite[1] ou une méningite cérébro-spinale survenue dans le cours de la dothiénentéric[2]. Pour l'étude de cette question, je renvoie le lecteur au chapitre des *méningites cérébro-spinales*.

---

1. Raymond. Myélite dans la fièvre typhoïde. *Revue de méd.*, août 1885.
2. Lereboullet. Complication cérébro-spinale de la fièvre typhoïde. *Gaz. hebdom.*, 1877, n°° 15 et suiv.

La myélite typhique affecte différents types : myélite en foyer, myélite ascendante, myélite en plaques.

On a signalé quelques cas de *contractures des extrémités*[1]. On a même constaté le *tétanos* (Caussade)[2].

Paralysies. — Les troubles paralytiques[3], rares au début de la fièvre typhoïde, appartiennent surtout à la convalescence. Tantôt ces paralysies sont généralisées et atteignent également la sensibilité, la motilité, les organes des sens; tantôt elles sont localisées sous forme paraplégique, hémiplégique (endartérite ou embolie de l'artère sylvienne), ou même elles se limitent à un organe (vessie), au territoire d'une branche nerveuse, à un groupe musculaire. Ces différentes localisations permettent d'admettre que les paralysies typhoïdes relèvent de causes diverses. Les paralysies affectant la forme paraplégique sont dues à des altérations de la moelle. Les paralysies plus limitées, paralysie des nerfs moteurs craniens, paralysie d'un bras, sont dues, les unes à de véritables névrites *périphériques*[4], les autres aux altérations musculaires. La plupart de ces paralysies sont passagères et guérissent.

Eschares. — Suppuration. — La tendance au *sphacèle* est surtout marquée dans les formes adynamiques de la dothiénentérie. Des eschares se déclarent au sacrum, aux trochanters, à l'occiput (Chomel), à la surface des vésicatoires et sur les piqûres de sangsues; on a signalé la gangrène de la bouche, de la vulve, du pénis[5], de la face, oreille, joue et paupières[6].

L'eschare de la *région sacrée* peut gagner en profondeur et atteindre les enveloppes de la moelle. Les ulcérations gangreneuses de la peau sont parfois l'origine d'érysipèle.

1. Tocito. *Tétanie pendant la convalescence des fièvres*. Th. de Paris, 1876.

2. Caussade. *La Tribune médicale*, 1906, p. 405.

3. Landouzy. *Des paralysies dans les maladies aiguës*. Th. d'agrégat., p. 101.

4. Pitres. Néphrites périphériques. *Rev. de méd.*, décembre 1885.

5. Spilmann. *Arch. gén. de méd.*, février 1881.

6. *Arch. gén. de méd.*, février 1865.

C'est surtout à la période de convalescence qu'on observe une tendance aux suppurations, qui se traduit par une succession de *furoncles*, par des abcès sous-cutanés. Chauffard pense que, dans quelques circonstances, les furoncles et les abcès cutanés sont dus à la pénétration des staphylocoques facilitée par les bains. Le fait est possible, mais les furoncles et les abcès de la convalescence ont été bien souvent signalés par les auteurs, à une époque où il n'était pas question du traitement de la dothiénenthérie par les bains froids.

Les suppurations se traduisent encore par des épanchements purulents dans les articulations ou dans les cavités séreuses, par des *abcès musculaires* (grand droit de l'abdomen, psoas), par la suppuration du corps thyroïde et de la *parotide*.

Parotidite. — La parotidite peut survenir dans la fièvre typhoïde, comme au cours des grandes infections. Elle est assez rare, mais elle entraîne un pronostic sérieux. Louis[1], sur 59 cas de fièvre typhoïde, n'en cite que 2 exemples; Bouillaud[2] ne l'a observée que 5 à 6 fois sur plusieurs centaines de malades. Par contre, il semble que, dans les épidémies anciennes, l'apparition des parotidites fût plus fréquente (Hildenbrand, Pinel). Dans notre récente épidémie parisienne (1899-1900), qui fut remarquable par la variété des complications, j'en ai observé un cas dans mon service de l'Hôtel-Dieu.

La parotidite apparaît au cours même de la fièvre typhoïde ou pendant la convalescence. Hippocrate les avait divisées en parotidites critiques et parotidites acritiques, attribuant aux premières une influence favorable. Cette division a longtemps dominé l'histoire de cette affection. Trousseau[3], un des premiers, en a démontré la fausseté. « Ce que les anciens, dit-il, appelaient une crise ou une métastase, je l'appelle une très funeste complication. Je

1. Louis. *Gaz. franç.*, 1830, p. 87.
2. Bouillaud. *Clin. de la Charité*, 1887, p. 216.
3. Trousseau. *Clin. méd.*, 9ᵉ édit., t. II, p. 335.

regarde les parotidites comme un accident très grave. ».La
bactériologie a fait rentrer les parotidites dans le cadre des
infections secondaires de la dothiénentérie; elles n'ont que
la valeur d'une complication.

Le début est plus ou moins net. Il est généralement
annoncé par une sécheresse de la bouche avec suppression
de la sécrétion salivaire. C'est ce début que j'ai constaté
chez notre malade. Elle était entrée dans mon service pour
une fièvre typhoïde grave, avec un hoquet persistant qui
céda aux bains froids. Depuis quatre jours la température
était normale, lorsqu'un soir le thermomètre marque 40
degrés. A ce moment la malade ne se plaint de rien,
n'accuse qu'une certaine sécheresse de la bouche. Deux
jours après, elle accuse de vives douleurs à l'angle de la
mâchoire, au devant du tragus, vers le prolongement antérieur de la parotide. Le côté droit de la face est un peu
tuméfié. Il n'y a ni tension de la peau, ni rougeur
de la région. La palpation est douloureuse, nous constatons
un léger empâtement de la glande, et le ganglion lymphatique situé en avant du tragus est un peu gros. Les parois
buccales sont sèches du côté droit, la gencive est rouge et
enflammée, surtout au niveau de la deuxième grosse mo-
laire supérieure. L'orifice du canal de Sténon fait
saillie et semble s'ouvrir au niveau d'une papille plus
volumineuse que celle du côté opposé; on dirait un
aphthe. En pressant sur la glande, on fait sourdre à
l'orifice du conduit une ou deux gouttes d'un liquide
séro-purulent. L'examen bactériologique, pratiqué par mon
chef de clinique Kahn, montre la présence du staphylocoque doré à l'exclusion du bacille d'Eberth. Les jours suivants la fièvre tombe, la tuméfaction parotidienne diminue,
la douleur disparaît, et, en une semaine, il n'existait plus
trace de parotidite.

Telle est la forme légère de la parotidite typhoïdique ; elle
mériterait plutôt le nom de sténonite, de sialodocite ; mais
dans les cas plus graves, les symptômes, au lieu de re-
gresser, s'accentuent. La douleur augmente au niveau de

l'articulation temporo-maxillaire. En un point quelconque de la région parotidienne, le plus souvent vers l'angle de la mâchoire, apparaît un noyau dur et douloureux, qui s'accroît rapidement. Le gonflement peut envahir tout un côté de la face et du cou correspondant à la glande enflammée. Le visage devient méconnaissable, les mouvements de la mâchoire sont presque impossibles. La tumeur parotidienne ne tarde pas à prendre les caractères d'un véritable phlegmon, elle est tendue, douloureuse, sensible à la pression. La peau qui la recouvre est luisante, rouge, parfois violacée et présente une certaine mollesse qui fait place bientôt à une sensation très nette de fluctuation. Le malade accuse des douleurs dans le cou et les épaules. La parotide du côté opposé se prend quelquefois. Le pouls est petit, rapide; la dyspnée très vive, la bouche sèche, l'état général très mauvais : la surdité survient et le malade succombe dans l'adynamie (Giffard [1], Mirabel [2]).

A l'autopsie, le canal de Sténon et tous les conduits excréteurs de la glande sont distendus par le pus; leur paroi est détruite en maints endroits et les travées conjonctives qui séparent les acini n'opposent qu'un faible obstacle à l'envahissement toujours croissant de la suppuration. La lésion débute par le canal excréteur de l'acinus. Il s'agit toujours d'une infection salivaire ascendante, produite par les micro-organismes de la bouche, surtout le staphylocoque doré, et le streptocoque. Dans deux cas on aurait trouvé le bacille d'Éberth.

Les microbes, à l'état normal, ne s'engagent pas dans le canal de Sténon et la salive est amicrobienne (Claisse et Dupré [3]). Cette asepsie s'explique par la direction même du conduit et par ce fait que la salive constitue un mauvais milieu de culture (Sanarelli). Dans la fièvre typhoïde l'enduit saburral des dents et de la muqueuse buccale offre aux microbes un milieu favorable; de plus la sécrétion

1. Giffard. Th. de Paris, 1861.
2. Mirabel. Th. de Paris, 1885.
3. Claisse et Dupré. *Arch. de méd. expérim.*, 1894.

salivaire diminue notablement, comme dans toutes les pyrexies ; l'équilibre physiologique est rompu et les microbes ne trouvant plus d'obstacles, peuvent remonter le canal de Sténon. Ma malade avait eu, trois jours avant les premiers signes de sa parotidite, une gingivite assez marquée du côté droit ; il ne paraît pas douteux que cette gingivite ait marqué le premier stade de l'infection salivaire ascendante : elle en a été la cause immédiate.

C'est donc, contre la stomatite, contre l'infection buccale qu'il faut diriger les moyens prophylactiques en instituant une antisepsie buccale rigoureuse. Cette antisepsie suffit dans les cas légers. Dans les cas graves il faut recourir à l'intervention chirurgicale précoce.

Hématomes et abcès musculaires. — Les lésions musculaires typhiques sont variées. J'ai eu récemment à l'Hôtel-Dieu un typhique atteint d'hématome suppuré du muscle grand droit de l'abdomen. Cet homme était en pleine convalescence quand la fièvre réparaît. Je constate à la région sus-pubienne une voussure peu douloureuse ; la peau a une teinte ecchymotique ; la pression donne une crépitation sanguine, une hémorrhagie s'est faite dans le muscle droit. Le lendemain, voussure et ecchymose ont augmenté. Une ponction exploratrice donne issue à un liquide hémorrhagique et purulent dans lequel l'examen bactériologique décèle le bacille d'Eberth *à l'état de pureté*. On incise la tumeur et on retire 200 grammes de liquide sanguinolent légèrement purulent inclus dans la gaine du muscle. Quelques jours plus tard le malade était guéri. C'est là un exemple d'hématome purulent.

D'une façon générale, la toxi-infection due au bacille d'Eberth et à sa toxine détermine des altérations musculaires qui se présentent sous forme de dégénérescence graisseuse, cireuse et vacuolaire. La dégénérescence attaque l'intimité des fibres et se limite à la substance contractile : « Cette altération consiste en une modification de la fibre contractile due probablement à la coagulation de la myosine. Il en résulte une perte complète d'élasticité musculaire et par suite une très grande friabilité » (Chantemesse). Ces altérations musculaires se traduisent par des déchirures, par des hématomes, par des abcès qui ont pour siège de prédilection les muscles grands droits de l'abdomen et les muscles adducteurs des cuisses. Passons en revue ces différentes lésions.

Les *ruptures musculaires* sont tantôt indolores, tantôt douloureuses. Ainsi la rupture musculaire du droit de l'abdomen a pu être prise dans quelques cas pour un début de péritonite.

L'*hématome du muscle* est habituellement consécutif à la rupture. Souvent l'hématome reste à l'état de pureté sans purulence; le sang recueilli à l'incision est fluide ou en caillots, mais il n'y a pas trace de purulence. Un cas de ce genre m'a été communiqué par Letulle : chez un malade arrivé au seizième jour de sa fièvre typhoïde apparaît une vive douleur dans la région du muscle droit de l'abdomen, côté gauche. La région endolorie est proéminente, une teinte ecchymotique apparaît, on diagnostique un hématome du muscle. Le malade succombe à une perforation intestinale et on trouve à l'autopsie la rupture et l'hématome du muscle. L'examen histologique du muscle fait par Letulle peut se résumer en quelques mots : apoplexie diffuse du grand droit, dilacération des faisceaux contractiles par des masses de globules rouges avec œdème interstitiel, infiltration d'innombrables cellules lymphatiques en majorité mononucléaires. — Rémy m'a communiqué le cas suivant : Chez un jeune homme atteint d'une rechute de fièvre typhoïde, se déclare un hématome occupant toute la hauteur de la cuisse depuis le genou jusqu'au triangle de Scarpa; la peau est violacée. La tuméfaction est survenue en quelques minutes après un effort douloureux. La guérison fut obtenue par compression sans incision. — Boisson et Simonin ont publié un cas d'hématome musculaire pur, sans suppuration, survenu dans le cours d'une fièvre typhoïde [1].

1. Boisson et Simonin. *Arch. de méd. milit.*, 1895, p. 122.

L'hématome musculaire n'est pas toujours à l'état de pureté, il passe souvent à la *suppuration* comme chez notre malade; en voici d'autres exemples : Tollemer m'a communiqué le cas suivant : Un typhique du service de Brissaud en se soulevant, les jambes écartées pour se mettre sur le bassin, ressent une vive douleur à la face interne de la cuisse gauche. Le lendemain apparaît dans cette région une tuméfaction fort douloureuse avec ecchymose des téguments. L'empâtement devint fluctuant, l'incision donna issue à un liquide hémorrhagique et purulent et amena la guérison. Plusieurs observations d'hématomes purulents sont consignées dans les thèses de Kieffer[1] et de Someil[2].

Dans quelques cas la suppuration envahit d'emblée le muscle sans hématome préalable[3]. Cependant en y regardant de près on voit qu'au liquide purulent s'adjoint une petite quantité de sang.

Enfin le muscle peut être gangrené (Millard).

Ces différentes lésions musculaires, rupture, hématome pur, hématome suppuré, suppuration sans hématome, ont un début plus ou moins douloureux, suivi d'empâtement, d'ecchymose, de fluctuation. Ces modalités diverses peuvent être dues au bacille d'Eberth, sans adjonction d'autres microbes, ou à d'autres microbes, streptocoques et staphylocoques. L'intervention chirurgicale est presque toujours indiquée.

Lésions osseuses. — On peut observer, pendant la convalescence de la fièvre typhoïde, des lésions osseuses et ostéo-articulaires multiples : accroissement rapide des os, douleurs osseuses rhumatoïdes, douleurs fixes du tibia, du fémur, tuméfaction de l'os, tuméfaction des jointures, déformation des os longs, hypertrophie des têtes osseuses,

---

1. Kieffer. *Ruptures musculaires dans la fièvre typhoïde.* Th. de Paris, 1895, p. 40.

2. Someil. *Abcès musculaires dans la fièvre typhoïde.* Th. de Paris, 1894, p. 50.

3. Kieffer. Th. de Paris, 1895, p. 48 et 55.

exostoses, ostéomyélite et périostite aiguë suppurée, ostéomyélite et périostite chronique, autant de lésions, autant de symptômes, justiciables de l'infection typhique du système osseux. Étudions en détail ces différentes modalités :

D'abord, il est un fait certain, c'est que chez l'homme, comme chez l'animal en expérience, la moelle des os est, après la rate, l'habitat de prédilection du bacille typhique (Wyssokowitch, Chantemesse et Widal[1]). De tous les microbes, c'est le bacille d'Eberth qui détermine, le plus souvent, les réactions médullaires typhiques. Roger et Josué[2]). Si l'on injecte, dans le système sanguin des lapins, des cultures pures du bacille d'Eberth, c'est dans la moelle des os et de la rate que le microbe se cantonne et séjourne le plus volontiers. D'autre part, l'observation a prouvé depuis longtemps que les enfants et les adolescents convalescents de fièvre typhoïde ont une croissance exagérée des membres après leur maladie, ce qui prouve un allongement rapide des os. Il est donc certain que l'infection typhique donne aux os, surtout aux os qui sont en voie d'accroissement, une suractivité qui se traduit anatomiquement par une prolifération exagérée de la moelle de l'os et de la couche sous-périostique. La moelle osseuse et le périoste sont également infectés par le bacille typhique, mais c'est par la moelle que paraît débuter la lésion (ostéomyélite) ; elle se propage de là au périoste. Il y a donc des ostéomyélites et des ostéopériostites, mais l'ostéomyélite est parfois dominante.

Les infections osseuses surviennent en général pendant la convalescence, ou quelque temps après la guérison de la dothiénentérie ; elles sont surtout fréquentes chez l'enfant et chez l'adolescent aux âges où le squelette est en pleine évolution et n'a pas encore atteint son entier développement ; elles revêtent différentes modalités que nous allons passer en revue :

1. Chantemesse et Widal. *Soc. méd. des hôpit.*, 1893.
2. Roger et Josué. *Soc. de biol.*, 26 mars 1898, p. 568.

Il y a une forme *rhumatoïde* bien étudiée par Déhu dans sa très remarquable thèse[1]. Dans cette forme, le processus infectieux ne se localise pas, il provoque des douleurs dans les membres, dans les jointures, douleurs comparables « aux douleurs de croissance »; la pression sur les os, sur les tibias, sur les articulations est pénible[2]; la marche, la station debout provoquent une fatigue rapide; cet état dure quelques semaines et se juge par un rapide accroissement de la taille du sujet.

Dans d'autres cas, le processus infectieux se localise au tibia, au fémur, aux os du bras, au sternum, aux côtes, sous forme d'ostéomyélite aiguë, d'ostéopériostite aiguë. La douleur et la fièvre sont les premiers symptômes; le malade se plaint d'un point douloureux d'abord très limité; la moindre pression sur l'os malade détermine parfois des douleurs les plus aiguës; les mouvements les exaspèrent; ces douleurs sont continues ou paroxystiques, plus accusées la nuit que le jour. Cette période aiguë, fébrile, avec ou sans frissons, n'aboutit pas toujours à la suppuration; au niveau de la région douloureuse, la peau est légèrement œdématiée, sans changement de coloration, et l'on sent, au palper, une induration, un gonflement osseux, sur lequel la peau glisse sans adhérences; après un temps quelquefois fort long, et même après des rémissions et des récidives, la tuméfaction et la douleur disparaissent et la guérison survient.

J'ai eu, cette année, dans mon service, un cas d'ostéomyélite costale typhique. Il s'agit d'un jeune homme de dix-huit ans convalescent d'une dothiénentérie grave. Quinze jours après la défervescence survient un point de côté violent à droite. La douleur est exactement localisée à la septième côte à 6 centimètres de l'articulation chondro-vertébrale. Il n'existe à ce niveau aucune tuméfaction.

---

1. Déhu. *Étude sur le rôle du bacille d'Éberth dans les complications de la fièvre typhoïde.* Th. de Paris, 1895.

2. Mercier. *Rev. mens.,* 10 janv. 1879. — Bourgeois. *Ostéite et périostite typhoïde.* Th. de Paris, 1887. — Dupont. Th. de Paris, 1895.

Je porte le diagnostic d'ostéomyélite au début, et en effet les jours suivants, gonflement et rougeur font leur apparition, sans élévation de température. Le sixième jour on croit sentir une légère fluctuation; mais le processus s'arrête, la résolution se fait et au bout d'un mois le malade quitte le service n'ayant plus qu'une légère exostose indolente. La localisation de cette ostéomyélite costale était intéressante : elle correspondait au point d'ossification complémentaire destiné à la tubérosité, qui apparaît à l'âge de notre malade. Quand l'ostéopériostite aboutit à la suppuration, les douleurs sont plus vives, l'œdème s'accroît dans la région malade, la peau devient rouge et lisse, et faute d'intervenir, le pus se fraye une issue au dehors. Ce pus est épais, brunâtre, sans odeur. La fièvre et la douleur cessent avec l'issue du pus, et un stylet introduit dans la fistule fait percevoir l'état de l'os. Au cas de nécrose, il se fait des fistules interminables qui ne guérissent qu'après l'issue ou l'ablation du séquestre.

Dans quelques cas, l'infection osseuse passe à l'état chronique ou revêt d'emblée une marche lente; elle évolue pendant des mois et des années sous le masque d'une ostéopathie syphilitique ou d'un abcès froid tuberculeux (Chantemesse et Widal)[1]. Même quand la lésion est chronique d'emblée, il y a toujours un moment où elle est douloureuse; tantôt la douleur coïncide avec les débuts de la lésion, tantôt elle ne survient que des mois ou même des années plus tard; la tumeur osseuse s'accroît très lentement et elle se termine par résolution, par exostose, ou par suppuration. L'exostose peut acquérir les dimensions d'une noix, d'une orange, déformer les membres et en gêner le fonctionnement. Dans une observation de Achard et Broca[2], la tuméfaction osseuse fluctuante durait depuis onze mois; le pus qui en fut retiré contenait le bacille d'Eberth. Péan a publié un cas des plus intéressants: il y est question d'une malade qui fut prise au déclin d'une

1. Chantemesse et Widal. *Gazette hebdomadaire*, 29 novembre 1895.
2. Achard et Broca. *Gazette hebdomadaire*, 26 janvier 1895.

fièvre typhoïde, d'ostéopériostite du fémur droit, opérée et drainée. A cette même époque des douleurs avaient éclaté au fémur gauche, mais peu à peu ces douleurs ayant disparu, elles ne firent leur réapparition que quelques années plus tard; cette nouvelle lésion aboutit à une ostéomyélite qui fut opérée; le pus contenait du bacille typhique à l'état de pureté[1].

Le *diagnostic* des complications osseuses de la fièvre typhoïde ne présente pas de difficultés lorsque ces complications, ostéopériostites ou ostéomyélites, surviennent d'une façon classique pendant ou après la convalescence de la dothiénentérie. Mais, quand elles n'éclatent que longtemps après, la lésion ayant sommeillé plus ou moins longtemps à l'état latent, il ne faut pas confondre la lésion typhique, forme indurée ou ossifluente, avec la syphilis osseuse ou avec la tuberculose osseuse; l'ostéomyélite des adolescents devra également en être différenciée. Le *pronostic* est très rarement grave; le plus souvent, dit Schwartz, on est frappé de la superficialité des dégâts et de leur peu d'étendue.

Le *traitement* médical consiste à calmer les douleurs et à limiter dans la mesure du possible l'étendue de la lésion : sangsues, frictions mercurielles, repos et immobilité. Le traitement *chirurgical* est souvent indiqué, et les bons résultats ne s'en font pas attendre. L'examen bactériologique fait au moment de l'opération donne des renseignements précis sur la nature des agents pathogènes; le bacille d'Eberth est parfois associé à d'autres microbes, staphylocoques ou streptocoques; parfois même le bacille d'Eberth peut ne plus exister au moment de l'opération.

Organes des sens. — On a constaté aux yeux des ulcérations de la cornée, la fonte purulente de l'organe, le phlegmon de l'orbite. Dans un cas de Panas, le bacille d'Eberth existait à l'état de pureté.

La *surdité*, symptôme fréquent à la période d'état de la

---

1. Brunl. Ostéomyélite post-typhique. *Ann. de l'Inst. Pasteur*, 1896, p. 220.

fièvre typhoïde, peut dépendre d'un trouble nerveux ou d'un catarrhe de la trompe d'Eustache et de l'oreille moyenne qui coïncide avec le catarrhe du pharynx. Ces troubles auditifs n'ont aucune gravité. Mais dans quelques cas, ils sont dus à une otite purulente qui peut déterminer la perforation de la membrane du tympan, se propager aux cellules mastoïdiennes, et même entraîner la carie du rocher avec toutes ses conséquences.

La *peau* peut être atteinte d'éruptions multiples, morbilliformes, scarlatiniformes. Dans quelques cas, il ne s'agit pas de simples éruptions, mais de vrais érythèmes infectieux[1] pouvant enlever les malades en trente-six, en quarante-huit heures.

Marche. Rechute. — J'ai déjà indiqué, dans la description de la maladie, les irrégularités possibles du début, et la lenteur parfois excessive de la convalescence, mais il y a d'autres particularités qui doivent trouver leur place ici. Ainsi la fièvre typhoïde à son début peut simuler une fièvre intermittente[2] : les accès sont d'abord tierces, puis quotidiens ou doubles-tierces; la fièvre, d'intermittente qu'elle était, devient rémittente et prend son type de fièvre typhoïde. C'est principalement dans les pays où les fièvres paludéennes sont endémiques, c'est chez les gens qui ont quitté depuis peu de temps ces pays, que la fièvre typhoïde peut revêtir au début le caractère intermittent. Les anciens auteurs connaissaient ces faits, mais pour eux la fièvre intermittente palustre se transformait en fièvre ataxique ou maligne; en cela ils se trompaient, car, tout en subissant une transformation dans son type, la maladie ne change pas de nature (Trousseau).

En parlant de la convalescence de la fièvre typhoïde, j'ai dit que cette période peut être entravée par d'innombrables complications, et j'ai réservé, pour en parler ici, la question des *rechutes*. Il ne faut pas confondre la rechute et la réci-

1. Hutinel et Martin de Gimard. Épidémie d'érythèmes infectieux au cours de la fièvre typhoïde. *Méd. mod.*, 1890.

2. Jaccoud. *Clin.*, 1887, p. 198.

dive; la *récidive*, fort rare puisque la fièvre typhoïde confère l'immunité, concerne les cas qui surviennent plusieurs mois ou plusieurs années après une première atteinte; la rechute, au contraire, accident beaucoup plus fréquent, surprend le malade au moment de la convalescence, après quelques jours d'apyrexie complète, comme si la maladie se faisait en plusieurs poussées distinctes. La rechute se produit dans la proportion de 6 à 10 pour 100; elle est plus fréquente chez les enfants.

Rien ne peut faire prévoir la rechute; elle débute souvent par des vomissements, la fièvre et la température acquièrent une nouvelle intensité, les symptômes de la fièvre typhoïde et les taches rosées reparaissent, bien que fort *atténuées*. La rechute a une durée moyenne de huit à douze jours, elle se termine habituellement par la guérison, toutefois elle n'est pas à l'abri des complications que nous avons signalées. On peut observer jusqu'à quatre et cinq rechutes (Jaccoud)[1].

Il n'est pas rare, surtout dans les hôpitaux d'enfants, de voir un malade atteint de fièvre typhoïde prendre la scarlatine, la rougeole, la variole, mais la réciproque est extrêmement rare, parce que la fièvre typhoïde est loin d'être aussi contagieuse que les fièvres éruptives[2].

Pronostic. — Mort subite. — Les descriptions précédentes disent assez quels sont les différents modes de terminaison de la dothiénentérie. Sa gravité et la mortalité varient suivant les épidémies, suivant les pays, suivant les milieux (hôpital, ville, campagne). En moyenne, la mortalité serait de 18 à 20 pour 100 (Murchison, Griesinger), de 20 pour 100 (Jaccoud). Nous verrons, plus loin, que la mortalité a notablement baissé.

Ce qui doit engager à être réservé sur le *pronostic* de cette maladie, c'est d'abord que les accidents les plus terribles (péritonite, mort subite) peuvent survenir dans les formes en apparence légères; c'est ensuite que les compli-

---

1. Jaccoud. Fièvres typhoïdes à rechutes multiples. *Clin.*, 1887, p. 177.
2. Béz. *Contemporanéité des fièvres éruptives et leur coïncidence avec la fièvre typhoïde*. Th. de Paris, 1887.

cations les plus graves peuvent surgir *pendant la convalescence*, alors qu'on regardait le malade comme guéri. J'ai signalé ces différentes éventualités, mais il en est une dont je n'ai pas encore parlé et qui doit trouver sa place ici : c'est la mort subite.

Mort subite. — Lors de mes premières publications sur *la mort subite dans la fièvre typhoïde*, ce fait pathologique était à peu près ignoré, et les quelques observations éparses dans les auteurs étaient passées inaperçues. En moins d'un an il me fut possible d'en réunir 14 observations, qui servirent de sujet à ma thèse inaugurale[1]. Quelques années plus tard, dans un nouveau travail sur le même sujet[2], j'en avais réuni 63 observations, et j'en possède actuellement près de 80, sans compter celles qu'on n'a pas publiées, par la raison qu'un fait qu'on recherchait quand il était nouveau est délaissé quand il devient banal. Ces chiffres me paraissent plus que suffisants pour établir que la mort subite, dans la dothiéncntérie, loin d'être exceptionnelle, est presque aussi commune que bien d'autres complications, perforations intestinales ou péritonites; j'évalue sa fréquence à 2 pour 100, ce qui lui assigne à l'avenir une place malheureusement importante dans l'histoire de cette maladie, dont elle assombrit encore le pronostic[3].

A l'étude de la mort subite se rattachent deux questions, l'une de fait, purement clinique, l'autre théorique, qui recherche les causes et le mécanisme de l'accident.

La mort subite, accident traître et brutal, frappe habituellement sans avertissement et sans prodromes, le plus souvent dans les cas de fièvre bénigne ou de moyenne intensité, alors que tout danger paraît conjuré. Quand on compare les observations, c'est à croire qu'on les a calquées les unes sur les autres, tant les circonstances qui accompagnent la mort subite se produisent dans les mêmes

1. Dieulafoy. *De la mort subite dans la fièvre typhoïde.* Th. de Paris, 1867.
2. *Gaz. hebdom.*, 1877, n° 20 et 21.
3. Dewèvre. Mort subite dans la fièvre typhoïde. *Arch. de méd.*, oct. 1887.

conditions. On y voit que les deux premiers septénaires avaient été traversés sans encombre; la température commençait à baisser, le malade se sentait mieux et réclamait à manger, la convalescence s'annonçait[1], lorsque tout à coup, sans angoisse et sans avertissement, le malade devient d'une extrême pâleur, il est pris de quelques mouvements convulsifs et il meurt, la scène entière ayant duré moins de temps qu'il n'en faut pour la raconter. La mort est évidemment due à une syncope, mais comment expliquer cette syncope ? J'en avais demandé l'explication à la physiologie. Il ne m'avait pas été difficile de réunir bon nombre d'observations où la mort subite, *en dehors de la fièvre typhoïde*, est due à des circonstances en apparence insignifiantes : ingestion d'eau glacée, cautérisation ammoniacale du pharynx, applications de caustique, etc. On sait, d'autre part, que les corps étrangers de l'intestin, lombrics, noyaux de fruits, etc., provoquent volontiers des convulsions épileptiformes[2], quelquefois suivies de syncope et de mort. Aussi, me basant d'un côté sur les faits cliniques, de l'autre sur les expériences de Brown-Séquard, de Goltz, qui démontrent l'excitabilité spéciale de l'intestin et le mécanisme des syncopes consécutives aux excitations intestinales, j'avais avancé la théorie suivante : la syncope de la fièvre typhoïde est due en partie à une action réflexe ayant son point de départ dans l'intestin malade ; l'excitation est transmise par les filets centripètes du grand sympathique jusqu'aux cellules de la moelle et du bulbe, et produit sur

1. Sur 54 observations, la mort subite est ainsi répartie :

2 cas de mort au 17e jour.
2   —   18e —
4   —   19e —
6   —   20e —
5   —   21e —
2   —   23e —
2   —   24e —

2. Nous avons observé, avec Krishaber, un enfant de onze ans qui avait avalé des noyaux de prune : il fut pris de convulsions et mourut. A l'autopsie, nous avons trouve les noyaux accumulés dans la dernière partie de l'iléon.

les noyaux du pneumogastrique (nœud vital) une véritable action sidérante.

M. Hayem s'est fait le défenseur d'une théorie qui attribue la mort subite aux altérations du muscle cardiaque qu'on rencontre dans la fièvre typhoïde comme dans la plupart des fièvres graves. Cette théorie est séduisante, car elle paraît basée sur l'anatomie pathologique ; mais si l'on admet que la mort subite est due à la dégénérescence cardiaque, on doit retrouver cette dégénérescence dans tous les cas de mort subite ; or, il n'en est rien, *elle fait souvent défaut* : dans sept cas qui ont été presque tous publiés (Laveran, Bussard, Malassez, Dejerine) [1], l'examen histologique n'a *pas* révélé d'altérations cardiaques. Donc, si la mort subite a pu se passer sept fois d'une altération du cœur, c'est ailleurs qu'il faut rechercher les causes qui la provoquent. La mort subite par syncope n'est donc pas l'aboutissant de la forme dite cardiaque ; ainsi que je l'ai déjà dit, elle est autre chose. L'étude de la toxine typhique sur les ganglions nerveux du cœur (Chantemesse) pourrait peut-être servir à élucider cette pathogénie.

Diagnostic. — Tous les *états typhoïdes* peuvent simuler la fièvre typhoïde, jusqu'à cet état provoqué par la *lombricose* sur laquelle Chauffard vient de nouveau d'attirer l'attention, au sujet d'un jeune garçon, ayant les apparences de la fièvre typhoïde, et en réalité guérissant après avoir rendu 59 lombrics [2].

Le diagnostic de la fièvre typhoïde, livré aux secours seuls de la clinique, est souvent fort difficile ; les cas exceptionnels débutant par une angine, par un catarrhe gastrique, par une pneumonie lobaire, par des accès intermittents, sont bien faits pour dérouter le clinicien ; on peut en dire autant des formes légères et des formes ataxiques à délire précoce simulant la méningite ou la manie aiguë.

---

1. *Soc. de biol.* Séance du 26 décembre 1885.
2. Chauffard. Lombricose à forme typhoïde. *La Sem. méd.*, 1895, p. 505. — Casamayor. Ascarides lombricoïdes dans la fièvre typhoïde. *La Presse méd.*, 1896, p. 64.

D'après Wunderlich, toute maladie dans laquelle la température n'a pas atteint 40 degrés le soir du quatrième jour n'est pas une fièvre typhoïde, et toute maladie dans laquelle la température atteint 40 degrés dès le premier jour n'est pas une fièvre typhoïde : cette deuxième proposition n'est pas acceptable, et la première est sujette à beaucoup d'exceptions.

La *méningite cérébro-spinale* a bien des traits communs avec la fièvre typhoïde ; bien mieux, l'infection typhoïde peut provoquer en même temps l'infection cérébro-spinale. Je prie le lecteur de se reporter au chapitre des méningites cérébro-spinales où tous les éléments de ce diagnostic parfois fort difficile sont longuement discutés.

La *syphilis maligne hypertoxique* peut simuler la fièvre typhoïde ; Fournier l'a décrite sous le nom de *typhose syphilitique*. J'en ai observé à l'Hôtel-Dieu un cas qui s'est terminé par la mort. Letulle m'a communiqué le fait suivant ; Une jeune femme entre à l'hôpital en pleine syphilis secondaire avec une fièvre violente, la température variant entre 39 et 40 degrés ; la rate est volumineuse, le ventre est ballonné, on dirait un état typhoïde. Trois jours plus tard, la fièvre tombe, l'état général s'améliore et la syphilis continue son évolution. Des observations de typhose syphilitique, avec fièvre, prostration, état adynamique et typhoïde, sont consignées dans les thèses de Morin[1], de Courtaux[2], de Vialaneix[3].

Dans la typhose syphilitique (forme hypertoxique) l'éruption secondaire de la syphilis éclate au milieu de symptômes qui rappellent tantôt l'invasion d'une fièvre éruptive, tantôt la fièvre typhoïde. La fièvre atteint 39 et 40 degrés, l'abattement, la prostration, l'adynamie, la céphalalgie, les vertiges, les épistaxis, les vomissements, la dyspnée sont les symptômes habituels de la typhose syphilitique. Chez notre malade, à laquelle je faisais allusion plus haut, les symptômes d'hypertoxie étaient portés au maximum, l'hémoglobine avait

1. Morin. *Typhose syphilitique.* Paris, 1888, p. 18, 52, 97
2. Courtaux. *La fièvre syphilitique.* Paris, 1871, p. 41.
3. Vialaneix. *La fièvre syphilitique.* Paris, 1889 p. 33.

diminué de moitié; la tachycardie, la dyspnée, l'adynamie, aboutirent à un collapsus mortel sans que l'autopsie ait permis de découvrir la moindre lésion. Ces cas sont bien importants à connaître.

La grippe, la méningite cérébrale, l'endocardite infectieuse, la tuberculose aiguë (granulie) sont les maladies qui peuvent simuler le mieux la fièvre typhoïde. Qui de nous, soit dans sa carrière hospitalière, soit auprès des malades confiés en ville à nos soins, qui de nous ne s'est trouvé plusieurs fois en face de ces situations pénibles, où il nous était impossible de savoir si les malades en question avaient ou n'avaient pas la fièvre typhoïde? Voici, par exemple, un jeune garçon de vingt ans : il a été pris, il y a quelques jours, de fièvre, de céphalalgie violente, de vomissements; il tousse. L'auscultation de la poitrine décèle des râles sibilants disséminés, la température atteint le soir 40 degrés; il n'y a point de diarrhée; l'insomnie est persistante, et on se demande avec anxiété si on se trouve en face d'une fièvre typhoïde, maladie le plus souvent curable, ou en face d'une granulie commençante, maladie presque fatalement mortelle. Sur quoi baser le diagnostic; est-ce sur la courbe de la température? Mais elle est loin de suivre, dans l'un et l'autre cas, le schéma classique que nous lui connaissons. Est-ce sur l'apparition des taches lenticulaires? Mais elles n'ont pas encore apparu, et elles ne paraîtront peut-être pas. Est-ce sur la céphalalgie, sur l'insomnie, sur les épistaxis? Mais pareils symptômes peuvent exister dans les deux cas. Et cependant les râles se généralisent, la dyspnée apparaît, tout fait redouter la granulie; les jours se succèdent, et le diagnostic reste toujours indécis.

Nous verrons plus loin ce qu'il faut penser des fièvres para-typhoïdes. Pour nous aider dans le diagnostic de la fièvre typhoïde, la bactériologie avait mis à notre service l'examen du sang de la rate retiré par ponction, moyen fort compliqué et souvent peu praticable; Elsner avait proposé la recherche du bacille dans les selles, nous y reviendrons. Sur ces entrefaites, Widal a fait à la Société médicale des hôpitaux[1] une communication de la plus haute importance. Dans cette communication, il nous indiquait le moyen de faire, en quelques instants, d'une façon précise, indiscutable, à la portée de tous, le diagnostic, parfois si difficile, quelquefois même impossible, de la fièvre typhoïde.

Je me suis empressé d'en contrôler les résultats, et j'en ai fait aussitôt l'objet d'une présentation à l'Académie de médecine[2]. Cette méthode nouvelle de *séro-diagnostic* est basée sur ce fait, que le sérum des gens atteints de fièvre typhoïde, ou même en convalescence, possède la propriété d'immobiliser et de réunir en amas, *in vitro*, les bacilles d'Eberth, répandus dans un bouillon.

Ainsi, si l'on place sous le microscope une culture jeune, en bouillon, du bacille d'Eberth, on voit tous les bacilles *isolés*, comme l'indique la figure ci-jointe, et doués d'une *mobilité* extrême[5].

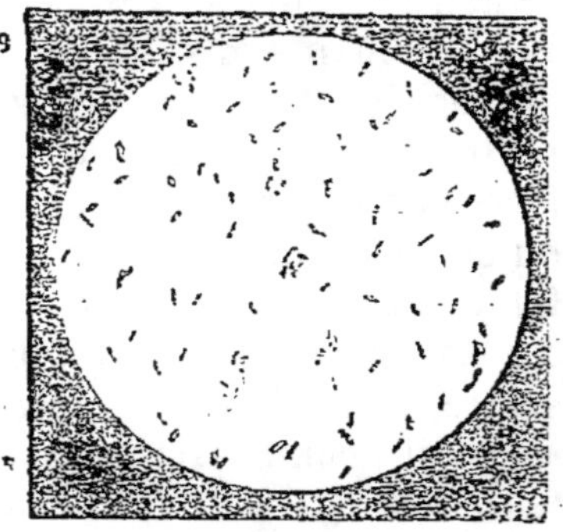

Culture jeune de bacilles d'Eberth. — Bacilles isolés et extrêmement mobiles.

1. F. Widal. Séro-diagnostic de la fièvre typhoïde. *Soc. méd. des hôpit.*, 26 juin 1896. — *Congr. de Nancy*, 1896. — *Pr. méd.*, 8 avril 1896.

2. Dieulafoy. Communication faite à l'Acad. de méd., le 7 juillet 1896.

5. Voici la marche adoptée par Widal pour la pratique du séro-diagnostic. « Je commence, dit-il, par l'examen extemporané au microscope, après mélange du sérum à une culture en activité dans la proportion de 1 pour 10 et même de 1 pour 5. Lorsque la préparation est agitée de nombreux mouvements browniens, on a tout intérêt à la laisser reposer un quart d'heure ou une demi-heure pour bien saisir la formation des amas. On doit toujours examiner par comparaison une préparation de la culture faite avant l'addition du sérum. L'usage d'une culture jeune, datant d'un ou deux jours, est préférable. Je dirai même que, si le développement d'une culture est suffisamment riche, *plus elle est jeune, meilleure elle est*. Une culture en bouillon bien neutre, vieille de plusieurs jours, peut permettre le diagnostic, pourvu qu'on se conforme aux indications fournies plus loin. En pratique, dans un laboratoire d'hôpital, on peut tou-

Mais, par contre, si, dans un tube à expérience, on fait un mélange contenant 10 gouttes du bouillon de culture de bacilles d'Eberth et 1 goutte de sang ou mieux 1 goutte de sérum provenant de quelques gouttes de sang retiré de la pulpe du doigt d'un malade atteint de fièvre typhoïde, et si l'on place sous le microscope une préparation de ce mélange, on assiste à un spectacle des plus saisissants : les bacilles ne restent plus ici isolés et très mobiles, comme dans la préparation précédente ; ils tendent à perdre leur mobilité, ils se déforment, ils s'agglutinent, ils se réunissent *par tas*, ils forment, sur la préparation, de grandes plaques, de gros îlots séparés par des espaces vides. Ces espaces vides sont encore parcourus par quelques bacilles, moins mobiles, indécis dans leur orientation, et comme sidérés, et attirés, en fin de compte, vers l'un de ces amas,

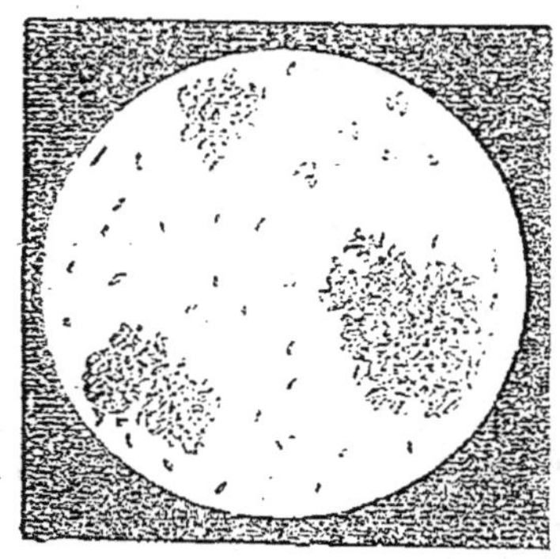

Culture de bacilles d'Eberth, additionnée de sérum de typhique. Les bacilles perdent leur mobilité et se réunissent en amas.

dans lequel ils sont englobés à leur tour, ainsi qu'on peut le voir dans la figure ci-dessus.

jours avoir des cultures datant de quelques jours, suffisantes pour permettre l'examen immédiat.

« Si l'examen extemporané me montre les amas nombreux et confluents, franchement bactériens et parsemant tous les points de la préparation, à la façon des ilots d'un archipel, mon diagnostic est fait. Si les amas, tout en étant caractéristiques, ne sont pas très confluents, ou si je ne trouve que des bacilles mobiles ou isolés, j'examine de nouveau le mélange après plusieurs heures, à l'œil nu et au microscope. Après ce temps, le phénomène, lorsqu'il existe, est souvent apparent. En cas de résultat négatif, je réitère plusieurs jours de suite l'examen, tant que les symptômes suspects persistent.

« Si l'on ne possède qu'une culture très ancienne ou même une culture datant seulement de quelques jours, mais donnant, par le microscope, avant l'addition du sérum, des précipités de faux amas, il ne faut pas

Tel est, en quelques mots, le phénomène constant auquel on assiste ; dès lors le diagnostic est fait ; le malade qui fournit un sérum capable d'imprimer de pareilles modifications à un bouillon de culture typhique, avec propriétés agglutinantes et immobilisantes par tas, ce malade est atteint de fièvre typhoïde, et ne peut être atteint que de fièvre typhoïde.

Le phénomène que je viens de décrire a été constaté un grand nombre de fois par Widal sur des malades qui étaient au 7ᵉ, 12ᵉ, 15ᵉ, 16ᵉ, 19ᵉ, 21ᵉ jour de leur fièvre typhoïde ; par contre, le sérum de malades atteints d'affections diverses, néphrites, tuberculoses, pneumonies, ictère, rhumatisme, etc., mis en contact, comme il a été dit précédemment, avec un bouillon de culture de bacilles d'Eberth, laisse ces bacilles mobiles et isolés.

De tous côtés, en France et à l'étranger le séro-diagnostic a fait ses preuves et partout il a été adopté. Le temps l'a maintenant consacré. Voilà donc « un procédé simple et rapide, extemporané, ne nécessitant aucun matériel de laboratoire, pas même de matières colorantes. Il suffit d'avoir à sa disposition une culture pure en bouillon de bacilles d'Eberth, que l'on peut conserver pendant des semaines, un microscope avec objectif à immersion, et quel-

hésiter à rajeunir la culture et à remettre la réponse au lendemain. On peut mélanger le sérum au bouillon, ensemencer et mettre à l'étuve. En quinze heures, et même moins, les microbes se sont amassés au fond du tube, pour y former de petits flocons blanchâtres, et laissent le bouillon presque complètement clair. Par agitation, ces flocons n'arrivent pas à se dissoudre complètement ; ils laissent toujours un précipité nageant dans le liquide sous forme d'une très fine poussière. J'emploie constamment ce procédé, concurremment avec le procédé extemporané, quand j dispose d'un sérum pris dans des conditions de pureté absolue. La prise dans la veine donne seule une certitude à peu près complète. Si je ne suis pas sûr de l'asepsie de mon sérum, je rajeunis une culture en l'ensemençant en bouillon simple. En moins de vingt-quatre heures, j'ai une culture nouvelle, suffisamment troublée pour donner le phénomène au microscope, immédiatement après l'addition du sérum des typhiques. J'ajoute que, quelques heures après ce mélange, les grumeaux peuvent être visibles à l'œil nu. »

ques gouttes, à la rigueur une seule, du sang ou du sérum d'un malade » (Widal).

L'expérience peut encore être faite d'une autre manière : si l'on additionne de sérum typhique un bouillon de culture de bacille d'Eberth en activité, ou si l'on ensemence un bouillon vierge immédiatement après l'avoir additionné de sérum, on voit après quelques heures d'étuve, le bouillon se clarifier et de petits flocons blanchâtres s'agglomérer au fond du tube à la façon d'un précipité.

La propriété agglutinante paraît être attachée aux matières albuminoïdes du sang ou des humeurs qui forment autour des microbes une sorte de précipité chimique (Widal et Sicard[1]). Du reste, la réaction agglutinante ne s'obtient pas seulement avec le sérum typhique, on peut l'obtenir avec quelques sécrétions ou quelques humeurs des typhiques, sérosité des vésicatoires, liquides d'œdème, larmes, bile, exceptionnellement avec l'urine (Widal et Sicard).

On a constaté la réaction agglutinante avec le lait des nourrices atteintes de fièvre typhoïde (Achard et Bensaude).

Dans un cas publié par Étienne[2], la réaction ne s'est pas faite avec le sang d'un fœtus, dont la mère, dothiénentérique, possédait, elle, la réaction agglutinante ; cette constatation ne doit pas être encore érigée en principe, car le passage de la propriété agglutinante se fait, pour les lapins, de la mère au fœtus (Widal et Sicard).

En résumé, disais-je en 1896 à l'Académie de médecine, on peut entrevoir tous les services que va rendre cette méthode « ce *séro-diagnostic* », suivant l'heureuse dénomination proposée par Widal. Nous allons savoir maintenant ce qu'il faut penser de ces fièvres, tour à tour appelées fièvre synoque, fièvre gastrique, fièvre saisonnière, fièvre muqueuse, typhoïdette, autant de maladies fébriles, infectieuses, qui, suivant les doctrines du moment, allaient grossir ou alléger le bilan de la fièvre typhoïde.

1. *La Pr. méd.*, octobre 1896.
2. *La Pr. méd.*, 1896, p. 465.

Nous pourrons diagnostiquer maintenant, ces grippes infectieuses revêtant les allures de la fièvre typhoïde et présentant parfois un diagnostic insurmontable, dont l'erreur n'était révélée qu'à l'autopsie. Nous saurons ce qu'il faut penser du pneumo-typhus, ce sujet perpétuel de discussion, et nous pourrons savoir, d'une façon indéniable, les cas dans lesquels la fièvre typhoïde semble se localiser sur un poumon typhique, et les cas dans lesquels une pneumonie revêt une allure typhoïde, sans avoir rien de commun avec l'infection éberthienne[1]. Nous saurons aussi s'ils sont atteints de fièvre typhoïde, ou s'ils sont atteints d'endocardite à forme typhoïde, ces malades qui se présentent à nous avec les symptômes trompeurs d'une fièvre typhoïde et un souffle cardiaque si souvent inapte à nous renseigner.

Nous n'aurons plus d'hésitation maintenant, en face de ces fièvres typhoïdes simulant la granulie, et nous saurons s'ils sont, ou non, atteints de fièvre typhoïde, ces malades auxquels je faisais allusion plus haut.

Nous saurons également ce qu'il faut penser du typhus ambulatorius, du typhus levissimus et du typhus abortif, qui prendront d'une façon définitive leur place dans le cadre nosologique.

Nous n'hésiterons plus, à l'avenir, en face de ces cas si difficiles, fort bien étudiés autrefois par Fritz, où l'on se demandait avec anxiété, s'il s'agissait de méningite, de typhus cérébro-spinal ou d'une fièvre typhoïde à allure méningitique. Nous allons savoir, enfin, s'ils sont atteints d'infection palustre à forme typhique, ou de fièvre typhoïde, nos soldats dont l'histoire a été si merveilleusement décrite, depuis Maillot, par nos médecins de la marine et de l'armée. C'est aujourd'hui que les discussions sur l'hybridité typho-palustre trouveront des arguments puissants.

Elle est donc une fois de plus démontrée, dans sa clarté

---

1. Cette espérance a été réalisée par Grasset dans un cas de diagnostic difficile. *Leçons clin. de Montpellier*, 1898, p. 754.

éblouissante, cette *spécificité* de la fièvre typhoïde, œuvre de l'École française, héritage de nos grands maîtres, Bretonneau et Trousseau.

Réaction de fixation ou déviation du complément. — A côté du séro-diagnostic de Widal, il est une méthode de laboratoire plus complexe, qui permet un diagnostic précis non seulement pour la fièvre typhoïde, mais encore pour d'autres infections, où la réaction agglutinante ne peut être recherchée comme par exemple pour la syphilis (réaction de Wassermann) ou pour le kyste hydatique (réaction de Weinberg). La découverte de cette méthode est due à Bordet et Gengou. Les applications à la fièvre typhoïde ont été faites par Widal et Le Sourd. Je vais en exposer tout d'abord le principe.

I. — Si l'on injecte à plusieurs reprises, dans la cavité péritonéale d'un lapin, des globules rouges d'un mouton, on constate que le sérum du premier, obtenu après saignée et rétraction du caillot, est devenu hémolytique vis-à-vis des globules rouges du second. Le sérum du mouton ainsi préparé, dissout *in vitro* les globules rouges du lapin. Or, cette propriété hémolytique du sérum du lapin disparaît si on chauffe à 55 degrés pendant une demi-heure : le sérum qui a ainsi perdu son pouvoir hémolytique est dit *inactivé*.

Mais on peut rendre à ce sérum inactivé sa propriété hémolytique : il suffit pour cela de lui ajouter du sérum d'un animal quelconque, non préparé (sérum d'homme, de cobaye, de lapin, etc...). De la sorte, on peut dissocier dans le sérum du lapin préparé deux substances : l'une dénommée *sensibilisatrice* (Bordet), *amboceptcur* (Ehrlich), *cytase* (Metchnikoff), cette substance vraiment spécifique a été formée chez le lapin, par suite d'une réaction de défense contre des globules rouges étrangers ; elle n'est pas détruite par une température de 55° : elle est *thermostabile*. L'autre substance, dénommée *alexine* (Bordet), ou *complément* (Ehrlich), n'est nullement spécifique : elle se trouve dans le sérum de tous les animaux. De plus, elle est détruite par le chauffage à 55° ; elle est *thermolabile*.

Mettons, en présence des globules rouges de mouton, du sérum de lapin anti-mouton inactivé et du sérum de cobaye normal. Nous formons ainsi un système hémolytique composé d'une sensibilisatrice et d'un complément isolés, dont l'union déterminera l'hémolyse des globules rouges. Si l'on place un tel mélange à l'étuve à 37° pendant une demi-heure, les globules rouges sont dissous; en outre, le complément n'existe plus; il a été en totalité employé à déterminer l'hémolyse avec la sensibilisatrice.

Cette réaction peut servir à reconnaître si un sérum donné contient ou non du complément. Pour cela, on n'a qu'à mettre en présence des globules rouges de mouton et du sérum de lapin anti-mouton inactivé (qui constitue la sensibilisatrice), puis on y ajoute le sérum en expérience, et on laisse le mélange une demi-heure à 37°. Si le sérum donné contient du complément, il y a hémolyse; s'il n'en contient pas, il n'y a pas hémolyse, les globules rouges ne sont pas dissous.

II. — Une réaction analogue se produit avec des microbes. Un sujet, qui a contracté la fièvre typhoïde, possède dans son sérum une sensibilisatrice qui, unie à un sérum quelconque, on non séparée de son propre complément par le chauffage, possède la propriété de détruire, *in vitro*, les bacilles d'Eberth. Le bacille d'Eberth prend le nom générique d'*antigène*, et la substance bactériologique du sérum du malade s'appelle *anticorps*.

Refaisons la réaction précédente, mais remplaçons les globules rouges par des bacilles d'Eberth et le sérum hémolytique par du sérum de typhique contenant des anticorps. Nous aurons alors, en présence des bacilles d'Eberth, du sérum de typhique inactivé et du sérum de cobaye normal. Dans ce cas, il se produit de la bactériolyse et, fait à retenir, *le complément* (sérum de cobaye normal) *est absorbé*; il disparaît après la bactériolyse. Au contraire, si, au lieu de sérum d'un typhique, nous employons le sérum d'un malade atteint d'une autre maladie (granulie par exemple), la sensibilisatrice ou anticorps fera défaut dans la réaction, il n'y aura pas bactériolyse et *le complément ne disparaîtra pas*.

Il résulte de ce qui précède que, pour faire le diagnostic de la fièvre typhoïde, il suffit de savoir s'il existe ou non du complément, après un contact de plusieurs heures à l'étuve à 57°. Or, nous possédons un moyen de le savoir, c'est celui que nous avons indiqué plus haut. Il suffit d'ajouter le système bactérien au système hémolytique, décrit ci-dessus, pour avoir une réponse précise. En effet, supposons qu'on nous donne le sérum d'un malade chez lequel on redoute une fièvre typhoïde et nous voulons trancher le diagnostic par la méthode de la déviation du complément.

Pour cela, nous mettons en présence :

a) Des bacilles d'Eberth (0ᶜᶜ,1 d'une émulsion, dans l'eau salée à 8 pour 1000, d'une grosse colonie datant de 48 heures);

b) Du sérum de malade inactivé, c'est-à-dire chauffé à 55 degrés pendant une demi-heure (0ᶜᶜ,1).

c) Du sérum d'un cobaye qui vient d'être sacrifié : c'est le complément (0ᶜᶜ,1);

d) De l'eau salée physiologique stérile (0ᶜᶜ,6).

Nous faisons le mélange dans un petit tube de verre stérile au moyen d'une pipette de Levaditi graduée au dixième de centimètre cube et nous le laissons 5 à 5 heures à l'étuve ou au bain-marie à 57 degrés.

Au bout de ce délai, si le malade est atteint de fièvre typhoïde, le complément aura été absorbé, car la bactériolyse aura été effectuée. On ajoute alors un mélange composé de globules rouges de mouton (1 centimètre cube de globules rouges à 5 pour 100[1]) et de sérum de lapin anti-

---

1 Pour obtenir des globules rouges de mouton à 5 p. 100, on recueille du sang de mouton dans un ballon stérile contenant des perles de verre et on agite quelques minutes pour éviter que la fibrine en se coagulant n'emprisonne les globules rouges. Ceux-ci sont donc en suspension dans le sérum. Par décantation, on sépare le sérum et les globules de la fibrine coagulée et dissociée. On centrifuge, on rejette le sérum qui surmonte les globules et on le remplace par de l'eau salée à 8 p. 1000 en quantité égale à celle du sérum rejeté. On recommence trois fois la même opération, en agitant le mélange de globules et d'eau salée,

mouton inactivé (dose variable selon sa puissance hémolytique : en moyenne 0cc,1[1]). On replace le tout à l'étuve à
37 degrés pendant une demi-heure.

A ce moment, si le malade est atteint de fièvre typhoïde,
il n'y aura pas d'hémolyse. En effet, le système hémolytique
incomplet (auquel il manque du complément pour être efficace) n'aura pas rencontré dans les premiers éléments de
la réaction le complément qui lui est nécessaire pour déterminer la dissolution des globules rouges. L'*absence d'hémolyse indique donc une réaction positive*. Si, au contraire, le
malade n'est pas atteint de fièvre typhoïde, le complément
de la première réaction demeure en liberté, le système
hémolytique pourra donc se compléter : il y aura hémolyse.
L'hémolyse indique une réaction négative.

Il est bon de vérifier la réaction, en expérimentant simultanément avec le sérum d'un individu non atteint de fièvre
typhoïde et avec le sérum d'un typhique certain. On a ainsi
des éléments confirmatifs qui entraînent la certitude. La
réaction de Widal et la réaction de Bordet et Gengou, sauf
rares exceptions, aboutissent aux mêmes indications[2]. La
simplicité de la première lui donne, en pratique, un grand
avantage sur la seconde.

Si j'ai exposé en détail le principe et la technique de la réaction de fixation du complément, c'est afin qu'à propos des
kystes hydatiques et de la syphilis, où cette technique a des
applications plus importantes, mais plus complexes, on soit
familiarisé avec son type le plus simple.

Hémo-diagnostic. — Dans les formes intenses de la dothiénentérie, Courmont et Lesieur[3] ont toujours constaté le

---

afin qu'il ne reste plus trace de sérum. On prélève alors 5 centimètres
cubes de cette suspension globulaire et on y ajoute 95 cc. d'eau salée à
8 p. 1000.

1. On titre préalablement le pouvoir hémolytique de ce sérum en
recherchant la dose minima capable d'effectuer l'hémolyse totale de
1 cc. de globules rouges de mouton à 5 p. 100, en une demi-heure.

2. Le Sourd. *Th. de Paris*, 1902.

3. Courmont et Lesieur. *Journal de phys. et de pathol. génér.*, mars
1903. — Widal. *Soc. méd. des hôp.*, 5 décembre 1902.

bacille d'Eberth dans le sang des typhiques, et on l'y trouve jusqu'à la fin du troisième septénaire. Pour en faire la recherche, il suffit d'ensemencer 2 à 4 centimètres cubes de sang, immédiatement après la prise, dans 300 à 500 centimètres cubes de bouillon. Habituellement la culture est positive dès les premiers jours. Le tableau suivant en fixe les dates :

```
Culture positive le 1er jour. . . . . . . . . .    11 cas.
    —          le 2e jour. . . . . . . . .  .  . .  17 —
    —          le 3e jour. . . . . . . . . . .      4 —
    —          le 4e jour. . . . . . . . . . .      8 —
    —          le 5e jour. . . . . . . . . . .      4 —
```

Dans 60 pour 100 des cas la culture est donc positive en 24 à 48 heures. Le retard observé assez fréquemment dans le développement des cultures tient très probablement bien davantage à l'action empêchante du sérum typhique qu'au petit nombre des microbes existant dans le sang. La recherche du bacille dans le sang peut être utile dans les cas à séro-réaction retardée ; ainsi, 4 fois sur 35 cas positifs, le bacille existait dans le sang alors que l'agglutination n'était pas encore appréciable. Toutefois, « le séro-diagnostic est bien plus facile à pratiquer et il doit rester la méthode de choix toutes les fois qu'il donne des renseignements positifs ». Il n'y a pas de relations entre le pouvoir agglutinant du sang et la rapidité de végétation des cultures. Dans aucun cas, on ne trouve dans le sang de véritables associations microbiennes ; le bacille d'Eberth y est à l'état de pureté.

Gélo-diagnostic. — Cette méthode a été proposée par Chantemesse pour rechercher le bacille typhique dans les déjections. Elle est basée sur les propriétés multiples du bacille d'Eberth que je résume dans les lignes suivantes :

1° Ce bacille peut supporter une assez forte dose d'acide phénique (Chantemesse et Widal, 1886) ; 2° il ne fait pas fermenter la lactose, tandis que le colibacille la fait fer-

menter en produisant de l'acide lactique (Chantemesse et
Widal, 1892); 3° sur des plaques de gélose lactosée et
tournesolée, le bacille typhique donne des colonies bleues
d'acide lactique et le colibacille donne des colonies rouges
(Wurtz, 1895); 4° ce microbe est agglutiné par un sérum
spécifique (Pfeiffer, 1894); 5° avant de le rechercher dans
les déjections, il est avantageux de le faire préalablement
multiplier, et, pour faciliter la recherche, il faut faire les
ensemencements sur une couche extrêmement mince de
gélose (Chantemesse, 1901); 6° pour déceler ces bacilles
dans le liquide où l'on soupçonne leur présence, il est
utile, avant l'analyse, de les rassembler en grumeaux à
l'aide d'un sérum spécifique agglutinant (Chantemesse,
1902).

Je n'insiste pas sur la technique qui a été donnée par
M. Chantemesse. A l'aide du gélo-diagnostic, Chantemesse,
Decobert[1], etc., ont trouvé des bacilles typhiques dans les
garde-robes de tous les typhiques atteints de dothiénentérie
et soumis au contrôle du séro-diagnostic. Ils en ont encore
trouvé chez quelques malades guéris depuis un mois. Enfin
ils ont pu déceler l'existence du bacille typhique dans les
déjections dès le début de la fièvre typhoïde avant l'agglutination du séro-diagnostic.

Ophtalmo-diagnostic. — Chantemesse[2] a utilisé, pour le
diagnostic de la fièvre typhoïde, la méthode imaginée par
Calmette pour le diagnostic de la tuberculose (ophtalmo-
réaction). Cette méthode consiste à instiller dans l'œil
du malade suspect, une solution de toxine microbienne
typhique.

Diagnostic avec l'infection para-typhoïde. — On voit parfois des malades qui semblent avoir la fièvre typhoïde, alors
qu'ils ont une infection para-typhoïde. Chez eux, le séro-

---

1. Decobert. *Du gélo-diagnostic des selles et de son emploi au diagnostic
précoce de la fièvre typhoïde.* Th. de Paris, 1905.
2. Chantemesse. Communication à l'Académie de médecine, juillet 1907,
et Congrès de Berlin, septembre 1907.

diagnostic est négatif, il s'agit non pas d'une infection éberthienne mais de *para-typhus*, c'est-à-dire d'une infection causée par des bacilles para-typhiques. Ces infections para-typhoïdes ont été étudiées par Achard et Bensaude[1], par Widal et Nobécourt[2], et elles ont été l'objet de recherches de Netter[3]. Chez un malade atteint d'*état typhoïde*, on peut soupçonner l'infection para-typhoïde, quand le séro-diagnostic et l'ophtalmo-diagnostic de l'infection éberthienne sont négatifs. Mais l'infection para-typhoïde ne devient évidente que si le sang du malade agglutine une culture des bacilles para-typhoïdes connus : tels sont principalement le para-typhique A de Brion et Kayser, voisin du bacille d'Eberth, le para-typhique B de Schottmüller, le bacillus enteritidis de Gärtner, voisin du coli-bacille, le para-typhique F de mon ancien interne Faroy[4]. Toutefois le vrai procédé pour la recherche des bacilles para-typhiques, c'est l'ensemencement du sang, l'hémoculture, telle qu'on la pratique pour la recherche du bacille d'Eberth. Quelquefois bacille typhoïde et bacilles para-typhoïdes sont associés; il y a infection mixte. En dehors des états typhoïdes, les bacilles para-typhoïdes provoquent des infections à forme gastro-intestinale, pyohémique, rémittente, ou des ictères infectieux et des cholécystites.

Etiologie. — Le bacille d'Eberth est l'agent spécifique de la fièvre typhoïde; sans ce bacille, pas de fièvre typhoïde. Les conditions pathogéniques de la maladie vont être étudiées au sujet de la bactériologie, mais ces conditions sont celles qui régissent l'éclosion de toutes les maladies infectieuses microbiennes : 1° Il faut que le microbe introduit dans l'économie soit en quantité telle, ou doué d'une virulente telle, qu'il puisse triompher de la résistance de l'éco-

---

1. Achard et Bensaude. *Soc. méd. des hôp.*, 27 nov. 1896.
2. Widal et Nobécourt. *Semaine médicale*, 1897.
3. Netter. *Soc. de biol.*, 1905.
4. Faroy. *Soc. de biologie*, 20 juin 1908. Brault et Faroy. *Arch. de méd. expériment.*, nov. 1908.

nomie. 2° Cette résistance plus ou moins faible de l'économie constitue l'opportunité morbide.

La fièvre typhoïde a été observée à peu près dans tous les pays, néanmoins elle a une prédilection marquée pour les régions tempérées; elle est endémique dans les grands centres, et notamment à Paris, qui est son principal foyer. Dans les contrées où elle est endémique, c'est en automne qu'elle atteint son apogée (Besnier). Elle est *épidémique*, elle est assez *contagieuse*, et une première atteinte confère en général l'immunité. Ici, comme pour toutes les maladies épidémiques, *chaque épidémie* peut se présenter avec des allures spéciales, avec des caractères propres qui la *distinguent* des autres épidémies. La fièvre typhoïde attaque de préférence les jeunes gens, surtout ceux qui viennent de Province à Paris et qui s'y trouvent dans des conditions spéciales de *réceptivité*, favorisées par une mauvaise hygiène, par la nostalgie, par des chagrins, par des excès de fatigue ou de travail.

On a beaucoup étudié ces temps derniers la propagation de la fièvre typhoïde par les *porteurs de bacilles*. Chez les gens qui ont eu la typhoïde, le bacille d'Eberth peut habiter certains organes pendant très longtemps. Ainsi on l'a retrouvé dans les déjections des typhiques plusieurs mois et même plusieurs années après la guérison de la dothiénentérie.

En pareil cas, il est probable que le bacille ne faisait que traverser l'intestin; il venait probablement de la vésicule biliaire qui est un de ses habitats favoris. Au total, le nombre des typhiques qui, après guérison, restent excréteurs chroniques du bacille d'Eberth par la voie rectale, serait de 5 pour 100 (Schneider) à 6 pour 100 (Park). Ces gens-là, quoique bien portants, contribueraient donc pour une part à la propagation de la fièvre typhoïde.

Le bacille d'Eberth peut habiter la vessie pendant des mois, et peut-être pendant des années après la guérison de la dothiénentérie. On l'a trouvé dans les urines six mois (cas de Bussing) et cinq ans (cas de Gwinn) après guérison de la dothiénentérie. Le bacille d'Eberth a une prédilection pour la vésicule du fiel; on l'y a constaté chez des gens qui avaient eu la fièvre typhoïde à des époques datant de six ans (Faitout et Ramond), de sept ans (Prate), de huit ans (Miller) et encore plus longtemps. Ces bacilles passent dans l'intestin et sont rendus avec les déjections. Bien que les porteurs chroniques de ces bacilles paraissent être *en bonne santé*, ils n'en contribuent pas moins pour une part à la propagation de la fièvre typhoïde.

Ainsi s'expliquent une foule de cas de contagion et bon nombre d'endémies ou d'épidémies dont la cause nous était inconnue. C'est par douzaines que je pourrais citer les cas les plus suggestifs concernant la propagation de la dothiénentérie par les porteurs chroniques de bacilles[1].

Il y a même des gens qui sont porteurs de bacilles d'Eberth *alors qu'il n'ont jamais eu la fièvre typhoïde*; leur vésicule biliaire, leur vessie, leur intestin peuvent avoir été infectés sans qu'ils aient jamais présenté les symptômes caractéristiques de la dothiénentérie. Ainsi Blumenthal a publié une observation concernant une femme qui fut opérée d'un empyème de la vésicule biliaire; dans le pus, on constata la présence du bacille d'Eberth, et cependant cette femme n'avait aucune souvenance d'avoir eu la fièvre typhoïde ou une maladie analogue. Pratt rapporte l'observation d'une femme qui fut opérée, elle aussi, pour une cholécystite suppurée. On trouva dans la vésicule biliaire du bacille d'Eberth à l'état de culture pure; or, cette femme n'avait jamais eu de maladie rappelant la fièvre typhoïde. Houston a fait connaître le cas d'une malade qui ne se souvenait nullement d'avoir eu la fièvre typhoïde, et cependant cette femme avait une cystite éberthienne. Park cite le cas d'une cuisinière qui n'avait aucun souvenir d'avoir jamais eu la fièvre typhoïde; or, à son contact vingt-neuf personnes avaient contracté la dothiénentérie en l'espace de huit années; ces

1. Gagninacci. Contribution à l'épidémiologie de la fièvre typhoïde. *Thèse de Paris*, 1909.

personnes faisaient partie des familles dans lesquelles cette femme était en service. Une enquête fut ouverte et on reconnut qu'elle excrétait des bacilles d'Eberth avec ses fèces.

Tout ceci prouve qu'on peut infecter *directement* sa vésicule biliaire, son intestin ou sa vessie, sans que l'économie ait préalablement subi les atteintes de l'infection éberthienne. On n'en est pas moins porteur de bacilles et on n'en est pas moins apte à propager la maladie.

Mais si le bacille d'Eberth peut vivre ainsi inoffensif pour celui qui le porte, à l'état de saprophyte, à l'égal du streptocoque ou du pneumocoque, rien ne dit, qu'à un moment donné, sous l'influence de certaines conditions (fatigues, surmenage, armées en campagne), il ne puisse devenir agent pathogène et produire une *auto-infection*. Ainsi s'explique *en partie* le vieux dogme de la *spontanéité morbide*, et c'est bien le cas de dire : *Multa renascentur quæ jam cecidere.*

Ainsi que nous allons le voir dans un instant, l'eau est un des principaux agents de contagion ; le lait, les huîtres, les légumes, doivent souvent être incriminés. J'insiste spécialement sur le mode de contagion par les huîtres ; des faits probants et nombreux ont été rapportés par Chantemesse, je pourrais également en citer des cas qui ne laissent aucun doute. Complétons cette étiologie par l'étude de la bactériologie.

Il est un fait bien connu, c'est que le bacille d'Eberth possède une vitalité et une résistance extraordinaires. Ainsi que le disait Chantemesse, il y a une dizaine d'années, « ce qui domine l'étiologie de la fièvre typhoïde, ce sont les propriétés biologiques du bacille d'Eberth, sa résistance à la dessiccation, au froid, à la chaleur, l'exiguïté de ses besoins, sa faculté de supporter la présence ou le manque d'oxygène. Au sortir du corps de l'homme, que le virus se mêle à des objets servant ou non à l'alimentation, à l'air, aux poussières, au sol, à la vase des fleuves, à l'eau, etc., il y conserve sa vitalité ; peut-être même augmente-t-il sa puissance pendant un temps variable ».

Bactériologie. — L'agent pathogène de la fièvre typhoïde, soupçonné depuis longtemps, a été réellement mis en évidence par Eberth, en 1880. Depuis cette époque, de nombreux observateurs, parmi lesquels Friedlander et Meyer, 1881, Letzerich, 1883, Gaffky, 1884, Artaud, Brieger, 1885, etc., ont contrôlé la découverte d'Eberth et y ont ajouté plusieurs données intéressantes.

Le bacille d'Eberth se cultive dans le bouillon, sur la gélatine, sur l'agar-agar, sur la pomme de terre. Les colonies du bacille d'Eberth obtenues par la culture sur gélatine en plaques, examinées au microscope à un très faible grossissement, apparaissent sous forme d'îlots à bords découpés. « Elles paraissent parcourues dans toute leur étendue par des sillons plus ou moins marqués. Souvent leur surface est plus tourmentée encore, et toute la colonie semble formée de circonvolutions d'intestin grêle enroulées sur elles-mêmes. La combinaison de ces deux aspects, jointe à la coloration brillante de l'ensemble, donne quelquefois à la colonie l'aspect d'une montagne de glace. » (Chantemesse et Widal.)

Dans les cultures, le bacille typhique est polymorphe. Il est extrêmement *mobile*, il n'a pas de tendance à s'agglomérer. Habituellement, il a la forme d'un bâtonnet, arrondi aux extrémités et trois fois plus long que large. A côté de ces formes habituelles, le bacille typhique est parfois très court, parfois allongé sous forme de filaments ayant deux ou trois fois la longueur du bacille. Le bacille coloré présente souvent au centre ou à ses extrémités des espaces clairs pris à tort pour des spores.

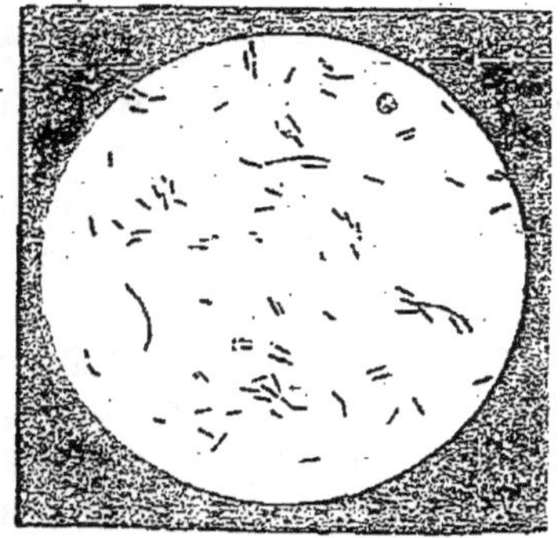

Culture de bacille d'Eberth. On voit sur cette préparation des bacilles ayant la longueur la plus habituelle; on y voit également des bacilles très courts et des bacilles allongés comme des filaments.

Après coloration on aperçoit parfois des cils qui peuvent être nombreux, touffus, et qui partent des extrémités du bâtonnet ou du corps même du bacille. Le bacille d'Eberth existe dans les matières fécales, les parois de l'intestin, les plaques de Peyer, les ganglions mésentériques, le foie, les reins, les poumons, la rate, d'où l'on peut l'extraire pendant la vie dès le dixième jour de la maladie, en ponctionnant cet organe à l'aide d'un trocart capillaire. On ne l'a

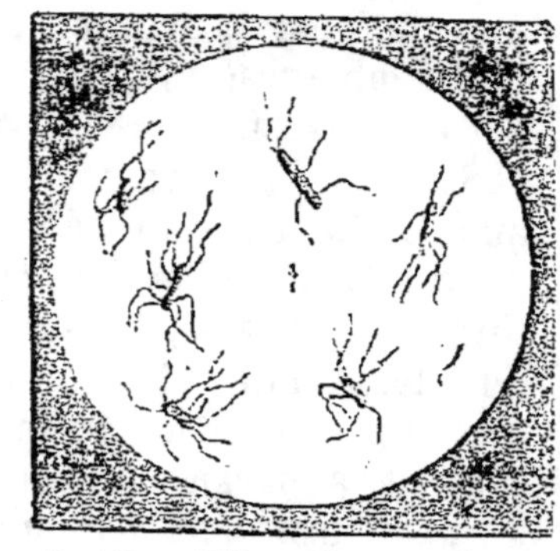

Bacilles d'Eberth avec cils colorés.

pas trouvé dans le sang, sauf dans le sang des taches rosées lenticulaires. Les urines en renferment parfois, ainsi que l'avait démontré Bouchard bien avant la connaissance des caractères morphologiques de ce micro-organisme.

Au moyen des cultures du bacille d'Eberth on a obtenu une typhotoxine spécifique qui, injectée au cobaye, provoque une forte sécrétion des glandes intestinales et salivaires et anéantit chez l'animal la motilité volontaire[1]. Le microbe de la fièvre typhoïde sécrète une matière vaccinante encore à l'étude[2].

L'eau lui offre un milieu de culture naturel excellent. C'est grâce à cette propriété qu'on tend à expliquer aujourd'hui la plupart des épidémies de fièvre typhoïde.

Les infiltrations des fosses d'aisances et des fumiers sur lesquels on déverse parfois, dans les campagnes, les déjections des typhiques, suffisent pour souiller l'eau des puits, des citernes, des cours d'eau, etc. Il en résulte, suivant les cas, des épidémies locales, des épidémies de maison, ou bien au contraire l'épidémie apparaît dans une ville éloignée

1. Brieger. Congr. de Heidelberg, septembre 1889.
2. Chantemesse et Widal. Ann. de l'Inst. Pasteur, 25 février 1888.

du foyer primitif de contagion, mais située sur la même rivière.

Les épidémies récentes de Zurich, d'Auxerre, de Plymouth, de Pierrefonds, de Clermont-Ferrand, du Havre [1] en sont la preuve. C'est ce qui explique aussi comment, dans une ville, les habitants qui boivent l'eau d'une source peuvent être atteints, tandis que ceux des quartiers limitrophes, dont les réservoirs sont alimentés par une eau différente de la première, peuvent échapper à la contagion. A Paris, le fait a été maintes fois constaté (Chantemesse et Widal). L'eau de la Seine en amont et en aval de Paris (Thoinet) contient d'une façon presque constante des bacilles typhiques, tandis que l'eau de la Vanne et celle de l'Ourcq n'en renferment habituellement pas.

A certaines époques de l'année, lorsque l'eau de ces dernières rivières vient à manquer, on livre à la consommation de certains quartiers de l'eau de Seine : presque aussitôt la fièvre typhoïde apparaît sous forme épidémique dans ces mêmes quartiers, et l'on a pu s'assurer que l'eau livrée à la consommation contenait des bacilles pathogènes. Il est donc nécessaire de faire bouillir l'eau de Seine destinée à être bue. Les *huîtres* peuvent servir de réceptacle au bacille typhique et causer la fièvre typhoïde [2], comme elles peuvent transmettre le choléra. Les mouches ont été incriminées comme agent de propagation [5].

L'air peut aussi servir de véhicule à l'agent contagieux. Les matières fécales des malades atteints de fièvre typhoïde, mélangées au sol, finissent par se transformer en poussière ; les bacilles qui y sont contenus, par suite de leur grande vitalité, conservent à l'état latent leurs propriétés pathogènes pendant un espace de temps plus ou moins long, puis, mélangés à l'atmosphère, ils finissent par pénétrer dans les bronches, et la contagion se produit ainsi, quoique beaucoup moins fréquemment que par l'ingestion

1. Brouardel et Thoinet. *Épidémie de fièvre typhoïde du Havre*, 1889.
2. Chantemesse. *Acad. de méd.*, 2 juin 1896.
5. Mme Hamilton. *La Semaine médicale*, 2 septembre 1905.

d'une eau souillée. C'est par un procédé analogue que les linges imprégnés des matières fécales des typhiques arrivent à être, dans certaines familles, un élément de contagion important.

Le bacille typhique est inoculable à certains animaux, tels que souris, cobayes, lapins. Les produits solubles de divers microbes, injectés aux animaux, favorisent l'infection par le bacille d'Eberth, même lorsque celui-ci est peu virulent (Chantemesse et Widal, Sanarelli). La maladie ainsi produite n'est pas calquée sur la fièvre typhoïde humaine; c'est une sorte de septicémie expérimentale permettant de manier la virulence du microbe et de faire des tentatives de vaccination et de sérothérapie chez l'animal.

Des expériences de Chantemesse et Widal[1] ont montré que le sérum des animaux vaccinés par les produits solubles des cultures de bacilles d'Eberth possède des propriétés immunisantes contre l'action de ce virus et que ce même sérum possède également contre l'infection typhique expérimentale, en voie d'évolution, des propriétés curatrices. Le sérum de l'homme guéri de la fièvre typhoïde depuis quelques semaines, depuis quelques mois et même depuis quelques années, possède des propriétés préventives et thérapeutiques contre l'infection typhique expérimentale, tandis que le sérum d'un homme n'ayant pas eu la fièvre typhoïde n'est pas en général doué du même pouvoir.

On a voulu récemment enlever au bacille typhique sa spécificité en l'identifiant au coli-bacille ou *bacterium coli commune*, microbe vulgaire de l'intestin (Rodet et Roux). Dans une polémique récente, Chantemesse et Widal ont répondu aux divers arguments opposés. En s'appuyant sur la clinique et sur l'anatomie pathologique, ces auteurs ont montré que le coli-bacille, en passant par l'organisme humain, ne prend pas de caractères eberthiformes comme on l'avait supposé et qu'il conserve au contraire ses carac-

---

1. Chantemesse et Widal. *Ann. de l'Inst. Pasteur*, 1892, p. 755.

tères propres; il ne sait déterminer chez l'homme que des lésions multiples et banales et jamais les lésions spécifiques de la dothiénentérie. On sait en effet que le coli-bacille, hôte ordinaire de notre tube digestif, peut, comme le pneumocoque, devenir pathogène et déterminer entre autres accidents des pleurésies purulentes, des péritonites suppurées, des accidents cholériformes et même les suppurations de l'infection urineuse d'après Krogius, Renaut et Achard.

Au point de vue technique, Chantemesse et Widal ont toujours soutenu que le bacille typhique et le coli-bacille, sous des apparences de similitude, ne présentaient que des différences. Ils ont donné, pour distinguer rapidement ces deux microbes, un procédé simple et facile, consistant à ensemencer avec l'un ou l'autre des bouillons additionnés de lactose. Dans ces conditions, le coli-bacille détermine des bulles de fermentation qui manquent toujours lorsque ces bouillons sont inoculés avec le bacille typhique.

La propriété coagulante (Widal), que nous venons d'étudier au sujet du séro-diagnostic, clôt l'ère des discussions, et affirme au bacille typhique sa spécificité.

Anatomie pathologique. — « A n'envisager que les premières phases anatomo-pathologiques, on assiste à l'invasion et à la pullulation des bacilles et au combat que leur livrent les phagocytes. En plus de cela, les cellules fixes des tissus, les éléments nobles des parenchymes, incapables de détruire le microbe, subissent ses atteintes, d'où les dégénérescences de nature et de gravité variables, granuleuse, granulo-graisseuse, graisseuse, cireuse, pigmentaire, etc. A ces lésions s'ajoutent les modifications qui portent sur la physiologie et sur la structure des vaisseaux.

« Étudiée dans chaque organe, l'évolution du processus se résume en ces termes : infiltration bacillaire, réaction phagocytique, modifications circulatoires, dégénérescence des parenchymes, réparation normale ou anormale. » (Chantemesse.)

Il n'est pas possible de mieux caractériser le processus.

Les altérations *caractéristiques* de la fièvre typhoïde portent sur l'intestin grêle, et principalement sur les follicules isolés et sur les plaques de Peyer, dont je rappelle en quelques mots la disposition *anatomique*.

La muqueuse de l'intestin grêle est formée par un tissu conjonctif réticulé qui loge dans ses mailles un grand nombre de cellules lymphatiques (His). A cette muqueuse appartiennent des follicules clos, isolés ou agminés : les follicules isolés sont arrondis et mesurent un demi-millimètre ou 1 millimètre de diamètre; les follicules agminés sont aplatis les uns contre les autres et se groupent au nombre de 20, 30, 50, 60, pour former les plaques de Peyer. Les plaques de Peyer commencent dans l'iléon et deviennent plus nombreuses à mesure qu'on se rapproche de la fin de l'intestin grêle; elles sont situées sur le bord libre de l'intestin, celui qui est opposé à l'insertion du mésentère ; leur relief et leur opacité permettent de les reconnaître facilement par transparence. Elles ont une forme allongée, parallèle à l'axe longitudinal de l'intestin ; leur grand diamètre varie de quelques millimètres à plusieurs centimètres; leur nombre est de 15 à 50. Tous ces organes, follicules isolés et plaques de Peyer, sont formés par un tissu réticulé lymphatique, très vasculaire, qui se continue insensiblement avec le tissu adjacent, sans membrane d'enveloppe.

A l'*autopsie*, les lésions intestinales varient suivant l'époque de la fièvre typhoïde; ces lésions, prises dans l'ordre de leur évolution, présentent les particularités suivantes :

a. Pendant une première période, dite catarrhale, qui dure de quatre à cinq jours, la muqueuse est congestionnée et sécrète du liquide diarrhéique, les follicules isolés font relief comme dans le choléra (*psorentérie*), les plaques de Peyer sont tuméfiées. Pendant cette période, les bacilles qui abondent dans le mucus pénètrent dans les glandes de Lieberkühn et gagnent les couches profondes de la muqueuse, sous forme diffuse ou en colonies. Quelques jours après les follicules prennent l'aspect de boutons durs et saillants et les plaques de Peyer se présentent sous deux formes différentes, les plaques dures et les plaques molles (Louis). Les plaques *dures* sont résistantes au toucher, et très saillantes, elles témoignent de l'intensité du processus, auquel prennent part la plupart des follicules qui composent la plaque. Les plaques *molles* sont moins saillantes et plus souples au toucher, parce que les follicules qui composent la plaque ne sont pris qu'en partie; peut-être aussi représentent-elles une période plus avancée du processus. Les plaques dites *gaufrées réticulées* doivent leur aspect à l'inégale répartition de l'inflammation des follicules qui composent la plaque de Peyer.

Les follicules et les plaques présentent à la section des caractères qui les rapprochent du tissu des ganglions lymphatiques; il y a une abondante prolifération du tissu adénoïde et l'infiltration lymphatique s'étend également au tissu des villosités, au tissu conjonctif qui entoure les glandes et à la couche profonde de la muqueuse[1]. Les glandes en tubes sont allongées, sans doute à cause du développement que prennent leurs cloisons, les vaisseaux et les capillaires sont gorgés de sang, les thromboses sont fréquentes. Pendant cette période, les bacilles ont pénétré les follicules et les plaques de Peyer, les phagocytes abondent, mais les bacilles très virulents sont difficilement saisis et digérés. Les vaisseaux lymphatiques sont encombrés de leucocytes et de bacilles. Les bacilles pénètrent dans les vaisseaux, dans les tuniques sous-muqueuse et même musculaire.

b. L'ulcération commence vers le dixième jour de la maladie. Sous l'influence des *bacilles* et de leurs *toxines*, sous l'influence de la dystrophie consécutive à l'oblitération des vaisseaux, les cellules fixes du tissu et les leucocytes qui se sont accumulés là en quantité subissent la dégénérescence granulo-graisseuse et vitreuse, les tissus nécrosés sont éliminés, l'ulcération se forme.

1. Cornil. Histol. des lésions intest. dans la fièvre typhoïde. *Arch. de physiol.*, 1870.

L'ulcération se fait par poussées successives et débute souvent par les plaques et par les boutons qui sont le plus rapprochés de la valvule iléo-cæcale. La mortification des plaques molles est lente, et comme moléculaire ; l'ulcération qui en résulte n'est pas très profonde. Dans les plaques dures, au contraire, la mortification s'empare des parties les plus saillantes de la plaque ; il se forme comme des bourbillons fortement colorés par la bile, qui est très abondante à cette période de la maladie, puis les parties mortifiées se détachent et laissent à leur place des ulcérations profondes qui sont parfois au nombre de cinq ou six sur une seule glande de Peyer, et qui reposent habituellement sur la tunique musculeuse de l'intestin. Les petites ulcérations sont cupuliformes, ovalaires ; les grandes ulcérations sont allongées suivant l'axe de l'intestin et peuvent mesurer plusieurs centimètres.

Les surfaces ulcérées se recouvrent de bourgeons charnus, elles sont pauvres en bacilles typhiques, dont le rôle est terminé, et riches en microbes étrangers qui créent parfois des infections *secondaires*.

L'inflammation atteint aussi le tissu conjonctif qui sépare les deux couches musculaires et le tissu sous-séreux, et le péritoine intestinal qui est en rapport avec les plaques dures ulcérées est parfois rouge, congestionné et épaissi. « Il est certain que l'infiltration de toutes les tuniques intestinales par des cellules, que le ramollissement et la friabilité des faisceaux fibreux, sont des conditions qui favorisent l'ulcération, sa marche en profondeur vers la séreuse péritonéale et la perforation qui peut en être la conséquence[1]. » L'élimination des eschares et la structure embryonnaire des parois vasculaires favorisent les hémorrhagies.

Assez fréquemment, 60 fois sur 200 autopsies (Leudet), le gros intestin participe aux ulcérations de la fièvre typhoïde, car il possède, lui aussi, des organes lymphoïdes,

1. Cornil et Ranvier. *Man. d'histol.*

il y a même quelques observations où la lésion siégeait exclusivement au gros intestin (coléotyphus).

c. La cicatrisation des ulcérations intestinales est lente à se faire, mais la réparation se fait complètement ; elle est quelquefois suivie de transformation fibreuse, mais sans jamais entraîner de rétrécissement de l'intestin. La surface des plaques cicatrisées peut conserver pendant plusieurs années un aspect pigmenté.

Dans quelques cas exceptionnels, les lésions intestinales peuvent manquer ou être à peine appréciables. Elles manquent chez le fœtus [1].

Les *ganglions mésentériques*, qui, à l'état sain, ne sont pas plus volumineux qu'une lentille et sont éloignés les uns des autres, acquièrent dès le premier septénaire de la maladie les dimensions d'une noisette et d'une grosse noix. Ils se présentent sous forme de tumeurs formant au devant de la colonne vertébrale de véritables chaînes ganglionnaires [2]. Pendant cette première période, les ganglions sont généralement durs et globuleux. Au microscope, on voit que la lésion est formée par la dilatation des vaisseaux et par une prolifération considérable des cellules lymphatiques. A une période plus avancée, pendant le second septénaire, les ganglions deviennent mous et diminuent de volume. Les ganglions les plus atteints sont ceux qui correspondent aux régions intestinales les plus lésées ; néanmoins, l'altération des ganglions semble jusqu'à un certain point indépendante, car on rencontre des glandes mésentériques très développées, alors que la lésion intestinale est insignifiante. Les glandes rétro-péritonéales, parfois aussi les ganglions bronchiques et périphériques, sont atteints par le poison typhique. Les bacilles et la réaction phagocytique existent dans les ganglions comme dans les plaques de Peyer.

La *rate* est volumineuse, ramollie, friable, congestionnée et gorgée de cellules lymphatiques ; elle est parfois le siège

---

1. Chantemesse et Widal. *Soc. méd. des hôpit.*, mars 1890.
2. Siredey. *Anat. path. de la fièvre typhoïde.* Th. de Paris, 1883.

de petites hémorrhagies. De 175 grammes, son poids normal, elle peut atteindre 400 grammes et au delà. Les lésions qu'elle présente, l'infiltration par les phagocytes, les lésions artérielles, la congestion violente et la tuméfaction, sont sous la dépendance des bacilles qui, dès les premiers jours, pullulent dans son parenchyme. Une goutte de sang retirée de la rate pendant les dix premiers jours de la fièvre typhoïde donne toujours des colonies de bacille typhique.

Le *foie* est peu augmenté de volume. A voir sa coloration on le croirait atteint de dégénérescence graisseuse avancée. Les cellules sont en effet altérées et présentent, suivant le cas, la tuméfaction trouble, la dégénérescence graisseuse péri-sus-hépatique. On trouve de nombreux nodules lymphoïdes. Les bacilles existent en quantité considérable dans les veines portes, dans les capillaires. Les voies biliaires et la vésicule sont atteints de catarrhe, de purulence, d'ulcération (bacille typhique et coli-bacille).

Il est fréquent, mais non constant, de trouver des altérations du *système musculaire*[1] : dégénérescence vitreuse (Zenker, Weber), granulo-vitreuse (Hayem)[2], altérations qu'on retrouve encore dans d'autres maladies[3], mais rarement aussi marquées que dans la dothiénentérie. Cette dystrophie musculaire, qui a ses muscles de prédilection[4],

1. La théorie (Kühne) qui rapportait à la coagulation de la syntonine ce genre d'altération est aujourd'hui abandonnée; cette dystrophie musculaire, pas plus que les autres troubles trophiques, ne doit être mise sur le compte de l'élévation de température, car il existe plusieurs observations de typhus ambulatorius dans lesquelles la température n'avait pas excédé 37°,8, ce qui n'avait pas empêché la dystrophie musculaire de se produire. Vallin. *Arch. de méd.*, novembre 1873.

2. *Arch. de physiol.*, 1869-70.

3. Cette dégénérescence granulo-graisseuse a été observée dans la variole (Desnos et Huchard), dans le typhus pétéchial (Lokes), dans la tuberculose aiguë, dans les fièvres intermittentes graves (Vallin).

4. Les adducteurs de la cuisse, le droit interne de l'abdomen, le diaphragme, les intercostaux, etc. Quand cette altération est très accentuée dans les muscles de la respiration, elle peut avoir sur les symptômes asphyxiques, d'après la remarque de M. Laveran, une influence assez marquée.

n'épargne pas toujours le muscle cardiaque, et l'on retrouve à l'examen histologique deux lésions concomitantes, l'une portant sur la fibre musculaire, l'autre sur les petits vaisseaux. La fibre musculaire perd sa transparence et sa striation, elle devient granuleuse et s'infiltre d'éléments graisseux; le tissu conjonctif qui l'entoure et le périmysium sont le siège d'une prolifération active qui encombre la surface des faisceaux primitifs. La tunique externe des petits vaisseaux participe à ce travail de prolifération, leur membrane interne devient le siège d'endartérite (Hayem, Laveran), et ces altérations ne sont sans doute pas sans influence sur la production des hémorrhagies intra-musculaires qu'on observe quelquefois dans la dothiénentérie. Le bacille typhique existe souvent dans le muscle cardiaque (Chantemesse et Widal).

Physiologie pathologique. — On a signalé depuis longtemps une particularité intéressante dans l'évolution de la fièvre typhoïde; c'est la discordance qui existe, au début de la maladie, entre la fréquence du pouls et l'élévation de la température. Le pouls bat moins fréquemment que ne pourrait le faire soupçonner le degré de la fièvre; parfois même le pouls est franchement ralenti; Murchison n'a trouvé que soixante pulsations chez un typhique au début de la période fébrile. Dans les périodes ultérieures de la maladie, au moment où, à la veille des accidents graves, le pouls s'accélère, ce signe a une valeur si précieuse que l'examen du pouls a été considéré comme la clef du pronostic de la fièvre typhoïde (Liebermeister). A quoi sont dus ces deux états successifs du fonctionnement cardiaque? Voyons ce que répond l'étude expérimentale.

D'après Chantemesse et Courtade, l'action de la toxine typhique est plus nette chez les animaux à sang froid, parce que chez eux elle n'est pas troublée par les phénomènes réactionnels intenses qui surviennent chez les animaux à sang chaud. Injectée sous la peau d'une grenouille, une dose de toxine typhique (mortelle en quelques heures) amène, après une quinzaine de minutes, une paresse générale qui gène la marche et le saut. Les mouvements deviennent de plus en plus difficiles et l'animal ne répond à aucune excitation sensitive. Si on ouvre le thorax, on voit le cœur battre très lentement, puis s'arrêter en diastole. Pendant la durée de la paralysie, on peut s'assurer que les muscles répondent très bien aux excitations faradiques; le poison ne touche ni les plaques terminales des nerfs moteurs (comme on peut s'en assurer par l'expérience classique de Cl. Bernard), ni les filets nerveux dont l'excitation électrique amène, comme d'habitude, la contraction musculaire. C'est sur la moelle épinière que la toxine porte d'abord son action. On sait que la section de la tête de la grenouille augmente l'irritabilité réflexe de la moelle. Si on pratique cette section sur une grenouille empoisonnée par la toxine typhique, on voit que l'irritabilité réflexe a disparu et cependant, à ce moment même, l'excitation électrique de la moelle, par action des cordons blancs, détermine encore des contractions très fortes dans les membres. Chez l'animal vivant, le poison typhique porte donc son action d'abord sur la substance grise de la moelle; nous allons voir qu'il atteint ensuite les cellules nerveuses des centres cérébraux et des ganglions cardiaques.

Chantemesse et Lamy, pratiquant la circulation artificielle dans le cœur de la tortue avec du sang défibriné de lapin normal, ont constaté que les contractions cardiaques restent parfaitement régulières pendant une durée qui dépasse vingt-quatre heures. Si le sang est recueilli sur un lapin qui a reçu une demi-heure avant une dose mortelle de toxine typhique, ce sang se comporte, à l'égard du cœur de la tortue, sensiblement comme du sang normal. D'ailleurs la même dose de toxine ajoutée (*in vitro*) à du sang normal défibriné ne produit pas plus d'effet. Mais si la dose de toxine ajoutée (*in vitro*) est deux ou trois fois plus forte, on voit alors apparaître dans le cœur de la tortue, mais apparaître lentement, au bout de plusieurs heures, des troubles caractérisés par la lenteur des battements, leur faiblesse et enfin l'arrêt du cœur en diastole.

Ces phénomènes résultent d'une intoxication cardiaque qui s'est faite lentement. Quand le cœur s'est arrêté en diastole, ni l'électrisation, ni le massage, ni le passage de sang frais ne peuvent ranimer les battements. Lorsque les accidents ont été moins accusés, le remplacement du sang toxique par du sang normal permet au cœur de se rétablir peu à peu. L'addition au sang *in vivo* ou *in vitro* de toxine typhique provoque donc lentement des symptômes cardiaques caractérisés par le ralentissement, l'affaiblissement, l'arrêt du cœur en diastole.

Tels sont les effets, sur le cœur, du poison typhique *pur*, effets qui permettent d'expliquer le mécanisme des symptômes cardiaques au début de la fièvre typhoïde. Quant aux phénomènes cardiaques des stades ultérieurs de la dothiénentérie, les expériences de Chantemesse et Lamy fournissent également sur ce point quelque éclaircissement. En effet, si l'on prend du sang à un animal assez longtemps après l'injection de toxine typhique, pendant que l'animal est en pleine période réactionnelle, chez le mouton quand la fièvre atteint son chiffre le plus élevé, chez le lapin au moment où la température commence son abaissement final, les effets de la circulation artificielle à travers le cœur de la tortue sont diamétralement opposés à ceux que nous venons de signaler. Ce sang agit très rapidement ; il provoque une tachycardie très marquée et des systoles brèves, puis les effets se dissipent peu à peu, comme si le sang perdait, peut-être sous l'influence de l'oxygène, la propriété d'exciter le cœur. Il suffit d'ajouter une nouvelle dose de sang pris sur l'animal fébricitant, pour faire reparaître sur le cœur de la tortue les mêmes effets d'excitation.

De leurs recherches, Chantemesse et Lamy tirent les conclusions suivantes : 1° il se produit dans l'organisme des typhiques, sous l'influence d'une réaction, des substances toxiques dont les propriétés sont distinctes des propriétés de la toxine ; ces substances se manifestent physiologiquement par des effets d'apparence contraire à ceux que produit le poison typhique primitif. 2° Ces nouvelles substances, une fois formées, ne sont pas justiciables du traitement séro-thérapique antitoxique, lequel ne neutralise que le poison typhique primaire.

Traitement. — Le traitement de la fièvre typhoïde, le traitement par excellence, celui qui prime tous les autres, j'oserais dire le traitement spécifique, c'est le *bain froid*[1]. Après avoir étudié de très près l'action et les résultats du bain froid, depuis déjà bien des années, après en avoir prescrit des milliers à mes malades de l'hôpital ou à mes malades de la ville, je rends pleinement justice à la mé-thode de Brand, méthode que Glénard nous a fait con-naître en France, je suis pénétré de la conviction profonde, absolue, que le bain froid est aussi utile dans la fièvre typhoïde, que la quinine dans le paludisme et le mercure dans la syphilis.

Faut-il appliquer la méthode de Brand dans toute sa rigueur; les bains doivent-ils être donnés à 20, à 18 degrés centigrades et renouvelés toutes les trois heures si la tem-pérature rectale atteint ou dépasse 39 degrés? Faut-il être plus excessif que Brand et donner le bain toutes les deux heures à 15 ou 16 degrés (Juhel-Renoy)? Je ne peux repro-duire ici toutes les discussions qui ont eu lieu à ce sujet, et je demande la permission d'exposer le traitement de la fièvre typhoïde, tel que je l'ai institué, depuis des années, à mon service de l'hôpital Necker, où l'on peut consulter les observations et les statistiques, qui mieux que tous les raisonnements du monde pourront donner une idée de l'opportunité du traitement.

Je pose d'abord en principe que tout malade atteint de fièvre typhoïde doit être soumis aux bains froids. Dès les premiers jours de la fièvre typhoïde, alors même que les taches rosées lenticulaires n'ont pas encore apparu, tout individu qui, dans nos climats, est pris de fièvre avec cé-phalalgie, insomnie, épistaxis, inappétence, abattement,

---

1. C'est M. Glénard (de Lyon) qui, le premier, a mis en usage chez nous cette excellente médication.

élévation croissante de la température, avoisinant le soir 39 degrés, cet individu a très probablement la fièvre typhoïde, il est passible des bains froids. Attendre pour donner les bains froids que les taches rosées aient apparu, que la température ait atteint 40 degrés, c'est attendre trop longtemps ; *on perd un temps précieux* à donner la quinine ou autres médicaments et l'on ne se décide que trop tard à plonger le malade dans l'eau froide.

L'efficacité des bains froids est d'autant plus active qu'ils sont donnés à une époque *plus rapprochée du début* de la maladie ; cette assertion me paraît indiscutable, car je l'ai bien souvent vérifiée. Quand on nous amène à l'hôpital un malade qui en est déjà au douzième ou treizième jour de sa fièvre typhoïde, les bains froids n'ont pas sur lui la même efficacité que chez le malade qui est traité à une époque moins avancée. En effet les bains froids n'ont pas seulement une action bienfaisante sur les *symptômes du moment,* ils agissent également sur les *symptômes de l'avenir,* c'est-à-dire qu'ils transforment en une maladie de moyenne intensité une fièvre typhoïde qui aurait pu être fort grave. Malheureusement, je le répète, la décision est souvent bien lente à venir, surtout quand il s'agit de malades de la ville : un malade a depuis dix ou douze jours une fièvre typhoïde intense, les médications mises en usage jusque-là n'ont pas réussi, le médecin ordinaire du malade, ou mieux encore la famille, n'ont pas encore voulu entendre parler des bains froids ; mais en face du danger croissant, en face de l'impuissance du traitement, on a changé d'avis, on a demandé une consultation et l'on est tout disposé maintenant à accepter la balnéothérapie ; le médecin consultant prescrit donc les bains froids dans toute leur rigueur, mais il n'obtient pas toujours, hélas ! le succès désiré, *parce que la médication a été trop tardive.* Il y a des courants qu'on ne remonte pas. La médication par les bains froids, je le répète, n'a pas seulement pour but de conjurer des accidents déjà déclarés, elle a pour but de modérer la maladie, d'en modifier les allures, d'en équilibrer les manifestations, d'abaisser la virulence du bacille, elle n'est donc pas une médication réservée à quelques symptômes spéciaux, elle est presque la médication tout entière.

Passons maintenant à l'application de cette médication telle que j'ai l'habitude de la prescrire.

La baignoire est dans la chambre du malade, près de son lit. On prépare le bain à 24 degrés centigrades. On met le malade tout nu dans son bain, et aussitôt on ajoute progressivement une assez grande quantité d'eau froide pour abaisser la température du bain à 22 degrés, à 21 degrés, à 20 degrés; à mesure qu'on ajoute l'eau froide, on retire du bain une égale quantité d'eau. Ce procédé a l'avantage d'éviter ou de modérer l'impression très pénible et le frisson qui accompagnent le bain qui est donné d'emblée à 20 degrés. Le malade doit rester dans son bain 12 à 15 minutes. Pendant la durée du bain, on tient sur sa tête des compresses d'eau froide et on peut lui frictionner le corps et les membres.

Au sortir du bain, le malade, qu'on n'a pas essuyé, est placé, tout ruisselant d'eau, dans une couverture de laine; on le couvre suffisamment, on lui fait boire une très légère infusion de tilleul ou de thé chaud avec une cuillerée à café de cognac et on le laisse bien tranquille. Presque toujours, le bain est suivi de bien-être, de sommeil, de transpiration et d'un abaissement notable de la température.

On donne un nouveau bain, trois ou quatre heures plus tard, suivant le cas, et le malade prend ainsi quatre, six, huit bains en vingt-quatre heures. Le nombre des bains est proportionné à l'état du malade et à l'élévation de la température. Si l'état général est bon, si les symptômes nerveux sont nuls, si la température ne dépasse pas 40 degrés et si elle ne remonte pas rapidement après l'abaissement momentané qui suit le bain, on se contentera de baigner le malade quatre fois par vingt-quatre heures, jour et nuit. Par contre, si la température est fort élevée et si elle reste élevée malgré les bains, si le malade a une tendance aux formes ataxo-adynamiques, qui sont, de toutes, les plus terribles, il faut abaisser la température du bain et donner toutes les trois heures un bain à 20 degrés dont on abaisse graduellement la température à 19 ou 18 degrés.

La balnéothérapie doit être continuée pendant toute la durée de la fièvre typhoïde; on diminue le nombre des bains et on élève graduellement leur température, à mesure que la fièvre baisse et à mesure qu'on s'approche de la convalescence.

Si le malade a souillé l'eau de son bain par des déjections ou par des urines, il faut la changer pour le bain suivant; dans le cas contraire, il n'est pas utile de changer l'eau du bain plus d'une fois par vingt-quatre heures. Dans l'intervalle des bains, il est utile de laisser sur le ventre du malade des compresses imbibées d'eau froide et souvent renouvelées, en évitant toutefois de réveiller le malade s'il a l'heureuse chance de dormir.

Telle est la médication, voyons maintenant quelles en sont les *contre-indications* :

Peut-on mettre au bain froid le malade qui est en pleine transpiration? Non, il est préférable en pareil cas de retarder l'heure du bain et d'attendre la fin de la transpiration.

Peut-on mettre au bain froid le malade atteint de bronchite ou de congestion broncho-pulmonaire? Oui, la bronchite dothiénentérique fait partie du processus morbide, avec ou sans infection secondaire, elle est par conséquent passible du même traitement. Dans la fièvre typhoïde, comme dans la rougeole à forme typhoïde, j'ai remarqué que les manifestations broncho-pulmonaires sont améliorées par les bains froids, et à coup sûr elles n'en sont pas aggravées.

Peut-on mettre au bain froid le malade qui a des hémorrhagies intestinales? Je réponds oui sans hésiter. Je n'ai perdu que trois malades atteints de fièvre typhoïde avec hémorrhagies intestinales et traités par les bains froids; d'après mes observations, les hémorrhagies intestinales ne sont ni rappelées, ni aggravées par les bains froids; l'amélioration suit son cours et la guérison peut être obtenue, même dans des cas qui semblaient désespérés. Mon ami Blache sait bien à quel cas je fais allusion, Marfan se rappelle certainement un fait analogue. Par conséquent, à moins de raisons spéciales, à moins que les hémorrhagies, par leur extrême abondance, menacent d'enlever le malade par syncope, je suis d'avis que l'hémorrhagie intestinale n'est pas une contre-indication absolue du bain froid.

L'affaiblissement du cœur et du pouls, les intermittences cardiaques, les signes de myocardite sont-ils une contre-indication à l'usage des bains froids? Oui, si ces signes sont très accusés; mais on peut les modifier par la médication que nous étudierons plus loin, et de nouveau les bains froids sont indiqués.

La balnéothérapie, telle que je viens de l'exposer, ne constitue pas, à elle seule, le traitement de la fièvre typhoïde; une autre indication de premier ordre doit être remplie, il faut alimenter et faire boire les malades. Pour cela, *rien ne vaut le régime lacté*, qui est à la fois aliment, boisson et diurétique. A l'hôpital, mes malades prennent par vingt-quatre heures 2 litres de lait auquel je fais ajouter 50 à 100 grammes d'eau de chaux. Outre ces 2 litres de lait, on leur donne un ou deux litres d'eau de bonne provenance, bien fraîche, additionnée ou non de 20 grammes de lactose par litre, avec citron, orange, vin de Bordeaux, vin de Champagne. Si le malade a le dégoût ou l'intolérance du lait, qu'il peut du reste prendre froid ou chaud à son gré, on lui donne du bouillon de viande, du bouillon de légumes, des œufs crus, mais rien ne vaut le régime lacté.

Sous l'influence de ce traitement, bains froids, régime lacté, boissons abondantes, les urines sont belles et claires; le malade, qui avant le traitement ne rendait que 300 ou 400 grammes par jour d'urines sédimenteuses, rend maintenant 2 litres, 3 litres d'urines presque normales. Cette diurèse abondante est un des meilleurs éléments de pronostic. Tant que les reins fonctionnent bien, les symptômes auraient-ils une notable intensité, on peut être tranquille, le poison est à peu près éliminé, les grands accidents sont habituellement écartés.

Grâce à cette médication, aussi simple que bienfaisante, l'aspect des malades ne rappelle plus l'ancien tableau classique de la fièvre typhoïde; on ne voit plus, ou presque plus, la langue sèche et rôtie, les dents fuligineuses, les narines pulvérulentes, le ventre météorisé, la figure empreinte de stupeur: la maladie a changé d'allures, les deux grands facteurs du mal, l'*infection* et l'*intoxication*, sont puissamment combattus. Je dirai même que, sous l'influence des bains froids *donnés à temps*, les grandes complications sont devenues beaucoup plus rares, ce qui abaisse le taux de la mortalité; le laryngo-typhus, les péritonites, les perforations intestinales, les symptômes ataxiques se voient beaucoup moins souvent qu'autrefois; voilà bien des années que je n'ai pas observé la mort subite, que j'avais autrefois trop souvent constatée.

Ces heureux résultats tiennent-ils à la médication actuelle, ou sont-ils le résultat d'une heureuse modification naturelle qui se serait faite dans l'évolution cyclique de la maladie? La fièvre typhoïde n'est-elle pas moins meurtrière, qu'elle n'était il y a vingt ans; s'est-elle atténuée, est-elle de sa nature moins virulente[1]? Ces hypothèses seraient admissibles, car les maladies épidémiques, l'histoire de la médecine est là pour nous le dire, les maladies épidémiques paraissent subir non seulement des modifications annuelles, saisonnières (constitution médicale), mais elles paraissent subir également des modifications plus durables et à plus longue portée (fièvre stationnaire de Stoll). Je veux bien admettre cette hypothèse, j'ai respect et croyance pour certaines traditions qui nous ont été léguées par nos devanciers, je ne suis pas de ceux qui pensent que la médecine date d'hier,

---

1. Je constate que les épidémies de fièvre typhoïde que nous avons traversées actuellement à Paris, ont été plus mauvaises et plus meurtrières.

mais enfin je ne peux méconnaître que dans une foule de circonstances et notamment dans le traitement de la fièvre typhoïde, les plus grands progrès ont été réalisés ; la balnéothérapie méthodique, systématique, bien appliquée, a réduit à 7 à 8 pour 100 la mortalité de la fièvre typhoïde, qui était de 18 pour 100. Elle a donc réalisé un immense progrès [1].

Le plus habituellement je limite l'action thérapeutique aux moyens que je viens d'indiquer ; les bains froids, le lait, les boissons en abondance résument pour moi le traitement ; la quinine me paraît inutile ; néanmoins quelques médicaments peuvent être donnés avec avantage.

Contre la céphalée du début, on donne l'antipyrine à la dose de 1 à 2 grammes en vingt-quatre heures, par cachets de 50 centigrammes ou l'aspirine à la dose de 50 centigrammes et l'on applique sur la tête des compresses froides fréquemment renouvelées.

Les purgatifs sont indiqués au début de la maladie, mais plus tard, à la période des ulcérations intestinales, il faut ne donner que des lavements ou des laxatifs doux, tels que la manne à la dose de 15 à 25 grammes répartie dans le lait. Au cas de constipation, j'ai l'habitude de prescrire ce lait manné et j'en ai souvent constaté les bons effets.

La diarrhée est combattue efficacement par l'eau de chaux, par la décoction blanche de Sydenham à la dose de 150 grammes par jour, ou par le salicylate de bismuth à la dose journalière de 2 à 6 grammes. L'antisepsie intestinale (Bouchard), pour être rigoureuse, est très difficile à réaliser et parfois mal acceptée par les malades.

Contre la congestion pulmonaire, on fait usage de ventouses sèches appliquées sur le thorax et sur les membres inférieurs : trente ou quarante ventouses matin et soir, auxquelles on associe, suivant le cas, des ventouses scarifiées et surtout des sangsues. On a soin de transformer le

---

1. Il faut convenir néanmoins que nous avons eu ces dernières années, en province comme à Paris, des épidémies fort graves avec mortalité élevée atteignant 12 à 14 pour 100.

lit en plan incliné afin que le malade soit plus assis que couché.

On combat les hémorrhagies intestinales au moyen de la potion suivante, administrée par cuillerées :

        Eau. . . . . 120 grammes.
        Sirop de ratanhia 50   —
        Eau de Rabel 2   —

Si le cœur faiblit, si les pulsations radiales sont faibles, très fréquentes, irrégulières, on pratique des injections sous-cutanées de caféine à la dose journalière de deux ou trois seringues de Pravaz, suivant la formule suivante :

        Eau distillée 10   —
        Benzoate de caféine 2   —
        Benzoate de soude 2   —

Le musc à la dose de 20 centigrammes à 1 gramme dans une potion, l'éther, le chloral, le bromure de potassium à la dose journalière de 2 à 3 grammes, rendent également de véritables services dans les formes nerveuses, délirantes, à prédominance ataxique.

A la fièvre typhoïde *adynamique*, avec tendance à la défaillance, au *collapsus*, il faut opposer les teintures de kola, de coca et de quinquina, l'acétate d'ammoniaque, le vin de Malaga, le champagne, les boissons alcoolisées, les injections sous-cutanées d'éther (1 gramme à 2 grammes par jour), les frictions générales à l'alcoolat de lavande.

Je recommande (si les reins sont indemnes) les injections de sérum à 100 grammes, plusieurs fois répétées dans la même journée. J'ai même l'habitude d'ajouter 10 centigrammes de benzoate de caféine par litre de sérum. Voir pour plus de détails le *Mémento thérapeutique* annexé à ce volume.

La quinine sera réservée pour les cas spéciaux où la fièvre semblerait revêtir quelque périodicité d'origine palustre.

Je me suis longuement expliqué sur le traitement de la

péritonite typhique et sur le traitement de l'appendicite para-
typhoïde, je n'y reviens pas.

Les escharres sont lavées à l'eau bouillie, très faiblement
boriquée, ou avec une solution de sublimé au 5/1000 et pan-
sées avec la poudre de quinquina.

Les détails dans lesquels je suis entré au sujet de la pathogénie de la fièvre typhoïde disent assez quels doivent
être les moyens *prophylactiques*. Dès qu'une épidémie s'est
déclarée quelque part, dans une caserne, dans un campe-
ment, dans un collège, il faut isoler les malades, éloigner
les sujets indemnes et rechercher activement les origines du
mal pour les faire disparaître.

Sérothérapie. — La sérothérapie de la fièvre typhoïde
est fondée sur ce fait expérimental que des animaux peuvent
être habitués peu à peu à supporter des doses de virus
typhoïde capables de tuer des animaux sains et que désormais leur sang a acquis des propriétés antagonistes de
celles du poison de la dothiénentérie.

Le problème qui se pose est de savoir si le sérum des
animaux immunisés peut être utilement injecté à l'homme
affecté de fièvre typhoïde et quelle est la mesure de son
efficacité.

Il y a dans le bacille de la fièvre typhoïde, comme dans
tous les microbes pathogènes, plusieurs poisons. Celui qui
donne les symptômes si particuliers de la dothiénentérie
humaine a été isolé pour la première fois par Chantemesse.
Il a comme caractéristique d'être très sensible à l'oxygène;
il se fabrique rapidement dans certains milieux de culture
et il est détruit assez vite au contact de l'air. Les effets de
son injection aux animaux ont été étudiés par Chantemesse
et par Balthazard. Cette toxine soluble injectée dans *le sang*
des animaux touche peu aux globules rouges, mais elle
frappe énergiquement les globules blancs et parmi ceux-ci
surtout les polynucléaires. A dose rapidement mortelle, elle
produit une hypoleucocytose qui augmente jusqu'à la mort;
à dose moindre, la destruction initiale des polynucléaires
est suivie d'une réaction hyperleucocytique.

Dans la *rate*, la toxine typhique provoque une double série de modifications : la première a pour effet d'augmenter le nombre et le volume les macrophages qui sommeillaient dans la pulpe et dans les follicules lymphatiques et de leur faire englober et détruire les globules blancs et les globules rouges du sang intoxiqués par le poison typhique.

En second lieu, elle aboutit à accroître dans les follicules et dans les cordons de Billroth la néoformation des éléments de la série lymphogène; c'est un acte de réparation.

Dans les *ganglions lymphatiques* et les *plaques de Peyer*, le poison produit les mêmes phénomènes hypertrophiques que dans la rate (Balthazard): mise en activité des macrophages qui sont surtout remplis de globules rouges, accroissement des dimensions des lymphocytes et multiplication rapide des cellules des follicules.

La *moelle osseuse* entre très rapidement en activité. Sa teinte jaune habituelle fait place à une teinte d'un rouge violacé quand l'intoxication est mortelle, et elle laisse sourdre du sang à la coupe. A travers la paroi rompue des capillaires les globules rouges ont envahi les travées intervésiculaires et étouffent la prolifération cellulaire. Dans l'intoxication plus légère, on constate que la moelle crée rapidement des globules blancs polynucléaires destinés au remplacement de ceux qui sont détruits par la toxine.

Dans l'*intestin*, outre la diarrhée abondante, on note la dilatation des vaisseaux, l'œdème du tissu conjonctif des villosités et de la sous-muqueuse ainsi que l'évolution muqueuse d'un grand nombre de cellules épithéliales.

Dans le *foie* se produit une congestion avec altération du protoplasme des cellules hépatiques allant de la tuméfaction trouble à la dégénérescence graisseuse. Le glycogène diminue et la lécithine s'y accumule (Balthazard).

Le *rein* est un des organes les plus touchés par la toxine typhique. Dégénérescences des cellules des tubes contournés, abrasions, encombrements des tubes par des débris cellulaires informes et par des cylindres, glomérulites et, au cas de chronicité, transformation scléreuse, telles sont les altérations les plus fréquentes.

Si l'on compare les lésions précédentes avec l'anatomie pathologique de la fièvre typhoïde humaine, on ne peut méconnaître une étroite ressemblance.

L'immunisation des chevaux par injection répétée d'une semblable toxine exige beaucoup de temps si l'on veut qu'elle soit exempte de danger et si l'on veut que le sang de l'animal qui fournira la saignée soit totalement dépourvu de toxicité.

Le sérum ainsi obtenu possède un fort pouvoir agglutinatif. Injecté aux animaux, il les aide à supporter des doses de bacilles typhiques vivants ou des doses de toxine soluble qui font périr les animaux témoins.

Si sous la peau de l'oreille de plusieurs lapins, les uns neufs et les autres *ayant reçu depuis quelques heures* 2 ou 3 centimètres cubes de sérum, on injecte une même dose de bacilles typhiques, on voit au bout de huit à dix heures que dans l'oreille des lapins témoins les microbes grouillent et pullulent en liberté, comme dans un bouillon de culture, tandis que dans l'oreille des lapins qui ont reçu le sérum l'immense majorité des bacilles est englobée par les phagocytes et subit une destruction rapide. L'injection préventive de sérum qui *sensibilise* les microbes constitue donc un traitement anti-infectieux; elle constitue aussi un traitement antitoxique. Le sérum injecté préventivement deux à vingt-quatre heures avant la toxine protège le lapin contre une dose trois ou quatre fois mortelle. Les animaux se comportent alors quant aux variations leucocytaires comme les lapins immunisés par les injections faibles et répétées de toxine.

Lorsque le sérum est injecté *en même temps* que la toxine, son action est moins efficace, car les animaux qui ont reçu plus de deux fois la dose mortelle succombent. C'est que la destruction initiale des leucocytes n'est pas empêchée immédiatement; cependant, les réactions leucocytaires se font avec plus de précocité et d'intensité que chez les témoins; la congestion intense qui chez les témoins entravait la genèse des leucocytes est beaucoup plus modérée, et la moelle osseuse présente une activité qui devient considérable au bout de 10 heures. Par conséquent le sérum antitoxique rend les leucocytes moins sensibles à l'action nocive de la toxine et exagère intensivement la réaction des organes hématopoïétiques.

Injecté *après* la toxine, le sérum agit avec d'autant moins d'efficacité que le temps écoulé entre la pénétration de la toxine et celle du sérum est plus grand. Quand l'intoxication des éléments de résistance est trop avancée, le choc favorable exercé par le sérum ne se produit plus avec la même utilité. D'où l'indication d'injecter le sérum chez l'homme d'une façon aussi précoce que possible. C'est là un point essentiel que mettent en lumière tous les faits expérimentaux.

La *durée de l'action préventive* du sérum déterminée expérimentalement est supérieure à 6 jours et inférieure à 15. La durée de l'immunité conférée par une injection de sérum est comprise à peu près entre dix et douze jours.

Il reste maintenant à examiner l'action de ce sérum sur l'homme atteint de fièvre typhoïde. Mais dès l'abord deux points qui découlent des faits expérimentaux doivent être bien présents à l'esprit du médecin. C'est que d'une part le sérum ne témoigne toute sa puissance que lorsqu'il agit sur un organisme qui a encore toute sa force et qui n'est pas profondément intoxiqué, d'où l'indication d'intervenir le plus tôt possible, et que d'autre part, en présence d'une intoxication profonde réalisée, il n'est pas utile d'injecter de fortes doses. Il faut craindre au contraire de sidérer la réaction; il faut donner une faible dose qui ne secouera pas violemment l'appareil leucopoïétique incapable de faire brusquement un trop gros effort. La guérison du malade sera plus lente, mais elle se fera en raison de l'aide apportée aux processus normaux de la défense; la résistance sera augmentée. On conçoit dès lors que l'utilisation de ce sérum exige chez le médecin une instruction clinique complète et aussi la connaissance du mode d'emploi et des ressources du remède. Il faut se souvenir qu'il s'adresse surtout à la cause de la maladie. Ce sérum est anti-infectieux et anti-toxique, mais moins antitoxique que le sérum antidiphtérique : c'est pourquoi le traitement des symptômes toxiques proprement dits doit encore être poursuivi — avec le sérum actuel — par la balnéothérapie froide. Les deux médications ne s'excluent pas, elles s'entr'aident.

Le traitement de la fièvre typhoïde par la sérothérapie et par les bains froids se poursuit dans le service de Chantemesse. Voici ce que je disais dans la dernière édition de ce livre : Tous les malades, sans exception, au nombre de 550, ont été traités par cette méthode ; 15 ont succombé, soit une mortalité totale inférieure à 4 pour 100. Dans le service de Josias, 80 enfants ont été ainsi traités systématiquement : deux ont succombé, un à la perforation de l'intestin survenue le jour même de l'injection, l'autre à un laryngotyphus. Toujours les malades traités avant la fin du 7e jour ont guéri et la fièvre typhoïde a été d'autant plus courte et la guérison d'autant plus rapide que l'injection du sérum a été faite plus près du début de l'affection. On se rapproche ainsi des résultats expérimentaux de l'injection dite préventive, puisque la dothiénentérie n'altère les organes que peu à peu.

Dans sa communication récente au Congrès d'hygiène de Berlin[1], M. Chantemesse a fait part en détail de sa nouvelle statistique. En six ans, 1000 malades atteints de fièvre typhoïde ont été traités dans son service ; il n'en a perdu que 45, soit une mortalité de 4,5 pour 100. Ces chiffres sont concluants.

Indépendamment des résultats fournis par la diminution de la mortalité, l'action du sérum, dit Chantemesse, se manifeste sur l'évolution des divers symptômes. Dans 64 cas traités dès le début, c'est-à-dire au 4e ou 5e jour, l'apyrexie est obtenue en quelques jours. Dans les formes graves, la défervescence est moins rapide, mais il est exceptionnel que trois ou quatre jours après l'injection, le malade ne puisse

____

1. Chantemesse. Congrès d'hygiène de Berlin, septembre 1907.

commencer *à sauter* des bains. La durée de la période de
balnéation froide, qui est parfois très longue chez certains
malades traités seulement par les bains, est ici très abrégée.
Après l'injection, la pression sanguine s'élève et la quantité
d'urine augmente; aussi est-il nécessaire, avec le sérum, de
supprimer tout médicament qui accroît la tension vasculaire, et en particulier la caféine. Le sérum ne détermine
pas d'albuminurie. En même temps que la température
baisse, l'état général s'améliore. Les malades injectés au
plus tard le 7e jour n'ont pas de perforation; au moins n'en
a-t-on jamais constaté jusqu'ici.

L'action réfrénatrice du sérum se voit avec beaucoup de
netteté dans les rechutes. Au bout d'une douzaine de jours,
le bénéfice de l'immunité passive procurée par le médicament disparaît, et une rechute se montre quelquefois. Alors
une nouvelle injection de sérum l'empêche de se développer
ou la modère. Un fait s'est présenté quatre fois sur 550 malades. Des patients atteints de fièvre typhoïde ont reçu du
sérum dès le début de leur maladie, vers le 4e ou le 5e jour.
En moins d'une semaine leur maladie était en apparence finie.

Cependant, au bout de deux mois dans deux cas, de trois
mois dans le troisième cas et de six mois dans le quatrième
à l'occasion d'un refroidissement, d'un surmenage ou d'une
intoxication par viande avariée, la fièvre typhoïde a reparu
et a évolué d'une façon d'ailleurs bénigne. Cet exemple de
microbisme réfréné et rendu latent par l'injection de sérum
mérite l'attention au point de vue de la physiologie pathologique de la maladie.

A la suite de recherches faites principalement en Allemagne. M. Vincent[1] a proposé tout récemment d'utiliser
comme vaccin, l'*autolysat de bacilles typhiques vivants*. Ce
dernier est obtenu par macération de bacilles typhiques et
paratyphiques vivants dans du sérum physiologique; après
centrifugation, le liquide clair est recueilli et stérilisé par
l'éther. Ce vaccin est encore à l'étude.

1. H. Vincent. *Comptes rendus de l'Académie des Sciences*, 7 et 21 février 1910. — *Bulletin de l'Académie de Médecine*, 21 juin 1910, p. 615.

§ 2. TYPHUS EXANTHÉMATIQUE

Le *typhus*, encore nommé *typhus exanthématique*, *typhus fever*, doit être nettement distingué de la fièvre typhoïde. Ces maladies font bien partie du même genre, mais, ainsi qu'on le verra dans le cours de cette description, elles forment deux espèces différentes.

Étiologie. — L'Irlande et la Silésie sont en Europe les deux principaux foyers du typhus ; de l'Irlande il rayonne facilement en Angleterre, où le typhus et la fièvre typhoïde existent également ; de la Silésie il rayonne dans les pays voisins, et les épidémies de typhus qui ont éclaté à Berlin ne reconnaîtraient pas d'autre source, d'après Virchow. Nous avons eu le typhus en France à diverses époques : il était d'importation étrangère ; en 1856, il a suivi le retour de nos soldats de Crimée.

Depuis 1870, il a fait plusieurs apparitions en Bretagne : Riantec (1870-1872), Rouisson (1872-1873), l'île de Molène (1878), l'île Tudy (1891). Enfin, en 1891-1892, il a éclaté à la prison de Nanterre, et de là il a gagné Paris. Quelques mois auparavant, Leloir[1] en avait observé un certain nombre de cas à Lille, et sa présence a été ultérieurement signalée à Beauvais, Amiens, le Havre, etc.

Le typhus est épidémique et contagieux : la contagion est prouvée par un grand nombre d'observations[2] ; ainsi, en Crimée, la mortalité par le typhus était de 12,88 sur 100 pour les médecins militaires, tandis qu'elle n'était que de 0,47 sur 100 pour les officiers (Laveran). Dans la dernière épidémie parisienne, le personnel hospitalier a été tout particulièrement éprouvé. Netter[3] admet que la contagion

---

1. Leloir. *Acad. de méd.*, 1893.
2. Chauffard. *Étude clin. du typh. contag.*, Paris, 1856.
3. Netter et Chantemesse *Soc. méd. des hôpit.*, juillet 1892.

s'effectue par le contact, Chantemesse au contraire accuse surtout le desséchement des crachats rejetés par les malades et l'inhalation des poussières ainsi produites.

Hava (1888) a rattaché le développement du typhus à un strepto-bacille, mais Cornil et Babès pensent que celui-ci n'est qu'un organisme d'infection secondaire. Calmette et Thoinot[1], lors de l'épidémie de l'île Tudy, ont trouvé dans le sang du cœur et de la rate des éléments anormaux : granules mobiles, filaments mobiles ou accolés aux hématies; ces éléments ressemblent à ceux qu'on trouve dans le sang des malades atteints de pneumonie, de fièvre typhoïde, d'érysipèle, d'anémie et même chez certains individus en état de santé; peut-être sont-ils formés simplement aux dépens des hématies en voie de destruction.

Le typhus éclate surtout dans les armées en campagne, dans les bagnes, dans les prisons et sur des bâtiments qui ne contenaient aucun typhique. L'encombrement, la misère, la saleté, les privations, les fatigues, sont les causes qui président généralement à l'éclosion du typhus.

Jaccoud, dans un remarquable rapport concernant une épidémie de typhus observée par lui dans une longue traversée, arrive à conclure « que l'accumulation de produits animaux en état de fermentation ou de décomposition peut, en dehors de tout encombrement humain, provoquer l'explosion du typhus[2] » et faire éclore l'agent pathogène.

Symptômes. — Après une *incubation* qui dure une dizaine de jours, le typhus apparaît brusquement, ce qui est le cas le plus fréquent, ou bien il est précédé d'une période prodromique.

Invasion. — Le début *brusque* s'annonce par un frisson aussitôt suivi de céphalalgie, de tremblement des membres, de vertige. Les vomissements ne sont pas rares; il y a un *extrême abattement*, les conjonctives sont injectées, le pouls est fréquent et la température peut atteindre 40 degrés

1. Calmette et Thoinot. *Ann. de l'Inst. Pasteur*, 1892, p. 42.
2. *Acad. de méd.*, mars 1871. Voyez également le remarquable article de M. Jaccoud; in *Path. int.*, t. II, p. 844.

dès le soir du premier ou du second jour. A ces symptômes s'ajoutent de l'insomnie, de l'agitation, des idées délirantes, des impulsions de suicide. La marche de ces accidents n'est pas toujours continue, elle est parfois intermittente avec alternatives d'amélioration et d'aggravation. A ces accidents nerveux qui dominent la scène s'ajoute accessoirement du catarrhe bronchique; parfois cependant apparaissent de véritables manifestations broncho-pulmonaires[1] qui peuvent induire en erreur sur la nature de la maladie. La température ne subit qu'une légère rémission, le matin.

Cette période d'invasion est parfois précédée de prodromes tels que : douleur lombaire, céphalalgie, lassitude, injection de la face, tremblement et hésitation de la parole.

Éruption. — L'éruption du typhus apparaît du troisième au cinquième jour. Elle débute par l'abdomen et envahit tout le corps moins le visage; elle est caractérisée par des taches rosées, plates ou papuleuses, habituellement isolées, rarement confluentes, et s'effaçant momentanément à la pression. Après deux ou trois jours, l'exanthème change de nature et beaucoup de taches se transforment en une petite pétéchie, qui ne disparaît pas à la pression (typhus pétéchial). Dans quelques cas, une légère desquamation fait suite à l'éruption. Dans certaines épidémies, et surtout dans les cas légers, l'éruption du typhus fait défaut. Au moment de l'éruption, tous les symptômes augmentent d'intensité; « le délire violent avec impulsions locomotrices et suicide » (Jaccoud), si exceptionnel dans la fièvre typhoïde, est fréquent dans les formes graves du typhus.

A cette période d'agitation fait suite une phase de torpeur et de stupeur à forme *typhique*. Le malade est dans le décubitus dorsal; il reconnaît à peine ceux qui l'entourent et marmotte quelques paroles inintelligibles. La constipation est la règle, et les symptômes abdominaux, presque constants dans la fièvre typhoïde, manquent dans le typhus. Les urines sont peu abondantes et souvent albumineuses.

---

1. Combemale. *Bull. méd. du Nord*, 1893, n° 11.

Combemale[1] a signalé chez les typhiques atteints de néphrite aiguë l'existence sur la peau d'une poussière blanchâtre constituée par des acides gras desséchés.

Le typhus dure huit ou dix jours dans les cas légers et de moyenne intensité, douze à quinze jours dans les cas graves. Souvent la défervescence est brusque et se fait en une demi-journée ou en une journée; elle est accompagnée de transpiration, de sommeil, de bien-être : c'est une véritable *crise*. Dans d'autres cas, la défervescence est plus lente et met trois ou quatre jours à s'effectuer. Le typhus peut provoquer des complications variées du *système nerveux* : troubles de motilité, tels que parésie des membres supérieurs et inférieurs; abolition des réflexes patellaires et plantaires; incoordination des mouvements; troubles trophiques, tels que eschares à évolution rapide. Ces troubles nerveux paraissent dus à des lésions médullaires caractérisées par des hémorrhagies interstitielles microscopiques et par l'état vésiculeux de quelques cellules motrices des cornes antérieures[2].

Malgré le brusque retour à la santé, la convalescence est habituellement longue, et le malade est encore sous le coup de phlegmasies pleuro-pulmonaires, d'abcès multiples, d'otites moyennes suppurées, d'accidents gangréneux des extrémités, de parotidites, d'érysipèle, qui peuvent du reste survenir pendant l'évolution du typhus.

Diagnostic. — Pronostic. — Les principaux éléments du diagnostic différentiel entre le typhus et la fièvre typhoïde sont : le début brusque, la stupeur plus prononcée que dans la fièvre typhoïde, l'absence de météorisme, la constipation; l'abondance et la généralisation de l'éruption, son caractère pétéchial et souvent la guérison rapide sous forme de crise. En outre le typhus frappe des sujets généralement plus âgés que ceux qui sont atteints par la fièvre typhoïde; il est beaucoup plus contagieux que celle-ci, et il atteint surtout les vagabonds, les misérables, les prison-

---

1. Combemale. *Méd. mod.*, n° 56.
2. Spilmann. Typhus exanthématique. *Rev. de méd.*, 19 août 1896.

niers, les armées en campagne. Certaines fièvres éruptives malignes (rougeole, scarlatine) s'accompagnent d'une adynamie aussi prononcée que le typhus, mais la répartition de l'éruption et la marche de la maladie diffèrent suffisamment pour éviter l'erreur. Le *séro-diagnostic* (Widal), longuement décrit dans le chapitre précédent, permet de lever tous les doutes et d'affirmer le diagnostic.

La mortalité du typhus est variable suivant les épidémies et suivant les circonstances qui ont présidé à l'éclosion de la maladie ou qui l'entretiennent, ce qui explique pourquoi cette mortalité varie de 15 pour 100 au chiffre énorme de 50 pour 100. Entre les cas bénins qui guérissent en quelques jours et les formes intenses auxquelles j'ai fait allusion dans ma description, il y a place pour tous les intermédiaires. La mort arrive habituellement dans les derniers jours du second septénaire; il y a cependant, dans les épidémies graves du typhus des armées, des cas empreints de malignité qui occasionnent la mort dès le troisième jour (*typhus sidérant*).

Anatomie pathologique. — La fièvre typhoïde a dans la lésion des plaques de Peyer une altération qui lui est spéciale; le typhus manque de lésion qui puisse lui servir de signature anatomique. Comme dans toutes les pyrexies graves, la rate est volumineuse, les fibres musculaires sont atteintes de dégénérescence; la même altération s'observe sur le muscle cardiaque, qui est flasque et décoloré; le sang a les caractères du *sang dissous*.

Traitement. — Le traitement prophylactique doit être mis en usage dans toute sa rigueur : dissémination et isolement des malades dans les lieux bien aérés, désinfection des milieux contaminés.

Une médication tonique et alcoolique, des lotions froides, quelques calmants, une alimentation modérée, résument le traitement du typhus. Les bains tièdes à 28 ou 30 degrés donnent de bons résultats. On fera usage avec avantage d'injections de sérum artificiel à la dose de plusieurs centaines de grammes.

§ 3. FIÈVRE RÉCURRENTE

La *fièvre récurrente*, typhus récurrent, fièvre à rechutes (relapsing-fever), est une maladie infectieuse propre à l'homme, spécifique, contagieuse et épidémique. Elle est due à la présence dans le sang d'un micro-organisme bien déterminé, le *spirochète* ou *spirille d'Obermeier*, et elle se caractérise cliniquement par la succession, suivant un cycle bien défini, de violents accès fébriles à courbe thermique régulière, ordinairement au nombre de deux.

Historique. — Les descriptions anciennes confondent encore la fièvre récurrente avec les autres fièvres continues, en particulier avec le typhus exanthématique avec lequel elle a d'ailleurs plus d'une relation : ces deux maladies ont en effet leurs foyers principaux dans les mêmes régions, et leurs épidémies sont presque toujours associées. Néanmoins, elles diffèrent cliniquement par d'assez nombreux caractères, et la spécificité de la fièvre récurrente ne saurait faire le moindre doute, aujourd'hui que nous connaissons l'agent infectieux qui lui est propre.

Ce furent Craigie et Henderson (d'Édimbourg) qui pendant l'épidémie de 1843 en Écosse la séparèrent définitivement du typhus. Depuis lors, la fièvre récurrente a été surtout étudiée par les médecins irlandais, écossais, allemands et russes, qui ont pu l'observer dans les pays où elle sévit plus particulièrement. La découverte du spirille par Obermeier (1873) a été suivie de nombreuses recherches expérimentales que j'aurai l'occasion de citer au cours de ce chapitre.

Étiologie. — La fièvre récurrente a une distribution géographique spéciale. Son principal centre endémique est l'Irlande ; c'est de là qu'elle fut importée, sous forme d'épidémies, en Écosse (1843), en Angleterre et jusqu'aux États-Unis. Un autre foyer plus étendu occupe les régions des bords de la Baltique : Finlande, provinces de l'ouest de la Russie, Pologne, nord-est de l'Allemagne ; c'est de là que certaines épidémies envahirent la Galicie, la Bohême, la Saxe, la Bavière, progressant jusqu'aux bords du Rhin, se montrant même dans la Flandre belge. Actuellement, le nombre des cas observés en Allemagne est en diminution constante. Jusqu'ici la France, la Suisse, l'Italie, l'Espagne sont restées indemnes. La maladie est encore endémique au sud de la Russie, sur les bords de la mer Noire, en Roumanie. On l'a observée aussi en Égypte, en Abyssinie, dans l'Inde, en Chine, etc.

Toutes ces épidémies ont fourni de nombreuses preuves de la *grande contagiosité* de cette maladie. La contagion semble s'effectuer directement soit par le malade, soit par contact de ses vêtements, linges et autres objets. Pendant l'épidémie de 1843 à Édimbourg, le personnel médical et hospitalier fut atteint dans une très large proportion. Au cours des épidémies, il est fréquent d'observer de petits foyers circonscrits à une maison, à une famille, indiquant bien le mode de contagion. L'encombrement, la famine, invoquée jadis par Murchison comme cause de l'affection (*famine disease*), ne sont que des facteurs adjuvants préparant le terrain au germe infectieux dont la pénétration dans l'organisme est absolument nécessaire pour provoquer l'éclosion de la maladie.

Symptômes. — C'est surtout chez l'individu jeune, chez l'adolescent, qu'éclate la fièvre récurrente. Le début en est remarquablement *brutal*. En pleine santé, sans prodromes, l'individu est pris d'un violent frisson ; soudain, il ressent une lassitude extrême, une sorte de courbature subite, généralisée, qui le cloue pour ainsi dire sur place ; il est parfois incapable de se tenir debout ; il éprouve une céphalalgie violente, une rachialgie intense, de vives douleurs dans le tronc, dans les membres. Bientôt surviennent des nausées, des vomissements ; la peau est brûlante, le visage s'injecte, le pouls s'accélère, et la température s'élève rapidement à 40 degrés.

Dès le premier jour de la maladie, le tableau de l'accès fébrile est constitué. La céphalalgie, la courbature douloureuse vont persister avec presque toute leur intensité, provoquant une insomnie très pénible. Le malade est anxieux, parfois agité; cependant la connaissance reste pleine et entière, on n'observe pas cet état de stupeur propre à la typhoïde ou au typhus exanthématique; quelquefois cependant, au bout de quelques jours, survient un délire passager. Les nausées, les vomissements bilieux peuvent s'atténuer. La constipation est habituelle. Le malade a le visage rouge, injecté, les yeux brillants; la respiration est parfois légèrement accélérée; cependant la langue reste humide, à peine recouverte d'un léger enduit saburral; rarement quelques vésicules d'herpès apparaissent aux lèvres. La peau est sèche, brûlante, le pouls plein, bondissant, rapide, aux environs de 120.

On ne constate aucune éruption; quelquefois se montrent sur l'abdomen quelques taches pétéchiales ou quelques taches rosées sans signification. L'épigastre est particulièrement sensible à la palpation, surtout au voisinage du rebord costal, aussi bien à droite qu'à gauche. La *rate* subit une rapide et très considérable augmentation de volume; elle déborde les fausses côtes; le stéthoscope peut faire percevoir un léger souffle systolique. Le foie est peu augmenté de volume. A l'auscultation, on perçoit parfois des signes de congestion pulmonaire.

Les urines sont de coloration foncée; l'excrétion de l'urée est notablement accrue. Dans un tiers des cas environ, on constate de l'albuminurie et le microscope fait voir des hématies et des cylindres dont la présence serait même assez fréquente (Obermeier). Kannenberg a pu retrouver dans les urines le spirochète, agent causal de l'affection. L'ictère est fréquent; on l'observe plus généralement dans les cas graves accompagnés de délire. Il débute au troisième, quatrième, cinquième jour, apparaissant comme d'habitude aux conjonctives, pour s'étendre, se généraliser rapidement, puis diminuer bien vite et tendre aussitôt à s'effacer; il est accompagné parfois d'un véritable état bilieux avec vomissements verdâtres et noirâtres. Il importe de remarquer qu'il ne s'agit nullement ici d'ictère par rétention ; la bile continue à s'écouler par l'intestin, et les selles restent colorées.

Durant ce temps, qu'il y ait ou qu'il n'y ait point ictère, la température se maintient, dès les premiers jours, très élevée, entre 40 et 41 degrés : elle atteint même parfois 42 degrés ; les rémissions matinales sont légères et ne dépassent pas 1 degré. Souvent, avant l'apparition des phénomènes qui vont marquer la crise terminale de l'accès, il y a recrudescence thermique : le thermomètre peut alors marquer jusqu'à 42°,5.

Tous ces symptômes persistent 5, 6, le plus souvent 7 jours ; toutefois l'accès peut ne durer que 5 jours, il peut se prolonger 8, 10 et jusqu'à 12 jours. Puis, brusquement, aussi subitement que s'était manifesté le début de l'accès, va se produire la *crise* finale : sueurs profuses, urines abondantes, chute de la température à 57, 56, quelquefois 55 degrés. Le pouls devient normal ; les douleurs disparaissent, le malade n'éprouve plus guère qu'une fatigue assez accentuée. L'appétit revient, et au bout de 2 ou 5 jours, le malade se considère comme guéri. La rate peut avoir diminué notablement de volume (Friedreich), souvent elle reste très hypertrophiée (Griesinger).

Mais voilà que 5, 6, 7 jours après la fin de la crise (quelquefois plus tôt : 2, 5 jours, quelquefois plus tard, jusqu'à 2 semaines), éclate une nouvelle phase tout à fait caractéristique à laquelle la maladie doit son nom. Subitement encore, l'individu est repris d'un nouveau frisson, de la même courbature excessive, de la même céphalalgie, des mêmes douleurs, des mêmes nausées ; le pouls s'accélère à nouveau, la température remonte très rapidement à 40 degrés. Un *second accès* fébrile en tout semblable au premier vient de se constituer et le tableau est en tout comparable au précédent accès. D'ordinaire ce second accès a une durée moins longue que le premier ; au bout de 5, 4, 5 jours, survient, brusquement encore, la crise terminale.

Règle générale, la crise de ce second accès met réellement fin à la maladie : la fièvre a été une *seule fois récur-*

rente, il n'y a eu qu'une seule rechute. Mais parfois, après une nouvelle phase d'apyrexie, une seconde rechute survient, plus courte que la première. Il est exceptionnel d'observer 4 ou 5 accès successifs (Moszutkowsky).

La guérison est la terminaison habituelle de la fièvre récurrente. La mort ne survient que par les complications dont il va être question. L'immunité acquise par une première atteinte n'est pas toujours durable, car on peut observer des récidives, au bout de quelques mois. Dans ce cas, il n'y a parfois qu'un seul accès.

Formes. — *Fièvre bilieuse typhoïde des pays chauds.* — Griesinger[1], qui a étudié cette affection au cours d'une épidémie en Égypte, a montré les relations qui la rattachent à la fièvre récurrente dont elle n'est qu'une forme modifiée par l'apparition de certains symptômes typhoïdes graves avec ictère. Après un début subit comme dans la forme ordinaire, l'ictère survient vers le quatrième, cinquième jour, accompagné de symptômes nerveux : le malade est abattu, il tombe bientôt dans une prostration complète ; la langue et les lèvres se dessèchent, se recouvrent d'un enduit fuligineux, la diarrhée survient, le pouls se ralentit, et la mort est la règle au milieu de cet état typhoïde, souvent dû à des complications plus particulièrement fréquentes dans cette forme.

Complications. — **Pronostic.** — Au cours de la fièvre récurrente peuvent se produire diverses hémorrhagies : épistaxis, hémorrhagies cutanées, gastro-intestinales, cérébrales, métrorrhagies. Ces dernières sont particulièrement graves chez la femme enceinte : le décollement du placenta, l'*avortement*, qui est d'une fréquence remarquable et vraiment caractéristique au cours de la fièvre récurrente, peut être suivi d'hémorrhagies excessivement abondantes, parfois mortelles, et le fœtus succombe presque toujours.

Pendant la convalescence on peut voir des manifestations oculaires ordinairement unilatérales (Mackensie) ; rétinite,

---

1. *Traité des mal. infect.* (Trad. Vallin, 1877.)

irido-choroïdite[1], affections passagères rétrocédant lentement, mais sans reliquats.

La *myocardite* aiguë peut provoquer une syncope mortelle. Une autre complication propre à la fièvre récurrente et qu'il importe de bien connaître, puisque, d'après Ponfick, 1/5 des cas mortels relèveraient de cette cause, c'est la *rupture de la rate*; le malade succombe à l'inondation hémorrhagique intra-péritonéale. D'autres fois, la présence de petits abcès dans le tissu splénique provoque par effraction une péritonite généralisée.

Les autres complications sont le fait d'infections secondaires banales : eschares sacrées, abcès sous-cutanés, phlegmons diffus, parotidites, arthrites, etc. Il est nécessaire d'insister sur les complications qui surviennent du côté des voies respiratoires. L'œdème de la glotte consécutif à des lésions de périchondrite laryngée comprend 12 pour 100 des cas mortels. Mais c'est la broncho-pneumonie et plus encore la *pneumonie lobaire* qui cause la mort du malade atteint de fièvre récurrente : environ 20 pour 100 des décès doivent lui être attribués (Ponfick); la pneumonie apparaît d'ordinaire vers la fin du premier accès et évolue alors pour son propre compte sur ce terrain profondément débilité.

Il est bon de ne pas oublier que toutes ces complications sont l'exception dans la forme ordinaire et que le pronostic de la fièvre récurrente est rarement grave, si ce n'est dans la forme bilieuse des pays chauds. La mortalité est très variable suivant les épidémies : les unes sont remarquablement bénignes, les autres très meurtrières (Saint-Pétersbourg, 1864, 1/10). On donne comme moyenne de mortalité les chiffres de 2 à 5 pour 100; les statistiques allemandes montrent que ce taux tend d'ailleurs à diminuer progressivement.

Anatomie pathologique. — A l'autopsie des sujets ayant

1. L. Gorecki. *Étude sur l'irido-choroïdite de la fièvre récurrente* Th. de Paris, 1896, n° 260.

succombé à la fièvre récurrente, on constate tout d'abord les lésions qui ont pu être la cause directe de la mort (pneumonie, broncho-pneumonie, lésions laryngées, etc.); on retrouve de même parfois de petits foyers d'hémorrhagie cérébrale, des lésions hémorrhagiques de l'estomac, de l'intestin grêle, exceptionnellement du gros intestin. Mais les lésions particulières à la fièvre récurrente portent sur d'autres organes. Les reins sont gros, mous; leur substance médullaire a une coloration grisâtre. Le myocarde est flasque, friable, gris sale, de coloration feuille morte; les autres muscles striés offrent des altérations analogues. La moelle osseuse présente de petits nodules jaunâtres, ramollis. Le foie est volumineux, modifié dans sa coloration. Mais ce sont plus particulièrement les lésions de la rate qui sont vraiment caractéristiques[1].

La *rate* est, d'une façon constante, *considérablement hypertrophiée*, atteignant jusqu'à 5 ou 6 fois son volume habituel. La capsule est distendue, parfois déchirée près du hile. A la coupe, le parenchyme est ramolli, rouge vif, parsemé de points gris ou jaunâtres qui sont les corpuscules de Malpighi plus apparents : l'aspect est donc assez analogue à celui de la rate typhique; ces petits points jaunâtres sont parfois de véritables abcès miliaires. On peut rencontrer encore des infarctus hémorrhagiques (attribués à l'oblitération des vaisseaux par des amas de cellules dégénérées), infarctus qui peuvent même suppurer et constituer de gros abcès analogues à celui du cas de Griesinger occupant les deux tiers de l'organe.

Histologiquement, la rate de la fièvre récurrente se caractérise par deux ordres de modifications : hypertrophie des corpuscules de Malpighi, formation d'amas leucocytaires dans la pulpe splénique. Les cellules des corpuscules de Malpighi se multiplient abondamment : celles du centre subissent parfois la dégénérescence d'où résulte la forma-

---

1. Ponfick. *Loc. cit.* — F. Bezançon. *La rate dans les mal. infect.* Th. de Paris, 1895, p. 56.

tion d'un petit abcès miliaire. Quant aux amas leucocytaires (lymphomes inflammatoires de Roudnef) parsemés dans la pulpe, de volume très variable, ils apparaîtraient à chaque accès (Sondakewitch) et sont considérés par Ponfick comme caractéristiques de la fièvre récurrente; tantôt ils disparaissent, tantôt leur centre se nécrose (40 fois sur 100 selon Griesinger) et ainsi se constituent d'autres petits abcès. Nous verrons que tous ces petits foyers renferment en grande abondance le spirille.

Diagnostic. — La brusquerie du début avec abattement subit, douleurs généralisées, rapide ascension de la température, tuméfaction considérable de la rate, absence d'éruption, coexistence assez commune d'ictère, accès suivi d'apyrexie et de rechute, sont des symptômes suffisamment caractéristiques pour qu'on n'hésite guère à diagnostiquer la fièvre récurrente, surtout en temps d'épidémie. Pourtant, en l'absence de la notion d'épidémicité, ce début brusque pourrait faire croire à la grippe, à la dengue, à l'embarras gastrique, etc. L'accès de fièvre intermittente débute de même par un grand frisson, la rate est volumineuse, dure : mais il suffit de s'enquérir du passé du malade pour penser aussitôt au paludisme. La coexistence de l'ictère, surtout dans les pays chauds, simulerait mieux la forme bilieuse de l'infection palustre ou même la fièvre jaune. Mais c'est surtout avec le *typhus exanthématique* qu'on est exposé à confondre la fièvre récurrente, et cela d'autant plus, encore une fois, que les deux maladies s'observent dans les mêmes régions et que leurs épidémies sont d'ordinaire associées. Cependant la distinction n'offre pas de vraie difficulté. Le début du typhus est moins brutal, précédé de légers prodromes; la température atteint bien moins rapidement des chiffres aussi élevés; l'exanthème abdominal est la règle au quatrième ou cinquième jour; la rate est rarement volumineuse; enfin la courbe thermométrique est différente et la durée de l'affection est plus longue.

D'ailleurs, dans tous les cas où subsiste un doute, il est

facile d'établir d'une façon certaine le diagnostic de fièvre récurrente grâce à l'*examen du sang* qui pendant les accès renferme en grande abondance le spirochète. agent spécifique de la maladie.

Bactériologie et Physiologie pathologique. — En 1868, au cours d'une épidémie de fièvre récurrente qui sévissait à Berlin, Obermeier découvrit dans le sang des malades, examiné pendant l'accès fébrile, le parasite pathogène. C'était, chez l'homme, la première découverte d'un microbe pathogène. Mais ce n'est qu'en 1875, à l'occasion d'une nouvelle épidémie, qu'Obermeier publia sa découverte. Il indique l'aspect filiforme, la forme spiralée, la grande mobilité de ce micro-organisme, et fait remarquer qu'il se rencontre uniquement pendant les accès fébriles et disparaît dans la phase apyrétique.

La découverte d'Obermeier a été contrôlée par de nombreux observateurs; constamment on a retrouvé ce parasite dans la fièvre récurrente, alors qu'on ne le rencontre dans aucune autre maladie : son action pathogène spécifique est donc indiscutablement établie. Cohn, en raison de ce que ses caractères morphologiques le rattachaient à la famille bactérienne des spirochètes, lui donna le nom de *Spirochæte Obermeieri* ou encore *Spirillum Ob.*

Pour confirmer le diagnostic de fièvre récurrente par la recherche du spirochète, il est donc nécessaire d'examiner le sang au moment même des accès fébriles. Grâce à une simple piqûre du doigt, on peut faire deux groupes de préparations que l'on examinera, les unes fraîches, sans coloration, les autres après dessiccation et coloration. — Sur les premières, les parasites restés vivants ont conservé leur mobilité. On voit alors, sous le microscope, parmi les éléments du sang, de longs filaments, d'une minceur remarquable (1 μ), d'une longueur variant de 15 à 45 μ (du double au décuple du diamètre d'un globule rouge), contournés en spirales de 8 à 20 tours, excessivement mobiles, se déplaçant à la fois en tournant sur leur grand axe et en ondulant latéralement et chassant les globules qui leur font obstacle. A la température de 57 degrés, les spirilles gardent assez longtemps leur mobilité. Lorsque les spirilles sont rares, on fait l'examen des préparations desséchées à l'air. La méthode de choix est celle indiquée par Günther : on fait agir quelques secondes une solution d'acide acétique à 5 pour 100 pour dissoudre l'hémoglobine des hématies, on neutralise ensuite par exposition de quelques secondes aux vapeurs d'ammoniaque, puis on colore longuement par le violet de gentiane aniliné ; les hématies sont incolores et seuls les noyaux des leucocytes et les spirilles paraissent en violet : ceux-ci, très nombreux, ressortent avec une parfaite netteté, tantôt isolés, tantôt diversement enlacés en groupes.

Grâce à ces examens, on a pu suivre heure par heure la présence des spirilles dans le sang des malades. On a constaté ainsi que, d'une façon générale, les spirilles ne se trouvent dans le sang des veines périphériques que pendant la phase fébrile. On les y trouve dès le début de l'accès, parfois même quelques heures avant; leur nombre va en augmentant jusqu'au dernier jour, pour atteindre son maximum le jour de la crise, 16 heures avant les sueurs; puis leur quantité baisse très rapidement, ils disparaissent au moment de l'hyperthermie précritique et une demi-heure après le début des sueurs on n'en trouve plus; pourtant quelques auteurs ont pu en déceler encore à la phase d'apyrexie. Lors de la rechute, ils reparaissent en grand nombre pour disparaître à nouveau après la crise terminale.

Toutes les tentatives de culture faites pour conserver le spirille ont jusqu'ici échoué; on ignore donc encore les phases du développement du spirille : Metchnikoff l'a cependant vu se reproduire par division transversale, en l'absence de toute spore. On ignore également son habitat. Klebs pense que les parasites (puces, punaises, etc.) si fréquents dans les locaux, les asiles de nuit, occupés par les individus d'ordinaire atteints par la fièvre récurrente, jouent un rôle dans la transmission de l'agent infectieux; Tiktine a retrouvé le spirochète dans le tube digestif des punaises : toutefois l'opinion de Klebs reste encore hypothétique.

En dehors de la *contagion* habituelle dont le mécanisme nous échappe encore, l'action pathogène du spirochète d'Obermeier contenu dans le sang des malades a pu être mise en évidence par toute une série de constatations, les unes accidentelles, les autres expérimentales. Des piqûres à l'autopsie de sujets ayant succombé à cette affection ont suffi pour la provoquer; on a pu alors noter ce fait utile à connaître, que la phase d'incubation, c'est-à-dire l'intervalle qui s'écoule entre le moment de la piqûre introduisant le spirille dans le sang, et le début clinique des accidents, variait de 3 jours et demi à 8 jours et demi. Munch (1874), s'inoculant du sang d'un malade en pleine phase pyrétique, fut atteint de fièvre récurrente. Moczutkowsky (1876) a même pratiqué des inoculations sur une série d'aliénés : toujours les résultats furent positifs et la durée moyenne d'incubation de 5 à 8 jours.

La fièvre récurrente ne s'observe spontanément que chez l'homme. Les divers animaux de laboratoire se montrent réfractaires aux inoculations. Seul, le *singe* a été inoculé avec succès (Koch, Carter, Metchnikoff, Soudakewitch, etc.) et les études expérimentales faites sur cet animal ont fourni de très intéressantes notions sur la physiologie pathologique de la maladie. L'inoculation ne réussit, bien entendu, que si elle est faite à l'aide de sang prélevé pendant la phase fébrile. Après une phase d'incubation de 4 jours à peine, éclatent des symptômes analogues à ceux de la fièvre récurrente de l'homme : même début soudain, même température élevée, etc; mais les accès sont plus courts et le second accès ou rechute est très rare. Durant la phase fébrile, le sang des animaux inoculés renferme des spirilles en quantité, et comme l'homme, après cette première atteinte, l'animal a acquis une immunité plus ou moins durable.

En sacrifiant des singes inoculés, à différentes phases de

la maladie, Metchnikoff[1] a mis en évidence l'action de la phagocytose dans la fièvre récurrente et le rôle important de la rate dans la défense de l'organisme contre cette infection. Ponfick pensait déjà que si les spirilles si nombreux pendant l'accès dans les veines périphériques disparaissent dans les phases d'apyrexie, il est permis de supposer qu'un certain nombre d'entre eux se sont logés dans les viscères abdominaux et en particulier dans la rate si volumineuse.

Metchnikoff a prouvé en effet qu'à la fin de l'accès et dans les premiers jours d'apyrexie, la rate renferme un nombre très considérable de spirilles; mais, et c'est ici surtout le fait intéressant, ces spirilles sont alors inclus dans les leucocytes. Pendant l'accès, les spirilles du sang sont extra-cellulaires et la phagocytose ne paraît pas s'exercer dans le sang. Mais dès l'élévation précritique de la température, ils disparaissent du sang et fourmillent dans la rate; bien que parfaitement vivants, mobiles, ils y sont *englobés par les microphages* (leucocytes à noyau multilobé, etc.), qui entrent en lutte avec eux et les font peu à peu disparaître. Cette *phagocytose intrasplénique* excessivement active amènerait la terminaison de l'accès. Cette constatation expérimentale cadre bien avec les faits révélés par l'examen histologique de la rate des individus ayant succombé au cours de la fièvre récurrente, examen qui nous a montré le développement d'amas leucocytaires dans la pulpe, et la prolifération des corpuscules de Malpighi, organes leucocytopoïétiques se préparant à la phagocytose. A ce moment le foie, les reins, les ganglions, la moelle osseuse ne renferment pas de spirilles : la rate serait donc le terrain exclusif de la phagocytose.

Toutefois certains spirochètes conservent leur virulence un certain temps même après l'englobement, ainsi que le prouve le résultat positif de l'inoculation d'un fragment de rate de l'animal sacrifié en période apyrétique (Metchnikoff); ce sont ces spirilles restés vivaces qui détermineraient le second accès chez l'homme.

1. *Ann. de l'Inst. Pasteur*, 1895, p. 6.

Soudakewitch[1] a confirmé ce rôle essentiel de la phagocytose splénique par les expériences suivantes : il inocule
du sang chargé de spirilles, d'une part à des singes neufs,
d'autre part à des singes préalablement splénectomisés ;
alors que les premiers guérissent, les seconds, privés de
rate, succombent, et leur sang renferme une quantité vraiment énorme de spirilles libres, sans qu'il existe pour ainsi
dire de figures phagocytaires dans le sang.

Tiktine[2] a par contre montré que les singes inoculés
peuvent guérir même après splénectomie préalable et que
ceux immunisés par une atteinte antérieure conservent
également l'immunité après ablation de la rate. La phago
cytose splénique non douteuse, puisqu'elle a été directement
observée, ne serait alors pas le seul moyen de défense de
l'organisme contre le spirille.

Gabritchewsky (de Moscou)[3] a voulu attribuer le principal
rôle dans cette lutte au *pouvoir bactéricide du sérum*. Il a
cherché à mettre en évidence la présence de substances
bactéricides par des expériences faites *in vitro* : en mélangeant, d'une part une goutte de sang provenant d'un malade en pleine crise et renfermant des spirilles, et d'autre
part une goutte de sérum d'un singe à la période d'apyrexie,
il vit, au bout d'une à quatre heures les spirilles immobiles,
déformés. Il a, chez l'homme, étudié le coefficient de ce
pouvoir bactéricide à l'égard du spirille, à diverses phases
de l'infection, et a conclu que ce coefficient augmente durant la maladie, principalement pendant les deux jours qui
précèdent la crise, et que, par une accumulation prompte
des substances bactéricides, il atteint son maximum pendant la crise. D'après Gabritchewsky, c'est seulement après
cette atténuation par les humeurs, alors que les spirilles

1. Recherches sur la fièvre récurrente. *Ann. de l'Inst. Pasteur*, 1891,
p. 545.
2. Le rôle de la rate dans la fièvre récurrente. *Rev. méd. de Moscou,*
1894, t. X, p. 4.
3. Les bases de la sérothérapie dans la fièvre récurrente. *Ann. de
l'Inst. Pasteur*, 25 novembre 1896, p. 630.

seraient déjà modifiés dans leur vitalité, que commencerait la phagocytose splénique; certains germes d'ailleurs doivent résister pour produire la rechute, favorisée par l'affaiblissement rapide du pouvoir bactéricide du sérum après la crise. Ce pouvoir réapparaît pendant le second accès et il persiste plus ou moins atténué après la guérison, pendant des mois et des années. Pour compléter cette théorie et chercher à utiliser ce pouvoir bactéricide, Gabritchewsky a fait un essai de sérothérapie à l'aide du sérum d'un singe qui venait de faire sa défervescence et dont le sang devait posséder par suite ce pouvoir immunisant. Deux autres singes furent inoculés simultanément avec du sang chargé de spirilles; l'un, non traité par le sérum, fut malade soixante-douze heures et eut une rechute, l'autre, à qui fut injecté le sérum, fit une défervescence rapide en quarante-huit heures : les spirilles étaient moins abondants dans son sang, et il n'eut pas de rechute.

Metchnikoff a fait la critique[1] des expériences de Gabritchewsky. Il pense qu'elles ne sont pas suffisamment démonstratives pour justifier les conclusions de l'auteur russe : les résultats en ont été trop variables pour qu'on en puisse déduire des lois générales applicables à ce qui se passe *sur le vivant*. Metchnikoff a vu que les spirilles n'ont rien perdu de leur vitalité dans le sang, avant la crise et la phagocytose splénique. Il considère donc qu'il n'est pas encore démontré que l'état réfractaire ou d'immunité soit lié au pouvoir bactéricide du sérum. Enfin, il fait remarquer que, quant à l'essai de sérothérapie, on ne peut nullement généraliser les résultats de l'unique expérience faite par Gabritchewsky.

Traitement. — Il importe tout d'abord de se mettre en garde contre la contagiosité de la fièvre récurrente par tous les moyens possibles : hygiène des salles, isolement du malade, soigneuse désinfection des mains, des vêtements, stérilisation du linge, des objets qui ont été en contact avec

---

1. *Ann. de l'Inst. Pasteur*, 1896, p. 651.

le malade. Si, comme on vient de le voir, de nouvelles recherches sont encore nécessaires pour que nous soyons en possession du traitement spécifique, rationnel, de l'affection, on aura recours du moins au traitement symptomatique et l'on emploiera suivant les indications les analgésiques pour diminuer les phénomènes douloureux, les toniques, l'alcool, pour soutenir l'état général, les bains froids contre l'hyperthermie.

CHAPITRE III

MALADIES INFECTIEUSES PROPRES A L'HOMME

§ 1. INFECTION SANGUINE STREPTOCOCCIQUE

Faits cliniques. — Le 22 novembre 1908, entre dans notre service un homme qui était soigné depuis six jours en chirurgie. Employé chez un marchand de vins, ce garçon s'était blessé au pouce de la main droite, en faisant sauter au moyen d'un foret le bouchon d'une bouteille. Ce n'était pas une plaie, c'était une éraflure en apparence insignifiante. Suivant un usage habituel, il avait pressé son doigt « pour le faire saigner » et il s'était essuyé à son tablier. Ceci se passait dans la matinée. Mais voilà que dans l'après-midi, notre homme éprouve au bras et à l'aisselle des douleurs si vives, qu'il demande à quitter son travail. Il rentre chez lui, il est pris de frissons, de fièvre et de céphalalgie ; le bras est gonflé, la nuit agitée, l'insomnie est complète. Tout cela sent déjà l'infection et quelle infection !

Le lendemain matin, le bras est tuméfié, l'aisselle est empâtée et le malade y constate « des grosseurs », c'est-à-dire des ganglions. Dans la soirée, il entre à l'Hôtel-Dieu dans un service de chirurgie. A ce moment, la température atteignait 40 degrés. La petite plaie du pouce était indolore et cicatrisée. Le bras était enflé et fort douloureux, mais on n'y constatait aucune traînée de lymphangite.

La région axillaire était empâtée et l'on y sentait plusieurs gros ganglions. De plus, une rougeur diffuse à bords mal limités partait de l'aisselle et envahissait la paroi thoracique. La plaque rouge était douloureuse et sans apparence de fluctuation.

En trois jours, les menaces de l'adéno-phlegmon axillaire s'amendèrent et les chirurgiens n'eurent pas à intervenir; toutefois, ils jugèrent que le malade serait mieux placé en médecine, et on le fit passer dans notre salle Saint-Christophe. Quand j'examinai cet homme, la plaque rouge thoracique était en voie de disparition, mais l'état général témoignait de l'intensité de l'infection. La température dépassait 40 degrés, la langue était sèche et rôtie. Le ballonnement du ventre, la diarrhée, l'hypertrophie de la rate et le délire complétaient le tableau clinique et donnaient au malade l'apparence d'un typhique. La respiration était accélérée. A l'auscultation, on percevait des râles nombreux; l'expectoration était muco-purulente et sanguinolente. Sous l'influence de la cryogénine, la fièvre diminua d'intensité.

En peu de jours, l'érythème du thorax et la tuméfaction axillaire disparurent, mais une nouvelle plaque de rougeur diffuse, sillonnée d'un réseau de veinules et ponctuée de quelques taches de purpura apparaît au bras gauche. Ce n'était pas une plaque d'érysipèle et voici pourquoi : au cas d'érysipèle, la limite entre la plaque érysipélateuse et la peau saine est marquée, dans sa partie envahissante, par un bourrelet saillant qui est dû à l'œdème et à l'accumulation de cellules migratrices (dermite œdémateuse). Or, la plaque rouge que nous avions sous les yeux n'avait de bourrelet saillant sur aucun de ses bords. De plus, la rougeur de la plaque disparaissait en partie à la pression, ce qui n'a pas lieu dans l'érysipèle.

Étant donnés les caractères de ces érythèmes et l'évolution

de l'infection à laquelle nous assistions, je pensai qu'il s'agissait là d'une infection streptococcique dont la blessure du pouce aurait été la porte d'entrée, et, en effet, la culture du sang faite par M. Le Play, décela le streptocoque à l'état de pureté; on ne constatait aucun autre élément. Notre malade était donc atteint d'infection sanguine streptococcique; il s'agissait bien du streptocoque pyogène, du streptocoque de l'érysipèle; seulement, jusqu'ici, cet agent infectieux n'avait pas créé de collection purulente, il n'avait encore engendré que des érythèmes sans suppuration. Du reste, l'érythème est une des manifestations de l'infection streptococcique. Il y a même des variétés d'érythèmes streptococciques à prédominance hémorrhagique avec purpura, pétéchies et ecchymoses.

Les urines contenaient 1 gramme d'albumine. On y trouvait des leucocytes polynucléaires et mononucléaires et quelques *chaînettes streptococciques*. Il y avait donc néphrite streptococcique.

La plaque érythémateuse du bras gauche gagna l'épaule. Deux jours après apparut un érythème de même apparence à la cuisse gauche. Les jours suivants, le malade se plaignit de douleurs au genou gauche et une arthrite se déclara. Puis une escharre survint à la fesse droite. Si l'on n'avait tenu compte que des manifestations locales de cette infection streptococcique, la situation du malade n'aurait pas été trop grave. Mais l'état général était fort mauvais, le malade était dyspnéique, adynamique et délirant, les urines étaient albumineuses, le foie débordait de trois travers de doigt les fausses côtes, la rate était volumineuse, la diarrhée ne cédait pas, le ventre était très ballonné, et les diverses médications employées n'amélioraient en rien la situation. Bref, le pronostic était des plus graves.

Toutefois, dans les derniers jours de novembre, la température n'était plus qu'à 38 degrés. A ce moment survint une détente; le délire cessa, la langue avait perdu sa sécheresse, le ventre était souple, la diarrhée avait disparu, les râles bronchiques avaient notablement diminué, le malade prenait deux litres de lait, en somme l'amélioration était manifeste. Mais, les jours suivants, des collections purulentes ayant les allures de phlegmons diffus se forment rapidement aux bras et aux cuisses. Ces collections sont incisées et la culture y décèle le streptocoque à l'état de pureté.

En résumé, dans sa première phase, c'est-à-dire pendant une vingtaine de jours, cette infection streptococcique s'était traduite par des érythèmes qui n'étaient pas sans quelque analogie avec l'érysipèle; elle avait provoqué une menace d'adéno-phlegmon axillaire terminée par résolution, mais jusque-là l'infection n'avait pas été purulente, le streptocoque n'avait pas été pyogène. Dans la seconde phase de la maladie, des suppurations d'allure phlegmoneuse surviennent coup sur coup et la situation s'aggrave notablement.

Les injections de sérum antistreptococcique, pas plus que les injections de sérum physiologique, ne donnent un résultat satisfaisant. La dyspnée est intense. A l'auscultation de la poitrine, on constate des râles nombreux et un souffle broncho-pulmonaire à la base du poumon droit. Le délire a reparu, l'agitation est continuelle; les potions calmantes, chloral et bromure, restent sans effet. Le malade gémit continuellement, le pouls devient irrégulier et la mort survient dans le collapsus, après trente-neuf jours de maladie. Telle a été l'évolution de cette terrible infection sanguine streptococcique qui avait débuté par une plaie en apparence insignifiante du pouce.

L'autopsie n'a pas donné tous les résultats qu'on aurait pu attendre, parce que, par mesure médico-légale, elle n'a été pratiquée que trois jours après la mort. On a cependant trouvé du streptocoque dans le sang du cœur.

Pareil cas a la valeur d'une expérience. Ce garçon, en pleine santé, s'égratigne le pouce avec un foret et voilà qu'une streptococcie se déclare immédiatement. Le streptocoque qui a été inoculé dans les tissus a-t-il été introduit par le foret, ou bien a-t-il été mis en contact de la plaie par le tablier qui a servi à essuyer cette petite plaie, ou bien enfin le streptocoque existait-il sur la peau à l'état de saprophyte? Il n'est pas possible de répondre à ces questions.

D'autre part, à quoi était due la virulence de ce strepto-coque qui a si rapidement infecté l'économie? Je ne saurais le dire, mais ce qui est certain, c'est que sa pénétration et sa pullulation dans l'organisme ont eu une marche pour ainsi dire foudroyante. La période d'incubation n'a duré que quelques heures, puis sont survenus des symptômes d'inva-sion, fièvre violente et frissons; dès le soir, les ganglions axillaires étaient pris; le lendemain commençait la phase d'éruption sous forme d'érythèmes et de rash, et enfin le cycle morbide se terminait par la phase de suppuration avec abcès multiples et phlegmons. Entre temps, la présence du streptocoque était constatée dans le sang, dans les urines et dans le pus.

Au moment de sa pénétration dans le doigt, l'agent viru-lent a-t-il suivi la voie veineuse ou la voie lymphatique? On admet généralement que l'infection d'abord lymphatique gagne ensuite le système vasculaire. Il y a néanmoins des cas où l'infection du sang paraît avoir été primitive, le strep-tocoque ayant pénétré directement dans les capillaires san-guins, au point d'inoculation, sans l'intermédiaire du sys-tème lymphatique. Chez notre malade, on peut supposer que l'infection streptococcique a suivi les deux voies. On n'a pas trouvé, il est vrai, trace de lymphangite au bras, mais cependant, dès le soir, les ganglions axillaires étaient tuméfiés, douloureux, et le lendemain apparaissait la plaque d'érythème. Quant au doigt sur lequel avait porté l'inocu-lation, il n'était ni douloureux, ni tuméfié. Peut-être eût-il été préférable qu'il fût dès le début le siège d'un abcès.

Autres observations. — Citons d'autres observations, afin de présenter l'infection streptococcique sous ses diffé-rents aspects, c'est-à-dire : streptococcies consécutives à l'état puerpéral, qu'il s'agisse de la mère ou du nouveau-né; streptococcies d'ordre purement médical, consécutives à des hémorroïdes ou à une angine; et enfin streptococcies qu'on eût autrefois appelées spontanées parce que la porte d'entrée de l'agent infectieux nous échappe complètement.

Streptococcies post-opératoires. — Il s'agit d'une femme qui, six semaines avant, a été opérée d'une tumeur au sein gauche. Elle a ressenti un violent frisson avec point de côté à droite et le diagnostic de pneumonie a été porté. Admise quelques jours plus tard à l'hôpital Broussais, on constate que la plaie opératoire est entourée d'une plaque érysipélateuse. On perçoit à droite de la poitrine un épanchement pleurétique. Une ponction exploratrice ramène un liquide séro-purulent. Des arthrites se déclarent à l'articulation sterno-claviculaire, au genou et à l'articulation tibio-tarsienne.

Bientôt apparaît une parotidite double; la prostration est extrême et la malade succombe dans le collapsus. Différentes médications, y compris trois injections de sérum antistreptococcique, étaient restées sans résultat. Des cultures faites pendant la vie avaient décelé le streptocoque dans le sang, dans le liquide pleural et dans le pus des différentes arthrites [1].

Voici maintenant une infection sanguine streptococcique post-opératoire sans intermédiaire d'érysipèle [2] : Un homme d'une cinquantaine d'années entre à l'hôpital Boucicault avec des adénopathies axillaires qui sont jugées tuberculeuses, et l'on pratique l'ablation des ganglions. Le lendemain, survient un accès de fièvre et la température monte à 40°,5. Le surlendemain, les événements se précipitent avec une telle rapidité que le malade est presque dans le coma. La langue est sèche, la température est à 40 degrés, le pouls à 120. A la base du poumon gauche est un foyer de râles sous-crépitants. On pratique l'ensemencement du sang qui donne une culture pure de streptocoques. L'opéré était donc en pleine infection sanguine streptococcique. On injecte dans une veine 5 centigrammes de collargol. Les jours suivants, la situation s'améliore; pendant

1. Cette observation est tirée de la thèse de M. Bluysen : *Streptococcies généralisées chez l'homme.* Paris, 1901.

2. Cette observation est tirée de la thèse de M. Lemierre : *L'ensemencement du sang pendant la vie.* Paris, 1904.

un mois, la température oscille entre 38 et 39 degrés et le malade finit par guérir.

Streptococcie puerpérale. — En voici deux cas, l'un avec phlébite terminé par la guérison, l'autre avec endocardite terminé par la mort. Le premier de ces deux cas concerne une jeune femme qui entre à la Maternité, enceinte de huit mois. Dès le lendemain de l'accouchement, la femme est prise de frissons et de fièvre ; les jours suivants, elle a des douleurs à la jambe droite et elle demande néanmoins à quitter l'hôpital. Bientôt une phlébite se déclare et la malade est reçue à l'hôpital Cochin dans le service de Widal. On constate une phlegmatia alba dolens à la jambe droite ; la température atteint 39 degrés : quatre jours plus tard, une phlébite apparaît à la jambe gauche. On pratique un ensemencement de 5 centimètres cubes de sang en ballon et l'on obtient une culture de streptocoques. Peu à peu l'amélioration se fait et cette streptococcie se termine par la guérison.

L'autre cas concerne une femme qui, après un retard de six semaines, a eu une perte de sang suivie de l'expulsion d'un œuf complet du volume du poing. Le soir même survient un grand frisson. Au bout de cinq jours, le ventre est ballonné et douloureux. En même temps apparaît une fièvre à grandes oscillations avec exaspération vespérale atteignant 39 et 40 degrés. On constate un souffle cardiaque et l'on fait le diagnostic d'endocardite, probablement à point de départ utérin. La culture du sang révèle l'existence du streptocoque. On pose alors le diagnostic d'infection sanguine streptococcique avec endocardite. La malade décline rapidement. En quelques heures, la jambe et le pied gauches deviennent douloureux, livides et froids. On pense à une embolie de l'artère poplitée et du tronc tibio-péronier. Quatre jours plus tard, la malade succombe.

Voici maintenant des cas d'infection streptococcique chez l'enfant nouveau-né : Un enfant âgé d'un mois est reçu aux Enfants-Assistés pour un érysipèle qui a envahi les fesses.

les cuisses, la verge et le scrotum. Un petit abcès se forme au niveau d'une piqûre faite par une aiguille qui a servi à injecter du sérum antistreptococcique. Après des alternatives d'amélioration et d'aggravation, l'enfant succombe à sa streptococcie. L'autopsie est faite cinq heures après la mort, et par ensemencement, on obtient des cultures abondantes de streptocoque pur avec le sang du cœur, avec le liquide céphalo-rachidien et avec les tissus du foie et de la rate[1].

Un autre cas concerne un enfant nouveau-né qui est reçu aux Enfants-Assistés pour un érysipèle de la paroi abdominale avec fièvre et teinte subictérique[2]. Les jours suivants, l'érysipèle s'étend jusqu'au-dessous de l'ombilic, il envahit les bourses et la partie supérieure des cuisses. L'ictère s'accentue. Après cinq jours de maladie, l'enfant meurt de cette infection streptococcique. L'ensemencement du sang de la veine ombilicale, fait dix heures avant la mort, avait mis en évidence des cultures pures de streptocoque.

Streptococcies dites médicales. — Dans les cas précédents (streptococcie post-opératoire et puerpérale), la brèche faite à l'économie avait une telle importance qu'elle ne pouvait passer inaperçue et l'infection streptococcique trouvait une large porte d'entrée. Mais il est des circonstances où cette porte d'entrée est tout à fait minime, au point qu'elle pourrait être ignorée. Je vais citer deux cas de ce genre; dans l'un de ces cas une infection streptococcique mortelle a eu pour origine de simples exulcérations hémorroïdaires; dans l'autre cas, c'est une angine légère qui paraît avoir favorisé la pénétration de l'agent infectieux et la mort.

Dans le premier cas, un homme ayant un bourrelet hémorroïdaire exulcéré est pris de frissons, de fièvre, et une douleur se déclare à la cuisse droite. Il entre alors dans le service de M. Œttinger. On constate des érythèmes douloureux à la cuisse droite et à la jambe gauche. Les urines sont albumineuses. Deux jours plus tard, des nodules rouges,

1. Ch. Lévi. *Société anatomique*, 9 octobre 1896.
2. M. Labbé. *Société anatomique*, mars 1897.

empâtés et douloureux apparaissent au coude. L'ensemencement du sang donne des colonies pures de streptocoque. La température est toujours à 40 degrés avec agitation et délire. A la main apparaissaient de petits nodules rouges et œdémateux. Le ventre est ballonné, la langue est rôtie, la diarrhée est profuse, la dyspnée est intense et le malade succombe en peu de jours à cette infection sanguine streptococcique dont la porte d'entrée avait été de simples exulcérations hémorroïdaires.

Dans le cas suivant, l'infection sanguine streptococcique avec endocardite, semble avoir eu une angine comme porte d'entrée : une femme qui avait un rétrécissement mitral pur, consécutif à des attaques antérieures de rhumatisme, entre à l'hôpital dans le service de Widal. Douze jours après son entrée, cette femme a une angine légère. Mais, après guérison de l'angine, la température atteint tous les soirs 38°,5 et, en même temps, surviennent des frissons et quelques palpitations. A l'auscultation du cœur on entend le rythme d'un rétrécissement mitral, qui existait depuis plusieurs années, mais on perçoit également à l'orifice aortique un souffle diastolique prolongé, qui fait penser à une endocardite aiguë, à localisation aortique. On pratique l'ensemencement du sang qui donne du streptocoque en culture pure. Le diagnostic d'endocardite streptococcique est confirmé. Un épanchement pleurétique se développe des deux côtés et l'on retire du liquide séro-fibrineux. L'état général devient très mauvais, la dyspnée augmente, la faiblesse s'accroît et la malade succombe brusquement. A l'autopsie, on constate à l'orifice mitral des lésions anciennes et à l'orifice aortique les lésions récentes caractérisées par des végétations sur les valvules sigmoïdes.

Je viens de citer un certain nombre d'observations d'infection sanguine streptococcique dont la porte d'entrée était tantôt évidente, tantôt plus ou moins cachée. Mais il est des cas où cette porte d'entrée reste absolument inconnue, elle est impossible à trouver. On en arrive alors à se demander si une auto-infection streptococcique ne peut pas se

faire chez des individus qui étaient « porteurs » de streptocoques, jusque-là inoffensifs, streptocoques qui à un moment donné sont devenus virulents au point de créer l'infection streptococcique, avec toutes ses conséquences.
Pareille supposition n'a rien d'invraisemblable, et des faits
de ce genre seraient comparables à l'auto-infection de la
fièvre typhoïde, qui est aujourd'hui bien démontrée. On
voit, en effet, des gens qui étaient « porteurs » de bacilles
d'Eberth inoffensifs, jusqu'au jour où ces bacilles sont devenus virulents au point de créer la dothiénentérie.

Symptômes. — Diagnostic. — Les symptômes de l'infection sanguine streptococcique sont variés : éruptions à la
peau (érythèmes en placard, érythèmes simulant l'érythème
noueux, rash, pétéchies, purpura); suppurations superficielles et profondes (abcès, phlegmons, arthrites suppurées,
parotidite, pleurésie purulente, pneumonie suppurée);
phlébites, lymphangite, endocardite, ictère, albuminurie;
état simulant la fièvre typhoïde (tuméfaction de la rate,
ballonnement du ventre, diarrhée, délire, céphalalgie, prostration) : tels sont les symptômes multiples qu'on peut
observer chez les malades atteints de septicémie streptococcique.

Parmi ces symptômes, il en est qui sont assez caractéristiques, et qui conduisent assez facilement au diagnostic.
Ainsi lorsqu'un malade ayant la fièvre et les apparences
d'un état infectieux, présente en même temps de la lymphangite, des placards d'érythème, des arthrites, des abcès,
il est vraisemblable que pareil état infectieux est de nature
streptococcique et la culture du sang viendra confirmer le
diagnostic clinique. Dans bien des cas, le diagnostic est simplifié par la cause qui a donné naissance à l'état infectieux.
Ainsi, qu'une femme récemment accouchée soit prise
d'accès de fièvre, avec ou sans teinte subictérique, avec ou
sans placards érythémateux, avec ou sans localisations
articulaires, ce fait doit appeler l'attention sur la streptococcie. On pratique alors des cultures du sang et l'on trouve
le streptocoque, cause de l'infection. Qu'un enfant nou-

veau-né soit atteint d'érysipèle à l'ombilic ou ailleurs avec symptômes infectieux concomitants, il sera naturel de mettre sur le compte d'une septicémie streptococcique les symptômes infectieux, qui se terminent presque toujours par la mort.

Mais, par contre, il est des cas où le diagnostic de septicémie streptococcique ne s'impose pas tout d'abord; les *symptômes révélateurs peuvent faire défaut*, l'infection suit son cours, sans apparition de placards érythémateux, sans formation d'abcès, sans arthrites, sans rien qui rappelle les signes extérieurs de la streptococcie, et l'on se trouve en face d'un état infectieux qui peut simuler la fièvre typhoïde, l'ictère grave, l'endocardite maligne, état infectieux dont la pathogénie ne peut vraiment être décelée que par la culture du sang. En voici quelques exemples :

Une femme, jusque-là fort bien portante, entre à l'hôpital de la Charité[1] pour un malaise général, avec fièvre, courbature, céphalalgie, étourdissements et insomnie rebelle. A ne considérer que ces symptômes, cet état ressemble à un début de *fièvre typhoïde*. La température atteint 40 degrés. A ce moment surviennent des vomissements bilieux avec diarrhée abondante et teinte subictérique. Ces symptômes, joints à l'état typhique, rappellent un peu le tableau de l'*ictère grave*. Et cependant, ce n'est ni une fièvre typhoïde, ni un ictère grave. La prostration augmente, le délire apparaît et la mort arrive en plein état comateux.

L'autopsie ne permit pas de préciser la maladie à laquelle cette femme avait succombé. Ce n'est que par l'examen bactériologique qu'on découvrit la nature de cette maladie mortelle. Le sang du cœur, les parenchymes du foie et de la rate ayant été ensemencés sur gélose et en bouillon, tous les tubes donnèrent des cultures pures de streptocoque. Voilà donc un cas dans lequel le diagnostic clinique était impossible. Rien n'appelait l'attention vers l'hypothèse d'une infection streptococcique. On ne trouvait aucune porte d'en-

---

1. Le Noir et Gouget. *Arch. génér. de médecine*, décembre 1897.

trée par où l'agent infectieux aurait pu pénétrer. On n'avait observé aucun des symptômes qui attirent l'attention vers la septicémie streptococcique, et cependant c'est une infection streptococcique qui avait emporté la malade.

Voici une observation de Hanot[1] qui prête aux mêmes considérations : Il s'agit d'un garçon qui, depuis une dizaine de jours, souffre de malaises, de lassitude et de céphalée. La température atteint 40 degrés; le ventre est météorisé. On dirait un début de *fièvre typhoïde*. Quelques jours plus tard, le malade se met à tousser et une forte dyspnée apparaît. On trouve à la partie moyenne du poumon gauche une zone de submatité, et l'auscultation fait percevoir des râles sous-crépitants et un souffle léger. On fait le diagnostic de broncho-pneumonie. A cet état, vient se joindre un épan-chement de la plèvre droite et une ponction ramène un liquide jaune citrin. A dater de ce moment, le déclin est rapide, le relâchement des sphincters détermine l'incontinence de l'urine et des matières, et la mort survient après un mois et demi de maladie. A l'autopsie, les poumons sont splénisés et les deux plèvres contiennent un litre de liquide rougeâtre. A la base de l'encéphale, au niveau du chiasma, sur une étendue de deux centimètres est une plaque de pus concret. Quelle était donc la nature de cette maladie infectieuse? L'examen bactériologique va nous le dire : sous les apparences primitives d'une fièvre typhoïde, il s'agissait en réalité d'une septicémie streptococcique. Voici le résultat des cultures. Le liquide des plèvres ne contient que du streptocoque. Le suc des poumons contient des streptocoques et quelques staphylocoques. Le pus méningé n'a donné en culture que du streptocoque à l'état de pureté.

Ces deux derniers cas diffèrent complètement des observations de streptococcie classique. On n'y retrouve aucun des symptômes cardinaux qui mettent d'habitude sur la piste du diagnostic : ni érysipèle, ni lymphangite, ni placards érythémateux, pas la moindre manifes-

1. Hanot. *Société médicale des Hôpitaux*, 2 juillet 1893.

tation à la peau, pas de collection purulente, aucune localisation aux jointures, pas de phlébite; en un mot, rien qui sente la streptococcie. Les cultures seules pouvaient donner la clef du diagnostic. Suivant la prédominance de tels ou tels symptômes, l'infection streptococcique simule la fièvre typhoïde, l'ictère grave, la tuberculose aiguë et l'infection *staphylococcique*, dont il sera question au chapitre suivant.

Cultures du sang. — Je ne saurais donc trop recommander de *faire systématiquement la culture du sang* dans tous les cas où la nature d'un état infectieux ne s'impose pas d'une façon évidente. Toutefois, le résultat fourni par la culture du sang est un critérium qui lui-même peut faire défaut. Certaines lésions streptococciques localisées, telles que les plaques d'érysipèle et les abcès, sont assez rarement suivies d'infection sanguine. Parfois même, en pareille circonstance, la défense contre l'infection sanguine s'organise sur le terrain même de l'inoculation. « La défense leucocytaire et cellulaire est-elle énergique, la lésion demeure locale; elle évolue et meurt sur place, éteignant l'infection en germe. Que si, au contraire, la virulence du microbe est considérable, la colonisation, la pullulation du streptocoque s'accomplit rapidement. » (Bluysen.)

Pour constater la présence du streptocoque dans le sang, il n'est pas nécessaire que l'infection soit déjà arrivée à une phase avancée de son évolution. Je viens de citer bon nombre de cas, fort disparates comme évolution clinique, dans lesquels l'ensemencement du sang pratiqué à des époques *peu éloignées* du début de la maladie a donné des résultats positifs et a permis de préciser le diagnostic de l'infection streptococcique. C'est donc un précieux moyen qu'il ne faut pas négliger. Mais encore faut-il recourir à une bonne technique[1]. La recherche directe du streptocoque sur lamelles donne rarement un bon résultat. L'ensemencement est le procédé de choix; avec toutes les précautions

[1] Lemierre. L'ensemencement du sang pendant la vie. *Thèse de Paris*, 1904.

voulues on puise le sang dans une veine du bras et l'on ensemence cinq centimètres cubes de sang par ballon de 200 grammes.

Pathogénie. — Notre malade de la salle Saint-Christophe a succombé à une infection streptococcique généralisée dont la porte d'entrée avait été une éraflure insignifiante du pouce. Au premier abord, il semble qu'il y ait une bien grande disproportion entre la cause et l'effet. Mourir pour s'être éraflé un doigt, c'est vraiment triste. Mais cette disproportion entre la cause et l'effet se retrouve fréquemment dans l'histoire des infections streptococcique et staphylococcique. Il suffit d'une solution de continuité sur la peau ou sur une muqueuse pour que la brèche soit ouverte et pour que l'ennemi puisse pénétrer dans la place. Cette solution de continuité peut même être si minime que, dans quelques cas, elle passe inaperçue[1]; l'inoculation une fois faite, il en résulte, soit un accident local (érysipèle, abcès), soit une infection générale. J'en ai cité de nombreux exemples dans mes *Leçons cliniques de l'Hôtel-Dieu*.

Traitement. — Occupons-nous d'abord du traitement prophylactique. Quand on voit à quel point des égratignures, des éraflures, en un mot des lésions insignifiantes de la peau ou des muqueuses sont capables de devenir l'origine d'infection streptococcique, on a la conviction qu'il ne faut jamais traiter par l'indifférence ces petites lésions qui attirent à peine l'attention. Une blessure à la peau, pour si minime soit-elle, doit être soignée aseptiquement et protégée contre tout contact de germe extérieur. On ne saurait prendre trop de précautions en faisant une autopsie.

Quand l'infection sanguine streptococcique est déclarée, quel traitement pouvons-nous lui opposer? Il est naturel de penser d'abord au sérum antistreptococcique, mais les résultats obtenus par ce traitement ne sont guère encourageants. Il suffit pour s'en convaincre de lire les cas que j'ai cités dans mes *Leçons cliniques* et les conclusions thérapeu-

1. Achalme. Pathogénie et anatomie pathologique de l'érysipèle. *Thèse de Paris*, 1892.

tiques de la thèse de M. Bluysen. Que donne le vaccin streptoccocique de Wright dans les cas d'infection sanguine streptococcique ? Si j'en avais eu sous la main, je l'aurais certainement injecté à notre malade, comme j'ai injecté le vaccin gonococcique de Wright aux malades atteints d'infection sanguine gonococcique. Les injections intra-veineuses de collargol paraissent avoir donné un bon résultat dans un cas d'infection sanguine staphylococcique. Quant aux injections intra-veineuses de collargol dans l'infection streptococcique, je ne connais pas même un seul cas qui ait été favorable. Les injections de sérum artificiel, répétées deux fois par jour à la dose d'une centaine de grammes par injection, paraissent aider l'organisme à soutenir la lutte. Ce n'est pas un moyen à dédaigner. Les bains froids rendent de réels services.

Streptocoque. — Le streptocoque est un microcoque à la fois aérobie et anaérobie, dont les grains disposés bout à bout prennent l'apparence de chaînettes ou de chapelets. La chaînette peut être courte et ne contenir que 3 à 4 grains; elle peut être longue, incurvée, flexueuse et contenir 6, 8, 10 grains. Les longues chaînettes, sinueuses, à 30 et 40 grains, s'obtiennent dans certains milieux de culture. Parfois le streptocoque se réduit à 2 grains accouplés sous forme de diplocoque, il y a même des grains isolés. Tous les grains d'une chaînette ont sensiblement la même dimension surtout dans les cultures jeunes; parfois on trouve dans un même chapelet des grains plus volumineux. Le streptocoque se colore facilement avec les couleurs d'aniline; il ne se décolore pas par le Gram.

Sur tubes inclinés de sérum gélatinisé ou de gélose, placés à l'étuve à 37 degrés, les cultures de streptocoques apparaissent en vingt-quatre heures et même plus vite, sous forme d'un semis blanchâtre, *poussiéreux*. Ces colonies ont peu de tendance à s'accroître. Parfois les colonies sont si confluentes sur le trajet de la raie d'ensemencement, qu'elles s'étalent sous forme de traînées irisées et déchiquetées qu'on a comparées à une feuille de fougère.

Les cultures dans le bouillon à 37 degrés, donnent les particularités suivantes : Après douze ou quinze heures le bouillon se trouble et il s'éclaircit après deux ou trois jours, quand les grumeaux blanchâtres qui le troublaient sont tombés au fond du tube. Dans les cultures sur bouillon, le streptocoque perd rapidement sa virulence; en quelques jours ou en quelques semaines sa vitalité est épuisée, ce qui constitue un obstacle sérieux pour l'expérimentation.

Expérimentation. — Pour expérimenter le streptocoque, le lapin est l'animal de choix. Si on inocule sous la peau de l'oreille d'un lapin une culture de streptocoque provenant d'un érysipèle, on voit apparaître un ou deux jours après un érysipèle tout à fait semblable à l'érysipèle humain. L'oreille rougit et se tuméfie, elle devient chaude et, dans les phlyctènes qui ne sont pas rares, on trouve des chaînettes de streptocoques. Le lapin est somnolent, abattu, sa température atteint 40 degrés et la mort peut survenir avant que la plaque érysipélateuse ait abouti à la desquamation.

Parfois l'inoculation intraveineuse du streptocoque érysipélateux atténué provoque à la longue, chez le lapin, des myélites infectieuses avec paralysies[1], dans 6 pour 100 des cas environ[2], eschares, contractures, atrophies musculaires[3], troubles des réservoirs, convulsions. La moelle présente des lésions de myélite diffuse de l'axe gris avec lésions dégénératives des cordons blancs[4]. On peut remonter la virulence du streptocoque par injection intraveineuse de ce microbe en séries et à doses massives faite à des lapins (Chantemesse et Widal).

On a cru pendant longtemps, qu'il y a lieu de séparer les streptocoques en différentes espèces. Ainsi, pour citer des exemples, on avait admis primitivement que le streptocoque de l'érysipèle (*Streptococcus erysipelatis*) peut seul produire

1. Bourges. *Arch. de méd. expérim.*, 1893, p. 227.
2. Widal et Bezançon. Myélites infectieuses expérimentales à streptocoques. *Soc. méd. des hôp.*, 1895, 18 janvier.
3. Roger. *Académie des sciences*, 1891, 26 octobre.
4 Widal et Bezançon. *Soc. méd. des hôp.*, 1895, p. 58.

l'érysipèle et que les streptocoques pyogènes (*streptococcus pyogenes*) peuvent seuls produire du pus; mais le streptocoque de l'érysipèle peut engendrer du pus et le streptocoque du pus peut engendrer l'érysipèle.

En réalité les différents streptocoques ne forment qu'une seule espèce, en voici la preuve : Nous portons sur nous des streptocoques, vulgaires saprophytes de la peau, qui sont absolument inoffensifs dans les conditions habituelles de l'existence, mais il suffit de la moindre négligence contre l'asepsie cutanée, au cours d'une opération, il suffit parfois de la moindre blessure, de la moindre égratignure, pour permettre à ces streptocoques inoffensifs de pénétrer dans l'économie où ils trouvent parfois un milieu de culture si favorable, que leur virulence exaltée peut se traduire par l'érysipèle, par l'infection purulente, par une terrible streptococcie. C'est pourtant le même streptocoque malgré la diversité des lésions.

Nous portons dans les cavités nasale et buccale, dans la salive, à titre d'hôtes inoffensifs, des streptocoques dénués de toute virulence; il semblerait vraiment qu'il s'agisse là d'une espèce particulière; mais que la virulence de ces streptocoques vienne à être exaltée pathologiquement, ou expérimentalement, et ces streptocoques, primitivement inoffensifs, vont acquérir toutes les propriétés pathogènes des streptocoques les plus virulents; ils pourront produire chez les animaux, l'érysipèle, la suppuration, la septicémie, l'endocardite végétante.

Les expériences de Widal sont fort concluantes : le même microbe en transformant sa virulence peut produire tantôt la suppuration, tantôt la plaque érysipélateuse; si l'on fait passer chez le lapin le streptocoque retiré du pus, la virulence en est exaltée, le microbe perd ses propriétés pyogènes et il devient apte à produire l'érisypèle[1]. Ce fait éclaire la pathogénie de certains érysipèles phlegmoneux

---

1. F. Widal. *Étude sur l'infection puerpérale, la phlegmatia alba dolens et l'érysipèle*. Th. de Paris, 1889.

ainsi que la coïncidence et la contagion réciproques de l'érysipèle et de l'infection puerpérale.

En résumé, tous les streptocoques d'origine humaine peuvent être ramenés au même type. Ils peuvent momentanément s'écarter de ce type, suivant le terrain et suivant le milieu dans lequel ils évoluent, mais ils retrouvent à un moment donné leurs aptitudes spéciales et ils créent suivant le cas, « la plaque de l'érysipèle, la lymphangite, le pus de l'abcès, le caillot de la phlegmatia, les dégénérescences cellulaires les plus diverses, les hémorrhagies, la fausse membrane de certaines angines » (Widal).

En s'adaptant à des genres de vie différents, le streptocoque se modifie dans sa virulence et dans quelques-uns de ses caractères biologiques. Des races nouvelles de streptocoque peuvent se créer ainsi à notre insu, dans la nature ou en nous-mêmes, mais sa modification n'est jamais assez complète pour aboutir à un transformisme véritable (Widal).

§ 2. ÉRYSIPÈLE DE LA FACE

Je n'ai pas à m'occuper ici de l'érysipèle traumatique ou chirurgical, devenu du reste d'une extrême rareté depuis l'usage des procédés aseptiques. Je n'ai en vue, dans ce chapitre, que *l'érysipèle dit médical, dont le siège le plus habituel est la face.*

Bactériologie. — La nature infectieuse de l'érysipèle (ἐρυσος, rouge, πέλλα, peau) et son origine *microbienne* sont bien connues aujourd'hui. L'agent qui le produit est le streptocoque (Nepveu, Fehleisen) que nous avons étudié au chapitre précédent avec la streptococcie.

Description. — L'érysipèle de la face s'annonce habituellement par des symptômes d'invasion, frissons, malaise, courbature, céphalalgie, nausées, vomissements, fièvre à 39 ou 40 degrés. Ces symptômes peuvent précéder de quelques heures, d'un jour ou deux, l'apparition de la plaque érysipélateuse, ce qui avait fait comparer l'érysipèle à une fièvre éruptive (Borsiéri). Parfois même un engorgement douloureux des ganglions sous-maxillaires (qui anatomiquement est secondaire) devance l'érysipèle.

L'érysipèle apparaît sous forme d'une plaque rouge et sensible[1]. L'orifice des narines, l'angle de l'œil, le pavillon de l'oreille en sont habituellement le point de départ. Du reste, si la peau du visage ou du cuir chevelu présente quelque excoriation (eczéma, herpès), c'est habituellement au niveau de la partie excoriée que débute l'érysipèle. La plaque érysipélateuse devient bientôt rouge foncé, luisante, douloureuse, la peau est brûlante, tendue, saillante, sèche, parcheminée. La rougeur ne disparaît pas complètement par la pression comme dans l'érythème. La plaque prise entre les doigts ne se laisse pas plisser, elle résiste, elle donne une sensation d'épaisseur qui est due à l'envahissement du derme et du tissu sous-jacent.

La plaque érysipélateuse s'étale irrégulièrement. Sur sa limite envahissante, elle présente un *bourrelet saillant*, un relief, qui tranche nettement sur les parties saines. Quand le bourrelet saillant disparaît, on peut dire que l'érysipèle touche à son terme. Suivant le cas, l'érysipèle marche plus ou moins rapidement. Quand il débute par la racine du nez, il s'étend symétriquement aux joues comme une paire de lunettes. En progressant, l'érysipèle s'éteint sur les parties primitivement envahies. Il peut se limiter à une partie de la face ou gagner tout le visage, qui devient alors méconnaissable. Les paupières rouges et œdématiées recouvrent l'œil, les narines gonflées et déformées sont presque bouchées, les joues sont tuméfiées, les oreilles sont rouges, luisantes et doublées de volume ; le visage ainsi déformé rappelle la figure de certains magots chinois (Raynaud). Le front, le crâne, la nuque, le cou sont parfois envahis. Au cuir chevelu, la teinte érysipélateuse est moins foncée qu'au visage, mais la douleur y est plus vive.

1. Roger. Étude clinique de l'érysipèle. *Revue de méd.*, mars 1896

Dans quelques cas l'épiderme du visage est soulevé par une sérosité qui se collecte sous forme de vésicules, de bulles, de *phlyctènes*; parfois le liquide des phlyctènes devient louche, purulent, hémorrhagique. Le pus se collecte sous forme d'abcès. Après leur rupture, bulles et phlyctènes se recouvrent de croûtes jaunâtres et épaisses. À la suite de l'érysipèle, la peau se desquame en plaques. La chute des cheveux est habituelle dans l'érysipèle du cuir chevelu; elle n'aboutit pas à la calvitie, mais la chevelure subit parfois une grave atteinte. La chute des sourcils peut être définitive.

La maladie a une durée moyenne de six à dix jours. La fièvre est violente le soir avec rémission matinale plus ou moins accentuée, tantôt elle diminue graduellement, tantôt elle tombe brusquement en une nuit. Dans quelques cas, l'érysipèle qu'on croyait terminé se ravive, la fièvre se rallume, et la maladie dure quinze à vingt jours.

Aux désordres gastriques des premiers jours succède un état saburral des voies digestives avec anorexie et constipation, les urines sont rares et albumineuses, la céphalalgie est violente, et les symptômes nerveux, l'agitation, le *délire*, surtout quand le cuir chevelu est atteint, prennent parfois une notable intensité.

Érysipèle des muqueuses. — Habituellement l'érysipèle reste localisé à la peau de la face; mais dans d'autres circonstances il atteint les *muqueuses* soit *avant*, soit *après* la face. Étudions ces différentes localisations sur les muqueuses :

Angine et stomatite. — La bouche est rarement envahie, ou du moins elle n'est qu'effleurée par l'érysipèle, tandis que le pharynx est une des localisations les plus fréquentes de la maladie. L'érysipèle du *pharynx*, ou mieux de la *gorge* (Lasègue[1]), est caractérisé par une rougeur pourprée, luisante, et par une angine violente; il est parfois accompagné de phlyctènes, de gangrène et d'abcès rétro-pharyn-

─────────

1. *Traité des angines*, p. 142.

gien. Il peut se propager à la face en suivant différents trajets : par la muqueuse buccale, par les fosses nasales et par les conduits lacrymaux (Peter [1]).

Voies respiratoires. — Les *fosses nasales* sont souvent le siège initial de l'érysipèle ; ce coryza érysipélateux est fort douloureux, accompagné de fièvre violente et d'adénopathie cervicale. Parfois la rhinite érysipélateuse s'étend jusqu'à la caisse du tympan (surdité), gagne les cellules mastoïdiennes et les méninges.

Le *larynx* est envahi secondairement par l'érysipèle, on a signalé néanmoins une laryngite érysipélateuse primitive [2]. Un boursouflement intense de la muqueuse glosso-épiglottique, aryténo-épiglottique, un œdème plus ou moins rapide, des troubles dyspnéiques plus ou moins intenses, tels sont les symptômes habituels de ces localisations laryngées.

La *broncho-pneumonie* érysipélateuse est bien connue depuis l'observation de Straus [3] : le malade avait un érysipèle bénin de la face ; la fièvre tombe, mais voilà qu'en même temps se déclare un point de côté à droite ; on constate alors une pharyngite érysipélateuse et une pneumonie de la base droite ; la pneumonie envahit le poumon dans toute sa hauteur, on observe de l'albuminurie, du sub-ictère, des épistaxis, et le malade succombe. J'ai observé un cas analogue chez un ouvrier qui fut pris de pneumonie au déclin de son érysipèle de la face. Dans le cas de Straus, l'autopsie démontra que l'érysipèle avait suivi la trachée, les bronches et le poumon ; histologiquement, l'exsudat pneumonique était formé uniquement de leucocytes sans fibrine. Rendu a rapporté un cas analogue : l'érysipèle de la face, fort bénin du reste, avait débuté par l'angle de l'œil [4].

Dans le cas de Mosny [5], l'érysipèle pulmonaire était pri-

---

1. Peter. Art. ANGINE. *Dict. encycl. des sc. méd.*
2. Massei. *Congrès de Berlin*, août 1890.
3. Straus. *Revue de méd.*, 1879.
4. Rendu. *Soc. méd. des hôp.*, 9 décembre 1892.
5. Mosny. *Arch. de méd. expérim.*, 1890.

mitif; une domestique, en soignant son maître atteint d'érysipèle, gagne une broncho-pneumonie qui la tue; l'examen bactériologique fit reconnaitre l'existence du streptocoque.

Complications. — *Néphrite.* — L'albuminurie est très fréquente dans le cours de l'érysipèle de la face; habituellement cette albuminurie avec cylindres et parfois avec streptocoques est le seul témoin de la lésion rénale, mais dans d'autres circonstances les œdèmes et des symptômes d'urémie aiguë se joignent à l'albuminurie. La néphrite érysipélateuse guérit, mais le rein adultéré peut à un moment donné fournir un appoint au développement du mal de Bright.

Les *manifestations articulaires* sont assez rarement associées à l'érysipèle de la face; il s'agit en tout cas de pseudo-rhumatisme infectieux à forme légère; on a constaté néanmoins des synovites des gaines tendineuses du poignet (Quinquaud) et des arthrites suppurées (Aubrée).

La *péricardite* est fort rare; dans deux cas où il y avait épanchement, on a constaté des chaînettes de streptocoque (Denucée).

L'*endocardite* est plus fréquente [1]; habituellement très bénigne et passagère, elle revêt parfois des allures d'endocardite infectieuse, végétante, maligne, elle peut provoquer des embolies, l'aphasie et la gangrène [2].

Des streptocoques ont été constatés dans les végétations de l'endocarde (Achalme). Cette endocardite a pu être reproduite expérimentalement : chez un lapin qui avait été inoculé à l'oreille avec du streptocoque, un érysipèle se déclare; l'érysipèle guérit mais l'animal succombe à une endocardite; à l'autopsie on trouve sur la valvule mitrale une grosse végétation contenant du streptocoque à l'état de pureté [3].

<hr>

1. Jaccoud. *Gaz. hebd.*, 1873. — Sevestre. Th. de Paris, 1874.
2. Schmidt. Gangrène de la jambe, consécutive à un érysipèle de la face, *Gaz. hebd.*. 11 juillet 1891.
3. Widal et Besançon. *Soc. méd. des hôp.*, avril 1894.

La *pleurésie* est exceptionnelle; elle existait deux fois chez deux des six malades qui furent inoculés par Fehleisen.

L'*œil* est parfois atteint par l'érysipèle : conjonctivite, chémosis, kératite, iritis, suppuration des paupières, phlegmon de l'œil, reliquat d'ectropion, atrophie de la papille consécutive à une oblitération de l'artère centrale de la rétine, telles sont les complications qui ont été observées.

L'*oreille* peut également subir les atteintes de l'érysipèle, qui détermine un catarrhe purulent de la caisse du tympan.

La *méningite* est extrêmement rare; dans trois cas signalés par Roger l'exsudat méningé fibrino-purulent contenait du pneumocoque avec ou sans streptocoque. Le *délire* des érysipélateux est donc rarement le fait d'une méningite, il est dû sans doute aux toxines streptococciques ou à l'alcoolisme.

Pronostic. — Dans la très grande majorité des cas, l'érysipèle de la face est une maladie fort bénigne, les troubles nerveux et le délire n'ont rien d'inquiétant et la guérison est la règle. Souvent même, dans un tiers des cas environ, l'érysipèle est extrêmement léger et bénin; cette forme a été dénommée : érysipèle atténué primitif [1].

Mais dans quelques circonstances l'érysipèle peut acquérir une extrême gravité : ainsi l'érysipèle de la face peut devenir *ambulant*, il gagne le tronc, les membres, et détermine l'affaiblissement et l'infection du sujet.

Il ne faut pas oublier que l'érysipèle de la face peut atteindre le pharynx, le larynx, les bronches, le poumon, et provoquer la laryngite érysipélateuse, la bronchite et la pneumonie érysipélateuse, accidents terribles qui justifient l'assertion de Cornil : l'érysipèle qui rentre est plus grave que l'érysipèle qui sort [2].

Les érysipèles qui surviennent chez les cachectiques,

---

1. Juhel Rénoy et Bolognési. *Arch. gén. de méd.*, juillet 1895.
2. Érysipèle du pharynx. *Arch. ae méd.*, 1862.

brightiques, diabétiques, alcooliques, pneumoniques, diphthériques, dothiénentériques, sont d'un pronostic souvent
funeste étant donné le terrain sur lequel ils se développent.
J'en dirai autant des érysipèles contractés dans un milieu
puerpéral ou chirurgical.

L'infection streptococcique peut revêtir alors une telle
intensité qu'elle trahit sa malignité, soit par sa tendance à
faire des suppurations diffuses, des phlegmons gangréneux,
soit par un état typhoïde et par des allures ataxo-adynamiques. Sécheresse de la langue, accélération du pouls,
prostration du sujet, délire plus ou moins violent, rétention ou incontinence d'urine, tels sont les symptômes de
ces érysipèles infectieux. Ces cas-là sont *fort contagieux*; ils
peuvent devenir l'origine de foyers épidémiques. Trousseau,
avec sa merveilleuse sagacité, devançant les explications
qui nous sont actuellement données par les études bactériologiques, avait parfaitement mis en lumière la pathogénie
de ces érysipèles malins. « Au commencement de 1861,
alors que sévissait sur presque tous les asiles destinés aux
femmes en couches une épidémie terrible de *fièvre puerpérale*, les érysipèles du visage, ordinairement si peu graves,
prenaient assez souvent une tournure fâcheuse[1]. » Cette
malignité de l'érysipèle est également fréquente, quand la
contagiosité a pour origine un érysipèle traumatique ou
chirurgical. Actuellement, avec les admirables progrès de la
chirurgie antiseptique, on ne voit pour ainsi dire plus l'érysipèle chirurgical, mais si l'on se reporte à une époque antérieure, bon nombre d'étudiants en médecine ont payé un
lourd tribut à l'érysipèle de la face contracté dans les services de chirurgie; ainsi sont morts Regnier et Cruteau,
ayant contracté leur érysipèle dans les services de Nélaton
et de Voillemier, et L..., externe des hôpitaux, ayant contracté son érysipèle dans le service de Guérin.

L'érysipèle, dans quelques cas bien exceptionnels, a paru
être une heureuse complication pouvant déterminer la gué-

---

1. Trousseau. *Clin. de l'Hôtel-Dieu*, t. I, p. 184.

rison de maladies chroniques de la peau; ainsi l'érysipèle survenant dans un cas de scrofulide tuberculeuse, de lupus ulcéreux, a pu amener une heureuse modification de ces plaies, et même leur guérison[1]. L'injection de toxines streptococciques a sensiblement amélioré l'état local du lupus (Hallopeau et Roger[2]).

Au sujet du pronostic de l'érysipèle, la *formule hémo-leucocytaire* (Chantemesse et Rey) donne des résultats importants. Dans les cas graves, on note l'élévation du chiffre de la leucocytose totale, qui dépasse toujours 12 000 globules blancs par millimètre cube, et l'excessive proportion des leucocytes polynucléaires, qui atteint et dépasse 92 pour 100. « La richesse de la leucocytose, et surtout de la polynucléose, est en rapport étroit avec la gravité de la maladie[3] ». Par contre, on peut tirer un pronostic favorable de la formation de nombreux abcès : sur 6000 cas d'érysipèle, Chantemesse n'a jamais vu la mort survenir chez les érysipélateux ayant des abcès. Dans une centaine de cas avec abcès spontanés ou abcès consécutifs à l'emploi du sérum de Marmorek, la guérison a été la règle : sur 300 décès observés par Chantemesse, la mort n'est pas survenue du fait de suppurations. Les abcès sont donc un indice de guérison, on pourrait les comparer aux abcès de fixation, ils jouent le rôle des abcès curateurs que Trousseau avait si bien vus et si bien décrits dans l'érysipèle des nouveau-nés.

Diagnostic. — Qu'un individu présente en une région de la face une plaque rouge et tuméfiée, l'idée d'un érysipèle se présente aussitôt à l'esprit. Il ne manque pas de circonstances dans lesquelles la face prend les apparences grossières de l'érysipèle : érythèmes provoqués par des applications d'eau phéniquée, d'eau sédative, par des émanations d'emplâtre de thapsia; fluxion dentaire, conjonctive, dacryocystite, furoncle de la lèvre et du nez, urticaire, impé-

1. Raynaud. Art. Érysipèle. *Dict. de méd. et de chir.*
2. Hallopeau et Roger. *Presse médicale*, 1896, p. 169.
3. Chantemesse et Rey. La formule hémo-leucocytaire de l'érysipèle *Presse médicale*, 1er juillet 1899.

tigo, voilà autant de conditions dans lesquelles telle ou telle partie de la face, par sa rougeur, par sa tuméfaction, pourra simuler l'érysipèle.

Mais le *diagnostic* repose sur les signes suivants : l'érysipèle débute par une période fébrile; de plus la plaque érysipélateuse a des caractères spéciaux; elle est luisante, douloureuse, épaisse, elle est rouge sans intervalle de peau saine; cette rougeur ne disparaît pas complètement à la pression comme la rougeur des érythèmes, et enfin, caractère essentiel, la limite de la plaque érysipélateuse avec la peau saine est marquée, dans sa partie envahissante, par un *bourrelet saillant* qu'on ne retrouve pas dans les érythèmes. Enfin le streptocoque en est l'agent pathogène.

L'*eczéma rubrum*, eczéma aigu, qui est accompagné de gonflement et de rougeur de la face, ressemble au premier abord à l'érysipèle, mais la maladie, au lieu de suivre une marche progressivement extensive, envahit d'emblée presque toute la face; la rougeur se confond insensiblement avec les parties saines; on découvre presque toujours quelques petites vésicules qui sont le siège de vives démangeaisons, la fièvre est nulle ou très modérée (Hardy).

Étiologie. — L'érysipèle est *contagieux* et *épidémique*. Tout streptocoque possédant une virulence spéciale peut déterminer l'érysipèle d'autant plus sûrement qu'il évolue sur un terrain favorable à son développement. Par conséquent, il n'y a pas que l'érysipèle qui puisse donner l'érysipèle. Un érysipèle peut encore prendre naissance au contact de l'infection puerpérale, au contact de certaines lymphangites et collections purulentes. Les doigts, les linges, les objets de toute sorte peuvent servir de véhicule au streptocoque pathogène. Celui-ci pénètre d'autant plus facilement que la peau est le siège d'éraillure, de fissure, d'écorchure. Les squames de l'érysipèle ne sont pas virulentes (Achalme [1]).

La vieille dénomination d'érysipèle médical ou *spontané* doit être conservée, car l'érysipèle comme bon nombre de

1. Achalme. Th. de Paris, 1892.

maladies infectieuses peut naître *spontanément*. Je m'explique : nous portons en nous, dans les cavités buccale et nasale, dans la salive, sur la peau, des streptocoques dénués de virulence. Mais sous l'influence de causes dont les unes nous sont connues et dont les autres nous échappent, ces microbes inoffensifs peuvent acquérir une virulence qui les rend pathogènes, l'expérience l'a démontré.

De plus, notre économie, nos phagocytes, nos cellules, ne sont pas toujours en état suffisant de défense contre le microbe ennemi. Par conséquent, d'une part, l'exaltation de la virulence d'un agent physiologique inoffensive et, d'autre part, la déchéance ou l'insuffisance de la défense (surmenage, diabète, brightisme, menstruation, etc.) sont des facteurs qui expliquent le développement de l'érysipèle dit spontané.

Une explication analogue est applicable à bon nombre de maladies infectieuses, à la fièvre typhoïde, à la pneumonie, et peut-être à la diphthérie. La spontanéité morbide rajeunie renaît donc de ses cendres et après une éclipse momentanée elle continuera à occuper sa place dans la pathogénie des maladies.

Non seulement l'érysipèle ne confère pas l'immunité, mais les récidives sont fréquentes. « La persistance dans les tissus du micro-organisme de l'érysipèle est tout aussi nette que celle que l'on rencontre dans les anciennes cultures, et son sévice à un certain moment dans l'organisme où il est fixé permettait d'interpréter la pathogénie des érysipèles périodiques. » (Leroy.) La menstruation, la puerpéralité, facilitent le retour des érysipèles (érysipèle à répétition [1]). Expérimentalement, la paralysie vaso-motrice favorise l'arrivée rapide des phagocytes et s'oppose au développement de l'érysipèle, tandis que la section des nerfs sensitifs favorise l'infection [2].

Anatomie pathologique [3]. — Sur la peau érysipélateuse

_____

1. Cachera. *Érysipèle à répétition*. Th. de Paris, 1891.
2. Roger. *Soc. de biol.*, 1890, p. 222 et 264.
3 Renaut. *Érysipèle et œdèmes de la peau*. Th. de Paris, 1874.

du cadavre, la coloration a presque disparu et le bourrelet périphérique est très peu saillant, mais le tégument, légèrement œdémateux, conserve l'empreinte du doigt. La peau incisée est épaissie, elle adhère au tissu adipeux sous-cutané, il n'y a plus de glissement. Au microscope on voit que la peau est infiltrée de globules blancs, les vaisseaux sont dilatés, les cellules plates du tissu conjonctif sont gonflées, granuleuses, et leurs noyaux se divisent. Le tissu adipeux prend part à l'inflammation, la lymphangite est fréquente, mais non constante, « l'absence d'un abondant exsudat fibrineux constitue dans les cas ordinaires une différence très importante entre l'érysipèle et le phlegmon de la peau ». (Renaut.)

L'érysipèle est une *dermite œdémateuse*. Les streptocoques, en pénétrant dans le derme, produisent par eux-mêmes, ou par leurs toxines, les phénomènes suivants : dilatation des petits vaisseaux, diapédèse des globules blancs, phagocytose, prolifération des cellules fixes du tissu conjonctif, infiltration du derme par une sérosité légèrement fibrineuse, altération de l'épiderme. Les streptocoques occupent les espaces lymphatiques, les troncs lymphatiques de la base des papilles, les fentes lymphatiques du derme ainsi que les espaces conjonctifs des gaines des follicules pileux (Cornil et Babès).

Fehleisen a décrit trois zones à la plaque d'érysipèle. La zone extérieure au bourrelet, ou zone périphérique, a presque les apparences de la peau saine, les streptocoques y sont nombreux ; ils préparent le terrain, mais ils n'ont encore déterminé ni phénomènes de phagocytose, ni accumulation de cellules migratrices, ni dermite, ni œdème. Dans le bourrelet de la plaque on surprend la lésion en pleine activité ; il s'y fait une accumulation considérable de cellules migratrices et de l'œdème ; c'est la dissociation des faisceaux conjonctifs par l'œdème et par les leucocytes qui produit le bourrelet de l'érysipèle. La zone centrale de la plaque érysipélateuse présente le processus en voie de régression. Les streptocoques n'existent plus dans le derme ou du moins ils y sont en bien petit nombre.

L'*épiderme* subit à son tour des lésions multiples ; les cellules qui en forment les différentes couches, dissociées, altérées et dégénérées, cèdent sous la pression de l'œdème et une *phlyctène* se forme. Parfois l'évolution de la lésion aboutit à la formation d'abcès, de phelgmons, de gangrène.

Traitement. — Les topiques diversement conseillés pour arrêter la marche de l'érysipèle, collodion, iode, solution de nitrate d'argent, onguent mercuriel, eau boriquée, solution de sublimé, ont une action fort contestable et je n'en fais pas usage. Des compresses trempées dans une eau bouillie émolliente (graine de lin, pavot, fleurs de sureau) et fréquemment renouvelées, sont encore le meilleur topique et procurent au malade un certain soulagement.

A l'embarras gastrique on oppose un purgatif salin. L'opium (5 à 10 centigrammes), les bromures, le chloral (1 à 2 grammes), les potions calmantes sont donnés dans les cas d'excitation et de délire ; les toniques, le vin ou l'extrait de quinquina, le vin de Champagne, trouvent leur indication s'il y a prédominance de symptômes adynamiques.

Chantemesse préconise l'application du sérum mélangé à la lanoline sur la plaque érysipélateuse. Cette sérothérapie cutanée *locale* donne de bons résultats.

§ 3. INFECTION SANGUINE STAPHYLOCOCCIQUE

L'un des chapitres précédents a été consacré à l'infection sanguine *streptococcique*, le chapitre actuel est consacré à l'infection sanguine *staphylococcique*. Il ne sera question

que du *staphylococcus aureus*, le staphylocoque blanc étant
beaucoup moins apte que le staphylocoque doré à déterminer
des infections généralisées. Afin qu'on puisse saisir les
ressemblances et les différences qui existent entre les infections streptococcique et staphylococcique, je vais d'abord
soumettre quelques observations concernant cette dernière
infection [1].

Faits cliniques. — Un jeune garçon dans une chute de
bicyclette reçoit un choc violent sur la hanche droite et se
fait aux mains de nombreuses écorchures. Quelques jours
plus tard, il est pris de douleurs lombaires assez vives; l'état
général devient mauvais, avec fièvre, épistaxis, céphalée et
insomnie. On le reçoit dans le service M. Letulle. Il reste
immobile dans son lit, et plongé dans la stupeur; les narines sont sèches, le ventre est ballonné et douloureux; il
y a du gargouillement dans la fosse iliaque droite. La température est à 40 degrés. En face de ces symptômes, le
diagnostic penche vers la fièvre typhoïde mais le séro-
diagnostic est négatif. Bientôt une violente douleur se déclare à la fesse droite et à la face postérieure de la cuisse.
A l'auscultation du cœur, on perçoit un souffle d'insuffisance aortique.

Quelle était la nature de cet état infectieux? La culture
seule du sang pouvait donner des renseignements précis et
elle donna du staphylocoque doré à l'état de pureté. Dès
lors, le diagnostic était fait; il s'agissait de septicémie staphylococcique.

Les douleurs et l'empâtement de la fesse nécessitèrent
l'opération et l'on évacua une abondante collection de pus.
C'est l'os iliaque dénudé qui était l'origine de l'abcès. L'ensemencement du pus donna du staphylocoque doré. On pratiqua, à quelques jours de distance, une série d'injections
intra-veineuses de 5 centigrammes de collargol. Après nombreuses péripéties, le malade finit par guérir, mais il con-

---

1. Ces observations sont tirées de la thèse de M. Lemierre : *Ensemencement du sang pendant la vie*, 1904.

serva une lésion aortique, reliquat de l'infection staphylo-coccique.

Dans la précédente observation, c'est le traumatisme (écorchures aux mains et contusion de la hanche) qui a favorisé la septicémie staphylococcique; dans l'observation suivante, c'est une angine qui paraît en avoir été l'origine. Voici le cas : une jeune fille de seize ans entre à l'hôpital Cochin pour une angine avec frissons, céphalée et vomisse-ments. L'examen de la gorge montre une rougeur très in-tense et généralisée, sans exsudat ni ulcération. Les gan-glions sous-maxillaires et cervicaux sont engorgés. On était donc en face d'une angine érythémateuse. Le lendemain, l'état s'aggrave brusquement; la température monte à 40°,8 ; la céphalalgie est intense, la gorge est extrêmement rouge, les ganglions sont très tuméfiés et douloureux. En même temps apparaît une abondante diarrhée et le ventre se mé-téorise. Il est évident qu'on se trouve en face d'un état infectieux, mais quelle est la nature de l'infection? Est-ce une fièvre typhoïde? Ce n'est point probable, car le séro-diagnostic reste négatif. Est-ce une infection streptococcique ou staphylococcique? Par l'ensemencement de sang on obtient une culture pure de staphylocoque doré. La jeune fille était donc atteinte d'infection sanguine staphylococci-que.

La situation devient fort grave; le délire est violent, la diarrhée est abondante et fétide, la température atteint, le matin, 40°,6, le pouls est incomptable et la jeune fille suc-combe après douze jours de maladie. A l'autopsie, on ne trouve ni endocardite, ni méningite, mais le foie et les reins sont criblés d'abcès miliaires. L'ensemencement d'un des abcès du foie donne une culture pure de staphylo-coque doré.

Dans l'observation suivante, c'est un anthrax qui a été l'origine d'une septicémie staphylococcique mortelle. On connaît, du reste, le rôle du staphylocoque dans la genèse des lésions de la peau, pyodermites qui aboutissent aux abcès sous-cutanés, aux furoncles et aux anthrax. Voici cette observation : Une femme entre à l'hôpital pour un volumineux anthrax occupant la moitié de la lèvre supérieure, et une partie de la lèvre inférieure. Elle est en état de prostration et incapable de répondre. Le lendemain la température atteint 41 degrés ; l'œdème de la lèvre s'étend jusqu'à la région orbitaire. On pense à une phlébite du sinus propagée par la veine faciale. On pratique dans l'anthrax plusieurs incisions au thermo-cautère. L'adynamie est telle, que la malade, en l'absence de toute anesthésie, ne réagit même pas pendant l'opération. On fait un ensemencement de 5 centimètres cubes de sang en ballon, et l'on obtient, en trente-six heures, une culture pure de staphylocoque doré. La malade est donc en pleine septicémie staphylococcique. La température monte à 41 degrés. On pratique une injection intraveineuse de 5 centigrammes de collargol. La malade succombe dans la nuit. A l'autopsie, on ne constate ni phlébite des sinus, ni abcès miliaires dans aucun viscère ; mais l'ensemencement de la rate, du foie et du liquide céphalo-rachidien donne des cultures de staphylocoque doré. La malade avait donc succombé à une infection sanguine staphylococcique consécutive à un anthrax.

Voici maintenant une observation dans laquelle il n'a pas été possible de retrouver la porte d'entrée de l'agent infectieux : Une jeune femme a été prise il y a trois semaines d'un grand frisson. Depuis lors, les frissons se sont plusieurs fois répétés et la respiration a été fort gênée. A son entrée à l'hôpital, on constate un double épanchement pleural, et l'on entend un bruit de souffle à l'orifice aortique. Les jours suivants apparaît un subictère au visage et aux conjonctives. On pratique un ensemencement de 5 centimètres cubes de sang en ballon et l'on obtient une culture pure de staphylocoque doré. On peut dès lors préciser le diagnostic qui avait été hésitant. La jeune femme était atteinte de septicémie staphylococcique. La situation s'aggrave ; la dyspnée est plus intense, les lèvres sont cyanosées ; la peau est subictérique ; les jambes sont œdématiées. On retire de la plèvre droite 650 grammes de liquide. La malade meurt.

A l'autopsie, on constate à l'orifice aortique un bouquet de végétations. Au-dessus de ces végétations est une ulcération qui entame profondément la paroi postérieure de l'aorte et qui fait communiquer l'aorte et l'oreillette droite. Dans la cloison qui sépare l'oreillette droite de l'aorte, en plein myocarde, on trouve un abcès de la dimension d'un pois. Tous les autres organes sont sains; il n'y a nulle part ni embolie ni infarctus. L'ensemencement du foie, du péricarde et des végétations endocarditiques donne du staphylocoque doré en culture pure. L'ensemencement du pus de l'abcès du cœur donne du staphylocoque doré, du colibacille et de grands bâtonnets.

Diagnostic. — Ces quelques observations nous permettent de comparer entre elles l'infection staphylococcique et l'infection streptococcique. Elles ont des caractères communs et des caractères distinctifs. Par bien des côtés, elles se ressemblent; ainsi elles peuvent l'une et l'autre présenter un cortège de symptômes qui les ferait prendre pour la fièvre typhoïde. Elles peuvent l'une et l'autre créer des foyers de suppuration. Toutefois, les suppurations, les abcès, les phlegmons, les arthrites purulentes, les lymphangites, les phlébites, sont presque toujours l'apanage de l'infection streptococcique. L'ostéomyélite s'observe plus souvent au cas d'infection staphylococcique. Les endocardites existent à peu près également dans les deux infections, elles ont habituellement le type des endocardites ulcéreuses et végétantes, endocardites dites malignes.

A ne considérer que ces symptômes et ces lésions, la différence n'est pas toujours nettement tranchée entre les infections streptococcique et staphylococcique. La différence est plus accusée si l'on s'adresse aux manifestations cutanées. Ainsi, sans parler de l'érysipèle qui est toujours lié au streptocoque, c'est surtout l'infection streptococcique qui engendre les érythèmes en placards rouges et diffus, les érythèmes avec purpura et en forme de rash, les érythèmes simulant l'érythème noueux. Mais, malgré ces quelques signes distinctifs, il n'est pas toujours aisé de différencier cliniquement les infections streptococcique et staphylococcique, et c'est alors une règle absolue de faire la culture du sang, ainsi que nous l'avons déjà dit au chapitre précédent, en retraçant l'histoire de l'infection sanguine streptococcique. Bien des erreurs de diagnostic seraient évitées si l'on prenait l'habitude de recourir plus souvent à la culture du sang; nous aurons encore l'occasion d'en parler à propos de l'infection sanguine gonococcique simulant la fièvre typhoïde.

Comme traitement, les injections de vaccin staphylococcique de Wright nous paraissent indiquées.

§ 4. OREILLONS

Il est tout d'abord nécessaire d'établir une différence bien tranchée entre la *parotidite* et les *oreillons*. Cette différence n'est pas exclusivement basée sur le siège anatomique de la lésion, car dans les deux cas le tissu cellulaire de la parotide peut être aussi bien en cause que son tissu glandulaire; la différence porte sur la *nature* même de la maladie.

La dénomination de *parotidite* s'applique aux inflammations parotidiennes qui surviennent quelquefois dans le cours ou dans le déclin des fièvres graves et des maladies infectieuses : scarlatine, rougeole, variole, fièvre typhoïde, dysenterie, diphtérie, fièvre puerpérale, appendicite. Ces parotidites, qui se terminent souvent par suppuration, par fonte putride de la glande, par gangrène, sont à la fois l'indice et le résultat d'un mauvais état général, et leur apparition est habituellement d'un funeste augure. Il y a également des parotidites qui sont associées aux stomatites (stomatite mercurielle), accident purement local, l'inflammation s'étant propagée par le canal de Sténon jusqu'à la glande. Toutes ces inflammations parotidiennes, d'origine diverse, dues aux agents habituels de la suppuration, n'ont rien de commun avec les oreillons.

Les *oreillons*, qu'on a comparés à juste titre aux fièvres éruptives, qu'on a nommés *fièvre ourlienne*, et qu'on peut ranger dans le cadre des maladies infectieuses, les oreillons sont une maladie spécifique, épidémique, contagieuse, dont nous allons étudier les principales localisations.

Description. — Les *oreillons*, les *ourles*, sont caractérisés par un engorgement fluxionnaire des glandes parotides, et l'on peut ajouter des glandes salivaires en général, car les glandes sous-maxillaires et linguales sont souvent atteintes. Après une incubation dont la durée oscille entre deux et trois septénaires, quinze à dix-huit jours, en moyenne, les oreillons débutent par un côté et ne tardent pas à envahir le côté opposé; ils s'annoncent par une douleur plus ou moins vive à la région parotidienne; la masti cation devient difficile, la sécrétion salivaire diminue, la tuméfaction s'empare de la région parotidienne, envahit parfois les régions voisines, le cou et la face, de façon à défigurer le malade, et s'étend jusqu'aux *amygdales* et jusqu'au pharynx (*angine ourlienne*). Il y a même des cas où l'angine ourlienne et la tuméfaction des amygdales précèdent la localisation parotidienne. La peau de la face conserve sa coloration normale ou bien rougit légèrement.

Dans quelques cas, les symptômes locaux des oreillons sont *précédés* d'une fièvre assez intense, avec frissons, céphalalgie, courbature, insomnie (*fièvre ourlienne*). A la période d'état, surtout chez les enfants, on observe souvent un mouvement fébrile, accompagné ou non de vomissement, et dont la durée ne dépasse pas vingt-quatre ou quarante-huit heures; la maladie décroît vers le quatrième jour et la guérison survient du sixième au huitième jour. C'est ainsi que les choses se passent le plus habituellement, du moins chez les enfants.

Orchite ourlienne. — Chez les adolescents et chez les adultes, plus souvent que chez les enfants, au moment où les engorgements parotidiens se dissipent, que les oreillons aient été légers ou intenses, on peut voir survenir des manifestations *testiculaires* que leur fréquence doit faire regarder comme un symptôme et non pas comme une complication. Sur 452 cas d'oreillons observés chez des militaires, l'orchite simple ou double a été notée 156 fois (Laveran[1]). La fréquence de l'orchite est variable avec les épidémies. Ainsi à Digne, en 1892, on note 4 orchites sur 9 oreillons et à Saintes, la même année, 6 orchites sur 95 oreillons. A Libourne, en 1889, on note une orchite sur 40 oreillons et à Épinal, la même année, 8 orchites sur 26 oreillons. Dans l'épidémie parisienne en 1892 Catrin a observé 45 orchites sur 159 oreillons[2].

L'orchite ourlienne peut présenter tous les degrés d'intensité. Il y a des fluxions testiculaires ourliennes qui ne méritent même pas le nom d'orchites; l'épididyme ou le testicule sont à peine douloureux, à peine tuméfiés, la fièvre est nulle ou insignifiante, et ces orchites avortées ont ceci de particulièrement intéressant, qu'elles ne sont pas suivies d'atrophie testiculaire (Catrin). Plus souvent, l'orchite ourlienne est associée à une forte fièvre avec vives douleurs testiculaires; le testicule acquiert trois et quatre fois son volume normal, la peau du scrotum est rouge et tendue, mais en quatre ou cinq jours la tuméfaction diminue et la résolution ne tarde pas à se faire.

Enfin, dans quelques circonstances, l'orchite est annoncée par une fièvre violente, avec symptômes nerveux, anxiété, agitation, délire, état typhoïde, c'est le *febris testicularis* de Morton; en voici un exemple cité par Trousseau : « En 1832, dit Trousseau, je donnais des soins à un homme de trente-cinq ans environ, qui était atteint d'oreillons. Les choses se passèrent fort régulièrement; la douleur avait

1. *Soc. méd. des hôp.*, mai 1878, et *Dict. encycl. des sc. méd.*, article OREILLONS.

2. *Les oreillons et leurs complications. Gaz. des hôp.*, 1895, p. 741 et 775.

diminué, et la tuméfaction de la région parotidienne commençait à décroître. J'avais vu le malade le matin ; il était aussi bien que j'avais le droit de l'espérer, lorsque, à la fin de la journée, je fus mandé précipitamment. Je le trouvai dans une anxiété inexprimable, le visage pâle, grippé ; le pouls petit, fréquent, inégal ; les extrémités froides. Il n'y avait ni vomissements, ni diarrhée, ni lésions appréciables du côté du poumon et du cœur. J'allai à l'indication : je donnai de l'éther, des boissons chaudes aromatiques ; je promenai des sinapismes, et j'attendis avec anxiété l'issue d'une maladie qui s'annonçait sous d'aussi tristes auspices. « Le lendemain matin, je fus agréablement surpris en trouvant le malade avec une fièvre véhémente, le pouls large, la peau ouverte ; le visage était coloré et la contenance vivace. Mais le scrotum était tuméfié ; l'un des testicules, et surtout l'épididyme, était gonflé, douloureux ; c'étaient tous les accidents de l'orchite blennorrhagique la plus aiguë. Je me rappelai les faits rapportés par Borsieri, le *febris testicularis* de Morton ; j'étais rassuré. Je respectai la manifestation locale qui avait débarrassé l'économie menacée : peu de jours suffirent pour la guérison de cette complication métastatique et pour le rétablissement complet. »

Parfois l'orchite et l'oreillon semblent éclater en même temps, dans quelques cas rares l'orchite précède l'apparition des oreillons, il y a même des cas où les oreillons revêtent une forme *fruste*, la manifestation testiculaire constituant à *elle seule* toute la maladie, et les manifestations parotidiennes faisant défaut. Ces faits sont plus ou moins fréquents, suivant les épidémies. Voici une belle observation d'oreillon fruste rapportée par Trousseau : « En 1853, dit Trousseau, je fus mandé, par mon honorable ami le docteur Moynier, auprès d'un jeune écolier de dix-sept ans qui lui donnait les plus vives inquiétudes. Le jeune homme avait été pris tout à coup, au milieu d'une santé qui semblait être assez bonne (du moins c'était ce que disaient les parents et le chef d'institution), avait été, dis-je, pris d'une fièvre ardente, avec fréquence extrême du pouls, tendances à la lipothymie, délire, carphologie, vomissement, selles séreuses et involontaires; cela ressemblait aux mauvais jours du troisième septénaire de la fièvre putride, ou au début de ces scarlatines malignes qui tuent les malades en quelques heures. Vous comprenez toute l'épouvante de la famille et du médecin en présence d'aussi formidables symptômes. Andral avait vu le jeune malade dès les premiers jours des accidents, et, comme Moynier, il avait compris le danger sans en pouvoir reconnaître la cause. Ces deux messieurs avaient pensé qu'avant tout il fallait aller au secours de la vie menacée : l'opium à faible dose, le sulfate de quinine à dose assez élevée, les boissons légèrement cardiaques furent très judicieusement conseillés.

« Le lendemain matin, quand je me trouvai réuni à mes deux confrères, l'état du malade n'avait pas notablement changé, mais peut-être était-il un peu moins mauvais. On nous parla d'un petit accident dont on s'était aperçu pendant la nuit; le scrotum était gonflé, l'un des testicules tuméfiés et douloureux. C'était la seule lésion organique un peu notable, et certes elle n'était guère de nature à nous rendre compte de l'appareil symptomatique si terrible dont nous étions témoins. L'histoire de mon autre malade me revint soudainement en mémoire; je dis le fait à mes collègues. Je me hasardai à porter un pronostic un peu moins grave, supposant qu'il s'agissait d'une métastase des oreillons. Les parents, le chef d'institution, interrogés, répondirent que le jeune malade n'avait rien eu les jours précédents qui ressemblât aux oreillons. Il me fallut céder devant des assertions aussi nettement formulées, et la médication de la veille fut continuée. Le lendemain, le gonflement du testicule et de l'épididyme *était beaucoup plus manifeste*; le délire avait cessé, aussi bien que les vomissements et la diarrhée; la fièvre était encore vive, mais le pouls avait de l'ampleur, et la peau était halitueuse.

« Quelques jours à peine s'étaient écoulés, que le jeune malade était rendu à sa famille et à la santé. Alors nous l'interrogeâmes avec soin. Il nous raconta que, deux ou trois jours avant le début des accidents, il avait eu du malaise avec douleur de gorge et *gonflement vers l'oreille à l'angle de la mâchoire*; qu'il avait été se promener dans la forêt de Saint-Germain, où il avait été saisi par le froid, que le gonflement avait diminué le lendemain, et que le jour suivant les accidents terribles signalés plus haut s'étaient manifestés. » Il s'agissait de la forme *fruste* des oreillons, la localisation sur les glandes salivaires pouvant passer inaperçue ou se faire aux glandes sous-maxillaires d'une façon presque latente.

Telle est la description de l'orchite ourlienne sous toutes ses formes. Quant à la *localisation* de cette orchite, on aurait tort de dire qu'elle se localise exclusivement sur le testicule; elle peut se localiser à l'épididyme, et même dans les cas, qui sont du reste les plus nombreux, où le testicule paraît seul envahi, il est rare que l'épididyme n'ait pas été effleuré au début. Sur les 43 cas d'orchite ourlienne rapportés par Catrin, l'épididyme avait toujours été atteint toutes les fois qu'on avait pu observer le début de l'orchite.

Bien que l'orchite ourlienne ne présente qu'une durée éphémère, elle est néanmoins suivie quelquefois d'une *atrophie testiculaire* qui s'établit lentement, progressivement, après la guérison apparente, et qui chez certains sujets aboutit à l'impuissance et aux signes de féminisme. Quand l'atrophie est complète, le testicule, presque réduit à son enveloppe, est mou, du volume d'une fève; il conserve sa forme et ne présente ni l'induration, ni les irrégularités du testicule syphilitique.

Les orchites très légères, les simples fluxions ourliennes testiculaires ne sont jamais suivies d'atrophie; il n'en est pas de même des orchites intenses. Il est intéressant de savoir ce que deviennent ces atrophies testiculaires, quelques mois ou quelques années plus tard, et on voit que, fort souvent, heureusement, les testicules, après une période prolongée pendant laquelle l'atrophie était manifeste, récupèrent leur consistance et leur volume. Catrin a revu,

scpt à onze mois après leur maladie, 37 jeunes soldats, sur
43, qui avaient été atteints d'atrophie testiculaire ourlienne; sur ces 37 hommes, 15 avaient des testicules absolument normaux, 16 présentaient une atrophie notable,
5 ne montraient que des modifications insignifiantes, et 4,
pendant une période de plusieurs mois, avaient vu leurs
testicules s'atrophier, mais avaient fini par récupérer l'intégrité de la fonction.

Malassez a eu l'occasion de faire l'examen d'un testicule
ourlien atrophié : l'épididyme était sain; les tubes séminifères étaient réduits à la moitié de leur volume, certains
étaient transformés en cordons pleins, ou n'avaient plus
à leur centre que quelques débris épithéliaux; c'est, on
le voit, un type d'orchite parenchymateuse, les vaisseaux
et le tissu conjonctif étant à peu près indemnes[1].

On a cité quelques observations dans lesquelles les
mamelles, les ovaires, les grandes lèvres étaient le siège
de fluxions ourliennes[2].

La description précédente s'adresse à l'évolution classique des oreillons avec ou sans orchite. Mais la fièvre
ourlienne ne répond pas toujours à la description que je
viens de lui donner. Ici, comme dans toutes les maladies
épidémiques, il y a des formes légères, des formes atténuées, abortives, qui n'en sont pas moins *fort contagieuses*.
Ainsi certaines personnes, pendant une épidémie d'oreillons, n'ont qu'un léger malaise et un gonflement parotidien
qui passe presque inaperçu. Dans d'autres cas, les glandes
parotides sont respectées et la fluxion se localise aux
glandes salivaires, sous-maxillaires et sub-linguales; ce
fait est même assez fréquent. A voir la région sous-maxillaire tuméfiée, avec tumeurs douloureuses, on croirait
presque à des adénites sous-maxillaires; mais ici comme
dans les autres formes, l'orchite peut faire son apparition.

Complications. — Les oreillons sont parfois suivis de

1. Pognon. Th. de Paris, 1889.
2. Comby. Localisation des oreillons sur l'appareil sexuel. *Progrès
médical*, 11 février 1895.

complications : l'albuminurie peut être intense (Stoïcesco), elle est plus ou moins fréquente suivant les épidémies, elle est presque toujours l'indice d'une néphrite légère et fugace, parfois cependant la néphrite est assez violente pour causer la mort par urémie (cas de Colin, de Catrin, de Demme, de Lekoy). Dans quelques cas, l'infection ourlienne peut devenir l'origine d'un processus chronique, elle aboutit au mal de Bright.

Parmi les *complications nerveuses* des oreillons, je rappelle les accidents cérébraux constituant la scène nerveuse pré-orchitique avec délire, contractures, convulsions et même coma, le tout cédant quand l'orchite apparaît. Les paralysies et l'aphasie sont considérées par Comby comme relevant de l'hystérie. Enfin les oreillons peuvent être suivis de névrites périphériques, de polynévrite avec troubles sensitifs, paralysie flasque des quatre membres, perte complète du sens musculaire, abolition totale des réflexes, atrophie légère et diminution de l'électrisation faradique (Gallavardin[1]).

Certains malades sont atteints de péricardite légère, ou d'*endocardite*[2] au cours de leur fièvre ourlienne. D'autres ont des manifestations articulaires pseudo-rhumatismales; ce pseudo-rhumatisme apparaît surtout au déclin des oreillons, il est subaigu et détermine peu de douleur et peu de tuméfaction des jointures, il ne suppure jamais.

Dans certaines épidémies on a noté des fluxions sur l'appareil *respiratoire*, œdème laryngé[3], catarrhe bronchique, fluxion du poumon. La suppuration des glandes salivaires est un fait exceptionnel. On peut observer l'infection de la glande lacrymale : *dacryocystite* ourlienne (Leriche) qui entre en résolution au bout de quelques jours.

Fournié a bien étudié les complications auriculaires des

---

1. Gallavardin. Complications nerveuses des oreillons. *Gaz. des hôp.*, 17 décembre 1898.

2. Jaccoud. *Clinique*, 1885, p. 512, et 1887, p. 211.

3. Pilatte. Œdème laryngé au cours des oreillons. *Bulletin médical*, 8 juin 1890.

oreillons, et Eloy en a donné une bonne description : « Il s'agit là de lésion toute spéciale, liée, écrit Fournié, à une infection directe des centres auditifs ». Quoi qu'il en soit, le malade est atteint de surdité généralement irrémédiable. La surdité est unilatérale ou bilatérale ; elle apparaît soudainement, brusquement, d'une façon précoce ; elle est, ou non, accompagnée de vertige, de bourdonnements d'oreille, de vomissements, d'insomnie ; les vertiges peuvent même s'accroître et persister indéfiniment.

Étiologie. — Des exemples de contagion aussi nombreux qu'évidents prouvent que les oreillons sont essentiellement *contagieux.* Ils ne sont guère transmis à distance par une tierce personne ou par des objets ; la contagion est presque toujours directe, elle peut se faire à toutes les phases de la maladie, peut-être même est-elle plus active dès le début, avant l'apparition de la tuméfaction ourlienne. Cette maladie sévit principalement sur les enfants et sur les jeunes sujets : aussi les pensionnats, les collèges, les orphelinats, les casernes, sont-ils les lieux les plus habituels des *épidémies.* L'épidémie ne frappe pas d'emblée un grand nombre de personnes ; elle s'étend par poussées successives. Une première atteinte confère généralement l'immunité, les récidives sont néanmoins assez fréquentes.

La *bactériologie* des oreillons a fait quelques progrès avec les travaux de Laveran et Catrin[1]. Ils ont recueilli la sérosité parotidienne, la sérosité testiculaire, celle des œdèmes, et le liquide articulaire au cas de rhumatisme ourlien. Sur 92 malades, ils ont trouvé 67 fois des diplocoques, plus rarement des microcoques réunis par quatre ou en zooglées. Ces microcoques mesurent de $1\,\mu$ à $1,5\,\mu$, ils sont mobiles, mais leurs mouvements sont peu étendus. Ils se colorent facilement par les colorants habituels, mais ils ne prennent pas le Gram. Une culture placée à l'étuve à 55 degrés se trouble en 20 heures, et le trouble augmente le

1. Laveran et Catrin. Recherches bactériologiques sur les oreillons. *Soc. de biol.*, 20 mai 1893.

jours suivants. Sur plaques de gélatine, les colonies n'apparaissent qu'après 48 heures; elles sont ponctiformes, blanches, poussent lentement et ne liquéfient que très tardivement la gélatine. Les colonies sont blanches sur gélose, pomme de terre, carotte et sérum. Les inoculations n'ont pu reproduire les oreillons; cette maladie est d'ailleurs inconnue chez l'animal.

Pronostic. — Habituellement très bénins, les oreillons peuvent, dans quelques circonstances exceptionnelles, revêtir la forme maligne, typhoïde; le *pronostic* en est cependant exceptionnellement bénin, si l'on veut bien se souvenir que, dans l'armée française, depuis 1887, sur 55445 cas, on n'a constaté que 5 décès (Catrin).

Diagnostic. Traitement. — On ne confondra pas les oreillons avec les *parotidites*, bien que le diagnostic des oreillons avec certaines parotidites toxiques soit parfois très délicat[1]. L'orchite ourlienne se distingue nettement de l'épididymite blennorrhagique, qui est toujours consécutive à un écoulement uréthral.

En temps d'épidémie, il faut isoler les malades autant que possible, et quand la maladie est déclarée, le repos, la diète lactée, l'usage de purgatifs légers, des onctions sur la région parotidienne, constituent le traitement.

Contre la douleur ourlienne on prescrira l'antipyrine à la dose journalière de 50 centigrammes à 2 grammes, suivant l'âge du malade. On fera sur la région douloureuse des onctions avec une pommade composée de 10 grammes de vaseline pour 1 gramme de salicylate de méthyle.

L'orchite ourlienne pendant sa phase aiguë sera combattue par des applications constantes de compresses imbibées d'eau de pavot, on fera des onctions avec la pommade au salicylate de méthyle, on appliquera une sangsue au pli inguinal, au niveau du cordon, on prescrira des potions calmantes, on pratiquera au besoin des piqûres de morphine.

Il ne faut pas oublier que les oreillons sont contagieux depuis leur début jusqu'à leur totale disparition, et au delà,

1. L. Rénon et Follet. *Soc. méd. des hôp.*, 1899.

jusqu'au vingtième jour. Au point de vue du traitement prophylactique, on ne saurait prendre des mesures de *désinfection* trop énergiques, car le germe des oreillons est vivace, tenace et résistant.

Il faut surveiller de près l'atrophie testiculaire et faire usage des courants continus, qui ont donné de très bons résultats. Olivier a publié à ce sujet un mémoire fort intéressant; il est évident que dans plusieurs circonstances l'atrophie testiculaire consécutive à l'orchite ourlienne a été enrayée par le traitement [1].

§ 5. CHOLÉRA

J'ai en vue dans ce chapitre le choléra vrai, à qui son origine a valu le nom de *choléra indien*; je choisirai pour type de ma description les formes régulières, les plus habituelles, et je reviendrai ensuite sur les formes plus rares de la maladie.

Après être resté longtemps confiné dans l'Inde, où il est endémique, et qui est son berceau, le choléra fit en 1818 une explosion qui envahit quelques contrées asiatiques.

Depuis cette époque les deux continents ont été fréquemment visités par le terrible fléau, et l'on sait quels épouvantables ravages fit le choléra en France lors des épidémies de 1832, 1849, 1853 [2]. Depuis quelques années, le choléra, qui nous a plusieurs fois visités, a revêtu des formes plus atténuées, j'ajouterai même qu'il s'est établi entre le choléra dit *indien* et le choléra dit *nostras* une sorte de promiscuité que les études bactériologiques ne sont pas en train d'élucider.

Etiologie. — Dans l'Inde, où le choléra est *endémique*,

---

1. Olivier. *Arch. de méd. militaire*, juillet 1890.

2. Laveran. Art. CHOLÉRA in *Dictionn. encycl. des sc. méd.* — Proust. *La défense de l'Europe devant le choléra*. Paris, 1892. — Legrand. *Prophylaxie sanitaire du choléra*. Paris, 1890.

il est probable que le poison est entretenu par des conditions *telluriques* spéciales, par l'infection des eaux. De ces foyers endémiques, le choléra fait parfois explosion à l'état d'épidémies provoquées par les agglomérations d'individus, vivant dans des conditions hygiéniques défectueuses, comme on l'a observé au moment des grands *pèlerinages* des mahométans[1].

Il y a même pour le choléra, comme pour la fièvre typhoïde, des *porteurs de bacilles* qui peuvent propager l'infection cholérique, bien qu'ils conservent eux-mêmes l'apparence de la santé (Chantemesse).

En quittant le foyer épidémique, les cholériques transportent le choléra avec eux par terre ou par mer, et ils le sèment pour ainsi dire sur le passage, comme autant de foyers épidémiques secondaires, qui peuvent à leur tour devenir l'origine de terribles épidémies. Les agents de transmission du choléra sont nombreux; il faut placer en première ligne les malades atteints de choléra ou de diarrhée spécifique, les linges, les objets d'habillement ou de literie imprégnés de déjections cholériques. Le foyer cholérique une fois formé, les eaux potables et les fosses d'aisances sont des agents actifs de diffusion, tandis que l'atmosphère n'a qu'une action très limitée. Ces particularités expliquent pourquoi les terrains d'alluvion qui se laissent pénétrer par les eaux et par les matières organiques sont plus favorables à la diffusion du choléra que les terrains compacts. Ces conditions telluriques ont une grande importance quand elles concernent les couches superficielles du sol, celles qui sont en rapport direct avec les maisons et les habitations.

Une épidémie de choléra peut se réveiller dans une même localité à des mois et même à des années de distance. On explique ces reviviscences par la survivance du germe cholérique dans les eaux potables et dans le sol des localités atteintes. En 1895, MM. Blachstein et Sanarelli ont rencontré le bacille cholérique dans les eaux de la Seine, huit mois après la fin de l'épidémie.

1. A. Proust. *Choléra, étiologie et prophylaxie.* Paris, 1883.

On a souvent signalé de petites épidémies de choléra autochtone, développées sur place, en dehors de toute contagiosité apparente. La présence fréquente de vibrions dans les eaux (Metchnikoff), si souvent constatée en ces derniers temps, en dehors.même de toute constitution cholérique, nous rend compte de l'origine de ces épidémies, dont la genèse semblait tout d'abord incompréhensible. Les vibrions hydriques sont de provenance intestinale; ils sont déversés dans les eaux par l'homme et par les animaux domestiques, qui à l'état de santé peuvent souvent les porter à l'état saprophytique dans leur tube digestif.

Il est des localités réfractaires, où le choléra peut ne produire que quelques cas isolés sans réussir à créer de foyers épidémiques. Lyon et surtout Versailles sont connues pour leur immunité. Pourtant, en 1895, Sanarelli a souvent retrouvé le bacille virgule dans les eaux de fontaine de Versailles, et Metchnikoff a vu quelques gouttes contenant ce même microbe produire par ingestion un choléra typique chez l'homme. C'est que dans l'étiologie du choléra le bacille virgule n'est pas tout : à côté des causes prédisposantes tirées de l'état physiologique, pathologique et social de l'individu, telles que misère, alcoolisme, troubles intestinaux, encombrement dans les asiles d'aliénés, dans les bagnes, etc., il faut compter avec une cause prédisposante créée par la flore intestinale des individus habitant certaines régions. Metchnikoff[1] a montré que la réceptivité cholérique est surtout affaire d'associations microbiennes. Le vibrion cholérique reste inactif ou devient dangereux, suivant qu'il rencontre dans le tube digestif une flore microbienne favorisante ou empêchante. Metchnikoff a vu que de jeunes lapins préparés par l'ingestion de microbes favorisants, tels que torula, sarcine et bacille coliforme, mouraient beaucoup plus facilement lorsqu'on leur faisait avaler ensuite le bacille cholérique.

Bactériologie. — L'épidémie de choléra qui a frappé

1. Metchnikoff. *Ann. de l'Inst. Pasteur*, 1894 et 1895.

l'Égypte et une partie de l'Europe, il y a quelques années, a fourni l'occasion de rechercher quel pouvait être l'agent infectieux de cette maladie. Koch a constamment trouvé dans le contenu de l'intestin grêle, ainsi que dans ses parois, un micro-organisme en forme de bacille très court, légèrement recourbé sur lui-même; c'est le *bacille virgule*. Ce *bacille virgule* se retrouve dans les selles des cholériques en grande quantité, et se colore très facilement, soit par la fuchsine de Ziel, soit par le violet de gentiane. Il peut être vu à un fort grossissement, sans coloration : ainsi examiné, il est extrêmement *mobile*; il n'a pas toujours la forme

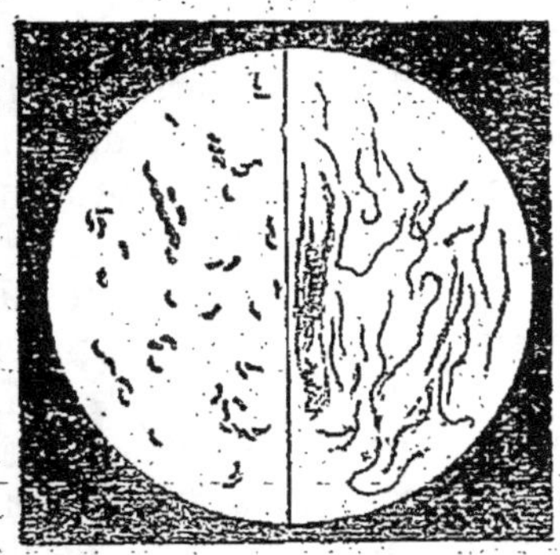

Bacilles du choléra. A gauche de la préparation on voit le bacille virgule des selles cholériques. — A droite de la préparation on voit les spirilles cholériques, ou filaments spiralés plus fréquents dans les cultures âgées.

recourbée : les bacilles jeunes sont presque droits. Deux bacilles virgules juxtaposés bout à bout prennent la forme d'un S; dans les cultures âgées, plusieurs bacilles virgules juxtaposés bout à bout donnent l'image de la *spirille cholérique*. Le bacille virgule présente à ses extrémités des cils ondulés en nombre variable suivant les épidémies.

On peut facilement cultiver le bacille du choléra, dans le lait, le bouillon, sur gélose, sur pomme de terre, sur gélatine. La culture sur ce dernier milieu est caractéristique : les tubes maintenus à l'étuve à 22 degrés présentent à la surface de la gélatine une sorte de bulle d'air; la gélatine se liquéfie en forme d'entonnoir et à sa profondeur se développent des colonies terminées à la partie inférieure sous forme de torsade : la liquéfaction de la gélatine n'est complète qu'au bout de 6 à 7 jours.

A la température de 30 à 37 degrés, le bacille du choléra acquiert son maximum de vitalité, mais il peut également se cultiver malgré le froid, ce qui expliquerait l'apparition des épidémies cholériques en toute saison.

La réaction de l'indol nitreux appelé encore *choléra-roth* est une des plus typiques. En versant des acides minéraux purs ne contenant pas d'acide nitreux tels que l'acide sulfurique ou l'acide chlorhydrique, on observe une coloration rose violette.

C'est dans le liquide à grains riziformes de l'intestin grêle et quand les cas ont été foudroyants ou très rapides qu'on trouve surtout le bacille; quand le choléra dure plus longtemps, quand le malade meurt dans la période algide, le bacille est associé à d'autres micro-organismes qui rendent sa recherche plus difficile; du reste, plus la durée de la maladie est longue, plus les microbes étrangers au choléra augmentent; le bacille virgule disparaît même complètement dès la période de réaction. Le bacille cholérique, localisé d'abord dans le liquide intestinal, pénètre ensuite dans la muqueuse après la chute de l'épithélium : de là il peut gagner le foie, les poumons : il existe très rarement dans le sang.

Non seulement, Koch a pu isoler et cultiver le microbe du choléra, mais en le faisant ingérer à divers animaux, après avoir rendu alcalin le contenu de l'estomac, il a donné naissance à des accidents cholériformes. Les cobayes sont sensibles à l'injection intra-péritonéale du bacille virgule, et ils meurent en moins de 24 heures avec un refroidissement progressif de leur température centrale. A l'autopsie on trouve une couleur hortensia de l'intestin, avec un dépôt fibrineux sur le foie; la sérosité péritonéale contient quelques microbes du choléra.

Haffkrine, en appliquant au choléra asiatique la méthode d'exaltation et d'atténuation du virus qui a servi à l'étude du charbon et du choléra des poules, a pu obtenir une atténuation remarquable du bacille en le cultivant à la température de 39 degrés dans une atmosphère constamment aérée. Un cobaye ayant subi deux inoculations de ce virus atténué est préservé contre toute infection cholérique, de quelque façon qu'on essaye de la produire : l'animal est donc *vacciné*[1]. Cette méthode, indiquée autrefois par Ferran en Espagne, est encore à l'étude chez l'homme.

Dans les laboratoires, on manie la virulence du vibrion cholérique en inoculant ses cultures dans le tissu cellulaire et surtout dans le péritoine des cobayes. La péritonite cholérique expérimentale amène rapidement la mort de l'animal.

Nous avons vu comment Metchnikoff était parvenu à déterminer par association microbienne un choléra intestinal chez les jeunes lapins.

Les bactériologistes, qui, en ces dernières années, ont étudié les vibrions cholériques, isolés au cours d'épidémies observées en divers points du monde (aux Indes, en Cochinchine, à Massouah, à Constantinople, à Rome, à Hambourg, à Paris, etc.), ont constaté entre ces vibrions cholériques des variations morphologiques et biologiques. A côté du premier type court, recourbé, décrit par Koch aux Indes, on rencontre des types de vibrions à peine recourbés ou des types allongés et minces. Le nombre des cils est variable ; les vibrions de Hambourg et de Courbevoie n'en ont qu'un ; ceux de Massouah et de Calcutta en ont quatre. Les caractères de culture sur gélatine peuvent présenter des variations. La virulence pour les animaux n'est pas plus constante. Entre le vibrion de Massouah, qui est d'une virulence extrême, et celui de Rome ou de Lisbonne, qui est d'une virulence nulle, il y a place pour tous les intermédiaires. La réaction du *choléra-roth* peut manquer par exception, il est vrai. Le microbe du choléra n'est donc pas comme le bacille d'Eberth toujours semblable à lui-même ; il présente quelques modifications suivant le terrain épidémique, mais ce fait n'enlève rien à l'unité bactériologique du choléra. Les divers échantillons étudiés ne sont que des races d'une même espèce.

Le bacille cholérique est redoutable par le *poison* qu'il

1. Haffkrine. Le choléra asiatique chez le cobaye. *Soc. de biol.*, 1892.

élabore; il se rapproche en cela des bacilles de la diphthérie et du tétanos, qui élaborent eux aussi des toxines. « Le choléra est un empoisonnement aigu, causé par l'absorption d'une substance spéciale élaborée dans l'intestin par le bacille virgule de Koch. » (Metchnikoff, Roux et Taurelli-Salimbeni[1]).

Petri, Hueffe, Gamaleia, ont décrit diverses toxines du choléra. Pfeiffer a récemment soutenu que la toxine cholérique était adhérente au corps même des vibrions, d'où elle ne sortirait qu'à la mort de ceux-ci; Behring et Ransom ont admis, au contraire, un poison soluble sécrété par le microbe et diffusible de son vivant. Dans un travail remarquable et plein de promesses thérapeutiques, Metchnikoff, Roux et Taurelli-Salimbeni viennent de trancher le différend. En faisant vivre dans le péritoine de cobayes le bacille du choléra enfermé dans des sacs de collodion, complètement clos, ils ont montré que la toxine seule diffusait dans l'organisme de l'animal et le tuait sans intervention microbienne. Ce sac n'est autre chose qu'une anse intestinale artificielle, où ils ont réalisé un choléra simplifié sans concurrence microbienne ni action de sucs digestifs. Cette expérience montre à l'évidence l'existence du poison cholérique soluble et elle nous enseigne que pour obtenir un sérum efficace contre l'infection cholérique expérimentale, c'est un sérum antitoxique qu'il faut préparer comme pour la diphthérie et non un sérum antimicrobien. Ce sérum antitoxique, ces auteurs l'on obtenu, en injectant progressivement à des chevaux une toxine cholérique très active produite par un vibrion à virulence exaltée. Ce sérum à dose minime ne guérit pas seulement la péritonite cholérique des cobayes, mais il prévient le choléra intestinal des jeunes lapins qu'aucun sérum jusqu'ici n'avait pu empêcher.

Diagnostic bactériologique du choléra. — Ce diagnostic est de la plus extrême importance. Dans un cas suspect, il faut d'abord examiner les selles, y chercher le bacille, puis

---

1. *Ann. de l'Inst. Pasteur*, 1896, p. 257.

faire des cultures sur bouillon, sur gélose et glycérine pep-
tonisés (Koch). Sur le bouillon, on voit se former au bout
de douze heures, à la température de 57 degrés, un mince
voile qui contient en abondance les bactéries recourbées.
Sur gélose, la culture est moins caractéristique, mais elle
se développe presque aussi vite. Sur gélatine on obtient,
après deux ou trois jours de séjour à l'étuve à la température de 22 degrés, l'aspect si spécial que j'ai déjà indiqué.

La variation des caractères du bacille du choléra, suivant
les épidémies, montre combien le diagnostic bactériologique est souvent délicat. Un vibrion extrait de l'intestin
d'un malade au début d'une épidémie, ou extrait d'une
eau potable, est-il bien un bacille cholérique légitime ?
Koch en ces dernières années a conseillé, pour assurer le
diagnostic, de s'appuyer sur deux caractères : la réaction
du *choléra-roth* et la réaction d'immunité sur les animaux
vaccinés ; mais la réaction du choléra-roth peut par exception faire défaut, et nous avons insisté plus haut sur la
variabilité de la virulence suivant la provenance du
microbe.

Pfeiffer et Issaëf ont cru avoir trouvé un caractère spécifique dans la réaction d'immunité des cobayes préalablement vaccinés. Si l'on vaccine des cobayes neufs avec
un vibrion légitime, l'immunité chez ces animaux persiste pendant trois mois environ. Si un animal vacciné
depuis moins de trois mois par inoculation d'un bacille
cholérique ne résiste pas à l'injection intra-péritonéale
d'un vibrion suspect, ce vibrion ne doit pas être considéré comme cholérigène ; si, au contraire, l'animal résiste,
le vibrion examiné est bien celui du choléra. Dans le péritoine de l'animal inoculé, les vibrions s'agglutinent et se
déforment en granule. Pour Pfeiffer et Issaëf, le sérum d'un
cobaye vacciné contre un vibrion cholérique authentique
doit de plus conférer l'immunité contre tous les vibrions
qui aspirent à être considérés comme cholérigènes. L'ensemble de cette réaction constitue le phénomène de Pfeiffer.
Ce phénomène peut rendre les plus grands services pour le

diagnostic du bacille cholérique, mais sa sûreté n'est pas absolue. Le vibrion de Massouah, devenu classique pour sa toxicité, tue les cobayes traités préventivement par le sérum d'un animal immunisé contre le vibrion de Hambourg. Si l'on s'en rapportait à la loi de Pfeiffer, ce bacille si actif de Massouah devrait être exclu du groupe des vibrions cholérigènes. En raison de la variété des races du vibrion cholérique, la réaction d'immunité ne présente pas la même rigueur que pour la fièvre typhoïde, dont le bacille est toujours semblable à lui-même.

Choléra asiatique et choléra nostras. — Jusqu'à l'année 1892, la distinction entre ces deux choléras semblait très nette. Le choléra asiatique, contagieux, épidémique, foudroyant, était caractérisé par la présence du bacille virgule dans les selles et dans le contenu intestinal. Le choléra nostras, au contraire, en général bénin, entraînant rarement la mort, peu contagieux, nullement épidémique, mais endémique dans nos pays à l'époque des grandes chaleurs, paraissait dû soit au bacille de Finkler et Prior, soit au bacterium coli commune (Girode et Gilbert), soit à l'entérocoque de Thiercelin.

La question est *bien moins claire* aujourd'hui depuis l'épidémie de Paris et de la banlieue de Paris en 1892, et je vais citer quelques faits qui attesteront la vérité de cette assertion. A la fin de mai 1892, j'ai observé dans mon service de l'hôpital Necker quatre cas de choléra ; trois malades ont survécu, le quatrième est mort. L'examen bactériologique des selles et du contenu intestinal a été fait par mon ancien interne Rénon, sur ces quatre malades. Cet examen a révélé deux fois le bacterium coli commune seul, une fois le bacille virgule seul, et une fois le bacille virgule associé au bacterium coli commune[1]. — J'aurais pu croire que les cas à bacille virgule étaient plus graves que ceux à bacterium coli commune : nullement, les symptômes

---

1. Rénon. Étude sur quatre cas de choléra. *Ann. de l'Inst. Pasteur*, 1892.

étaient aussi graves dans les deux cas; cliniquement, *rien* ne pouvait les distinguer, et le malade qui a succombé n'avait justement que du coli-bacille sans bacille virgule. A la même époque, Netter observait de nombreux décès parmi les cholériques atteints seulement du bacterium coli commune[1]. Cette année (1893), Giraudeau et Rénon, qui examinent presque tous les cas de choléra existant à Paris et dans la banlieue, n'ont pas trouvé en deux mois et demi un seul cas de choléra à bacille virgule : tous leurs malades présentent le bacterium coli commune, et plusieurs sont morts avec les symptômes et les lésions du choléra indien. Giraudeau et Rénon ont même observé un exemple de contagion que je rapporte en quelques mots : Un malade venu de Nantes, où sévissait le choléra, entre à l'hôpital et y meurt : ses selles et son intestin contiennent du coli-bacille très virulent, puisqu'il tue un cobaye en 8 heures. L'infirmier qui soigne ce malade meurt du choléra deux jours après, et c'est encore le coli-bacille *seul* qu'on trouve dans ses déjections et dans son intestin.

Le choléra à coli-bacille peut donc tuer *aussi sûrement* et *aussi rapidement* que le choléra à bacille virgule ; il est aussi contagieux que lui.

L'étude des rapports entre le choléra à coli-bacille et le choléra à bacille virgule, et surtout la détermination favorisante du premier microbe par le second ont permis à Rénon de jeter quelque lumière sur cette question devenue fort confuse il y a quelques années. Voici les conclusions du travail de Rénon[2] :

« Cette action favorisante du bacterium coli sur le bacille virgule peut s'exercer aussi bien en dehors de l'organisme qu'en nous-mêmes, dans notre flore intestinale, puisqu'il est prouvé que nous pouvons donner asile au bacille virgule et au bacille typhique, sans que fatalement nous soyons forcément condamnés au choléra ou à la fièvre typhoïde.

1. *Soc. méd. des hôp.*, 1892.
2. L. Rénon. Action du coli-bacille sur le bacille virgule. *Soc. de biol.*, 1ᵉʳ mai 1897.

L'action favorisante du bacterium coli devient encore plus nette et plus immédiate, si ce dernier, pour des causes que nous ne pouvons pas encore apprécier, a renforcé sa virulence, créant la diarrhée cholériforme ou le choléra nostras. Mais si, d'autre part, nous absorbons avec nos ingesta un bacille virgule, dont la virulence est exaltée à l'avance par passages successifs dans l'organisme humain, comme cela se produit dans les grandes épidémies, point n'est alors besoin de coli-bacille pour être atteints du choléra : l'invasion est rapide, la marche foudroyante. Ces considérations sur le rapport étiologique entre ces deux variétés du choléra peuvent être résumées dans la formule suivante : Le choléra nostras prépare la voie au choléra indien. Ces données pathogéniques d'ordre bactériologique s'accordent aussi bien avec l'épidémiologie qu'avec la clinique.

« Dans les cas que nous avons observés pendant l'épidémie de 1892, l'action du bacterium coli était nette et précise, puisque les cas les plus graves ont été ceux où l'on a rencontré les deux agents pathogènes; dans l'épidémie de 1893, l'absence de bacille virgule, notée par tous les auteurs, coïncide avec la bénignité de cette épidémie qui serait peut-être devenue terrible si le bacille virgule s'y était associé, le coli-bacille seul ayant acquis une virulence telle que les malades ont succombé. Ces données rendent compte de l'immunité de certaines villes contre le choléra, ainsi que Metchnikoff l'avait remarqué. Elles expliquent surtout pourquoi le choléra n'existe pas toujours là où est le bacille virgule. Sanarelli, dans l'épidémie bénigne de 1895, avait rencontré presque constamment le bacille virgule dans l'eau de Seine, et l'on n'a constaté qu'un seul cas de choléra à bacille virgule à Saint-Denis. Elles expliquent enfin l'importance clinique de la diarrhée prémonitoire dans les cas où elle se produit, c'est-à-dire quand le bacille virgule n'a pas acquis une virulence suffisante pour provoquer à lui seul le choléra indien[1]. »

1. L. Rénon. Du rapport étiologique entre le choléra nostras et le choléra indien. *Arch. gén. de méd.*, juillet 1897, p. 27.

Anatomie pathologique. — Les cadavres des cholériques présentent une *rigidité* toujours très prononcée, et une *teinte cyanique* aussi accusée que celle des dernières heures de la vie. Tous les tissus sont exsangues, et cette *sécheresse* frappe d'autant plus qu'on examine un organe habituellement gorgé de sang, le foie, les reins par exemple. La petite quantité de sang contenue dans les vaisseaux, dans le cœur, est visqueuse, brunâtre, liquide ou prise en caillots mous et noirs.

Les lésions de l'intestin sont constantes, mais, d'après Kelsch et Vaillard[1], il n'existerait aucun rapport entre leur intensité et la durée de la maladie. Elles occupent surtout l'intestin grêle et vont en augmentant à mesure qu'on approche du cæcum. La muqueuse intestinale est pâle, décolorée, ou, au contraire, offre par places une teinte hortensia des plus nettes. De nombreuses arborisations vasculaires se remarquent sur cette membrane. Sa surface libre est hérissée de petites saillies transparentes, du volume d'un grain de millet, s'affaissant lorsqu'on les pique : elles laissent sourdre alors un liquide incolore. Cette *psorenterie*, regardée comme caractéristique du choléra par Serres, est commune à toutes les diarrhées intenses. Dans certains cas, la muqueuse intestinale présente çà et là des ecchymoses qui peuvent même gagner la tunique sous-muqueuse et occuper une assez grande étendue.

L'épithélium est détaché et nage dans le liquide contenu dans l'intestin. C'est à lui qu'est dû l'aspect *riziforme*. Cette desquamation n'est quelquefois que le prélude de petites ulcérations entamant plus ou moins la tunique muqueuse et tantôt appréciables à l'œil nu, tantôt visibles au microscope (Kelsch et Vaillard). Les ulcérations superficielles seraient de nature nécrobiotique, car elles succéderaient toujours à des thromboses vasculaires. Le fait est, qu'à leur niveau, on trouve les capillaires et les petites artérioles de la muqueuse remplis de globules blancs plus ou moins

---

1. Kelsch et Vaillard. *Arch. de physiol.*, mai 1885.

déformés, tandis que les éléments cellulaires qui tapissent les parois de ces ulcérations sont en dégénérescence granulo-graisseuse.

Les glandes de Lieberkuhn et de Brunner sont saines (Jaccoud), mais les follicules clos sont tuméfiés et infiltrés de leucocytes. L'intégrité du gros intestin contraste avec les lésions de l'intestin grêle. La rate est toujours petite, atrophiée, exsangue (Kelsch et Vaillard); les follicules de Malpighi, augmentés de volume, présentent au centre un bloc vitreux, irrégulier, craquelé à sa surface, homogène, formé aux dépens de l'artère et du tissu lymphatique du follicule.

On a décrit au foie des taches grisâtres anémiques (Straus et Roux[1]) qui se retrouvent du reste dans une foule d'états infectieux et que Doyen[2] attribue à un arrêt de la circulation locale. Cette assertion paraît vraie, car les vaisseaux sanguins sont oblitérés par des leucocytes et de la fibrine. Pour Doyen, ces coagulations seraient consécutives à l'arrêt des microbes du choléra. Hanot et Gilbert ont constaté dans bon nombre de cellules hépatiques une altération caractérisée par la tuméfaction du noyau et par la difficulté qu'on éprouve à colorer le protoplasma. Ils ont donné à cette altération le nom de *tuméfaction transparente*. Malgré ces lésions hépatiques, tous les auteurs ont insisté sur la distension des voies biliaires et en particulier de la vésicule, par une bile peu colorée et visqueuse. MM. Hayem et Winter ont trouvé dans ce liquide un alcaloïde toxique.

Les reins sont assez souvent augmentés de volume, congestionnés, ils présentent parfois le premier degré de la néphrite parenchymateuse. Les cellules des tubuli contorti ont subi une sorte d'infiltration trouble (Doyen) et les tubes droits renferment des cylindres hyalins.

Description. — *L'incubation* du choléra a une moyenne de 36 à 56 heures, et l'évolution des symptômes, dans les

1. *Arch. de physiol.*, 1884.
2. *Ibid.*, 1883.

cas ordinaires, peut être divisée en trois périodes : période de diarrhée prémonitoire; période algide; période de réaction ou de réparation.

a. Diarrhée prémonitoire. — Cette diarrhée débute sans coliques, sans ténesme; elle est caractérisée par des selles d'abord fécaloïdes, puis bilieuses et séreuses, accompagnées de borborygmes. Il n'y a pas de fièvre, ou du moins le mouvement fébrile est insignifiant, l'appétit est à peu près conservé, à moins de catarrhe gastrique, les selles se répètent fréquemment, le sujet éprouve une vive lassitude, et après une période qui varie de trois à sept jours le choléra est déclaré. Je m'empresse de dire que cette *diarrhée prémonitoire* n'est pas constante, elle manque dans un tiers des cas, et d'autre part elle peut être l'unique manifestation d'un choléra fort léger.

b. Période algide. — Les déjections de la période précédente changent de nature et deviennent extrêmement fréquentes; ce n'est plus de la diarrhée, c'est une sorte de flux intestinal. Les selles n'ont pas d'odeur fécaloïde, elles sont séreuses et constituées par un liquide aqueux, incolore, dans lequel nagent des flocons blanchâtres qu'on a comparés à des grains de riz (*selles riziformes*), et qui sont formés de détritus épithéliaux. Ces déjections contiennent les bacilles précédemment décrits.

En même temps surviennent des *crampes* douloureuses, des *vomissements* de matières aqueuses qui se répètent à chaque instant, et qui sont accompagnés d'anxiété précordiale. La *soif* est ardente, le ventre est affaissé, le pouls est petit, la figure se creuse, les yeux s'excavent, le nez s'effile et se refroidit, la voix devient grêle, la peau des mains pâlit, se dessèche et se plisse, les extrémités deviennent glacées, les ongles bleuissent, les pieds et les mains se couvrent de marbrures violacées. Pendant cette période *algide*, la température des mains ou de la bouche est de 10 à 12 degrés inférieure à la normale, tandis que la température des parties centrales s'élève et explique la sensation de brûlure intérieure éprouvée par les malades. Si cette période se termine par la mort, la respiration s'embarrasse et le malade, plongé dans la somnolence et dans la stupeur, s'éteint dans le collapsus.

La plupart de ces symptômes sont dus aux toxines et à *l'épaississement du sang*, spolié de ces éléments aqueux par les pertes incessantes que lui font éprouver les déjections alvines et les vomissements : les circulations organiques se font mal, les sécrétions diminuent et l'hématose est entravée. Cette période, qui dans quelques cas dure à peine deux ou trois heures, ne dépasse guère trente heures.

c. *Période de réaction ou de réparation.* — Lorsque le cholérique n'a pas été emporté dans la période précédente, la cyanose disparaît, la peau se réchauffe, la température rectale s'abaisse, la sécrétion urinaire se rétablit, et les premières urines rendues sont albumineuses et pauvres en urée et en chlorures. Peu à peu les différentes fonctions se régularisent, la guérison survient en quelques jours. Mais la période de réaction ne présente pas toujours cette issue favorable, elle est parfois *incomplète*, et, après quelques oscillations, le malade peut guérir ou retomber dans l'algidité. D'autres fois, la réaction dépasse pour ainsi dire le but, des fluxions se font vers les principaux organes et vers l'encéphale, la fièvre s'allume, mais ici encore les chances de guérison ne sont pas perdues, et si l'amélioration survient, c'est après une courte période de 24 ou 48 heures.

La *convalescence* est d'autant plus longue que la maladie a été plus grave; elle est quelquefois entravée par des troubles dyspeptiques et paralytiques, et le cholérique guéri n'est pas à l'abri d'une nouvelle atteinte, car le choléra ne confère pas l'immunité.

Formes rares — La description du choléra, telle que je viens de la donner, s'applique à la majorité des cas. Dans cette description sont comprises les formes *légères* qu'on a nommées *cholérine*, et qui sont caractérisées par la première période ou diarrhée prémonitoire. Entre ces formes légères et les formes graves on observe *tous les intermédiaires*, et à l'intensité près ils rentrent dans la description précédente.

Mais il existe des formes *rares*, telles que le choléra *foudroyant* et le choléra *sec*. La forme véritablement foudroyante est excessivement rare, bien qu'on l'ait observée aux Indes; mais ce qui est assez fréquent, dans certaines épidémies, ce sont les formes *rapides*, où les sujets, atteints ou non de diarrhée prémonitoire, sont emportés en 24 heures, en 12 heures et quelquefois encore plus vite.

On nomme choléra *sec* celui qui n'est pas accompagné d'évacuations alvines; en pareil cas ce n'est pas l'exsudation intestinale qui fait défaut, mais le liquide, probablement par suite de paralysie intestinale, n'est pas expulsé au dehors.

Diagnostic. — Pronostic. — A ne considérer que les types extrêmes, la diarrhée cholériforme de nos pays, le *choléra nostras* n'a rien de commun avec le choléra indien; les évacuations sont bilieuses, séreuses, non riziformes, ce qui tient à l'absence de pelotons épithéliaux; il n'y a ni vomissements, ni refroidissement notable, et la maladie, essentiellement saisonnière (diarrhée d'été et d'automne) ne présente aucune gravité. Mais si l'on veut bien se reporter à la discussion que j'ai entreprise au début de ce chapitre, on verra que dans bien des cas, cliniquement, anatomiquement et bactériologiquement, le choléra nostras et le choléra asiatique sont souvent difficiles à différencier l'un de l'autre. Ici comme pour la fièvre pernicieuse cholérique, le diagnostic clinique est sous la dépendance du diagnostic bactériologique et du séro-diagnostic.

Séro-diagnostic. — Le phénomène de l'agglutination des microbes par le sérum se présente avec ses caractères les plus typiques chez les animaux, dans l'infection cholérique. Il pourra peut-être fournir chez l'homme les éléments d'un séro-diagnostic du choléra, comme le font espérer les recherches de Achard et de Bensaude[1].

Le *pronostic* du choléra est tellement grave que dans certaines épidémies la mortalité dépasse 60 pour 100.

1. Achard et Bensaude. *La Presse médicale*, 1898, p. 504.

Traitement. — Les mesures *prophylactiques* prises pour s'opposer à l'importation et à la dissémination du choléra doivent être rigoureusement observées [1]. Les quarantaines n'ont pas la même efficacité pour le choléra que pour la fièvre jaune, qui, vu son origine, ne peut être importée que par voie de mer; le choléra avait suivi la voie de terre lors des deux premières épidémies qui ont ravagé l'Europe. L'utilité des cordons sanitaires est incontestable; malheureusement, ces mesures sont d'une exécution difficile; il faudrait pouvoir s'opposer aux grands mouvements de populations (pèlerinages et caravanes), qui favorisent et transportent l'épidémie.

Les moyens destinés à empêcher la dissémination du choléra sont les suivants : isolement absolu des malades et du personnel qui leur est attaché [2]; désinfecter, au moyen d'une solution de sulfate de fer au huitième ou d'acide sulfurique au centième, les vases qui reçoivent les déjections cholériques, les fosses d'aisances, les linges, les objets de literie, les parquets. Après sa visite, le médecin doit changer de vêtements et se laver les mains à l'eau phéniquée. Les personnes vivant dans un milieu épidémique ne boiront que de l'eau bouillie ou des eaux de table ; les excès, les fatigues doivent être évités, et la moindre indisposition intestinale sera rigoureusement réprimée.

Quel est le traitement du cholérique? Pendant la première période, il faut combattre énergiquement la diarrhée; on donne le sous-nitrate de bismuth, l'opium, le laudanum et l'eau de riz albumineuse pour boisson. Contre les vomissements, on prescrit les boissons glacées, le thé au rhum, le vin de Champagne; à la première alerte d'algidité, on fait des lotions froides aromatiques, et l'on pratique des frictions avec des tampons de laine imbibés d'un liniment légèrement chloroformé. L'acide lactique à la dose de 10 à

1. Jaccoud. *Congrès méd. de Vienne*, 1873, et *Congrès international de Bruxelles*, 1874. — Proust. *Loco citato.*

2. Chantemesse. *Le choléra en Europe* (1904-1910). *Ac. de médecine.* Séance du 19 juillet 1910.

15 grammes par jour (Hayem) a donné de bons résultats. L'injection de sérum artificiel dans les veines, préconisée par Hayem en 1884, a été très largement pratiquée en 1892 : elle a donné un nombre de succès supérieur à celui qui avait été obtenu antérieurement [1].

La réaction, si elle est trop vive, sera combattue au moyen de sinapismes, de compresses d'eau sur la tête et de boissons sudorifiques.

§ 6. GRIPPE — INFLUENZA

Description. — La *grippe* ou *influenza* est une affection essentiellement épidémique, contagieuse, infectieuse, microbienne, qui intéresse surtout l'appareil respiratoire, et qui présente, en outre, une foule de localisations et de symptômes dont les caractères et l'intensité sont variables suivant les épidémies.

La grippe éclate après une période d'incubation fort courte, de quelques heures à un jour. Souvent, le *début* est brusque, et c'est au milieu de ses occupations, en pleine santé, qu'un individu est frappé d'une violente céphalalgie, de douleurs articulaires, de frisson, de défaillance, d'hallucinations, d'état syncopal. Plus habituellement le début est moins subit et la grippe s'annonce comme un rhume vulgaire.

Je décrirai deux formes de grippe : l'une légère, de moyenne intensité; l'autre grave, en tenant compte, bien entendu, de tous les intermédiaires.

La forme *légère* ou de moyenne intensité ressemble à une bronchite dont les phénomènes généraux prendraient une violence insolite; l'économie entière est envahie comme dans les grandes pyrexies. C'est pendant plusieurs jours un affaiblissement musculaire et une lassitude, avec

---

1. Gaillard. La transfusion intra-veineuse de sérum artificiel chez les cholériques. *Gaz. heb. de Paris*, octobre 1892.

céphalalgie intense frontale ou occipitale, épicrânie, douleurs réveillées par chaque secousse de toux; crampes dans les membres et frissons répétés. En même temps apparaissent des catarrhes oculaire, nasal et pharyngé; parfois ces localisations font défaut et la grippe débute par un catarrhe laryngé et bronchique, accompagné de raucité de la voix et de quintes de toux fort douloureuses. L'expectoration, d'abord aérée, devient plus épaisse; la poitrine est encombrée de râles ronflants et sibilants; la fièvre est vive le soir, et tombe le matin. Parfois la fièvre est insignifiante, néanmoins les symptômes douloureux, les maux de tête, les douleurs musculaires du cou, du rachis, des côtes, des lombes, les douleurs péri-articulaires, peuvent revêtir durant toute la maladie une notable intensité. Chez quelques malades ce sont les troubles digestifs, nausées, vomissements, état gastrique, état bilieux, qui dominent la scène. Après une huitaine ou une quinzaine de jours, des symptômes *critiques*, tels que sueurs, diarrhée, épistaxis, herpès labial, annoncent parfois la guérison.

La forme *grave* de la grippe est caractérisée soit par l'exagération des troubles que je viens de décrire, avec tendance au délire et aux syncopes, soit par là prédominance de lésions et de symptômes qui donnent à chaque épidémie une physionomie particulière.

Du reste, la plupart des maladies épidémiques, la fièvre typhoïde, la coqueluche, la dysenterie, la scarlatine, les oreillons, etc., sont sujettes à ces variations symptomatiques qui impriment aux épidémies leur cachet spécial (génie épidémique), et qui se rattachent aux conditions climatologiques, telluriques, atmosphériques (*circumfusa*), au milieu desquelles se modifie ou s'accroît la virulence des agents pathogènes. Cette diversité dans l'apparition des lésions et des symptômes, suivant les épidémies, et suivant les individus, avait engagé les auteurs à décrire des grippes graves à prédominance nerveuse, à prédominance thoracique, à prédominance abdominale.

Bien que cette division soit un peu artificielle, je m'y conformerai pour les besoins de la description.

Grippe à prédominance nerveuse. — Dans quelques cas, les symptômes nerveux d'origine cérébrale ou cérébro-spinale revêtent une telle intensité qu'ils semblent résumer en eux toute l'infection grippale. La *céphalalgie* peut être terrible, gravative, lancinante, comparable à des coups de marteau, avec douleurs orbitaires, sensation de constriction et d'écrasement aux tempes. Parfois la douleur de tête est accompagnée de vomissements, de somnolence, de photophobie, et l'idée d'une méningite se présente naturellement à l'esprit. Le plus souvent heureusement, il n'est pas question de méningite, il ne s'agit que de pseudo-méningite; mais dans quelques cas, et ils ne sont pas absolument rares, puisque j'en ai observé cinq, une vraie méningite se déclare et le malade meurt en quelques jours. Habituellement cette *méningite grippale* est la conséquence d'otite grippale suppurée (Weichselbaum), de pneumonie, de broncho-pneumonie, les agents pathogènes primitivement fixés au nez, à l'oreille, au poumon, ayant émigré vers le cerveau.

Dans quelques circonstances, la grippe détermine la polynévrite, la paralysie ascendante, la méningo-myélite, la polymyélite; les observations déjà nombreuses et les quelques cas suivis d'autopsie (Laveran et Leyden[1], Lépine[2], Mossé) permettent de bien décrire aujourd'hui ces complications nerveuses de l'influenza. Mossé cite trois observations[3] qui prouvent que les gens atteints de grippe peuvent être pris, dans le cours ou dans la convalescence de leur maladie, de symptômes nerveux relevant de *névrites périphériques*, d'accidents de *méningo-myélite* à début bulbo-spinal, intéressant plus spécialement le renflement dorso-lombaire de la moelle épinière, et de paralysie ascendante progressive,

1. Rapport de Grasset et Laveran sur les myélites infectieuses. *Congrès de Bordeaux*, 1895.
2. Th. de Bonnet. Lyon, 1893.
3. Mossé. *Congrès de Bordeaux*, 1895, p. 560.

à type mixte, polynévritique et spinal, aboutissant à la *para-lysie générale spinale*.

Toutefois les polynévrites grippales sont plus fréquentes que les myélites, aussi les accidents nerveux, qui paraissent, *a priori*, d'origine spinale, sont-ils le plus souvent curables, même quand ils sont très accentués. Aux troubles nerveux appartiennent également la paralysie de la vessie, les douleurs rachialgiques, les névralgies parfois si violentes dans la sphère du nerf trijumeau.

Chez certaines personnes on observe des symptômes de dépression, d'anéantissement qui, au premier abord, simulent le *coma*. Il y en a qui sont pris de vertiges, de défaillance et de syncope. J'en ai vu qui étaient en proie au délire, à l'excitation, aux hallucinations, à la manie aiguë. On a même signalé l'aliénation mentale consécutive à la grippe.

L'innervation cardiaque peut être atteinte, et les malades sont pris d'arhythmie, de collapsus cardiaque, de douleurs comparables à l'angine de poitrine.

Grippe à prédominance thoracique. — Les complications broncho-pulmonaires entrent pour la plus large part dans la mortalité de la grippe. Ces complications broncho-pulmonaires, bronchite capillaire, fluxion de poitrine, broncho-pneumonies, pneumonies, sont habituellement rares au début des épidémies de grippe; c'est plus tard, quand l'épidémie est en plein développement, que les associations broncho-pulmonaires graves font leur apparition. La bronchite capillaire peut devenir rapidement purulente.

La fluxion de poitrine grippale est souvent grave, elle est accompagnée de crachats hémoptoïques, de dyspnée intense et des localisations multiples qu'on trouvera décrites en détail à l'article FLUXION DE POITRINE.

La broncho-pneumonie ou pneumonie lobulaire est une des plus terribles manifestations de la grippe. Ici comme ailleurs, cette broncho-pneumonie est caractérisée bactériologiquement par la présence du streptocoque, auquel s'adjoignent fréquemment le pneumocoque, le pneumo-bacille, le staphylocoque. La broncho-pneumonie éclate dans le cours de la bronchite grippale, et sa description ne diffère en rien de la broncho-pneumonie classique. Dans l'épidémie meurtrière de 1837, les phlegmasies *broncho-pulmonaires* étaient si fréquentes qu'un grand nombre de malades étaient emportés par la bronchite capillaire et par la broncho-pneumonie (Nonat).

La pneumonie est également une des manifestations de la grippe, véritable pneumonie lobaire, à pneumocoque, pneumonie infectieuse et infectante, avec toutes ses manifestations pulmonaires et extra-pulmonaires, pleurésie, endocardite, péricardite, méningite. « D'une part, l'étude des épidémies antérieures nous montre que lorsque la pneumonie est venue se mêler à la grippe elle ne survient pas seulement à titre de complication, mais qu'elle apparaît aussi primitivement chez d'autres sujets, constituant une épidémie concomitante; et, d'autre part, dans les pneumonies grippales observées cette année, nous avons pu démontrer la présence du parasite de la pneumonie franche, dans les produits d'expectoration, dans l'hépatisation pulmonaire après la mort et dans le sang pendant la vie. Nous pouvons donc conclure que grippe et pneumonie sont deux affections indépendantes, quoique présentant de grandes affinités l'une avec l'autre. L'une semble prédisposer à l'autre et toutes deux paraissent favorisées par les mêmes causes[1]. »

D'autres fois, les voies respiratoires sont à peine atteintes par le catarrhe, et néanmoins la *dyspnée* est terrible, précoce et soudaine (Graves, épidémie d'Irlande, 1830), comme si le système nerveux était directement touché par le poison morbifique. Ces troubles nerveux dyspnéiques, appelés jadis dyspnée *sine materia*, sont comparables à ceux que l'on observe dans la forme dite *maligne* de certaines maladies, dans la scarlatine, par exemple.

Les *pleurésies* grippales ne sont pas rares, elles sont séro-

1. Menetrier. *Grippe et pneumonie en* 1886. Th. de Paris, 1886.

fibreuses ou purulentes, à streptocoques ou à pneumocoques, parfois interlobaires et toujours associées aux lésions broncho-pneumoniques.

Parmi les complications pulmonaires, la *gangrène* est certainement la plus grave. La gangrène pulmonaire peut apparaître pendant la phase aiguë de la grippe ou beaucoup plus tard, pendant la convalescence. Circonscrite ou diffuse, avec ou sans pyo-pneumothorax, cette terrible complication est presque toujours mortelle[1].

Grippe à prédominance gastro-intestinale. — Dans quelques cas, la grippe prend les allures d'un embarras gastrique intense avec vomissements, intolérance absolue de l'estomac, douleur au creux épigastrique, langue sèche et rouge. A ces symptômes se joignent parfois de l'érythème pharyngé, des périostites alvéolo-dentaires, de la stomatite aphtheuse et ulcéreuse. Dans quelques cas les symptômes angineux sont dominants; le malade se plaint de vive dysphagie, on constate sur le voile du palais, sur le pharynx, des plaques violettes, les amygdales sont atteintes d'amygdalite suppurée. La rate est souvent volumineuse et douloureuse.

La prédominance des troubles intestinaux est caractérisée par une diarrhée intense, bilieuse, fétide, avec coliques, ténesme, météorisme abdominal, vomituritions bilieuses, épistaxis, prostration, symptômes rappelant la fièvre typhoïde. L'épidémie qui éclata à Vienne en 1775 fut remarquable par la prédominance des phénomènes *bilieux*, avec vomissements, anorexie, diarrhée, teinte ictérique des conjonctives et de la peau (Stoll). Dans l'épidémie de 1830, à Paris, les *crampes* et les *troubles intestinaux* étaient si accusés qu'ils semblaient former une sorte de transition avec le choléra (Hardy et Béhier).

Néphrite grippale. — La *néphrite* est une complication fréquente de la grippe; ici comme dans la plupart des maladies infectieuses, elle peut revêtir les allures les plus diverses[2]. Le plus souvent la néphrite est légère, superfi-

<hr>

1. De Caze. *Gangrène pulmonaire grippale*, Th. de Paris, 1896.
2. Tuvache. *Néphrite grippale.* Th. de Paris, 1892.

cielle, transitoire; l'adultération des épithéliums ne se traduit que par une albuminurie plus ou moins intense, plus ou moins prolongée, sans autres symptômes, sans autres conséquences. Parfois, à l'albuminurie se joignent quelques œdèmes, bouffissures de la face, œdèmes des membres inférieurs. Dans quelques circonstances, la néphrite grippale prend déjà une importance plus considérable, les urines sont rares, sanguinolentes, et le malade ébauche quelques symptômes urémiques, céphalée, dyspnée, vomissements, diarrhée, symptômes qui se confondent avec les troubles similaires dus à la grippe elle-même et dont la véritble cause, faute d'attention, peut passer inaperçue. Enfin la néphrite grippale, surtout la forme intense, peut passer à l'état subaigu et chronique, elle peut devenir l'origine d'une maladie de Bright, surtout si les reins, antérieurement à la grippe, avaient déjà été effleurés par d'autres maladies infectieuses. J'ai plusieurs fois observé toutes ces formes de la néphrite grippale; j'ai vu des néphrites grippales aiguës avec 5 et 6 grammes d'albumine par vingt-quatre heures; j'ai vu des symptômes urémiques qui dominaient la scène et donnaient à la maladie les apparences d'une grippe à prédominance rénale et je ne compte plus les cas dans lesquels une néphrite chronique, une maladie de Bright, a eu la grippe pour cause première ou pour principal appoint.

Autres associations grippales. — Outre les formes prédominantes que je viens d'énumérer, je dois signaler un certain nombre d'autres localisations ou associations fort importantes : les organes des sens sont souvent envahis La localisation *nasale* de la grippe, qui se traduit par une rhinite, par des épistaxis, par de la rhinorrhée, peut être compliquée d'inflammation du sinus maxillaire, du sinus frontal et des méninges.

L'*otite* grippale, qui était peu connue autrefois, a été tellement fréquente dans notre épidémie de 1889-1890 qu'elle a suscité un nombre considérable de travaux (Lœwenberg). Cette otite prend habituellement les allures douloureuses de l'otite moyenne aiguë, avec écoulement purulent plus ou moins prolongé; les douleurs cessent avec la perforation du tympan. Le streptocoque et le pneumocoque sont les microbes les plus habituels de cette otite. Dans quelques cas les cellules mastoïdiennes sont envahies, auquel cas il faut sans retard recourir au trépan.

On a décrit des paralysies *oculaires* grippales qui ne sont pas sans analogie avec les paralysies diphthériques.

La cystite, l'uréthrite, l'orchite, l'épididymite, la vaginalite grippales ont été signalées[1].

Les éruptions exanthémateuses, pustuleuses, furonculeuses, sont fréquentes dans le cours de la grippe.

Certaines épidémies revêtent plus volontiers la *forme hémorrhagique* et sont accompagnées de métrorrhagies (Law, 1779), d'hématuries (Voisin, 1857), de purpura, d'épistaxis. Notre épidémie de 1889-1890 a été féconde en hémorrhagies.

Étiologie. — La grippe est une maladie essentiellement épidémique, elle ménage habituellement les enfants, elle frappe de préférence les adultes, et une première atteinte ne confère pas l'immunité. Il n'a pas été possible jusqu'ici de fixer les causes qui en favorisent le développement, car elle semble se jouer des conditions de climat, de saisons et de température (Graves); elle s'abat sur une ville, sur un pays, elle frappe la moitié, les deux tiers, les trois quarts des habitants, et après une durée de quelques semaines, de deux mois, elle disparaît et parcourt des contrées immenses, sans que sa marche ait toujours une direction déterminée (Gintrac[2]).

Cependant les épidémies de grippe se dirigent habituellement du nord au sud et de l'est à l'ouest. L'origine première de la grippe serait en Sibérie suivant les uns, en Perse suivant les autres; ce qui est certain, c'est que la grippe est endémique à Moscou, à Saint-Pétersbourg, la

1. Pailloz. *Localisation de la grippe sur l'urèthre, le testicule et ses annexes.* Th. de Paris, 1896.

2. *Dict. de méd. et de chir.*, t. XVI.

grippe infectieuse y apparaît tous les ans, en automne et au printemps, et suivant des conditions qui nous échappent encore, elle revêt le caractère épidémique ou pandémique[1].

Notre grande épidémie grippale de 1889-1890 a permis de mieux étudier ses conditions de diffusibilité. La grippe ne dépasse pas, dans sa diffusion, la vitesse des communications humaines. Elle éclate habituellement dans un grand centre pour rayonner de là dans les localités de moindre importance. Il y a néanmoins des exceptions qui restent inexplicables. Pourquoi, par exemple, la grippe de Londres de mai 1890 n'a-t-elle pas été exportée sur le continent?

La *contagiosité* de la grippe, qui avait été longtemps mise en doute, doit être définitivement acceptée, car les faits probants de contagion ne manquent pas. La grippe paraît être transmissible par contage direct et par les objets.

Bactériologie. — Les différents organismes qu'on a rencontrés dans la grippe, le streptocoque pyogène, qui est le plus fréquent, le pneumocoque, le pneumo-bacille, le staphylocoque, sont des agents secondaires, mais ce ne sont pas les agents de la grippe.

Le microbe de la grippe a été découvert en 1892 par Pfeiffer. On le trouve en abondance dans les crachats qui viennent du poumon. On en décèle la présence par les procédés habituels de coloration des bactéries, en ayant soin toutefois de colorer longtemps, pendant dix minutes environ, car le bacille de la grippe est long à se colorer.

Le bacille de Pfeiffer se colore assez mal par les couleurs d'aniline. Il est préférable de le colorer avec le Ziehl dilué. Il ne prend pas le Gram. Après coloration, le bacille apparaît au milieu de filaments de mucus et de leucocytes, quelquefois même dans les leucocytes. Il a la forme d'un bâtonnet extrêmement fin, plus fin que tout autre bacille ; il est très court, à peine deux ou trois fois plus long que large, ce qui lui donne parfois l'apparence d'un *cocco-bacille*. Quand ces bâtonnets sont deux à deux, ils simulent un

---

1. Teissier. *L'influenza de 1889-1890 en Russie.*

diplocoque, et quand trois ou quatre s'ajoutent bout à bout, ils simulent un streptocoque.

Le bacille de Pfeiffer se cultive mal sur les milieux nutritifs ordinaires; son milieu de prédilection est la gélose imprégnée à sa surface de quelques gouttes de sang. Un

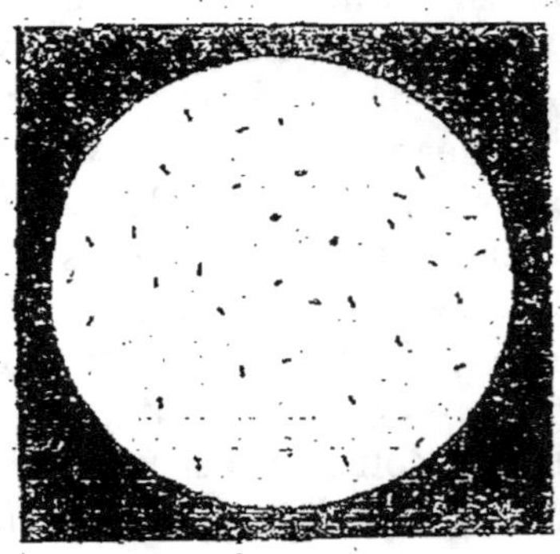

Bacille de la grippe, très fin et très court

mélange d'hémoglobine et de gélose donne les mêmes résultats. Sur la gélose imprégnée de sang, et placée à l'étuve à 37 degrés, on voit apparaître au bout de 24 heures des colonies très petites, surtout visibles à la loupe; les colonies ont l'aspect de petites gouttes transparentes qui n'ont aucune tendance à confluer (Kitasato).

Sur la gélose au sang le bacille peut vivre 15 à 18 jours. Sur la gélose à l'hémoglobine il peut vivre 30 à 40 jours.

Si l'on ensemence du bacille de Pfeiffer sur la gélose ensanglantée, en surpiquant çà et là du staphylocoque doré, on favorise d'une façon remarquable la culture du bacille grippal; autour des colonies pour ainsi dire fertilisantes du staphylocoque doré, il se développe en colonies géantes dix et vingt fois plus grandes que celles d'une culture témoin pure. Ce *satellitisme cultural* (H. Meunier[1])

1. H. Meunier. Satellitisme des colonies du bacille de Pfeiffer dans les cultures mixtes. *Soc. de biol.*, 11 juin 1898.

peut être employé pour la recherche du bacille de Pfeiffer dans les exsudats pathologiques : on obtient en 24 heures de belles cultures satellites du bacille de la grippe.

Diagnostic. — Le *diagnostic* de la grippe n'est pas toujours simple : par la prédominance des lésions de tel ou tel appareil, ou par l'ensemble des symptômes généraux, la grippe peut au premier abord simuler une fièvre typhoïde, une rougeole, un rhumatisme, une méningite ou une tuberculose aiguë. Le diagnostic avec la méningite est d'autant plus indécis, qu'il existe, nous le disions il y a un instant, de vraies méningites grippales. Je renvoie pour plus de détails au chapitre concernant la méningite cérébro-spinale. Dans les cas où la grippe simule la fièvre typhoïde, le séro-diagnostic (Widal) supprimera tous les doutes.

Traitement. — Il n'est pas possible de formuler un traitement pour une maladie dont les allures sont si différentes et les aspects si divers. Aux accidents inflammatoires on opposera les antiphlogistiques, aux accidents nerveux les antispasmodiques, à la forme bilieuse la médication vomitive. La grippe légère, qui fort heureusement est encore la plus fréquente, sera traitée comme la bronchite aiguë.

§ 7. FIÈVRE JAUNE — VOMITO NEGRO

Étiologie. — La *fièvre jaune* a été alternativement classée parmi les maladies telluriques et parmi les maladies typhoïdes; c'est dans le cadre des maladies infectieuses microbiennes qu'elle doit prendre place.

On n'a pas encore de données précises sur le microbe de la fièvre jaune; Lacerda a trouvé dans la plupart des viscères un champignon microscopique qu'il regarde comme spécifique. Carmona et Domingo Freire ont décrit chacun un proto-organisme qui leur a servi à fabriquer un vaccin. Babès a signalé dans le foie et dans les reins des micro-organismes qui n'ont pas été retrouvés par d'autres auteurs. Sanarelli a cru trouver dans le *bacille ictéroïde* l'agent pathogène de la fièvre jaune. Reed, Caroll et Agramante ont incriminé un microbe rangé dans la classe des microbes invisibles qui traversent les pores des bougies filtrantes. Quoiqu'il en soit, l'agent pathogène est véhiculé par un moustique spécial, le *culex fasciatus*, classé par Théobald dans le genre *stegomya* (stegomya fasciata). « Des hommes sains, mis en présence d'autres sujets atteints de fièvre jaune et exposés aux piqûres des moustiques qui allaient se poser alternativement sur les malades et sur eux, ont contracté la maladie. Ce fait seul nous explique déjà pourquoi le fléau reste, dans l'immense majorité des cas, cantonné au littoral et aux plaines. Les habitudes des stegomya règlent la diffusion de la maladie qui ne se rencontre à l'état épidémique que là où les insectes se rencontrent eux-mêmes. Or l'espèce de parasites en question ne pullule que sur les côtes basses, humides et chaudes des pays intertropicaux ; de plus, ces diptères sont introuvables sur les hauteurs, au delà de 600 mètres, à partir de la zone où la diminution de la pression barométrique gêne considérablement leur vol [1]. »

Voici ce qu'en disent Chantemesse et Borel dans une communication à l'Académie de médecine [2] :

La mission de l'Institut Pasteur composée de MM. Marchoux, Simond et Salimbeni confirma et étendit ces notions. Il est désormais acquis que l'existence de la fièvre jaune et la présence du stégomya sont entièrement liées l'une à l'autre. Si ce moustique est très répandu dans le monde, son habitat a cependant quelque chose de très spécial en ce sens qu'il est nettement déterminé par les deux 43e parallèles nord et sud, et c'est pourquoi toute région située en dehors de ces parallèles semble devoir demeurer indemne de fièvre jaune. Le 43e parallèle touche à peine le sud de la France. Il entre dans le département des Basses-Pyrénées, passe par Argelès, Saint-Girons, Foix, et arrive au littoral à peu près à la hau-

1. Bogey. Les Américains et la fièvre jaune. *Arch. gén. de méd.*, 16 juin 1903, p. 1302.

2. Fièvre jaune et moustiques. Académie de médecine, janvier et février 1905.

teur de la Nouvelle. Le seul port un peu important qui soit situé dans la région ainsi déterminée est celui de Port-Vendres. Le même parallèle traverse encore les îles d'Hyères et passe ensuite dans le nord de la Corse. Il serait donc imprudent d'envoyer aux îles d'Hyères, qui ont jadis servi parfois de lazaret, des soldats revenant de pays infectés de fièvre jaune. Par contre, toutes nos colonies, sauf Saint-Pierre et Miquelon, sont dans le domaine du stégomya.

La fièvre jaune est *endémique* sur le littoral du golfe du Mexique, aux Antilles, au Brésil (Visca), sur la côte occidentale de l'Afrique, etc. De ces différents foyers elle peut être importée et sévir épidémiquement sur certains pays des deux hémisphères, comme le prouvent les épidémies multiples d'Amérique et d'Europe (Gibraltar 1828, Lisbonne 1847, Saint-Nazaire 1861), etc.

La fièvre jaune ne quitte ses foyers endémiques pour envahir d'autres régions que par le fait d'importations, et ces importations se font toujours par des bâtiments, par des navires. Tantôt le navire a reçu à bord des passagers déjà contaminés et chez lesquels la maladie va éclater après quelques jours de traversée, tantôt l'équipage entier est bien portant au départ, mais le navire recèle dans ses flancs le moustique pathogène et après quelques jours de traversée éclate une épidémie.

L'expérience a démontré que la fièvre jaune se prend, surtout après le coucher du soleil et la nuit, d'où le précepte pour les médecins de visiter leurs malades pendant les heures de fort soleil.

L'épidémie ne progresse pas rapidement, elle reste d'abord cantonnée à quelques maisons, à une rue; M. Visca a même consigné ce fait intéressant que l'envahissement se fait souvent par zones excentriques qui s'éloignent progressivement du centre primitivement envahi. La forme épidémique, comme la forme endémique, a peu de tendance à

---

1. Dans son important travail, M. le docteur Visca (de Montevideo) a étudié la formation et le mode de propagation des épidémies de fièvre jaune.

envahir les points éloignés du littoral et les lieux élevés.

L'*incubation* de la fièvre jaune dure de trois à six jours.

Description. — La *fièvre jaune* n'a pas habituellement de prodromes, elle débute souvent au milieu de la nuit, par un fort frisson, suivi de rachialgie violente (coup de barre), de céphalalgie, de courbature, d'*anxiété épigastrique* avec ou sans battements à la région cœliaque. Dès le premier jour, la température atteint ou dépasse 40 et 41 degrés (Nœgele). Les yeux sont hagards et injectés, la face est rouge et animée, la soif est ardente, la constipation est la règle, l'agitation et l'insomnie sont parfois accompagnées de délire, la peau est d'une rougeur érythémateuse. Dès le second jour, le malade est pris de nausées, de vomissements d'abord alimentaires, puis muqueux et bilieux ; les urines sont rares et habituellement albumineuses.

Cette première période *violente et tumultueuse* dure trois jours environ : puis les symptômes s'amendent, la température s'abaisse, et l'ictère apparaît. L'*ictère*, qui est le symptôme le plus constant de la maladie et qui lui a valu le nom de *fièvre jaune*, coïncide avec la rémission qui termine la période initiale. Dans les cas bénins, la maladie ne dépasse pas ce stade inflammatoire et la fièvre ne reparaît pas. Mais, dans les cas graves, la rémission est de courte durée, quelques heures à peine, et la fièvre reparaît sans acquérir toutefois l'intensité de la première période.

L'ictère peut présenter toutes les teintes, depuis la nuance la plus pâle jusqu'au jaune verdâtre le plus accusé ; les urines sont ictériques, mais les selles ne sont pas décolorées parce qu'il n'y a pas d'obstacle au cours de la bile. Jaccoud pense que la pathogénie de ce symptôme n'est pas toujours la même, il suppose que l'ictère est tantôt catarrhal, tantôt lié à l'hypercholie. Les *vomissements de sang noir* (*vomito negro*) sont presque contemporains de l'ictère, mais beaucoup moins constants, on les constate chez la moitié des sujets. L'hémorrhagie de l'estomac est souvent accompagnée d'hémorrhagies de l'intestin, du pharynx, de la bouche, de métrorrhagie, de purpura.

L'*état général* revêt différentes formes à prédominance *adynamique ataxique, typhique délirante*. Dans certains cas, l'*anurie* est complète et l'on peut se demander si les symptômes dyspnéiques et ataxo-adynamiques ne doivent pas être mis en partie sur le compte de l'*urémie*.

Durée. — Diagnostic. — Dans ces formes légères, la rémission, qui survient habituellement au troisième jour, est accompagnée de sueurs profuses, et la guérison ne se fait pas longtemps attendre; dans les formes graves, la maladie dure six à dix jours et au delà; la forme foudroyante enlève le malade en trois ou quatre jours.

On ne confondra pas la fièvre jaune avec l'ictère grave, car, dans cette dernière maladie, la brusquerie de la fièvre, la rachialgie, l'anxiété épigastrique, l'injection de la face et des yeux font défaut. On la distinguera des fièvres bilieuses palustres qui sont accompagnées d'une tuméfaction plus ou moins considérable de la *rate* et qui sont caractérisées par la présence de l'*hématozoaire* et de *pigment mélanique* dans le sang. La fièvre typhoïde bilieuse a quelque analogie avec la fièvre jaune à forme typhoïde; mais, dans la fièvre typhoïde, la température monte lentement et la rate est tuméfiée. Suivant les épidémies, la mortalité de la fièvre jaune varie de 14 à 50 pour 100 (Dutroulau[1]).

Anatomie pathologique. — Les lésions dominantes sont de nature *stéatogène*. Le foie ressemble au foie gras des phthisiques (Louis); il est d'un jaune chamois, exsangue et friable; ses cellules deviennent rapidement graisseuses, et ne sont qu'en partie nécrosées. Le cœur et les reins sont également atteints de dégénérescence stéatogène. Les muscles, surtout ceux du ventre et des cuisses, sont parfois le siège d'ecchymoses, d'hémorrhagies. L'appareil digestif, pharynx, estomac, intestin, présente des plaques ecchymotiques parfois ulcérées. Le sang a les caractères du *sang dissous*, qu'on retrouve dans la plupart des maladies infectieuses. La rate est normale.

---

1. *Traité des maladies des Européens dans les pays chauds.*

Traitement. — Dans les contrées où règne la fièvre jaune, la prophylaxie, d'après les données nouvelles, consiste à détruire les moustiques et leurs larves, à isoler les malades en évitant que les moustiques viennent s'infecter à leur contact, et à se préserver soi-même contre les stégomya.

Pour cela, les lits sont entourés de moustiquaires en tulle; les portes et les croisées sont munies de fines toiles métalliques. On détruit les moustiques au moyen de fumigations à l'acide sulfureux, ou avec la fumée de pyrèthre qu'on répand à profusion dans des pièces hermétiquement closes. Un de mes anciens élèves, le Dr Diaz Albertini, qui s'occupe activement à la Havane de ces questions sanitaires, nous a donné des renseignements des plus intéressants. Ainsi, dans toutes les pièces d'une maison suspecte, même dans les pièces où les moustiques échappent à toute investigation, on répand de la fumée de pyrèthre après avoir fermé hermétiquement toute les ouvertures. Quand on ouvre ces pièces après désinfection, on est étonné de la quantité de *moustiques morts* qu'on trouve sur le parquet et ailleurs. Cette désinfection souvent renouvelée partout où des moustiques sont signalés donne des résultats excellents.

Pour détruire les larves de moustiques, on verse du pétrole dans les égouts, dans les cabinets d'aisance, dans les flaques d'eau où le moustique pond ses œufs. Grâce à ces précautions, les Américains ont pu obtenir ainsi des résultats merveilleux dans l'île de Cuba. A la Havane, la lutte contre les moustiques a commencé le 16 février 1901; pendant le semestre avril-octobre, qui est le plus chargé, il n'y eut cette année-là que 18 décès de fièvre jaune, tandis que la moyenne pour les dernières années avait été de 483. Depuis 150 ans, on n'avait jamais observé un pareil état sanitaire durant cette saison[2]. La situation s'améliore encore tous les jours; c'est là un exemple frappant de ce que peuvent les mesures prophylactiques bien appliquées.

Le traitement le plus usité consiste à faire usage de pur-

---

1. Vincent et Salanone-Ipin. *Revue d'hygiène*, 20 juin 1903.

gatifs doux, huile de ricin mélangée de jus de citron
(Fuzier); on combat l'hyperthermie au moyen de lotions
froides aromatiques, on prescrit les boissons acidulées et
vineuses, les préparations de quinquina, le champagne.

Prophylaxie à bord des bâtiments. — Je vais reproduire la
communication de Chantemesse et Borel à l'Académie de
médecine (*loco citato*) : Supposons le cas où un bâtiment
quitte un pays où règne la fièvre jaune. Dès le départ, la
chasse aux moustiques sera poursuivie par la ventilation et
la fumigation de tous les locaux habités, surtout de ceux
dont la température est élevée (cuisines, machinerie, etc.).
Si un cas de fièvre jaune se déclare à bord, on évacuera si
possible, on fumigera, on ventilera la pièce occupée par le malade. On surveillera attentivement tous les récipients susceptibles de contenir de l'eau stagnante, et le patient sera
couché sous une moustiquaire. Si la maladie éclate sur un
voilier, le devoir du capitaine sera de se diriger vers le Nord.

*Prophylaxie de la fièvre jaune à bord des navires à leur
arrivée en France.* — Trois hypothèses peuvent se présenter
à l'arrivée d'un navire en France, lorsqu'il provient d'un
pays infecté de fièvre jaune. — *Première hypothèse.* Rien ne
s'est produit à bord pendant la traversée : libre pratique
immédiate doit être accordée en toutes saisons et sans
qu'il soit effectué aucune mesure de désinfection. — *Deuxième hypothèse.* Un ou deux cas, *manifestement contractés
dans le pays contaminé,* ont évolué à bord sans donner lieu
à aucun accident consécutif : libre pratique immédiate sera
encore accordée, sans aucune mesure restrictive, ni pour
les hommes, ni pour les effets, ni pour les marchandises.
— *Troisième hypothèse.* Des cas en série et à répétition se
seront produits durant la traversée : ici des précautions
deviennent nécessaires. On devra évacuer le navire et procéder de suite, au large si possible, à des fumigations à
l'acide sulfureux dans tous les locaux habités. Si même tout
ou partie de la cargaison est de nature à abriter des moustiques (bananes, fruits, sucre, bois humide), on devra
effectuer la fumigation des cales à l'acide sulfureux.

Enfin les personnes malades de fièvre jaune au moment de l'arrivée dans les ports où il n'existe pas de lazaret, seront placées à l'hôpital de la ville : *la fièvre jaune ne saurait être considérée en France comme une maladie contagieuse.*

Il va sans dire que des mesures plus rigoureuses seraient nécessaires dans les pays habités par le stégomya (Algérie, Corse, colonies), et même en quelques points du territoire (iles d'Hyères, Port-Vendres).

§ 8. PESTE

La peste est une maladie qui, après avoir ravagé la plus grande partie de l'ancien continent, était, il y a quelques années encore, localisée à certaines provinces de la Turquie d'Asie, à la Perse et aux États limitrophes. Elle y était endémique avec des périodes de recrudescence constituant de véritables épidémies. Celles-ci pouvaient d'ailleurs apparaître par importation à une distance très grande de leurs foyers d'origine; ces foyers secondaires de prédilection étaient surtout les bords de la mer Rouge, du golfe Persique et de la mer Caspienne.

La peste a repris aujourd'hui sa marche extensive, et, depuis l'épidémie de Hong-Kong, elle a fait d'incessants progrès. Développée à Bombay en 1896, elle s'est étendue dans l'Inde, a forcé le canal de Suez, et a fait son apparition à Alexandrie; au mois de juillet 1899, elle éclatait à Oporto, et elle vient de se montrer en Angleterre, à Glascow, d'où elle nous a menacés directement. Je ne parle pas de l'épidémie de Vienne, en 1898, qui n'a été qu'une épidémie de laboratoire, née et éteinte sur place. Signalons l'épidémie du paquebot *le Sénégal,* affrété pour une croisière de « La Revue des sciences », et qui se termina par une quarantaine au Frioul restée célèbre dans le monde scientifique.

Épidémiologie. — La peste est due à un microbe, bacille de la peste, découvert par notre compatriote Yersin en 1884. Les conditions de développement de la peste sont actuellement bien connues, et l'histoire des épidémies ré-

centes d'Oporto[1] et de Bombay est pleine d'enseignements
féconds sur l'épidémiologie de cette affection.

Dans l'épidémie d'Oporto, on n'a pas pu découvrir la
brèche d'entrée; car la peste devait déjà exister en Portugal
au commencement du printemps 1899, quand le premier
cas fut officiellement constaté le 5 juin. Calmette et Salimbeni pensent que la peste a dû être importée à Oporto par
des rats débarqués de quelque navire venant de l'île Maurice, du golfe Persique ou d'Alexandrie. Depuis assez longtemps on trouvait en ville des rats morts dans les ruelles
de Fonte-Taurina et aux alentours. La maladie, disséminée
par ces rongeurs, n'a pas tardé à se répandre parmi les
rats et les souris qui abondent dans les parages et dans
les docks du port. Les premiers cas de peste humaine
ne sont apparus que plusieurs semaines après, et ils ont
d'abord frappé les débardeurs et les pauvres gens qui
vivent entassés dans les maisons les plus malsaines de la
ville.

Il paraît certain qu'à Bombay l'importation de la peste
s'est effectuée par mer[2]. Le début de l'épidémie par le
quartier de Mandvi qui avoisine le port et qui renferme de
nombreux entrepôts de marchandises, la facilité pour les
rats des navires, amarrés à quai dans les docks, de descendre à terre et de se répandre dans ce quartier, sont
des arguments en faveur de cette opinion. C'est selon toute
vraisemblance du port d'Hong-Kong que venait l'infection.

Le *rat* est le grand vecteur de la peste (Simond); l'homme
est un agent de transport insuffisant à expliquer la propagation. Dans les villes pestiférées, l'épidémie des rats
précède celle des habitants. Il en est de même dans les navires, et Simond en cite un exemple saisissant :

« En février 1898, le paquebot *Shanon* effectue le voyage
de Bombay à Aden et retour. L'épidémie faisait rage à

1. Calmette et Salimbeni. Étude de l'épidémie d'Oporto en 1899. *Annales
de l'Institut Pasteur*, décembre 1899.
2. Simond. Propagation de la peste. *Ann. de l'Institut Pasteur*, octobre
1898.

Bombay à cette époque, et par suite le bateau eut à subir dans leur rigueur, avant le départ, toutes les mesures de garantie édictées par la conférence de Venise. Rien de remarquable ne fut signalé dans le voyage d'aller ni pendant la relâche à Aden, mais pendant la traversée du retour, des cadavres de rats furent trouvés dans la cabine du service postal où sont entassés les sacs à dépêches. Très peu après, l'employé des postes qui travaillait dans cette cabine fut atteint de la peste. Or, cet employé n'avait pu apporter la peste dans ses effets, ni être préalablement en période d'incubation, car il avait été embarqué à Aden, et ne provenait point d'un lieu pestiféré. Il n'est pas douteux qu'il ait contracté la peste dans la cabine infectée par les rats. Il est également certain qu'une épidémie de rats a sévi sur ce bateau longtemps après le départ de Bombay, soit que des rats malades aient été embarqués dans ce port, soit que les rats du bord aient contracté la peste introduite avec les matières embarquées. »

La transmission de la peste au rat et à l'homme paraît s'effectuer dans beaucoup de cas par l'intermédiaire de parasites, on a souvent incriminé les *puces* (Simond) qui vivent sur les cadavres, et ne les abandonnent qu'après le refroidissement du cadavre. Ces faits expliqueraient pourquoi le cadavre du rat est, suivant les moments, très dangereux ou inoffensif (Simond).

La peste ne respecte ni âge, ni sexe, ni race, mais l'encombrement, la misère, les privations, la famine; la malpropreté, favorisent considérablement son développement. Sa période d'incubation ne paraît guère dépasser dix jours ; ordinairement elle atteint à peine cinq jours.

Description. — La peste revêt d'habitude les allures d'une infection maligne avec tuméfaction douloureuse des ganglions lymphatiques, fièvre violente et prostration marquée[1] ; c'est la peste bubonique classique. Parfois elle se

---

1. Netter. La peste pendant ces dernières années. *Presse méd.*, 30 août 3 et 6 septembre 1899.

localise de préférence sur le poumon et sur l'intestin ; dans quelques cas, elle évolue sous la forme d'une vraie septicémie. Étudions ces différentes modalités.

A. *Peste bubonique classique.* — Le début est habituellement brusque, avec frisson violent, fièvre, vomissements, céphalée, photophobie, douleurs à l'épigastre, aux reins et aux membres. La démarche devient incertaine et titubante ; rapidement le malade est obligé de s'aliter. Ce qui domine alors, c'est l'anéantissement, la prostration, la parole est embarrassée ou abolie ; le regard est morne et résigné, parfois le malade est pris de vomissements, de diarrhée.

Dès le soir du deuxième jour, la température peut atteindre 40, 41 degrés, et même 41°,5 ; la rémission matinale est peu marquée. Souvent on note le deuxième et le troisième jour un abaissement momentané de deux degrés. Le pouls monte à 120, 140, la respiration s'accélère, la langue est noire, sèche, fendillée, les lèvres se recouvrent de fuliginosités. A cette période, éclate un délire, tantôt calme, tantôt violent avec convulsions, carphologie, refroidissement des extrémités, cyanose des lèvres. Les vomissements, la diarrhée augmentent d'intensité. L'aspect de la langue est caractéristique ; au début, elle est assez volumineuse, couverte d'un enduit blanchâtre, sauf aux bords et la pointe qui sont nets. Plus tard, le dos de la langue se sèche, se couvre d'un dépôt jaune ou brun ; les bords et la pointe restent rouges. La toux, les signes de congestion bronchique s'accusent, enfin des hémorrhagies diverses contribuent à caractériser cette période d'état dont la durée peut être de un à trois jours.

La troisième période, ou période de terminaison, présente deux symptômes presque caractéristiques qui peuvent du reste apparaître plus tôt : ce sont les *bubons* et les *charbons*.

Les *bubons* de la peste peuvent occuper tous les ganglions lymphatiques, mais ils atteignent principalement les ganglions des aines, des aisselles, des creux poplités, et du cou. Ils ne provoquent pas toujours un changement de coloration à la peau, à moins que la suppuration s'établisse.

Souvent les ganglions profonds (médiastinaux, mésenté-. riques) sont pris en même temps et il en résulte une foule de troubles qui varient suivant le siège des ganglions engorgés. Le volume des ganglions varie d'une noisette à une noix. Ils sont sensibles. Quand le bubon occupe l'aine, le malade fléchit la cuisse sur l'abdomen pour éviter la tension de la région douloureuse; quand l'aisselle est atteinte, le malade reste sur le dos, le bras immobile et écarté du tronc.

La situation du bubon initial a quelque importance pour le pronostic; les bubons cervicaux sont plus graves que le bubon inguinal. Chaque poussée ganglionnaire nouvelle est accompagnée de recrudescence de la fièvre. Dans les cas qui se terminent rapidement par la mort, les ganglions restent durs et très douloureux; si la maladie se prolonge, on note une tuméfaction brunâtre du ganglion et de la région avoisinante : cet état aboutit à la résolution, ou à la suppuration, qui est presque la règle, vers le septième ou huitième jour. A l'ouverture du bubon, s'écoule un pus jaunâtre ou sanieux. Le sphacèle de la peau est suivi d'un ulcère indolent, à bords saillants, déchiquetés, à fond grisâtre, laissant voir un ou plusieurs ganglions nécrosés. Ces ulcères mettent habituellement des semaines à guérir, et laissent des cicatrices larges et profondes. Tout ganglion qui ne suppure pas reste longtemps induré (Netter).

L'apparition des bubons coïncide chez certains malades avec la chute de la fièvre, la moiteur de la peau, et une sensation de bien-être de bon augure. Mais il n'en est pas toujours ainsi, car la mort peut précéder l'engorgement ganglionnaire.

Étudions maintenant les *charbons* si caractéristiques de la peste. Ces charbons sont comparables comme intensité au 1er degré, au 2e degré, au 3e degré des brûlures (lésions superficielles, eschares du derme, gangrènes plus profondes atteignant les muscles, les os eux-mêmes). Le nombre des charbons peut varier de 1 à 12, et ils siègent sur toutes les parties du corps, sauf à la paume des mains et à la plante des pieds. Ils sont d'un fâcheux augure, moins mauvais cependant que les *pétéchies*; le corps est parfois recouvert d'ecchymoses noires, de pustules, de charbons, rappelant le varioleux hémorrhagique. Les manifestations cutanées accompagnent presque toujours les formes très graves de la peste. Elles caractérisent le type spécial de la maladie appelée *peste noire* par les anciens auteurs (Calmette et Salimbeni).

La mort apparaît d'habitude au milieu de manifestations ataxo-adynamiques. La guérison, qui se voit dans 50 pour 100 des cas environ, peut être entravée ou retardée par des suppurations ganglionnaires et par des inflammations suppuratives des viscères et des séreuses.

B. *Forme septicémique. Forme pneumonique. Forme intestinale.* — Dans la *forme septicémique*, l'engorgement ganglionnaire manque. Le début est très violent, avec fièvre très élevée, le thermomètre atteignant très rapidement 41, 42 degrés. Les phénomènes nerveux sont très accentués. L'abattement est extrême dès le premier jour. Le coma fait suite au délire, quand il existe. On note de la diarrhée, du tympanisme, très souvent de la rétention d'urine, parfois des épistaxis, des hémorrhagies sous-conjonctivales, des entérorrhagies, des hématuries. La mort survient en vingt-quatre heures ou en deux ou trois jours.

La *forme pneumonique*, constatée à Bombay (Childe), fut la seule forme observée à Vienne, en octobre 1898, dans cette épidémie de laboratoire, où succombèrent notre infortuné confrère Müller et son garçon de laboratoire Barish. C'est une des formes les plus terribles de la maladie; elle est presque toujours, pour ne pas dire toujours, mortelle. Elle peut être secondaire; généralement elle est primitive. « Les engorgements ganglionnaires font défaut ou n'apparaissent que tardivement à titre d'accidents secondaires, la lésion du poumon remplaçant en quelque sorte le bubon initial et constituant à elle seule l'expression essentielle de la maladie[1] ». Les symptômes

____

1. L. Cheinisse. La peste. *Sem. méd.*, 27 sept. 1899, p. 522.

sont ceux de la pneumonie franche vulgaire. A Oporto,
Calmette et Salimbeni voyaient arriver des malades avec
une température de 40 à 41 degrés; ces malades avaient été
pris de frisson initial comme dans la pneumonie; la respiration était extrêmement gênée; les crachats rouillés devenaient visqueux, et prenaient en deux ou trois jours
l'aspect jus de pruneau, comme dans les pneumonies passant à l'hépatisation grise. L'auscultation ne différait en
rien de celle de la pneumonie, avec râles crépitants fins
et souffle tubaire. L'examen bactériologique des crachats
pouvait seul parfaire le diagnostic. Le pronostic de cette
maladie est extrêmement grave et la guérison exceptionnelle. Dans l'épidémie de pneumonie pesteuse de Kolobovka,
sur 24 cas de peste, il y eut 25 *morts* (Tchistowitch[1]).

La *forme intestinale* de la peste se caractérise par des frissons, de la fièvre, des douleurs et des vomissements, avec de
la diarrhée, du ballonnement du ventre et de la rachialgie.
Les ganglions s'engorgent au bout de quelques jours (Hogel).

Diagnostic. — Le diagnostic de la peste classique à
bubons est relativement facile, surtout en temps d'épidémie. La brusquerie du début, l'aspect de la langue, la
sensibilité et la tuméfaction des ganglions éveillent l'attention. Il n'en est pas de même dans les autres formes,
surtout dans la forme pneumonique. C'est en soignant et
en examinant son garçon de laboratoire atteint lui aussi
de pneumonie pesteuse passée inaperçue pendant 36 heures, que Müller fut contaminé, alors qu'on ne soupçonnait pas encore la nature de l'infection. L'examen bactériologique des crachats est le seul moyen de diagnostic.
La recherche du bacille de la peste ne sera pas moins précieuse dans la zone empâtée qui entoure les bubons; elle
donnera des résultats d'autant plus précis qu'elle sera pratiquée à une date plus rapprochée du début; quand le
bubon entre en suppuration, le bacille de la peste a cédé la
place aux agents d'infection secondaire.

1. Tchistowitch. Épidémie de peste au village de Kolobovka. *Annales
de l'Institut Pasteur*, mars 1900.

Anatomie pathologique et Bactériologie. — Les ganglions de la peste sont tuméfiés, indurés ou ramollis, rougeâtres, brunâtres, jaunâtres, remplis de pus. Ils se fusionnent avec les ganglions voisins, de façon à former une grosse masse englobant nerfs et vaisseaux. Les lésions viscérales sont congestives et hémorrhagiques, le cœur droit est dilaté, ses parois peuvent être ramollies au point de se rompre, le système veineux est distendu et gorgé de sang noir, aussi bien au niveau des sinus de la dure-mère qu'au niveau des veines des membres et du tronc. Le foie, la rate sont augmentés de volume et ramollis, le poumon est dur et hypertrophié. De nombreuses infiltrations sanguines s'observent dans tous les organes, et en particulier aux reins et sur les parois du tube digestif.

Bactériologie. — Yersin[1] a pu isoler de la pulpe des bubons de pestiférés un bacille qui est trapu, court, à bouts arrondis, qui se colore par les couleurs d'aniline, mais qui ne prend pas le Gram.

Le centre du bacille se laisse beaucoup moins colorer que ses extrémités. Ce bacille existe en quantité dans les bubons, dans les ganglions et aussi dans le sang. La culture en bouillon rappelle assez bien les cultures de l'érysipèle; elle donne des chaînettes de bacilles courts, qui par places, présentent des renflements en boule. La culture sur gélose donne un développement de colonies transparentes, blanchâtres, dont les bords sont irisés. Les animaux, rats ou cobayes, à qui on inocule les cultures ou la pulpe de bubon, meurent en peu de jours; du reste, dans les épidémies de

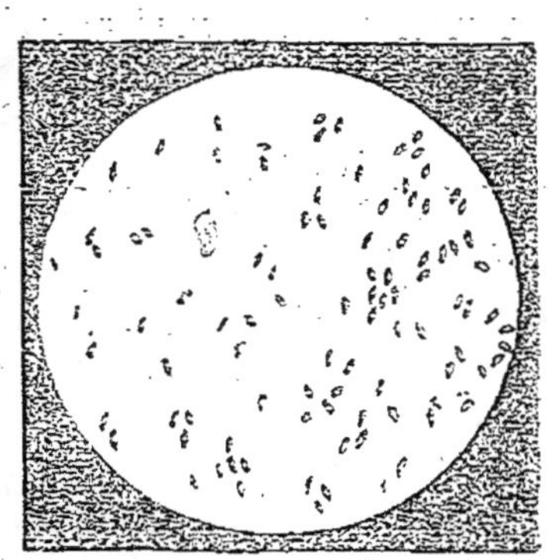

Bacille de peste.

1. Yersin. *Annales de l'Institut Pasteur*, 1894, p. 662.

peste, les rats sont atteints par la maladie, dans les maisons des pestiférés. Yersin a trouvé, dans les organes de rats morts de la peste, le même bacille que chez l'homme; il pense même que la peste est inoculable et contagieuse, car il a pu donner la peste à des souris par cohabitation avec des souris inoculées.

> « La peste, puisqu'il faut l'appeler par son nom,
> Capable d'enrichir en un jour l'Achéron »,

a décimé une partie du monde pendant des siècles; grâce à l'énergie des mesures sanitaires, elle tend à se localiser de plus en plus, mais on ne saurait trop veiller car elle est à nos portes.

Traitement. — Yersin, le très distingué collaborateur de Roux, à l'Institut Pasteur, vient de traiter avec succès des gens atteints de la peste, par le *sérum antipesteux* dont il est l'auteur. Le 25 août 1896, Brouardel annonçait à l'Académie de médecine qu'il venait de recevoir une dépêche l'informant que Yersin avait traité et guéri 27 cas de peste par son sérum antipesteux. Voici, du reste, le résultat de la première observation destinée à prendre place auprès des merveilleux traitements issus de la méthode pasteurienne:

« Le 26 juin 1896, dit Yersin, au séminaire de la Mission catholique, un jeune Chinois, appelé Tisé, et âgé de dix-huit ans, se plaint, vers 10 heures du matin, d'une douleur à l'aine droite. A midi, il éprouve une grande lassitude, la fièvre se déclare et l'enfant est obligé de se coucher. A 3 heures de l'après-midi, je vois le malade. Son état général est mauvais : lassitude extrême, vertige, fièvre. A l'aine droite existe le bubon caractéristique. Il y a empâtement de la région qui forme une saillie bien visible. Le toucher est excessivement douloureux. A 5 heures du soir, je suis prêt à faire une première injection de sérum. A ce moment, l'état du malade a encore empiré. La faiblesse est extrême, la fièvre a augmenté, l'enfant commence à délirer. Pour tous ceux qui ont l'habitude de voir des pestiférés, le malade est condamné et la mort doit survenir dans les 12 heures.

« A 5 heures, je fais une première injection de sérum (10 centimètres cubes sous la peau du flanc). J'emploie du sérum préparé à Nha-Tsang et qui a été essayé sur des souris. Il vaccine les souris au 1/10 de centimètre cube. Immédiatement après l'injection, le malade a des vomissements alimentaires et bilieux (symptôme fréquent dans les cas de peste grave). A 6 heures du soir, l'état général paraît un peu meilleur, l'œil est plus vif, le malade dit se sentir moins abattu. Je fais une deuxième injection de sérum (10 centimètres cubes sous la peau du flanc).

« A 7 heures et demie, la fièvre a augmenté, le malade est excité et divague un peu. Il a des coliques et un peu de diarrhée. A 9 heures du soir, je fais une troisième et dernière injection (10 centimètres cubes sous la peau du flanc). A ce moment, la fièvre est toujours forte et le malade continue à divaguer. De 9 heures à minuit, le malade a le sommeil agité. Les piqûres que j'ai faites sont douloureuses. A minuit, mieux notable. La fièvre diminue ; le malade a toute sa connaissance et dit se sentir mieux. De minuit à 5 heures du matin, sommeil plus calme. A 5 heures du matin, l'amélioration de l'état du malade est manifeste : plus de vertiges, moins de faiblesse, moins de fièvre. Le malade a une selle (un peu de diarrhée). De 5 heures à 6 heures du matin, bon sommeil calme. A 6 heures du matin, le malade se réveille avec toute sa connaissance. La lassitude a disparu. Le bubon n'est plus du tout douloureux et a diminué de volume. La fièvre n'existe plus.

« A 11 heures du matin, le malade se dit guéri. La peau est moite, la fièvre complètement tombée. Il ne reste plus rien de la lassitude et de l'accablement d'hier soir. A l'aine droite, l'empâtement a complètement disparu. La région est indolore au toucher ; il ne reste comme trace de la maladie qu'un ou deux ganglions de la grosseur d'un haricot. Les piqûres de sérum sont encore douloureuses.

« 28 *juin*. — La journée d'hier et la nuit ont été excellentes. Les piqûres de sérum ne sont pas du tout douloureuses et l'induration qui résulte toujours de ces piqûres a totalement disparu. Le malade a de l'appétit et reprend des forces. 29 *juin*. — Je revois une dernière fois le malade. Les forces continuent à revenir; l'enfant peut faire une petite promenade dans le jardin sans trop de fatigue. Les ganglions de l'aine diminuent de volume[1]. »

Le sérum de Yersin a été employé à Bombay et à Oporto. Calmette et Salimbeni en ont obtenu de très bons résultats: ils conseillent de traiter les malades le plus tôt possible par une injection *intra-veineuse* de 20 centimètres cubes de sérum antipesteux, suivie de deux injections *sous-cutanées* de 40 centimètres cubes chacune, répétées dans les premières vingt-quatre heures. A Oporto, avant la sérothérapie, la mortalité s'élevait à 63,72 pour 100; après la sérothérapie, elle est descendue à 14,78 pour 100; la différence entre ces deux chiffres mesure l'efficacité du sérum.

Ce traitement est une des plus belles conquêtes de la séro-thérapie.

Le sérum antipesteux a une action préventive, conférant une immunité dont la durée ne dépasse pas quinze jours. En temps d'épidémie, il faut donc se faire inoculer toutes les deux semaines; une dose de 5 centimètres cubes est suffisante chaque fois. La mort du Dr Pestana qui, vacciné le 18 septembre, contracte la peste le 13 octobre suivant, ayant omis de se faire revacciner dans l'intervalle, est le meilleur exemple de la nécessité de la revaccination tous les quinze jours.

L'injection des cultures de bacilles de la peste tués par le chauffage á 70 degrés (Haffkine) a donné aussi de bons résultats préventifs; mais elle n'est pas sans dangers en plein foyer épidémique : elle est susceptible de hâter et d'aggraver l'évolution de la peste chez des sujets déjà infectés et en incubation de la maladie (Calmette et Salimbeni).

---

1. Canton, le 29 juin 1896.

§ 9. TÉTANOS
TÉTANOS PAR INJECTION DE SÉRUM GÉLATINÉ

Le *tétanos* (τιταίνοω, je tends) est caractérisé par un ensemble de contractures paroxystiques portant sur un grand nombre de muscles. Cet état est dû à l'exagération de la force excitomotrice de la moelle et du bulbe, et par conséquent à l'excitation anormale de leur substance grise. Certaines intoxications, la strychnine, la brucine, produisent des états tétaniformes, mais le tétanos vrai est une maladie infectieuse, microbienne.

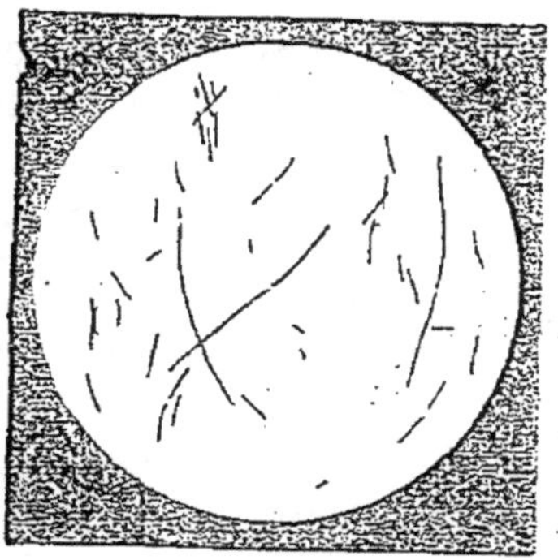

Bacille du tétanos.

Bactériologie. — Le bacille du tétanos a été trouvé en 1885 par Nicolaïer, dans le pus des plaies de souris et de cobayes qu'il avait rendus tétaniques en leur plaçant de la terre sous la peau. Plus tard Rosenbach le retrouva dans la plaie d'un homme atteint de tétanos spontané, et c'est Kitasato qui l'a vraiment isolé et cultivé à l'état de pureté en 1889.

Le bacille du tétanos est très fin, grêle, droit; il se colore d'une façon intense par toutes les couleurs basiques d'aniline en solutions hydro-alcooliques. Dans quelques cas, il peut s'allonger comme un filament qui ressemble un peu au vibrion septique.

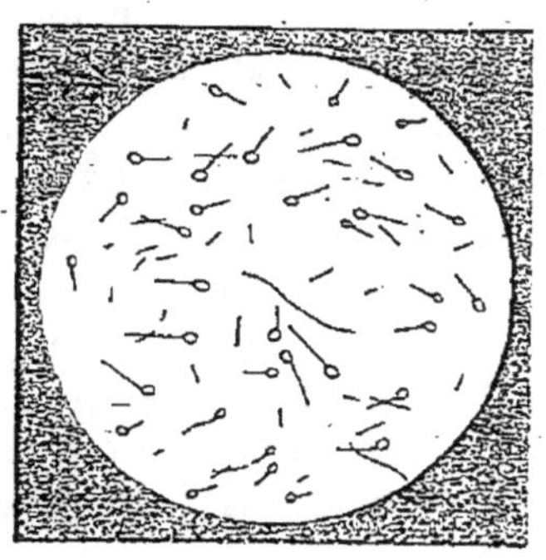

Bacille tétanique sporulé.

Outre cette forme, le bacille du tétanos peut présenter une autre forme beaucoup plus caractéristique. Soit dans les cultures, soit dans la plaie des tétaniques, le bacille

passe à la phase *sporulée* (Rosenbach); il prend la forme
d'une épingle, d'une baguette de tambour, d'une ra
quette. Cette forme est due à la spore qui se développe à
l'une des extrémités du bacille, et souvent aux deux extrémités, auquel cas le bacille prend la forme d'une haltère.
Dans les cultures un peu vieilles, les spores détachées de
leurs bâtonnets ressemblent à des *cocci*. Les spores ne se
colorent pas comme le bacille. Il faut employer, pour les
colorer, les procédés qui sont en usage pour le bacille de
la tuberculose et de la lèpre. Les spores sont très virulentes
et très résistantes : leur vitalité dans les cultures, dans les
tissus, dans la terre, persiste encore au bout de six mois
(Nicolaïer, Bonane, Sanchez Toledo et Veillon [1]).

En piqûre sur gélatine à 22 degrés, et sur gélose à
37 degrés, les colonies du bacille tétanique se développent
sous forme de petits points nuageux d'où partent perpendi-
culairement de petits rayons qui lui donnent l'aspect
floconneux d'une graine de chardon ou d'une houppe. Le
bacille de Nicolaïer est anaérobie : cultivé dans l'hydrogène
ou dans le vide, au bout de vingt-quatre heures de séjour à
l'étuve à 37 degrés il donne des spores en abondance.

Le bacille du tétanos vit à l'état de saprophyte dans les
couches superficielles du sol : c'est un microbe tellurique
(Nicolaïer). On le rencontre dans la terre des champs, dans
les rues (Socin), dans les poussières des maisons et des
jardins, dans le foin (Sanchez Toledo et Veillon), dans le
fumier (Sormani), dans les excréments des animaux. Il se
transmet par une plaie quelconque, par une solution de
continuité de la peau ou d'une muqueuse. Les animaux
(surtout le cobaye, la souris et le rat) prennent le tétanos
expérimental par inoculation : la mort est presque toujours
la règle, au bout d'un temps plus ou moins long, variant
de un à cinq jours. On retrouve le bacille au point d'inoculation; mais on ne le rencontre pas ailleurs. Comme le

---

1. Sanchez Toledo et Veillon. Recherches microbiologiques et expérimentales sur le tétanos. *Arch. de méd. expérim.*, novembre 1890.

bacille diphthérique, il ne se généralise pas ; il ne diffuse dans les organes et dans le sang qu'après la mort (Nicolaïer, Kitasato, Sanchez Toledo et Veillon).

La virulence du bacille du tétanos s'exalte par des passages successifs sur les animaux (Nicolaïer, Nocard, Dor), par l'association du *bacillus prodigiosus* (Vaillard) ; elle diminue par l'action des hautes températures (Dor, Vaillard), des antiseptiques, de l'acide lactique (Tizzoni et Cattani, Vaillard).

La *toxine tétanique* sécrétée par le bacille est des plus actives : elle n'est pas encore très bien définie, chimiquement. Elle serait composée de plusieurs ptomaïnes (Brieger), de substances albuminoïdes (Brieger et Frankel), d'une diastase (Kund Faber[1]), d'un ferment soluble (Tizzoni et Cattani, Vaillard et Vincent[2], Courmont et Dujon).

C'est un poison extrêmement actif ; $\frac{1}{100}$ de centimètre cube suffit à tuer un cobaye. Ici encore, *comme dans la diphthérie*, le bacille, localisé dans la plaie, sécrète d'une façon continue un poison qui a sur les centres nerveux une action semblable à celle de la strychnine ou de la brucine (Vaillard et Vincent). Courmont et Dujon[3] attribuent ce pouvoir toxique à un ferment soluble, inoffensif en lui-même, qui élabore aux dépens de l'organisme une substance directement tétanisante.

Une légère atteinte antérieure de tétanos ne confère pas l'immunité. Celle-ci s'obtient chez les animaux, en leur injectant la toxine tétanique associée au trichlorure d'iode (Behring et Kitasato[4]). Le sang des animaux ainsi traités est *antitoxique* ; leur sérum inoculé à d'autres animaux les *vaccine* contre le tétanos (Behring et Kitasato,

---

1. Kund Faber. Die Pathogenese der Tetanus. *Berliner klinische Wochenschrift*, 1890.

2. Vaillard et Vincent. *Annales de l'Institut Pasteur*, 1891.

3. Courmont et Dujon. De la substance toxique qui engendre le tétanos, *Province médicale. Lyon médical*, mars et mai 1895.

4. Behring et Kitasato. *Semaine médicale*, 1890, p. 452.

Tizzoni et Cattani[1]) ; il *guérit* les animaux tétaniques (Tizzoni et Cattani). Cette vaccination par le sérum antitoxique se transmet héréditairement de la mère aux petits (Tizzoni et Cattani[2]) et se propage aussi par le lait (Ehrlich). La durée de l'immunité produite par le sérum antitoxique n'est pas très longue (Roux et Vaillard[3]). Dans un cas Vaillard l'a vue disparaître au bout du quinzième jour.

Les études récentes sur la *toxine tétanique* ont permis de préciser bien des points intéressants de son action et d'ouvrir de nouveaux aperçus thérapeutiques. Marie[4] a montré que la toxine ne pénètre pas ou peu par la voie sanguine ; l'injection intra-veineuse de toxine tétanique doit être huit à dix fois plus forte que l'injection sous-cutanée pour amener la mort, car le poison tétanique chemine presque exclusivement par les nerfs pour se fixer dans les cellules de la moelle épinière ou du bulbe.

L'affinité des cellules nerveuses pour la toxine tétanique est considérable. Si on porte directement la toxine sur la substance nerveuse (Roux et Borrel[5]), elle est immédiatement fixée, et elle provoque chez le lapin et le cobaye un tétanos spécial, le *tétanos cérébral*, caractérisé par l'excitation, par des crises épileptiformes, de la polyurie et des troubles moteurs.

C'est alors que Roux et Borrel ont eu l'idée de pratiquer l'*injection intra-cérébrale* d'antitoxine : « Il faut la mettre là où progresse la toxine, et préserver les portions vitales de la moelle avant qu'elles ne soient atteintes ». Ils sont ainsi parvenus à arrêter le tétanos des cobayes, 24, 28 et même 52 heures après l'apparition des symptômes de contracture.

Si l'on injecte la toxine tétanique dans les différents vis-

1. Tizzoni et Cattani. *Centralblatt f. Bakteriologie*, IX, n° 6. — Sur l'antitoxine du tétanos. *Rif. med.*, 5 juin 1891.

2. Tizzoni et Cattani. Immunité héréditaire contre le tétanos. *Rif. med.*, 26 avril 1892.

3. Roux et Vaillard. *Annales de l'Institut Pasteur*, février 1893.

4. Marie. *Annales de l'Institut Pasteur*, juillet 1897.

5. Roux et Borrel. *Annales de l'Institut Pasteur*, avril 1898.

cères du cobaye (Binot[1]) : testicule, cavité péritonéale, foie, rein, vessie, estomac, utérus, trachée, poumon, ganglion lymphatique, on détermine chez cet animal un *tétanos splanchnique*, qui n'est jamais suivi de contractures permanentes, sur lequel l'antitoxine inoculée par la voie sous-cutanée et même par la voie intra-cérébrale n'a aucune action.

Étiologie. — Le tétanos est toujours consécutif à une plaie, à une blessure, à une écorchure : les plus redoutables sont les blessures des extrémités (pieds, mains), les plaies de guerre, les plaies anfractueuses. Le tétanos peut succéder aux plaies physiologiques, plaie utérine chez la femme en couche, plaie ombilicale chez le nouveau-né. Plus fréquent chez l'homme que chez la femme, le tétanos est endémique dans les contrées tropicales (Inde, Madagascar, Guyane). Il est *épidémique* et *contagieux*. Nous étudierons plus loin le tétanos consécutif aux injections de sérum gélatiné.

L'enquête poursuivie par Verneuil a pour but de savoir si le cheval n'est pas pour quelque chose dans le développement du tétanos. Il est en effet fréquent dans les pays chauds riches en chevaux ; il a pu se développer à la suite de blessure par mèche de fouet, et l'on a retrouvé le bacille de Nicolaïer dans la mèche (Poisson) ; mais le cheval n'est qu'un agent de contagion médiat entre la terre et l'homme (Sanchez Toledo et Veillon, Saucerotte, Nocard, Trasbot) ; l'origine tellurique du tétanos est la seule admise actuellement.

Anatomie pathologique. — L'étude anatomique du tétanos est encore insuffisamment connue ; car les lésions qui ont été observées, névrite ascendante, dégénérescence granuleuse des cellules de la moelle, prolifération de la névroglie, ne sont applicables qu'à quelques cas et paraissent être des altérations secondaires[2]. Cependant Hunter a confirmé chez l'homme la présence des lésions cellulaires de la moelle obtenues expérimentalement chez les animaux (Chantemesse et Marinesco) : tuméfaction globu-

1. Binot. *Étude expérimentale sur le tétanos*. Th. de Paris, 1899.
2. Richelot. Nature et traitement du tétanos. *Revue sc. méd.*, 1887 t. X, p. 727.

leuse de la cellule, raréfaction des éléments chromatiques,
légère tuméfaction des prolongements protoplasmiques,
état granuleux du cylindre-axe, etc. Enfin, dans une autopsie de tétanos céphalique chez l'homme, Joukowsky[1] a
trouvé les cellules de la région motrice de l'écorce cérébrale imprégnées de pigment jaune clair en très grande
quantité; il en existait aussi dans le bulbe et dans la moelle
mais il ne semble pas qu'il y ait là une lésion caractéristique;
l'accumulation de cellules rondes migratrices autour des
cellules nerveuses, et la pénétration dans leur protoplasma
auraient plus de valeur.

Description. — Le tétanos s'annonce souvent par une
raideur douloureuse de la région cervico-dorsale, et, quand
il a une origine traumatique, l'aspect de la plaie se modifie,
la suppuration diminue et la cicatrisation s'arrête. Généralement le *trismus* (contracture des mâchoires) ouvre la
scène : il y a souvent aussi de la contracture des muscles
de la nuque et de la face (rire sardonique). Puis la crampe
gagne les muscles du tronc et des membres; le tronc se
renverse en arrière (opisthotonos), plus rarement il se
recourbe en avant, ou sur un côté; le ventre est rétracté
par la contracture des muscles abdominaux, les membres
inférieurs sont tétanisés dans l'extension, les membres
supérieurs sont moins atteints.

Cette tétanisation n'est pas continue; il y a des périodes
de relâchement et des moments de *paroxysme* pendant lesquels les contractures et les secousses spasmodiques sont
atrocement douloureuses. Des causes insignifiantes, l'attouchement de la peau, le frottement des draps, la plus
légère excitation agissant par action réflexe, suffisent pour
rappeler l'*accès*. Pendant l'accès, le trismus est plus intense,
l'opisthotonos s'accentue au point que le malade, recourbé
en forme d'arc, ne repose plus que sur la nuque et sur les
talons, la constriction du pharynx et de la glotte, jointe à

---

1. Joukowsky. Toxine tétanique et système nerveux. *Annales de l'Inst.
Pasteur*, juillet 1900.

la tétanisation des muscles inspirateurs, détermine une angoisse et une dyspnée voisines de l'asphyxie. Le malade cyanosé, couvert de sueurs, torturé par les douleurs des contractures, ne pouvant ni parler ni faire un signe, conserve l'intégrité de son intelligence. Les accès, d'abord courts et espacés, s'éloignent graduellement dans les cas heureux, ils se rapprochent dans le cas contraire et amènent la mort.

La température du tétanique s'élève au delà de 41 et 42 degrés pendant les accès; cet accroissement exagéré n'est pas le résultat de la fièvre, et, malgré quelques faits contradictoires[1], il peut être attribué à la chaleur que dégagent les muscles à l'état de contraction tonique. L'accélération du pouls et les transpirations suivent les mêmes oscillations que la température.

Quand le tétanos a une marche rapide, les malades sont emportés en peu de jours par l'asphyxie (tétanisation des muscles respirateurs); il peut se prolonger plusieurs semaines, grâce aux rémissions, mais la guérison est une terminaison exceptionnelle de cette maladie.

Tétanos céphalique. — Dans quelques cas le tétanos est limité à la tête et plusieurs formes doivent être étudiées : *a.* La contraction est bilatérale, la raideur du cou et de la nuque se joint parfois à la raideur des mâchoires, et cet opisthotonos cervical est une cause mécanique de dyspnée et de dysphagie (Verneuil). — *b.* La contracture est unilatérale, ce qui, au premier abord, donne à la face l'aspect de la paralysie faciale. — *c.* Le tétanos céphalique est accompagné de symptômes dysphagiques. — *d.* Il est accompagné de symptômes hydrophobiques (tétanos hydrophobique de Rose). — *e.* Le tétanos céphalique est accompagné de paralysie faciale[2].

Tétanos puerpéral et tétanos des nouveau-nés. — On peut observer, dans les maternités, des épidémies de tétanos sur

1. Blachez. Tétan. spont. *Gaz. méd.*, 1878, p. 3.
2. Villard. *Gaz. des hôp.*, 1888, n° 147.

les accouchées et les nouveau-nés. L'infection se fait par
la plaie utérine et par la plaie ombilicale. Les symptômes
sont identiques à ceux décrits plus haut. La gravité est
très grande : sur 21 femmes atteintes de tétanos puerpéral,
une seule a guéri (Rubeska); sur 44 enfants, on ne compte
que deux guérisons.

Tétanos par injection de sérum gélatiné. — L'émotion
bien légitime causée par le rapport de Chauffard[1] et par ma
communication à l'Académie de médecine m'engage à
traiter ici en détail l'importante question du tétanos consécutif à l'injection de sérum gélatiné. Voici le fait qui s'est
passé dans mon service :

En arrivant à l'Hôtel-Dieu, le 23 mars, j'appris de mon
interne, Gouraud, qu'un cas de tétanos venait de se déclarer
chez une femme de notre salle Sainte-Jeanne. Le trismus
avait éclaté brusquement vers 5 heures de la nuit, et quand
nous examinâmes la malade, à 9 heures du matin, elle
présentait d'une façon typique le tableau du trismus tétanique. Les dents étaient si fortement serrées qu'on ne pouvait obtenir le moindre écartement des mâchoires, la nuque
était raide et douloureuse; à la face s'ébauchait le rire sardonique, la parole était presque impossible, et des gémisse-
ments témoignaient de la souffrance qu'éprouvait cette
femme. Il est évident qu'elle était atteinte de tétanos;
restait à savoir quelle en était la cause.

La malade, âgée de trente-huit ans. était depuis six semaines dans notre service pour une tuberculose pulmonaire
assez avancée, quand survint une hémoptysie qui fut traitée
par le chlorure de calcium, à la dose de 2 à 4 grammes, et
par des préparations de ratanhia. Quelques jours plus tard,
le crachement de sang reparaît avec violence, et l'interne
du service prescrit alors une injection de sérum gélatiné,
médication fort en vogue contre les hémorrhagies. La solution est préparée avec soin à la pharmacie, et l'ébullition

1. Chauffard. *Acad. de méd.* Séance du 7 avril 1903. — Dieulafoy. *Acad.
de méd.* Séance du 12 mai 1903.

est prolongée plus d'une demi-heure. L'injection est pratiquée à la partie supérieure de la cuisse gauche, avec toutes les précautions aseptiques habituelles. Le 23 mars, vers 5 heures du matin, c'est-à-dire 11 jours après l'injection gélatinée, éclata tout à coup le tétanos dont je viens de parler. Ne trouvant, chez cette femme, aucune autre cause capable d'expliquer ce tétanos, il était rationnel de le mettre sur le compte de l'injection gélatinée.

J'examinai la région où avait été faite l'injection; on y voyait la trace insignifiante de la piqûre; la peau était normale, sans rougeur, sans douleur, sans œdème, sans la moindre tuméfaction; la cuisse n'était le siège d'aucune contracture.

Je portai le pronostic le plus grave, et le traitement fut aussitôt institué. Bien que les injections de sérum antitétanique faites ainsi après coup n'aient point d'efficacité, on pratiqua néanmoins à tout hasard, dans la région où avait été faite l'injection gélatinée, une injection de 20 centimètres cubes de sérum antitétanique qu'on renouvela deux heures plus tard. On administra toutes les heures 1 gramme de chloral en lavement, et dans la soirée on fit des injections phéniquées. Mais, en dépit du traitement, le tétanos empira; à 4 heures de l'après-midi, la tête était tout à fait raide et repoussée en arrière, on notait de l'opisthotonos, les douleurs étaient continuelles. La malade, fort oppressée, ne pouvait rejeter les mucosités qui s'accumulaient dans sa gorge. Dans la soirée, les symptômes tétaniques s'accentuèrent, bien que la température ne dépassât pas 36°; la dyspnée augmenta d'intensité et la pauvre femme succomba à 1 heure et demie du matin, dans une crise d'étouffement, le tétanos n'ayant duré que 22 heures.

Des expériences destinées à éclairer ce cas de tétanos ont été faites par un de mes chefs de laboratoire, M. Griffon; elles ont porté d'une part sur le pus du petit abcès trouvé dans la région où avait été faite l'injection gélatinée, et, d'autre part, sur la gélatine fournie par la pharmacie. Voici le résultat de ces expériences :

L'autopsie ayant été refusée par la famille, on a pu, néanmoins (avec toutes les précautions aseptiques), faire l'incision de la région où avait été pratiquée l'injection gelatinée.
Il y avait là, sous la peau, un abcès de la dimension d'une
noisette. Le pus de cet abcès était crémeux, très épais, d'un
blanc grisâtre, sans odeur. On aspire ce pus dans deux pipettes Pasteur stérilisées; les pipettes sont scellées à la
flamme et apportées au laboratoire. On procède alors à
l'examen microscopique direct du pus après coloration. Plusieurs lames sont traitées par des solutions colorantes diverses; on y constate des globules de pus, leucocytes polynucléaires à noyaux nettement colorables, mais on n'y trouve
aucun élément microbien. Après la réaction de Gram, la
recherche des microbes est également négative; il n'y a ni
bacilles de Nicolaïer, ni microbes associés.

Cultures aérobies. — Le pus des deux pipettes est ensemencé largement sur gélose et en bouillon et cultivé en présence de l'air. La culture faite avec l'une des deux pipettes
reste stérile. La culture faite avec l'autre pipette donne des
colonies d'un gros bâtonnet liquéfiant la gélatine et déga-
geant une odeur fétide; il s'agit d'une bactérie de putréfaction puisée vraisemblablement par l'une des pipettes à la
surface de la peau du cadavre; ce qui confirme cette hypothèse, c'est que le prélèvement du pus a été tardif, et que,
du reste, une seule des pipettes s'est trouvée contaminée.

Cultures anaérobies. — Le pus de la pipette qui s'était
montré stérile aux cultures aérobies a été ensemencé en
profondeur dans de longs tubes de gélose non inclinés, suivant le procédé de Liborius, et; au bout de vingt-quatre
heures de séjour à l'étuve à 37° à l'abri de l'air, on a
obtenu des cultures pures du bacille de Nicolaïer. Les colonies au moment de leur formation étaient ponctiformes,
sphériques, opaques, disséminées dans toute la hauteur du
milieu de culture, excepté dans la couche supérieure voisine de l'air. Après trois ou quatre jours, quelques-unes de
ces colonies ont pris l'aspect floconneux d'une houppe.
Enfin quelques bulles de gaz ont fait éclater par places la

gélose. Examinées au microscope après dessiccation sur lame dans une gouttelette d'eau, ces colonies sont apparues constituées par des bâtonnets gardant leur coloration après la réaction de Gram, bâtonnets souvent terminés par une spore (forme en baguette de tambour), plus rarement par une spore à chaque extrémité (forme en haltère).

Inoculations aux cobayes. — Le pus s'est montré très virulent. Plusieurs animaux inoculés ont succombé en moins de vingt-quatre heures pour si minime qu'ait été la dose inoculée avec le pus de l'une ou de l'autre pipette. Un cobaye qui avait reçu en plein muscle de la cuisse quatre à cinq gouttes de pus émulsionnées dans 1 centimètre cube de bouillon stérile a succombé en moins de vingt heures avec des contractions tétaniques si violentes et dans une attitude si caractéristique que j'en ai fait prendre une épreuve photographique.

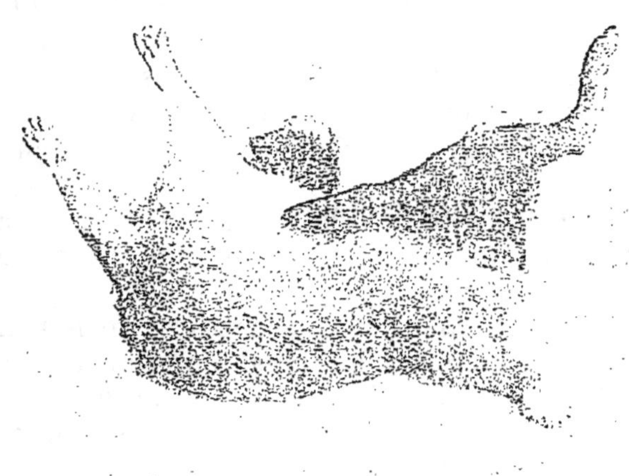

L'animal a le tronc arqué à gauche en emprosthotonos, la tête déviée et les quatre membres contracturés en extension. Localement, l'autopsie n'a révélé dans la cuisse de ces cobaye qu'un peu de sérosité dépourvue de microbes ; les organes étaient congestionnés, le sang du cœur à l'examen microscopique comme à la culture ne contenait aucun microbe.

Après ces résultats obtenus par l'inoculation du pus, on a inoculé ensuite comparativement au cobaye, à la souris et au lapin, une culture en bouillon dans le vide, ensemencée avec un fragment de colonie développée en tube de Liborius. Ces différents animaux sont morts tétanisés.

Inoculation des spores pures. — Les expériences de Vaillard et Vincent [1] ont jadis abouti à cette conclusion que les cultures tétaniques *sporulées*, débarrassées des bacilles vivants et de la toxine tétanique par un chauffage de trois heures à 80°, sont inoffensives pour le cobaye tant qu'elles ne sont pas associées à une culture de microbes dits favorisants, ou à un agent chimique provoquant une chimiotaxie négative vis-à-vis des phagocytes (comme l'acide lactique).

« On peut inoculer au cobaye des doses d'un demi et deux tiers de centimètre cube de ces cultures, ne contenant que des spores, sans que l'animal présente aucun symptôme de tétanos; les spores pures ne germent pas dans les tissus sains et ne peuvent, par conséquent, y produire la toxine indispensable au développement du tétanos. » (Besson.)

Or, chez la malade de la salle Sainte-Jeanne, l'analyse bactériologique de l'abcès de la cuisse nous ayant révélé que le bacille tétanique avait dû agir seul, pour son propre compte, il était intéressant de placer expérimentalement les cobayes dans les mêmes conditions que la malade, c'est-à-dire d'englober les spores dans une solution de gélatine.

Deux cobayes ont donc été inoculés avec un demi centimètre cube de culture sporulée additionnée de solution gélatinée à 10 pour 100. Un seul a présenté des symptômes de tétanos au bout de douze jours.

Deux autres cobayes témoins ont reçu dans la cuisse des

---

1. Vaillard et Vincent. Contribution à l'étude du tétanos. *Ann. de l'Institut Pasteur*, janvier 1891 et juin 1892.

spores pures (1 demi-centimètre cube de culture sporulée,
non additionné de gélatine); ils ont été eux aussi tétanisés
après 12 jours d'incubation, comme le cobaye inoculé avec
des spores gélatinées. La contraction tétanique est restée
limitée au membre postérieur droit inoculé.

Les expériences faites au laboratoire justifient les conclusions formulées à propos de notre malade, à savoir que
son abcès était dû au développement du bacille de Nicolaïer à l'état pur.

*Recherche du bacille tétanique dans la gélatine de la phar-
macie.* — Les expériences poursuivies directement sur le
cobaye pour rechercher dans la gélatine de la pharmacie
la présence du bacille ou des spores tétaniques n'ont
donné que des résultats négatifs. Les cobayes inoculés avec
une solution faible ou concentrée (1 pour 100 ou 10
pour 100) de gélatine portée à l'ébullition au bain-marie
sont tous demeurés indemnes.

Mais les cultures en gélose anaérobie ont donné des
résultats nettement positifs. Une solution de gélatine à
10 pour 100, ayant subi l'ébullition à 100° pendant plusieurs
minutes, et ensemencée à la dose de quelques gouttes en
tube de Liborius, a donné au bout de vingt-quatre heures
et surtout de quarante-huit heures à l'étuve à 57° d'assez
nombreuses colonies de bacille tétanique qu'il a été facile
de caractériser par sa mobilité, son aspect sporulé en baguette de tambour, etc. Une de ces colonies, inoculée au
cobaye, l'a rendu tétanique et l'a tué en moins de vingt-
quatre heures. L'expérience est donc absolument con-
cluante : des spores de bacille tétanique très virulent ont
été rencontrées, par la culture, dans les feuilles de gélatine
livrées par la pharmacie des hôpitaux. Ces résultats con-
firment les recherches de Lévy et Brus, d'Anderson, etc.,
concernant la gélatine du commerce.

Tel est le cas de tétanos dont j'ai été témoin. Ce cas
démontre : 1° la présence du microbe tétanique dans la
gélatine du commerce; 2° le développement du tétanos
chez l'homme et chez l'animal par l'agent pathogène à

l'état de pureté sans adjonction d'autres microbes. Ce tétanos, dû à une injection gélatinée, n'est pas un fait exceptionnel; bien au contraire, de tous côtés, depuis deux ans, ont été publiées des observations de tétanos mortel consécutif à l'injection de sérum gélatiné. Voici le résumé de quelques-unes de ces observations :

Le 20 octobre 1901, M. Méreau[1] est appelé auprès d'une malade atteinte d'hématémèses abondantes dûes à un ulcère de l'estomac. Différentes médications étant restées sans effet; on pratique avec toutes les précautions aseptiques au flanc gauche une injection d'un demi-litre de sérum gélatiné à 10 pour 100 préalablement porté pendant cinq minutes à l'ébullition. Huit jours après l'injection, les muscles sous-jacents sont le siège de contractures fort douloureuses, bien que le territoire injecté parût indemne. Dans la journée, la malade fort agitée se plaint d'une gène énorme dans les muscles du cou, elle ne peut plus ouvrir la mâchoire, les masséters sont contracturés, le tétanos est déclaré. Le lendemain matin, la patiente a des accès épouvantablement douloureux, elle est en opisthotonos, les membres inférieurs sont contracturés dans l'extension; au moment des accès, la constriction du pharynx et du larynx détermine une dyspnée terrible et elle meurt.

Le 6 janvier 1902[2] un médecin appelé auprès d'une femme atteinte de métrorrhagies graves qui résistaient à tout traitement, pratique à la région fessière droite une injection de 30 centimètres cubes de sérum gélatiné. Le 7 janvier, on fait à la fesse gauche une nouvelle injection de 50 centimètres cubes. Les deux régions fessières deviennent douloureuses, la fièvre apparaît et la température atteint les jours suivants 41°. Brachet mandé en consultation constate un état phlegmasique de la fesse gauche.

1. Méreau. Tétanos et injection de sérum gélatiné. *Le Poitou médical*, 1er mai 1902.

2. Branchet. Accidents techniques consécutifs à une injection de sérum gélatiné. *Bulletin officiel des sociétés médicales d'arrondissement de Paris et de la Seine*, 5 mai 1902.

Le 10, dans la soirée, apparition du tétanos; raideur de la nuque et rétention d'urine qui nécessite plusieurs fois le cathétérisme. Le 11 éclate une crise convulsive suivie d'un trismus qu'aucun effort ne parvient à vaincre. La nuque est en état de contracture douloureuse. Le 12, le phlegmon de la fesse est incisé. Bientôt après éclate une crise convulsive effrayante avec spasme des muscles respirateurs; facies turgide, avec projection de la langue entre les dents, qui sont violemment serrées. Après quelques secondes d'angoisse, la crise paroxystique paraît terminée, mais les accès convulsifs se multiplient et la mort survient à onze heures du soir.

M. Fabre a communiqué le fait suivant[1]: Une femme était atteinte de métrorrhagies qui avaient résisté à différents traitements. Le dimanche 25 mai 1902, son médecin lui fait à la fesse gauche une injection de sérum gélatiné. Les jours suivants, lundi et mardi, la région fessière est rouge et injectée. Le jeudi, c'est-à-dire le quatrième jour après l'injection, éclatent les symptômes du tétanos: trismus, dysphagie, raideur de la nuque et des épaules, rétention d'urine, crises convulsives, spasme respiratoire, cyanose de la face, contraction invincible des mâchoires. Quelques heures plus tard, la malade était morte.

Le 27 janvier 1903, Lop et Murat ont adressé à l'Académie de médecine un mémoire qui a été l'occasion du rapport de Chauffard. Leur observation concerne un malade atteint d'hémorrhagies intestinales typhiques. On pratique une injection de 200 grammes de sérum gélatiné à 7 pour 1000, soigneusement préparé par un pharmacien consciencieux et rompu à ce genre de préparation; le sérum avait été stérilisé à l'autoclave à 120 degrés, à même dans le flacon injecteur, à l'abri par conséquent de toute manipulation après stérilisation. Les injections furent renouvelées trois jours de suite. Le 11 au soir, sept jours après l'injection, appari-

1. Fabre. « Accidents tétaniques consécutifs à une infection gélatinée ». *Bulletin officiel des sociétés médicales d'arrondissement de Paris et de la Seine*, 20 juillet 1902.

tion du tétanos : le malade a un grand frisson, il se plaint
d'avaler avec difficulté, il ouvre la bouche avec peine, il
accuse de vives douleurs musculaires à la nuque et aux
cuisses. Le 14, température à 40 degrés, opisthotonos,
secousses musculaires violentes dans les membres, raideur
de la nuque, trismus absolu : rire sardonique, spasmes du
larynx, dyspnée, dysphagie. Le malade succombe au tétanos
le 15, à minuit.

Le 24 mars 1905, Reboud, médecin-major à Belfort, a
adressé à l'Académie de médecine une note concernant les
deux cas suivants : Un jeune soldat atteint de dysenterie
grave est pris d'hémorrhagie intestinale. Le 51 août et les
jours suivants, on pratique des injections de sérum gélatiné.
Le malade s'améliore, mais, le 4 septembre, à l'endroit de
l'inoculation apparaît une tuméfaction rouge et douloureuse. On incise et l'on trouve du tissu cellulaire sphacélé
et des gaz. Le 10 septembre, c'est-à-dire dix jours après la
première injection, éclate le tétanos : le patient se plaint de
gêne dans les mouvements de la mâchoire et de soubresauts dans le ventre. Le 11, il présente des contractions
intermittentes très douloureuses des masséters, des muscles
des lombes et de la paroi abdominale. Le 12, le trismus,
l'opisthotonos augmentent d'intensité et le malade succombe le 13 dans la soirée. L'autre observation concerne
un soldat entré dans le service de M. Dubrulle pour une
fièvre typhoïde bientôt compliquée d'hémorrhagie intestinale. On pratique le 9 décembre et les jours suivants trois
injections de sérum gélatiné. La situation s'améliore, lorsque,
le 19 décembre, dix jours après la première injection, survient du trismus tétanique avec dysphagie ; la contraction
musculaire gagne le tronc et les membres, et le malade
succombe le lendemain 20 décembre.

Les observations de tétanos mortel consécutif à des injections de sérum gélatiné sont si fréquentes que Chauffard a
pu en réunir 18 cas dans le remarquable rapport qu'il a
présenté à l'Académie. A ces 18 cas je puis en ajouter
5 autres, ceux de Méreau et de Krug, 2 cas rapportés par

Dœrfler (Berlin, 1903) et le cas dont j'ai été témoin; ce qui fait un total énorme de 25 cas, en deux ans, sans compter ceux qui ont pu nous échapper ou qui n'ont pas été publiés.

L'un des cas rapportés par Dœrfler concerne la femme d'un médecin prise de métrorrhagie après accouchement. On fait une injection de sérum gélatiné encore bouillant et portant l'étiquette de solution de gélatine stérilisée et neutralisée. La métrorrhagie s'arrête, mais la malade ressent un léger frisson et la température monte à 38°,6; les douleurs au point injecté nécessitent une piqûre de morphine; le jour suivant, une rougeur érysipélateuse s'étend à toute la cuisse, la température est à 39°,4, un abcès se forme, et l'ouverture de cet abcès faite, le cinquième jour, donne issue à du pus, à de la gélatine et à des gaz. Quelques heures plus tard éclate le trismus; le lendemain, le tétanos se généralise, et la patiente meurt le surlendemain. Dans l'autre observation, il est question d'un phthisique, atteint de violentes hémoptysies, qu'on traite par une injection de sérum gélatiné. Onze jours après l'injection apparaît du trismus; le lendemain, le tétanos se généralise et le malade succombe le surlendemain.

Toutes ces observations se ressemblent. Sans entrer dans des discussions inutiles, nous savons maintenant que le tétanos est donné aux malades parce que la gélatine qui sert à la préparation du sérum gélatiné contient l'agent tétanique. Pour éviter pareils accidents, si terribles et si fréquents, il faut, ou bien s'abstenir une fois pour toutes de pratiquer des injections de sérum gélatiné, ou bien ne pratiquer ces injections qu'avec un sérum de provenance absolument sûre. Là est la formule à trouver. Ce n'est pas seulement sur la confection du sérum gélatiné que doivent porter tous nos soins, c'est sur la fabrication elle-même de la gélatine.

En Allemagne, chez Merck, on se sert de pieds de veau frais qu'on fait bouillir pendant une heure à 120°. On a donc une gélatine absolument pure; on filtre et l'on répartit la gélatine dans des tubes qu'on stérilise deux jours de

suite pendant une heure à 120°. On injecte alors à des souris et à des cobayes une grande quantité de la préparation
gélatinée, et, si les animaux restent sains pendant vingt
jours après l'opération, on livre au commerce la solution
de gélatine à 1 pour 100.

Pour obtenir des préparations qui nous donnent toute
sécurité, je pense avec Chauffard que la préparation des
sérums gélatinés « ne doit pas être libre, elle doit être soumise aux lois et règlements qui régissent la préparation des
sérums thérapeutiques ». Et encore, même, c'est en trem-
blant qu'on prescrira pareille médication Pour ma part, je
n'ai jamais fait usage de sérum gélatiné, et, à l'avenir, je
me tiendrai sur la même réserve. Je ne le prescrirai jamais.

Du reste, elles sont *nulles* les propriétés hémostatiques du
sérum gélatiné; cette conclusion ressort des observations
et des expériences de MM. Labbé et Froin[1]. Qu'on abandonne
donc sans regret cette thérapeutique inutile et malfaisante.

Diagnostic. — Le diagnostic du tétanos s'impose d'habitude en présence de ces symptômes si caractéristiques. Le
tétanos ne peut guère être confondu qu'avec l'intoxication
aiguë ou chronique par la strychnine, mais il y a quelques
différences; le trismus plus tardif, la fréquence du délire, la
vision des objets en vert (Tardieu), la dilatation des pupilles
(Brouardel), sont le fait de la strychnine.

Traitement. — Pour éviter la contagion du tétanos, il
faut désinfecter les locaux contaminés par les individus ou
les animaux tétaniques, isoler les cas avérés, nettoyer avec
le plus grand soin les plaies suspectes. Contre le tétanos
déclaré, on a conseillé l'isolement du malade dans le
plus grand calme, le chloral a la dose de 8 et 12 grammes
par jour, la morphine, la fève de Calabar. Si le foyer infecté
est accessible, et si l'amputation n'exige pas de trop grands
délabrements, il faut la pratiquer sans tarder, pour éviter
la formation de nouvelles toxines (Berger). Enfin il faut
injecter au malade du sérum antitoxique, seul traite-

1. *La Presse médicale*, 20 mai 1903.

ment rationnel du tétanos. Les échecs subis par la méthode de Behring et Kitasato[1] (je fais allusion, entre autres cas, à deux malades traités en 1892 dans mon service) s'expliquent bien, maintenant que nous connaissons l'extrème fixité de la toxine tétanique sur les cellules nerveuses et l impossibilité pour l'antitoxine d'arriver à temps, si elle est inoculée par voie sous-cutanée ou par voie sanguine. Aussi le traitement expérimental proposé par Roux et Borrel sur le cobaye (*injection intra-cérébrale* de l'antitoxine) a-t-il été légitimement essayé sur l'homme. Sur 26 cas recueillis l'année dernière, P. Lereboullet[2] a trouvé 18 morts et 8 guérisons. La précocité de l'injection intra-cérébrale faite dès le début, dès l'apparition du trismus, paraît une des conditions du succès, et l'on a quelque chance d'arrêter la maladie.

Sicard[3] a relaté les observations de trois malades atteints de tétanos qui ont été traités et guéris par des injections sous-arachnoïdiennes de toxine antitétanique ; sur un de ces malades on avait pratiqué, en outre, plusieurs injections de toxine antitétanique au niveau des gros troncs nerveux périphériques.

Chez tout malade porteur d'une plaie suspecte souillée de terre, les *injections préventives* d'antitoxine (Vaillard et Roux[4]) sont des plus efficaces ; l'injection de 10 centimètres de sérum antitétanique, répétée quinze jours après une première inoculation, met sûrement à l'abri du tétanos, et je ne saurais trop en recommander l'usage.

1. Rénon. Deux cas de tétanos traités par le sérum antitoxique *Annales de l'Institut Pasteur*, 1892.
2. P. Lereboullet. Traitement du tétanos par les injections intra-cérébrales d'antitoxine. *Gaz. heb. de méd. et de chir.*, 12 février 1899.
3. *Soc. méd. des hôp.* Séance du 9 octobre 1903.
4. Roux et Vaillard, *Annales de l'Institut Pasteur*, 1893. — Calmette. Prophylaxie du tétanos dans les pays chauds. *Congrès de Paris*, 1900. — *Sous-section coloniale*, p. 71.

§ 10. PALUDISME
INFECTION PALUDÉENNE — FIÈVRE PALUSTRE — MALARIA

Grâce aux travaux de ces dernières années, l'histoire du paludisme s'est enrichie de faits nouveaux et précis qui ont éclairé bien des questions jusqu'ici ignorées. Ainsi nous connaissons maintenant l'agent infectieux du paludisme, l'hématozoaire (Laveran). Nous savons que certains moustiques sont des agents extrêmement actifs de propagation et de contagion, et cette notion a permis d'établir des moyens prophylactiques qui donnent les meilleurs résultats. Dans les cas complexes de typho-paludisme, la recherche des agents pathogènes et l'usage du séro-diagnostic servent à élucider les questions obscures. Il y a loin, on le voit, des notions que nous possédions il y a une vingtaine d'années aux notions que nous possédons aujourd'hui.

Le *paludisme*, qui se traduit sous des formes si variables, fièvres intermittentes, rémittentes, continues, pernicieuses, larvées, lésions chroniques et cachexie, le paludisme est certainement, de toutes les maladies infectieuses, celle qui occupe à la surface du globe le plus vaste domaine. Peu de contrées lui échappent; il règne, sous forme endémique ou sous forme endémo-épidémique, dans les cinq parties du monde, augmentant de virulence à mesure qu'on s'approche des climats tropicaux.

Une fois installée dans l'économie, l'infection palustre persiste avec une telle ténacité que pendant des années elle reparaît sous forme de manifestations multiples, fébriles ou non fébriles, alors même qu'on a quitté depuis longtemps le lieu d'origine de l'infection.

Souvent, dans les pays tropicaux, l'infection palustre s'associe à d'autres infections, typhique ou dysentérique, d'où résultent des associations qui entrent pour une large part dans la gravité des épidémies.

À chaque instant, dans ses grands travaux et dans ses grandes entreprises, l'homme rencontre le paludisme, son plus terrible ennemi; en veut-on quelques exemples[1]? À Bordeaux, en 1805, on dessèche en été le marais de la Chartreuse contigu à la ville; douze mille habitants sont pris de fièvres palustres et trois mille succombent. A Paris, en 1811, on creuse le canal Saint-Martin : les quartiers du Temple, de la Villette, de Pantin, payent aussitôt au paludisme un lourd tribut. Des épidémies paludiques ont éclaté lors des travaux nécessités pour le canal de Suez, pour le canal de Panama.

Quand on a voulu replanter la vigne dans le département de l'Hérault, il y a quelques années, la pioche et la charrue ayant ouvert d'anciens foyers marécageux dans les sables, au bord de la mer, des foyers épidémiques palustres ont éclaté (Jeannel).

En Algérie, en Crimée, en Italie, en Chine, en Cochinchine, au Mexique, au Tonkin, nos vaillantes troupes ont été décimées par le terrible fléau. Aux États-Unis d'Amérique, pendant la fameuse guerre de sécession, c'est par dizaines de mille qu'on a compté les gens atteints de l'infection palustre et typho-palustre.

Des villes autrefois florissantes ont été ruinées par le voisinage des marais salants.

Mais le plus grand désastre que l'histoire ait enregistré est certainement l'anéantissement de l'armée anglaise à Walcheren. Nous sommes en 1809. « L'Angleterre, nous dit Thiers[2], envoie sur l'Escaut une expédition formidable composée de 470 voiles avec 44 000 hommes, dans le but de prendre Anvers et la flotte française. On n'est pas sans crainte à Paris sur l'issue de cette expédition, mais Napoléon, qui est à Schœnbrunn, rassure tout le monde ; d'un trait de génie il comprend que l'armée anglaise périra dans les régions marécageuses et palustres de l'Escaut : il ordonne à ses généraux de retenir l'ennemi

1. Collin. *Traité des maladies épidémiques*, 1879, p. 594.
2. Thiers. *Histoire du Consulat et de l'Empire*, t. XI, p. 194.

dans ces régions sans livrer le combat; son pronostic se réalise, le paludisme exerce chez les Anglais d'effroyables ravages et 27 000 de leurs soldats périssent ou vont peupler les hôpitaux. »

Parasitologie. — Jusqu'à ces temps derniers, la pathogénie et la nature du paludisme avaient été livrés à des hypothèses; la microbiologie n'avait pas encore éclairé la cause intime des maladies infectieuses. Il etait réservé à un médecin français, Laveran, de découvrir l'agent pathogène du paludisme. C'est le 6 novembre 1880 que Laveran a vu pour la première fois les flagella de l'hématozoaire, et sa première publication, qui date de 1881, est antérieure de plusieurs années aux travaux de Marchiafava et Celli, « qui sont arrivés tout simplement à vérifier en 1889 les faits annoncés par Laveran de 1880 à 1882 ».

Le parasite de la malaria est un *hématozoaire* (hématozoaire de Laveran). Il présente deux variétés, parva et magna, ainsi désignées d'après les dimensions des éléments parasitaires. Lorsqu'un malade, dans le sang duquel on a constaté, dans le pays du paludisme, la variété parva, rentre en France, on trouve dans le sang la variété magna, s'il a des rechutes de fièvres; il ne s'agit pas d'espèces différentes, mais de simples variétés. Ses formes peuvent être ramenées aux quatre types suivants[1] :

1° *Les corps sphériques (Schizontes).* — Ils représentent la forme la plus commune du parasite; ils sont formés d'une substance hyaline, transparente, incolore; les plus gros peuvent dépasser le volume des globules rouges. Les corps sphériques sont animés de mouvements amiboïdes (ἀμειϐω, changer de forme), ils sont tantôt libres dans le sérum, tantôt accolés ou incorporés aux hématies qui peuvent en porter deux ou trois.

Ces parasites vivent aux dépens des globules rouges; à mesure que le corps sphérique se développe, il se charge de pigment et parallèlement le globule rouge pâlit, au

1. Laveran. *Du paludisme et de son hématozoaire.* Paris, 1891. — Neveu-Lemaire. *Les hématozoaires du paludisme.* Th. de Paris, 1901.

point que sa transparence se confond avec celle du parasite. Les grains de pigment manquent souvent dans les plus petits corps sphériques, ils augmentent avec leur volume et peuvent leur former une couronne régulière de grains noirs. Après une demi-heure les mouvements amiboïdes s'arrêtent, le pigment s'amasse en certains points et les corps sphériques prennent leurs formes cadavériques. Ils diffèrent des leucocytes mélanifères par l'absence de noyau.

2° *Les flagella*. — Sur les préparations de sang frais, où existent des corps sphériques libres dans le sérum, on assiste parfois à l'excapsulation des flagella. Les flagella sont des filaments mobiles, animés de mouvements très vifs et dont la longueur varie de 20 à 28 μ. Il y a parfois deux, trois, quatre flagella appendus à un corps sphérique qui rappelle ainsi le corps d'un pseudopode. L'extrémité libre des flagella présente toujours un renflement pyriforme. A un moment donné ces filaments se détachent du corps sphérique. D'après Laveran, les flagella sont les éléments les plus caractéristiques du parasite, il les a trouvés 92 fois sur 432 cas. Les flagella sont des éléments mâles destinés à féconder les éléments femelles (Mac Callum, Koch, Marchaix).

3° *Les corps en croissant* ont une longueur équivalente au diamètre des hématies; les cornes du croissant sont effilées et incurvées; à la partie centrale s'accumulent des grains noirs de pigment.

4° *Les corps en rosace* ont véritablement la forme de roses; ils sont pigmentés au centre et segmentés à la périphérie. Laveran en avait fait d'abord des formes régressives des corps sphériques. Golgi les a bien étudiés en 1886 et en 1889; les segments périphériques se désagrègent, deviennent libres, et se transforment en petits corps sphériques amiboïdes. D'après quelques auteurs, les corps en rosace seraient plus nombreux dans la fièvre tierce que dans la fièvre quarte.

5° *Formes cadavériques*. — On trouve encore, dans le sang des paludiques, des corps hyalins et immobiles.

CYCLE ÉVOLUTIF DU PARASITE DU PALUDISME

Cycle évolutif complet du parasite du paludisme (*Plasmodium malariæ*), d'après les travaux de Laveran, Grassi, Bignami, Bastianelli, Ross, Schaudinn, etc. La partie supérieure, située au-dessus du trait pointillé, concerne le cycle évolutif asexué (cycle fébrile ou de Golgi). Ce cycle asexué (*Schizogonie AS. II.*) se passe dans le sang du paludique; I à V, accroissement du parasite p; de 6 à 9, stades de division du parasite (ou *Schizonte*) et production des mézoïtes m; 9, corps en rosace; en 10, les mérozoïtes m sont mis en liberté et l'un d'eux p a pénétré dans le globule rouge I.

La partie de la figure située au-dessous du trait pointillé concerne l'évolution sexuée (*Sporogonie*) de l'hématozoaire dans le corps de l'Anophèle; VII. corps en croissant qui pénètrent, au moment de la piqûre, dans le corps du moustique mi; de VII à XII, génération sexuée GS; VIII ♀ à X ♀, évolution du macrogamète; VIII ♂ à X ♂, évolution du microgamétocyte; X ♂, formation des flagelles fl ou microgamètes; XI, fécondation ou pénétration du microgamète dans le macrogamète; XII, zygote avec deux noyaux (mâle ou femelle); XIII, zygote mobile (ookinète); v, l'ookinète traverse les parois stomacales ci de l'*Anophèle*; XIV à XVIII. sporogonie S; XIV, kyste ou zygote sur les parois stomacales; XV, le noyau du kyste se divise; XVI, formation du sporoblastes spo; XVII, les sporoblastes produisent des sporozoïtes; XVIII, kyste après rupture de ses parois; pr, masse protoplasmique résiduelle; les sporozoïtes Sp tombent dans la cavité générale et arrivent dans les glandes salivaires Gl de l'*Anophèles mi*; ils passent ensuite au moment de la piqûre, dans le sang de l'homme sain et lui communiquent la malaria; XIX, nombreux sporozoïtes Sp, avec noyaux n dans le sang; ils pénètrent ensuite dans les globules rouges I, p (figure empruntée à Bordas, *Bull. de Thérap.*, 1908).

CYCLE ÉVOLUTIF DU PARASITE DU PALUDISME

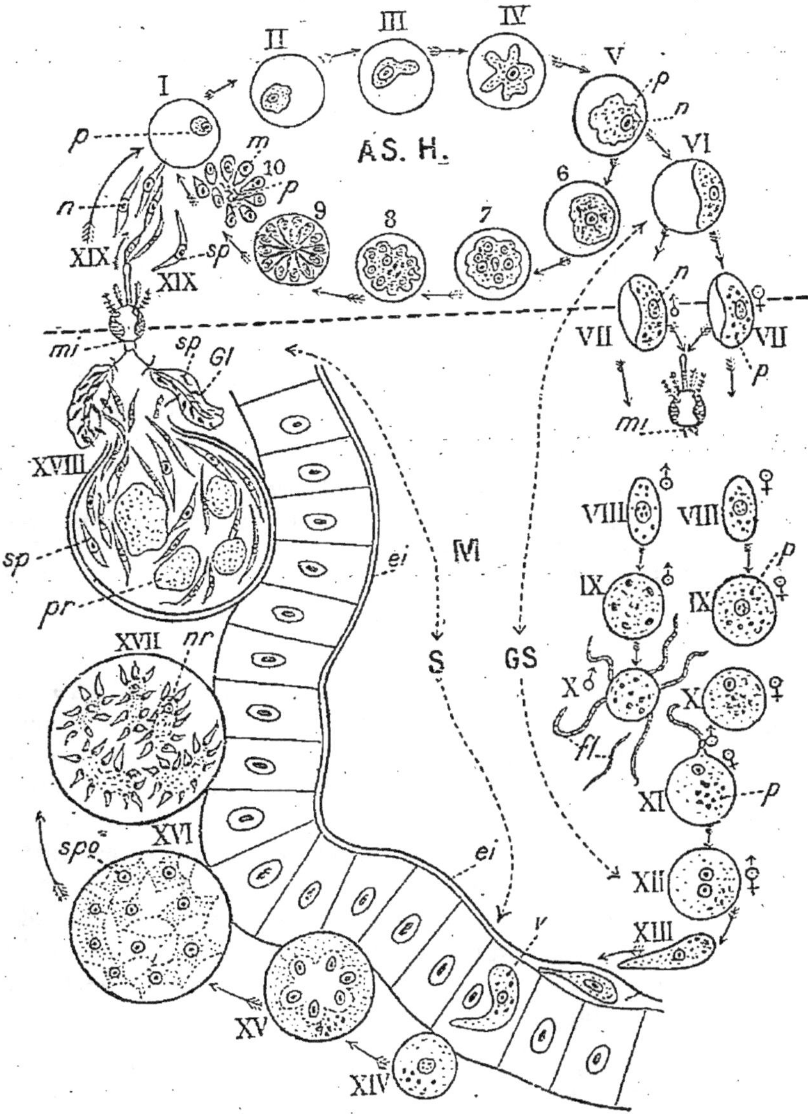

Les corps irréguliers et pigmentés sont les fragments des cadavres de l'hématozoaire.

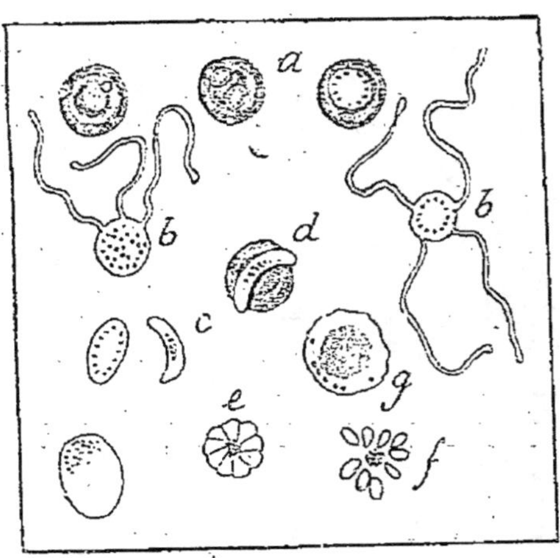

Hématozoaires de la fièvre palustre (Laveran).

a. Corps sphériques pigmentés fixés sur des hématies. — *b*. Corps sphériques avec flagella. — *c*. Corps en croissant. — *d*. Corps en croissant fixé sur une hématie. — *e*. Corps en rosace. — *f*. Corps en rosace se divisant et abandonnant sa matière pigmentaire. — *g*. Leucocyte mélanifère.

Phagocytose. — Les leucocytes se reconnaissent à leur forme régulière, à leur noyau qui se colore facilement par le carmin; ces leucocytes mélanifères, phagocytes, absorbent les cadavres pigmentés du parasite; on en voit même qui absorbent le parasite vivant.

Evolution du parasite[1]. — Le premier acte de ce parasitisme polymorphe, c'est son apparition dans le globule rouge sous forme d'une vacuole transparente. La vacuole devient corps sphérique et se charge de grains pigmentés aux dépens du globule rouge. Puis les corps sphériques émettent les flagella.

1. Les cycles endogène et exogène sont figurés dans tous leurs détails sur la planche précédente tirée du travail de Bordas; sa légende si claire et si explicite nous dispense de plus longs commentaires.

L'hématozoaire prend parfois la forme d'un croissant accolé à un globule rouge digéré, tantôt il se segmente sous forme de corps en rosace ou marguerite ; les segments ou spores, au nombre de 10 à 20, deviennent libres et s'introduisent dans le plasma, où le cycle va recommencer.

Fréquence des types. — Sur le nombre de cas observés par Laveran, les types de l'hématozoaire, isolés ou combinés, étaient répartis de la façon suivante :

    Le corps sphérique . . . . 589 fois
    Le corps en croissant. 107
    Les flagella. 92

On avait prétendu que le type du parasite variait avec le type de la fièvre ; suivant Golgi, il y aurait un parasite spécial pour la tierce, pour la quarte, etc. Cette question n'est pas encore tranchée ; les flagella et les corps sphériques sont plus fréquents dans le paludisme aigu, les corps en croissant sont plus fréquents dans les fièvres palustres chroniques, mais c'est *toujours le même parasite* (Babès et Gheorghiu[1]).

Technique. — Pour trouver l'hématozoaire, il faut le chercher au début des accès, avant le paroxysme, et chez des malades *n'ayant pas pris de quinine*. On recueille une goutte de sang qu'on étale sur une lamelle, et le couvre-objet doit être luté pour éviter les courants. Comme réactif colorant, Laveran emploie le bleu de méthylène.

Le Giemsa permet de mieux saisir la structure intime de l'hématozoaire. Sur une lame de sang desséchée et fixée, on laisse agir à froid, pendant 20 minutes, une dilution au douzième de mélange de Giemsa. La préparation est séchée à l'étuve à 37° ou mieux à l'air libre. Les hématies, colorées en rose ou en vert pâle, forment un fond clair sur lequel tranchent immédiatement le nucléole rubis du Schizonte, la vésicule incolore formée par le noyau et la lisière bleue qui représente le corps protoplasmique de l'hématozoaire, par-

---

1. Babès et Gheorghiu. *Arch. de méd. expér.*, 1" mars 1893.

semé de granulations pigmentaires sur les organismes avancés dans leur évolution.

Discussion. — Suivant quelques auteurs, l'hématozoaire ne serait pas l'agent spécifique du paludisme, car ce parasite existe chez le lézard, la tortue, le geai, etc. L'hématozoaire existe, en effet, dans différentes espèces animales (Danilewsky), mais c'est chez l'homme qu'il est pathogène ; en voici les preuves fournies par Laveran : Les hématozoaires ont été retrouvés chez les palustres de tous les pays. Jamais ces hématozoaires n'ont été rencontrés chez des individus qui n'étaient pas atteints de paludisme. Le développement des hématozoaires se lie intimement à la production de la mélanémie qui est caractéristique du paludisme. Les sels de quinine font disparaître du sang des hématozoaires, en même temps qu'ils guérissent la fièvre palustre. On a transmis le paludisme d'homme à homme en injectant dans les veines d'un individu non paludique une petite quantité du sang recueilli dans les veines d'un palustre et contenant des hématozoaires (Mariotti et Ciarrochi).

Étiologie. — Les hypothèses émises par Laveran et Patrick Manson sur la propagation du paludisme par quelque insecte suceur, comme le moustique, ont reçu une définitive consécration. Ronald Ross [1] a reconnu que l'hématozoaire des oiseaux se développe dans le moustique sous forme de corps pigmentés, de filaments germes, qui parviennent à se développer dans la glande venimo-salivaire du moustique. Ces corps passent avec la sécrétion de la glande dans la blessure faite par l'insecte à la peau d'un sujet sain, ils se mélangent avec le sang et produisent l'infection. Ronald Ross put de cette façon infecter des oiseaux sains qui succombèrent : le foie et la rate étaient chargés de pigment noir caractéristique de la maladie à hématozoaires des oiseaux. Tous les moustiques ne sont pas capables de propager le paludisme : les anophèles doivent être incriminés ;

1. Ronald Ross. Du rôle des moustisques dans le paludisme. *Acad. de méd.*, 24 janvier 1899.

on a constaté sur plusieurs points du globe la coexistence
des anophèles et de l'endémie palustre; au contraire, dans
les localités salubres, on ne trouve que des culex (Laveran).

Voici comment Manson a pu faire éclore la malaria à
Londres où cette maladie n'existe pas normalement. Il a fait
recueillir à Rome des larves d'anophèles qu'on a élevées en
lieu clos. Ces larves devenues adultes ont été logées dans
des cylindres d'étoffe à moustiquaire. Jusque-là elles étaient
inoffensives. Pour les rendre offensives on a posé le cylindre sur un malade atteint de malaria, et les moustiques en
piquant le malade à travers les mailles de l'étoffe ont
absorbé en même temps le sang et l'hématozoaire. On a
alors envoyé de Rome à Londres les cylindres contenant
les moustiques contaminés, et le fils de Manson, étudiant en
médecine, en se faisant piquer par ces moustiques a été
pris de fièvre paludéenne avec hématozoaire dans le sang.

Une autre expérience, inverse de la précédente, met bien
en lumière le rôle des anophèles
dans la propagation du paludisme.
Les docteurs Sambon et Low et trois
autres personnes se sont installés
près de l'embouchure du Tibre dans
une localité où la malaria sévit sur
les habitants et sur les voyageurs.
Toutefois ils ont eu soin d'habiter
une cabane en bois spécialement
bien construite à Londres avec fenêtres garnies d'un treillage métallique tellement fin que les anophèles
ne pouvaient pas le traverser. Les
lits étaient protégés par des moustiquaires. Les expérimentateurs res-

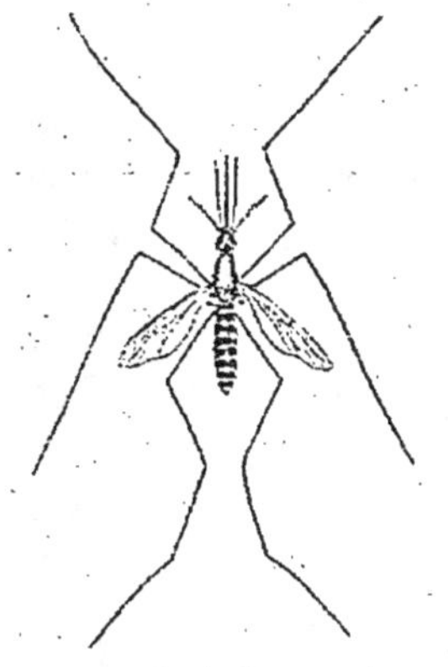

Anophèles maculipennis.

tèrent un mois dans leur cabane sans sortir entre le coucher
et le lever du soleil; ils ne furent pas atteints du paludisme.

Ces deux expériences sont tout à fait concluantes. Voyons
maintenant ce qu'est l'anophèle, quelles sont ses mœurs
et comment il prend et donne l'hématozoaire.

L'anophèle[1] se distingue du culex par la disposition de la tête. Au lieu d'avoir comme ce dernier des palpes plus courtes que la trompe, il possède la trompe et les palpes de même longueur. L'anophèle ne s'élève pas au-dessus du sol; c'est un mauvais voilier; il ne s'éloigne pas beaucoup de la mare où il est né, et souvent on ne le trouve déjà plus à 500 ou 1000 mètres de celle-ci. Le jour, l'anophèle se réfugie sur les plantes ou dans les endroits obscurs; le soir, il va dans les mares. La femelle seule pique l'homme dès le crépuscule. Les larves de l'anophèle vivent dans l'eau comme les larves du culex; mais leur forme est bien différente. Tandis que les dernières portent à leur partie postérieure un tube respiratoire qui fait saillie hors de l'eau, les premières respirent par toute la surface du corps qui reste horizontal immédiatement sous la première couche d'eau; on peut les priver d'air et les faire périr, en répandant sur l'eau un corps qui s'étale à sa surface, comme du pétrole, de l'huile ou corps gras quelconque.

Le développement de l'hématozoaire chez l'anophèle est exogène et sexué. La femelle pique un malarique pendant la nuit et lui injecte en même temps un peu de venin qui est sécrété par ses glandes salivaires et qui a la propriété d'empêcher la coagulation du sang; elle absorbe ainsi du sang humain, renfermant l'hématozoaire sous forme de corps sphériques ou de corps en croissant. Les corps sphériques sont détruits par les sucs digestifs du moustique et seuls les corps en croissant survivent. Dans le tube digestif de l'anophèle, ces derniers forment des corps ovoïdes de deux sortes : l'un est mâle (microgamétrocyte), l'autre est femelle (macrogamétocyte). La sorte mâle émet plusieurs flagella, qui se détachent, et vont, comme des spermatozoïdes, s'unir à la sorte femelle. La fécondation est suivie de l'expulsion d'un œuf fécondé, le zygote, qui s'allonge et s'enkyste dans la paroi musculaire de l'estomac : il grossit, fait hernie sur la paroi externe de l'estomac de l'anophèle, et

1. Marchiefava e Bignani. *La Infezione malarica*. Rome, 1905.

se remplit de nombreux corps fusiformes, les sporozoïtes. Ceux-ci deviennent libres, se répandent dans le sang du moustique et se localisent dans les glandes salivaires et les tubes excréteurs de ces glandes salivaires. On compte 10 000 sporozoïtes dans un seul anophèle. Introduits dans le sang humain, ils se transforment en corps sphériques et détruisent les globules sanguins.

Les sporozoïtes ne se développent qu'à une température de 27 à 30 degrés, ce qui explique l'absence des malaria dans les régions septentrionales et dans nos régions pendant l'hiver.

Les marais mal entretenus, le mélange des eaux douces et des salées (Dutroulau), les grands mouvements de terre que nécessitent les canalisations, les défrichements, sont autant de milieux favorables au développement de l'agent pathogène. Les terrains *marécageux* qui sont formés par des couches d'eau peu épaisses, par un limon riche en matières organiques végétales, et qui sont exposés aux ardeurs du soleil, sont les plus favorables à l'éclosion de la malaria. Mais la malaria apparaît également dans des localités qui ne sont pas marécageuses; il est vrai que, en y regardant de près, on voit que, sous l'écorce desséchée de ces localités, se trouvent des terrains humides qui sont l'origine des effluves miasmatiques. Ainsi s'explique l'apparition des fièvres palustres qui éclatèrent à Paris lors des grands mouvements de terrains qu'on exécuta en 1811 pour creuser le canal Saint-Martin, et en 1840 pour la construction des fortifications, etc.

Toutefois les conditions que je viens d'énumérer ne sont pas absolument indispensables à la production du paludisme, car il est endémique dans des contrées qui sont formées par des terrains sablonneux, graniteux ou volcaniques[1].

Ainsi, en Algérie, la malaria se développe, sous forme de défrichement de notre colonie, dans les contrées « les plus

1. Colin. *Traité des fièvres intermittentes*, p. 21.

sèches, les plus stériles, n'ayant ni l'humidité, ni la végétation, ni la décomposition des marais ». La dénomination d'infection palustre, de paludisme, de fièvre palustre, qui vient de *palus*, marais, n'est donc pas absolument exacte; on la conserve par habitude, mais elle ne répond pas à tous les cas.

Le miasme palustre (moustique anophèle) peut être transporté à quelque distance par les vents. L'usage d'une eau marécageuse comme boisson peut déterminer la maladie[1]; le rapport de Boudin, au sujet de la petite épidémie qui sévit à bord du vaisseau sarde l'*Arago*, ne laisse aucun doute à ce sujet. Une première atteinte, loin de conférer l'immunité, est habituellement l'origine de récidives multiples et d'accidents ultérieurs. Dans le pays où la malaria est endémique, les habitants, par le fait de l'acclimatement, sont peu sujets aux accidents aigus, mais ils subissent souvent d'emblée la cachexie palustre, et les enfants naissent parfois cachectiques. La race noire jouit d'une grande immunité.

La malaria, très rare dans les contrées froides, est *endémique* dans un grand nombre de contrées chaudes et tempérées. Telles sont la France (Bresse et Sologne), l'Italie (marais Pontins et Campagne romaine), la Grèce, les bouches du Danube, la basse Hongrie, l'Algérie, la Basse Égypte, le Sénégal, Madagascar, l'Inde, la Perse, la Cochinchine, le golfe du Mexique, les Antilles, l'Amérique centrale, etc.

Dans les pays où la malaria est endémique, c'est en *été* que les fièvres sont plus fréquentes et plus intenses, et c'est dans les pays les plus chauds, c'est dans des régions tropicales, que la malaria sévit avec le plus d'intensité. A certains moments, dans les localités où elle est endémique, la malaria revêt la forme *épidémique*, et elle s'étend même à des contrées qui paraissent n'offrir aucune condition favorable à son développement. Ces épidémies ont plusieurs fois précédé les épidémies de choléra.

______

1. Boudin. *Traité des fièvres intermittentes*, etc. Paris, 1845, p. 66.

Manifestations du paludisme. — Les manifestations du paludisme sont *fébriles* et *non fébriles*. Les manifestations *fébriles* ont été longtemps désignées sous le nom de fièvres intermittentes, et aujourd'hui encore on emploie trop souvent cette synonymie vicieuse, comme si l'agent palustre ne pouvait créer que des types fébriles intermittents. Dans nos climats, il est vrai, la fièvre intermittente est la manifestation habituelle de la malaria, mais dans les pays chauds, dans les pays tropicaux, c'est-à-dire dans un grand nombre de contrées, l'intermittence devient plus rare et l'intoxication palustre se révèle par des fièvres *rémittentes* et par des fièvres *continues*. Faire de l'intermittence le caractère essentiel de l'impaludisme, c'est revenir aux classifications erronées de Pinel. Dès 1828, Annesley[1] faisait savoir qu'aux Indes une même cause miasmatique engendre des fièvres intermittentes, rémittentes et continues, et en 1836 M. Maillot[2], en Algérie, établissait définitivement les types rémittents et continus des fièvres paludéennes et les reliait aux types intermittents. « En Algérie, nous avons pu sortir de la tierce et de la quarte, nous affranchir du préjugé nosographique du type et rentrer ainsi dans une voie plus large pour la pathologie, plus droite et plus pratique pour la médecine. En Algérie, il nous a été donné de voir les types effacés et confondus et nos fièvres intermittentes classiques changées en continues, comme pour signaler le vice d'une pyrétologie exclusivement fondée sur la considération du type. » (Trousseau et Pidoux[3].)

L'impaludisme se traduit également par des manifestations *non fébriles*, que nous étudierons plus loin. Nous verrons que ces manifestations, habituellement chroniques, succèdent aux accidents fébriles ou s'établissent *d'emblée*.

Les manifestations *fébriles* et *non fébriles* du paludisme peuvent se montrer isolées ou associées. Suivant le cas,

1. *Diseases of India*, 1828.
2. *Fièvres ou irritations cérébro-spinales intermit.*, Paris, 1836.
3. *Thérapeutique et matières médicales*, t. II, 659, 9ᵉ éd.

elles se succèdent ou se combinent. Pour faciliter leur description, je les diviserai en plusieurs groupes et j'étudierai successivement :

1° Les *fièvres intermittentes*, dont le *type* est variable ;
2° Les *fièvres rémittentes* et les *fièvres continues* ;
5° Les *fières pernicieuses* ;
4° La *cachexie palustre* ;
5° Les *fièvres larvées*.

FIÈVRES INTERMITTENTES

Description. — La *fièvre intermittente* est la manifestation la plus habituelle du paludisme ; elle prend la forme d'*accès*. Il suffit d'avoir séjourné peu de temps, ou même d'avoir traversé un pays ou règne la malaria, pour prendre la fièvre intermittente. La période d'*incubation* dure six, huit, dix jours, rarement plus de trois semaines. Tantôt les accès de fièvre éclatent brusquement, tantôt ils sont précédés, pendant quelques heures, pendant une journée, de malaises, de frissons, de troubles gastriques, qui font croire à un embarras gastrique fébrile, alors que c'est l'accès palustre qui se prépare. Chez certaines personnes, une lassitude inaccoutumée, des douleurs musculaires, ou articulaires, des urines troubles, des frissonnements, un mal de tête auquel on ne se trompe pas, indiquent qu'un accès va se déclarer : alors éclate le frisson.

L'accès régulier se compose de trois *stades* : stade de frisson, de chaleur, de sueur.

Le stade de *froid*, ou mieux stade de frisson, est caractérisé par un *frisson*, bientôt accompagné d'un *tremblement* qui occupe d'abord les muscles de la mâchoire (claquement des dents) et qui se généralise à tout le corps au point d'ébranler le lit dans lequel est couché le malade. La peau est sèche et ses papilles saillantes lui donnent l'aspect de la *chair de poule*. La face et les extrémités sont froides, décolorées, bleuâtres, l'anxiété est vive, l'oppression est marquée, la voix est cassée, le pouls est petit et fréquent, les urines sont peu abondantes et aqueuses. Bien que le malade éprouve une violente sensation de froid, la température prise dans l'aisselle accuse, dès le début de l'accès, une élévation de température qui, pendant ce stade de froid, peut s'élever à 40 degrés et au delà[1].

Toutefois, le frisson n'est que le début *apparent* de l'accès; l'élévation de la température, les modifications de l'urine, l'accroissement de l'urée (Jaccoud), l'accroissement de l'acide carbonique excrété par la respiration, en un mot l'excès des combustions organiques, se manifestent déjà plusieurs heures avant le frisson. Après une durée qui varie de une à deux heures, rarement davantage, les frissons alternent avec des bouffées de chaleur; c'est le stade de chaleur qui commence.

Pendant le *stade de chaud*, la chaleur augmente progressivement d'intensité et devient même extrêmement pénible. Les malades se découvrent et changent de position pour trouver dans leur lit un peu de fraîcheur; le pouls prend de l'ampleur, mais reste fréquent; la peau est sèche et brûlante, la face est injectée; la respiration est accélérée; les idées sont parfois délirantes; la soif est vive; les urines se colorent. La durée moyenne de ce stade est de une à deux heures.

Le *stade de sueur* s'annonce par une moiteur et par une sensation générale de bien-être. La sueur est abondante, la température s'abaisse rapidement, la peau devient fraîche, le pouls prend un meilleur caractère, mais conserve encore un peu d'ampleur; les urines sont généralement épaisses, colorées, et quelquefois albumineuses. La durée moyenne de ce stade, qui est le plus long des trois, est de deux à quatre heures; un sommeil réparateur arrive aussitôt que

---

1. Jaccoud. *Clinique*, 1881, p. 628.

le calme a reparu. Parfois on observe au visage une éruption d'*herpès*.

Tel est l'*accès franc*; mais il n'y a pas toujours l'évolution classique que je viens de lui décrire. La série n'est pas toujours complète; certains malades ne frisonnent pas, d'autres transpirent peu. L'accès débute presque toujours dans les heures comprises entre minuit et midi, contrairement aux accès de fièvre intermittente symptomatique, qui débutent dans la soirée. Les douleurs de l'hypochondre gauche dont se plaignent parfois les malades sont dues à la tuméfaction de la *rate* qui accompagne l'accès, tuméfaction d'abord passagère, mais qui devient permanente par la répétition des accès. L'accès terminé, le malade, à part quelque lassitude, se croit revenu à la santé, mais si la période d'apyrexie est courte ou si les accès se répètent, le malade conserve, même pendant les périodes d'apyrexie, un sentiment de malaise, et un affaiblissement souvent accompagné de troubles digestifs.

Je viens de décrire l'accès de fièvre intermittente tel qu'on l'observe dans nos contrées, mais il présente suivant les pays des variations importantes à connaître. Ainsi les fièvres de Perse sont fréquemment accompagnées de vomissements, de délire, et simulent parfois la forme méningitique, bien qu'elles ne présentent pas une aussi grande gravité pronostique.

Types. — La *période apyrétique*, suivant sa durée, détermine le *type* de la fièvre intermittente.

La fièvre intermittente *quotidienne* est caractérisée par des accès de fièvre revenant tous les jours.

La fièvre *tierce* est caractérisée par des accès revenant tous les deux jours et laissant entre eux un jour d'apyrexie.

La fièvre *quarte* est caractérisée par des accès revenant tous les trois jours et laissant entre eux deux jours d'apyrexie.

Il y a également des types beaucoup plus rares, c'est la fièvre *quintane, sextane, septane, octane*.

Les *types* principaux, les fièvres quotidiennes, tierce et quarte présentent quelques variétés qu'on nomme *fièvres doublées* et *fièvres redoublées.*

Les fièvres *doublées*, plus rares que les redoublées, sont caractérisées par deux accès revenant dans la même journée; les deux accès viennent tous les jours dans la quotidienne doublée, tous les deux jours dans la tierce doublée, tous les trois jours dans la quarte doublée.

Les fièvres *redoublées*, encore nommées *double-tierce* et *double-quarte*, sont caractérisées par des accès qui reviennent de la façon suivante : dans la *double-tierce*, il y a un accès tous les jours, mais l'accès du lendemain ne ressemble pas à celui de la veille comme dans la fièvre quotidienne, la ressemblance porte sur l'accès de l'avant-veille, c'est-à-dire que l'accès du troisième jour ressemble, par son intensité, par sa durée, par son heure d'apparition, à l'accès du premier jour, et l'accès du quatrième jour ressemble à celui du deuxième, et ainsi de suite. Dans la fièvre *double-quarte*, il y a deux jours d'accès et un jour d'apyrexie; l'accès du quatrième jour ressemble à celui du premier, et l'accès du cinquième jour ressemble à celui du deuxième.

De tous ces *types*, les plus fréquents sont la fièvre tierce et la quotidienne. Dans nos contrées, on a d'emblée le type tierce ou le type quotidien, mais la fièvre est rarement quarte dès son début; les types doublés et redoublés ne sont jamais primitifs. Le type semble tenir à la nature du miasme qui infecte telle ou telle localité.

Chez un sujet qui n'est pas en traitement, l'accès de fièvre intermittente légitime revient à jour fixe et à peu près à la même heure; s'il y a retard, on dit que la fièvre est *retardante*; s'il y a avance, on dit qu'elle est *anticipante*; si un nouvel accès se déclare avant la fin du précédent, la fièvre est *subintrante.*

Un type peut se transformer en un autre type : la fièvre quotidienne devient double-tierce, puis tierce franche, et inversement, la fièvre tierce peut se transformer en quotidienne. Le type tierce se transforme en quarte surtout en automne (Van Swieten), et la fièvre quarte peut prendre le type tierce. Plus la fièvre s'éloigne du type quotidien, plus elle est opiniâtre ; aussi la fièvre quarte est-elle spécialement tenace, d'où l'imprécation latine : *Quartana te teneat !*

Marche. Diagnostic. — Abandonnée à elle-même, la fièvre intermittente peut guérir sans traitement après une durée de quelques semaines ; mais, traitée ou non, il est rare qu'une première manifestation d'intoxication palustre ne soit pas suivie d'une série de récidives survenant à quelques semaines, à plusieurs mois, à plusieurs années de distance, tantôt sans cause nouvelle appréciable, tantôt à l'occasion d'un refroidissement, d'une fatigue, d'un traumatisme (Verneuil), ou à la suite d'une maladie aiguë. Ce réveil de l'impaludisme à la suite d'une perturbation de cause externe ou interne est bien important à connaître.

Les récidives, quand elles se suivent de près, reparaissent habituellement avec une telle régularité que le paroxysme, suivant que la fièvre était tierce ou quarte, revient au jour où il aurait dû se montrer si la succession des accès fébriles n'avait pas été interrompue. Après plusieurs récidives, les *rythmes courts* deviennent plus fréquents, et à la longue, les accès perdent leur régularité, les stades qui composent l'accès sont moins francs, moins complets, la périodicité est moins précise, le *type* perd sa netteté ; on dit que la fièvre est *mal réglée.*

Dans quelques cas, le paludéen, *a maigri* et *anémié*, est sujet à des maux de tête, à des frissonnements suivis de sueur, à des troubles dyspeptiques, et, par moments, de vrais accès fébriles reparaissent. La *rate* prend quelquefois de fortes proportions ; le foie est également volumineux, la nutrition languit, et, si l'on n'y porte remède, c'est, de loin, la période cachectique qui se prépare.

Le *diagnostic* de la fièvre intermittente est parfois difficile, et, dans quelques cas, à moins d'avoir recherché et

trouvé l'hématozoaire, on ne peut se prononcer sans avoir
vu plusieurs accès. Dans les pays où le paludisme est endémique, les pyrexies qui de leur nature sont continues, la
fièvre typhoïde, par exemple, débutent quelquefois par des
accès intermittents avant de revêtir le type qui leur est
propre. On *ne peut dire* en aucun cas que la fièvre palustre
se soit transformée en fièvre typhoïde[1], mais nous allons
voir plus loin que la typhoïde et la malaria peuvent évoluer
ensemble et former un type mixte, la fièvre typho-palustre.

On voit, dans les contrées palustres, des accidents
fébriles continus qui simulent d'abord une fièvre typhoïde,
mais bientôt la fièvre se morcelle, des frissons marquent
le début de vrais accès, et l'intermittence se déclare franchement. Dans tous les cas où le diagnostic est difficile
entre les formes continues de la malaria et la fièvre
typhoïde, le *séro-diagnostic* (Widal) lèvera tous les
doutes.

Le diagnostic est encore à faire avec le kola Azar (fièvre
noire), qui, jusqu'en 1904, a été confondu avec le paludisme.
Cliniquement, les deux affections offrent bien des analogies,
et souvent l'examen du sang sera seul capable d'étayer le
diagnostic. Le parasite (Piroplasme de Leishmann Donavan)
se rencontre rarement dans le sang périphérique, et, dans
le sang retiré du foie et de la rate, le piroplasme offre une
prédilection pour les leucocytes polynucléaires; ce caractère
constitue déjà un premier élément de diagnostic. Le piroplasme diffère encore de l'hématozoaire par son centrosome
en bâtonnet. Enfin, au cas de doute, il suffit de recueillir
aseptiquement quelques gouttes de ce sang dans un tube
stérilisé, de les additionner de citrate de soude, pour voir
apparaître, au bout de quelques jours, des formes spéciales
de piroplasmes, qui rappelent un trypanosome sans membrane ondulante.

1. Sorel. Intoxicat. palustre dans ses rapports avec la fièvre typhoïde.
Revue-mens., 1880, n° 11.

On ne confondra pas les fièvres intermittentes *symptomatiques* (tuberculose, suppuration, cachexie) avec les fièvres palustres; elles sont associées à différents états morbides, il n'y a pas d'hypermégalie, et l'accès revient dans la soirée.

FIÈVRES PALUDÉENNES RÉMITTENTES ET CONTINUES

La *fièvre rémittente paludéenne* n'est en somme qu'une fièvre continue dont les paroxysmes sont plus ou moins accentués, et dont les rémissions n'arrivent jamais à l'apyrexie complète qui crée l'intermittence. Les dénominations de fièvre rémittente et de fièvre continue pourraient donc être confondues en une seule; toutefois, dans les formes rémittentes, les paroxysmes sont assez nettement accentués et parofis précédés d'un stade de froid, tandis que dans la fièvre continue, rien ne rappelle la périodicité.

Les *rémittentes palustres* peuvent se transformer en intermittentes. Habituellement la fièvre est rémittente *d'emblée*; parfois cependant la rémittence ou la continuité s'établissent à la suite d'accès intermittents devenus *subintrants*.

La fièvre rémittente a peu de tendance à récidiver sous sa forme initiale; quand elle récidive, c'est pour prendre le type intermittent (Colin).

La rémittente palustre est endémique dans quelques contrées de l'Europe (midi de la France, Grèce, Italie, régions du bas Danube), mais elle règne de préférence dans les pays chauds (Algérie, Sénégal, Inde, Cochinchine, Antilles, Amérique du centre, etc.). Elle apparaît souvent à l'état d'*épidémie*, et peut disparaître ensuite pendant des années. Dans certaines contrées tropicales, la rémittente palustre règne sur les côtes, tandis que l'intermittente existe à l'intérieur des terres ou sur les plateaux. L'indigène ou l'individu acclimaté prend surtout l'intermittente, mais le nouveau venu est atteint de rémittente (Griesinger).

Ces faits ont été consignés à Rome et en Algérie par les médecins français, aux Indes par les médecins anglais, où les grandes épidémies de fièvre rémittente et continue sévissent principalement sur les troupes nouvellement arrivées, tandis que les soldats acclimatés prennent surtout les formes intermittentes.

Les fièvres rémittentes et continues offrent des variétés multiples que je vais esquisser dans les exemples suivants.

Fièvre rémittente solitaire. — Un individu, habitant un pays palustre, est pris de céphalalgie violente, avec fièvre, courbature, douleurs lombaires comme dans la variole, avec épistaxis, abattement, vertiges, insomnie comme dans la fièvre typhoïde, avec anorexie, nausées, vomissements, soif vive, langue sèche, comme dans l'embarras gastrique; la rate est volumineuse, douloureuse; le teint est subictérique. La fièvre est pseudo-continue; elle présente des exacerbations parfois précédées de frissons, elle atteint 39 et 40 degrés. La maladie va durer huit, dix jours, elle pourra se terminer d'une façon rapide, au milieu de sueurs abondantes, elle pourra traîner en longueur, si elle n'est pas traitée par la quinine, elle pourra se transformer en accès franchement intermittents. Voilà un exemple de fièvre rémittente simple, *solitaire, non accompagnée.*

Fièvres rémittentes gastro-bilieuses. — Dans d'autres circonstances, la fièvre rémittente n'est plus « solitaire » : elle est *accompagnée* de symptômes *gastriques,* de symptômes *bilieux* dont l'importance a permis de créer des types gastriques, des types bilieux, des fièvres rémittentes *gastro-bilieuses.* Ici, comme dans toutes les maladies infectieuses, nous trouvons entre les cas bénins et les cas mortels toute une série d'intermédiaires; ces variations dépendent en grande partie de l'intensité de l'épidémie et du pays dans lequel règne le paludisme[1].

En effet, plus on avance vers les pays chauds et vers les

<hr>

1. Blanc. *Arch. de méd. militaire*, 1889, t. I.

zones équatoriales, plus les maladies gastro-bilieuses sont fréquentes : telles sont la fièvre typhoïde bilieuse, la fièvre jaune. la fièvre palustre bilieuse; on s'est même demandé s'il n'y aurait pas une fièvre climatique bilieuse indépendante des autres groupes. Pour ce qui est de la rémittente palustre bilieuse, voici comment elle évolue dans ses formes graves :

Un individu, habitant les régions chaudes où règne le paludisme, est pris d'emblée de fièvre rémittente, ou de quelques accès intermittents qui tournent assez vite à la rémittence. La céphalée, la courbature, les frissons, la fièvre ouvrent la scène; bientôt apparaît un accès violent avec douleurs gastriques, angoisse épigastrique, vomissements alimentaires et bilieux, vertiges, état nauséeux, sensation de défaillance. L'intolérance stomacale peut être telle, que nulle boisson n'est gardée. La langue est saburrale, gluante, bilieuse. La diarrhée est fréquente, parfois très fréquente. Dans quelques circonstances, des *flots de bile* sont rejetés par l'estomac et par l'intestin. L'ictère peut revêtir toutes les formes, toutes les nuances; il apparaît du troisième au quatrième jour de la maladie; il est biliphéique et hémaphéique, rarement l'un ou l'autre. Le foie est volumineux et dans quelques cas si douloureux qu'on peut croire à la formation d'un abcès. La rate est hypertrophiée et également très douloureuse. Douleur hépatique, douleur splénique, douleurs lombaires, douleurs musculaires, douleurs articulaires, douleurs gastriques, tel est le bilan de la rémittente gastro-bilieuse.

Dans le cours de cet état *gastro-bilieux*, la fièvre atteint et dépasse 40 degrés; la rémission est en moyenne de 1 degré; elle peut avoir lieu le soir ou le matin, et au moment des paroxysmes le malade a conscience de son accès. Les *hémorrhagies* sont fréquentes (épistaxis, purpura, melæna). Les troubles *nerveux*, agitation, délire, symptômes ataxo-adynamiques sont communs; le coma est assez rare. Suivant le cas, ces phénomènes gastriques, intestinaux, bilieux, hémorrhagiques, nerveux, s'entremêlent de mille façons.

Quand le malade ne succombe pas à ces formes si graves, quand il n'est pas emporté au milieu de phénomènes pernicieux (algidité, collapsus, etc.), la convalescence est longue et pénible, elle est quelquefois annoncée par la transformation de la fièvre rémittente et intermittente, par la rémission complète de la fièvre, par des sueurs abondantes, mais les récidives sont à craindre.

Dans d'autres circonstances, les troubles gastro-bilieux sont peu accusés ou relégués au second plan : ce qui domine, c'est la continuité de la fièvre, à faible rémission, avec prédominance de symptômes *ataxo-adynamiques*, abattement, prostration, stupeur, délire, sécheresse de la langue, ballonnement du ventre, diarrhée fétide rappelant le tableau de la fièvre typhoïde.

Parfois enfin les symptômes typhoïdes et les symptômes gastro-bilieux peuvent être confondus.

Les formes *graves* de la rémittente palustre présentent, on le voit, les aspects les plus variés. Parfois l'état typhoïde s'accuse dès le début, pendant quelques jours les rémissions sont irrégulières mais appréciables; plus tard elles ne sont plus sensibles, ce qui est d'un fâcheux pronostic; l'adynamie est précoce. Dans d'autres cas, on observe des hémorrhagies multiples, épistaxis, hématurie, pétéchies, c'est la forme *hématurique* commune au Sénégal, aux Antilles. Dans d'autres circonstances, des symptômes ictériques, dysentériformes ou cholériformes, dominent la scène. Chez certains malades, on observe des collections purulentes des séreuses, des abcès du foie, des œdèmes, suite de coagulations veineuses, et la gangrène des extrémités. La mort est souvent la conséquence de ces formes terribles.

Fièvre typho-palustre. — Je viens de dire que, dans bien des cas, le paludisme aigu, par la continuité de la fièvre et par la nature de ses symptômes, revêt les allures de la fièvre typhoïde; le diagnostic en est parfois très difficile. Dans d'autres circonstances, il y a une véritable association de l'infection typhoïde et de l'infection palustre; cette association crée la fièvre typho-palustre[1]. La typho-palustre se développe dans les foyers d'endémicité commune à la malaria et à la fièvre typhoïde : elle est rare en France, mais fréquente en Algérie et dans bien d'autres pays. Tantôt la fièvre typhoïde se déclare chez un malade qui était déjà paludéen et les deux maladies évoluent parallèlement sans s'influencer réciproquement ; tantôt les deux maladies, fièvre typhoïde et paludisme aigu, éclatent én même temps chez le même individu, c'est le type typho-palustre. Dans ce dernier cas, chacun des éléments étiologiques évolue pour son compte et celui qui est prépondérant assigne à l'évolution de la maladie une symptomatologie spéciale.

Les malades atteints de fièvre typho-palustre présentent pendant la vie ou à l'autopsie les altérations spéciales à ces deux maladies : c'est, pour la fièvre typhoïde, l'hypertrophie et l'ulcération des plaques de Peyer ; pour la malaria, le pigment mélanique dans le sang et dans les tissus, mais je voudrais savoir si ces malades ont à la fois le bacille d'Eberth et l'hématozoaire de Laveran. C'est dans le cas de fièvre dite typho-palustre que le séro-diagnostic (Widal) rendra de grands services en permettant de faire la part de l'infection typhoïde.

Fièvre hémoglobinurique. — Les fièvres palustres sont souvent accompagnées d'hémorrhagies multiples ; ces hémorrhagies, purpura, ecchymoses, hémorrhagies nasales, buccales, intestinales, s'observent dans les fièvres rémittentes bilieuses ou non bilieuses : l'état bilieux n'est pas fatalement associé aux hémorrhagies. Ainsi, aux Antilles, Carvajal a observé des cas qu'il m'a communiqués, concernant des malades atteints de paludisme aigu, avec hémorrhagies multiples pour les muqueuses des yeux, de la bouche, du nez, hémorrhagies de la peau, de l'intestin, du rein, tout cela *sans ictère*, comme dans certains cas de purpura infectieux.

Mais à côté de ces cas, où des hémorrhagies multiples

1. Kelsch et Kiener. *Maladies des pays chauds*, p. 341.

s'associent ou non aux fièvres bilieuses, il en est d'autres qui, en fait d'hémorrhagies, ne visent que l'hématurie. Cette forme, autrefois nommée fièvre hématurique, doit être nommée fièvre *bilieuse hémoglobinurique*, car il s'agit ici d'hémoglobinurie et non d'hématurie. La bilieuse hémoglobinurique (Corre) est surtout fréquente dans les régions tropicales, néanmoins on l'observe dans notre région méditerranéenne, en Grèce, en Algérie. En voici un exemple :

Un individu, infecté de paludisme, est pris soit d'accès intermittents quotidiens ou tierces, soit de fièvre rémittente, ce qui implique déjà une gravité que n'a pas habituellement la forme intermittente. Au cas d'accès intermittents, le stade de frisson est accompagné de douleurs lombaires, d'angoisse épigastrique, de vomissements bilieux, de dyspnée, symptômes qui s'accentuent encore pendant le stade de chaleur. L'*hémoglobinurie* débute avec le frisson ou avant lui, elle augmente graduellement d'intensité pendant l'accès et elle cesse avec l'apyrexie. Les émissions d'urine qui pendant l'accès prennent successivement la teinte de vin de Bordeaux, de malaga, de bière brune, s'éclaircissent après l'accès.

Les symptômes bilieux débutent eux aussi avec l'accès ; les vomissements de bile sont souvent accompagnés d'évacuations bilieuses intestinales. La rapidité de l'ictère est telle que déjà, pendant le stade de chaleur, la peau est jaune et safranée. L'accès bilieux, très fort dans le premier accès hémoglobinurique, diminue souvent d'intensité aux accès suivants. L'accès hémoglobinurique peut reparaître tous les jours, tous les deux jours ; la teinte ictérique ne disparaît pas entre les accès. La rate est volumineuse, le malade est très anémié, mais malgré son apparente gravité, la forme que je viens de décrire est habituellement suivie de guérison.

La fièvre bilieuse hémoglobinurique est autrement terrible, si le stade de chaleur se prolonge, si les accès sont subintrants, si en un mot la fièvre est rémittente ou continue. Alors les vomissements sont plus fréquents, l'ictère est plus intense, les urines sont noires, la langue se sèche, les yeux s'excavent, le hoquet apparaît et le malade succombe tantôt par épuisement, tantôt par anurie et par urémie. Il y a même des formes foudroyantes qui emportent le malade en trois ou quatre jours (Leroy de Méricourt).

Dans ces formes bilieuses hémoglobinuriques l'urine présente les caractères suivants : sédiment très abondant; cellules épithéliales, cylindres hyalins, globules blancs, peu ou pas de globules rouges. *Hémoglobine* abondante reconnaissable au spectroscope. La couleur de l'urine est due à l'urobiline, à des chromogènes, à des pigments biliaires et à l'hémoglobine. Quant à la pathogénie de l'hémoglobinurie, on la trouvera exposée au chapitre qui est consacré à l'hémoglobinurie paroxystique.

FIÈVRES PERNICIEUSES

Les fièvres palustres sont dites *pernicieuses* lorsqu'elles apportent dans l'économie une telle perturbation que la vie du malade est mise en danger en quelques jours ou en quelques heures. Tantôt les accidents pernicieux se traduisent par l'exagération d'un symptôme habituel (fièvre algide, fièvre diaphorétique), tantôt ils sont associés à des complications qui frappent certains appareils ou certains organes, auquel cas les fièvres sont dites accompagnées : *comitatæ*.

Toutefois l'imminence du danger ne réside pas tant dans l'importance de l'organe frappé que dans la nature, dans la virulence de l'élément infectieux, qui crée une « malignité vraie, primitive, protopathique, se déclarant d'emblée dans la plupart des cas » (Trousseau).

Les accidents pernicieux sont plus fréquents à mesure qu'on s'approche des régions tropicales; on les observe dans quelques contrées de la France, mais presque jamais à Paris. Les saisons ont une influence notable sur leur développement; à Rome ils sont plus fréquents de juillet en octobre (Baccelli), et au Sénégal ils apparaissent surtout à la fin de la saison des pluies, d'août en novembre[1]. Les accidents pernicieux éclatent presque toujours sous forme *épidémique*. En quittant le pays où règne la malaria, on n'évite pas pour cela le retour des manifestations de l'impaludisme qu'on y a contracté, mais on évite l'accès pernicieux. La race nègre est plus réfractaire que la race blanche. Le jeune âge ne crée pas l'immunité; les enfants seraient même plus que les adultes exposés aux accidents pernicieux.

Étudions successivement les formes principales que peuvent revêtir les accidents pernicieux.

Fièvres pernicieuses cérébro-spinales. — Ce groupe comprend les accidents pernicieux comateux, délirants, convulsifs, paralytiques. De ces différentes variétés, la plus fréquente, la mieux déterminée est la fièvre pernicieuse comateuse.

Le *coma* paludique survient dans le cours d'une fièvre palustre intermittente ou rémittente, dans quelques cas il paraît s'établir d'emblée, il résume en lui tout l'accès. Dans les formes légères, on dit que l'accès est soporeux, le malade paraissant être sous l'influence de l'opium; dans les cas graves, on dit que l'accès est apoplectiforme. La perte de connaissance avec perte de la sensibilité, évacuations involontaires, immobilité de la pupille, résolution des membres, caractérisent l'accès comateux. Cet accès dure quelques heures, une journée; il disparaît parfois rapidement sans laisser de traces; dans d'autres cas il est accompagné d'hémiplégie, de monoplégie, d'amaurose, et on trouve à l'autopsie des congestions, des hémorrhagies des méninges cérébro-spinales[2].

La pernicieuse *convulsive* simule tantôt les convulsions épileptiformes, tantôt le tétanos.

Ces différentes modalités cérébro-spinales peuvent se

1. Bard. *Accid. pernic. d'origine palustre.* Th. d'agrég., Paris, 1883.
2. Boinet. *Revue de méd.*, novembre 1889.

combiner. Le diagnostic en est simple quand les accidents surviennent chez un malade qu'on savait atteint de paludisme; mais quand on porte à l'hôpital un homme atteint de contractures simulant le tétanos, de convulsions simulant l'épilepsie, de délire simulant le delirium tremens, de coma simulant l'apoplexie, l'insolation, le coup de chaleur, le diagnostic est parfois difficile, d'autant plus que l'accès pernicieux cérébral peut être *larvé*, la fièvre peut faire défaut ou n'apparaître que plus tard. La recherche des hématozaires peut seule permettre un diagnostic rapide.

Fièvres pernicieuses algides. — Sous cette dénomination, Kelsch réunit les formes pernicieuses dont le caractère le plus apparent est la pâleur cyanique et le froid glacial répandu sur le corps; telles sont : la cholérique, la cardialgique, la dysentérique, la diaphorétique, l'algide, la syncopale.

La pernicieuse *algide*, la plus grave de toutes, n'est pas constituée, comme on serait tenté de le croire, par l'exagération du stade de frisson; c'est pendant le stade de chaleur, ou même pendant le stade de sueur que le refroidissement se déclare et s'accentue; le malade ne frissonne point, mais la peau devient livide et glaciale, la voix s'éteint, des sueurs froides et visqueuses apparaissent, l'anxiété est terrible, la dyspnée est extrême, l'air expiré est glacial, le pouls est petit et fréquent, et la face prend une expression cadavérique : *cadaveris imaginem refert* (Borsieri). Ce refroidissement conduit à la mort ou peut être suivi de réaction salutaire. A la fièvre algide se joignent parfois des symptômes cholériformes qui peuvent à eux seuls constituer la *pernicieuse cholériforme* [1]; ce sont des vomissements et des évacuations intestinales incoercibles, avec crampes douloureuses et suppression de l'urine, autant de symptômes qui rappellent la période algide du choléra.

Dans la forme *diaphorétique* qui est moins grave que la pernicieuse algide, le stade de sueur n'apporte au malade

---

1. Boinet. *Revue de méd.*, octobre 1890.

aucun soulagement, comme c'est l'usage dans l'intermittente légitime; au contraire, l'oppression augmente, des sueurs froides et profuses inondent le corps et le visage, l'algidité fait de rapides progrès et le malade tombe dans le collapsus.

Ces différentes formes ne sont pas toujours isolées, on les trouve *associées* chez le même sujet, avec prédominance des phénomènes algides, sudoraux ou cholériformes.

Dans la pernicieuse *dysentériforme*[1], les accidents revêtent une telle intensité qu'ils aboutissent au collapsus et à l'algidité.

Dans la pernicieuse *syncopale*, le malade reste assez longtemps en état de mort apparente.

La pernicieuse *cardialgique* est constituée par des douleurs terribles à l'épigastre (région du cardia), avec sensation de brûlure, de déchirement, vomissements bilieux, sanguinolents. Cette forme est souvent l'exagération de la rémittente gastrique; dans les cas très graves, elle se termine par syncope ou par algidité.

La perniciosité peut encore revêtir d'autres formes. La pernicieuse *péripneumonique* est constituée par des accidents pulmonaires : c'est la respiration anxieuse et difficile du catarrhe suffocant, l'expectoration est muqueuse et sanglante, les râles sous-crépitants dominent dans toute l'étendue du thorax[2].

La pernicieuse *pleurétique* est caractérisée par un point de côté violent avec respiration douloureuse et saccadée, épanchement pleural plus ou moins considérable se résorbant généralement après l'accès.

Relativement à leur *type*, les fièvres pernicieuses offrent quelques différences.

Torti et Morton, qui observaient, l'un dans le nord de l'Italie, l'autre en Angleterre, avaient dit que les accès pernicieux prennent le type tierce, et leur assertion reste en

---

1. Laveran, p. 565. — Kelsch, p. 509.
2. Jaccoud. *Clin. méd*, 1886, p. 657.

partie vraie pour les climats tempérés, mais il n'en est plus ainsi dans les pays chauds (Algérie) et surtout dans les contrées tropicales (Indes, Sénégal), où les fièvres pernicieuses revêtent principalement le type *rémittent* et le type *continu*; on voit même dans quelques climats européens (Campagne romaine, Grèce, Corse, etc., etc.) la fièvre pernicieuse changer son type périodique en type *continu* (Colin).

Généralement, dans le climat méditerranéen, les accidents pernicieux n'éclatent qu'après un certain nombre d'accès antérieurs, intermittents ou rémittents, mais dans certaines contrées, dans les pays où la *malaria* sévit épidémiquement avec intensité, aux Indes, au Sénégal, au Tonkin, etc., les accidents peuvent être pernicieux d'emblée. Il est fort rare que la fièvre pernicieuse soit mortelle de son invasion; mais comme les fièvres pernicieuses, *anomales* de leur nature, n'ont pas dans leurs accès la régularité des fièvres intermittentes, comme les paroxysmes sont souvent *anticipants* et *subintrants*, comme la pernicieuse, je le répète, *perd souvent son type périodique pour prendre un type continu*, les symptômes pernicieux, le délire, l'algidité, le coma, durent parfois une demi-journée, une journée et plus encore, sans qu'on puisse saisir ni rémission, ni périodicité, la fièvre même peut faire défaut; on aurait donc grand tort de prendre la périodicité comme guide dans les cas qui réclament une attention toute spéciale et une intervention qui ne souffre aucun retard.

Dans quelques circonstances, la perniciosité affecte une marche *quasi-foudroyante*. Pendant les années où le Dr Poncy[1] a dirigé le service de santé des ouvriers de la Compagnie des chemins de fer de la région amazonienne au nord du Brésil, il a constaté des formes terribles d'infection palustre. L'ouvrier est subitement pris de frisson, de chaleur, de délire et d'une sorte de folie ambulatoire. Il se lance vers la forêt qui entoure la ligne ferrée en construc-

1. Communication orale du 15 septembre 1910.

tion, et quand après deux ou trois heures de recherches on parvient à le rejoindre, on le trouve, soit tombé sur le sol, soit cramponné à un tronc d'arbre dans un état tétanique. Il succombe en quelques heures à un état comateux, à moins qu'on puisse le traiter rapidement, par injections intra-musculaires de un ou deux grammes de chlorhydrate de quinine, sans se préoccuper si le malade a 35° ou 41° de température.

Il est souvent difficile de saisir les nuances qui indiquent qu'une fièvre rémittente ou intermittente va devenir pernicieuse ; cependant, en temps d'*épidémie*, les symptômes anormaux, les troubles nerveux qui apparaissent pendant la période de rémission doivent donner l'éveil.

Le *diagnostic* des fièvres palustres est souvent fort difficile, dans les pays chauds surtout, où le paludisme, par ses aspects multiples, simule si bien d'autres maladies (fièvre typhoïde bilieuse, fièvre jaune, choléra, dysenterie, coup de chaleur), *maladies qui se développent à ses côtés*. Dans le cas d'hésitation, on commence toujours, il est vrai, par administrer la quinine, mais c'est un moyen souvent insuffisant pour éclairer le diagnostic. L'examen du sang est le seul vrai contrôle, et, à part quelques rares exceptions, la recherche de l'hématozoaire permet de lever tous les doutes.

PALUDISME CHRONIQUE — ANÉMIE ET CACHEXIE PALUSTRES

Les malades qui ont eu la fièvre intermittente ou la fièvre rémittente conservent souvent des troubles organiques d'autant plus accusés que leurs accès ont été plus intenses ou plus souvent répétés. L'*anémie* est précoce, ce qui n'a pas lieu de surprendre quand on sait qu'un seul accès fait perdre au sang plusieurs centaines de mille de globules rouges par millimètre cube (Kelsch). La peau prend une pâleur terreuse, les malades maigrissent et se plaignent d'abattement, de lassitude, de lourdeur de tête, de palpitations.

La *rate* est volumineuse; lorsqu'elle est peu hypertrophiée, elle échappe à la palpation et ne dépasse pas le rebord des côtes; toutefois on la découvre à la percussion et l'on constate que son diamètre longitudinal reste parallèle au rebord des fausses côtes. Lorsque l'hypertrophie est considérable, la rate forme une énorme tumeur parallèle à la ligne médiane, elle envahit l'hypochondre gauche, empiète sur les régions voisines, et, si son ligament phrénico-splénique est allongé ou rompu, elle devient mobile et se déplace. La rate hypertrophiée provoque souvent une sensation douloureuse de pesanteur et de tiraillement. Toutefois une tumeur splénique ancienne n'est pas incompatible avec un état de santé satisfaisant.

Le *foie* subit une tuméfaction analogue à celle de la rate, mais les lésions du foie sont plus rares et plus lentes à se produire; je parle de ce qui se passe dans nos contrées, car, dans les pays chauds, un premier paroxysme détermine souvent une tuméfaction hépatique aiguë. L'hypertrophie hépatique, bien que générale, se fait surtout vers la surface de l'organe (gâteau hépatique). Dans certains cas, les tumeurs hépatique et splénique se rejoignent et envahissent une partie de la cavité abdominale.

L'impaludisme chronique peut déterminer des lésions des poumons et des bronches au même titre que les lésions de la rate et du foie. Les observations publiées à ce sujet sont concluantes (Frerichs, Lancereaux, Grasset[1]). Les *bronchites chroniques* et la *sclérose pulmonaire* d'origine paludéenne peuvent débuter par des poussées aiguës ou sont *chroniques d'emblée*.

Parmi les manifestations pulmonaires de l'impaludisme,

----

1. Grasset. *Affections chron. des voies respirat. d'origine paludéenne.* Th. de Montpellier, 1873.

dit de Brun[1] dans un excellent travail, il existe une forme de congestion chronique se localisant à un ou aux deux sommets du poumon et se traduisant par de la submatité, de l'exagération des vibrations thoraciques, du souffle et un retentissement vocal exagéré. Cette congestion s'accompagne rarement de râles. Elle cède en général à un traitement prolongé par le sulfate de quinine. Comme elle coexiste le plus souvent avec la cachexie fébrile, on pourrait facilement confondre cette lésion avec une induration tuberculeuse du poumon (de Brun).

Des *hémorrhagies rétiniennes* ont été observées dans le cours de l'impaludisme chronique comme après des accès fébriles aigus; il en résulte des troubles oculaires qui peuvent se reproduire et persister pendant plusieurs mois[2].

Chez les gens qui ont été profondément atteints par l'infection palustre, chez ceux qui se sont mal soignés et qui ont vécu dans de mauvaises conditions hygiéniques, les symptômes d'anémie palustre arrivent à la *cachexie* confirmée. Le teint est bistré, la peau est sèche, l'amaigrissement contraste avec le volume du ventre consécutif au développement du foie et de la rate; il y a souvent des œdèmes, de l'ascite, de l'albuminurie, de la diarrhée, des épistaxis, des ulcérations aux jambes, de l'aménorrhée. Cette période cachectique, quelquefois traversée par des paroxysmes irréguliers, peut se terminer par la guérison, mais elle aboutit plus souvent à la mort (fièvre hectique, tuberculose, hépatite chronique, néphrite chronique, pneumonie).

Dans certaines contrées à malaria, un grand nombre d'habitants portent l'empreinte de l'anémie et de la cachexie palustres, sans avoir jamais eu d'accès inter-mittents ou rémittents : la *cachexie s'établit d'emblée*, à

---

1. De Brun. Etude sur le pneumo-paludisme du sommet. *Revue de méd.*, mai et novembre 1895.
2. Levrier. *Accid. oculaires dans les f. intermit.* Th de Paris, 1899.

la façon d'une intoxication chronique; on voit même des enfants qui naissent avec des engorgements de la rate et du foie et avec la teinte cachectique des téguments. Chez les anciens paludiques, les *fractures* se consolident mal et la formation du cal est souvent retardée (Verneuil[1]).

Le *pronostic* de la cachexie palustre est fort grave, cette cachexie étant l'aboutissant de toutes les manifestations de l'infection palustre, et survivant aux recrudescences endémo-épidémiques de la malaria.

PALUDISME LARVÉ

Une maladie *larvée* est celle qui emprunte le masque (*induit larvam*) d'une autre maladie avec laquelle elle n'a que peu ou pas d'analogie. Ainsi l'infection palustre est larvée lorsqu'elle revêt la forme d'une *névralgie*, d'un *flux*, d'une *névrose*. Dans ces manifestations larvées, la fièvre manque complètement, ou se réduit à de légères manifestations; l'élément fébrile est secondaire et accessoire, l'élément névralgique, congestif, devient l'élément prédominant.

Les nerfs de la cinquième paire sont le siège le plus habituel de ces fièvres larvées. La *névralgie* est habituellement apyrétique, elle peut apparaître à des époques indéterminées et affecter un type pseudo-continu; parfois les douleurs reviennent à heure fixe ainsi que les symptômes qui constituent le cortège de la névralgie faciale, injection de la conjonctive, abondante sécrétion de larmes, etc. Les paroxysmes ont surtout lieu le matin, et les accès peuvent revêtir les types quotidien, tierce, quarte.

On observe également des accès névralgiques aux nerfs

1. Verneuil. Du paludisme. *Rev. de méd.*, 1880 et 1882.

occipital, intercostal, sciatique, et il y a des névralgies de la *mamelle*, de l'*estomac*, de l'*intestin*, du *cœur*, qui ne sont autre chose que des fièvres larvées.

Dans quelques cas, c'est l'élément *congestif*, *fluxionnaire*, *hémorrhagique*, qui représente la fièvre larvée. Dans cette classe rentrent le *coryza*, la fluxion des *amygdales*, les hyperémies cutanées, l'*urticaire*, les *œdèmes*, partiels ou étendus, les *diarrhées* intermittentes, les douleurs anthralgiques, l'épistaxis, le purpura et peut-être le réveil de la diathèse *rhumatismale*[1].

Parmi les *névroses* qui constituent des formes de fièvres larvées, je citerai : la *toux* spasmodique, la dyspnée pseudo-asthmatique, la *migraine*, le *hoquet*.

Toutes ces manifestations larvées ont des caractères communs : elles peuvent présenter une certaine périodicité ; les individus qu'elles atteignent ont habité un pays palustre, présentent un engorgement plus ou moins considérable de la rate et ont eu le plus souvent des accès de paludisme.

Ces diverses considérations conduisent au *diagnostic* des fièvres larvées.

Beaucoup de *fièvres pernicieuses* pourraient être considérées comme des fièvres larvées, mais l'élément fébrile y acquiert habituellement une intensité que nous ne retrouvons pas dans les formes que nous venons d'examiner : elles sont *pseudo-larvées*.

Anatomie pathologique. — Étudions d'abord les lésions du paludisme *aigu* et les altérations que présente le *sang* chez le vivant. Sous l'influence des accès de fièvre, le chiffre des *globules rouges* diminue de 100 000 à 1 000 000 par millimètre cube et par vingt-quatre heures. Cette diminution est proportionnelle à l'intensité de l'accès et explique l'anémie rapide du malade. Toutefois, en parlant de l'intensité de l'accès, je ne fais pas seulement allusion à l'intensité de la fièvre, je parle du processus morbide dans so?

---

1. Verneuil, Du paludisme. *Loco citato.*

ensemble, car certains accès pernicieux détruisent une énorme quantité de globules rouges, alors que la fièvre est peu élevée.

Les globules rouges sont déformés; dans les jours d'apyrexie, on trouve une quantité de petits éléments nommés hématoblastes par Hayem. Les *globules blancs* augmentent de nombre et deviennent trois ou quatre fois plus nombreux qu'à l'état normal.

La quantité de *pigment* contenue dans le sang (*mélanémie*) est d'autant plus abondante que les manifestations de l'impaludisme sont plus intenses. Seulement la mélanémie n'est pas continue. M. Kelsch[1] a parfaitement démontré qu'elle est intermittente et intimement liée aux accès. La mélanémie apparaît pendant l'accès, surtout au moment du paroxysme; le pigment est très abondant dans le cas de fièvre grave ou pernicieuse. Si les accès sont légers et suffisamment espacés, le pigment sanguin peut disparaître entre deux accès, et alors même que les accès sont graves et répétés, la mélanémie ne persiste [pas plus de cinq à six jours après le dernier accès. Dans le cas où la cachexie palustre n'est pas traversée d'accès aigus, la mélanémie fait défaut.

Le *pigment mélanique* se présente sous forme de grains ou de blocs irréguliers, mesurant au plus 1 µ de diamètre et pouvant s'agglomérer en petites masses noirâtres, libres ou enchâssées dans des globules blancs. Ce pigment provient de la destruction des globules rouges opérée par l'hématozoaire qui se nourrit du globule rouge; le pigment noir qui s'accumule dans l'hématozoaire est le résidu de la digestion de l'hémoglobine. Cette mélanémie palustre est *caractéristique* de la malaria; aucune autre maladie, aucune autre intoxication ne peut reproduire cette mélanémie.

La mélanémie entraîne la *mélanose*. Le pigment mélanique

---

1. Kelsch. Mélanémie palustre. *Arch. gén. de méd.*, octobre 1880. — Kelsch et Kiener. *Maladies des pays chauds*, 1889, p. 594.

encombre les *capillaires* et infiltre les organes. Dans quelques cas, le pigment n'est pas seulement intravasculaire, il pénètre les éléments propres de l'organe auxquels il donne une teinte ardoisée ou brunâtre. C'est ce qu'on observe dans la rate, dans la moelle osseuse et tardivement dans le foie; dans d'autres organes (cerveau, reins, poumons, muscles), le pigment reste intravasculaire et ne pénètre pas les éléments de l'organe (Kelsch).

Kelsch et Kiener ont bien soin de ne pas confondre avec le pigment mélanique un pigment *ocre*, qui lui ne séjourne pas dans le sang et s'infiltre dans les éléments du foie, du rein, de la rate, de la moelle, des os, où il peut produire des troubles trophiques.

Si le malade a succombé aux accidents *aigus* du paludisme, à des accès *pernicieux*, la *rate* est volumineuse, son poids peut atteindre 700 et 800 grammes, elle est pigmentée et *ramollie* au point d'être diffluente; les ruptures de l'organe sont extrêmement rares. Le *foie* est le siège d'une hyperémie phlegmasique ; les réseaux capillaires sont obstrués de cellules mélanifères et de pigment, les cellules hépatiques sont troubles, les vaisseaux biliaires sont intacts, mais la bile est épaisse et abondante. Les *méninges* sont congestionnées. Les circonvolutions du *cerveau* présentent une teinte ardoisée caractéristique ; on dirait que les capillaires ont été injectés de matière noire. Les reins, alors même qu'il n'y a pas eu hémoglobinurie, sont le siège de lésions constantes ; les tubes sont encombrés de cylindres mélangés de granulations pigmentaires. Aux poumons, on trouve des granulations pigmentaires à l'intérieur des vaisseaux et du sang dans les alvéoles.

En résumé, les lésions du paludisme *aigu* ont pour caractéristique la présence du pigment mélanique dans le sang, dans les réseaux capillaires où il s'embolise, dans le parenchyme de la rate et des os, où les globules rouges altérés se détruisent.

Les lésions du paludisme *chronique* doivent maintenant nous occuper. La présence des parasites produit un travail congestif et irritatif qui se traduit par des lésions phlegma-siques surtout accusées dans les organes qui servent d'habitat aux parasites (Laveran).

La *rate* est volumineuse, parfois énorme, dure et cir-rhosée; à la coupe, elle est pigmentée, ardoisée et noirâtre, elle présente des travées fibreuses de tissu conjonctif, parfois elle est atteinte de dégénérescence amyloïde.

Les altérrations du *foie* sont plus tardives que celles de la rate : cet organe est augmenté de volume, pigmenté et induré. L'hypertrophie, se faisant surtout en surface, donne au foie une forme aplatie. Le pigment mélanique obstrue les capillaires de la veine porte, et finit par pénétrer dans les éléments de l'organe, surtout à la périphérie de l'aci-nus; la dégénérescence amyloïde est rare. A la coupe, le parenchyme est parfois mamelonné : c'est de l'hépatite parenchymateuse avec hypertrophie et hyperplasie des cellules hépatiques. L'hépatite nodulaire parenchymateuse avec gros îlots d'adénome a été bien étudiée par Kelsch et Kiener. Ces lésions sont associées à des altérations de cirrhose.

Les *reins* offrent des lésions multiples : transformation fibreuse des glomérules, état graisseux de l'épithélium, dégénérescence colloïde, pigmentation de l'organe.

Les *poumons* présentent des lésions de pneumonie chro-nique interstitielle avec ou sans dilatations bronchiques.

Traitement. — Grâce à la phagocytose, l'organisme peut lutter contre les hématozoaires, et la guérison d'un paludisme léger peut survenir sans aucune médication. Mais ce sont là des exceptions; le plus souvent, il faut intervenir, et le médicament spécifique du paludisme *c'est la quinine.*

« On peut constater directement l'action des sels de quinine sur les parasites, en mélangeant une goutte de sang qui renferme des éléments parasitaires avec une goutte d'une solution faible de sulfate de quinine; les mouvements des grains pigmentés et ceux des filaments mobiles disparaissent rapidement et l'on n'observe plus

que des formes cadavériques des éléments parasitaires. »
(Laveran.)

Le quinquina et la quinine sont par excellence les médicaments de l'infection palustre. Supposons d'abord le cas le plus simple : un individu est atteint de fièvre intermittente légitime, tierce ou quotidienne. Comment faut-il procéder? On commence par prescrire un purgatif, puis on administre 75 centigrammes ou 1 gramme de sulfate de quinine. Cette quinine doit être divisée en deux doses : une dose sera donnée le plus loin possible de l'accès à venir et l'autre dose sera donnée quatre ou cinq heures avant le retour supposé de l'accès. La quinine sera continuée pendant une semaine, puis on la suspend et on la reprend si les accès de fièvre reparaissent.

Le même traitement est applicable à la fièvre palustre *rémittente*. Comme la rémittente est presque toujours accompagnée de symptômes gastriques ou bilieux, on commence par prescrire un vomitif, et l'on donne la quinine à la dose de 75 centigrammes à 1 gramme par jour, en choisissant, autant que possible, le moment de la rémission.

En cas de *fièvre grave et pernicieuse*, comme il n'y a pas de temps à perdre, et comme les accès sont souvent *subcontinus* et *subintrants*, on administre la quinine en plein accès, à dose élevée (2 à 3 grammes), par la voie stomacale ou en injections sous-cutanées, suivant la formule suivante :

                Eau distillée . . . . 18 grammes
                Alcool   4   —
                Bromhydrate de quinine.   2   —

On injecte, au moment voulu, une ou plusieurs seringues de Pravaz de cette solution, en ayant soin de pratiquer aseptiquement l'injection un peu profondément, dans une région riche en tissu cellulaire.

Avec ce dernier moyen, peu importe que le malade soit plongé dans le coma ou atteint de délire; on n'a pas à se

demander s'il pourra avaler le médicament, on n a pas à
se préoccuper de la tolérance de l'estomac : le médicament
confié à l'absorption cutanée arrive sûrement à destination.
On peut administrer la quinine en lavements, en frictions,
mais les frictions n'ont qu'une faible efficacité. Toutefois,
en présence du paludisme aigu à forme pernicieuse, il est
bon d'administrer la quinine par tous les moyens possibles
à la fois, par la voie stomacale, en injections sous-cutanées,
en lavements, en frictions. Tel est le traitement du paludisme aigu par la quinine. Aux personnes qui supportent
mal le sulfate de quinine, on donne un lactate ou le bromhy-
drate de quinine.

Assez souvent, surtout quand le paludisme est invétéré,
quand le malade a eu déjà plusieurs atteintes du mal, la
quinine n'a plus la même efficacité; il faut alors lui substituer le *quinquina*, qui, dans bien des circonstances, *est
supérieur à la quinine*. Il m'est arrivé souvent de débarrasser de leurs fièvres, au moyen du quinquina, des hommes
qui nous arrivaient de Cochinchine, du Tonkin, avec des
fièvres invétérées, mal réglées, sur lesquelles la quinine
n'avait plus d'action. On prescrit tous les matins 8 grammes
de poudre de quinquina jaune dans du café noir ou dans un
verre de limonade, en ayant soin de remuer longtemps la
poudre dans le liquide pour qu'elle y soit bien incorporée.
Le quinquina donne parfois un peu de diarrhée ; on lui
associe, dans ce cas, une pilule de 2 centigrammes d'extrait
d'opium. On peut encore donner le quinquina sous forme
d'électuaire (poudre de quinquina et conserve de roses) ou
mélangé à du sirop d'écorces d'oranges amères.

Cette médication, quinine ou quinquina, doit être répétée
huit jours de suite, et à partir de cette époque on distance
les doses suivant la méthode de Trousseau[1], en laissant
successivement deux, trois, quatre jours et jusqu'à huit
jours d'intervalle.

Dans quelques circonstances, ayant à traiter des fièvres

---

1. *Clin. méd.*, t. II, p. 418.

palustres qui résistaient au quinquina, à la quinine, j'ai obtenu de très bons résultats avec des injections sous-cutanées d'une solution d'*acide phénique*. Je fais usage d'une solution d'acide phénique au cinquantième; chaque seringue de Pravaz contient donc en moyenne 4 centigrammes d'acide phénique. On pratique plusieurs injections par jour, de façon à injecter tous les jours de 10 à 20 centigrammes d'acide phénique[1].

Les préparations *arsenicales* (Boudin) donnent de bons résultats, à la dose journalière de 1/2 centigramme d'arséniate de soude au moment des repas.

On a préconisé le cacodylate de soude et l'arrhénal (Gautie[2]) à la dose moyenne de 5 centigrammes, en injections sous-cutanées répétées plus ou moins longtemps, avec intervalles de repos, suivant la ténacité de la fièvre.

L'*hydrothérapie* bien conduite rend également les plus grands services, mais il ne faut pas débuter par des douches trop froides qui peuvent réveiller les accès.

Prophylaxie. — La *prophylaxie* comporte les moyens suivants : assainir et transformer les terrains marécageux, mais ne pas entreprendre les travaux de desséchement pendant les chaleurs et pendant les périodes épidémiques. S'éloigner des plaines pendant les épidémies, rechercher les lieux élevés ou fuir la contrée où règne la malaria. Dans le cas de cachexie, il faut absolument changer de résidence et quitter le pays où la malaria est endémique.

Neveu-Lemaire a bien résumé les moyens de prophylaxie générale et les moyens de prophylaxie individuelle[3]. Ce qu'il faut éviter, c'est d'entretenir, au voisinage des habitations, des mares, des bassins, des citernes, des tonneaux d'arrosage. C'est dans ces eaux stagnantes que fourmillent les larves d'anophèles, qui, aussitôt écloses, envahissent la maison voisine.

Les moyens directs consistent à détruire les larves

---

1. Dieulafoy. *Gaz. hebdom.*, 17 octobre 1884.
2. *Acad. de méd.* Séance du 20 avril 1902.
3. *Les hématozoaires du paludisme.* Th. de Paris, 1901.

dans l'eau. Dans les grands étangs l'élevage du poisson doit être préconisé, car les poissons dévorent les larves des moustiques. Quand la masse d'eau stagnante est peu étendue (réservoir, mare, bassin), on promène à la surface de l'eau un chiffon imprégné d'huile de pétrole et de goudron; 10 centimètres cubes de ce mélange suffisent par mètre carré de surface d'eau[1]. Cette opération doit être faite au printemps et renouvelée tous les quinze jours.

Pour ce qui est de la protection individuelle, il faut avoir soin de fermer toutes les ouvertures de la maison, croisées, tuyaux de cheminée, etc., avec un treillage métallique dont les mailles sont assez fines pour que les moustiques ne puissent pas passer au travers. Les lits doivent toujours être enveloppés de moustiquaires. Quand on sort, il faut protéger le visage et le cou avec un voile, protéger les mains avec des gants et fermer les pantalons par en bas. C'est surtout à la nuit tombante que les anophèles sont redoutables.

Les compagnies de chemins de fer italiennes de la Méditerranée et de l'Adriatique ont vu diminuer considérablement le paludisme chez leurs agents, en faisant repeindre les stations, les maisons de garde-barrières, les postes d'aiguillage, en garnissant de toile métallique toutes les fenêtres de ces habitations, et en faisant porter à leurs employés un masque spécial et des gants pour éviter les piqûres de moustiques. Ces résultats sont d'autant plus intéressants que dans les parties des réseaux ferrés où ces précautions n'ont pas été prises la malaria a sévi avec la même intensité qu'autrefois.

La quinine et le quinquina, pris journellement dans un pays à malaria, peuvent agir comme *prophylactiques*[2]. Il faut éviter de sortir le matin à la rosée, ou le soir après le coucher du soleil.

1. Macdonald. *La propagation du paludisme par les moustiques.* Th. de Paris, 1901.
2. Lance. *Arch. de méd. militaire*, 1899, p. 404. — Michon. *Académie de méd.* Séance du 26 mai 1905.

§ 11. TRYPANOSOMIASE ET MALADIE DU SOMMEIL

L'histoire de la *maladie du sommeil* commence avec les études cliniques de Winterbottom (1803), de Moreau, de Jonnès et de Guérin[1], Sa pathogénie a été éclairée par les recherches de Forde, Dutton, Castellani, Brumpt. On sait aujourd'hui que cette étrange affection est due à la pénétration dans l'organisme d'un parasite flagellé, proche parent des trypanosomes qui, dans les espèces animales, déterminent la dourine, le nagana, et le surra : c'est le *trypanosome Gambiense*. On n'ignore plus que la maladie du sommeil est transmise à l'homme par la piqûre de la *mouche tsé-tsé*.

Distribution géographique. — La maladie du sommeil est endémique dans une région qui s'étend sur la côte occidentale d'Afrique depuis la Gambie jusqu'au Congo portugais[2]. La Guinée française, le Benin, le Congo français et l'État indépendant du Congo, sont les sièges principaux de la maladie. Traversant l'Afrique, elle est venue exercer ses ravages jusque dans l'Ouganda. Les bassins du Sénégal, du Niger, du Congo, du Nil supérieur sont ainsi infectés. Non seulement les indigènes de nos possessions africaines sont menacés par cette maladie qui a pu, en un seul trimestre, entraîner la mort de 75 pour 100 des sujets (Laveran), mais, de jour en jour, la trypanosomiase devient plus fréquente chez les colons Européens du Congo. Aux vingt observations publiées depuis trois ans, un de mes élèves, Nattan-Larrier[3], en a ajouté trois nouvelles, et Louis Martin[4] cinq autres. « La maladie du sommeil est un fléau aussi

1. Guérin. Thèse de Paris, 1869.
2. A. Laveran et F. Mesnil. *Trypanosome et trypanosomiase.* Paris, 1904.
3. L. Nattan-Larrier. *Soc. méd. des hôp.*, 27 avril 1906 et 19 octobre 1906. *Soc. de biol.*, 21 juin 1906.
4. L. Martin. *Ann. de l'Inst. Pasteur*, t. XXI, n° 5, 25 mai 1907.

terrible dans ses effets que les épidémies de peste les
plus graves dont l'histoire nous ait transmis la description[1]. » (R. Blanchard). Les notions étiologiques que l'on
avait coutume d'énoncer ne méritent plus guère d'être
retenues. Tout sujet, homme ou femme, vieillard ou enfant,
peut être frappé. Les gens de toute condition sont exposées à
la maladie, et si les nègres de la classe inférieure sont
plus souvent atteints, c'est qu'ils travaillent tout le jour
dans des zones où les mouches tsé-tsé sont plus nombreuses
(Laveran et Mesnil).

Parasitologie. — En 1901, Forde[2], médecin anglais, résidant en Gambie, trouvait dans le sang d'un de ses malades
un parasite dont il ne pouvait déterminer la nature, mais
qui, bientôt, fut reconnu par Dutton[3] pour un trypanosome.
D'autres cas furent publiés, et il fut établi qu'il existait une
fièvre spéciale causée par le *trypanosome gambiense.* Deux
ans plus tard, Castellani[4] rencontrait, à son tour, un trypanosome dans le liquide céphalo-rachidien d'un sujet atteint
de maladie du sommeil. Cette découverte fut confirmée par
Castellani, Bruce, Nabarro, Wiggins[5] et Brumpt[6] : la ponction lombaire fournissait presque toujours des trypanosomes
lorsqu'elle était faite sur des sujets en narcolepsie; elle n'en
donnait jamais lorsqu'on la pratiquait sur d'autres sujets.
Mais le parasite de Castellani était-il identique à celui de
Forde? Oui; on put prouver que la maladie du sommeil est
le stade terminal de la fièvre de Gambie, que les deux maladies possèdent le même champ de distribution et que leurs
parasites sont identiques. Enfin, on a reproduit la maladie
du sommeil, en inoculant à des singes le sang de sujets
atteints de fièvre de Gambie[7].

1. R. Blanchard. *Semaine méd.*, 3 juillet 1907.
2. Forde. *Journ. of tropic med.*, 1 sept. 1902.
3. Dutton. *Journ. of tropic med.*, 1er déc. 1902.
4. Castellani. *Brit. med. Journ.*, 23 mai 1903 et *Journ. of tropic. med.*,
1er juin 1903.
5. Bruce, Navarro et Grieg. *Brit. med. Journ.*, 21 nov. 1903.
6. Brumpt. Congrès d'hygiène de Bruxelles, 1903.
7. A. Laveran. Acad. des sciences, 5 avril 1904.

Le trypanosome gambiense, cause unique des deux maladies, est un organisme flagellé dont la longueur est égale à quatre fois environ celle d'un globule rouge, tandis que sa largeur n'atteint pas le tiers de celle de cet élément. Examiné par les méthodes appropriées, ce parasite montre un corps protoplasmique semé de granulations et pourvu d'un noyau ovalaire, son extrémité postérieure est arrondie, son extrémité antérieure se termine par un mince flagelle. Une sorte de crête (membrane ondulante) unit le flagelle à un centrosome situé à l'extrémité opposée du parasite. Examiné dans le sang frais, le trypanosome est mobile et avance rapidement en tournant autour de son axe longitudinal; la membrane ondulante prend alors l'aspect d'une spirale[e].

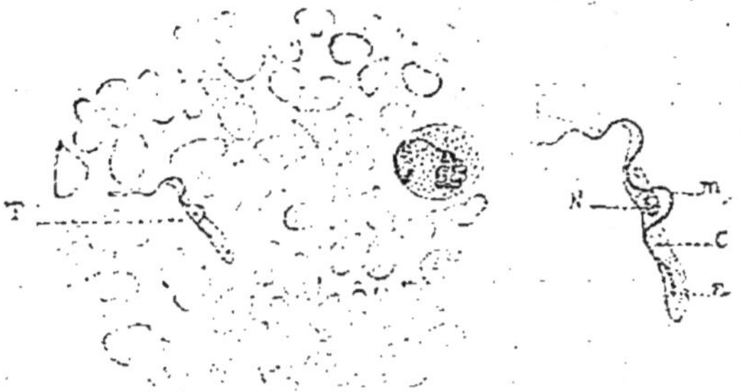

T. Cette figure représente un trypanosome dans le sang. On voit, à côté, un trypanosome isolé dont les détails se précisent : F, flagellum. — C, corps. — N, nucléole. — M, membrane ondulante.

Les trypanosomes se multiplient par division longitudinale dans le sang des malades et peuvent se cultiver sur les milieux liquides riches en hémoglobine. L'inoculation du trypanosome provoque chez le chien, le rat et le cobaye (Laveran et Mesnil, Brumpt et Wurtz[s]) une maladie mortelle. Inoculés sous la peau d'un singe, les parasites se montrent

1. Cet aspect justifie le nom de Trypanosoma-Gruby, 1842 (de τρύπανον, vrille, et σῶμα, corps).
2. Brumpt et Wurtz. *Soc. de biol.*, 26 mars 1904.

quinze jours plus tard dans son sang, l'animal présente alors des poussées fébriles (fièvre trypanosomiasique), puis il s'anémie, maigrit et succombe deux mois plus tard avec tous les signes de la maladie du sommeil.

La mouche tsé-tsé. — Dès que l'on connut le rôle du trypanosome dans la maladie du sommeil, on supposa que la contamination pouvait se faire par les piqûres de la mouche tsé-tsé : on savait, en effet déjà, qu'une autre trypanosomiase africaine, le nagana, était transmis par ce diptère. Brumpt[1] prouva que la maladie du sommeil se rencontrait dans les régions où l'on observait une espèce spéciale de mouche tsé-tsé, la *glossina palpalis*, et Bruce et Nabarro purent transmettre la maladie du sommeil au singe par les piqûres de cette mouche. La glossina palpalis, de taille intermédiaire entre celle de la mouche et celle de l'abeille, se distingue facilement à ses ailes « repliées sur le dos comme les lames d'une paire de ciseaux ». Elle vit sur le bord des rivières et vole rapidement en produisant le bruit qui lui a valu son nom (tsé-tsé). Elle pique pendant le jour et sa piqûre provoque une assez vive douleur. En une vingtaine de secondes l'abdomen de l'insecte se distend, gonflé de sang. Les trypanosomes que l'insecte a ainsi puisé dans la circulation des malades se multiplient dans son estomac (Gray et Tulloch), pénètrent dans les glandes salivaires, sont inoculés par les piqûres et transmettent la trypanosomiase (R. Koch)[2].

Symptômes. — La maladie comporte deux phases successives : pendant la première, la trypanosomiase reste une infection sanguine; pendant la deuxième les parasites envahissent les centres nerveux et déterminent le sommeil.

Première période. — Elle ne s'observe guère que chez les blancs et se caractérise par un syndrome qu'ont étudié Forde, Dalton, Manson[3], Daniels, Laveran et Mesnil, Nattan-

1. Brumpt. *Soc. de biol.*, 27 juin et 28 novembre 1903.
2. Brumpt. *Presse méd.*, 6 juin 1906.
3. Manson. *Journ. of tropic. med.*, 1ᵉʳ nov. 1902 et 16 mars 1903.

Larrier[1]. Les malades sont sujets à une fièvre caractérisée le plus souvent par des accès, dont la durée dépasse rarement deux jours. Tantôt ces accès se succèdent à bref intervalle, tantôt ils sont séparés par de longs mois d'apyrexie : « L'ascension thermique est rarement précédée de frissons et lorsque le frisson se produit, il est souvent très léger, la température commence à s'élever vers midi et atteint son maximum près de six heures du soir. La défervescence se fait pendant la nuit, ne s'accompagne pas de sueur et est suivie d'une légère hypothermie. » La *fièvre trypanosomiasique est rebelle à la quinine*, quelle que soit la dose employée. En dehors des accès fébriles le pouls reste accéléré, mais il n'est pas seulement rapide à 90, 120 et même 140 fois par minute, il est irrégulier et dépressible. Cette tachycardie n'est pas toujours en rapport avec l'élévation de la température.

Tous les malades présentent des *adénopathies* à la région épitrochléenne, le long du sterno-cléido-mastoïdien, dans la fosse sus-claviculaire. Ces ganglions sont indolores, durs, mobiles, bien isolés, et atteignent rarement le volume d'une noisette. Les *érythèmes* sont un des symptômes les plus caractéristiques de la maladie, mais ils ne s'observent pas dans tous les cas; ils ont l'aspect d'un érythème circiné survenant par poussées successives. Les éléments, de dimensions très variables, siègent à l'épaule, à la partie supérieure du thorax ou aux hypochondres. L'accélération du rythme respiratoire et l'hypertrophie de la rate, sont des signes constants. Les érythèmes prurigineux (Brodeu, Dupont, L. Martin) et les œdèmes pseudophlegmoneux (Forde) ont été quelquefois observés. Le plus souvent d'ailleurs le syndrome de la trypanosomiase n'est pas au complet et la maladie passerait inaperçue si l'on ne recherchait la tachycardie et les adénopathies. Parfois, au contraire, dès cette première période, le malade est apathique et asthénique, il a des céphalées violentes et tenaces, ses membres supérieurs sont

---

1. L. Nattan-Larrier. *Presse méd.*, 17 octobre 1906.

pris de tremblement, ses paupières et son visage sont bouffis, la maladie du sommeil s'ébauche déjà.

Deuxième période; maladie du sommeil. — La durée de la première période est très variable : parfois elle n'excède pas dix ou douze mois et quelquefois elle se prolonge pendant des années, sans que la santé du malade paraisse profondément atteinte. La deuxième période est caractérisée par l'apparition des symptômes nerveux et en particulier des *phénomènes léthargiques.* « Au début, ce n'est pas un sommeil véritable, mais plutôt de la somnolence. Le malade après son repas de midi dort deux heures, puis il se réveille et peut vaquer à son travail. Cette somnolence n'est pas très profonde, car il suffit d'appeler le malade par son nom pour qu'aussitôt il se réveille. Après un certain temps, un second accès de sommeil survient le soir avant le dîner, puis peu à peu le sommeil du soir se réunit au sommeil de l'après-midi et bientôt le malade dort vingt heures sur vingt-quatre. Le sommeil est alors très profond, car on peut promener dans la chambre le lit sur lequel repose le malade sans le réveiller. Pour le sortir de son sommeil léthargique, il faut le secouer; alors, il soulève péniblement les paupières et répond par monosyllabes aux questions qu'on lui pose. Si à ce moment, on lui donne à manger le malade oublie quelquefois d'avaler et s'endort avec des aliments dans la bouche. Progressivement, le sommeil s'étend sur les vingt-quatre heures et à mesure qu'il s'allonge, il devient plus profond, ce n'est plus du sommeil, c'est du vrai coma. » (Le Dentec[1]).

En fait, au début de cette période, le malade ne dort pas, mais il est atteint d'une asthénie extrême, avec céphalée, rachialgie et hyperesthésie cutanée : il redoute le moindre mouvement. Ses paupières, d'ailleurs, se ferment par suite d'un ptosis qu'il essaye parfois de vaincre en contractant son muscle frontal. (Sicard[2]). Dans quelques cas les troubles mentaux se substituent aux phénomènes léthar-

1. Le Dentec. *Précis de pathologie exotique.* Paris, 1905.
2. Sicard et Moutier. *Soc. méd. des hôpitaux*, 30 juin 1905.

giques, le malade commet des actes délictueux, il a des accès de manie aiguë avec impulsion homicide suivis de période comateuse (Brumpt).

Le *tremblement* ne manque jamais : il siège à la langue et aux membres supérieurs : à la langue, il simule le tremblement de la paralysie générale et provoque des troubles du langage qui ne sont pas sans analogie avec ceux que l'on observe dans cette maladie. Aux membres supérieurs, le tremblement affecte le type du tremblement alcoolique, il domine aux extrémités, il est rapide, il persiste au repos, mais il est exagéré par les mouvements.

Le réflexe rotulien peut être aboli ; la perte de l'accommodation à la lumière et l'existence du signe de Romberg donnent parfois à la maladie l'apparence du tabes. Mais toute confusion avec cette maladie est impossible en raison de l'existence des phénomènes *léthargiques* et de la fièvre. À cette période de la trypanosomiase, la *fièvre* est quotidienne, la température est très élevée le soir, tandis que le matin, elle s'abaisse à la normale. La tachycardie, les adénopathies, les érythèmes persistent encore, et l'œdème des paupières et de la face s'y adjoint le plus souvent.

La période terminale survient généralement au bout de dix à douze mois : à la fièvre succède l'hypothermie, l'accélération du pouls disparaît, la respiration se ralentit et devient suspirieuse, le malade perd ses urines, l'alimentation devient impossible, l'amaigrissement est extrême. Le moribond est plongé dans un coma profond que viennent parfois interrompre des crises épileptiformes ou des crises de contracture à la face, aux membres supérieurs et inférieurs. Le malade succombe bientôt en pleine cachexie. « Il est exceptionnel que la maladie se prolonge au delà d'une année, à partir du début des accidents nerveux. » (Laveran et Mesnil.)

Anatomie pathologique. — La lésion essentielle de la maladie est une méningite chronique : « tantôt la méningite est bien caractérisée : méninges injectées, épaissies, adhérentes au cerveau ; tantôt tout se borne à une hyperémie qui paraît peu caractéristique quand on se contente d'un examen macroscopique ». (Laveran et Mesnil.) Les lésions histologiques se caractérisent par une infiltration lymphocytaire des espaces périvasculaires, au milieu desquels on peut parvenir à colorer des trypanosomes. Ces altérations sont généralisées à l'encéphale, au bulbe et à la moelle. Le liquide céphalo-rachidien se montre toujours très riche en albumine, et le cyto-diagnostic y révèle de très nombreux mononucléaires.

Diagnostic. — Dès le début de la trypanosomiase, on pourra en soupçonner l'existence, si l'on constate la tachycardie, les adénopathies et les érythèmes circinés; de plus, les caractères des accès fébriles et leur résistance à la quinine fourniront de précieuses indications. Mais le diagnostic clinique doit toujours être confirmé par la présence du parasite dans le sang. Cette recherche est difficile si l'on se contente de simples frottis, car les trypanosomes sont toujours très rares sur les lames sèches préparées par la méthode ordinaire. Aussi a-t-on proposé d'autres procédés. On recueille à la veine du bras 5 centimètres cubes de sang, que l'on rend incoagulable en le projetant dans une quantité égale d'une solution à 5 pour 100 de citrate de soude. Ce mélange est soumis à la centrifugation et on fait des préparations sèches avec la mince couche de leucocytes qui se dépose au-dessus des hématies. Grieg et Gray[1] ont imaginé de rechercher le parasite dans la lymphe, obtenue par ponction des ganglions hypertrophiés. Nattan-Larrier a trouvé le parasite dans le sang retiré par scarification des éruptions érythémateuses.

A la deuxième période de la maladie, le tremblement, la dysarthrie, les troubles mentaux, la suppression des réflexes rappellent un peu la paralysie générale, mais les crises de sommeil ne permettent pas la confusion. Dans tous les cas, la recherche des trypanosomes dans le liquide céphalo-rachidien permettra d'éviter toute erreur; mais encore faudra-

---

1. Grieg et Gray. *Brit. med. Journ.*, 26 mai 1904.

t-il se souvenir que l'on ne découvre le parasite que dans les neuf dixièmes des cas environ. Si l'examen direct reste négatif, on devra tenter l'inoculation au singe ou au rat.

Prophylaxie et traitement. — La prophylaxie rationnelle de la maladie ne pourra être réalisée que par une entente internationale entre les puissances coloniales africaines. Il est nécessaire que le diagnostic précoce de la maladie soit fait, et que l'administration de chaque colonie essaye d'empêcher le passage des indigènes contaminés dans les régions encore indemnes. Il y aurait lieu, chaque fois qu'on le peut, d'isoler les malades dans des régions où il n'existe pas de mouches tsé-tsé. On devrait détruire la brousse et déboiser les cours d'eau dans les zones où existe la glossina palpalis. Il est malheureusement bien difficile d'appliquer ces mesures à d'immenses territoires encore à peine explorés. L'usage des treillages appliqués aux portes et fenêtres des habitations rendra plus de services contre les anophèles que contre les tsé-tsé qui piquent pendant le jour[1]. Le traitement méthodique des sujets atteints de trypanosomiase supprimerait la contamination des tsé-tsé, mais il est très difficilement réalisable.

Les tentatives de sérothérapie sont jusqu'à présent restées sans résultat. L'acide arsénieux retarde la marche de la maladie, mais ne la guérit pas. Des améliorations paraissent avoir été obtenues par l'atoxyl (Thomas). Les doses doivent être de 0 gr. 50 centigrammes par injection sous-cutanée chez l'adulte et peuvent bientôt être portées à un gramme (Laveran) ; les injections sont faites tous les cinq jours, puis tous les huit jours et leur usage doit être prolongé pendant plusieurs mois. « Il est probable, dit Laveran[2], que des guérisons pourront être obtenues, au moins chez les sujets qui ne sont pas arrivés à une période trop avancée de la maladie.

1. R. Blanchard. La conférence internationale sur la maladie du sommeil. *Semaine méd.*, 8 juillet 1907.
2. A. Laveran. Acad. de méd., 26 février 1907.

§ 12. LÈPRE

TRAITEMENT — CYTOTOXINE — SÉRUM HÉMOLYTIQUE

Histoire et géographie. — On s'accorde en général à faire de la lèpre une maladie biblique, mais il est probable que la lèpre des Hébreux répondait aux affections cutanées les plus diverses. La maladie remonte, en tous cas, à la plus haute antiquité et fut importée en Europe d'Inde et d'Égypte quelques siècles avant notre ère. Elle devint un véritable fléau au temps des Croisades. A cette époque le nombre des léproseries déjà existantes depuis le viie siècle se multiplia singulièrement; l'ordre de Saint-Lazare fut créé pour le service des lépreux et l'on édicta contre ces malheureux de sévères mesures d'isolement qui sauvèrent l'Europe de la contagion.

Il ne faut pas croire cependant que la lèpre soit complètement éteinte dans nos régions; elle est toujours prête à envahir au moindre défaut de surveillance. A Paris, les rares cas de lèpre observés sont tous d'origine exotique, mais il existe quelques foyers discrets le long de La Corniche et de la Riviera; il en existe en Bretagne où les cas de maladie de Morvan, décrits dans ces dernières années, sont considérés par Zambaco comme des cas de lèpre. Des foyers plus importants persistent en Espagne et en Portugal, dans les provinces russes de la Baltique, en Suède et en Norvège, où les mesures prophylactiques l'ont fait considérablement diminuer en ces dernières années. Les foyers exotiques les plus importants sont en Perse, aux Indes, en Chine, au Tonkin, aux Antilles, au Brésil, dans la Louisiane, aux îles de la Sonde et aux îles Sandwich.

Étiologie. — La lèpre est une maladie infectieuse causée par un bacille spécial que nous étudierons plus loin. L'hérédité et la contagion sont les deux agents de propagation du parasite le plus souvent invoqués.

L'hérédité a surtout été incriminée par Danielssen. De fait, un tiers environ des malades sont des descendants de lépreux, mais il est difficile de prouver que l'individu ne s'est pas infecté dans l'enfance au contact des parents. La transmission peut se faire de la mère au fœtus, comme pour la lèpre ou la tuberculose, mais il s'agit d'une simple contamination directe.

L'hérédité est donc possible, mais la contagion est certainement la cause ordinaire de la maladie. La lèpre suit en effet les grands déplacements humains ; elle a pénétré en Europe à la suite des Croisés et aux îles Sandwich avec l'immigration chinoise. Elle peut se transmettre par contact direct à la suite du partage d'un même lit, à la suite de piqûre avec un instrument souillé par des ulcères lépreux [1]. Ces faits sont exceptionnels, mais incontestables. On sait en effet qu'une cohabitation prolongée avec les lépreux ne donne que rarement la maladie, d'où l'immunité relative des médecins et des infirmiers. L'arrivée de lépreux dans des localités jusque-là indemnes peut être prétexte à l'éclosion de la maladie dans la population. Enfin, la définition rapide de la lèpre dans les pays où les malades sont rigoureusement isolés, est encore un argument décisif en faveur de la contagion. Kalindéro (de Bucarest) a fait en 1897 une série d'intéressantes communications sur la distribution et l'extension de la lèpre en Roumanie.

Symptômes. — Quoique maladie spécifique, la lèpre ne présente pas une symptomatologie toujours identique à elle-même. On en a décrit de nombreuses formes que l'on peut réduire à trois principales : forme tuberculeuse, forme anesthésique, forme mixte.

La période d'incubation est toujours très longue ; elle peut se prolonger pendant quatorze ans (Landouzy), même trente-deux ans (Hallopeau) ; elle dure en moyenne de deux à six ans.

1. Coffin. *Journal des maladies cutanées e' syphilit.*, 1893.

L'invasion est souvent marquée par des courbatures, des frissons, des accès fébriles vespéraux. Le malade est souvent en proie à une apathie physique et morale qui peut durer des mois et des années.

Mariano et Wurtz[1] ont montré que l'affection peut débuter par une tache isolée quelques années avant les autres symptômes. Dans la période d'état, les symptômes diffèrent, suivant que l'on se trouve en présence de la forme tuberculeuse ou de la forme anesthésique.

A. *Forme tuberculeuse ou tubéreuse ou léonine.* — (Lèpre systématisée tégumentaire de Leloir, ancien éléphantiasis des Grecs.)

Elle évolue en deux stades, le maculeux d'abord, le nodulaire ensuite.

Le stade *maculeux* est essentiellement caractérisé par l'apparition de taches soit vasculaires, soit pigmentaires. Leur coloration varie du gris au rose pâle ou rouge cramoisi. Elles peuvent avec le temps virer au jaune et même au brun. Leurs bords sont polycycliques, légèrement saillants; leur centre est souvent brillant, comme vernissé. Elles ont pour siège de prédilection les parties découvertes (visage, mains), ou les parties exposées aux pressions (coudes, fesses, genoux).

Ces taches peuvent être le siège de troubles de la sensibilité et de troubles trophiques que nous trouverons plus marqués dans le stade nodulaire. Les troubles de la sensibilité sont des plus variés et caractérisés par de l'hyperesthésie, et de l'hypoanesthésie. Les troubles trophiques se révèlent par des alopécies persistantes en certaines régions, comme les sourcils, par l'hyperkératinisation des ongles et par l'arrêt de la sécrétion sudorale.

Peu à peu les téguments s'infiltrent au niveau des plaques et la maladie passe ainsi progressivement au second stade.

Stade nodulaire. — Le nodule lépreux, tel est l'élément caractéristique de cette seconde période. Il s'attaque aussi

---

1. Mariano et Wurtz. *Arch. de méd. expérim.*, 1895.

bien aux téguments qu'aux muqueuses et se développe
soit sur les plaques que nous venons de décrire, soit d'emblée sur la peau saine. Il répond aux léproïdes tuberculeuses
de Bazin et aux léprides tuberculeuses de Besnier. Les
saillies formées par les nodules sont tantôt isolées, tantôt
confluentes, tantôt infiltrées sous l'hypoderme (léprome
hypodermique de Leloir), tantôt infiltrées dans le derme
(léprome dermique pur de Leloir). Leur consistance est
ferme et élastique, leur coloration varie du rouge au violet
et au bistre, et leurs dimensions varient du volume d'une
tête d'épingle à celui d'une noisette. Leur siège de prédilection est à la face (front, partie externe de la région
sourcilière, nez, lèvres, menton, joues et surtout lobule de
l'oreille), aux mains, aux avant-bras et aux membres inférieurs. Les téguments peuvent être envahis dans leur totalité. Lorsque la maladie est parvenue à ce degré, il est rare
que les muqueuses ne soient pas prises. On voit se développer des conjonctivites, des kératites et des iritis, pouvant entraîner des opacités indélébiles et même la fonte
purulente de l'œil. Le bacille de Hansen existe dans les
kératites interstitielles de la lèpre (Jeanselme et Morax).
Sous la pituitaire enflammée, la cloison se perfore, les cartilages s'affaissent et un liquide purulent à odeur nauséabonde ne cesse de s'écouler des fosses nasales. La muqueuse linguale s'ulcère et se recouvre de végétations.
L'altération des muqueuses du pharynx et du larynx peut
aboutir à une aphonie plus ou moins complète avec cornage, dyspnée et parfois accès de suffocation.

Comme altérations viscérales, on a signalé des orchites
lépreuses (Hallopeau et Jeanselme) et même des lépromes
pulmonaires et intestinaux.

Ainsi mutilé, le lépreux a un facies caractéristique.
Visage bouffi, front épaissi et irrégulier, paupières à demi
pendantes, nez élargi, aplati, menton volumineux, lèvres
larges, lippues, proéminentes, oreilles à lobules gros et
infiltrés, tout concourt à cet ensemble repoussant, qui
réunit et confond dans la même laideur tous les lé-

preux, quels que soient leur âge, leur sexe et leur race.

L'évolution est caractérisée par des poussées aiguës, fébriles, entrecoupées de périodes plus ou moins longues d'accalmie. Après chacune de ces poussées, les tubercules gagnent en nombre et en volume, et les forces s'altèrent. Les lépromes finissent par s'abcéder, par se creuser d'ulcérations profondes répandant une odeur nauséabonde. Les os, les tendons, les articulations peuvent être mis à nu. La lèpre devient *mutilante* et sa tendance naturelle est la destruction des tissus par ulcération. La mort arrive dix, douze ou quinze ans après le début de l'affection, soit dans le marasme, soit du fait d'une affection intercurrente, la tuberculose le plus souvent.

B. *Forme anesthésique.* — Taches pigmentaires, éruptions bulleuses, troubles trophiques, troubles de l'innervation sensitive et motrice, épaississement des nerfs et surtout du nerf cubital, symétrie des lésions, tels sont les symptômes principaux propres à cette forme.

Les taches du début ressemblent morphologiquement à celles du stade précédent, elles ne se distinguent que par leur disposition plus symétrique, par leur nombre et par leurs dimensions plus considérables, par leur pigmentation rapide et très bien marquée, par leur décoloration centrale plus précoce. L'achromie du centre, l'hyperchromie des bords, tout concorde à donner à ces taches l'aspect de vitiligo, de morphée noire, comme les appelaient les anciens. A la surface de ces taches mêmes, peuvent se développer des éruptions bulleuses, constituant un véritable pemphigus lépreux. Les bulles peuvent se succéder pendant des mois entiers, et, en s'ouvrant, elles deviennent au niveau des membres le point de départ d'ulcérations rebelles.

Les troubles de la *sensibilité* sont dès le début très marqués. Ils sont annoncés en général par des douleurs paroxystiques souvent horriblement intenses parcourant le trajet des nerfs, des membres et de la face, par des sensations de brûlure et de froid, de tenaillement des chairs, de morsure. Les moindres contacts arrachent des cris de douleur au patient. Une anesthésie des plus typiques marche de pair ou succède à cette hyperesthésie. Cette anesthésie est souvent si marquée que les malades se blessent ou se brûlent sans s'en apercevoir. On peut plonger dans leurs tissus une épingle entière ou la pointe d'un thermo-cautère, sans provoquer la moindre souffrance.

Les troubles *trophiques* sont les plus intéressants. L'épaississement des cordons nerveux et l'amyotrophie les caractérisent. Le *nerf cubital*, que l'on pourrait appeler le nerf de réaction de la lèpre, doit être exploré au niveau du paquet vasculo-nerveux du bras, dans la gouttière olécranienne. C'est là que l'on peut sentir à son niveau des épaississements réguliers ou moniliformes, si précieux pour le diagnostic.

Les amyotrophies portent surtout sur les éminences thénar et hypothénar et sur les interosseux. La main finit par présenter la griffe du syndrome Aran-Duchenne. Aux membres inférieurs, les fléchisseurs du pied, les péroniers, les extenseurs des orteils sont particulièrement intéressés. Enfin, comme dans la syringomyélie, la sclérose latérale amyotrophique ou l'atrophie musculaire progressive, les pectoraux, les deltoïdes, les fessiers, peuvent être simultanément ou progressivement envahis. Les muscles de la face ne restent pas non plus indemnes. La parésie de l'orbiculaire palpébral, caractérisée par la chute de la paupière supérieure et par l'ectropion de la paupière inférieure, est d'une importance diagnostique toute spéciale.

On peut observer des lésions du squelette et surtout des doigts, la chute des ongles et des dents, des maux perforants et des ulcérations anesthésiques pouvant détruire des segments entiers de membres.

Les troubles de la motilité sont en général sous la dépendance des atrophies musculaires. Les paralysies vraies à forme hémiplégique ou monoplégique sont rares. On a signalé la paralysie des extenseurs des membres inférieurs donnant le phénomène du steppage.

Le malade finit par succomber à la suppuration de ses plaies, l'abattement et la stupeur, ou peut être enlevé par une infection surajoutée, telle que la pneumonie ou la tuberculose.

Forme mixte. — Cette forme qui résulte de la combinaison des deux formes précédentes est la plus typique. L'association peut exister au début même de l'affection, mais le plus souvent la lèpre anesthésique succède à la lèpre tuberculeuse.

Bactériologie. — Le bacille de la lèpre a été signalé pour la première fois par Hansen en 1871, coloré par Neisser en 1881, puis étudié par de nombreux bactériologistes et notamment en France par Cornil et Suchard, Hillairet et Gaucher, Leloir.

Ce bacille mesure 3 à 5 μ de longueur sur 1 μ de largeur, il est très mobile, rectiligne ou légèrement flexueux et se colore, comme le bacille de la tuberculose, par le procédé d'Ehrlich. Après coloration, il présente de petits points clairs au milieu de la masse. Il est entouré d'une capsule, et apparaît tantôt isolé, tantôt groupé en amas.

Les bacilles lépreux sont enfermés dans l'intérieur des grosses cellules dermiques et dans l'intérieur des cellules nerveuses. Ils ressemblent beaucoup à ceux de la tuberculose. Ils ont à peu près même forme et, nous l'avons vu, même réaction colorante. Au centre des nodules anciens, ces bacilles lépreux forment des amas serrés.

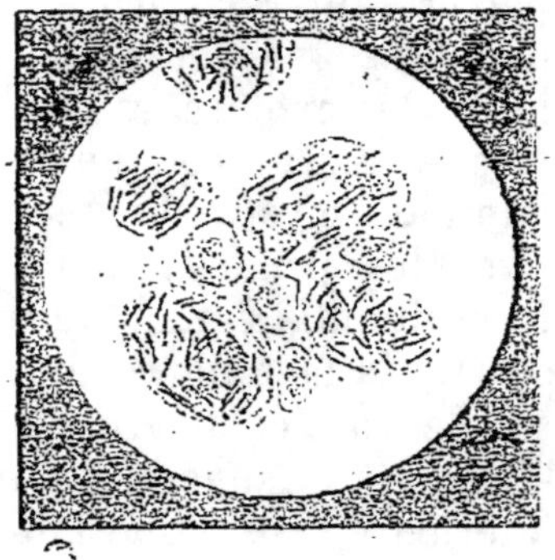

Bacilles intra-cellulaires de la lèpre.

Les essais d'inoculation faits avec le bacille de la lèpre sont restés jusqu'ici infructueux et les tentatives de culture n'ont donné que des résultats incertains. Nous allons voir comment le bacille se localise dans les lésions.

Anatomie pathologique. — Les lésions de la lèpre rappellent celles de la tuberculose et de la morve. Des leucocytes et des cellules épithélioïdes, des éléments comparables aux cellules géantes, mais à noyaux moins nombreux, infiltrent les tissus. La *cellule de Virchow* est la caractéristique histologique de la lèpre. Elle a quatre ou cinq fois le diamètre d'un leucocyte. Son noyau, unique ou multiple, est gros et clair et ressemble beaucoup à celui des cellules épithéliales. Le protoplasma est creusé de nombreuses vacuoles d'abord petites (protoplasma en écumoire), qui peuvent se dilater au point d'envahir toute la cellule. Presque toujours les bacilles forment des amas petits et nombreux de cinq à six bâtonnets, placés longitudinalement les uns à côté des autres « en paquets de cigares », ou sont groupés en masses plus compactes dans lesquelles les bacilles se dirigent en divers sens.

Plus la cellule est grosse et âgée, plus s'accroît le nombre des bacilles qu'elle contient; au stade le plus avancé, le protoplasma disparaît presque complètement sous la masse bacillaire. La cellule de Virchow existe toujours dans les parties centrales et les plus anciennes du léprome; elle est surtout fréquente dans les ganglions lymphatiques, la moelle des os et la rate [1].

Au niveau des lépromes, le derme est infiltré dans toute son épaisseur par des cellules souvent groupées en îlots le long des vaisseaux sanguins et lymphatiques. L'épiderme est en général intact et n'est intéressé que lorsque les tubercules s'ulcèrent. Quelques auteurs ont trouvé des bacilles dans les glandes sudoripares et autour des orifices pilo-sébacés.

Les bacilles siègent dans *l'intérieur des cellules* qui constituent le léprome, ils forment souvent embolie dans les vaisseaux centraux des taches érythémateuses et se répandent parfois dans le liquide des éruptions bulleuses. On les a signalés dans les corpuscules de Pacini, dans les cellules

1. Jeanselme. Le bacille de Hansen. *Presse médicale*, 8 avril 1899.

épithélioïdes de la cornée et dans leurs interstices, dans les diverses couches des vaisseaux, dans les ganglions lymphatiques.

Les altérations des nerfs sont constantes dans la forme anesthésique. Elles débutent par les nerfs de la peau et se généralisent ensuite aux troncs nerveux, dont le volume devient énorme. La tuméfaction des nerfs est tantôt régulière, tantôt uniforme. Le périnèvre est enflammé et de nombreux bacilles sont incorporés aux cellules qui occupent les interstices. Ces cellules peuvent par compression déterminer l'atrophie des gaînes de myéline et des cylindraxes.

On a trouvé des bacilles dans les cellules des canaux séminifères; on en a signalé encore dans les cellules de la moelle des os. Pendant les poussées aiguës, Hoëbna a trouvé des bacilles dans le sang.

La conception pathogénique le plus généralement adoptée est aujourd'hui la suivante. Le bacille, pénétrant dans les fentes lymphatiques, se multiplierait d'abord dans les téguments pour y former des néoplasies nodulaires; il altérerait ensuite les extrémités nerveuses et finirait par déterminer l'inflammation ascendante des troncs nerveux.

Diagnostic. — Impossible pendant la période d'invasion, difficile pendant la période de début, le diagnostic devient très facile pendant la période d'état. Le séjour actuel ou ancien dans un pays où règne la maladie, des troubles de la sensibilité caractérisés surtout par une anesthésie très marquée, la présence de nodosités sur le trajet du cubital et surtout quand peut se faire la recherche du bacille dans une portion de tissu malade excisé, dans le produit de scarifications, dans la sérosité d'un vésicatoire, dans les fragments de nerfs excisés (Pitres et Sabrazès), tels sont les éléments primordiaux du diagnostic.

A la période de début, les plaques lépreuses peuvent être confondues avec celles du vitiligo, de la morphée et du mycosis fongoïde. Un examen approfondi de la sensibilité conservée dans le premier cas, la recherche du liséré lilas dans le second, et la coïncidence d'éruptions eczémateuses ou lichénoïdes dans le troisième, peuvent suffire à éliminer la lèpre. Les syphilides, les tuberculoses cutanée peuvent, au premier abord, prêter à confusion; la recherche des antécédents, l'examen attentif des lésions mettront facilement sur la voie du diagnostic.

Le diagnostic de la lèpre anesthésique avec la maladie de Morvan ou la syringomyélie est souvent des plus délicats. L'anesthésie et la perte des phalanges existent dans la maladie de Morvan comme dans la lèpre. Zambaco conclut même à l'identité des deux maladies. La question ne pourra être jugée que par des examens bactériologiques répétés. Il est des cas, comme en témoignent les observations de Pitres et Sabrazès[1], de Thibierge[2], de Chauffard[3], où l'analogie de la syringomyélie et de la lèpre est telle que le diagnostic ne peut être tranché que par la bactériologie.

Le séro-diagnostic de la lèpre, proposé par Spronck[4], qui est parvenu à cultiver le bacille de Hansen, est une méthode intéressante, dont la valeur n'est pas encore confirmée.

La lèpre se termine par la mort, après un nombre d'années plus ou moins grand. La survie est plus longue au cas de lèpre anesthésique. Besnier et Hallopeau admettent des formes atténuées caractérisées par de simples macules.

Traitement. — Nous ne possédons pas de traitement efficace contre la lèpre. L'huile de Chaulmoogra donnée en capsules, à haute dose, vient en première ligne parmi les médicaments les plus employés. Comme topiques on applique en général les acides chrysophanique et pyrogallique, le baume de Guyun. Il est utile, pour éviter l'action excitante de l'air, de recouvrir les parties malades d'un enduit protecteur.

Sérothérapie de la lèpre. — *Cytotoxines.* — *Sérum hémolytique* (αἷμα, sang ; λύσις, dissolution). — Carrasquilla, en

1. Pitres et Sabrazès. *Nouvelle iconographie de la Salpêtrière*, 1893.
2. Thibierge. *Soc. méd. des hôp.*, 1889.
3. Chauffard. *Soc. méd. des hôp.*, 1892.
4. Spronck. *Semaine médicale*, 28 septembre 1898.

utilisant chez l'homme le sérum de cheval traité par du sang de lépreux, a vu les tubercules lépreux s'affaisser, les ulcérations se cicatriser et l'état général s'améliorer[1]. Laverde a obtenu des résultats identiques, en employant le sérum de bouc traité par des injections de lépromes humains triturés et tamisés[2]. La sérothérapie de la lèpre vient d'être reprise par Metchnikoff; elle lui a permis d'établir des faits d'une importance telle, que je veux insister longuement sur la genèse de cette méthode, dont la connaissance des *cytotoxines* forme la base.

Les *cytotoxines* ou poisons des éléments figurés, poisons d'origine animale, attirent en ce moment l'attention du monde médical. Leur découverte date de l'époque des essais de transfusion du sang de mammifères à l'homme; transfusions parfois suivies d'accidents mortels qui avaient été attribués à l'action dissolvante due aux humeurs des animaux sur les globules du sang humain. En réalité, il s'agissait là de cytotoxines naturelles, étudiées depuis par Daremberg et Büchner.

En 1898, J. Bordet[3], à l'instigation de Metchnikoff, a fait connaître les premières cytotoxines artificielles; il a constaté que le sérum sanguin d'un animal, injecté dans le sang d'un animal d'une autre espèce, acquiert la propriété de dissoudre les globules rouges de cet animal. Ainsi le sérum du cobaye dissout les globules rouges du lapin. C'est là un fait capital qui permit à Metchnikoff[4] de supposer qu'il devait être possible de préparer des cytotoxines artificielles, spécifiques contre les éléments figurés correspondants. Les quelques exemples suivants rendront compte de cette proposition

Si l'on injecte des spermatozoïdes de taureau dans le péritoine du cobaye, les spermatozoïdes sont digérés et absorbés vivants par les globules blancs, microphages et

1. *Semaine médicale*, 1896, p. 42.
2. *Semaine médicale*, 1896, p. 556.
3. J. Bordet. Agglutination et dissolution des globules rouges. *Annales de l'Institut Pasteur*, octobre 1898.
4. Metchnikoff. *Arch. russes de pathologie*, février 1899.

surtout macrophages[1]. Il en résulte, dans le liquide péritonéal et dans le sérum sanguin du cobaye, la formation
d'une substance qui immobilise les spermatozoïdes.

Si l'on injecte au cobaye une émulsion de rein de lapin,
le sérum du cobaye devient toxique pour le rein du lapin,
il suffit d'injecter au lapin un peu de ce sérum pour provoquer une albuminurie intense et la mort par urémie
(Lindemann[2]). A l'autopsie de l'animal, on trouve de la
nécrose et des altérations marquées des tubuli contorti. Il
s'agit là d'un vrai sérum *néphrolytique*. (Νεφρός, rein ; λύσις,
dissolution.)

Si l'on injecte à des canards une émulsion de foie de
chien, on obtient un sérum fortement toxique pour la
cellule hépatique du chien ; l'injection de ce sérum fait
succomber rapidement l'animal avec tous les signes de
l'insuffisance hépatique (diminution de l'urée urinaire,
augmentation des sels d'ammoniaque, glycosurie alimentaire, etc.). A l'autopsie de l'animal on trouve les lésions de
l'atrophie jaune aiguë du foie ou de l'intoxication phosphorée. Il s'agit là d'un vrai sérum *hépatolytique* (Delezenne[3]). (Ἧπαρ, foie ; λύσις, dissolution.)

Enfin, si l'on injecte sous la peau des cobayes une émulsion de rate de rats, on obtient un sérum qui dissout les
leucocytes du rat (Metchnikoff). Il était permis d'espérer
que, seuls, les macrophages seraient détruits, à l'exclusion
des microphages, et déjà on pouvait entrevoir la possibilité
de se débarrasser des macrophages, ces ennemis des éléments nobles, ces générateurs du tissu fibreux. Qui sait
même, si l'on ne pourrait pas retarder l'envahissement de
l'atrophie sénile (Metchnikoff). Mais le sérum antiphago-
cytaire détruit tous les globules blancs indistinctement.

Toutes ces cytotoxines sont *spécifiques* ; elles ne sont

1. Metchnikoff. Sur la résorption des cellules. *Annales de l'Institut
Pasteur*, octobre 1899.
2. Lindemann. Action de certains poisons rénaux. *Annales de l'Institut
Pasteur*, février 1900.
3. Delezenne. Sérum antihépatique. *Acad. des sciences*, 13 août 1900.

dissolvantes que pour les éléments figurés qui leur donnent naissance ; ainsi le sérum néphrolytique n'attaque que le rein et laisse les autres organes intacts ; le sérum hépatolytique ne lèse que le foie, etc.

L'application du sérum hémolytique à l'homme découle de ce fait très curieux qu'*à faibles doses les cytotoxines sont capables de produire une action stimulante sur les éléments figurés correspondants* (Metchnikoff[1]). Les injections à faibles doses de sérum hémolytique, préparé par l'inoculation du sang de lapin dans le péritoine du cobaye, élèvent chez le lapin la richesse globulaire et le titre de l'hémoglobine (Cantacuzène). Les injections à faibles doses de sérum leucolytique, préparé par l'inoculation de l'émulsion de ganglions mésentériques du lapin dans le péritoine du cobaye, provoquent chez le lapin une hyperleucocytose marquée (Besredka).

Persuadé que toutes les améliorations constatées dans le traitement des lépreux par les injections de sérum de Carrasquilla et Laverde doivent être attribuées « non à des produits quelconques du bacille de Hansen, mais à des cytotoxines, développées dans l'organisme animal à la suite d'injections du sang ou des tissus humains », Metchnikoff a fait les premiers essais du sérum hémolytique sur l'homme[2]. Il choisit des lépreux de l'hôpital Saint-Louis et il les inocule avec de très faibles doses de sérum hémolytique ; ce sérum était préparé par l'injection à la chèvre de sang défibriné humain. Faites uniquement à doses stimulantes et non à doses dissolvantes, ces injections ont amené chaque fois l'augmentation de l'hématopoièse et l'accroissement de l'hémoglobine.

Ces résultats sur les lésions lépreuses n'ont pas été aussi marqués que les résultats qui avaient été obtenus par Carrasquilla et Laverde, mais Metchnikoff espère en obtenir de

1. Metchnikoff. Sur les cytotoxines. *Annales de l'Institut Pasteur*, juin 1900.

2. Metchnikoff et Besredka. Recherches sur l'action de l'hémotoxine sur l'homme. *Annales de l'Institut Pasteur*, juin 1900.

meilleurs en faisant usage d'un sérum leucolytique et non d'un sérum hémolytique. En tout cas, ces faits prouvent que les *faibles doses de cytotoxines produisent une suractivité des éléments cellulaires correspondants*, et ils ouvrent, dès maintenant, des aperçus nouveaux sur le traitement des anémies. Il n'est même pas téméraire d'affirmer que l'application de faibles doses de cytotoxines contre les affections de divers organes peut devenir une orientation nouvelle pour la thérapeutique!

CHAPITRE IV

MALADIES INFECTIEUSES COMMUNES A L'HOMME ET AUX ANIMAUX

§ 1. RAGE

Étiologie. — La *rage* de l'homme ne se développe pas spontanément; elle provient toujours de la morsure d'animaux enragés (chien, loup, chat). Toutefois bien des gens sont mordus par un animal enragé sans que la rage en soit la conséquence, parce qu'ils ne sont pas tous également en état de réceptivité; de plus les morsures, qui atteignent des parties recouvertes de vêtements sont bien moins redoutables que les morsures faites aux mains ou au visage.

Depuis quelques années l'histoire de la rage est entrée dans une nouvelle phase. Jusqu'en 1881, on savait que la rage était une maladie contagieuse, se communiquant ordinairement d'un animal à un autre par morsure, frappant surtout le chien, les ruminants, les carnassiers, le lapin, le cobaye, ne se développant probablement jamais spontanément, apparaissant après une période d'incubation variable et se terminant souvent par la mort.

Pasteur, dans une série d'admirables travaux qui devaient aboutir à la *vaccination antirabique*, est parvenu à modifier ce pronostic si sombre. Nous allons esquisser rapidement les diverses étapes qui ont permis d'arriver à ce merveilleux résultat.

Les troubles du système nerveux chez les individus atteints de la rage sont tellement constants, que, depuis longtemps déjà, l'attention des anatomo-pathologistes s'était fixée sur les centres nerveux, mais sans grand résultat, il faut bien l'avouer. Duboué avait avancé que le virus rabique se propageait à la moelle par l'intermédiaire des nerfs et que de là il gagnait le bulbe; Jaccoud avait placé dans le mésocéphale le réceptacle du virus rabique, mais ces affirmations n'étaient appuyées sur aucune preuve expérimentale. Pasteur eut l'idée d'injecter à des chiens de la moelle rabique délayée dans du bouillon stérilisé. Lorsque ces injections étaient faites dans le tissu cellulaire sous-cutané, la période d'incubation était longue et incertaine; lorsque au contraire elles étaient pratiquées sous la dure-mère, après trépanation préalable, la durée de cette période était abrégée et les animaux prenaient à coup sûr la rage dans un temps déterminé[1].

Disposant d'un procédé expérimental commode et expéditif, il eut l'idée de comparer la puissance virulente de moelles provenant d'espèces animales différentes, et il put s'assurer que la moelle d'un singe mort de la rage est moins virulente que la moelle du chien, laquelle est moins virulente que la moelle d'un lapin rabique[2]. Il reconnut aussi que la puissance virulente augmentait à mesure qu'on passait d'un lapin à un autre lapin, et qu'elle dimi-

1. *Acad. des sciences*, 1881.
2. *Acad. des sciences*, 1884

nuait parallèlement à mesure que l'on passait d'un singe à un autre singe. Au delà d'un certain chiffre dans chaque série, la virulence restait stationnaire.

Ainsi mis en possession de deux virus rabiques, l'un atténué, l'autre exalté, Pasteur s'en servit pour inoculer des chiens, il commença par leur inoculer le virus le plus faible, et il augmenta progressivement la virulence jusqu'à leur inoculer le virus le plus fort.

Les chiens, ainsi *préparés*, furent mis en contact avec des chiens atteints de rage furieuse; ils furent mordus à diverses reprises, mais aucun d'eux ne prit la rage, ils étaient devenus réfractaires à cette maladie, en un mot ils étaient *vaccinés*. Ces expériences furent reproduites devant une commission nommée par le Ministre de l'instruction publique, et les résultats annoncés par Pasteur furent confirmés.

A peu de temps de là, Pasteur découvrit un autre procédé de· *vaccination antirabique*, plus commode et aussi sûr. Il est basé sur l'atténuation du virus contenu dans les moelles de lapins morts de la rage, à l'aide de la *dessiccation* de ces moelles[1]. Par ce procédé, toute l'activité du virus est détruite au bout de treize à quinze jours; mais cette atténuation se fait progressivement de telle sorte que, plus on se rapproche du début de la dessiccation, plus la virulence est forte. En procédant avec des moelles par inoculations de plus en plus virulentes, Pasteur est arrivé également à rendre toute une série de chiens réfractaires à la rage.

Les choses en étaient là, lorsque vint à Paris un jeune berger, du nom de Meister, horriblement mordu, et voué à une mort presque certaine. D'accord avec Vulpian et Grancher, Pasteur lui pratiqua une série d'injections sous-cutanées de moelles rabiques, progressivement virulentes; l'enfant n'en fut nullement incommodé, et la rage ne se développa pas chez lui.

1. *Acad. des sciences*, 1885.

C'est alors qu'on vit affluer à Paris, de province et de tous les pays, une foule d'individus mordus par des animaux enragés, attirés par l'espoir d'une guérison radicale.

Quelques insuccès s'étant produits, surtout chez des personnes mordues par des loups, on en conclut avec preuves à l'appui que la rage du loup est plus virulente que celle du chien, et qu'il fallait la combattre avec un traitement plus actif. C'est alors que fut créée la *méthode intensive*.

D'après les statistiques de l'Institut Pasteur, la mortalité par morsure, de *chiens enragés*, qui autrefois était de 14 pour 100, est tombée de 1886 à 1889 à 0,67 pour 100, en 1890 à 0,57 pour 100, en 1892 à 0,22 pour 100. De 1886 à 1899, 25 245 personnes mordues ont été traitées à l'Institut Pasteur; 103 seulement ont succombé, ce qui ne donne qu'une mortalité globale de 0,44 pour 100. La mortalité consécutive à des morsures de loups enragés serait tombée de 60 pour 100 à 14 pour 100 (Dumesnil[1]).

D'après tout ce qu'on sait aujourd'hui de la rage, de la marche de cette maladie, de son mode de propagation, de l'atténuation du virus rabique, il n'est pas douteux qu'il s'agisse là d'une maladie microbienne, et cependant le micro-organisme qui lui donne naissance est encore à peu près inconnu.

Roux[2], Bouchard[3], Gibier[4], ont bien signalé des points d'une extrême finesse qui occupent l'épaisseur de la moelle, du bulbe, et des nerfs[5]; Hermann Foll a même donné une description de ce microbe, mais à l'heure actuelle il n'a pu être ni isolé, ni cultivé.

Description. — La rage a une période d'*incubation* dont la durée est extrêmement variable[6]; la moyenne ordinaire est de trois à huit semaines, on a pourtant cité des obser-

1. *Ann. d'hyg.*, 1886.
2. Roux. Th. de doctorat, 1885.
3. Bouchard. Comité d'hygiène, 1885.
4. Gibier. Thèse, 1884.
5. Hermann Foll. *Semaine méd.*, 1886.
6. Brouardel. Art. Rage (*chez l'homme*). *Dict. encycl. des sc. méd.*

vations authentiques où l'incubation avait duré dix, douze, dix-huit mois et au delà.

On avait donné une certaine importance à la présence de vésicules, de forme elliptique, qui se développent parfois sur les parties latérales du frein de la langue, mais ces vésicules, nommées *lysses* (λύσσα, rage), ne possèdent pas les propriétés qu'on leur avait supposées.

Après sa période d'incubation, la rage s'annonce par un stade prodromique dont le caractère dominant est une tendance aux *idées mélancoliques*. Les malades sont tristes, absorbés, déprimés, alors même qu'ils ignorent le danger dont ils sont menacés, et ceux qui sont au courant de leur situation ont une angoisse de tous les instants avec insomnie, cauchemars, alternatives d'excitation et de dépression. Dans quelques cas, ces prodromes font défaut et la rage éclate brusquement par les symptômes suivants :

Le malade éprouve une *hyperesthésie* excessive de tous les sens; la lumière, le moindre bruit, les odeurs, tout l'impressionne péniblement. Le satyriasis s'observe dans quelques cas. L'*hydrophobie* est le symptôme dominant, non pas que le malade ait peur du liquide, comme l'indiquerait le mot hydrophobie, mais le moindre mouvement de déglutition provoque des spasmes réflexes si douloureux, que les malheureux préfèrent les tourments de la soif aux terribles sensations d'étranglement et de suffocation que donnent ces spasmes laryngo-pharyngés. Parfois même ces spasmes se reproduisent au simple aspect de l'eau, à la vue d'un liquide, ou d'un objet brillant. La salive est à chaque instant rejetée, afin d'éviter tout mouvement de déglutition.

Plus tard, ces spasmes laryngo-pharyngés se reproduisent spontanément sous forme de paroxysmes. A ces spasmes se joignent des frissons, des horripilations, des convulsions épileptiformes, des contractures tétaniformes. Ces accès, atrocement douloureux, devenant plus longs et plus nombreux, les rémissions sont plus courtes et plus rares. Entre les accès, le patient est en proie à la terreur, certains sont pris de fureur, d'idées de suicide, d'accès de *manie*; mais l'homme enragé n'a aucune tendance à mordre les personnes qui l'entourent, comme on le croit vulgairement. Pendant l'accès la température s'élève à 41 et 42 degrés et peut s'élever encore après la mort (Peter).

Cette période dure deux jours en moyenne. La période qui lui fait suite, période *paralytique* ou *asphyxique*, ne dure que quelques heures; elle est caractérisée par un épuisement qui conduit au collapsus et à la mort, mais la mort survient également à la période précédente, au milieu d'accès de suffocation. Dans quelques cas, la marche de la rage semble enrayée pendant quelques jours et la maladie se fait en plusieurs poussées.

Le *diagnostic* de la rage doit être fait avec les maladies (hystérie, aliénation mentale) dans lesquelles l'apparence de l'hydrophobie peut exister à l'état de symptôme. Dans le delirium tremens, la dysphagie et le crachotement ne sont pas accompagnés des spasmes laryngo-pharyngés si caractéristiques de la rage. Le diagnostic de la rage peut se faire rapidement chez l'animal suspect par l'*examen histologique* de la moelle, du bulbe et des ganglions nerveux périphériques cérébro-spinaux et sympathiques. La moelle et le bulbe (Babès) ainsi que les ganglions nerveux (van Gehuchten), présentent des *nodules rabiques* qui paraissent être *caractéristiques* de la rage. Il est préférable néanmoins pour plus de certitude de pratiquer l'inoculation intra-cérébrale avec la substance nerveuse des animaux suspects.[1]

L'*anatomie pathologique* se réduit à peu de chose. La congestion des organes (poumon, méninges) est consécutive aux accidents convulsifs et à la gêne respiratoire. On a signalé l'état granuleux et la myélite diffuse de la moelle allongée.

Le *traitement* prophylactique consiste à abattre immédiatement tout animal enragé, et à enfermer pour le tenir en observation tout animal soupçonné de rage.

1. A. Marie. *La rage*. Paris, 1902.

Chez un individu mordu par un chien enragé, voici les moyens à employer : 1° laver la plaie, l'agrandir au besoin si elle est anfractueuse, et la cautériser *vigoureusement* au fer rouge ; tout cela doit être fait le plus rapidement possible. La mortalité dans le cas de blessures non cautérisées serait de 84,84 pour 100, tandis qu'elle n'est que de 51,54 pour 100 pour les blessures cautérisées (Bouley[1]). La méthode de Pasteur et le traitement par les vaccinations ont été décrits au début de ce chapitre.

§ 2. CHARBON

Bactériologie. — Les premiers travaux de Pasteur sur les fermentations avaient conduit Davaine à se demander si la maladie étudiée par Chabert au point de vue symptômatique n'était pas produite par la présence dans le sang d'un organisme inférieur. Dès ses premières recherches (1852), Davaine signala l'existence dans le sang des animaux charbonneux de petites baguettes transparentes qu'il désigna sous le nom de bactéridies, et il établit une relation de cause à effet entre l'existence de ces bactéridies et le développement du charbon.

Quelques années plus tard, Pollender (1855) et Brauell (1857) devaient confirmer cette découverte. Celui-ci eut en outre le mérite de voir, le premier, le bacille du charbon chez l'homme. Davaine montra que l'inoculation du sang charbonneux, même à très faibles doses, donne naissance à la même affection ; la notion de contagion fut établie expérimentalement.

Mais l'histoire pathogénique du charbon subit un temps d'arrêt, jusqu'au jour où Pasteur et Koch, profitant des connaissances déjà acquises sur la nature microbienne de cette maladie, prirent le charbon comme champ d'étude. Les

1. Bouley. Art. RAGE. *Dict. des sc. méd.*

résultats obtenus par ces deux observateurs eurent une portée qu'on était loin de supposer au premier abord; ils ont servi de base à l'étude bactériologique des maladies infectieuses[1].

Dans le sang, les bactéridies charbonneuses ont la forme de petits *bâtonnets* à cassure nette; en culture dans le bouillon, ils présentent l'aspect de longs *filaments* enchevêtrés. La figure ci-jointe montre des bacilles du sang d'une souris morte du charbon. On y voit que les bacilles y sont isolés, ou réunis bout à bout, deux par deux, trois par trois. Chaque bacille, considéré à part, est rectiligne, flexible, cylindrique, immobile, à cassure nette. La soudure qui réunit les bacilles deux à deux (diplo-bacilles) ou plusieurs à la suite (strepto-bacilles) est une soudure lâche et incomplète.

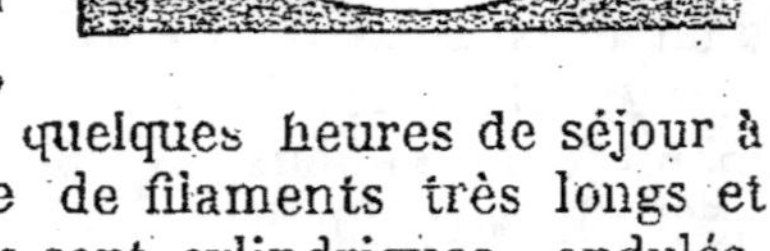

Si l'on fait, une culture en bouillon nutritif quelconque, les bacilles du charbon, après quelques heures de séjour à l'étuve, prennent l'apparence de filaments très longs et très enchevêtrés. Ces filaments sont cylindriques, ondulés, tordus, très flexibles, ainsi qu'on peut le voir dans la figure ci-jointe. Ils ne présentent jamais de ramifications. Les filaments, pour si longs et pour si homogènes qu'ils paraissent, sont en réalité composés d'une série de bacilles rangés bout à bout, et séparés les uns des autres par des espaces clairs, qui restent incolores et établissent la limite entre les éléments bacillaires. Les filaments sont immobiles comme les bacilles;

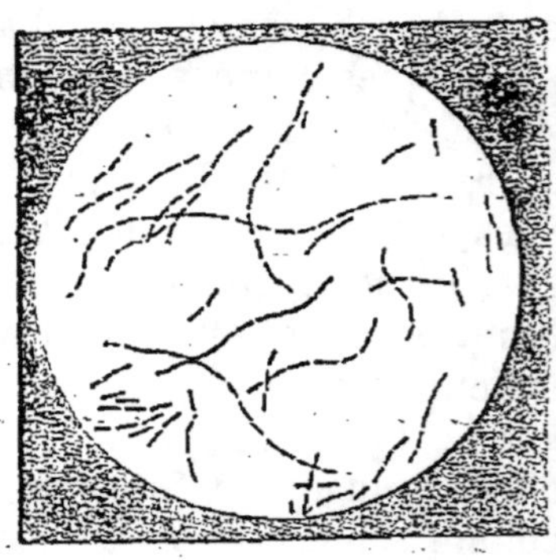

1. Straus. *Étude sur le charbon.* Paris, 1887.

ils se colorent également bien par les couleurs d'aniline; de plus, après 24 ou 48 heures de culture, ils montrent des spores.

Les *spores* n'apparaissent pas, tant que la bactéridie charbonneuse est dans le sang vivant et circulant; après 48 heures de culture elles se montrent sous forme de petits grains ovoïdes, au centre de chaque petit segment du filament charbonneux. De la spore naît la bactéridie; la spore passe souvent inaperçue, aussi le sang d'un animal charbonneux peut-il au premier abord sembler ne pas contenir l'éléments infectants, tandis qu'il en contient réellement.

La culture du charbon sur plaques de gélatine, à une température de 15 à 20 degrés, donne des colonies à bords sinueux qui, après 36 heures, ressemblent (avec un grossissement de 60 diamètres) à une masse de fil pelotonné, et, après trois ou quatre jours, à des mèches de cheveux ondulés et bouclés ainsi qu'on peut le voir sur la figure ci-jointe.

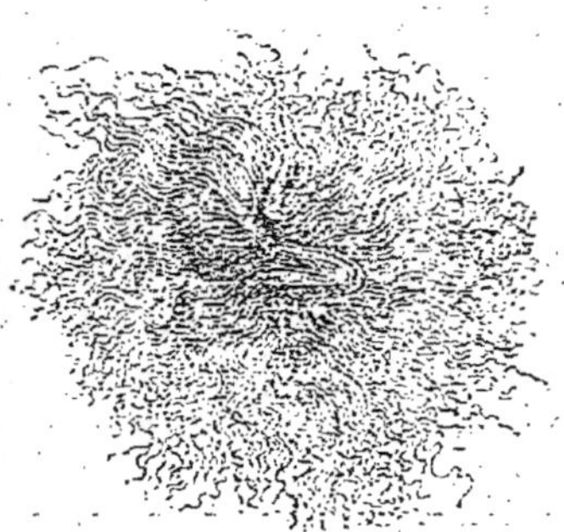

Culture de charbon sur plaque de gélatine.

Les bactéridies se rencontrent dans le sang, dans la lymphe, dans les urines, en un mot dans tous les liquides de l'organisme; elles sont essentiellement aérobies, c'est-à-dire qu'elles absorbent avec avidité l'oxygène partout où elles le rencontrent. Le sang ainsi désoxygéné prend une coloration brunâtre qui donne aux tissus une teinte violacée asphyxique. C'est à cet état qu'est dû le nom de charbon.

Les bactéridies sont très faciles à cultiver, à la condition que les milieux sur lesquels on expérimente soient à une température qui avoisine 40 degrés. Au-dessous de 12 degrés, et au-dessus de 45 degrés, elles ne se multiplient plus. Elles donnent, dans des solutions de peptone glycérinée, une toxine qui peut provoquer la mort des animaux (Marmier).

Pathogénie. — Les spores sont très résistantes, elles

conservent pendant plusieurs années leurs propriétés infectantes ; ce sont elles qui sont ordinairement la cause de l'infection. Les cadavres des animaux morts du charbon et enfouis dans la terre, les liquides qui se sont échappés de leur corps avant l'enfouissement, sont les agents habituels de contagion pour les animaux. Les vers de terre, dans les champs où ces enfouissements ont eu lieu, ramènent incessamment à la surface du sol des parcelles de terre chargées de bactéridies et de spores qui se répandent de là sur les pâturages. Ainsi s'explique la persistance du charbon à l'état endémique dans « les champs maudits », et la possibilité d'épidémies spontanées en apparence. Les portes d'entrée pour les animaux sont les petites plaies produites, dans la gorge et l'arrière-gorge, par les feuilles de chardon desséché, par les barbes d'épi d'orge, les feuilles sèches d'amandiers, et aussi par l'introduction dans le tube digestif des éléments de contage. Pour l'homme, ce mode de contagion est très rare, il a même été nié : cependant il en existe des exemples incontestables (Bouisson[1]). Ordinairement, l'inoculation chez l'homme se fait au niveau d'une écorchure des téguments.

On a prétendu longtemps, sur la foi de Brauell-Davaine, que les bactéridies charbonneuses ne traversaient pas le placenta ; il n'en est rien, ainsi que Straus et Chamberland l'ont démontré[2].

Rappelons enfin qu'après le choléra des poules, c'est la bactéridie charbonneuse qui a servi à Pasteur d'éléments d'étude pour *l'atténuation des virus* et pour la *vaccination préventive* des maladies infectieuses. D'abord rejetée par Koch, cette atténuation du virus charbonneux est aujourd'hui partout admise, et la pratique de la vaccination charbonneuse est depuis plusieurs années entrée dans les mœurs agricoles de nombreux pays.

Il importe de distraire de l'étude du charbon, l'affection

---

1. G. Bouisson. *Contribution à l'étude du charbon intestinal humain.* Th. de Paris, 1890.

2. Straus et Chamberland. *Soc. de biol.*, 1885.

que Chabert avait décrite sous le nom de charbon symptomatique. Arloing, Cornevin et Thomas[1] ont montré en effet
qu'on avait affaire ici à une maladie absolument distincte.

La *pustule maligne*, l'*anthrax malin*, l'*œdème malin* doivent
être confondus en une même description, comme manifestations de la *maladie charbonneuse.*

Le charbon est fort commun dans quelques espèces animales, chez le mouton (sang de rate), chez le bœuf, la
chèvre et le cheval, mais nous ne décrirons ici que la
maladie charbonneuse de l'espèce humaine. La transmission
du charbon des animaux à l'homme se fait par les procédés
les plus divers. Les fermiers et les bergers qui soignent les
animaux charbonneux, les bouchers qui les dépouillent, et
les équarrisseurs sont plus exposés que d'autres à prendre
le charbon. Les dépouilles desséchées de l'animal charbonneux, les peaux, les laines, les crins, recèlent pendant plusieurs années l'agent infectieux; aussi les tanneurs, les
ouvriers qui manient les peaux, les apprêteurs et cor-
royeurs, les cardeurs de matelas, sont-ils, eux aussi, exposés
à contracter le charbon. En voici quelques exemples : Une
jeune femme qui travaillait depuis six semaines dans une
fabrique de crins, se pique avec un crin à la joue droite;
une pustule maligne se déclare et la mort survient en
quelques jours (Straus). Chez un individu qui par profession
retirait le vieux crin qui avait rembourré les coussins des
wagons de chemin de fer, une pustule maligne entraîne la
mort (Orth). Ces faits prouvent que les *spores* qui servent à
la reproduction de la bactéridie charbonneuse sont douées
d'une vive résistance aux températures et à la dessiccation
(Pasteur).

La transmission du virus charbonneux se fait également
par voie *indirecte*, certaines mouches le transportent et le
déposent.

Mais, dans tous les cas que je viens de citer, le charbon
a pénétré dans l'économie par effraction; il y a toujours

1. *Gaz. méd.*, 1880 et 1881.

eu éraillure ou plaie de la peau. Ce mode de pénétration, qui est la règle dans l'espèce humaine, est l'exception chez les animaux. Les animaux sont surtout sujets au charbon interne ou charbon *spontané*; ainsi ils deviennent charbonneux après avoir mangé des aliments (sainfoin, maïs) imprégnés de *spores* charbonneuses, après avoir pâturé dans des parages où des animaux morts du charbon avaient été enfouis. Des expériences ont été entreprises pour élucider la question de ce charbon dit spontané, et on a vu que les aliments arrosés de liquide bactérique donnent bien mieux le charbon si on leur adjoint des barbes d'épis d'orge ou des chardons, c'est-à-dire des plantes piquantes capables de provoquer des blessures, des éraillures des voies digestives.

Quelle que soit la théorie adoptée, il y a un charbon d'origine externe qui est la règle chez l'homme et un charbon d'origine interne qui est la règle chez les animaux, et que l'on n'a jusqu'à présent observé que chez quelques ouvriers cordiers (Wagner), chez un ouvrier mégissier (Bouisson), et dans d'autres faits de charbon pulmonaire ou stomacal : dans tous ces cas les spores sont absorbées en même temps que d'autres poussières dans lesquelles elles sont certainement enrobées (Bouisson), ce qui leur permet d'éviter l'action nocive du suc gastrique.

Description. — Le virus charbonneux une fois introduit dans l'économie, le charbon a une incubation dont la durée varie de quelques heures à quatre, cinq ou six jours. Presque toujours (je parle de l'espèce humaine), l'*accident local* apparaît le premier et précède les symptômes généraux. Cet accident local, c'est la *pustule maligne*. Au point d'inoculation se développe un prurit intense et une vésicule apparaît; cette vésicule, qui a la forme d'une petite phlyctène ou d'une vésico-pustule, se rompt et laisse à sa place une ulcération dont le fond livide ou noirâtre est parfois constitué par une petite eschare. L'eschare n'a généralement que quelques millimètres de diamètre; au-dessous, le tissu cellulaire est induré, et au pourtour se développe une aréole inflammatoire parsemée de quelques petites vésicules phlycténoïdes. Les tissus voisins sont tuméfiés et œdématiés; l'*œdème charbonneux* s'étend même parfois à une grande distance. Dans quelques cas on aperçoit des traînées de lymphangite, et les ganglions du voisinage sont tuméfiés. Telle est la *pustule maligne*; elle n'est pas douloureuse, et elle a pour siège de prédilection le visage, le cou, les mains, c'est-à-dire les parties découvertes.

L'accident local ne présente pas toujours l'aspect que je viens de décrire. Ce qu'on avait nommé *charbon malin* n'est autre chose qu'une pustule maligne dont l'eschare noire et volumineuse est entourée d'une aréole vivement colorée.

Dans quelques cas il n'y a pas, à vrai dire, de pustule; on aperçoit simplement une éraillure de la peau avec rougeur diffuse, tuméfaction et traînées de lymphangite. Parfois c'est l'*œdème* qui domine (*œdème malin*) et la pustule maligne passe presque inaperçue ou même semble faire défaut (œdème malin des paupières[1]).

Après l'apparition de la pustule maligne, le jour même, le lendemain, le surlendemain, les *symptômes généraux* se déclarent : il y a parfois des nausées et des vomissements, la face se couvre de sueurs, le pouls est petit, irrégulier, le malade accuse une sensation de faiblesse et de défaillance, dans quelques cas la température s'élève; la *prostration*, la *dyspnée*, l'*asphyxie*, la *cyanose*, l'*anesthésie*, complètent ce tableau et le malade meurt dans l'adynamie. Dans quelques cas fort rares les symptômes généraux précèdent ou accompagnent le début de la pustule maligne (fièvre charbonneuse primitive).

Le *charbon pulmonaire* débute presque toujours brusquement par des frissons, de la céphalée, des vertiges, des vomissements, avec douleurs dans les côtés ou à l'épigastre.

---

1. Dubujadoux. Œdème malin des paupières. *Arch. gén. de méd.*, oct., 1892.

La cyanose est très marquée et accompagnée d'une vive dyspnée ; le pouls est petit, rapide, irrégulier. Les premiers jours, on ne trouve à l'auscultation que des râles humides, mais bientôt apparaissent des signes pleuro-pulmonaires, indiquant un épanchement souvent bilatéral. La température, de 40 degrés au début, descend progressivement pour arriver à l'hypothermie le troisième jour. L'expectoration est sanguinolente et renferme les bacilles du charbon. La marche de la maladie est très rapide, et la mort arrive du troisième au sixième jour (Schottmuller).

Le *charbon de la langue* présente les phénomènes généraux habituels du charbon. La langue, ulcérée en un point, considérablement augmentée de volume et livide, est projetée hors de la cavité buccale et enclavée entre les deux arcades dentaires. Il existe une tuméfaction énorme des amygdales, de la luette, du voile du palais, du plancher de la bouche et de la face. La bactéridie charbonneuse se trouve sur les parties ulcérées. L'affection, quoique fort grave, est susceptible de guérison (Rammstedt).

Le *charbon intestinal* a la plus grande analogie avec le choléra : il présente comme symptômes principaux la cyanose, l'asphyxie, les vomissements, la diarrhée. Les crampes apparaissent, les urines se suppriment et le malade meurt dans l'algidité (Bouisson). Le *charbon stomacal* se traduit à peu près par les mêmes symptômes, il est souvent une surprise d'autopsie (Nebolioubov)

Le *diagnostic* de la pustule maligne est basé sur les signes que j'ai énumérés. La pustule n'est point douloureuse, elle ne suppure pas, et on trouve des bactéridies dans la pustule ou dans la sérosité du tissu voisin. Ces signes permettent de la différencier du furoncle, de l'anthrax, des piqûres de guêpe. Dans les cas où la pustule est peu développée et l'œdème prédominant, le diagnostic est plus difficile ; il faut s'enquérir avec soin de la profession du malade.

Le *pronostic* est très grave ; le charbon non traité est presque toujours mortel ; la mort survient du deuxième au quatrième jour, parfois même en vingt-quatre heures.

Anatomie pathologique. — J'emprunte à Straus plusieurs détails intéressants concernant l'anatomie pathologique du charbon [1]. La pustule et le tissu œdémateux voisin sont pauvres en leucocytes; on sait en effet que la pustule maligne n'a aucune tendance à la suppuration; ce qui domine dans ces tissus œdématiés, c'est un excès de lymphe coagulable. Tous les organes ne sont pas également riches en bactéridies; ainsi la pustule maligne qui est le siège initial de la maladie et l'œdème gélatiniforme qui l'entoure contiennent assez peu de bactéridies, tandis que les ganglions lymphatiques du voisinage, ceux qui communiquent directement avec le territoire primitivement infecté, sont tuméfiés, hyperhémiés, et leurs sinus et follicules sont encombrés de bactéridies. C'est là que le germe infectieux trouve son premier foyer de multiplication, c'est là aussi que sa marche est pour un moment retardée (Toussaint [2]).

La muqueuse de l'estomac et de l'intestin présente souvent des plaques saillantes, ecchymotiques, d'apparence furonculeuse, véritables pustules charbonneuses, qui à l'intestin grêle siègent de préférence sur le bord libre des valvules conniventes. Les bactéridies infiltrent le tissu des villosités, le tissu conjonctif de la sous-muqueuse, les faisceaux de la tunique musculeuse et la couche celluleuse sous-séreuse. Toutes les tuniques de l'estomac sont également infiltrées de bactéridies.

Dans les organes suivants, rate, foie, reins, glandes pancréatique, mammaires et salivaires, les bactéridies sont réparties dans les *vaisseaux capillaires* et y restent confinées: ainsi les cellules du foie conservent leur intégrité, les canalicules du rein, tubes droits et tubes contournés, sont respectés, tandis que les vaisseaux capillaires et glomérulaires sont envahis. Le *sang*, pendant la vie, comme après la mort, présente des caractères spéciaux, les globules rouges s'agglutinent et ont peu de tendance à s'empiler, les globules blancs sont extrêmement nombreux, et le sérum con-

1. Straus. Cas de charbon mortel. *Arch. de physiol.*, 1885, n° 2.
2. Raimbert. *Maladies charbonneuses*. Th. de Paris, 1880.

tient des bactéridies en quantité plus ou moins considérable.

Traitement. — Les moyens prophylactiques consistent à abattre les animaux charbonneux et à enfouir leur cadavre très *profondément*.

Chez l'homme[1], en présence de l'accident local, il faut sans perdre de temps pratiquer un certain nombre d'injections autour de la pustule, à différentes distances et à différentes profondeurs. Ces injections sont faites avec une solution d'acide phénique au 50e ou avec une solution d'iode au 100e. La pustule est cautérisée au thermocautère ou avec le sublimé.

Le sérum anticharbonneux, préventif et curatif contre le charbon expérimental (Marchoux), pourra peut-être un jour être utilisé avec efficacité sur l'homme.

§ 3. MORVE — FARCIN

La *morve* est une maladie infectieuse, assez fréquente chez les solipèdes (cheval, âne, mulet), transmissible des animaux à l'homme[2], de l'homme aux animaux et de l'homme à l'homme. Le *farcin*, qu'on décrivait autrefois séparément, doit être réuni à la morve sous le nom d'affection *farcino-morveuse*[3].

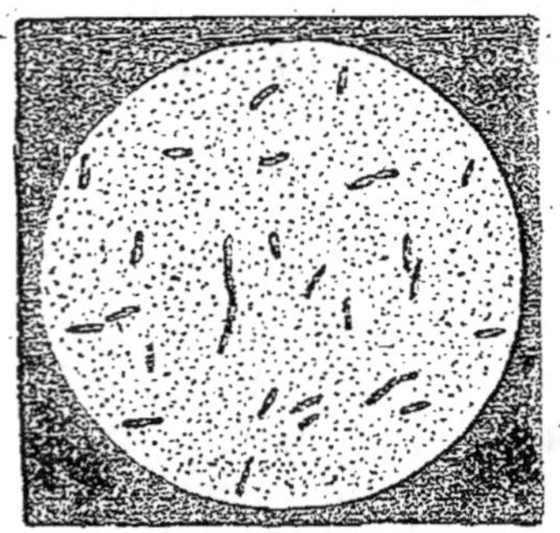

Bacille de la morve.

Bactériologie. — La morve est une maladie microbienne, bacillaire. Le bacille de la morve, découvert presque en même temps par Bouchard, Capitan et Charrin[4], et par Lœffler et Schüly, se présente sous l'aspect

1. Verneuil. Traitement de la pustule maligne. *Bulletin de thérapeut.*, 1881, p. 145.
2. Rayer. Morve et farcin chez l'homme. *Mém. de l'Acad. de méd.*, 1837.
3. Laboulbène. Morve et farcin. *Gaz. des hôpitaux*, 13 sept. 1893.
4. Bouchard, Capitan et Charrin. *Académie de médecine*, 1882 et 1883.

d'un petit bâtonnet, à bouts arrondis, droits ou légèrement incurvés, un peu plus épais
que le bacille de la tuberculose
auquel il ressemble beaucoup. Il
se développe bien sur les milieux ordinaires, mais sa culture
sur pomme de terre est *caractéristique*. Au bout de trois jours
de séjour à étuve à 37°, la culture
prend une coloration ambrée,
puis les jours suivants une coloration rougeâtre avec des contours d'un bleu verdâtre, qu'on

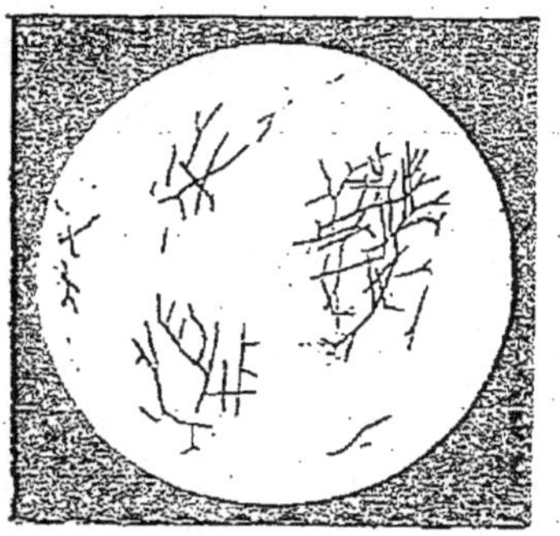

Farcin du bœuf.

ne rencontre dans les cultures d'aucun autre microbe.

La virulence des cultures est peu intense : à l'air libre
elle s'atténue en quelques jours; dans le vide elle peut persister trois ou quatre mois (Lœffler, Sanarelli). Parmi les
animaux, l'âne, le mulet, le cheval, le cobaye sont le plus
sensibles aux inoculations. Chez le cobaye mâle, au bout de
deux ou trois jours, on observe un gonflement testiculaire
énorme qui sert au diagnostic précoce de la morve (Straus).
Ce diagnostic précoce se fait aussi, chez les animaux suspects, par l'injection de la *malléine*, produit soluble des
cultures du bacille; la malléine a une importance diagnostique aussi considérable pour la morve que la tuberculine
pour la tuberculose de Koch (Nocard).

Étiologie. — La transmission des animaux à l'homme se
fait par inoculation ou par infection. Le liquide qui s'écoule
en abondance des fosses nasales de l'animal (*jetage*) et la
sécrétion des boutons et des ulcères farcineux peuvent imprégner la paille, les couvertures et devenir un agent puissant de contage.

L'inoculation suppose une écorchure, une éraillure de la
peau ou des muqueuses; les hommes d'écurie, les gens qui
pansent les chevaux s'inoculent la maladie avec la paille,
avec les couvertures, et les objets de pansement souillés
du liquide qui s'écoule des fosses nasales du cheval morveux

(*jetage*). La sécrétion des boutons et des ulcères farcineux, la peau, les cuirs des animaux qui ont succombé à la morve portent avec eux le bacille de la morve. La transmission indirecte se fait probablement par l'absorption de la matière du *jetage* desséchée.

Description. — Chez l'homme la morve est habituellement aiguë et le farcin est plus souvent chronique. C'est donc la morve aiguë et le farcin chronique que nous décrirons plus spécialement.

Étudions d'abord la *morve aiguë*. Dans quelques cas, après une incubation qui varie de deux à huit jours, la morve aiguë s'annonce par des symptômes locaux, lymphangite, adénite, phlegmon diffus, qui concordent avec le lieu de l'inoculation dont le siège est souvent aux mains ou aux pieds. Plus habituellement la morve aiguë débute par des *symptômes généraux*, comme le ferait une septicémie aiguë. Le malade est pris de frisson, de fièvre, de céphalalgie, de vomissements et de douleurs musculaires et articulaires (*arthrites infectieuses*) qui au premier abord simulent un rhumatisme. Mais bientôt apparaissent à la face, au voisinage des articulations, des plaques érythémateuses qui prennent une teinte livide, et se transforment en phlyctènes avec tendance au sphacèle. Vers le douzième jour (Rayer) une *éruption pustuleuse*, généralement assez discrète, se montre à la face et peut se généraliser au tronc, aux membres, aux voies respiratoires.

Avant l'éruption, ou avec elle, se développent des ulcérations des fosses nasales avec écoulement fétide, sanieux et sanguinolent, analogue au jetage des chevaux. L'engorgement des ganglions maxillaires, presque constant chez le cheval (glandage), manque chez l'homme[1]. La *dysphagie*, la *dyspnée*, la *toux*, l'*expectoration* de crachats sanguinolents, sont le résultat des différentes localisations de l'éruption.

La *fièvre* est continue avec exaspération vespérale, la

1. Bouley. Art. MORVE. *Dict. des sc. méd.* — Brouardel. Même dictionnaire.

dyspnée est croissante et le malade succombe dans l'adynamie et dans le délire, du douzième au vingtième jour.

Le farcin aigu diffère de la morve aiguë par des accidents *locaux* qui sont très accusés, angioleucites suppurées, abcès ulcérés, par la présence de boutons farcineux dans les muscles, dans le tissu cellulaire sous-dermique, et par l'absence de jetage nasal.

La morve chronique primitive est fort rare ; elle succède habituellement au farcin (morve chronique farcineuse de Tardieu) ; cette étude doit donc porter plus spécialement sur le farcin chronique, beaucoup plus que le farcin aigu. A l'état chronique, le *farcin* est une affection qui est parfois purement locale : c'est tantôt une *angioleucite farcineuse chronique* qui finit par guérir, tantôt un *ulcère farcineux chronique* qui guérit également, à moins que la cachexie croissante n'enlève le malade (Tardieu). Dans d'autres cas le farcin chronique est caractérisé par des *abcès farcineux* avec ou sans ulcération et par des symptômes généraux, fièvre, diarrhée, amaigrissement, hecticité qui rendent le pronostic presque fatal. C'est dans le cours du farcin chronique qu'apparaissent les symptômes de la morve chronique, analogues aux symptômes de la morve aiguë fort atténués.

Le *diagnostic* des affections *farcino-morveuses* est généralement guidé par la profession du malade. Dans la morve aiguë le jetage est un symptôme précieux, mais chez l'homme il est tardif, il fait parfois défaut. Dans les cas difficiles l'*inoculation faite* au cobaye mâle (Strauss) est une épreuve qui éclaire rapidement le diagnostic.

Anatomie pathologique. — Les pustules de la morve et celles de la variole ont une structure presque identique ; le processus inflammatoire des premières est plus étendu, il atteint toutes les couches du derme et le tissu cellulaire sous-jacent [1]. Des ulcérations existent sur la muqueuse du nez qui est tuméfiée ; les lésions des muqueuses du larynx et de la trachée sont moins accentuées que celles du nez.

1. Kelsch. Morve farcineuse aiguë chez l'homme. *Arch. de physiol.*, 1873.

Les abcès pu'monaires ressemblent aux abcès métasta-
tiques de la septicémie ; on trouve dans le parenchyme du
poumon des îlots jaunâtres et grisâtres rappelant les
lésions de la pneumonie lobulaire. Les tubercules morveux,
dont les caractères anatomiques ont été assimilés aux
tubercules vrais, n'existent pas dans l'espèce humaine. Les
abcès du tissu cellulaire et des muscles sont formés par un
liquide hématique ou purulent. Dans toutes ces lésions on
retrouve en abondance le bacille de la morve.

Traitement. — Les moyens prophylactiques consistent à
isoler et à abattre les chevaux atteints de morve ou de farcin. Leurs cadavres doivent être profondément enfouis. Les
objets de pansements doivent être brûlés. Chez l'homme,
toute écorchure suspecte sera immédiatement cautérisée au
fer rouge.

§ 4. ACTINOMYCOSE.

Parasitologie. — L'*actinomycose* est une maladie infectieuse commune à l'homme et à beaucoup d'animaux domestiques, surtout les bovidés L'agent de cette infection
est un champignon qui rappelle les rayons d'une étoile,
d'où le nom d'*actinomycès* (ἀκτις, ακτινος, étoile, et μυκης,
champignon) qui lui a été donné par Harz en 1876. Dans
les tissus et dans les liquides qui s'écoulent des régions
infectées, l'actinomycès se présente souvent sous la forme
de grains jaunes qui peuvent avoir la dimension d'une petite
tête d'épingle, mais pour acquérir pareil volume il est nécessaire que plusieurs granulations élémentaires soient
agglomérées. La granulation élémentaire, l'actinomycès, se
compose d'une partie centrale qui est constituée par un
enchevêtrement inextricable de filaments : c'est le mycélium.
La partie périphérique est formée par des rayons divergents
disposés en couronne autour du feutrage central ; chacun
de ces rayons se renfle à son extrémité en forme de
massue.

Mais ces deux parties constituantes n'ont pas la même valeur. L'élément constant, le vrai champignon, c'est le mycélium ; quant aux rayons, ils forment un élément surajouté, ils sont le résultat d'une réaction de défense de l'actinomycès. Voilà pourquoi ces massues, ces rayons, sont presque constants dans les grains retirés des tissus, tandis qu'ils font habituellement défaut dans les cultures où l'actinomycès n'est pas en présence de cellules vivantes et n'a pas, par conséquent, besoin d'être défendu par sa couronne de massues.

Donc, la partie active, essentielle, c'est le mycélium, qui occupe le centre du grain ; la couronne de massues, c'est le rempart. On trouve fréquemment dans les tissus infectés ou dans les liquides qui s'en écoulent des touffes de mycélium sans les massues. Sur les préparations faites avec le pus des fistules lombaires d'un de nos malades, de l'Hôtel-Dieu, on n'a constaté que des touffes de mycélium ; les massues faisaient défaut. La planche suivante en est la reproduction.

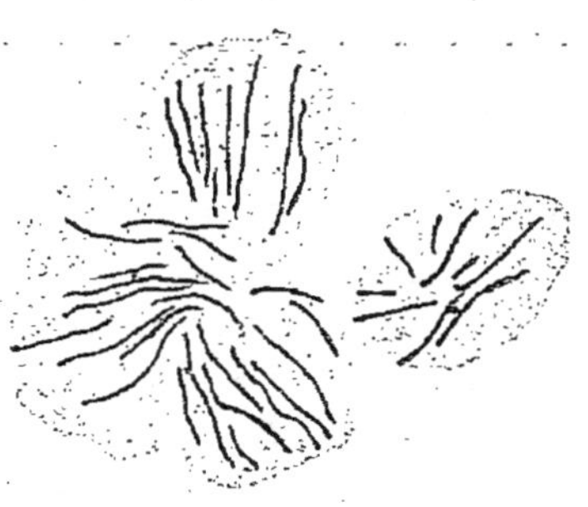

Pour certains auteurs, la massue (élément de défense) serait due « à un produit de dégénérescence hyaline de l'exosplasme condensé sur les bords du filament mycélien et semblant lui constituer une gaine, qui, en réalité, n'existe pas à l'état distinct. Chaque massue est d'abord appendue à un filament qui l'embroche à la façon d'un pédicule ; plus tard, l'extrémité du filament se détruit et la massue est libre[1]. »

A mesure que le mycélium se transforme en massue, ses réactions colorantes se modifient; au lieu d'être avide de couleurs bleues ou violettes, comme le mycélium, la massue devient avide de couleurs rouges. Voilà pourquoi, dans les préparations, on voit le mycélium coloré en bleu, ou en violet (violet de gentiane), et la couronne de massues colorée en rouge (éosine).

J'ai dit que le mycélium est formé de filaments enchevêtrés. Ces filaments sont plus volumineux et deux ou trois fois plus longs que le bacille de Koch. Mais si l'on place ces filaments dans un bouillon de culture approprié, ils deviennent beaucoup plus longs, ils se ramifient, ils se segmentent et ils donnent naissance à une quantité des pores.

Le parasite se développe sur les milieux ordinaires de culture, prend la forme de tubercules grisâtres, pénétrant dans la profondeur du substratum, et pouvant ne pas donner de spores. Celles-ci se développent presque toujours sur des cultures en bouillon datant d'un mois : sur ce milieu, Sauvageau et Radais ont obtenu « une mince pellicule superficielle qui a pris bientôt l'apparence d'un velours blanc, pour devenir jaune clair pâle, à la suite de la formation des spores ». Sur pomme de terre, la culture prend l'aspect de masses volumineuses, très proéminentes, recouvertes d'une poussière jaune pâle caractéristique de la présence des spores, et tranchant avec les parties profondes, couleur de rouille. Les spores sont isolées ou réunies en chapelets; ceux-ci peuvent pendre à l'extrémité des filaments ou rester complètement libres, ce qui permet de classer définitivement l'actinomycès dans le genre Oospora[2].

Telle est, en quelques mots, la morphologie de l'actinomycès dans les tissus vivants et dans les milieux de culture. Les planches suivantes que j'emprunte au remarquable

1. Poncet et Bérard. *Traité clinique de l'actinomycose humaine.* Paris, 1898.

2. Sauvageau et Radais. Sur le genre *Oospora. Annales de l'Institu Pasteur*, 1892, p. 271.

traité de Daniel Cranwell[1] sur l'actinomycose sont la reproduction fidèle du champignon.

La figure ci-dessous représente la coupe d'un grain d'actinomycès sans les massues. On y voit que le mycélium est
très raréfié à la partie centrale de la coupe ; il est presque
absent en quelques points.

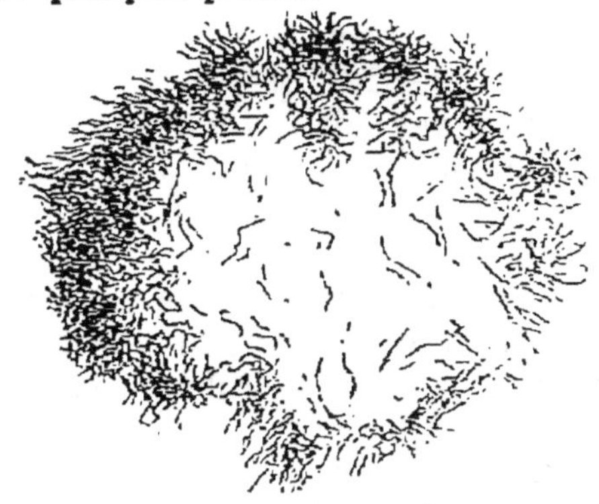

La figure suivante représente la coupe d'un grain d'actinomycès au complet, avec le mycélium et la couronne radiée
de massues. Le mycélium est un peu raréfié au centre
et très touffu à la périphérie ; en un point de la
préparation, on voit une touffe de mycélium qui s'échappe
à travers la couronne de massues.

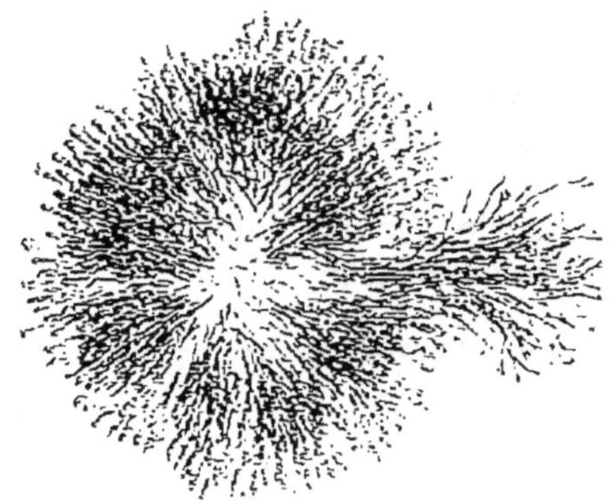

1. *Daniel Cranwell. Contribución al estudio de la actinomycosis hu-
mana: su frecuencia en la República Argentina.* Buenos Aires, 1904.

Le parasite est inoculable au veau, au lapin et au cobaye, mais la transmission est assez difficile, l'actinomycose s'atténuant en passant par le corps de l'homme et des animaux : aussi, dans certains cas, faut-il, pour lui rendre sa puissance végétative et son pouvoir pathogène, le faire passer par une plante (Liebman).

L'aspect spécial de l'actinomycose n'est pas toujours la caractéristique de cette affection : on l'a rencontré dans quelques tuberculoses faviques [1], dans des cultures de tuberculose humaine (Metchnikoff) et dans quelques tuberculoses aspergillaires [2] où il est parfois l'indice d'une guérison spontanée de la maladie.

Étiologie. — L'actinomycose est assez fréquente en Russie, en Allemagne et surtout en Autriche ; elle était très rare en France, où l'on n'en comptait en 1894 que 14 observations [3]. Depuis cette époque, les faits se sont multipliés, l'école lyonnaise a pu en réunir de nombreuses observations et elle n'est pas rare dans le département de la Seine et à Paris. Bien plus commune chez les animaux (bovidés) que chez l'homme, elle reconnaît dans les deux cas les mêmes causes. La contagion par les animaux est exceptionnelle malgré la fréquence de la maladie chez le bœuf et son existence chez les autres animaux domestiques. Généralement, la contagion se fait par les graminées qui sont imprégnées des spores du parasite, et chez l'homme il suffit parfois d'une écharde de blé, d'avoine, introduite sous la peau, dans le pharynx, dans la cavité d'une dent cariée, d'écorchures ou de durillons pendant la moisson, du contact d'une plaie sur une paillasse moisie, d'inhalation des poussières du foin, pour développer l'actinomycose [4].

1. Sabrazès et W. Dubreuilh. Note sur le favus. *Société de dermatologie*, 1893.

2. L. Rénon. *Des formes actinomycosiques de l'« aspergillus fumigatus »*. Congrès de la tuberculose, 1898.

3. Guermonprey et Bécue. *Actynomycose*, Paris, 1894.

4. Poucet et Bérard. *Traité clinique de l'actinomycose humaine*, 1898. — Duvan (Th. de Lyon, 1902) a trouvé 146 cas publiés en France sur 257 cas connus.

Poncet et Bérard signalent les faits suivants : un enfant avale un petit épi d'orge et ressent plus tard des douleurs très vives dans le dos; des abcès se forment entre la colonne vertébrale et l'omoplate ; à l'ouverture de ces abcès, on trouve des débris de l'épi d'orge, chargés de granulations mycosiques (Soltmann). Dans trois cas d'actinomycose de la langue, Schartan et Jürinka trouvèrent, à l'incision du tissu infecté, de petits fragments d'épi d'orge qui apparurent, au microscope, couverts d'éléments du parasite. Dans cinq cas, Bostrom a trouvé la parcelle végétale enfouie dans des grains jaunes ou dans des amas mycéliens; dans un cas d'actinomycose de l'ovaire, d'origine intestinale, on voyait des gerbes de mycélium jaillir d'une barbe d'épi.

Le champignon peut exister sur les grands végétaux et sur le bois travaillé, ce qui explique l'inoculation par piqûre avec un fragment de bois ou avec une épine d'arbuste (Poncet).

La saison paraît avoir une influence sur l'évolution de la maladie; elle est beaucoup plus fréquente d'août en janvier, au moment du battage des récoltes (Boström).

Anatomie pathologique. — Les lésions de l'actinomycose se présentent tantôt sous forme d'une tumeur sarcomateuse ou myxomateuse (Bollinger), tantôt sous forme d'une poche séro-purulente contenant un pus brun chocolat, mal lié. A l'intérieur de la tumeur et dans le pus, on retrouve les grains jaunâtres de l'actinomycose. Les os, les poumons, la bouche, le pharynx, l'intestin (Chiari), l'appendice iléo-cæcal, peuvent être atteints, et le parasite peut s'étendre à la plèvre, au médiastin, au péritoine, aux méninges rachidiennes et à la moelle (Dor, Macaigne et Raingeard). On a constaté des abcès aux trompes, aux ovaires, à la vessie, aux reins, etc.

Quand le malade succombe à l'actinomycose pulmonaire, voici les lésions qu'on trouve à l'autopsie : « Le lobe infecté apparaît dans le thorax atélectasié, comme atteint d'hépatisation grise. A la coupe, sur un fond congestionné, semé d'îlots de broncho-pneumonie chronique et de sclérose, proéminent de petits nodules résistants, de couleur jaunâtre ou blanc-rosé, faciles à détacher avec la pointe du couteau ; quelques-uns sont déjà ramollis ou se résolvent en une bouillie où l'on peut colorer le champignon, mais, assez rarement, isoler des grains jaunes typiques. Dans quelques cas, on constate des excavations, des cavernes pulmonaires (Poncet, Bérard).

Description. — La maladie se présente sous des aspects si différents, que sa description est très difficile. Parfois on observe un néoplasme bourgeonnant de la région temporo-maxillaire, ayant la plus grande analogie avec un sarcome ; d'autres fois, on constate un phlegmon de la région cervicale, une angine de Ludwig (Roser, Kapper), une tumeur du maxillaire inférieur, de la parotide, de la langue (Hochenegg). L'envahissement des parties voisines est la règle constante ; la peau s'ulcère et laisse échapper des matières sanieuses et du pus. Dans des cas plus rares, l'actinomycose détermine la bronchite, la pseudo-tuberculose, l'entérite, la typhlite, l'appendicite, l'abcès du foie (Boari), la méningite. J'ai décrit l'actinomycose de l'appendice iléo-cæcal au chapitre du tome II concernant le tuberculome hypertrophique du cæcum. La peau peut être atteinte d'emblée par le parasite : l'affection ressemble alors, soit au lupus tuberculeux vulgaire, avec ou sans ulcérations, soit à certains ulcères des pays chauds, au *indurâ-foot* (Roux, Brocq).

Quand l'actinomycès, à la faveur de poussières végétales infectées, pénètre par les voies aériennes, il détermine des lésions primitives des bronches et des poumons (Boström, Moosbrügger, Canali). Les symptômes bronchiques et pulmonaires sont les premiers en date, ils devancent tous les autres. Pendant des mois, le malade tousse et crache comme s'il avait une bronchite chronique, ou des lésions de broncho-pneumonie, ou des lésions tuberculeuses. On trouve à l'auscultation des râles de toute nature, du souffle, de la bronchophonie, parfois même des signes d'excavation pulmonaire. Ce n'est que plus tard que l'actinomycès envahit la plèvre, la paroi thoracique et les téguments.

L'infection par l'œsophage est assez fréquente. « Dans beaucoup de faits, elle rend com te de la répartition des lésions thoraciques beaucoup mieux que l'infection par le poumon. Elle a été réalisée avec la rigueur d'une expérience dans le cas de Soltmann relatif à un petit garçon qui avale par mégarde un épi d'orge, ressent pendant quelques jours des douleurs qu'il localise derrière le sternum, présente au bout de quelques semaines une série d'abcès de la paroi entre l'omoplate et la colonne vertébrale, et meurt cachectique au bout de quinze mois, avec des lésions légères au poumon, énormes au médiastin, aux vertèbres, aux muscles du dos. » (Poncet et Bérard.)

La pénétration de l'actinomycès par l'œsophage, dit Cranwell, s'accorde parfaitement avec la clinique, car on ne comprendrait pas autrement l'absence prolongée des symptômes pulmonaires, alors que les organes du voisinage, la plèvre, le péricarde, etc., sont si souvent envahis.

Chez un de mes malades de l'Hôtel-Dieu, l'actinomycès, après avoir pénétré dans le tissu cellulaire du médiastin, a pris deux directions principales : d'une part il a provoqué des lésions de la plèvre et des parois thoraciques, d'autre part il a fusé le long de la colonne vertébrale, il a infecté les vertèbres, et il a suscité des abcès multiples et des fistules lombaires. Ce cas a été pour moi l'occasion d'une leçon clinique sur l'actinomycose[1].

Ainsi que le dit Cranwell, un des caractères de l'infection actinomycosique est de se propager loin de son foyer d'origine. Pour ce qui est de l'actinomycose thoracique, à point de départ pharyngé ou œsophagien, elle peut fuser dans tous les sens. On voit des trajets fistuleux et des tractus lardacés envahir les médiastins, les poumons et la plèvre.

_____

1. *Clinique médicale de l'Hôtel-Dieu.* Actinomycose lombaire et thoracique, 1906, Seizième leçon.

Dans une observation de Adler, le médiastin antérieur était transformé en un bloc lardacé, de coloration laiteuse, parsemé d'abcès de couleur jaune. Les plèvres sont parfois le siège d'épanchements limpides ou purulents très abondants. ces pleurésies actinomycosiques peuvent simuler des pleurésies d'une tout autre nature, et le diagnostic pathogénique ne peut en être fait que par la constatation de l'actinomycès. Les ganglions lymphatiques sont très rarement atteints.

En somme, l'actinomycose est une maladie terrible. Elle peut, il est vrai, se cantonner à des régions que la chirurgie aborde avec succès (actinomycose cervico-faciale, actinomycose de l'appendice iléo-cæcal, actinomycose cutanée, etc.). Mais, quand ses lésions sont disséminées, profondes ou inabordables, le malade succombe aux atteintes du petit champignon étoilé.

Diagnostic. — Le diagnostic est très difficile, si l'on veut bien songer à toutes les affections que peut simuler l'actinomycose. Quand la maladie est limitée à la bouche, au cou, à la face, au pharynx, elle simule la périostite alvéolo-dentaire, le sarcome, la syphilis, l'épithélioma, la scrofulotuberculose de ces régions. A la langue, l'actinomycose simule la gomme syphilitique, la tuberculose ou le cancer lingual. Dans les formes thoraciques, le diagnostic pourra hésiter entre la tuberculose et l'aspergillose[1] pulmonaires, la broncho-pneumonie, les pleurésies purulentes, le cancer pleuro-pulmonaire, etc. Les formes abdominales simulent les péritonites localisées, la typhlite tuberculeuse, l'appendicite, les affections osseuses du bassin. La localisation vertébrale de l'actinomycose peut simuler, à s'y méprendre, le mal de Pott. Malgré les signes distinctifs qui peuvent aider au diagnostic différentiel, on reste souvent dans le doute jusqu'au jour où, une ulcération s'étant faite, la recherche de l'actinomycès vient préciser le diagnostic. Même difficulté pour l'actinomycose des parois thoraciques, qui simule l'ostéosarcome ou l'abcès froid costal. Ici encore,

---

1. L. Rénon. *L'aspergillose chez les animaux et chez l'homme*, 1897.

le doute peut subsister jusqu'au jour ou l'examen révèle la présence du champignon. Enfin, quand l'actinomycose prend l'allure d'une maladie aiguë, elle simule la fièvre typhoïde, l'infection purulente, la tuberculose miliaire aiguë[1]. En présence d'une de ces modalités cliniques dont la cause ne paraît pas évidente, il faut toujours penser à l'actinomycose et pratiquer l'examen bactériologique du pus et des diverses sécrétions. La présence des grains jaunes ou d'une touffe de mycélium confirmera le diagnostic : en cas de doute, les cultures seront indispensables. Il n'y a pas lieu de tenir compte, dans la pratique courante, des rares cas de *pseudo-actinomycoses* bacillaires (Coppen, Jones, Svotchenko) ou mycocosiques (Dor). La coagglutination et la cofixation sporotrichosiques peuvent être utilisées pour le diagnostic de l'actinomycose (Widal). La *botryomycose*, constituée par des néoplasmes inflammatoires, dus « au champignon de castration » du cheval, a été rencontrée chez l'homme (Poncet et Dor, Ten Siethoff). Le néoplasme ressemble à un bourgeon charnu ou à un papillome vasculaire dépouillé de revêtement épidermique ; il s'arrondit, se mamelonne et prend l'aspect d'une framboise, rattaché aux tissus environnants par un pédicule. Dans les cultures, la botryomycose se présente sous forme de microbes, semblables aux staphylocoques ; dans les tissus, elle prend l'apparence de grains agglomérés en grappe[2].

Traitement. — Il faut éviter la contagion et ne porter à la bouche aucune graine, aucune tige, aucun épi de céréales. Le traitement chirurgical, avec grattage et curettage des abcès, a été parfois complété par l'emploi de l'iodure de potassium[3]. Mais l'iodure de potassium est loin d'être le médicament spécifique de l'actinomycose. Nous l'avons donné à notre malade de l'Hôtel-Dieu, sans la moindre amélioration. Voici du reste ce que disent Poncet et Bérard : « Sur vingt-cinq cas graves d'actinomycose humaine, dix-huit fois nous avons constaté l'inefficacité à peu près absolue de l'iodure. »

1. Chrétien. De l'actinomycose. *Semaine médicale*, 1895, p. 25.
2. Delore. *Gaz. hebd. de méd. et de chir.*, 7 septembre 1899.
3. Meunier. *Nouveau cas d'actinomycose.* Acad. de méd., 16 mars 1895.

§ 5. — SPOROTRICHOSE

La *sporotrichose* est une affection mycosique, commune à l'homme et aux animaux ; son parasite, le *sporotrichum*, n'a pas encore sa place exacte dans la classification botanique.

La première observation date de 1898 et est due à Schenk[1] en Amérique. En 1903, de Beurmann et Ramond[2] observent en France un premier cas de sporotrichose, dont le parasite, différent de la variété précédente, fut identifié par Matruchot et Ramond qui lui donnèrent le nom de *sporotrichum Beurmanni* (1905). Le deuxième cas (passé sous silence ou rejeté à une date ultérieure, sous prétexte de non-identification) appartient à deux de mes élèves, Nattan-Larrier et Lœper[3], qui, en 1904 et 1905, étudièrent dans mon service, aux points de vue clinique, bactériologique, anatomo-pathologique et expérimental, un parasite qu'ils avaient isolé ; il s'agissait de *sporotrichum*. A dater de ce moment, les observations se sont multipliées[4].

Parasitologie. — Le *sporotrichum Beurmanni* se présente sous deux aspects distincts : dans le pus et dans les tissus, il revêt la forme de bâtonnets oblongs, plus larges au milieu qu'aux extrémités, « de 3 à 5 μ de long sur 2 à 3 μ de large, basophiles, finement granuleux et encerclés d'une très fine membrane incolore ». (De Beurmann et Gougerot.)

Ensemencées, ces formes courtes se développent et donnent naissance à un *mycelium* composé de filaments fins

1. Schenk. *John Hopkins hospital medical Bulletins*, 1898, p. 286.
2. De Beurmann et Ramond. *Ann. de Dermatologie*, 1903, p. 678. — Matruchot et Ramond. *Bull. de la Soc. de Biol.*, 4 nov. 1903, p. 579.
3. Nattan-Larrier et Lœper. Un cas de mycose hypodermique généralisée. *Clinique médicale de l'Hôtel-Dieu. Clinique et laboratoire*, 1906, p. 297.
4. De Beurmann et Gougerot. *Ann. de dermatologie et de syphiligraphie*, oct., nov., déc. 1906, p. 857, 914, 995. — Lesné et Monier-Vinard, *Rev. de médecine*, août et sept. 1907, p. 755 et 905. — Dor. *Presse médicale*, 14 avril 1906, p. 234. — Jeanselme et Chevallier ; — Brumpt et Langeron. *Soc. méd. des Hôpit.*, 17 juin 1910.

(2 μ), cloisonnés, incolores, enchevêtrés et très irrégulièrement ramifiés. Ces derniers sont revêtus sur toute leur
surface de spores ovalaires (3 à 4 μ sur 5 à 6 μ), pigmentées, fixées par des pédicules si courts qu'elles semblent
sessiles, mais qui se groupent aussi en bouquets à l'extrémité des filaments ainsi qu'on le voit sur la figure ci-dessous. La meilleure façon d'étudier le parasite consiste à le
cultiver sur lame sèche ou en goutte pendante, et à l'examiner directement au microscope.

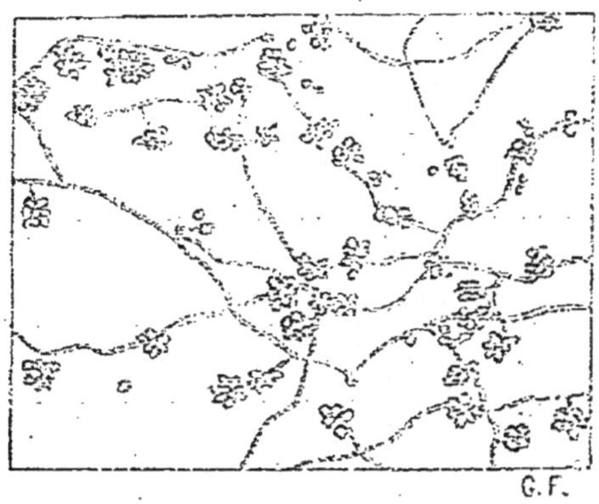

Pour obtenir des cultures de sporotrichose, le milieu de
prédilection est la gélose peptonée et glucosée (Sabouraud);
en voici la formule : eau, 1000 gr.; peptone Chassaing, 10 gr.;
glucose brute, 37 gr.; gélose, 15 à 18 gr. Les tubes de culture, en gélose inclinée, non capuchonnés, doivent être
laissés à la température du laboratoire ; le champignon s'y
développe plus vite et mieux qu'à l'étuve. Sur ce milieu,
ensemencé avec du pus sporotrichosique, on voit apparaître, au bout de quatre à cinq jours, de petites colonies
blanches, comme nacrées, enfoncées dans la gélose, difficiles
à détacher et à dissocier. Puis, tandis qu'elles s'étendent,
le centre bourgeonne en brunissant et noircissant progressivement, jusqu'à ce que la culture devienne caractéristique
vers le 10ᵉ ou 12ᵉ jour. A ce moment, les colonies revêtent

l'aspect de crottes de souris, ou de circonvolutions cérébrales de petite taille. La culture peut s'étendre à toute la
surface de la gélose ; et quand elle vieillit, on voit une sorte
de duvet gris à sa surface. Les autres variétés de *sporotrichum* diffèrent de celle-ci en ce que, sur le milieu de Sabouraud, elles noircissent plus ou moins rapidement, ou
même elles ne noircissent pas.

Sur bouillon peptoné et glucosé ou maltosé, il se forme
à la surface du liquide un voile épais, d'abord blanchâtre,
puis noirâtre, tandis que des flocons blanchâtres tombent
au fond du tube.

Afin de hâter le diagnostic, Gougerot conseille de faire couler
quelques gouttes du pus à ensemencer sur la paroi du tube
opposée à la gélose ; on peut dès le 2e ou 3e jour voir au microscope, sur le tube même, de fines étoiles formées par le parasite. On a pu extraire du champignon des toxines solubles.

L'étude du parasite a été complétée par les inoculations aux
animaux. Déjà on avait observé de la sporotrichose spontanée
chez le rat, le chien, le mulet et le cheval. Le rat semble être
l'animal réactif. On a pu reproduire expérimentalement (Lœper et Nattan-Larrier, De Beurmann et Gougerot) toutes les
lésions retrouvées chez l'homme : chancre et gommes cutanées, sous-cutanées, muqueuses, musculaires, osseuses et articulaires, et même de véritables sporotrichoses généralisées,
de vraies granulies sporotrichosiques avec lésions viscérales.

Anatomie pathologique. — Les lésions observées chez
l'homme et chez les animaux sont identiques. L'élément
typique est la gomme, le plus souvent ramollie en son
centre. C'est un véritable abcès dont la partie médiane est
constituée par des polynucléaires et des macrophages ; à la
périphérie on rencontre, dans un tissu conjonctif proliféré
et infiltré, soit de petits abcès miliaires, soit des amas de
cellules épithélioïdes et géantes. Les parasites, de formes
courtes, rares dans les lésions humaines, se présentent avec
une certaine abondance chez les animaux inoculés.

Étiologie. — Rencontré en saprophyte sur les végétaux,
le *sporotrichum* paraît se développer chez l'homme sur des

plaies provoquées ou souillées par des débris de plantes. Aussi est-ce surtout à la peau, et plus rarement aux muqueuses, que se fait l'inoculation. Il semble que, dans quelques cas, des piqûres d'insectes ou des morsures d'animaux (rat, mulet) aient été la cause de l'infection. Peut-être faut-il incriminer aussi la contamination par les aliments. La dissémination du parasite se fait par voie artérielle ou lymphatique. Sa présence dans le sang a pu être constatée (Widal et Weill).

Description. — Bien qu'elle atteigne l'homme sain, la sporotrichose frappe cependant de préférence des organismes déjà affaiblis (tuberculose, syphilis, cancer, cirrhose du foie, diabète). La localisation la plus fréquente est le tissu cellulaire sous-cutané. La sporotrichose s'y présente soit sous forme de gommes, toujours multiples (au moins 3-5), localisées à une région du corps, aux membres en particulier, et précédées d'un chancre d'inoculation qui peut manquer, soit sous forme de gommes disséminées un peu partout, ce qui est le cas habituel. Cette forme septicémique s'annonce, en général, avant l'apparition des nodules sous-cutanés, par un état fébrile accompagné de courbatures et de bronchite.

La *gomme sporotrichosique* se présente au début comme un noyau sous-cutané dur et mobile qui se ramollit peu à peu et qui finit par s'ouvrir en donnant issue à un pus visqueux. Il est pourtant des gommes qui ne s'ouvrent pas spontanément.

La fistule aboutit à une ulcération à bords plus ou moins épaissis, décollés, de forme arrondie ou ovalaire, à fond qui laisse sourdre une sérosité citrine transparente. Dans bien des cas, la similitude de cette ulcération avec une lésion tuberculeuse ou syphilitique rend le diagnostic difficile.

Ces ulcérations sont indolores; elles s'infectent secondairement, elles se recouvrent de croûtes épaisses qui en modifient l'aspect, elles servent souvent de points de départ à des réinoculations, ou bien elles guérissent en laissant des cicatrices plates, plus ou moins régulières et parfois pigmentées en brun. Très rarement la sporotrichose prend l'aspect des grands abcès froids (Dor). Par contre elle peut envahir l'épiderme et simuler la trichophytie circinée (Monier-Vinard) ou le Kérion (Gaucher et Fouquet).

Évoluant sans douleurs et sans fièvre, les gommes sous-cutanées, localisées ou disséminées, peuvent être accompagnées de gommes profondes. De Beurmann et Gougerot ont observé une ulcération amygdalienne; Letulle a trouvé des altérations pharyngo-laryngées dans une autopsie de sporotrichosique. Des gommes ont été rencontrées dans les muscles par Nattan-Larrier et Lœper, par Doury, de Massary et Monier-Vinard[1], etc. Plusieurs observations de sporotrichose osseuse ont été publiées: un de mes élèves, Faroy, en a observé un cas chez une femme de notre service: il s'agissait d'une sporotrichose fistulisée du premier métatarsien droit, qui avait pris l'aspect d'un *spina-ventosa* et dont la nature fut démontrée par les cultures. On connaît deux cas de sporotrichose articulaire (J. Moure, Jeanselme et Chevallier). Les ganglions sont très rarement atteints au cours de lésions cutanées de la sporotrichose. La sporotrichose viscérale est encore à découvrir, si l'on en excepte cependant une pyonéphrose gravidique avec *sporotrichum* (Rochard et Duval) et deux observations d'expectoration avec parasite.

Diagnostic. — A l'heure actuelle, la sporotrichose a déjà plus de cent cas à son actif. Ses analogies avec la tuberculose (lésions cutanées, osseuses, articulaires, ganglionnaires) et avec la syphilis (lésions cutanées) exigent un diagnostic précis, d'autant que son pronostic semble bénin et que sa guérison est assurée et rapide. Le diagnostic peut être basé sur les caractères suivants : multiplicité des gommes, aspect de l'ulcération, facilité des auto-inoculations, évolution sans fièvre et sans douleurs, cicatrices, enfin absence habituelle d'adénopathies. Ces signes et ces symptômes permettent d'éliminer également la microlipomatose généralisée, la maladie de Recklinghausen, voire même la ladrerie.

Cependant le diagnostic ne pourra être posé d'une façon certaine que lorsque les cultures auront donné un résultat

1. De Massary, Doury et Monier-Vinard — *Bull. Soc. méd. hôp.*, 20 déc. 1907.

positif. J'ai dit avec quelle lenteur le parasite pousse même sur son milieu de prédilection ; aussi devra-t-on recourir à la *sporo-agglutination* et à la *réaction de fixation* (Widal et Abrami)[1]. Ces auteurs ont montré en effet que le sérum des individus atteints de sporotrichose contient une agglutinine et une sensibilisatrice spécifique vis-à-vis du *sporotrichum*. La sporo-agglutination consiste à mettre en présence le sérum d'un sporotrichosique présumé, et une émulsion de spores du champignon, obtenue en broyant dans du sérum physiologique une culture de *sporotrichum* vieille de 6 semaines à 3 mois, et en filtrant sur papier Chardin ; les spores seules traversent le filtre. On obtient ainsi des agglutinations positives, en moyenne, au 1/300 et 1/400.

La réaction de fixation n'est que l'application de la réaction de Bordet et Gengou à la sporotrichose. Ces deux réactions permettent de poser un diagnostic rétrospectif, le sérum conservant ses propriétés après la guérison.

Widal et Abrami ont remarqué en outre qu'on obtient, avec les spores de sporotrichum et le sérum de malades atteints de muguet ou d'actinomycose, une *coagglutination* et une *cofixation*, à des taux bien plus faibles que pour la sporotrichose (1/50 au 1/150), mais pouvant servir néanmoins au diagnostic de ces deux affections. Dans le sérum des sporotrichosiques on a démontré l'existence d'*opsonines* spécifiques (Milhit) et de *précipitines* (Widal, Sicard).

La présence du *sporotrichum* étant établie, il faut savoir si ce parasite est bien réellement la cause des lésions constatées. Le *sporotrichum* est souvent l'unique agent pathogène, mais parfois aussi, chez des tuberculeux ou chez des syphilitiques, il n'est qu'un saprophyte.

Traitement — Considérée en elle-même, la sporotrichose est une affection bénigne. L'iodure de potassium est un agent thérapeutique quasi-spécifique, qui à la dose de 4 à 6 grammes fait rapidement et définitivement disparaître les lésions, à la condition de le continuer au moins un mois après

1. Widal et Abrami. *Bull. de la Soc. méd. des hôp.*, 19 juin 1908, p. 947 et 3 juillet 1908, p. 5.

la guérison apparente. On a préconisé aussi des pansements locaux ou des injections de liqueur iodo-iodurée.

§ 6. PSITTACOSE

Le terme de *psittacose* (de ψιττακος, perroquet) s'applique à une maladie infectieuse transmise à l'homme par des perruches ou des perroquets. L'infection est due à un microbe particulier, le bacille de Nocard.

Étiologie. — Depuis l'épidémie parisienne de 1892, la psittacose est devenue endémique. La transmission directe de la perruche à l'homme a été souvent constatée. L'oiseau atteint de psittacose est triste, immobile, somnolent, les plumes hérissées, les ailes tombantes; cet état dure huit, dix, quinze jours, pendant lesquels il est atteint de diarrhée et ne mange pas. Il maigrit rapidement et finit presque toujours par succomber. La contamination de l'oiseau à l'homme se fait de différentes manières: ainsi pour faire manger l'animal malade, on a la mauvaise habitude de le gaver de bouche à bec, manœuvre dangereuse qui explique le début fréquent de l'affection par un œdème fugace de la face, par des plaques diphtéroïdes de la bouche ou du pharynx, ou encore par une angine. D'autres personnes ne vont pas jusqu'au gavage, mais elles caressent l'animal malade, elles le réchauffent sous leurs vêtements, pratique qui expose d'autant plus à la contagion que les plumes de l'oiseau sont souillées de déjections infectées par l'agent pathogène.

La transmission peut s'effectuer indirectement, par l'intermédiaire d'objets imprégnés des déjections de l'oiseau (cages, perchoirs). La transmission d'homme à homme est beaucoup plus rare. (Dujardin-Beaumetz, Peter, Ch. Nicolle).

Bactériologie. — Le microbe que Nocard[1] a isolé, en

---

1. Nocard. *Conseil d'hygiène publique et de salubrité du département de la Seine*, séance du 24 mars 18(3.

1892, de la moelle osseuse des ailes de perruches mortes pendant la traversée d'Amérique en France, est un bacille court, trapu, à extrémités arrondies, qui ne reste pas coloré par le Gram. Il est doué d'une grande mobilité, et possède dix à douze cils vibratiles. Il se cultive facilement sur les milieux usuels, il est à la fois aérobie et anaérobie; il trouble rapidement le bouillon en produisant une mince pellicule à sa surface; il ne liquéfie pas la gélatine, il ne fait ni fermenter la lactose, ni coaguler le lait; il ne donne pas la réaction de l'indol. Sur le milieu d'Elsner, il pousse lentement et en petites colonies; il ne se développe pas à l'instar du colibacille sur la gélose débarrassée par le raclage des colonies de bacille typhique; enfin, il se multiplie dans le bouillon concurremment avec le colibacille. Ces deux derniers caractères le séparent du bacille typhique.

En somme, le bacille de Nocard se rapproche à la fois du colibacille et du bacille typhique, tout en conservant son autonomie. Il est agglutiné par le sérum typhique, mais à un degré bien moindre que le bacille d'Eberth (Gilbert et Fournier[1], Widal et Sicard). Cette différence dans le degré de faculté agglutinative est telle que Widal en fait un des meilleurs caractères différentiels entre le bacille d'Eberth et le bacille de Nocard.

Le bacille psittacosique est extrêmement virulent pour la perruche, le perroquet, la souris, le pigeon, le lapin. On peut infecter ces animaux en mélangeant des cultures à leurs aliments, et mieux encore en les inoculant.

Gilbert et Fournier[2] ont isolé, du contenu intestinal de perruches ou perroquets sains, un bacille dont les caractères se rapprochent du bacille de Nocard. Cette constatation permet de formuler, sur la nature et l'origine de la psittacose, les deux hypothèses suivantes : ou bien le bacille des psittacés sains et le bacille de Nocard dérivent d'une souche commune; auquel cas, le premier, inoffensif

1. Gilbert et Fournier. *Académie de médecine*, séance du 20 octobre 1896.

2. Gilbert et Fournier. *La Presse médicale*, 16 janvier 1897.

à l'état normal, pourrait relever sa virulence et engendrer
la psittacose; ou bien ces deux bacilles n'ont aucune com-
munauté d'origine et doivent être considérés comme radi-
calement distincts.

Chez l'homme, le bacille de Nocard n'a encore été trouvé
qu'une fois (Gilbert et Fournier), en cultivant le sang du
cœur d'une femme morte de psittacose.

Description. — Infection d'allures typhoïdes, rapidement
compliquée d'accidents pulmonaires, telle est la physionomie générale de la maladie. Je diviserai son évolution en
quatre périodes : incubation, début, état, déclin.

L'incubation semble durer sept à douze jours; dans une
observation de Dubief, cette période put être rigoureusement évaluée à neuf jours.

Le début est insidieux. Le malade se plaint de malaise,
d'anorexie, de courbature, de lassitude, de douleurs aux
reins, aux tronc, et aux membres. L'œdème péribuccal, la
prostration, la céphalée, avec épistaxis, nausées, vomissements, ouvrent la scène. Les frissons sont constants, la
température monte à 39°, à 40° et au-dessus, avec légère
rémission le matin.

Après quatre à cinq jours, commence la période d'état.
Les symptômes du début se sont aggravés; le malade
est abattu, en proie au subdelirium ou même à un délire
violent, avec agitation et mouvements désordonnés. La
langue est pâteuse, la soif est vive; l'anorexie est absolue
et persiste jusqu'à la chute de la fièvre. Les vomissements, alimentaires ou bilieux, sont fréquents; le ventre
est peu ballonné; il y a tantôt diarrhée, tantôt constipation.
Le foie est normal; la rate est généralement augmentée de
volume. Les phénomènes *pulmonaires* sont précoces et occupent le premier plan; dès le début, la toux est quinteuse
et fatigue le malade; la dyspnée est intense si le foyer
pulmonaire est étendu. Suivant le cas on trouve à l'auscultation une bronchite généralisée, de la pneumonie lobaire
ou lobulaire, un épanchement pleural. L'urine est rare,
foncée, souvent albumineuse. Les troubles nerveux,

(céphalée, délire) s'accentuent avec l'évolution de la maladie, surtout quand apparaissent les complications thoraciques; on note alors des hallucinations, de la carphologie, des soubresauts tendineux.

Après huit à dix jours d'état stationnaire, dans les cas heureux, la fièvre diminue, les autres symptômes s'amendent, le malade sort de sa stupeur, il entre en convalescence; mais pendant plusieurs semaines il reste faible et anémié. Dans les cas malheureux le malade tombe dans une stupeur profonde et succombe en quelques jours sans avoir repris connaissance; le plus souvent la mort est le fait de complications pulmonaires, congestion double, pneumonie, broncho-pneumonie.

La psittacose peut revêtir plusieurs formes cliniques : forme *légère*, surtout chez les jeunes gens et les enfants; forme *nerveuse*, très grave, qui peut être ataxique ou ataxo-adynamique; forme *pulmonaire*, marquée par l'exacerbation des phénomènes thoraciques et l'absence presque absolue d'expectoration. Chez le vieillard, le mauvais état du cœur et des artères imprime à la psittacose un caractère de gravité particulière. Les diabétiques, les cardiaques sont toujours plus dangereusement frappés.

Diagnostic. — Le diagnostic de la psittacose est basé sur les allures cliniques de la maladie, et, par-dessus tout, sur les renseignements fournis par l'*enquête étiologique*. On ne confondra pas la psittacose avec la pneumonie infectieuse, qui, elle aussi, s'observe sous forme d'épidémies familiales, d'épidémies de maison; les phénomènes pulmonaires de la psittacose surviennent à titre de complications et ne sont pas, comme ici, le *substratum* de la maladie. Les circonstances étiologiques devront d'ailleurs être recherchées avec soin. C'est certainement l'hypothèse de la fièvre typhoïde que l'on aura le plus souvent à écarter. Dans ses formes régulières, la dothiénentérie se distingue aisément de la psittacose : l'évolution de la maladie, le cycle thermique (la courbe fébrile de la psittacose rappelle celle de la pneumonie), les symptômes abdominaux, les taches rosées lenticulaires plaident en faveur de la fièvre typhoïde. Mais il est des infections éberthiennes anormales, des septicémies typhiques dont les allures s'éloignent de la dothiénentérie classique. Ces cas sont d'ailleurs exceptionnels. La réaction agglutinante (Widal) sera d'un grand secours pour le diagnostic. La grippe a le même début que la psittacose, et les troubles respiratoires ont la même importance dans les deux affections. Mais on ne constate pas dans la psittacose le catarrhe oculo-nasal, un des symptômes les plus constants de la grippe. Le diagnostic devient très difficile si la grippe se complique d'accidents pulmonaires sérieux; il ne pourra être porté qu'après des recherches étiologiques approfondies, complétées, s'il y a lieu, par l'analyse bactériologique de la moelle osseuse de l'oiseau suspecté.

La recherche de la propriété agglutinante du sérum des malades atteints de psittacose vis-à-vis du bacille de Nocard n'a d'abord donné que des résultats négatifs (Gilbert et Fournier, Achard et Bensaude, Sicard). La psittacose a une marche si rapide dans la plupart des cas que le sang n'a guère le temps d'acquérir le pouvoir agglutinatif. Cependant, les recherches de Nicolle[1] montrent que le *séro-diagnostic* de la psittacose est possible; chez deux malades, le pouvoir agglutinant était manifeste et atteignait un cinquantième dans un cas, un dixième dans l'autre. La recherche se pratique comme dans la réaction de Widal pour la fièvre typhoïde.

Pronostic. — La mort est la terminaison de plus d'un tiers des cas; les complications pulmonaires aggravent le pronostic. La notion de l'âge doit également entrer en ligne de compte. Relativement bénigne chez les enfants, la psittacose se montre particulièrement meurtrière chez les vieillards.

Traitement. — La prophylaxie de la psittacose comporte des mesures générales, telles que la surveillance des arrivages de perruches et de perroquets, et des mesures parti-

---

1. Ch. Nicolle. *Arch. provinc. de méd.*, 1er janvier 1899, p. 75.

culières, ainsi il est important de n'acheter ni perroquets
ni perruches à des marchands ambulants; il est prudent
de ne jamais donner à manger à ces oiseaux de bouche à
bec. Quand les animaux sont malades, on doit les laisser
dans leur cage, surtout s'ils ont été achetés depuis peu de
temps. S'ils meurent, il faut les faire disparaître aussitôt
et désinfecter la cage. La maladie une fois déclarée dans
une famille, on doit la traiter comme toute maladie infectieuse. Insistant sur les dangers de contagion, on fait isoler
le malade, et l'on veille de près à la désinfection de tout ce
qui a pu l'approcher. Le régime lacté, la balnéation froide,
les injections de sérum constituent la base des moyens
thérapeutiques.

SIXIÈME CLASSE

MALADIES VÉNÉRIENNES

§ 1. BLENNORRHAGIE

Sous le nom de *blennorrhagie* (βλέννα, mucus; ῥήγνυμι, je chasse dehors) ou sous le nom de *gonorrhée* (γόνος, semence, et ῥεῖν, couleur), étymologies qui, on le voit, ne sont pas irréprochables, on décrit une maladie virulente, contagieuse, caractérisée principalement par un écoulement muco-purulent de la muqueuse de l'urèthre; mais cet écoulement peut provenir également d'autres muqueuses; dans ces derniers cas on ajoute toujours une épithète pour indiquer la localisation du mal, on dit par exemple : blennorrhagie vaginale, rectale, oculaire, etc. Après bien des discussions sur la nature de la blennorrhagie, on sait aujourd'hui qu'elle est produite par un microbe, le *gonocoque*, découvert par Neisser.

Bactériologie. — Le *gonocoque* apparaît au microscope sous la forme d'un diplocoque, se colorant facilement par les couleurs d'aniline, et se décolorant par la méthode de Gram.

Les deux portions du diplocoque ont la forme de deux grains de café opposés par leur surface plane et séparés par une ligne claire, ainsi qu'on peut le voir dans la figure ci-dessous.

Le groupement par deux est tout à fait spécial. Les diplocoques peuvent former de petits amas, par quatre, par huit éléments, toujours en nombre pair; mais ils ne forment jamais de chaînettes. Les gonocoques vivants sont mobiles, abstraction faite des mouvements browniens.

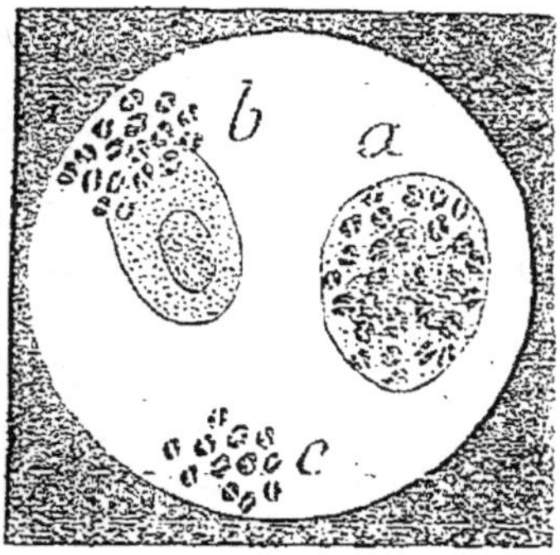

Examiné au microscope en pleine période d'état de la maladie, l'écoulement blennorrhagique présente des globules de pus «farcis» de gonocoques (*a*). On trouve aussi quelques amas extra-cellulaires (*c*). Au début, on voit surtout des cellules épithéliales desquamées, à la surface et non à 'intérieur desquelles sont appliqués les groupes de diplocoques (*b*).

La culture du gonocoque nécessite l'emploi de milieux spéciaux, albumineux. Le gonocoque ne se développe pas sur les milieux de culture usuels (bouillon, gélose, gélatine). Il est strictement aérobie, et d'une fragilité telle que les tubes de culture doivent êtres portés, aussitôt après l'ensemencement, à l'étuve à 37°. Bumm est parvenu à le cultiver en se servant de tubes de sérum sanguin humain coagulé. Mais ce n'est pas là un milieu pratique. Wertheim a amélioré la technique en ajoutant de la gélose au sérum, et le milieu de culture généralement employé aujourd'hui porte le nom de milieu de Wertheim, parce qu'il dérive du procédé indiqué par cet auteur. Il consiste en un mélange de gélose et de sérosité ascitique ou pleurétique; c'est un milieu solide. Récemment, de Christmas[1] a préconisé le sérum de sang de lapin, coagulé par la chaleur. Bezançon et Griffon reconnaissent les avantages de ce milieu[2]; mais ils donnent la préférence au *sang gélosé*[3], qui devra être désormais le milieu de choix pour la culture pratique du gonocoque. La précocité d'apparition des colonies à la surface du *sang*

1. J. de Christmas. *Ann. de l'Inst. Pasteur*, 1897 et 1900.
2. *In* Le Falher. Th. de Paris, 1900.
3. Bezançon et Griffon. *Soc. de biol.*, 30 juin 1900.

gélosé, la netteté morphologique du gonocoque développé en font un bon milieu de diagnostic. La longévité du microbe dans les cultures (six mois et même plus) en fait un excellent milieu de conservation.

Le gonocoque n'est inoculable que sur l'espèce humaine; les tentatives faites pour l'inoculer aux animaux ont régulièrement échoué. On a pratiqué, sur les animaux, des inoculations avec des cultures pures, mais que ces inoculations aient été faites dans l'urèthre, dans les articulations, à la conjonctive, même des lapins nouveau-nés, il n'en est résulté qu'une inflammation insignifiante, traumatique, passagère, sans aucune conséquence. Avec un gonocoque d'une virulence exceptionnelle, Hallé a cependant pu déterminer la mort chez la souris à la suite d'injections massives intra-péritonéales de culture pure d'un gonocoque retiré d'une péri-arthrite du coude; mais ce cas est resté jusqu'ici isolé. Pratiquement, on peut continuer à considérer le gonocoque comme non pathogène vis-à-vis des animaux.

Il ne faut pas confondre le gonocoque et le *pseudo-gonocoque*; il existe en effet bon nombre de diplocoques qui ne sont pas sans analogie avec le gonocoque, ce qui a une importance de premier ordre, surtout en *médecine légale*. Quand on constate dans l'intérieur des globules purulents des amas de diplocoques, à forme de grains de café et se décolorant rapidement par le Gram, on peut conclure au gonocoque; toutefois, en médecine légale, surtout si l'on n'a à sa disposition que du pus desséché, il faut se montrer très réservé.

Le gonocoque est l'agent de l'uréthrite blennorrhagique, mais il s'en faut que toutes les uréthrites soient gonococciques. La flore de l'urèthre est fort riche : on y trouve des coccus libres ou inclus dans les cellules, des coccus accouplés par paires ou disposés en chaînettes, des bacilles, des sarcines, etc.[1].

1. Petit et Wassermann. *Annales des maladies des organes génito-urinaires*, 1891.

Sous l'influence de ces agents, et surtout sous l'influence du terrain, arthritisme, goutte, rhumatisme, herpétisme, sous l'influence de certaines médications, iodisme, cantharides, des écoulements uréthraux pseudo-blennorrhagiques peuvent se produire; mais on n'y découvrira pas le gonocoque. J'en dirai autant de l'uréthrite septique par cathétérisme impur; de l'uréthrite syphilitique par exanthème et catarrhe du canal; de l'uréthrite tuberculeuse par infection ascendante ou descendante; dans tous ces cas, l'agent spécifique, le gonocoque, fait défaut.

Dans le muco-pus blennorrhagique, on peut trouver, outre le gonocoque, plusieurs autres variétés de micro-organismes, qui à l'état normal habitent l'urèthre et le vagin, et qui peuvent jouer un rôle important dans le développement des accidents qui accompagnent parfois l'écoulement blennorrhagique, surtout à la période de déclin ou dans les cas chroniques. Eraud[1] a même soutenu que le gonocoque peut exister dans l'urèthre de l'homme sain comme le pneumocoque existe dans la salive à l'état normal; il serait alors dénué de virulence. Dans le même ordre d'idées, Straus[2] a rapporté un cas d'arthrite à gonocoque, développée en dehors de toute contagion. Mais l'opinion qui prédomine aujourd'hui est celle du non-saprophytisme du vrai gonocoque. Chaque fois qu'il y a blennorrhagie à gonocoque, c'est que le microbe a été apporté de l'extérieur, par contagion.

L'inoculation du gonocoque se fait généralement au moment des rapports sexuels, normaux ou anormaux; mais cette condition n'est pas rigoureusement indispensable, car, expérimentalement, Bumm est parvenu à reproduire l'uréthrite blennorrhagique par inoculation à l'homme de cultures virulentes de gonocoques.

Étiologie. — Les chances d'inoculation varient d'ailleurs avec les sujets, et, pour chacun d'eux, suivant l'état de

1. Eraud. *Bull. Soc. franç. de derm. et de syph.*, 1890 et 1891.
2. Straus, cité par Thibierge. *Traité de méd.*, t. II, p. 285.

réceptivité dans lequel il se trouve. A cet égard, les fatigues physiques, les libations, les coïts répétés ont une influence non équivoque et bien mise en lumière sous une forme pittoresque par Ricord. En outre, une première blennorrhagie, loin de créer l'immunité, facilite au contraire une seconde contamination. Il est vrai que dans ces cas on a prétendu qu'il n'y avait pas réinoculation, mais revivification de germes existant à l'état latent dans l'urèthre. Cette assertion peut être vraie, mais elle est exagérée, et elle n'est en tout cas pas acceptable pour les blennorrhagies qui sont distantes de plusieurs années. Chez la femme, la leucorrhée habituelle semble faciliter la contagion de la blennorrhagie et accroître la virulence du gonocoque. Il en est de même de la période menstruelle : telle femme qui en dehors des règles est peu apte à transmettre la blennorrhagie, devient sous l'influence de la menstruation un foyer actif de contagion; la période menstruelle favorise également le rhumatisme blennorrhagique.

Description. — Étudions d'abord la blennorrhagie *chez l'homme*. L'apparition des symptômes blennorrhagiques est généralement précédée d'une période d'incubation de 3 à 5 jours, pendant laquelle rien d'anormal n'apparaît encore aux organes génitaux.

A partir du troisième ou du quatrième jour, on éprouve une sensation de prurit, de cuisson au bout de la verge. Le méat est un peu rouge, ses lèvres sont turgescentes et humides. Peu à peu le gland se tuméfie et un écoulement uréthral apparaît. Cet écoulement, clair, filant au début, devient rapidement gris, jaunâtre, verdâtre, parfois teinté de sang; il laisse sur le linge une tache verte au centre, jaune à la périphérie, et par la pression on arrive toujours à faire sortir quelques gouttes de pus, alors même que le méat n'en présenterait pas au premier abord. Au bout de quelques jours, l'inflammation devient intense, la verge est tuméfiée, le gland est rouge, volumineux, l'écoulement est épais, très abondant, et le contact incessant du pus, son séjour entre le gland et le prépuce, peuvent provoquer une *valano-posthite*. Le canal de l'urèthre fait saillie à la partie inférieure de la verge sous forme d'une *corde* fortement tendue. Cette « corde uréthrale » est quelquefois tellement douloureuse pendant les érections, que certains malades pour s'y soustraire cherchent à redresser la verge en rompant la corde d'un coup de poing. Ils y arrivent, mais ils s'exposent à tous les accidents de l'infiltration du pus et de l'urine dans des tissus déjà enflammés.

Au moment des mictions, la sensation de cuisson, de brûlure le long de l'urèthre, atteint à son maximum (*chaude-pisse*). Dans les cas aigus, la douleur est vraiment intolérable, aussi le malade se livre-t-il, en urinant, à une foule de contorsions sans arriver à se soustraire à la douleur. Il redoute et éloigne autant que possible le moment des mictions; dans ces conditions, on voit assez souvent la *rétention d'urine*. Cependant, la blennhorragie n'est pas toujours aussi douloureuse : les malades disent alors qu'ils ont un « *échauffement* »; l'écoulement peut même constituer le principal symptôme de la maladie; ils appellent cela une « *coulante* »; mais la nature de la maladie est identique.

La blennorrhagie aiguë est parfois accompagnée de fièvre et d'embarras gastrique. La nuit, le malade est tourmenté par des érections incessantes et toujours fort douloureuses. Lorsque le processus inflammatoire est d'intensité moyenne, il se limite à l'*urèthre antérieur*; mais lorsqu'il est plus aigu, il peut atteindre l'*urèthre postérieur* et le col de la vessie. L'exploration périnéale ne permet pas toujours de se rendre un compte exact de l'étendue du mal, et pour y arriver il faut avoir recours au *procédé des deux verres* (Guyon). Pour cela, on fait uriner le malade en deux fois. La première urine rendue, recueillie dans un premier verre, contient toujours des flocons de muco-pus entraînés par l'urine en passant par l'urèthre; le second verre est destiné à recevoir l'urine qui est encore contenue dans la vessie. Si cette deuxième portion d'urine contient des filaments muco-purulents, c'est que l'urèthre postérieur est enflammé. Dans ce dernier cas en effet, en dehors des mictions, une petite quantité de muco-pus suit un trajet rétrograde, franchit le sphincter vésical et tombe dans la cavité vésicale, où elle se mélange à l'urine. Quel que soit donc l'échantillon de l'urine examinée, il devra contenir du muco-pus. Cette distinction en uréthrite antérieure et en uréthrite postérieure est importante d'après certains auteurs pour le traitement.

Les fatigues, la marche, la station debout longtemps prolongée, les boissons alcooliques, la bière en particulier, augmentent les douleurs et l'écoulement.

La chaudepisse abandonnée à elle-même dure de trois ou quatre à six semaines; peu à peu l'écoulement redevient jaune, grisâtre, moins épais, moins abondant; les douleurs spontanées et provoquées par la miction sont moins intenses, le sommeil n'est plus troublé par les érections; mais pendant assez longtemps, le matin au lever, la pression sur le gland fait sourdre au méat une gouttelette grisâtre ou jaunâtre. Tant que la goutte persiste, la blennorrhagie ne doit pas être considérée comme guérie; parfois, même, cette goutte matinale (*goutte militaire*) caractérise le passage à l'état chronique, c'est-à-dire la *blennorrhée*. Tant que dure ce léger écoulement, surtout à une période voisine de la blennorrhagie, le malade est exposé à des *rechutes* qui surviennent à propos de marche, d'excès de boissons, de rapports sexuels (même avec l'aide de condoms), ce qui prouve bien qu'il s'agit de rechutes et non de récidives. Ces poussées peuvent se répéter plusieurs fois, et chaque fois le gonocoque est retrouvé dans le pus, alors que dans l'intervalle de ces poussées aiguës il peut avoir disparu. Dans cette dernière variété, la blennorrhagie est localisée au *cul-de-sac de la portion membraneuse* de l'urèthre et il est fort difficile de l'en déloger.

Chez la femme, la blennorrhagie aiguë se caractérise par une inflammation de la vulve (vulvite), par un écoulement vaginal jaunâtre ou verdâtre et par une sensation de chaleur et de cuisson rendant l'exploration vaginale et l'examen au spéculum fort difficiles. La phase aiguë est généralement de courte durée, la blennorrhagie devient rapidement *indolente*, ce qui explique, en partie, la facilité avec laquelle s'effectue la contagion. Le muco-pus vaginal de la blennorhagie aiguë contient des gonocoques, mais après la phase aiguë les gonocoques peuvent disparaître du pus vaginal, bien qu'ils existent encore dans l'urèthre (Welander[1]). L'*uréthrite blennorrhagique*, plus rare chez la femme que chez l'homme, provoque une vive douleur à la miction. On peut facilement faire sourdre une gouttelette de pus par le méat, en exerçant d'arrière en avant une pression sur la paroi inférieure de l'urèthre. La cystite du col est fréquente.

A. — COMPLICATIONS LOCALES DE LA BLENNORRHAGIE

Complications chez l'homme[2]. — Pendant la période aiguë, l'infection gonococcique peut s'étendre soit en profondeur et déterminer des lésions péri-uréthrales (folliculite, cavernite, cowpérite), soit en surface et atteindre les organes dont la muqueuse se continue avec celle de l'urèthre (balano-posthite, prostatite, épididymite, cystite, pyélo-néphrite); ces derniers accidents sont le résultat de la *blennorrhagie ascendante*. Les lacunes, les cryptes, les canaux glandulaires, qui communiquent avec l'urèthre, sont souvent infectés, il en résulte soit des abcès, soit des réservoirs à gonocoques prêts à réinfecter l'urèthre après guérison apparente de la blennorrhagie. La *prostatite* blennorrhagique est aiguë ou chronique; elle est habituellement une conséquence directe de l'uréthrite postérieure. Le plus souvent, tout se borne à une vive congestion de l'organe; mais parfois il y a suppuration.

L'orchite, ou plutôt l'*épididymite blennorrhagique*, apparaît surtout du quinzième au trentième jour; elle s'accom-

---

1. Welander. *Revue génér. de méd. chir. et obstétr.*, 1892, n° 6.
2. Pour l'étude des complications de la blennorrhagie, on trouvera les renseignements les plus documentés dans l'excellente thèse de Marcel Sée : *Le Gonocoque*. Paris, 1896.

pagne de *vaginalite* et elle s'annonce par une douleur très vive au testicule et sur le trajet du cordon. La peau des bourses est rouge, violacée, et le scrotum est tuméfié. Les douleurs sont accrues par la marche, par le froissement des jambes (aussi les malades avancent-ils les jambes écartées); elles s'irradient jusque dans les lombes. Ordinairement unique, l'orchite peut être double, que les deux testicules soient pris simultanément ou consécutivement. Elle guérit sans suppuration, sauf dans quelques cas exceptionnels. On a constaté le gonocoque dans le pus de l'orchite suppurée (cas de Routier, cas inédit de Griffon). Le repos au lit, les applications de sangsues dans les cas aigus et très douloureux, les frictions d'onguent napolitain belladonné ou de gaiacol, le suspensoir ouaté permettant la marche dans les cas moins intenses, tel est le traitement à mettre en usage. Le vrai danger de l'orchite blennorrhagique double, c'est la fréquence de l'*azoospermie* avec toutes ses conséquences au point de vue de la procréation. La résolution en tout cas est longue; et pendant des mois, quelquefois toujours, persiste une induration de la queue de l'épididyme.

La *péritonite* blennorrhagique est absolument rare chez l'homme; elle a néanmoins été signalée. C'est en tout cas une péritonite fort limitée (Norowitz). On explique sa pathogénie de différentes façons; la blennorrhagie ascendante se ferait par les vaisseaux lymphatiques et sanguins du cordon spermatique, ou par l'extrémité supérieure du canal déférent qui est recouverte par le péritoine ainsi que par la vésicule séminale (spermatocystite), ou enfin par un lymphatique particulier du canal déférent (Zeissl).

On donne le nom de blennorrhée au léger écoulement chronique qui peut être le reliquat de la blennorrhagie. La *blennorrhée* n'est généralement pas douloureuse; à part la goutte de pus que l'on fait sourdre du méat le matin au lever, le malade n'y prend pas garde; mais à l'occasion de fatigue, d'excès, d'abus de bière, l'écoulement peut augmenter tout en restant habituellement indolent. Dans l'intervalle des poussées, le muco-pus peut contenir une foule de micro-organismes, hôtes habituels de l'urèthre, ou microbes de la suppuration; le gonocoque ne reparaît habituellement qu'au moment des poussées.

Les *rétrécissements de l'urèthre*, avec tout leur cortège de complications, constituent un des accidents à longue échéance de la blennorrhagie.

Complications chez la femme. — La blennorrhagie *ascendante* ou pelvienne est autrement grave chez la femme que chez l'homme. Cette blennorrhagie ascendante débute par le col de l'utérus, ce qui est presque constant; elle gagne de là le corps de l'utérus et détermine une métrite blennorrhagique aiguë due au gonocoque avec ou sans autres associations microbiennes. La métrite chronique peut succéder à la métrite aiguë, ou s'installer d'emblée sous forme de métrite chronique dans le cours d'une blennorrhagie chronique.

La bartholinite aiguë est presque constamment blennorrhagique; la bartholinite chronique l'est toujours. L'analyse bactériologique y décèle, soit le gonocoque seul, soit une association du gonocoque avec des microbes anaréobies. Le pus de l'abcès glandulaire dans ce dernier cas est souvent fétide.

Dans sa migration ascendante, le gonocoque, associé ou non à d'autres microbes, peut provoquer les redoutables affections des *annexes* et du *péritoine, salpingites, ovarites, périmétrites, péritonites.* Bosc a réuni 20 cas dans lesquels le gonocoque pouvait être incriminé (Schmitt, Zweifel, Menge, etc.); dans ces cas rentrent trois observations de Wertheim, qui a trouvé le gonocoque non seulement dans le pus, mais même dans la paroi des trompes; il a pu démontrer ainsi que les microbes traversent les parois tubaires pour atteindre les ovaires et le péritoine. Dans un travail fort intéressant, Hartmann et Morax[1] ont signalé 13 fois le gonocoque dans le pus des trompes, 13 fois le pus était stérile; il contenait des streptocoques

____

1. Hartmann et Morax. *Soc. de chir.*, mai 1894.

4 fois, des coli-bacilles 1 fois, du pneumocoque 1 fois. Reymond[1] a bien montré le processus de l'infection blennorrhagique se faisant de l'utérus à la trompe par migration ascendante le long de la muqueuse.

Il est donc avéré aujourd'hui que, dans un grand nombre de maladies de l'utérus, des annexes et du péritoine pelvien, c'est le gonocoque qui est le plus souvent en cause, et les lésions que provoque le gonocoque prédisposent au développement de l'infection streptococcique après l'accouchement ou après l'avortement. Toutes ces considérations ont été mises en relief et méthodiquement discutées dans la remarquable thèse de mon ancien interne Charrier[2]. Nous savons maintenant que l'infection gonococcique et l'infection puerpérale, isolées ou associées, sont les deux grandes causes des salpingites, ovarites, périmétrites, péri-salpingites, péri-ovarites, péritonites. Leyden[3] vient de publier un cas curieux de péritonite à gonocoques.

Cliniquement, la *blennorrhagie pelvienne* chez la femme a des allures qui sont différentes suivant qu'elle affecte une forme aiguë ou une forme chronique. La blennorrhagie pelvienne *aiguë*, qui survient chez les jeunes filles récemment déflorées, chez les jeunes femmes récemment mariées, est caractérisée par des réactions péritonéales parfois très marquées se produisant quelques jours après la contamination. C'est surtout à la première époque menstruelle qui suit la contagion que surviennent les symptômes de l'infection pelvienne. Tantôt les règles sont en retard, tantôt elles sont en avance, presque toujours elles sont modifiées. En même temps éclatent au bas-ventre, avec ou sans fièvre, de violentes douleurs, avec sensibilité extrême des parois, vomissements, constipation, en un mot le syndrome péritonitique ; la prédominance des lé-

1. Reymond. Th. de Paris, 1893.
2. Charrier. *De la péritonite blennorrhagique chez la femme, périmétro-salpingite, péri-ovarite.* Paris, 1892 (ouvrage couronné par l'Académie de médecine).
3. Leyden. *Soc. de méd. interne de Berlin*, séance du 27 novembre 1899.

sions au niveau des annexes droites peut simuler l'appendicite. Le toucher est douloureux et difficile; on arrive parfois à constater une masse assez volumineuse, résistante, qui occupe les culs-de-sac, et au milieu de laquelle l'utérus est comme enclavé et immobilisé.

- Cette blennorrhagie pelvienne aiguë garde toute son intensité pendant la durée des règles, puis les symptômes s'amendent au point de faire croire à la guérison. Mais à mesure que l'époque cataméniale suivante se rapproche, le syndrome péritonitique, lui aussi, se montre à nouveau. C'est la forme rémittente de Noggerath; non traitée, elle peut aboutir à la suppuration, bien qu'il s'agisse, au début, de périmétro-salpingite séro-œdémateuse, plus que de suppuration pelvienne vraie. Ce sont ces formes qui, anatomiquement, ressemblent à l'orchite blennorrhagique de l'homme.

La blennorrhagie pelvienne *chronique* succède aux poussées aiguës ou s'installe chronique d'emblée. Elle est caractérisée par des réactions péritonéales peu marquées, par des troubles de la menstruation avec aménorrhée précédant les métrorrhagies périodiques. Chez une jeune femme qui, après les premiers rapprochements sexuels, présente des douleurs et des anomalies de menstruation que l'état général ne peut pas expliquer, il faut penser à la blennorrhagie. Le syndrome péritonitique de la forme aiguë n'existe pas ici, mais par contre il y a un syndrome utérin (Pozzi) caractérisé par des douleurs au bas-ventre, surtout pendant la marche, par des névralgies dans le petit bassin, par de la leucorrhée.

L'infection blennorrhagique pelvienne de la femme, aiguë ou chronique, ne met jamais la vie en danger, mais elle peut entraîner la stérilité et tout un cortège de troubles nerveux, la femme devenant une valétudinaire; aussi faut-il la traiter le mieux possible et le plus vite possible. Le *diagnostic* de ces accidents pelviens blennorrhagiques est surtout un diagnostic de gynécologie. Quand on se trouve en face d'accidents pelviens, tels que ceux que je viens de

décrire, il ne faut jamais oublier que les masses inflammatoires, suppurées ou non, qui siègent autour de l'utérus et
de ses annexes, sont souvent d'origine blennorrhagique;
pour en avoir la certitude, on doit se livrer à un examen
minutieux de la malade, et quand on ne retrouve dans son
passé pathologique, ni accouchement, ni avortement, quand
on ne peut incriminer aucun traumatisme utérin, il faut
aussitôt penser au gonocoque. Les petites filles, elles-
mêmes, à la suite de vulvites gonococciques, peuvent avoir
les mêmes accidents péritonéaux, car la blennorrhagie est
loin d'être rare chez les enfants ; elle peut chez eux revêtir
trois formes principales : péritonite généralisée aiguë, tantôt grave, tantôt bénigne ; péritonite localisée et péritonite
chronique subaiguë[1].

Le *traitement* des accidents pelviens blennorrhagiques
chez la femme comprend deux parties distinctes : Il y a
un traitement prophylactique dont le but est de prévenir
la suppuration des lésions en évolution et il y a un traitement curatif qui a pour mission de remédier aux accidents
de pelvipéritonite suppurée, les ovaires, les trompes et le
péritoine pelvien formant une zone inflammatoire autour
de l'utérus immobilisé.

En fait de traitement prophylactique, il faut distinguer
les cas dans lesquels l'infection gonorrhéique est limitée à
l'utérus avec ou sans participation d'une légère salpingite,
et les cas dans lesquels l'infection gonorrhéique a franchi
l'utérus et s'est généralisée aux annexes. Au cas de métrite
blennorrhagique, il faut dilater largement l'utérus et pratiquer journellement de grandes irrigations au moyen de
sondes intra-utérines; la sonde de Bozeman permet de
franchir des cols très étroits. On fait usage pour ces irrigations intra-utérines d'une solution de sublimé au 1/2000 ou
d'une solution de permanganate au 1/1000. La solution de
sublimé au 1/1000 est également employée. Si ces lavages
ne suffisent pas à guérir la métrite, s'ils ne s'opposent

1. Rousseau. Th. de Bordeaux, 1899.

pas à l'extension du gonocoque aux trompes et au péritoine, on pratique deux fois par semaine une injection intra-utérine de teinture d'iode avec une seringue de Braun; cette cautérisation, qui produit les meilleurs effets, doit être suivie d'un lavage de l'utérus à l'eau bouillie dont le but est de chasser l'excès de teinture d'iode. Pendant le traitement, les malades doivent garder le repos absolu au lit. On ne saurait trop insister sur la nécessité de commencer le traitement avant même que les règles soient complètement terminées et ne l'interrompre que juste pendant la période menstruelle active; on sait en effet combien la menstruation favorise la pullulation des gonocoques et exalte leur virulence.

Si les annexes sont envahies, si la malade est déjà atteinte de salpingo-ovarite, on pratique les mêmes lavages intra-utérins; on y ajoute de grandes irrigations vaginales très chaudes, à 45 ou 50 degrés; on enveloppe le ventre dans des compresses de tarlatane humides et chaudes, qui sont maintenues humides par l'ouate et le taffetas gommé.

Restent les cas où les lésions sont avancées, les cas où trompes, ovaires, utérus et péritoine pelvien sont transformés en un tissu aréolaire, avec pyosalpinx, ovarite suppurée, pelvipéritonite, etc. A ce degré, l'infection blennorrhagique n'est plus justiciable que du traitement chirurgical; on appliquera les diverses méthodes préconisées au Congrès de Genève[1], sans oublier que les suppurations gonococciques du petit bassin ont une tendance marquée à guérir et qu'on doit faire bénéficier la femme de cette heureuse disposition. Il suffira parfois de l'intervention la plus simple, telle que l'incision du cul-de-sac postérieur (opération de Laroyenne). Par cette incision, on évacue des collections parfois considérables, collections qui sont souvent aseptiques et non purulentes, car on voit, dans la blennorrhagie pelvienne, ces poussées de périmétro-salpingite séreuses, qui ont, cliniquement, les plus grandes analogies avec les

----

1. *Congrès de Genève*, 1896.

collections purulentes streptococciques des organes et du péritoine pelvien.

Disons, en terminant, qu'à aucun moment on ne doit conseiller le curettage. Autant le curettage donne d'excellents résultats quand l'utérus recèle des débris placentaires ou des débris membraneux, autant on doit s'abstenir de curetter l'utérus quand il s'agit d'endrométrite purulente blennorrhagique. Dans ce dernier cas, en effet, l'infection est profondément localisée aux culs-de-sac glandulaires, la curette n'a aucune action utile, elle peut même être nuisible en favorisant la pénétration des gonocoques.

B. — INFECTION SANGUINE GONOCOCCIQUE

Tout individu, homme ou femme, atteint de blennorrhagie, la plus simple en apparence, peut être pris, à un moment donné, d'*infection sanguine gonococcique*. C'est par le système veineux que le gonocoque passe dans le sang, et l'infection, primitivement localisée, devient générale. Pour cela, il n'est même pas nécessaire que la blennorrhagie soit en pleine activité. Tel se croit en sécurité parce qu'il considère comme quantité négligeable une blennorrhagie qui est à son déclin, et voilà qu'éclate soudain une infection sanguine gonococcique qui, trop souvent, se termine par la mort. Il faut connaître pareilles éventualités. La chaudepisse n'est pas seulement une infection locale pouvant engendrer par voisinage l'épididymite ou la salpingite; le gonocoque, une fois diffusé par le sang, peut créer des lésions les plus diverses et les plus redoutables : arthrites aiguës et chroniques, rhumatisme blennorrhagique, endocardite ulcéreuse et végétante, péricardite, broncho-pneumonie, infarctus pulmonaire, péritonite, pleurésie, méningite, phlébite, état infectieux simulant la fièvre typhoïde, etc., sont autant de méfaits imputables au gonocoque. Nous allons passer en revue ces différentes modalités.

Infection simulant la fièvre typhoïde. — Je vais d'abord

citer l'observation du malade qui a fait le principal objet de
mes leçons cliniques[1].

Le 9 février 1909, nous recevions salle Saint-Christophe
un jeune boulanger qui depuis une huitaine de jours se
plaignait de douleurs de tête, la fièvre était intense, la
diarrhée était continuelle et son médecin avait fait le diagnostic de fièvre typhoïde. En effet, avec son air d'hébétude,
ce garçon avait bien l'apparence d'un typhique. On constatait sur le ventre des taches rosées lenticulaires, la rate était
augmentée de volume et la température dépassait 39 degrés.
Les sueurs étaient si abondantes, que jour et nuit il était
nécessaire de changer plusieurs fois le linge de cet homme.

Le surlendemain de l'entrée du malade, on constata un
souffle râpeux d'endocardite mitrale. Notons que cet homme
n'avait jamais eu de rhumatisme. L'apparition de cette endocardite, jointe aux sueurs profuses, nous donna à réflé-
chir. Autant les endocardites sont fréquentes dans le rhumatisme articulaire, et dans le cours de certaines maladies
infectieuses, autant elles sont rares, je dirai même exceptionnelles dans le cours de la fièvre typhoïde ; aussi, afin de préciser la question, je fis pratiquer le séro-diagnostic de Widal.

Le séro-diagnostic fut fait le 15 février (quinzième jour
de la maladie) dans les meilleures conditions avec une culture du bacille d'Eberth fraîche de vingt-quatre heures. Il
fut absolument négatif au 1/50 et au 1/30. Un autre séro-
diagnostic fait le lendemain dans les mêmes conditions, au
1/50, au 1/30, au 1/10, fut également négatif. Pareils résultats semblaient indiquer qu'il ne s'agissait pas d'une
infection éberthienne, et nous devions chercher ailleurs la
nature de cette maladie infectieuse qui avait pris le masque
de la fièvre typhoïde.

En cherchant bien, on finit par découvrir un léger suintement au méat urinaire. Le malade pressé de questions
avoua qu'il avait eu un mois avant une blennorrhagie dont

1. Dieulafoy. Deux cas d'infection sanguine gonococcique. Essai de
traitement par le vaccin gonococcique. *Clinique médicale de l'Hôtel-Dieu,*
10ᵉ et 11ᵉ leçons, 1909.

l'écoulement s'était brusquement arrêté au moment où était apparu l'épisode fébrile actuel. L'examen bactériologique du suintement urétral permit de constater l'existence du gonocoque.

On pouvait dès lors supposer que notre malade était atteint d'une infection gonococcique. Je ne parle pas d'une infection locale (il n'y avait pas ici trace d'épididymite), mais d'une infection sanguine gonococcique à forme typhique.

Je sais bien que les manifestations articulaires, arthrites et péri-arthrites, sont la signature habituelle des infections gonococciques, et chez notre homme aucune jointure n'avait été atteinte, ni même effleurée. Peu importe; le diagnostic d'infection sanguine gonococcique semblait s'imposer, et pour plus de certitude je demandai à l'un de mes chefs de laboratoire, Le Play, de mettre en culture le sang de notre malade.

Deux ballons à fond plat, contenant l'un et l'autre 150 centimètres cubes de bouillon-ascite peptoné, reçurent chacun 8 centimètres cubes de sang. Trente heures plus tard environ des cultures avaient poussé. L'examen de ces cultures démontra qu'elles étaient *uniquement* composées de gonocoques. Sur les préparations on ne trouvait pas une seule forme bacillaire. La culture de l'un des ballons fut repiquée sur milieu de Wertheim (tubes de gélose-ascite inclinés). Les cultures poussèrent sur deux tubes et les préparations donnèrent des résultats identiques aux préparations qui avaient été faites avec les cultures poussées en ballon. Le Play et Faroy pratiquèrent un nouveau séro-diagnostic. Or, ce séro-diagnostic, fait au 1/50, au 1/100, au 1/200, au 1/300, au 1/400, au 1/500, fut absolument négatif, non seulement avec le bacille d'Eberth, mais aussi avec le paratyphique A, avec le paratyphique B, avec le paratyphique de Gartner et avec le coli-bacille.

Nous tenions donc le vrai diagnostic. Il ne s'agissait ni d'infection typhoïde, ni d'infection paratyphoïde et nous étions en face d'une septicémie gonococcique à forme typhique. Les urines étaient abondantes et sans albumine, mais la situation ne faisait qu'empirer. L'éruption des pre-

miers jours ne méritait plus actuellement la dénomination de
taches rosées ; un certain nombre d'éléments étaient de véritables papules rougeâtres et saillantes. Le pouls était
à 120, la température atteignait 40°,6, la langue était sèche
et rôtie, les transpirations étaient toujours profuses, la
diarrhée était intense, le souffle de l'endocardite restait râpeux, la prostration ne cédait pas et bientôt une bronchopneumonie se déclara du côté gauche. Cette broncho-pneumonie était elle-même une localisation de l'infection gonococcique, car l'examen bactériologique des crachats décela
la présence du gonocoque associé au pneumocoque. Quelques frottements pleuraux nous démontrèrent que la plèvre
avait participé au processus infectieux. La fièvre, la prostration, la dyspnée, les sueurs, la diarrhée ne s'amendaient
pas, le malade avait des idées incohérentes, et pendant
quelques jours la situation me parut désespérée. Je traitai
le malade par des injections de vaccin gonococcique de
Wright et on consigna avec soin les résultats qui furent
fournis par l'indice opsonique[1]. Le succès de la médication
fut-il dû au vaccin, je ne pourrais l'affirmer et je me contente d'enregistrer les faits Toutefois, à dater de ce moment (que ce soit ou non simple coïncidence), nous constatons un progrès réel dans l'état du malade, le visage perd
sa teinte blafarde, la dyspnée s'amende, le souffle de la
broncho-pneumonie est moins intense, la fièvre disparaît
peu à peu, et, en fin de compte, l'amélioration progressive
aboutit à la guérison.

En résumé, dans le cours d'une blennorrhagie dont l'écoulement s'est arrêté net au moment de l'épisode fébrile,
notre malade avait été pris d'une grave infection sanguine
gonococcique *qui simulait la fièvre typhoïde.*

Voici encore le résumé de quelques observations concernant des malades qui présentaient les attributs de la fièvre
typhoïde et chez lesquels le diagnostic d'infection sanguine
gonococcique fut confirmé grâce à la séro-réaction et à la

1. Cette médication est décrite en détail dans mes leçons cliniques
de l'Hôtel-Dieu.

culture du sang. Dans un cas de Thayer, il s'agit d'un malade qui avait une blennorragie depuis trois mois. Ce garçon fut pris un jour de céphalalgie, de malaise, de perte des forces et de fièvre avec température à 40 degrés. La langue était rôtie et la matité splénique était augmentée. A l'auscultation du cœur, on entendait un souffle systolique. Il y avait sur l'abdomen quelques papules suspectes donnant l'idée de taches rosées, mais pas absolument typiques. Dans ces conditions, le diagnostic resta hésitant entre une fièvre typhoïde et une septicémie gonococcique avec endocardite. Pour éclairer le diagnostic, on pratiqua la séro-réaction de Widal qui fut négative et l'on fit la culture du sang dans lequel on trouva le gonocoque. Le diagnostic était ainsi établi: à l'instar de notre malade, le malade de Thayer n'avait pas la fièvre typhoïde, il avait une infection sanguine gonococcique à forme typhique.

J'en dirai autant d'un malade de Harris et Johnston chez lequel le diagnostic s'orienta vers la fièvre typhoïde, alors que le séro-diagnostic qui fut négatif et la culture du sang dans lequel on trouva le gonocoque démontrèrent qu'il s'agissait, non pas d'une fièvre typhoïde, mais d'une infection sanguine gonococcique à forme typhique.

Pareils exemples prouvent à quel point l'infection gonococcique peut simuler cliniquement la fièvre typhoïde; ils prouvent également qu'on ne peut parfois arriver au diagnostic que grâce au séro-diagnostic et à la culture du sang. L'observation suivante, que je dois à l'obligeance du médecin aide-major Scherrer, est des plus suggestives. Un jeune soldat, qui venait de prendre part aux marches d'épreuves de son régiment, entre le 5 mars 1909 à l'hôpital Bégin. Ce n'est que 3 jours après qu'on découvre par hasard un écoulement urétral insignifiant, mais très riche en gonocoques Cet écoulement remontait à une quinzaine de jours et le malade paraissait l'avoir oublié. Dans la soirée du 4 mars, le soldat (qui, depuis 3 jours, avait ressenti quelques malaises) fut pris de frissonnements, de céphalalgie et de forte courbature. Il avait à ce moment 58°,9. La nuit se passa sans

qu'il pût dormir un instant, et il fut gêné par des transpirations très abondantes. Le lendemain matin, la température était à 59°,4, et le malade fut aussitôt transporté à
l'hôpital. Le soir, la température montait à 40°,5 et le pouls
était à 100. Aux symptômes précédents vinrent s'ajouter
une légère dyspnée et une diarrhée abondante. Les jours
suivants, le pouls était nettement dicrote, la prostration
était complète et la température très élevée.

Devant un tel ensemble de symptômes, le diagnostic
s'orienta de plus en plus vers la fièvre typhoïde. Mais en
dépit de ces apparences de fièvre typhoïde, le séro-diagnostic
fut absolument négatif au 1/50, même après une demi-
heure. Un nouveau séro-diagnostic pratiqué le surlendemain
10 mars fut encore nettement négatif.

Entre temps, la situation s'aggravait rapidement. L'adynamie était complète. On percevait au cœur un souffle doux
mésosystolique. Soudain, survint un hoquet persistant, et le
ventre ballonné devint très douloureux à la pression. Pareils
symptômes éveillèrent l'idée d'une péritonite. Le 12 mars,
on put constater un épanchement pleural, et la ponction
exploratrice décela la présence d'un liquide louche, riche en
gonocoques. La dyspnée est extrême, le malade se cyanose,
les extrémités se refroidissent, et le décès survient dans le
collapsus à midi.

L'autopsie prouva que le malade avait succombé à une
gonococcie généralisée, sans la moindre lésion de fièvre
typhoïde. A l'ouverture de l'abdomen on trouve une péritonite avec agglutination des anses intestinales et quelques
cuillerées de liquide purulent au fond du petit bassin. Un
frottis fait avec des fausses membranes qui tapissent le
rein révèle la présence de nombreux gonocoques. Les poumons sont atélectasiés. Chaque plèvre contient 500 à
600 grammes de liquide purulent riche en gonocoques. Les
valves mitrales ont perdu leur transparence et leur bord
libre est œdématié; un frottis fait avec une concrétion trouvée sur la grande valve de la mitrale montre d'abondants
gonocoques. L'urètre est épaissi et la muqueuse est tapis-

sée d'un enduit visqueux dans lequel on retrouve le gonocoque. On ne constate *aucune lésion de fièvre typhoïde*. L'intestin grêle et le gros intestin sont soigneusement examinés;
il n'y a pas de perforation. La muqueuse est pour ainsi dire
normale, sans la moindre tuméfaction des plaques de Peyer
et des follicules clos. La rate est normale.

Le malade avait donc succombé, non pas à une fièvre
typhoïde qui n'existait pas, mais à une infection sanguine gonococcique à forme typhique et à marche suraiguë. Le pauvre
petit soldat avait eu une blennorrhagie si légère, qu'il en avait
presque perdu le souvenir; il se couche le jeudi soir 4 mars,
les événements se précipitent et il succombe le vendredi
12 mars, à midi, n'ayant été alité que huit jours. Ceci prouve
qu'il y a dans l'infection gonococcique, comme dans d'autres
maladies, une forme suraiguë, hypertoxique, galopante, qui
mériterait la dénomination de *maligne*, pour employer une
expression qui était chère à nos illustres devanciers.

Chez nos malades atteints d'infection sanguine gonococcique, les cultures de sang ont permis de déceler encore la
présence du gonocoque, *bien des semaines après la guérison*.

Manifestations articulaires. — Le rhumatisme blennorrhagique apparaît pendant la phase aiguë de la blennorrhagie, ou à son déclin, alors que l'écoulement a cessé, ou
bien encore chez les malades atteints de blennorrhée. Exceptionnellement, d'après Griffon[1], il pourrait devancer de
quelques jours les symptômes d'uréthrite.

Le rhumatisme survient généralement, mais non exclusivement, au cours de la blennorrhagie uréthrale; on l'a observé également avec la blennorrhagie conjonctivale. Plus
fréquent chez l'homme que chez la femme, le rhumatisme
blennorrhagique se voit également chez les enfants, à la
suite d'une ophtalmie purulente, ou d'une vulvo-vaginite.
Il peut se manifester sous des formes multiples. La forme
rhumatismale généralisée, qui est fort rare, simule au premier abord une attaque de rhumatisme articulaire aigu,

---

1. Griffon. *La Presse médicale*, 13 janvier 1897, p. 21.

fébrile, avec cette différence, toutefois, que les sueurs profuses font généralement défaut, que les symptômes généraux sont moins intenses et que le salicylate de soude reste sans effet; dans cette forme polyarticulaire aiguë, plusieurs jointures sont prises en même temps ou successivement, mais en peu de jours le rhumatisme se localise à une ou deux jointures, avec une prédilection bien marquée pour les *genoux*, pour les *coudes*, pour les poignets. Dans une autre forme, l'arthrite blennorrhagique est d'emblée mono-articulaire; son siège d'élection est encore le genou et le coude; néanmoins elle peut se développer au cou-de-pied, au poignet, aux articulations costo-sternales, à l'*articulation sterno-claviculaire*. Ces manifestations pseudo-rhumatismales, parfois très douloureuses, affectent les tissus péri-articulaires plus encore que l'articulation elle-même. Elles s'accompagnent de gonflement, d'empâtement, de rougeur des tissus, au point de simuler un phlegmon (forme *pseudophlegmoneuse*). L'épanchement de ces arthrites peut être séro-fibrineux, séro-purulent ou franchement purulent. Exceptionnellement, le pus peut franchir la capsule articulaire et fuser sous la peau ou entre les muscles voisins (forme *purulente*). L'arthrite aiguë peut n'être qu'esquissée (*arthralgie*) ou se transformer en une *hydarthrose* de longue durée. Le rhumatisme blennorrhagique peut d'ailleurs affecter d'emblée le type de l'hydarthrose.

La blennorrhagie peut être l'origine de lésions ostéo-articulaires décrites par Pierre Marie sous le nom de *spondylose rhizomélique*[1]. Ce sont des lésions ankylosantes de la colonne vertébrale, et parfois aussi des épaules et des hanches. Chose remarquable, les autres jointures restent indemnes. Je viens d'en observer un cas à la clinique de l'Hôtel-Dieu. Voici le fait : Le malade a le dos voûté et la tête penchée en avant. Quand nous lui adressons la parole, il relève légèrement la tête, mais son dos reste courbé et il ne peut le redresser. Veut-on lui faire ramasser un objet, il fléchit

---

1. Pierre Marie. *Soc. méd. des hôpitaux*, 11 février 1898.

d'abord le tronc sur le bassin, mais cette flexion étant insuffisante, il est obligé de plier les genoux et il s'abaisse presque tout d'une pièce pour porter la main à terre. Quand il est au lit, il place un traversin sous la nuque et un autre sous les genoux; il évite ainsi, pendant son repos, un redressement de la colonne vertébrale qui serait fort douloureux. Le moindre déplacement est pénible. La percussion de la colonne vertébrale est douloureuse, mais cette douleur n'a pas un siège fixe comme dans le mal de Pott. On ne constate, du reste, aucune déformation vertébrale.

La maladie de cet homme dure depuis trois ans. Elle a commencé par des douleurs généralisées à la colonne vertébrale. Tout l'axe vertébral est le siège d'une ankylose incomplète et douloureuse. Les articulations de l'épaule et de la hanche sont respectées; c'est une forme restreinte du syndrome décrit par Marie. Cette observation est intéressante par son étiologie, la blennorrhagie ayant été surprise en flagrant délit. Certes, la blennorrhagie se retrouve à l'étiologie de plusieurs autres cas (A. Léri[1], Bouchard), mais ici elle a persisté à l'état chronique depuis quatre ans et c'est six mois après son apparition que les premières douleurs vertébrales ont apparu.

Les arthrites blennorrhagiques ont souvent une marche subaiguë; elles ont une tendance à passer à l'état chronique; elles laissent des adhérences (forme *plastique*) qui limitent les mouvements ou qui favorisent des dislocations articulaires (forme *dislocante*) qui apportent, elles aussi, une entrave au jeu régulier des surfaces articulaires. Widal[2] a montré le rôle préalable de l'hydarthrose dans la pathogénie de la luxation dite spontanée du coude d'origine blennorrhagique. L'ankylose vraie, qui est rare, succède à la forme dite *plastique ankylosante* (Nicaise). Cornil[3] a eu l'occasion de faire l'examen histologique d'un de ces cas de rhumatisme blennorrhagique avec ankyloses et déformations : les

1. Léri. *Rev. de méd.*, 26 juillet 1895.
2. Widal. *Soc. méd. des hôp.*, 26 juillet 1895.
3. Cornil. *Soc. anat.*, 29 juin 1900.

lésions sont surtout caractérisées par l'envahissement du cartilage articulaire par la synoviale qui le recouvre et se substitue à lui, et par la tendance à l'ankylose fibreuse et même osseuse.

Une autre particularité de l'arthrite blennorrhagique est de provoquer une *atrophie musculaire* rapide et précoce, atrophie qui, même en l'absence d'ankylose, entrave pendant longtemps les fonctions du membre atteint. On constate souvent des déformations articulaires, surtout dans certaines formes chroniques. Le *rhumatisme chronique blennorrhagique* peut affecter deux aspects différents : le type du rhumatisme chronique fibreux, ou celui du rhumatisme déformant, noueux, pseudo-goutteux (Fournier). Ce pseudo-rhumatisme *chronique, déformant,* a une prédilection pour les petites articulations. Les rayons de Röngten ont permis d'étudier, sur le vivant, la nature et l'étendue des lésions osseuses, et Achard a vu que dans le rhumatisme déformant blennorrhagique, comme dans le rhumatisme déformant ordinaire, on trouve des lésions des os, des lésions du périoste, des ostéophytes[1]. Quand il affecte les jointures des doigts, le rhumatisme chronique blennorrhagique peut donner à ceux-ci un aspect fusiforme particulier (*doigt en radis*, de Fournier). Enfin il peut créer au niveau de la jointure touchée un lieu de moindre résistance : que le bacille tuberculeux vienne à s'y arrêter, et la tumeur blanche succédera au pseudo-rhumatisme.

Les *gaines tendineuses*, notamment celles de la face dorsale du poignet, les *bourses séreuses*, surtout la sous-calcanéenne, sont souvent infectées, isolément ou en même temps que les articulations. La douleur du talon, la *talalgie* d'origine blennorrhagique, est aujourd'hui bien connue ; elle a pour caractère de persister très longtemps, quelquefois pendant des mois. Elle a pour point de départ soit une lésion de la bourse séreuse calcanéenne, soit, plus souvent (Jacquet), un travail d'ossification des fibres d'insertions

---

1. Achard. *Soc. méd. des hóp.*, 10 juillet 1896.

calcanéennes des aponévroses plantaires et du tendon d'Achille. La terminaison de la localisation sur les bourses séreuses se ferait toujours sans suppuration (Fournier, Verneuil).

J'ai cependant observé dans mon service un cas de synovite *purulente* blennorrhagique de la bourse séreuse située entre le grand trochanter et le muscle tenseur du fascia lata. Il s'agit d'une femme qui, sans antécédents blennorrhagiques sérieux, présenta une série de déterminations articulaires dont l'allure clinique était celle du rhumatisme blennorrhagique. Les genoux, les régions malléolaires, furent successivement touchés, lorsqu'un matin la malade se plaint d'éprouver une douleur extrêmement vive à la cuisse gauche. On découvre la région, et l'on voit tout le segment supérieur de la cuisse tuméfié, chaud, sillonné de veines dilatées, et douloureux au moindre attouchement. On arrive cependant à percevoir une masse logée au-dessous des muscles fessiers et tenseur du fascia lata. Le lendemain, on localise plus nettement le siège de la lésion ; l'articulation de la hanche est libre ; il faut incriminer la bourse séreuse qui sépare le grand trochanter du tenseur du fascia lata. La fluctuation est manifeste. On ponctionne, et l'on retire un pus peu épais, qui est aussitôt soumis à l'examen bactériologique par mes internes Griffon et Nattan-Larrier. On constate que le gonocoque est *seul* en cause. Ce cas est le premier où l'on a pu appliquer au diagnostic du gonocoque le milieu préconisé par Bezançon et Griffon [1], le *sang gélosé*. Le malade guérit, après trois ponctions purement aspiratrices, non sans avoir présenté dans la suite d'autres localisations synoviales, articulaires ou tendineuses, fugaces d'ailleurs.

La liste est déjà longue, des observations qui relatent la présence du gonocoque dans les arthrites blennorrhagiques ; je citerai les observations de Deutschmann (1890) ; Lindemann (1892) ; Stern (1892) ; Rendu [2] ; Höck (1893), Neisser (1894), Bordoni-Uffreduzzi (1894), Finger (1894), Haushal-

1. Bezançon et Griffon. *Soc. de biol.*, 30 juin 1900.
2. Rendu. *Soc. méd. des hôp.*, mars 1893.

ter[1] a relaté un exemple de rhumatisme blennorrhagique survenu au cours d'une ophthalmie purulente à gonocoque chez un enfant de vingt-cinq jours. Griffon[2] a publié le cas d'un enfant nouveau-né atteint d'ophthalmie purulente blennorrhagique et d'arthrites multiples qui contenaient le gonocoque, à l'état de pureté ou associé à d'autres microbes. Je citerai aussi l'observation de Seiffert[3] concernant une fillette de quatre ans qui avait une vulvite blennorrhagique avec arthrites multiples contenant le gonocoque.

Sans être aussi nombreux, les cas de synovite tendineuse avec constatation des gonocoques dans l'épanchement sont aussi démonstratifs : cas de Tollemer et Macaigne (1893), de Jacobi et Goldmann (1894), et enfin celui que j'ai rapporté plus haut, provenant de mon service.

La question est donc jugée; les manifestations articulaires du pseudo-rhumatisme blennorrhagique sont consécutives à l'infection sanguine gonococcique, elles sont dues à la présence du gonocoque dans les jointures, dans les synoviales, dans les bourses séreuses, dans les gaines tendineuses. Si, jusqu'à ces dernières années, la recherche du gonocoque dans l'épanchement aboutissait souvent à un résultat négatif, c'est qu'on ne savait guère cultiver ce microbe, qui exige des milieux spéciaux, et qui est d'une fragilité telle qu'il faut l'ensemencer et le mettre à l'étuve dès qu'il est sorti de la synoviale. D'autre part, il semble disparaître rapidement des exsudats; d'où ce précepte de pratiquer les analyses à une époque très rapprochée du début de la lésion. Le cas de synovite péritrochantérienne que j'ai rapporté plus haut est des plus instructifs à ce point de vue : trois ponctions furent pratiquées à quelques jours d'intervalle l'une de l'autre; à la première (faite le lendemain du jour d'apparition des symptômes de début), l'examen microscopique et la culture décelèrent de très nombreux gonocoques; à la deuxième, la culture seule don-

---

1. Haushalter. *Congrès de Bordeaux*, 1895.
2. Griffon. *La Presse médicale*, 1896, p. 88.
3. Seiffert. *La Presse médicale*, 1896, p. 550.

nait un résultat positif, et encore les colonies étaient-elles en petit nombre ; à la troisième, culture et examen direct offraient un résultat négatif. Ainsi, différée de quelques jours, notre analyse eût abouti à un échec.

Dans un cas de Burci et Bespighi le liquide d'une arthrite du genou, recueilli par ponction, se montra stérile ; mais une boutonnière, pratiquée à la synoviale, permit d'aller gratter les fongosités qui la tapissaient ; on put alors mettre en évidence, dans ces produits de raclage, la présence du gonocoque.

La *périostite blennorrhagique* n'est pas rare ; elle siège au niveau des épiphyses, isolée ou accompagnant la péri-arthrite. Finger y a trouvé le gonocoque.

La *pleurésie* blennorrhagique est démontrée par l'examen bactériologique, Mazza, Bordoni-Uffreduzzi, et, Cardile[1] ont décelé le gonocoque dans l'épanchement pleural. Chez l'un des malades dont j'ai rapporté l'observation de ma *Clinique de l'Hôtel-Dieu*, le gonocoque fut constaté dans les crachats ; il s'agissait de pneumonie gonococcique.

Appareil cardio-vasculaire. — L'endo-péricardite blennorrhagique peut être indépendante de l'atteinte des jointures, car manifestation articulaire et cardio-vasculaire sont l'une et l'autre tributaires de l'infection sanguine gonococcique. En effet, on a recueilli des observations d'endo-péricardite blennorrhagique survenue en dehors de toute localisation articulaire (Cart[2] et thèse de Lucas[3]) Prévost a rapporté un cas d'endopéricardite survenue au cinquième jour d'une blennorrhagie sans coexistence d'arthrites. — Dans un cas d'endocardite ulcéreuse mortelle, consécutive à une blennorrhagie, Hiss a trouvé des diplocoques ressemblant au gonocoque et se décolorant par le Gram. — Councilman a observé, en 1893, un cas de blennorrhagie avec arthrite, péricardite, et abcès dans le muscle cardiaque ; l'urèthre, les articulations, le péricarde

1. P. Cardile. *La clinica medica italiana*, septembre 1899, p. 549.
2. Cart. Endocard. ulcér. à gonocoque. *Gaz. méd. de Paris*, 1898, p. 42.
3. Lucas. *L'endocardite blennorrhagique*. Th. de Paris, 1908.

et les abcès du cœur contenaient du gonocoque. — Winter-berg, en 1894, a constaté la présence de gonocoques sur la valvule mitrale dans un cas d'endocardite ulcéreuse consécutive à une blennorrhagie avec arthrite. — Leyden, en 1895, a contrôlé la présence du gonocoque dans le thrombus valvulaire du ventricule gauche, dans un cas d'endocardite suite de blennorrhagie avec arthrite épididymite.

Thayer rapporte l'observation d'une femme morte d'infection générale gonococcique avec endocardite ulcéreuse ; l'examen bactériologique fit constater la présence du gonocoque dans les végétations de la valvule mitrale. — Dans une observation de Rendu et Hallé[1], il s'agissait d'une infection gonococcique à symptômes obscurs, ayant débuté par une métrite blennorrhagique et présentant une localisation au coude (œdème phlegmoneux) et à l'endocarde. L'autopsie fit constater le gonocoque dans le péricarde, dans les végétations de l'endocarde, et les cultures démontrèrent que ce microbe était à l'état de pureté : il n'y avait pas d'association microbienne. Widal et Faure Beaulieu[2] ont constaté le gonocoque dans le sang pendant la vie et ils ont trouvé une endocardite avec végétation mitrale gonococcique à l'autopsie.

L'*endocardite* gonococcique est une complication si fréquente qu'elle a été consignée 27 fois dans les autopsies. C'est le cœur gauche qui est presque toujours atteint et la lésion frappe l'orifice aortique plus souvent que l'orifice mitral. Cette endocardite gonococcique peut être bénigne, mais elle est souvent ulcéreuse et végétante, par conséquent apte à créer des embolies.

Outre les complications cardiaques, citons la *phlébite blennorrhagique*, dont on a rapporté quelques observations indiscutables[5].

Autres complications. — Nous avons encore à signaler d'autres complications de la blennorrhagie.

1. H. Rendu et J. Hallé. *Soc. méd. des hôp.*, 18 novembre 1897.
2. *Soc. méd. des hôp.*, 50 juin 1907.
5. Espagnat. *Phlébite blennorhagique*. Th. de Paris, 1896.

Système nerveux. — Le système nerveux tout entier paraît pouvoir être atteint par l'infection blennorrhagique; les névrites périphériques y occupent le premier rang et se localisent le plus souvent aux membres inférieurs. Depuis longtemps Fournier a signalé la fréquence de la névralgie sciatique gonorrhéique; le siège principal de la névralgie est à la fesse; la sciatique est bénigne, de courte durée, sans atrophie; Cros a réuni dans sa thèse des observations de névralgies crurales et lombo-abdominales[1]. J'ai observé deux cas de névralgie intercostale.

La myélite blennorrhagique est admise et décrite par un grand nombre d'auteurs; elle revêt le plus souvent la forme diffuse dorso-lombaire. Mais dans le seul cas où l'examen bactériologique a été pratiqué, on n'a trouvé que des staphilocoques dans le liquide épanché autour de la pie-mère; le gonocoque était absent (Barrié)[2].

Les méninges crâniennes et le cerveau lui-même peuvent être atteints par la blennorrhagie. Les accidents cérébraux sont cependant très rares. Ils peuvent revêtir quatre formes distinctes : délirante, maniaque, méningitique et apoplectique. Le pronostic est très grave dans les deux dernières formes[3].

Rein. — L'*albuminurie* d'origine blennorrhagique est un symptôme fréquent. On admet avec raison une néphrite blennorrhagique[4] liée à la migration ascendante du gonocoque ou à des infections secondaires, ou mieux encore, consécutive à l'adultération des épithéliums par élimination des toxines.

Organes des sens. — Le gonocoque peut se développer sur la *conjonctive* et occasionner une ophthalmie purulente fort grave; deux cas peuvent ici se rencontrer : 1° un individu atteint de blennorrhagie présente en même temps une con-

1. Cros. *Localisation de la blennorrhagie sur les nerfs périphériques.* Th. de Montpellier, 1894.
2. Barrié. *Méningo-myélite blennorrhagique.* Th. de Paris, 1894.
3. Lustgarten. Th. de Paris, 1898.
4. Balzer et Souplet. *Annales de dermatologie*, 1892.

jonctivite à gonocoques et il s'agit alors d'auto-contagion ;
2° la conjonctivite se développe chez un individu indemne
de blennorrhagie uréthrale ou vaginale et l'hétéro-contagion
doit être invoquée. Tel est le cas du nouveau-né qui s'infecte
au passage. On admet aussi l'existence d'une conjonctivite
bénigne, dite spontanée, consécutive à l'infection par voie
sanguine générale.

On a noté des troubles de l'ouïe, d'origine labyrinthique.

Les *exanthèmes* blennorrhagiques peuvent revêtir toutes
les formes, érythèmes simples, noueux, ortiés, polymorphes,
purpuriques. Ils peuvent s'observer en dehors de toute
absorption de balsamiques. Du côté de la peau, on peut
rencontrer aussi des cornes cutanées.

Blennorrhagie ano-rectale[1]. — Cette localisation de la
blennorrhagie est extrêmement rare ; on l'observe chez la
femme plus souvent que chez l'homme, et la raison, dit
Rollet, c'est que la sodomie s'exerce plus souvent d'homme
à femme que d'homme à homme ; c'est ensuite qu'il existe
entre les orifices vulvaire et anal des rapports de voisinage qui rendent les inoculations successives de la blennorrhagie génitale à l'anus plus faciles chez la femme que chez
l'homme. La blennorrhagie ano-rectale est aiguë ou chronique.

Dans la blennorrhagie *aiguë*, la marge de l'anus est
érythémateuse ou ulcérée en carte de géographie (Jullien) ;
la muqueuse rectale est rouge, tuméfiée, facilement saignante, épaissie, ulcérée, parfois végétante. Il y a un écoulement muco-purulent incessant. Les symptômes sont ceux
d'une rectite plus ou moins intense : démangeaisons, brûlures, douleurs s'irradiant le long du sacrum, à la vessie, à
l'utérus, aux lombes, aux cuisses ; douleurs parfois atroces
au moment de la défécation, à cause du spasme du
sphincter de l'anus et des fissures anales habituellement
concomitantes. Avec ces épreintes, avec ce ténesme et ces
faux besoins incessants de défécation, on constate une chute
plus ou moins étendue de la muqueuse rectale qui fait

---

1. Mermet. Blennorrh. ano-rectale. *Gaz. des hôp.*, 1896, p. 551 et 559.

saillie à l'anus sous forme d'un bourrelet rouge et saignant. La dysurie est la règle. L'écoulement anal est léger au début, mais il devient bientôt abondant, purulent, jaune verdâtre, comme dans la vaginite blennorrhagique; il provoque l'excoriation de la peau de la marge de l'anus. Cet état local, extrêmement pénible et douloureux, peut déterminer la fièvre et l'anorexie. La rectite blennorrhagique a la marche, l'évolution et la durée de l'uréthrite blennorrhagique : elle ne passe à l'état chronique que par défaut de traitement. La forme chronique est exceptionnelle, et quand elle existe elle persiste indéfiniment.

La rectite blennorrhagique n'est pas exempte de *complications*, les unes précoces : condylomes ano-rectaux, phlegmons ano-rectaux (Quénu et Hartmann), fistules ano-rectales; les autres tardives : rétrécissement du rectum.

Le *diagnostic* est important. La rectite simple par pédérastie, le chancre ano-rectal, la fistule anale, les hémorrhoïdes, les polypes, sont autant d'affections qui ne devront pas être confondues avec la blennorrhagie ano-rectale.

Le *traitement* de la blennorrhagie ano-rectale consiste en lavages et lavements avec une solution de sublimé à 1/2000 ou une solution de permanganate à 1/5000. On fera usage, pour les irrigations rectales, d'une canule spéciale analogue à celle de Tuttle. On conseillera les bains fréquents, bains de siège. Dans l'intervalle des lavages, on saupoudrera les parties malades avec des poudres d'iodoforme, d'oxyde de zinc, d'aristol.

Après l'étude des complications et des localisations diverses du gonocoque, passons au diagnostic et au traitement de la blennorrhagie.

Diagnostic. — Chez l'homme, l'uréthrite blennorrhagique est en général facile à reconnaître; les uréthrites qui sont dues au passage d'instruments malpropres, ou qui sont consécutives au coït avec une femme atteinte de leucorrhée, s'en distinguent par leur courte durée et par la bénignité des accidents locaux. Le chancre de l'urèthre antérieur s'accompagne parfois d'écoulement purulent, mais

la palpation permet de reconnaître l'existence d'une nodo-
sité chancreuse indurée. Quant à l'uréthrite goutteuse
aiguë, son individualité est loin d'être admise. Dans tous
ces cas, d'ailleurs, il suffira de recourir à l'analyse bactériologique; l'examen microscopique du pus, après coloration
par le bleu de méthylène phéniqué, donnera des renseignements suffisamment péremptoires, et il ne sera pas nécessaire de mettre en culture la goutte de pus. Je rappelle les
caractères morphologiques cardinaux du gonocoque : diplocoque, groupé en amas, intra-cellulaire, décoloré après la
réaction de Gram. L'aspect des globules de pus, bourrés de
diplocoques, ne laisse place à aucun doute.

Il n'en est pas de même quand l'écoulement est peu
abondant, matutinal; quand il se réduit à quelques filaments en suspension dans l'urine émise. Il faut alors
recueillir la goutte du matin, ou écraser le filament entre
deux lamelles, recommencer les examens tant qu'ils sont
négatifs, et surtout recourir ici à la culture sur les milieux
appropriés. Cette culture est délicate; mais les renseignements qu'elle peut donner, si elle est positive, sont d'une
telle importance, qu'on doit y recourir chaque fois que la
chose est possible. La goutte uréthrale ou le filament sera
porté, sitôt prélevé, à la surface du milieu de culture
(gélose-ascite de Wertheim, sérum de lapin coagulé de
De Christmas, ou plutôt sang gélosé de Bezançon et Griffon); en d'autres termes, la gouttelette purulente ne sera
pas conservée un certain nombre d'heures en pipette,
comme on le fait fréquemment avec d'autres pus ou exsudats. Le gonocoque perd rapidement sa vitalité. Il vaut
mieux, pour plus de sûreté, faire venir le malade au laboratoire, et, l'ensemencement une fois pratiqué, il faut se
hâter de mettre à l'étuve le tube de culture bien encapu-
chonné.

Au cas de blennorrhagie chronique, l'élément uréthral
étant souvent peu abondant, on peut le confondre avec
l'écoulement qui accompagne l'orchite tuberculeuse et la
tuberculose prostatique. Mais, outre l'analyse bactériolo-

gique, l'exploration de la prostate et des testicules lèvera
tous les doutes. Chez la femme, la blennorrhagie est beaucoup plus difficile à diagnostiquer; ici encore la recherche
des gonocoques aura une importance réelle; le diagnostic
sera toujours facilité par l'existence d'une uréthrite. Il sera
parfois nécessaire, dans le cas contraire, d'examiner et
même de cultiver le contenu de la cavité du col utérin.

Dans toute une série de cas, c'est à l'occasion de manifestations viscérales, cystites, orchites, et surtout arthrites
aiguës, que l'on est appelé à rechercher la blennorrhagie.
Sans parler des différences principales que nous avons
citées, chemin faisant entre le rhumatisme franc et le
rhumatisme blennorhagique, il est notoire que le séjour au
lit favorise à tel point la diminution de l'écoulement uréthral qu'il faut exercer des pressions sur la verge pour arriver à faire sourdre quelques gouttes de pus révélatrices.
Chez la femme, le diagnostic peut encore être plus embarrassant; mais l'évolution des arthrites blennorrhagiques
permet d'arriver au diagnostic, même dans les cas où la
blennorrhagie ne saurait, en apparence, être suspectée.

Dans les cas où l'infection blennorrhagique prend les
allures d'un état typhoïde, la *culture du sang*, ainsi que je
l'ai dit plus haut, permet de découvrir le gonocoque.

Traitement. — Abandonnée à son évolution régulière, la
chaudepisse a une tendance naturelle à guérir au bout de
quelques semaines. Il est cependant quelques règles hygiéniques que le malade doit s'astreindre à suivre, s'il tient à
ne pas voir son écoulement augmenter d'abondance et de
durée, et à échapper aux nombreuses complications que
j'ai énumérées : le repos, l'abstention des exercices, tels que
la gymnastique, la danse, l'équitation, le cyclisme, les
marches prolongées, la suppression de toute boisson alcoolique et surtout de la bière, des mets épicés ou acides,
l'usage d'eaux légèrement alcalines, pures ou additionnées
d'une très petite quantité de vin aux repas, les grands
bains chauds, prolongés et quotidiens, donnent d'excellents
résultats.

Chez l'homme, contre les érections nocturnes, on prescrira les bromures et en particulier le bromure de camphre. Quand la phase aiguë touche à son déclin, on peut faire usage d'injections astringentes au sulfate de zinc, tannin, sels de quinine, nitrate d'argent, résorcine ; on peut également, et mieux encore, faire usage de balsamiques : cubèbe, copahu, santal. Un progrès considérable a été réalisé par la pratique des grandes injections uréthrales avec une solution de permanganate de potasse à 1 pour 4000. Si l'uréthrite est antérieure, le lavage est fait à canal ouvert : on fait passer deux litres de solution tiède à la surface de la muqueuse infectée. Si l'urèthre postérieur est pris, on augmente la pression du liquide, et l'on fait la solution antiseptique dans la vessie ; par la miction, le malade se fait alors une véritable injection rétrograde. L'examen microscopique est d'ailleurs nécessaire pour bien poser les indications thérapeutiques : si le gonocoque n'est pas présent dans l'écoulement, on n'aura pas recours au permanganate. On pratiquera des injections au sublimé ou au nitrate d'argent si l'urèthre est infecté par d'autres microbes. On se bornera à ordonner les balsamiques si, comme le cas arrive, on ne voit pas de microbes dans l'exsudat. La chronicité de l'uréthrite pourra nécessiter les instillations de nitrate d'argent, suivant la technique de Guyon.

Chez la femme, aux lavages uréthraux on ajoutera les injections vaginales bi-quotidiennes avec une solution très chaude de permanganate de potasse.

Traitement des arthrites blennorrhagiques. — Pendant la période aiguë, on immobilise la jointure en bonne position après l'avoir enduite de pommade au salicylate de méthyle, on maintient en permanence des compresses tièdes d'eau bouillie, on applique des sangsues, on donne l'aspirine et l'on fait des piqûres de morphine.

Nous avons fait usage, à la clinique de l'Hôtel-Dieu, de *douches d'air surchauffé*[1] et nous avons constaté les excel-

1. Mlle Grunspan et Faroy. Complications articulaires de la blennorrhagie traitées par l'air chaud. *Gaz. des hôp.*, 5 mars 1910.

lents résultats de cette médication qui sera étudiée en détail au *Memento thérapeutique* qui est à la fin de ce volume.

Vaccin gonococcique de Wright. — On trouvera au *Memento thérapeutique* qui est à la fin de ce volume une étude détaillée sur la méthode de Wright. Pour le moment, je donne le résumé des leçons que j'ai publiées dans la Clinique de l'Hôtel-Dieu, relativement au traitement par le vaccin gonococcique :

Nous avons à passer en revue : 1° L'accident local, uréthrite et vulvo-vaginite; 2° l'épididymite; 5° les arthrites; 4° l'infection gonococcique généralisée.

Uréthrites gonococciques. — D'après Wright, le vaccin agirait sur les uréthrites blennorrhagiques en diminuant l'écoulement et en atténuant les phénomènes douloureux. M. Mauté a traité trois cas d'uréthrite aiguë; dans un de ces cas, il a constaté la disparition de l'écoulement et des gonocoques en cinq jours; dans les deux autres cas, le résultat a été nul. Bruck, dans une publication de 1909, dit que dans la blennorrhagie aiguë ou chronique les injections de vaccin gonococcique ne lui ont donné aucun résultat. Chez les malades traités dans notre service, les résultats n'ont pas été très concluants.

Vulvo-vaginite gonococcique. — Voici le résumé des résultats obtenus par Churchill et Soper[1] : Sur 18 petites filles, d'âges divers, qui ont été régulièrement traitées par le vaccin, 9 seulement ont pu être suivies ou ont été retrouvées après leur sortie de l'hôpital. Sur ces 9 petits malades, 4 étaient rentrées chez leurs parents; 5 d'entre elles avaient encore des gonocoques après plusieurs mois; une quatrième était guérie. Quant aux trois fillettes qui étaient restées à l'hôpital, leur guérison parut définitive. En somme, c'étaient 4 guérisons sur 7 cas. Deux autres fillettes avaient quitté l'hôpital, alors qu'elles n'avaient plus de gonocoques depuis huit jours. Les auteurs accompagnent leur travail des réflexions suivantes : On a tâtonné pour la dose de vaccin à

1. Churchill et Soper. *Journal of American medical Association*, 17 octobre 1908, p. 1298. Traduction Nattan-Larrier.

injecter; on a été de 15 millions à 80 millions de gonocoques. Les injections avaient, sur la sécrétion vaginale,
des effets inconstants; la sécrétion diminuait ou augmentait sans qu'il fût possible de se régler sur ce symptôme
pour diriger le traitement.

Hamilton et Cooke[1] rapportent une soixantaine de cas de
vulvo-vaginite gonococcique des petites filles. Ils les divisent
en deux groupes contenant chacun trente cas. Dans l'un
des groupes, toutes les petites malades furent traitées par
les injections de vaccin; dans l'autre groupe, aucune ne
fut traitée par cette méthode. Dans le groupe des fillettes
vaccinées, 18 sur 30 quittèrent l'hôpital n'ayant plus ni
écoulement ni gonocoques. Dans le groupe des fillettes non
vaccinées, 8 seulement furent guéries dans le même espace de temps. Les auteurs en concluent que le traitement
par le vaccin de Wright donne de très bons résultats et
abrège la durée de la maladie. Ils pensent qu'ils est préférable, mais non absolument nécessaire, de prendre l'indice opsonique pendant le cours du traitement. Du reste,
disent-ils, il n'y a pas de relations entre la sécrétion vulvo-
vaginale et l'indice opsonique.

Butler et Long[2] ont traité par le vaccin gonococcique,
en se guidant sur l'indice opsonique, 25 cas de vulvo-
vaginite chez des fillettes dont l'âge variait d'un an à douze
ans. Ils trouvent que le traitement de la vulvo-vaginite
gonococcique des petites filles par le vaccin est plus efficace
que les traitements locaux; la guérison est également plus
rapide. Les doses efficaces de vaccin sont très variables;
elles varient de 5 millions à 50 millions. Les fortes doses,
disent-ils, ne semblent pas avoir un effet plus utile que
les petites doses.

Epididymite gonococcique. — Bruck a traité par le
vaccin de Wright 15 malades atteints d'épididymite gonococcique unilatérale. Le cas le plus ancien datait de

1. Hamilton et Cooke. *Journal of infect. Diseases.* 1908, p. 158.
2. Butler et Long. *Journal of American medical Association*, 17 octobre
1908.

14 jours et le plus récent datait de 2 jours. Chez huit de ces malades, la guérison fut complète dans un délai de 12 à 15 jours. J'ai eu récemment, salle Saint-Christophe, n° 2, un jeune garçon atteint de blennorrhagie avec épididymite. On a pratiqué une demi-douzaine d'injections, les unes de 5 millions, les autres de 10 millions de gonocoques. Le résultat m'a paru assez favorable.

Arthrites gonococciques. — Les arthrites blennorrhagiques ne sont pas comme l'épididymite des lésions de propagation ; elles sont le résultat d'une infection sanguine et nous avons trouvé plusieurs fois le gonocoque dans les cultures du sang de nos malades. Voici le résumé de quelques-unes de nos observations :

I. — Un homme de 51 ans, atteint de blennorrhagie, éprouve des douleurs aux genoux, aux pieds, aux articulations sterno-claviculaires et temporo-maxillaire. La fièvre dépasse 58 degrés. On pratique une série d'injections contenant chacune 5 millions de gonocoques. L'état du malade reste à peu près stationnaire. On pratique d'autres injections. De nouvelles douleurs apparaissent à l'épaule et au coude du bras gauche. Le rhumatisme blennorrhagique poursuit sa marche subaiguë sans se localiser sur une jointure plus que sur une autre.

Plus tard, on injecte 10 millions de gonocoques, puis 50 millions de gonocoques. Le malade se trouve en si bon état qu'il part le 11 juin en convalescence.

II. — Un homme entre salle Saint-Christophe, pour arthrite blennorrhagique du pied droit. Les articulations des orteils sont très douloureuses. Les mouvements sont fort pénibles, la marche est presque impossible. La fièvre est nulle et l'état général est excellent.

On pratique tous les deux jours une série d'injections, contenant chacune 5 millions de gonocoques. Bientôt, l'amélioration est manifeste. La marche devient possible, l'œdème et la tuméfaction du pied diminuent, l'écoulement uréthral a disparu. Le malade réclame de nouvelles injections. A ces nouvelles injections on associe le massage. Un mois plus tard, les pieds sont à peu près dégagés, mais la raideur des orteils persiste encore et la face dorsale du pied droit se tuméfie dès que la marche est un peu trop prolongée.

III. — Une jeune femme est atteinte de vaginite blennorrhagique et d'arthrite blennorrhagique du poignet droit. On constate un œdème et une énorme tuméfaction du poignet et de la face dorsale de la main. Les douleurs sont tellement intenses que la malade n'a pas un instant de repos. Les mouvements de flexion et d'extension du poignet sont impossibles. La température atteint 38°,3. On fait l'enveloppement humide de la région et on pratique une série d'injections contenant chacune 5 millions de gonocoques. La malade n'éprouve aucune amélioration. On fait alors des injections contenant chacune 10 millions de gonocoques. Ce traitement n'étant suivi d'aucune amélioration, on applique des sangsues sur la face dorsale du poignet, on fait des applications d'une pommade au salicylate de méthyle et on projette sur le poignet une douche d'air surchauffé. C'est à peine si les douleurs sont atténuées. Deux nouvelles injections ne donnent aucun résultat. L'articulation reste douloureuse avec tendance à l'ankylose que l'on combat par des séances de massage.

IV. — Un jeune garçon entre, pour une localisation blennorrhagique aux deux talons, après avoir eu une arthrite blennorrhagique de l'épaule gauche. Les talons sont tuméfiés, rouges et très douloureux; la marche est impossible. Il n'y a pas de fièvre. On fait une injection de 10 millions de gonocoques. La douleur disparaît momentanément à droite, mais elle est très vive à gauche. On injecte de nouveau 10 millions de gonocoques. Cette fois, la douleur diminue à gauche, mais elle augmente d'intensité à droite. On injecte à plusieurs reprises 10 millions de gonocoques. Pendant plusieurs jours, l'état reste à peu près stationnaire, le talon droit est plus tuméfié et plus douloureux que le talon gauche. Le malade est pris de céphalalgie, la température monte à 38°,2, la diarrhée apparaît, et les douleurs

aux pieds sont plus vives. On fait plusieurs injections de
10 millions de gonocoques. Le 5 juillet, le malade quitte
l'hôpital ; il est fort amélioré, mais il n'est pas guéri.

M. Mauté[1] a traité par des injections variant de 5 à 15 millions, quatre cas d'arthrite blennorrhagique : Dans son premier cas (arthrite tibio-tarsienne) il a noté, après la première injection de vaccin, une diminution de la douleur qui
a reparu au bout de quarante-huit heures. Deux autres injections sont restées sans résultat.

Dans deux autres cas (arthrite du genou) il a obtenu, dès
la première injection, une diminution très nette de la douleur. La disparition du liquide articulaire et la chute de la
température sont survenues en un temps variant de trois à
quinze jours. Le quatrième malade est encore en traitement.

M. Mainini a publié quatre cas[2] d'arthrites blennorrhagiques traitées par vaccin gonococcique. Les doses injectées
ont été colossales, certaines injections contenant jusqu'à
200 millions et 300 millions de gonocoques. Le résultat n'a
pas été brillant ; les injections ont atténué les douleurs de
ces arthrites blennorrhagiques, mais cette atténuation, dit
l'auteur, n'est que passagère et « l'effet analgésique de l'injection une fois disparu, les douleurs sont assez souvent
aussi vives qu'avant le traitement ». De plus, il ne peut se
prononcer sur l'efficacité des vaccinations relativement à la
durée des arthrites gonococciques, et les malades, après
leur traitement, ont dû être envoyés en chirurgie pour y
subir la mobilisation de leurs jointures. L'auteur fait observer que la courbe de l'indice opsonique s'est montrée
quelque peu capricieuse et semble peu apte à fournir des
renseignements pratiques sur la marche de l'infection locale.

Rufus Cole et Meakins ont publié un important travail
avec nombreuses observations accompagnées de courbes

1. Mauté. *Comptes rendus de la Société de Biologie*, séance du 27 mars
1909, p. 517.
2. Mainini. L'action du vaccin gonococcique sur les arthrites à gonocoques. *La Presse médicale*, 16 janvier 1909.

opsoniques. Voici le résumé de quelques-unes de leurs conclusions : « Il est difficile de nier l'efficacité du vaccin gonococcique dans le traitement des arthrites blennorrhagiques, mais il ne faut pas oublier que bon nombre d'arthrites blennorrhagiques guérissent complétement avec d'autres traitements. En somme, notre impression est que le traitement par le vaccin gonococcique donne de bons résultats, mais il faut un plus grand nombre d'observations pour permettre de rendre un jugement définitif. Nous sommes plus indécis en ce qui concerne la valeur de l'indice opsonique comme guide de l'administration du vaccin. Nous ne croyons pas que l'accumulation des phases négatives soit un danger. Dans aucun cas, nous n'avons constaté que le vaccin fût nuisible, et ceci est une justification suffisante du traitement des arthrites blennorrhagiques par les vaccins à doses de 500 millions à 1000 millions répétées tous les sept à dix jours. C'est par de nombreuses statistiques que cette méthode pourra être confirmée ou infirmée. »

Chez nos malades atteints d'infection gonococcique simulant la fièvre typhoïde, les injections de vaccin me paraissent avoir eu un résultat assez favorable. Ce qui manque, à l'heure actuelle, c'est une réglementation précise, dans l'application du vaccin de Wright et nous verrons au chapitre des vaccins, qui se trouve au *Memento thérapeutique* annexé à ce volume, ce qu'il faut penser de l'*indice opsonique*.

Localement, on peut dire que l'injection passe inaperçue ; elle ne détermine ni douleur, ni rougeur, ni abcès, ni induration persistante. Les millions de gonocoques, à virulence atténuée, qu'on introduit sous la peau sont localement inoffensifs. Nous n'avons constaté que deux ou trois fois un érythème limité et fugace sans importance. Les effets thérapeutiques qui ont été obtenus sur les blennorrhagies uréthrales et vulvo-vaginales sont assez disparates. Tantôt les résultats ont paru être bons, tantôt ils ont été médiocres ou nuls, quelle qu'ait été la dose du vaccin injecté. J'en dirai à peu près autant des effets obtenus sur les arthrites blennorrhagiques. A côté de résultats qui ont paru assez favorables, il en est d'autres qui ont été nuls ou indécis.

Afin d'éviter les répétitions, prière, pour compléter cette étude, de lire le chapitre des vaccins annexé au *Mémento thérapeutique* de ce volume.

§ 2. CHANCRE MOU — CHANCRE SIMPLE

La dénomination de chancre, employée autrefois comme synonyme d'ulcère rongeant, sert aujourd'hui exclusivement à désigner deux variétés d'ulcérations contagieuses, qui dans la très grande majorité des cas sont d'origine vénérienne. Ces deux variétés nettement séparées en 1850 par Hunter, Ricord, Bassereau, sont l'une le *chancre mou*, encore nommé chancre *simple, chancrelle* (Mauriac), l'autre, le *chancre induré, syphilitique*. Ces deux chancres sont le résultat d'une infection, mais dans le premier cas l'infection reste locale, dans le second cas elle est générale. Ce chapitre sera consacré au chancre simple ou chancre non syphilitique.

Étiologie. — Le chancre *simple* devient plus rare à mesure que les soins de propreté se généralisent ; aussi est-ce surtout à l'hôpital qu'on l'observe tandis que dans la clientèle privée le nombre en est restreint. La contagion s'effectue par inoculation ; le pus du chancre, même très dilué, reproduit le chancre. Une écorchure, une éraillure, une vésicule d'herpès, une érosion, sert de porte d'entrée au virus, mais souvent cette porte d'entrée passe inaperçue. Environ 99 fois sur 100, le chancre mou est d'origine vénérienne ; la contamination est possible pendant toute la durée de la maladie non seulement d'un sujet à un autre, mais indéfiniment, sur le même sujet, par le fait de l'*auto-inoculation*.

Le chancre simple est inoculable au singe. En 1882, Fournier [1] et Krishaber ont inoculé 142 fois le chancre simple et

1. Fournier. *Acad. de méd.*, séance du 28 juillet 1905.

ont obtenu 62 pour 100 de succès surtout sur des sajous,
des macaques, des cynocéphales et autres petits singes.
Tomasczewski vient d'inoculer sous la peau du ventre de
deux singes d'espèces différentes des cultures sur sang
gélosé de bacille de chancre simple ; les ulcérations qui se
développèrent quelques jours plus tard contenaient en
abondance un bacille qui reproduisait en culture les caractères du bacille de Ducrey, et leur inoculation à l'homme
reproduisit le chancre simple.

Le micro-organisme du chancre mou n'est plus aujour-
d'hui discuté. C'est un bacille décrit par Ducrey, puis par
Unna. On le trouve en abondance dans le pus qui suinte du
chancre ; il offre alors les caractères suivants : bacille en
navette, à bouts arrondis, ne fixant la matière colorante
qu'à ses extrémités, restant incolore à sa partie centrale, et
enfin ne gardant pas la coloration par la méthode de Gram.
Sur les coupes des bords du chancre (Ch. Nicolle), il se présente souvent sous forme de chaînettes d'éléments bacillaires (strepto-bacilles).

Le bacille de Ducrey ne se cultive pas sur les milieux
usuels. Au cours de
recherches poursuivies
avec du pus provenant
surtout de malades de
mon service, MM. Bezan-
çon, Griffon et Le Sourd
sont parvenus à obtenir
des colonies de bacilles
du chancre mou, à la
suite de l'ensemence-
ment sur leur milieu
spécial, le *sang gélosé*.
Nous possédons donc dé-
sormais un milieu de cul-
ture, de formule définie
et précise, que l'on peut

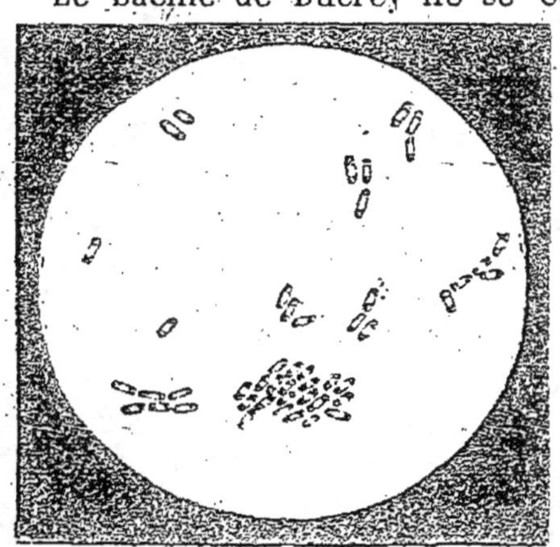

Bacille de Ducrey.
Culture sur « sang gélosé ».

utiliser en pratique. Pour réussir la culture du bacille de

Ducrey, en se servant, dans un but de diagnostic, du produit sécrété par un chancre, il suffit d'ensemencer largement, sur un tube de sang gélosé, le pus qu'on aura eu soin de laisser s'accumuler à la surface de l'ulcération préalablement désinfectée[1]. Les colonies qui se développent sont arrondies, en tête d'épingle, grisâtres, séparées les unes des autres. Au microscope, elles ont l'aspect qui est représenté sur la figure de la page précédente, figure qui est la reproduction des résultats obtenus par mon chef de laboratoire, M. Griffon, avec le pus d'un malade de mon service qui présentait à la fois un chancre mou à la cuisse et de l'herpès à la verge. La figure ci-contre montre les caractères tout particuliers

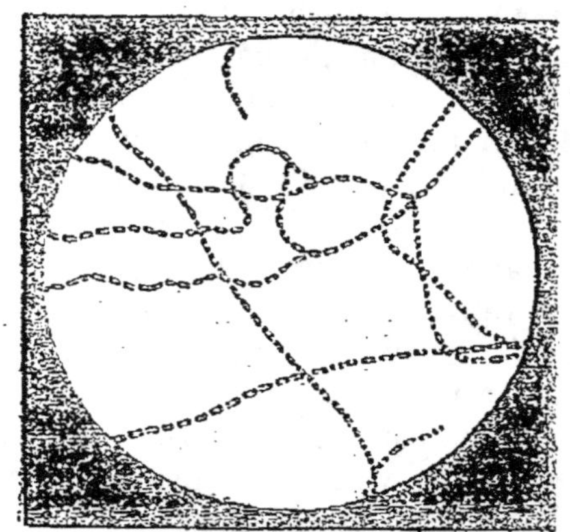

Bacille de Ducrey.
Culture en « sang dilué ».

que prend le microbe en se développant dans la partie liquide du milieu de culture. Si l'on examine, en effet, une goutte du liquide qui baigne la région déclive du tube de sang gélosé, on voit des chaînettes très grêles, démesurément longues, formées de bacilles individuellement plus petits que les bacilles qu'on trouve dans les colonies de la partie solide du milieu de culture. L'une de ces colonies, inoculée à l'homme, reproduit un chancre mou typique. J'ai dit plus haut que le chancre mou est inoculable à divers singes; une autre variété (bonnet chinois) peut prendre aussi le chancre mou par inoculation du pus sur des régions de la tête scarifiées (Nicolle).

Symptômes. — Le chancre simple est presque toujours

1. Bezançon, Griffon et le Sourd. Culture du microbe du chancre mou. *Soc. de Biol.* 8 décembre 1900.

génital ou péri-génital. Chez l'homme, il se développe au prépuce, dans la rainure balano-préputiale, sur le gland, dans le méat, dans les premières parties de l'urèthre, ou sur le scrotum, où il est presque toujours secondaire. Chez la femme, il siège de préférence à la fourchette, à la fosse naviculaire, aux grandes et petites lèvres, à la partie inférieure du vagin, sur le col de l'utérus. Secondairement, il se développe surtout au voisinage des régions précédentes, principalement sur les surfaces suintantes ou excoriées, telles que les hémorrhoïdes (de Beurmann[1]). Les chancres simples extra-génitaux peuvent siéger sur toutes les parties du corps, principalement sur les doigts, et très exceptionnellement à la face, à l'inverse du chancre syphilitique.

Le chancre simple étant inoculable et auto-inoculable, on peut facilement suivre son évolution en recouvrant d'un verre de montre la surface cutanée inoculée. Cette méthode est un excellent moyen de diagnostic, *mais elle doit céder le pas* à la recherche du bacille dans le pus. En inoculant au malade le pus recueilli à la surface de son chancre ou de l'ulcération supposée telle, le *chancre d'inoculation* se manifeste dès la douzième heure par une aréole rouge; cette aréole grandit peu à peu, et, le deuxième ou le troisième jour, apparaît une petite phlyctène remplie de muco-pus. Au-dessous de celle ci se trouve une ulcération superficielle: le chancre est constitué.

Une fois formé, le chancre mou, tel qu'on l'observe en clinique, est une *ulcération* à bords rougeâtres, circulaires ou ovalaires, taillés à pic, souvent décollés et enroulés sur eux-mêmes. Le fond de l'ulcération, qui d'ailleurs peut être plus ou moins profonde, est sale, grisâtre, bourbillonneux, irrégulier, et, caractère important, il repose sur des tissus souples, *mous, non indurés*. Les douleurs, sauf exception, sont insignifiantes, et le malade continue à vaquer à ses occupations.

Au bout d'une à quelques semaines, le fond du chancre se

1. De Beurmann. *Ann. de méd.*, 23 et 30 août, 6 septembre 1893.

déterge, des bourgeons charnus apparaissent, l'ulcération se comble et la cicatrisation se fait. Parfois le chancre simple, même bien soigné, a une durée et une ténacité désespérantes. Dans certains cas, pendant que l'ulcération se cicatrise d'un côté, elle grandit du côté opposé : le chancre est dit alors *serpigineux*. La cicatrisation laisse presque toujours des traces, beaucoup moins prononcées toutefois que l'étendue et la profondeur des ulcérations ne l'auraient fait supposer. Il en résulte une cicatrice blanchâtre qui donne au doigt la sensation des cicatrices traumatiques. ne reposant pas sur une base indurée.

A côté de ce chancre typique, on a décrit plusieurs autres variétés dues à son aspect extérieur : le chancre simple peut être *exulcéreux, acnéiforme, boutonneux, ecthymateux, fissuraire, phagédénique.*

Le nombre des chancres simples peut être considérable étant donnée la facilité avec laquelle ils se réinoculent. Ils provoquent souvent des complications dont la plupart tiennent à des *infections secondaires.* Comme toute ulcération, en effet, le chancre mou peut servir de foyer à une foule de micro-organismes (streptocoques, staphilocoques) qui y pullulent, et qui déterminent soit sur place, soit à distance par l'intermédiaire des lymphatiques, toute une série d'accidents. Parmi ces accidents, nous citerons le *phimosis*, le *paraphimosis*, le *bubon chancreux* qui correspond comme siège aux ganglions qui reçoivent les lymphatiques de la région infectée. L'engorgement ganglionnaire est de règle dans le chancre simple ; dans certains cas, cette adénopathie devient douloureuse, augmente notablement de volume et finit par suppurer. L'ulcération ainsi créée présente presque toujours les caractères cliniques d'un vaste chancre mou, cependant il semble, d'après les recherches de Straus, qu'il s'agisse alors d'une réinoculation chancreuse sur une ulcération qui au début était due aux micro-organismes habituels de la suppuration. En effet, si par des pansements antiseptiques rigoureux on isole la plaie ulcéreuse du bubon, les caractères chancreux font défaut et la guérison s'obtient comme à la suite d'une plaie ordinaire.

Le *phagédénisme* est une complication qui n'est pas spéciale au chancre mou, on la retrouve à la surface d'un grand nombre d'ulcérations. Véritable gangrène moléculaire que l'on a comparée à la pourriture d'hôpital et à la gangrène des plaies, elle se caractérise par une extension continuelle de l'ulcération primitive, qui gagne aussi bien en profondeur qu'en surface et qui expose le malade à une foule d'accidents locaux et généraux, faute d'un traitement hâtif et énergique. Ce qui prouve bien la nature infectieuse secondaire du chancre phagédénique, c'est que les pansements antiseptiques *rigoureusement* appliqués dès le début des accidents en restreignent le nombre et en modifient très avantageusement la gravité.

Traitement. — Il résulte de cette description du chancre simple et des accidents auxquels il peut donner lieu, que la première indication thérapeutique, c'est la nécessité d'une antisepsie rigoureuse. On y parviendra en prescrivant des lavages répétés avec une solution antiseptique : eau phéniquée, sublimé au 2000ᵉ ou au 1000ᵉ; bains locaux, pansements antiseptiques avec les substances suivantes : *iodoforme*, aristol, iodol, salol, solution de chloral, etc.

Si ces moyens ne hâtent pas la cicatrisation du chancre, on prescrira les faibles solutions caustiques suivantes : solution de nitrate d'argent à 5 pour 100, solution phéniquée au dixième, pâte au chlorure de zinc (Balzer) (1 partie de chlorure pour 10 d'oxyde de zinc). Enfin, si ces moyens sont insuffisants, on aura recours à des caustiques énergiques, tels que la pâte de Vienne, la pâte de Canquoin ou le thermo-cautère.

Le *diagnostic* du chancre simple avec le chancre syphilitique et l'herpès va être fait au chapitre suivant

§ 3. CHANCRE INDURÉ — CHANCRE SYPHILITIQUE
TRÉPONÈME PALE

Etiologie. — Toute syphilis, à l'exception de la syphilis héréditaire et conceptionnelle[1], débute par un chancre, et le virus infectant peut être fourni, soit par le chancre, soit par les plaques muqueuses (Langlebert, Rollet). Le chancre se développe toujours au point contaminé : de là deux grandes classes de chancres syphilitiques : chancres *génitaux* et *extra-génitaux*. Les premiers sont presque toujours d'origine vénérienne, les seconds le sont beaucoup moins souvent.

La contagion des chancres extra-génitaux peut s'effectuer de façons différentes ; nous citerons l'*allaitement*, soit que le nouveau-né, atteint de plaques muqueuses buccales, transmette la syphilis à sa nourrice (chancre du mamelon), soit que la nourrice, atteinte de plaques muqueuses du mamelon, contamine son nourrisson (chancre labial ou buccal). Des objets ayant servi à un syphilitique : biberon, pipe, cuiller, verre à boire des fontaines Wallace, peuvent être l'origine du chancre. Nous signalerons les chancres buccaux chez les souffleurs de verre et chez les musiciens faisant usage d'instruments à vent, les chancres contractés par les médecins, les sages-femmes, les blanchisseuses. Presque toujours ces chancres *professionnels* siègent aux doigts. Des instruments chirurgicaux contaminés peuvent donner le chancre (cathétérisme de la trompe d'Eustache, opérations dentaires). La vaccine enfin, lorsque le vaccinifère est en puissance de syphilis récente, peut transmettre la syphilis, et le sujet ainsi contaminé peut à son tour donner la syphilis comme vaccinifère : de là des *épidémies* de syphilis vaccinale.

Le chancre induré peut se développer sur toutes les

---

1. La syphilis dite *conceptionnelle* est celle qui est transmise à la mère par un fœtus issu de père syphilitique.

régions et sur les muqueuses d'un facile accès. Il siège de préférence, chez l'homme, à la face interne du prépuce, au frein, au gland, sur la face cutanée de la verge, à l'intérieur de l'urèthre, au niveau des bourses et à la racine des cuisses. Chez la femme, le chancre induré vénérien passe souvent inaperçu; la muqueuse vaginale, le col utérin, la vulve, le méat urinaire, la fourchette, en sont le siège le plus habituel. Parmi les chancres vénériens doivent être rangés ceux qui proviennent des coïts anormaux sur les muqueuses anale et buccale. Cependant, bon nombre des chancres buccaux n'ont pas une origine vénérienne; on les trouve surtout aux lèvres, à la langue et aux amygdales. Sur 591 observations de chancres extra-génitaux recueillies dans le service de Fournier, Nivet[1] a noté 558 cas de chancres bucco-pharyngés, et 75 cas de chancres de la tête. Le tronc était atteint 107 fois, les membres 54 fois et le cou 7 fois.

Roux et Metchnikoff[2] ont inoculé la syphilis à un chimpanzé femelle. Le 26e jour après l'inoculation, le chancre a fait son apparition, puis il s'est induré et une pléiade ganglionnaire indolente et tout à fait identique à la pléiade de Ricord est survenue, avec un gros ganglion entouré de petits ganglions. En 1882, Martineau et Hamonic[3] avaient donné la syphilis à un gros singe macaque « qui présenta un chancre infectant typique à la suite duquel se développèrent plusieurs accidents secondaires ».

Description. — L'incubation du chancre syphilitique a une durée de trois à quatre semaines. Tout chancre syphilitique est un amas de cellules embryonnaires qui se développe sous forme de tumeur (syphilome primitif) aux dépens du derme et de l'hypoderme. L'aspect du chancre diffère à la peau et aux muqueuses. A la peau, il se recouvre d'une croûte (chancre croûteux) qui est due en partie à la pré-

1. Nivet. Thèse, 1897.
2. *Acad. de méd.*, séance du 28 juillet 1905.
3. *Rev. clin. d'andrologie et de gynécologie.* 15 août 1905

 CHANCRE INDURÉ.

sence de la couche cornée. Cette couche cornée n'existant pas aux muqueuses, les altérations de l'épithélium muqueux imbibé de liquide fibrino-purulent y aboutissent, non pas à une croûte, mais à la formation d'une membrane flasque, grisâtre, diphthéroïde.

Occupons-nous d'abord du chancre syphilitique des *muqueuses*; supposons un chancre de la rainure du gland. Au début, c'est une papule qui se desquame; cette papule non douloureuse, non prurigineuse, prend une teinte de couleur sombre rappelant la teinte de chair musculaire. Après quelques jours apparaît une ulcération très superficielle, ulcération qui est plus apparente que réelle, car elle est formée aux dépens de tissus qui font souvent saillie. Le chancre ulcéré peut être fort petit (ulcération chancriforme de Fournier); il atteint habituellement la dimension d'une lentille; ses contours sont adhérents, épais, en couronne, réguliers, ne présentant jamais les segments qui forment le contour polycyclique de l'herpès. Les bords ne sont pas taillés à pic, il n'y a pas ulcération au vrai sens du mot. Le fond du chancre est lisse, verni, luisant, parfois grisâtre et diphthéroïde; mais il suffit d'enlever la pellicule membraneuse qui le tapisse pour donner au fond du chancre son apparence rougeâtre avec saillies papillaires. La sécrétion du chancre syphilitique est peu abondante, insignifiante, séreuse. Le chancre repose sur une *base dure*, caractéristique (*chancre induré*). La cicatrisation se fait en trois, quatre, cinq semaines, et le chancre ne laisse à sa place qu'une *induration* rougeâtre qui persiste encore pendant plusieurs mois.

Le chancre de la *peau* (mamelon, visage, scrotum, cuisses, fesses) a une évolution un peu différente. Au début, c'est une élevure rougeâtre, érosive, on dirait « un simple bouton » érosif et indolent. Puis il s'élargit, il devient saillant, il s'encroûte, et reste toujours indolore.

Ce chancre *croûteux*, ou pustulo-croûteux, a les apparences de l'ecthyma vulgaire, mais si l'on enlève la croûte après l'avoir préalablement ramollie, le chancre apparaît avec tous ses caractères : surface plate ou légèrement bombée, érosive mais peu ulcérée, lisse, égale, rougeâtre, de coloration chair musculaire, souvent saignante et hérissée de papilles. On y constate parfois une sécrétion pyoïde insignifiante. Les bords du chancre sont plats, non taillés à pic : à vrai dire, il n'y a pas de bords, puisqu'il n'y a pas d'ulcération. La base du chancre est *indurée*, parcheminée. A certaines régions, au nez, à la cuisse, le chancre prend quelquefois de fortes proportions.

Tout chancre syphilitique est accompagné d'*adénite* multiple, polyganglionnaire, qui n'est guère apparente avant le septième jour, et dont la localisation est en rapport avec la région contaminée par le chancre (adénites de l'aine, de l'aisselle, du cou). Dans la pléiade ganglionnaire syphilitique, on trouve habituellement un ganglion plus volumineux que les autres (*bubon satellite*) : c'est celui qui reçoit plus directement les lymphatiques venus du territoire chancreux. Les ganglions de l'adénite syphilitique sont durs, petits, habituellement indolents, ils roulent sous le doigt, ils ne déterminent pas de périadénite, ils n'ont aucune tendance à suppurer, ils persistent longtemps après le chancre, pendant des mois et des années ; ils sont même un excellent moyen de diagnostic rétrospectif.

Non seulement on trouve des ganglions dans la région qui est directement en cause, mais un peu plus tard on peut en constater en diverses régions, notamment au cou, à la nuque. La tuméfaction de la rate a été notée dans quelques cas.

Des accidents généraux : courbature, fièvre, céphalalgie vespérale, douleurs ostéocopes, insomnie, arthralgies, etc., accompagnent en général l'apparition du chancre. Quant aux *accidents secondaires* proprement dits, ils peuvent apparaître avant la cicatrisation du chancre ou quelques semaines après lui. Le chancre lui-même peut devenir le point de départ d'une plaque muqueuse.

Contrairement au chancre simple, le chancre syphilitique

est habituellement unique ; on peut cependant en constater deux ou trois, mais ils sont presque toujours contemporains, ou du moins, lorsqu'il y a réinoculation [1], cette réinoculation est précoce, elle se fait peu de temps après l'apparition du premier chancre, elle ne serait plus possible à une époque un peu plus éloignée, comme la réinoculation du chancre simple.

Étudié au microscope, le chancre présente une infiltration du derme par des leucocytes ; on trouve des lésions presque constantes d'*endartérite*. Ces lésions vasculaires syphilitiques témoignent déjà de la prédilection toute spéciale de la syphilis pour les artères, dès sa période initiale jusqu'aux époques les plus éloignées.

Diagnostic. — La découverte du tréponème pâle, que nous allons étudier plus loin, a singulièrement facilité le diagnostic du chancre syphilitique dans les cas litigieux, mais ne faisons appel pour l'instant qu'aux ressources de la clinique. Prenons le cas le plus fréquent, supposons un chancre syphilitique des organes génitaux ou le chancre d'une autre région, chez l'homme ou chez la femme et faisons le diagnostic avec le chancre simple et avec l'herpès. Voici les signes distinctifs de ce chancre syphilitique vulgaire. Nous aurons à décrire plus tard la morphologie de quelques variétés.

1° Le chancre syphilitique a une incubation dont la durée moyenne varie de trois à quatre semaines ; le chancre simple apparaît dès le lendemain ou le surlendemain après la contagion ; l'herpès apparaît spontanément et récidive souvent à époques plus ou moins éloignées.

2° Le chancre syphilitique est une saillie du derme, plus érosive qu'ulcéreuse, il est excavé en godet, avec des contours qui lui forment comme une couronne, parfois épaisse et élevée, ce qui fait paraître l'ulcération plus profonde ; il n'a donc pas de bords taillés à pic. Dans le chancre simple, pas de saillie du derme, pas de tendance hyper-

---

1. Hudelo. *Annales dermatologiques*, 25 mai 1891.

trophique ; au contraire, une vraie ulcération, petite ou grande, à bords abrupts, décollés, taillés à pic, ulcération plus ou moins profonde qui résulte de la destruction rapide et complète de l'épiderme et de la fonte suppurative des couches papillaire et dermique (Cornil). Dans l'herpès, érosion de petite étendue et plus superficielle que celle du chancre.

3° Dans le chancre syphilitique, contours réguliers ne présentant jamais les segments festonnés qui forment souvent les contours polycycliques, en carte de géographie, qui sont le propre des ulcérations herpétiques.

4° Le chancre syphilitique est presque toujours unique, jamais confluent, point réinoculable ; le chancre simple est souvent multiple, parfois confluent et réinoculable à l'infini.

5° Le fond du chancre syphilitique est parfois diphthéroïde, grisâtre, tant qu'il est recouvert de la membrane formée par l'épithélium imbibé et transformé, mais après la chute ou après l'ablation de cette membrane, le fond apparaît rouge, lisse, luisant, hérissé de papilles, recouvert d'une sécrétion insignifiante, presque séreuse, à peine séro-purulente. Le fond du chancre simple est inégal, vermoulu, anfractueux, recouvert d'une abondante sécrétion de pus véritable.

6° Quand on presse entre les doigts le chancre syphilitique, c'est à peine si l'on parvient à faire suinter un peu de liquide, tandis qu'en pressant, en malaxant la base de l'herpès chancriforme (lequel herpès est parfois solitaire et simule le chancre nain), on fait sourdre une gouttelette de liquide séreux, ambré, et, après avoir essuyé la surface de l'ulcération herpétique, on peut recommencer plusieurs fois de suite la même opération, et l'on obtient toujours le même suintement séreux (Leloir).

7° La base du chancre syphilitique présente une induration *qui lui forme assise* ; cette induration parcheminée, qui donne au chancre syphilitique un de ses caractères les plus saillants (chancre induré), ne se retrouve pas dans le chancre simple (chancre mou).

8° L'adénite du chancre syphilitique est formée de ganglions durs, presque indolents, nettement distincts les uns des autres et n'ayant aucune tendance à la suppuration. L'adénite du chancre simple est formée de ganglions tuméfiés, douloureux, accompagnés de péri-adénite, parfois réunis en une masse et ayant une tendance marquée à la suppuration.

Tels sont les signes distinctifs entre le chancre syphilitique, le chancre simple et l'herpès. Toutefois, on se trouve dans quelques circonstances en présence de cas fort difficiles; je fais allusion au chancre mixte. Le chancre *mixte* présente d'abord les caractères du chancre mou, dont il a les caractères physiques, puis ultérieurement il évolue sans caractères distinctifs bien déterminés, avec bubons parfois suppurés, et l'on voit les accidents secondaires apparaître.

Il faut également faire le diagnostic des chancres syphilitiques de la *peau*, chancres *croûteux*, souvent volumineux, hypertrophiques, mais chez lesquels (la croûte une fois enlevée) on retrouve tous les caractères qui viennent d'être signalés au sujet du chancre syphilitique des muqueuses.

Le *chancre acarien* n'a de commun avec le chancre syphilitique que son siège sur la verge; souvent multiple, papuleux, recouvert de croûte jaunâtre, il s'accompagne des sillons caractéristiques de la gale.

Les *pustules d'ecthyma*, par leur mode de développement, leur coloration et l'absence d'induration, seront assez facilement reconnues.

Quant aux syphilides ulcérées de la période secondaire et surtout de la période tertiaire (tubercules, gommes), la nature même de la lésion, la marche des accidents, l'absence habituelle d'engorgement ganglionnaire correspondant, permettront d'éviter l'erreur et de ne pas les confondre avec le chancre.

Formes multiples du chancre syphilitique. — Je n'ai étudié jusqu'ici que la forme habituelle, banale, du chancre syphilitique. Mais ce chancre se présente parfois sous des aspects qui diffèrent de la forme habituelle ; il peut être géant, ulcéreux, phagédénique, hypertrophique.

Le chancre syphilitique *géant* atteint les dimensions d'une pièce de deux francs, d'une pièce de cinq francs et au delà. J'ai montré dans mes leçons cliniques de l'Hôtel-Dieu un chancre géant de la cuisse beaucoup plus grand qu'une pièce de deux francs. Dans le cas de Gastou [1], un chancre géant de l'abdomen avait 6 centimètres dans son grand diamètre. Dans le cas de Fournier [2], un chancre géant du coude avait la dimension d'une pièce de cinq francs. Le chancre géant est très rare aux organes génitaux, c'est surtout un chancre extra-génital (membres, tronc, visage) ; il évolue comme tout chancre syphilitique.

Le chancre syphilitique *ulcéreux* est généralement un chancre de grande dimension ; je disais plus haut qu'un des caractères du chancre syphilitique banal, c'est d'être exulcéré sans aboutir à la véritable ulcération : c'est vrai, mais il y a cependant des chancres qui présentent une ulcération profonde et étendue. Ces chancres sont habituellement extra-génitaux : quand on les débarrasse des croûtes épaisses et stratifiées qui les recouvrent, on constate une ulcération assez excavée, à bords saillants [5] ; parfois même, aux lèvres, il y a de vraies excavations, et au premier abord on serait tenté de croire que la lésion ulcéreuse doit laisser à sa suite des cicatrices profondes et difformes. Or « presque toujours les choses s'arrangent au mieux, et après guérison la lèvre se reconstitue dans son état à peu près normal ». (Fournier.) Ce fait paradoxal vient de ce que ce chancre ulcéreux limite son action ulcéreuse au néoplasme syphilitique, l'ulcération n'empiète pas sur les tissus voisins ; ce chancre est *autophage*, il fait l'ulcération « à ses propres

---

1. *Annales de dermatologie et de syph.*, 1895, p. 1307.
2. *Annales de dermatologie et de syph.*, 1886, p. 225.
5. Musée de l'hôpital Saint-Louis, pièce 1305.

frais » [1], ce qui est tout différent du chancre phagédénique. Le diagnostic de ce chancre syphilitique est généralement facile; cependant, dans deux cas où l'on inclinait à diagnostiquer un chancre étendu et ulcéré, l'examen histologique fait par Darier permit de reconnaître « un lymphosarcome d'une espèce particulière qui n'est pas rare à la peau et dans les ganglions ». Aujourd'hui on aurait à son service la recherche du tréponème.

Le chancre syphilitique *phagédénique* est heureusement fort rare. Le phagédénisme peut s'étendre en surface ou en profondeur, il détruit les tissus et laisse après lui des difformités et des cicatrices profondes. Dans un cas de Fournier [3], le chancre syphilitique phagédénique avec plaques de gangrène, dans son évolution rapide et indolente avait détruit toute la lèvre inférieure. Dans un autre cas de Fournier [4], un chancre syphilitique phagédénique avait détruit l'oreille. Dans un cas de Mencault [5], un chancre syphilitique phagédénique avait détruit la région inguinale.

Le chancre syphilitique peut s'hypertrophier au point d'atteindre le volume d'une cerise, d'une moitié de noix et même d'une moitié d'abricot. Ces chancres *hypertrophiques* forment de véritables tumeurs plus ou moins croûteuses, saignantes et ulcérées. Aussi faut-il éviter de confondre ces chancres-tumeur, avec des *tumeurs* d'autre nature (épithélioma), erreur qui a été malheureusement commise et qui a abouti à une opération chirurgicale [6], alors que le chancre eût guéri en quelques semaines. Les chancres hypertrophiques siègent très rarement aux organes génitaux; ils ont une prédilection marquée pour le visage [7]. Dans

---

1. Fournier. *Les chancres extra-génitaux*, 1897, p. 77.
2. Du Castel. Chancre syphilitique géant. *Annales de dermatologie et de syph.*, 1894, p. 1369, et 1895, p. 117 (sarcome anal),
3. *Les chancres extra-génitaux*, p. 80.
4. *Annales de dermatologie et de syph.*, 1884, p. 836.
5. *Annales de dermatologie et de syph.*, 1886, p. 420.
6. Fournier. *Les chancres intra-génitaux*, p. 63.
7. Zwetitch. *Chancre syphil. hypertroph.*, Th. de Paris, 1884.

un cas de Trélat[1], il y avait au menton deux chancres ulcérés aussi volumineux que des noix. Dans un cas de Mauriac[2], le chancre hypertrophique de la lèvre inférieure formait une tumeur de la dimension d'une pomme d'api. Dans un cas de Fournier, le chancre hypertrophique du menton atteignait le volume d'une noix. J'ai vu un chancre hypertrophique de la figure de la dimension d'une grosse amande.

En résumé, toutes les variétés de chancre syphilitique, chancre géant, grand chancre ulcéreux, chancre hypertrophique formant tumeur, ne sont que des *modalités morphologiques* du chancre syphilitique vulgaire. La forme, les dimensions, les apparences du chancre syphilitique peuvent varier, mais les caractères fondamentaux du chancre ne varient pas et permettent d'arriver au diagnostic.

L'induration de l'assise du chancre (chancre induré), les caractères de l'adénopathie, l'évolution du chancre y compris la période d'incubation, l'apparition des accidents secondaires, tels sont les caractères qui permettent de démasquer le chancre syphilitique, même dans ses formes les plus anormales. Dans les cas litigieux, la recherche du tréponème vient confirmer le diagnostic.

Bactériologie. — Le tréponème pâle. — En mai 1905, Schaudinn a découvert l'agent pathogène de la syphilis. Il l'a nommé d'abord *Spirochœta pallida* et plus tard *Treponema pallidum*. Nous garderons la dénomination de *tréponème* qui semble avoir prévalu.

Si la découverte du tréponème a été aussi tardive, c'est que sa recherche est extrêmement délicate, car il se colore difficilement avec les méthodes usuelles (d'où sa dénomination de pâle). Pour le déceler, il faut employer les techniques suivantes :

Dans la sérosité provenant du raclage de lésions cutanées (chancres, plaques muqueuses, etc.), on peut le colorer par la méthode de Giemsa :

1. Musée Saint-Louis, pièce 256.
2. Mauriac. *Leçons sur les maladies vénériennes*, p. 415.

On déterge la surface de la lésion avec un bourdonnet d'ouate imbibé de sérum artificiel, on irrite ses bords avec le dos d'un bistouri, jusqu'à ce qu'il apparaisse une sérosité limpide dont on ne recueillera que la troisième ou quatrième goutte (une sérosité légèrement rosée est plus facile à examiner). La goutte prélevée est étalée, en couche très mince, sur une lame, à l'aide d'une seconde lame rodée. On laisse sécher complètement.

Il n'est pas nécessaire de fixer les préparations anciennes bien séchées. Pour les préparations récentes, on fixe à la chaleur, suivant la technique courante en bactériologie. On peut aussi employer l'alcool absolu (quinze à vingt minutes).

Pour colorer, on prépare extemporanément le colorant en faisant tomber 10 gouttes de la solution de Giemsa dans 10 centimètres cubes d'eau distillée, *non acide*. On en recouvre le frottis et on porte la lame sur une petite flamme, jusqu'à dégagement de vapeurs légères. On cesse alors le chauffage et on laisse le colorant un quart de minute en contact avec le frottis, après quoi on le rejette et on le remplace. On renouvelle quatre fois la même opération. Pour terminer, le contact sera maintenu une minute entière. On lave à l'eau, on sèche.

Examen. — On examinera surtout les points de la préparation où se trouvent des globules rouges, on évitera ceux qui sont trop épais et partant trop sombres. Le tréponème apparaît en rouge foncé. Sa découverte est parfois fort laborieuse.

Si l'on possède un ultra-microscope, on examine, à l'aide de cet appareil, une goutte de sérosité placée entre lame et lamelle. Le tréponème est alors très facilement visible : il apparaît fortement éclairé et très mobile, sur le fond obscur de la préparation. C'est le procédé le plus pratique.

Dans les organes, on peut faire des frottis qu'on examine à l'aide d'une des méthodes précédentes, mais il vaut mieux imprégner un fragment de tissu par le nitrate d'argent, puis le débiter en coupes fines, comme s'il s'agissait d'un examen histologique. Le tréponème est fortement teinté en noir par l'argent réduit[1].

Caractères différentiels. — Le tréponème pâle se reconnaîtra sur les lames et dans les coupes aux caractères suivants : c'est un petit élément filiforme de 6 à 14 μ de longueur sur un quart de μ de largeur contourné en spirale à la façon d'un tire-bouchon, avec 6 à 12 et même 26 tours de spire extrêmement serrés et fins. Sa longueur égale en moyenne celle d'un globule rouge ou d'un lymphocyte. Le corps serait cylindrique et l'on a décrit un flagelle à chaque extrémité Il n'existe pas, quoi qu'en aient dit certains auteurs, de membrane ondulante. On peut rencontrer des tréponèmes rectilignes sur une partie de leur longueur, d'autres très courts atteignant à peine 3 ou 4 ondulations ; il est rare que l'on constate un opercule sur son trajet ou à une extrémité (Nicolas). Le parasite vivant, vu à l'ultra-microscope, effectue des mouvements de flexion, de torsion, qui intéressent l'organisme tout entier. Mais la disposition des tours

1. Voici une des meilleures méthodes d'imprégnation argentique (Levaditi).

Des fragments de tissu de 2 à 5 millimètres d'épaisseur sont fixés dans du formol à 10 pour 100 pendant vingt-quatre heures, puis durcis dans l'alcool à 96° pendant vingt-quatre heures.

On les lave à l'eau distillée jusqu'à ce qu'ils tombent au fond du récipient (cinq à quinze minutes).

Puis on les place dans des flacons rigoureusement propres, bouchés à l'émeri et contenant la solution argentique :

    Nitrate d'argent . . . . 1 gr. 50 à 3 gr.
    Eau distillée. . . . . 100 cent. cubes.

Les flacons contenant ces pièces sont maintenus trois jours à l'étuve à 58° et à l'obscurité. (Ils peuvent y rester quatre à cinq jours.) Passé ce délai, les pièces sont rapidement lavées à l'eau distillée et placées dans le réducteur de Ramon y Cajal à la température du laboratoire.

    Acide pyrogallique. . . . . 4 grammes.
    Formol . . . . 5 cent. cubes.
    Eau distillée. 95   —

Elles y séjournent vingt-quatre heures, après quoi on les lave à l'eau quelques heures ; enfin, selon la technique histologique habituelle, elles sont déshydratées et incluses dans la paraffine. Les coupes doivent avoir 5 μ au maximum.

Il est inutile de colorer le fond de cette préparation.

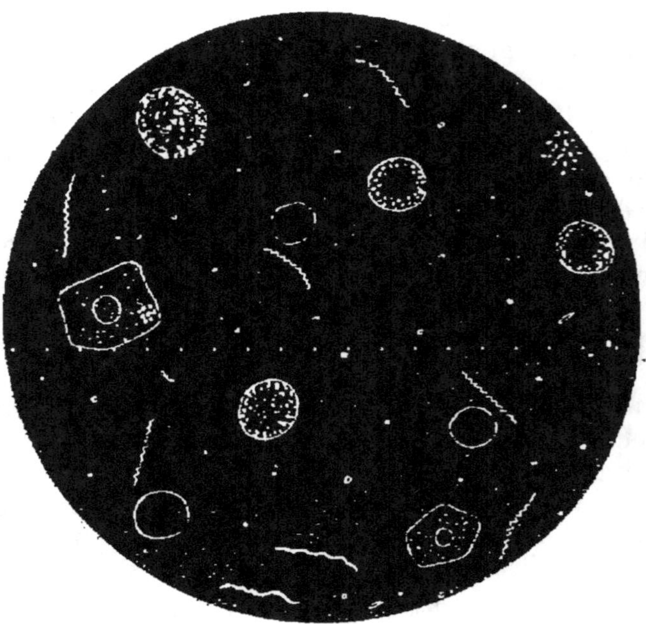

Fig. 1. Examen à l'ultra-microscope de l'exsudat d'un chancre induré
de la verge. A côté des globules rouges, de lymphocytes, de cellules
épithéliales, d'un polynucléaire et de grains colloïdes, on voit six
tréponèmes pâles et, au bas de la figure, deux *spirochœtes refringens.*

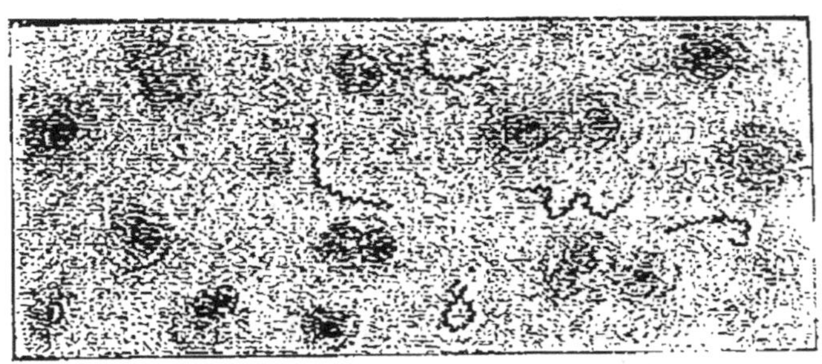

Fig. 2. Tréponèmes (imprégnation par l'argent) dans l'artérite
cérébrale syphilitique (Sézary).

de spire ne se modifie pas pendant les diverses manifestations de cette activité, elle est la même qu'au repos.

A côté de la forme typique, on a décrit[1] des formes aty-
piques et dégénératives (tréponèmes granuleux, rectilignes,
rétractés, épaissis, et des formes en Y, considérées par certains auteurs comme des tréponèmes en voie de reproduction.

On ne doit pas confondre le tréponème pâle avec certains
spirilles, saprophytes ou pathogènes qu'on trouve sur les
muqueuses ou sur les ulcérations cutanées. Ainsi le spirochœte refringens, qui n'est nullement pathogène, est,
comme son nom l'indique, fortement réfringent et très faci-
ment colorable et visible; de plus, ses tours de spire sont
moins nombreux et son épaisseur est plus considérable, sa
coloration par le Giemsa est bleue et non rose pâle : le
spirochœte de la bouche, des dents, le spirochœte pyogène,
le spirochœte pallidula de Castellani (fièvre), le spirochœte
de Vincent (angine ulcéreuse), le spirochœte d'Obermeier
(fièvre récurrente), le spirochœte des carcinomes ulcérés,
se rapprochent du spirochœte refringens, comme lui se
colorent assez facilement, sont plus épais et moins ondulés
que le tréponème de la syphilis.

Il existe encore un spirille qui présente les attributs de
l'agent de la syphilis et qu'on n'en peut distinguer, d'après
Bertarelli, que par sa colorabilité plus rapide au bleu de
méthylène : c'est un pseudo-tréponème que Le Play et
Sézary[2] ont retrouvé dans une angine chancriforme dont
était atteint un malade de mon service.

Localisations du parasite. — On trouve fréquemment le
tréponème sur frottis du chancre syphilitique dans le ganglion satellite, dans les taches de roséole et dans 90 pour 100
des plaques muqueuses et des papules secondaires. Les résultats de l'examen du sang sont inconstants.

Dans la syphilis héréditaire, le tréponème est très abon-

---

1. Jacquet et Sézary. *Soc. méd. des hôpitaux*, 1ᵉʳ février 1907.
2. *Presse médicale*, 27 juillet 1910.

dant dans les viscères, en particulier dans le foie et les glandes surrénales. On peut le trouver jusque dans le pancréas et la parotide (Faroy). Les constatations dans les lésions viscérales de la syphilis acquise sont bien plus rares. A l'heure actuelle, on l'a décelé dans les glandes surrénales (Jacquet et Sézary), dans une gomme du foie, dans l'aortite, dans l'artérite cérébrale (Benda, Sézary), dans le liquide céphalo-rachidien (Dohi et Tanaka, Sézary et Paillard). Il est certaines lésions viscérales syphilitiques dans lesquelles il semble faire défaut : tel l'ictère grave (Sézary) qui paraît d'origine toxique. Le tréponème est absent dans les affections nerveuses parasyphilitiques (tabes, paralysie générale). Au cours de la grossesse, on peut constater, dans le placenta, le passage du parasite de la mère au fœtus (Nattan-Larrier) [1].

Inoculation aux animaux. — Jusqu'ici, les tentatives de culture du tréponème pâle ont été infructueuses, mais un certain nombre de faits démontrent son action pathogène. — En effet, l'inoculation de produits syphilitiques secondaires a non seulement permis de reproduire chez le chimpanzé, le macaque, les gibbons et même l'orang-outang des lésions nettement spécifiques, telles que chancre, plaques muqueuses et éruptions secondaires, mais elle a encore permis de constater dans les différents exsudats et dans le sang de ces animaux le parasite trouvé chez l'homme (Hoffmann, Metchnikoff). Le parasite semble très peu résistant ; chauffé à 48°, il perd toute virulence et n'est plus inoculable. Mélangé à la glycérine, il conserve sa virulence, contrairement à l'opinion de Schaudenis (Metchnikoff). Ces recherches expérimentales méritaient d'être rappelées en raison d'abord de leur importance bactériologique et aussi parce qu'elles pourront peut-être conduire à des méthodes rationnelles de thérapeutique et de diagnostic.

Pronostic. — Est-il possible, étant donné un chancre, de dire si les accidents consécutifs seront bénins ou graves?

1. Nattan-Larrier. *Soc. de biol.*, 1906.

Le fait certain, c'est que les chancres extra-génitaux sont généralement plus graves que les chancres vénériens, et que certaines syphilis, puisées à la même source, sont presque toutes malignes, tandis que d'autres sont légères. Mais il est d'autres faits qui sont absolument contraires à cette manière de voir. Il faut tenir compte pour une large part de la question *de terrain*, sans qu'il soit possible de préciser les conditions qui modifient la virulence de l'agent infectieux.

Traitement. — De tout temps, l'idée de détruire le chancre, de l'*exciser*, s'est présentée à l'esprit des médecins, mais si l'on fait disparaître ainsi l'ulcération chancreuse, on ne supprime pas la période d'incubation. Aussi cette méthode est-elle à peu près abandonnée, en France tout au moins.

Leloir a rapporté l'histoire d'un étudiant qui, à la suite d'un coït suspect, surveillait avec la plus grande attention l'apparition possible d'un chancre; le chancre survint en effet, il fut excisé tout à fait à son début, ce qui n'empêcha pas la syphilis de suivre son cours, l'économie étant déjà infectée. Augagneur a eu l'idée de pratiquer la circoncision aussitôt après le coït avec une femme syphilitique, c'est-à-dire avant la période d'incubation; il n'en a pas moins vu le chancre se développer au niveau de la cicatrice préputiale.

Habituellement, en présence d'un chancre induré, on se contente de prescrire des soins de propreté, des antiseptiques, tels que l'iodoforme, le salol, l'aristol.

Dans une série d'études expérimentales sur la syphilis inoculée aux singes anthropoïdes [1], Metchnikoff, après avoir constaté la possibilité de l'atténuation du virus syphilitique en passant par certaines espèces de singes inférieurs, a tout d'abord tenté l'emploi d'une vaccination antisyphilitique. Mais, cette vaccination ne peut encore passer dans la pratique chez l'homme. L'usage d'un sérum ne pourra être tenté que quand on aura trouvé le moyen de cultiver le microbe de la syphilis.

---

1. Metchnikoff, *Revue de Médecine*, 10 octobre 1907.

Aussitôt la constatation du chancre il faut faire usage du traitement mercuriel, frictions mercurielles, pilules de Dupuytren, pilules de protoiodure, et, mieux encore, injections journalières de biiodure d'hydrargyre à la dose moyenne de 1 centigramme par injection. Ce traitement est suivi dix jours par mois et doit être recommencé tous les mois pendant un an. On le reprend ensuite à intervalles plus éloignés, mais il ne faut jamais s'endormir dans une sécurité trompeuse. Il est essentiel de traiter la syphilis *dès le début*, et de ne jamais perdre de vue le traitement mercuriel. N'oublions pas que des accidents les plus graves (artérite cérébrale, néphrite, etc.) peuvent survenir dès la première année de l'infection.

Quant au traitement par *l'hectine* et quant à la médication d'Ehrlich il en sera question au *Memento thérapeutique* annexé à ce volume.

§ 4. GANGRÈNE FOUDROYANTE DE LA VERGE
DISCUSSION SUR LES GANGRÈNES GAZEUSES ET NON GAZEUSES

Les leçons que j'ai faites à l'Hôtel-Dieu[1] sur la *gangrène foudroyante de la verge* vont me servir à écrire ce chapitre de pathologie.

Faits cliniques. — Le 7 novembre, on me présentait un jeune homme qui était entré la veille dans notre service de clinique. D'emblée, le diagnostic s'imposait ; ce garçon était atteint de gangrène de la verge.

Cette gangrène répandait autour du lit une horrible puanteur. La verge œdématiée et tuméfiée avait l'aspect d'un boudin ; elle était violacée à sa racine et noire comme du charbon dans ses deux tiers antérieurs. Sur la face dorsale on voyait quelques phlyctènes d'où s'échappait un liquide fétide ; le prépuce, volumineux, avait la forme d'un

1. Dieulafoy. *Clinique médicale de l'Hôtel-Dieu*, 5ᵉ volume 1906, p. 40.

battant de cloche. Le gland était comme enchâssé dans le prépuce sphacélé. On ne percevait aucune crépitation : il ne s'agissait donc *pas* de gangrène gazeuse, j'insiste sur ce fait. Il n'y avait ni hémorragie, ni écoulement purulent. L'urine s'écoulait librement, mais imprégnait les tissus mortifiés. Les bourses, rouges et œdématiées, n'étaient pas gangrenées. Les ganglions inguinaux étaient gros et mobiles, mais non douloureux.

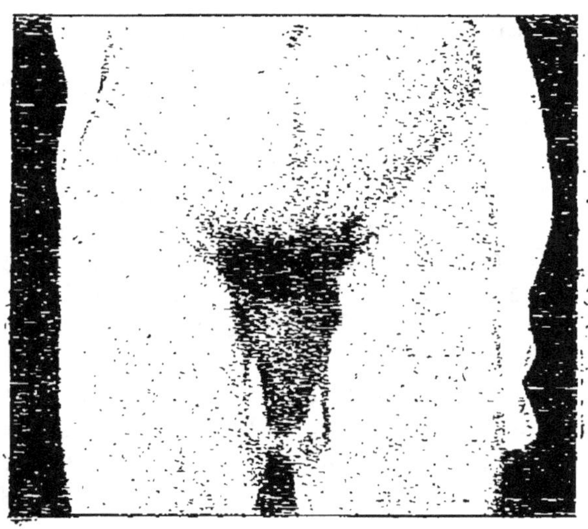

Le malade était prostré, la température était à 38°.5.

Outre la gangrène de la verge, on constatait à la région péri-anale quelques ulcérations arrondies. A la face dorsale de la langue, était une ulcération indolore. Au doigt médius de la main droite on voyait une ulcération péri-unguéale qui avait engendré une lymphangite dont les réseaux colorés sillonnaient l'avant-bras. Le patient se plaignait d'une assez forte dysphagie et à l'examen de la gorge on découvrait sur le pilier droit une ulcération grisâtre.

Laissons de côté les ulcérations de la gorge, de la langue, du doigt et de la région péri-anale et ne nous occupons, pour le moment, que de la gangrène de la verge qui est représentée sur la photographie annexée à la page précédente.

Comment avait débuté cette gangrène? La lésion semblait s'être faite en deux étapes. Le début avait été caractérisé par une tuméfaction non douloureuse de la verge, puis était survenue la gangrène dont la diffusion avait.été presque foudroyante.

Quelle était la cause de cette rapide mortification? Pour répondre à cette question, nous devions passer en revue les causes qui peuvent susciter la gangrène des organes génitaux.

Le diabète est une de ces causes (Marchal de Calvi)[1]. On en a cité un certain nombre de cas (Fournier, Vaquez).

Le paraphimosis, le phimosis et les balano-posthites consécutives aux végétations, au chancre syphilitique, et surtout aux chancres simples de la rainure et de la couronne du gland, peuvent être cause de gangrène. La balano-posthite[2] est l'infection du gland et du prépuce (βαλανος, gland, ποσθη, prépuce). Plusieurs microbes pathogènes ont été incriminés; on a signalé un spirille très mobile, contagieux et inoculable (Berdal et Bataille[3]); des microbes anaérobies (Rist[4]); un petit bacille fin, anaérobie, dont la culture dégage une odeur fétide (Vincent[5]). Ces agents pathogènes se multiplient d'autant mieux qu'ils sont « protégés contre l'oxygène de l'air par la conformation anatomique du prépuce ». Les végétations développées dans la rainure et autour du gland, ainsi que la balano-posthite et le phimosis, créent des conditions favorables à la gangrène du prépuce et du gland.

Les chancres simples, dit Fournier[6], en raison de leur

---

1. Marchal (de Calvi). *Recherches sur les accidents diabétiques*. Paris, 1865.

2. Hamonic. *Revue clinique d'andrologie et de gynécologie*, 1905.

3. Berdal et Bataille. *La Médecine moderne*, avril et mai 1891.

4. Rist. *Annales de dermatologie et de syphiligraphie*, 11 avril 1904.

5. Vincent. *Annales de dermatologie et de syphiligraphie*, juin 1904.

6. Fournier. *La Semaine médicale*, 6 décembre 1883.

virulence spéciale, sont propres à produire la balano-posthite gangreneuse. Souvent, ces chancres sont cachés sous le prépuce qui devient œdémateux, un phimosis se déclare, un liquide fétide s'écoule par l'orifice préputial et, en peu de jours, la gangrène est constituée. Tantôt le prépuce sphacélé se perfore latéralement et, suivant l'expression de Diday, le gland met le nez à la fenêtre; tantôt la gangrène détruit une partie du prépuce et peut entamer le gland. Outre ces formes partielles, il en est, dit Balzer[1], dans lesquelles la gangrène envahit la peau du pénis, le scrotum et même les corps caverneux.

Chez notre malade, nous n'avions aucune raison d'admettre un gangrène consécutive à ces différentes causes, mais ne pouvait-on pas invoquer la présence d'un chancre syphilitique avec complications gangreneuses? M. Griffon[2] a publié l'observation d'un malade chez lequel un chancre syphilitique du prépuce fut l'origine d'un sphacèle qui détruisit la verge et la région sus-pubienne à la façon d'une ulcération phagédénique; suivant la remarque de M. Fournier, il s'agissait là de tertiarisme précoce. Chez notre homme, on ne constatait rien de pareil.

Après avoir passé en revue les causes capables d'engendrer la gangrène de la verge, et n'en ayant trouvé aucune, nous avons fini par diagnostiquer chez notre malade la gangrène que Fournier a décrite sous le nom de gangrène spontanée et foudroyante de la verge; spontanée, parce que la cause nous échappe; foudroyante, parce que le sphacèle frappe les tissus « comme par un coup de théâtre ».

Nous avons porté chez notre malade un pronostic extrêmement grave, non pas tant du fait de la gangrène de la verge, que du fait de l'infection généralisée, ainsi qu'en témoignaient les localisations des doigts, de la langue et de la gorge. En face d'une pareille septicémie, le traitement avait peu de chance de réussir. Le Dentu pratiqua au

---

1. Balzer. *La Médecine moderne*, 1893, p. 686.
2. Griffon. Société de syphiligraphie, séance du 8 décembre 1905

thermo-cautère de larges scarifications avec pansements au formol. Mais la fièvre, l'agitation, le délire, l'adynamie augmentèrent rapidement, le pouls de vint filiforme, la température atteignit 40°,6, et le pauvre garçon succomba dans le coma. Ci-joint sa courbe de la température.

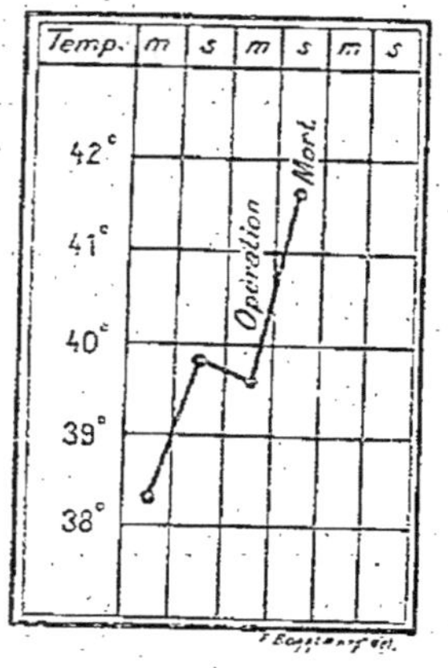

J'ai encore été témoin d'un fait analogue en 1879, à l'hôpital Saint-Antoine. Un malade vint dans mon service avec une gangrène foudroyante de la verge et une pneumonie secondaire. Il succomba rapidement et la verge entière fut détruite avant la mort. L'examen histologique fut fait par M Giraudeau, qui ne trouva ni artérite ni phlébite : c'était bien le processus de la gangrène foudroyante.

Observation de Fournier[1]. — Un jeune homme, en pleine santé, éprouve à la verge une légère douleur. Il vomit, la fièvre apparaît, la verge se tuméfie, devient rouge et la douleur augmente. Le lendemain on constate déjà des plaques de gangrène. En trois jours le sphacèle envahit le fourreau de la verge et le scrotum pendant qu'une traînée de lymphangite partie de la région sphacélée aboutit à la région inguinale, où elle donne lieu à la formation d'un abcès. Une éruption de purpura apparaît en plusieurs endroits. Néanmoins les symptômes généraux s'amendent, les escarres s'éliminent, les testicules dénudés se voient au fond de la plaie, mais en fin de compte la réparation se fait et le malade guérit.

Observation de Troisfontaines[2]. — Un jeune garçon éprouve un jour une douleur en arrière du gland. Le lendemain le fourreau de la verge est œdématié. Les

---

1. Fournier. Gangrène foudroyante de la verge. *La Semaine médicale*, 1884, p. 8.

2. Troisfontaines. *Annales de la Société médico-chirurgicale de Liége*, 1888, p. 193.

jours suivants la verge acquiert un volume considérable, la douleur est très vive, un écoulement fétide et sanguinolent se fait par l'orifice préputial, les ganglions inguinaux se tuméfient, la température atteint 40 degrés, l'état général est mauvais et la partie intérieure du fourreau pelvien se gangrène. On pratique une large incision, et l'on constate que le sphacèle a envahi la couche cellulaire sous-cutanée et le fascia, il a même creusé dans le corps caverneux une perte de substance en entonnoir. L'opérateur élimine à coups de ciseaux les débris sphacélés. A dater de ce moment les phénomènes généraux s'amendent, la lésion se limite, la réparation se fait, et le malade se rétablit, ne conservant des suites de sa gangrène qu'une légère cicatrice à la verge.

Observation de Brocq [1]. — Dans la nuit du 1er juin un jeune soldat est pris de fièvre et s'aperçoit que son prépuce est tuméfié. Le lendemain l'état général est mauvais et le délire apparaît. Le surlendemain toute la verge est tuméfiée jusqu'au pubis, les téguments ont une coloration noirâtre, la gangrène est déjà constituée. On pratique une large incision. Cette opération procure quelque soulagement, cependant des vomissements apparaissent, la fièvre atteint 40 degrés, Le soir on pratique deux nouvelles incisions qui permettent de constater que le gland est intact. Le 4 juin la puanteur est horrible. Le 5 juin le prépuce et presque toute la verge sont noirâtres et sphacélés, la lésion gagne le scrotum, la température dépasse 40 degrés. Le 7 juin l'état s'améliore et la fièvre tombe. Puis les escarres commencent à se détacher, la réparation se fait lentement, et vers le milieu de juillet le malade quitte l'hôpital, conservant une cicatrice vicieuse du fourreau, et n'ayant perdu que le prépuce.

Description. — Étudions maintenant la question dans son ensemble. Cette variété de gangrène génitale n'est pas rare. En 1885, Fournier, qui nous l'a fait connaître, en avait

---

1. Observation XV de la thèse de Emery : *Gangrène foudroyante spontanée des organes génitaux externes*. Thèse de Paris, 1896.

observé cinq cas. En 1896, Emery, dans sa thèse, en a groupé 23 cas. Puis sont venues les observations de Fournier[1], Danlos[2], Druelle et Nicolau[3], Darses[4], Grisel et nos deux cas, ce qui fait un total de 31 cas.

Le sexe masculin est presque exclusivement atteint; en regard des trente et une observations chez l'homme, je ne connais qu'une observation concernant le sexe féminin (Brissaud et Sicard). La voici : Chez une femme en pleine santé, une phlyctène apparaît sur la grande lèvre droite. Le surlendemain, troisième jour de la maladie, douleurs irradiées à la vulve, pas de ganglions de l'aine, écoulement vulvaire sanieux. Le quatrième jour, escarre noirâtre bilatérale, la gangrène est foudroyante ; température à 39 degrés. Le cinquième jour, la gangrène s'étend ; l'odeur est infecte. La malade meurt le septième jour ayant 41 degrés de température. Les urines ne contenaient ni sucre ni albumine. Le sang ensemencé le sixième jour a donné une culture de streptocoques à l'état de pureté. Les anaérobies n'ont pas été recherchés. Emery dans sa thèse rappelle deux cas de gangrène génitale chez la femme, mais ces cas ne se rapportent pas à la variété que nous étudions en ce moment.

La gangrène génitale foudroyante a reçu la dénomination de gangrène spontanée, ce qui veut dire qu'on ne connaît guère ses causes. Évidemment, il s'agit là d'un processus infectieux dont nous discuterons plus loin la nature, mais le germe infectieux, d'où vient-il, par où pénètre-t-il, à quoi est due sa terrible virulence? Autant de questions auxquelles il est malaisé de répondre. On a signalé, il est vrai, quelques cas où la gangrène s'est déclarée chez des sujets qui avaient une excoriation du prépuce, ou une écorchure par

<hr>

1. Fournier. Gangrène spontanée de la verge. *Annales de dermatol. et de syphiligr.*, 1898, p. 1275.

2. Danlos. Gangrène foudroyante de la verge. *Ann. de dermat. et de syph.*, 1902, p. 492.

3. Druelle et Nicolau. Gangrène foudroyante spontanée des organes génitaux externes. *La Médecine moderne*, 1903, p. 155.

4. Darses. *Gangrène foudroyante de la verge.* Thèse de Toulouse, 1899

grattage au cours d'un eczéma, mais cette porte d'entrée n'existe que rarement, et du reste ces petites lésions se voient chez une quantité de gens sans que la gangrène en soit la conséquence.

Presque toujours il s'agit de sujets jeunes. Sur les trente et un cas que j'ai rassemblés, je vois un homme âgé et trois enfants en bas âge ; tous les autres cas concernent des gens vigoureux, sans tare antérieure. Notre malade de l'Hôtel-Dieu avait vingt-cinq ans. Pour quelques auteurs, cette gangrène génitale ferait partie du groupe des infections vénériennes spécifiques, blennorrhagie, chancres simples et chancres syphilitiques ; ou bien encore elle serait le résultat d'un excès de coït. Fournier a réfuté ces opinions et il a eu raison. Sans cause apparente, et dans le cours d'une bonne santé, le mal s'annonce par une cuisson ou par une douleur au prépuce ou à la verge. Le prépuce prend une teinte rosée et se tuméfie. Le patient ne s'en préoccupe pas, et le médecin partage sa quiétude. Le gonflement du prépuce détermine du phimosis, et il n'est pas rare de constater un léger écoulement de balano-posthite. A l'apparition de ces symptômes, on fait toutes les suppositions, on se demande s'il ne s'agit pas de blennorrhagie ou de chancre simple de la rainure du gland ; le malade commence à s'inquiéter, toutefois il est bien loin de se douter de l'orage qui va éclater. « C'est qu'en effet, il y a un singulier contraste entre la bénignité apparente du début et le caractère effroyablement malin de la lésion qui va suivre. En quelques heures la scène change. La verge, devenue assez douloureuse, se tuméfie dans son ensemble, elle devient œdémateuse, elle se transforme en un gros boudin rose, puis rouge, puis livide. Souvent apparaissent des phlyctènes. Les choses restent dans cet état vingt-quatre à trente heures, et alors se manifeste tout à coup, comme par un coup de théâtre, un symptôme nouveau qui va révéler la gangrène. » (Fournier.)

Sur les tissus œdématiés et rougeâtres, au prépuce, à la verge, au scrotum, apparaissent des plaques jaunâtres, grisâtres, insensibles, c'est la *gangrène*. A ce moment, on ne sait pas si le sphacèle va se limiter ou s'étendre. Tantôt la mortification se cantonne, tantôt elle se diffuse à la verge, au scrotum, au gland, aux corps caverneux, avec une étonnante rapidité. En compulsant les trente et une observations que j'ai pu réunir, voici ce que j'ai relevé relativement à la répartition des régions envahies par la gangrène.

Huit fois le sphacèle est resté cantonné au prépuce, qui a été détruit en partie ou en totalité. Ce sont là les cas les plus bénins. Douze fois le sphacèle a envahi le prépuce et le fourreau de la verge avec ou sans participation du scrotum ; tel était le cas de notre malade de l'Hôtel-Dieu. Trois fois le sphacèle est resté cantonné au gland. Cinq fois les corps caverneux et le gland ont participé à l'infection gangreneuse et la répartition du sphacèle s'est faite de la façon suivante : gangrène du prépuce et du gland (Cellier) ; — gangrène du fourreau de la verge et du corps caverneux (Troisfontaines) ; — gangrène du fourreau, du gland et du corps caverneux, le gland n'étant plus représenté que par un petit bourgeon (Fournier) ; gangrène du fourreau, du scrotum et du gland, le gland étant complètement détruit (Fournier) ; — gangrène du fourreau, d'une partie du gland et d'une partie des corps caverneux (Darses) ; — gangrène de toute la verge (obs. personnelle de l'hôpital Saint-Antoine).

Mais reprenons la description de la maladie. Les tissus mortifiés exhalent une horrible fétidité, ils deviennent noirs comme du charbon, et sur la teinte noire de l'escarre se détachent parfois des rayures verdâtres et des îlots de peau saine. La présence de *gaz* n'est signalée dans *aucune* observation, les auteurs qui se sont occupés de cette affection n'y font même aucune allusion : ce fait est à signaler, étant donnée l'importance du groupe des gangrènes foudroyantes gazeuses. Les symptômes généraux augmentent d'intensité, la température atteint 39 et 40 degrés, la plupart des malades sont plongés dans un état de prostration voisin de l'adynamie. A ce moment, le pronostic paraît des plus graves, le patient semble devoir perdre la vie, et si, du moins, il conserve la vie, il paraît destiné à perdre une partie de ses organes génitaux. Rassurons-nous, cette dernière supposition est habituellement erronée, car, en réalité, la gangrène foudroyante ne se termine que rarement par la mort. et, d'autre part, la réparation des tissus mortifiés se fait si bien, qu'il n'en résulte le plus souvent ni difformité ni infirmité.

Ce qui fait la gravité du pronostic, ce n'est pas tant la gangrène que les complications de lymphangite, d'érysipèle et de phlegmon. Habituellement, au plus fort de la phase gangreneuse, souvent vers le huitième jour, l'amélioration survient brusquement. En même temps, l'état local se modifie; l'escarre se détache, elle laisse à sa place une plaie de bon aspect qui se recouvre de bourgeons charnus, et le travail de cicatrisation s'accomplit. Il n'est pas jusqu'aux lésions du gland et des corps caverneux qui ne puissent se restaurer d'une façon suffisante pour que les difformités soient atténuées.

On connaît l'état des ganglions inguinaux au cas de chancre syphilitique et de chancre mou; pléiade ganglionnaire du chancre syphilitique, et bubon suppuré du chancre mou. Rien d'analogue ne se voit avec la gangrène foudroyante; les ganglions réagissent si peu, que, dans la plupart des cas, les adénopathies sont insignifiantes. Les hémorrhagies sont signalées dans cinq observations. Le purpura a été constaté trois fois (Fournier). La lymphangite a été notée dans plusieurs cas. C'est même la présence de lymphangite, d'érythème, d'abcès, d'érysipèle avec constatation de streptocoques, qui a permis à plusieurs auteurs de ranger la gangrène foudroyante de la verge dans le groupe des infections streptococciques. Nous touchons là à une importante question de bactériologie que nous aurons à discuter plus loin.

Diagnostic. — Traitement. — Faire le diagnostic de la gangrène déclarée est chose aisée; la teinte noire des téguments, la tuméfaction œdémateuse des tissus, la puanteur que dégage la région sphacélée, tout indique la gangrène. Mais il s'agit de savoir à quelle variété de gangrène on a affaire. Est-ce la gangrène foudroyante que nous venons d'étudier, ou bien est-ce une gangrène secondaire due à un traumatisme, à des lésions du prépuce ou de la rainure du gland, balano-posthite, chancres simples, végétations, phimosis, etc. ? Pour arriver à différencier ces gangrènes secondaires. il suffit d'en rechercher les causes avec soin. L'analyse des urines révélera le diagnostic pathogénique de la gangrène diabétique. Il est une variété de gangrène urinaire, qui au premier abord simule la gangrène spontanée. Elle peut apparaître à la suite d'une infiltration d'urine due à un rétrécissement de l'urètre antérieur[1] ; en pareil cas, c'est à la verge que la gangrène apparaît tout d'abord et l'analogie est grande avec la gangrène spontanée de la verge ; le meilleur moyen de préciser le diagnostic, c'est de pratiquer le cathétérisme.

Dans une autre variété de gangrène urinaire (Guyon et Albarran)[2], le rétrécissement de l'urètre peut n'être pas complet, l'urine s'écoule sans trop de difficulté, il n'y a pas d'infiltration urinaire, et cependant on voit survenir une gangrène qui a les plus grandes analogies avec la gangrène foudroyante spontanée. Cette gangrène débute par le prépuce, elle gagne rapidement le fourreau de la verge, le scrotum, et elle se termine par la mort. Ce qui distingue cette gangrène, c'est qu'elle éclate chez les *vieux urinaires* ; par conséquent, l'âge du sujet et les conditions morbides antérieures permettent de la différencier de la gangrène génitale spontanée.

Tel est le diagnostic pathogénique de la gangrène de la verge à la phase de sphacèle confirmé ; mais comment arriver à faire le diagnostic, alors que le mal n'est encore qu'à sa première phase? A ce moment, le prépuce est rouge et œdématié, le fourreau participe souvent à cet œdème inflammatoire, le patient éprouve une sensation de douleur ou de cuisson ; on pense à une balano-posthite, à un lym-

---

1. Lejars. *France médicale*, 1890, p. 146.
2. Guyon et Albarran. Congrès de chirurgie, 1891.

phangite suite d'excoriation, à des chancres mous accompagnés de phimosis, mais grâce à un examen méticuleux on abandonne une à une chacune de ces hypothèses, les phlyctènes se forment et la gangrène apparaît.

Le *traitement* peut se résumer en quelques mots : on donne des bains si le malade peut les supporter, on applique sur les parties mortifiées des pansements humides oxygénés, on fait des pulvérisations au chloral. On relève les forces au moyen de potions cordiales, et l'on a recours à l'intervention chirurgicale aussitôt que possible. Les larges incisions ainsi que les scarifications profondes au thermo-cautère donnent incontestablement de bons résultats. Un des malades de Fournier avait déjà la verge presque absolument gangrenée et le scrotum semblait destiné à subir le même sort à brève échéance; Le Dentu pratiqua d'énormes incisions de la paroi scrotale et un dégagement immédiat suivit cette intervention. Dans un autre cas (Lapanne, de Coussy et Crussard), l'intervention chirurgicale donna un excellent résultat.

Pathogénie et anatomie pathologique. — Pour quelques auteurs, la gangrène foudroyante de la verge ne serait autre qu'une lymphangite gangreneuse ou un érysipèle gangreneux. Ils basent leur opinion sur la coexistence plusieurs fois signalée de lymphangite, d'érysipèle et de gangrène, et sur la présence de streptocoques constatée dans quelques observations[1].

Je renvoie le lecteur à mes *Leçons cliniques*, où j'ai longuement discuté cette question. Dans plusieurs cas, en effet, le streptocoque paraît pouvoir être incriminé. Mais dans beaucoup d'autres cas, bien observés, le streptocoque fait défaut, et chez notre malade on va voir quel fut le résultat des recherches bactériologiques faites avec un soin minutieux par l'un de nos chefs de laboratoire, M. Gouraud.

Voici d'abord la description des lésions au moment de l'autopsie. Sauf une plaque de méningite purulente, on ne

---

1. Voir Déhu. *La pratique dermatologique*, t. II, p. 765.

trouve rien à signaler à l'examen des différents viscères. La teinte noirâtre, gangreneuse, a gagné vers la racine de la verge sans sillon bien net de démarcation. Le prépuce est infiltré, énorme et gangrené.

La rainure balano-préputiale est d'un rouge foncé avec traînées hémorrhagiques ; on ne constate, au fond du sillon, ni ulcérations, ni chancres, ni cicatrices, ni collection puriforme ; il n'y a pas de balano-posthite. Les sections de la verge montrent que l'urètre et les corps caverneux sont normaux ; ils sont entourés d'une gangue conjonctive assez dure et sous-jacente à la peau gangrenée.

L'*examen histologique* a donné les résultats suivants : Au prépuce le tissu nécrosé prend par l'éosine une teinte rouge uniforme. Les noyaux ne se colorent plus par l'hématoxyline, et c'est à peine si à un fort grossissement on devine une légère infiltration embryonnaire. L'épiderme et le revêtement interne de la muqueuse ont complètement disparu. Le derme est déchiqueté ; les tractus conjonctifs sont dissociés par des plaques d'œdème et de fibrine. Au niveau de la rainure balano-préputiale, les lésions sont identiques. Sur le dos de la verge on note des lésions analogues, mais ces lésions ne pénètrent pas les corps caverneux. A la racine de la verge on constate quelques lésions d'artérite et de phlébite, mais nulle part il n'y a de thrombose complète ou partielle, les lésions vasculaires paraissent être secondaires et non primitives. Nulle part, enfin, on ne constate d'amas leucocytaire pouvant faire croire à un sillon d'élimination ; la transition entre les tissus malades et les tissus sains est insensible. Le foyer gangreneux de la langue étant bien limité, l'image histologique est beaucoup plus nette.

Examen bactériologique. — Je vais donner le résumé des examens bactériologiques (frottis, ensemencements, inoculations) concernant la verge, les méninges, la région anale et le sang. Partout, sauf aux ulcérations péri-anales, on trouve deux microbes associés, qui de là verge ont essaimé dans le sang et au cerveau.

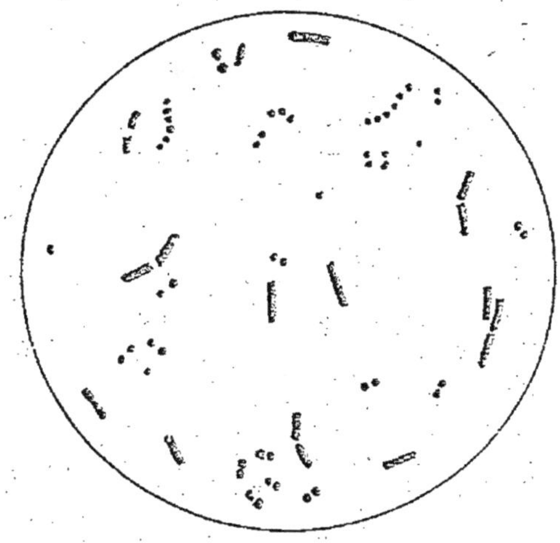

VERGE.

Bacille aérobie septique et entérocoque.

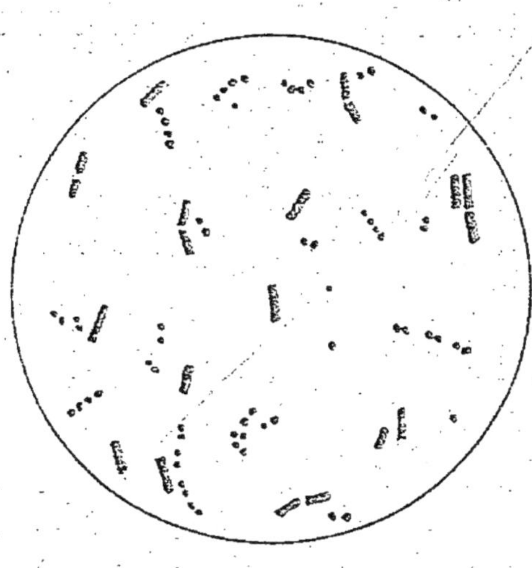

SANG.

Bacille aérobie septique et entérocoque

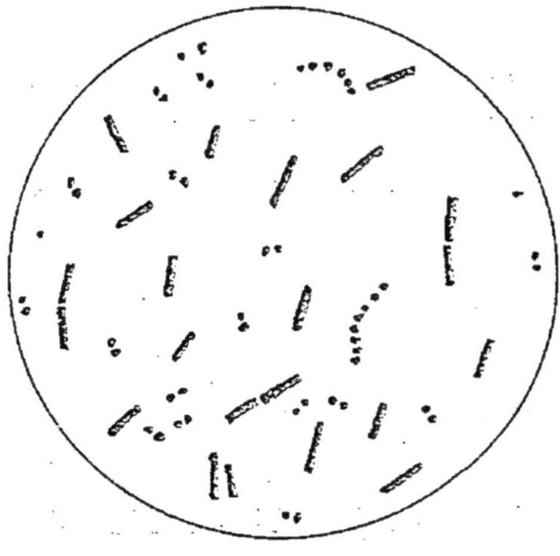

MÉNINGES.
Bacille aérobie septique et entérocoque.

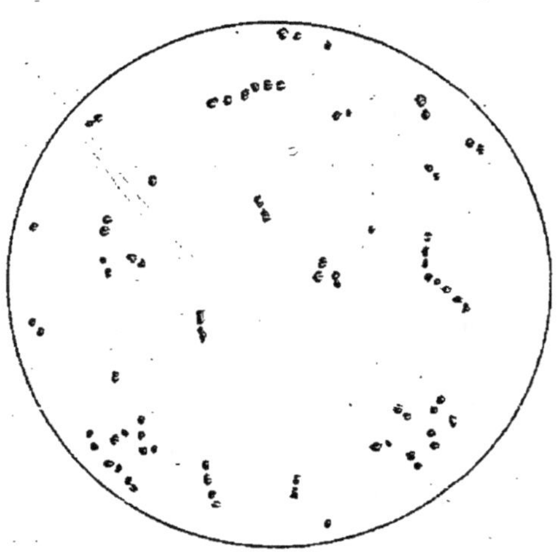

ULCÉRATIONS PÉRI-ANALES.
Entérocoque.

Les deux microbes de notre cas de gangrène foudroyante, reproduits sur les figures précédentes ont les caractères suivants :

1° Un gros bacille, aérobie, épais, arrondi aux extrémités, prenant le Gram et souvent peu teinté à son centre. Sa longueur est variable suivant l'âge des cultures ; souvent il est isolé, tantôt il est en diplobacille ou en petits amas. Il pousse facilement sur le bouillon avec dégagement d'odeur fétide ; il est pathogène pour le cobaye, chez qui il reproduit des lésions gangreneuses. Tout ces caractères, dit M. Gouraud (et c'est également mon opinion), permettent d'identifier ce bacille avec le bacille aérobie septique de Legros et Lecenne. J'ai prié M. Legros de venir vérifier le fait et son opinion a été conforme à la nôtre.

2° Un diplocoque aérobie et anaérobie facultatif. Ce diplocoque prend le Gram et il est caractérisé par un polymorphisme étonnant (petit cocci, gros cocci, courtes chaînettes de diplocoques sur gélose, bacilles courts dans les vieilles cultures). Ce diplocoque pousse facilement sur bouillon et sur gélose, il ne liquéfie pas la gélatine et est très vivace. Tous ces caractères, dit M. Gouraud, permettent de l'identifier avec l'entérocoque de Thiercelin. En effet, M. Thiercelin n'a pas hésité à reconnaître l'entérocoque.

Dans notre cas de gangrène génitale foudroyante, c'est le *bacille septique aérobie* qui a été le microbe pathogène : l'autre microbe, le coccus identifié à l'entérocoque, ne paraît avoir eu qu'un rôle effacé. Quant au streptocoque, *il n'en est pas même question*.

Qu'est-ce donc que le bacille septique aérobie? L'observation suivante tirée de la thèse de Legros donne la réponse[1] : Un blessé entre dans le service de Peyrot avec une fracture de la jambe droite et l'articulation tibio-tarsienne largement ouverte. On réduit la fracture et l'on pratique une injection de 20 centimètres cubes de sérum antitétanique. Le lendemain matin la température est à 40 degrés. On défait le

____

1. Legros. *Recherches bactériologiques sur les gangrènes gazeuses.* Th. de Paris, 1902.

pansement et on trouve la plaie noirâtre et d'odeur infecte les fils enlevés, il s'écoule un liquide rougeâtre *mêlé de bulles gazeuses*. Le soir, on pratique l'amputation de la cuisse au tiers moyen. A la partie inférieure de la jambe amputée, la peau a une couleur bronzée et l'on perçoit une crépitation gazeuse. Le surlendemain de l'opération, les lambeaux sont sphacélés; la partie supérieure de la cuisse est crépitante, la gangrène gazeuse fait du chemin, l'odeur est d'une fétidité repoussante et le malade meurt dans la nuit, six jours après l'accident.

Un peu de sérosité fétide mêlée de gaz avait été prélevée, au milieu des muscles mortifiés, le surlendemain de l'opération. Trois espèces microbiennes furent isolées, toutes trois aérobies de prédilection. C'était un bacille ayant les caractères du colibacille, un diplostaphylocoque liquéfiant la gélatine, enfin un bacille très spécial et correspondant nettement par ses caractères morphologiques à l'espèce prédominante qu'on avait trouvée sur les préparations directes de sérosité fétide. De ces trois espèces, la dernière seule, injectée en culture pure au cobaye, donnait une gangrène gazeuse à évolution rapide; l'affection tuait le cobaye en quarante-huit heures au plus, et était caractérisée par sa marche envahissante et par des lésions musculaires énormes.

Ce bacille est celui que Lecène et Legros[1] ont décrit sous le nom de *bacille septique aérobie*; il a fait le sujet de la thèse de Legros. Afin d'éviter les répétitions, je ne décris pas les caractères de ce bacille, car ils sont comparables au bacille retrouvé dans la gangrène génitale de notre malade, avec cette différence, sur laquelle je reviendrai dans un instant, que dans un cas la gangrène était gazeuse, tandis que dans l'autre cas elle ne l'était pas.

Le bacille septique aérobie, dit Legros, a des caractères essentiels, qui d'une part le rapprochent, et d'autre part le

---

1. Legros et Lecène. Un cas de gangrène aiguë mortelle. *Comptes rendus de la Société de biologie*, 22 juin 1901.

distinguent du vibrion septique de Pasteur. M. Legros rapporte une autre observation de gangrène gazeuse due à ce bacille septique aérobie. Jacobelli[1] (de Naples) a publié, lui aussi, un cas de gangrène gazeuse aiguë où les recherches bactériologiques sont faites avec le plus grand soin, et l'auteur arrive à conclure que le bacille qu'il a isolé a tous les caractères du bacille septique aérobie décrit par Legros.

Voilà donc un certain nombre de cas qui prouvent qu'il y a une gangrène gazeuse foudroyante dont l'agent pathogène est le bacille septique aérobie. Mais, dira-t-on, ces gangrènes-là sont des gangrènes gazeuses, tandis que la gangrène de notre malade de la salle Saint-Christophe *n'était pas gazeuse*. Le même bacille septique aérobie serait donc capable d'engendrer tantôt des gangrènes foudroyantes gazeuses, tantôt des gangrènes foudroyantes non gazeuses ; comment expliquer tout cela ?

C'est le moment de nous arrêter sur la grande question des spécificités microbiennes. Existe-t-il des microbes spécifiques ? Certes oui ; il y a des microbes spécifiques ; ils créent des maladies spécifiques, et ce fut un trait de génie de mon illustre maître Trousseau, d'avoir annoncé qu'on trouverait un jour la spécificité de certains germes correspondant à la spécificité de certaines maladies[2]. La prédiction de Trousseau s'est réalisée, et pour ne parler que de la diphtérie et de la fièvre typhoïde, la spécificité clinique créée par Bretonneau et par Trousseau a été confirmée par la spécificité microbienne. Mais les notions de spécificité microbienne, si attrayantes et si propres à jeter la lumière dans le chaos pathogénique, ces notions ont quelquefois dépassé les bornes, et puisque nous causons actuellement des gangrènes foudroyantes gazeuses, il est certain qu'on s'était trop habitué à l'idée que ces gangrènes relèvent d'une infection spécifique due au vibrion septique de Pasteur. Certes,

---

1. Jacobelli. *La riforma medica*, p. 281. Palermo-Napoli. 1904.
2. Voir, à ce sujet, ma Leçon d'ouverture de la *Clinique de l'Hôtel-Dieu*, 1898, t. I, première leçon.

le rôle pathogène de ce vibrion septique est vrai dans un grand nombre de cas, mais ce vibrion n'est pas le microbe spécifique de toutes les gangrènes foudroyantes gazeuses. D'autres microbes peuvent créer le même tableau clinique avec mêmes lésions.

Pour s'en convaincre, il n'y a qu'à lire les quelques pages que Legros a consacrées à cette question; on y trouve une série de microbes capables de créer des gangrènes foudroyantes gazeuses; tels sont : le « bacillus emphysematis maligni » (Wicklein), le « bacillus phlegmones emphysematosæ » (Frænkel), le « bacillus perfringens » (Weillon et Zuber, Rist, Guillemot), comparable au microbe de Frænkel, et le « bacille septique aérobie » (Legros et Lecène).

Il est évident, dit Legros, qu'à côté de cas, à type clinique, représentés par la gangrène gazeuse aiguë des chirurgiens, il faut placer des infections quelquefois plus bénignes, pouvant relever d'agents pathogènes identiques et caractérisées par des œdèmes gazeux avec décomposition putride localisée. De son côté, Roger[1], délaissant l'idée de spécificité dans la question qui nous occupe, se décide à intituler son chapitre « Divers agents des gangrènes gazeuses », et à côté du vibrion septique il place « une série de microbes qui lui sont plus ou moins analogues par leurs propriétés biologiques ou pathogènes ».

Tout cela est fort bien, dira-t-on, et l'on voit que le bacille septique aérobie est capable de déterminer une gangrène foudroyante gazeuse, au même titre que d'autres microbes que nous venons de passer en revue. Mais, encore une fois, la gangrène génitale foudroyante de notre malade n'était pas gazeuse. Eh bien, cela prouve que le bacille septique aérobie, suivant des conditions qui sont encore mal précisées, peut engendrer une gangrène qui est tantôt gazeuse, tantôt non gazeuse. Du reste, la production de gaz n'est signalée dans aucune des trente et une observations de gangrène foudroyante génitale dont il a été question dans ce chapitre.

1. Roger. *Les maladies infectieuses*. Masson, 1902.

Il est un autre organe dont la gangrène n'est jamais gazeuse (du moins je ne l'ai jamais constaté), c'est l'appendice iléo-cæcal. Il y a longtemps que j'ai fait cette remarque et j'en ai longuement entretenu mes élèves dans l'une de mes leçons[1]. Qu'il me soit permis d'y revenir en quelques mots, car la question est de circonstance. La pleurésie qui émane de l'appendicite (pleurésie appendiculaire) est souvent une pleurésie putride et gazeuse. Logiquement, il semblerait que la flore microbienne qui est capable de provoquer à la plèvre putréfaction et formation de gaz, dût être capable également de déterminer à l'appendice, son lieu d'origine, mêmes lésions putrides et gazeuses. Or, il n'en est rien. J'ai vu opérer ou j'ai fait opérer plus de deux cents appendicites, et je n'ai jamais constaté ni gangrène gazeuse du foyer appendiculaire ni phlegmon gazeux de ses parois. Ce qu'on voit c'est la gangrène parfois foudroyante de l'appendice, mais cette gangrène appendiculaire *n'est pas gazeuse*, et la péritonite qu'elle engendre *n'est pas gazeuse*. Et cependant la flore anaérobie et aérobie de l'appendicite est des plus riches; on y a même constaté le bacille septique aérobie (Mauté[2]). Ces contradictions apparentes prouvent que nous avons encore beaucoup à apprendre.

En somme, il ressort de cette discussion que la gangrène foudroyante de la verge ne rentre pas dans le cadre des gangrènes gazeuses. Elle n'est pas une maladie spécifique ayant son microbe spécifique. Il faut donc laisser de côté la formule d'après laquelle le streptocoque en serait l'agent pathogène. Ne voir dans cette gangrène qu'une infection streptococcique serait une assertion inexacte. Dans certains cas, il est vrai, surtout quand la gangrène est associée à l'érysipèle, l'agent pathogène paraît être un streptocoque, mais dans bien des cas, le streptocoque fait défaut, on a trouvé d'autres microbes, et chez notre malade en particulier, c'est le bacille septique aérobie qui a

---

1. Dieulafoy. *Clinique médicale de l'Hôtel-Dieu*, t. IV, p. 111.
2. F. Bezançon. *Précis de microbiologie clinique*, 1906, p. 245.

provoqué d'abord la gangrène et la septicémie mortelle.

Cette étude de bactériologie, pour si intéressante qu'elle soit, ne fait que reculer le problème pathogénique sans le résoudre. En admettant que le streptocoque ou le bacille septique aérobie, ou d'autres microbes, soient les agents pathogènes de la gangrène génitale que nous venons d'étudier, d'où viennent ces microbes et quelle est la cause de leur virulence? pourquoi d'une part la destruction foudroyante des tissus et pourquoi d'autre part la bénignité relative de la maladie? Nous l'ignorons. On dira qu'il faut compter avec la réceptivité du terrain génital. Mais que veulent dire ces mots de terrain prêt à la réceptivité morbide? Nous l'ignorons également. La plupart des gens dont on a rapporté l'histoire étaient vigoureux, sans tares antérieures, et voilà que sans cause appréciable, avec ou sans coït récent, sans contagiosité démontrée (la femme étant pour ainsi dire toujours indemne), éclate la gangrène foudroyante.

Cette gangrène a des caractères bien tranchés. Jamais jusqu'ici on n'y a constaté la présence de gaz; le bacille septique aérobie lui-même, qui dans les traumatismes chirurgicaux est un agent de gangrène gazeuse, a été chez notre malade un agent de gangrène non gazeuse. La gangrène génitale foudroyante tient donc une place à part, à côté des gangrènes foudroyantes gazeuses; elle est du reste infiniment moins redoutable. Je fais cette autre remarque, que jamais jusqu'ici elle n'a dépassé les limites des organes génitaux; elle n'est pas envahissante comme les gangrènes gazeuses; les organes génitaux sont sa proie et elle s'en contente.

Elle n'a rien de commun avec les gangrènes par lésions vasculaires, le cas de notre malade en est une preuve irréfutable; ici, pas de phlébite avec thrombose, pas d'artérite oblitérante, l'agent toxique infectieux semble avoir sur les tissus une action directement nécrosante. La pathogénie de cette gangrène foudroyante n'est pas encore nettement élucidée. Jusqu'à nouvel ordre, et faute de mieux, la dénomination de « spontanée » peut donc lui être conservée.

SEPTIÈME CLASSE

MALADIES DE LA RATE

§ 1. LES KYSTES HYDATIQUES DE LA RATE DIAGNOSTIC AVEC LES GROSSES RATES SPLÉNOMÉGALIES PALUSTRE, LEUCOCYTHÉMIQUE TUBERCULEUSE, PRIMITIVE

Avant d'entreprendre l'histoire des *kystes hydatiques de la rate*, il me paraît utile de faire connaître l'observation des malades de mon service qui ont été l'occasion de deux leçons cliniques que j'ai consacrées à ce sujet[1].

Faits cliniques. — Le 7 janvier 1899, le Dr Gillebert-Dhercourt m'envoyait un malade avec le mot suivant : « Prière d'examiner le gardien de la paix porteur de ma carte; on a parlé de splénomégalie et d'intervention chirurgicale. Avant de pousser le malade dans cette voie, je serais heureux d'avoir votre avis. » C'était une consultation médico-chirurgicale qui m'était demandée. Je fais déshabiller cet homme et je l'examine.

Ce qui frappe à première vue, c'est une déformation, une voussure de l'hypochondre gauche. Vue de face et de profil, cette voussure forme tumeur. Les côtes sont fortement déjetées en dehors, l'hypochondre et le flanc gauche parti-

---

1. *Clinique médicale de l'Hôtel-Dieu*, 1889. Les kystes hydatiques do la rate. 5° et 6° leçons.

cipent à la déformation, la saillie porte à la fois sur le thorax et sur l'abdomen, cependant elle est plus thoracique qu'abdominale.

Afin d'apprécier exactement les lésions qui provoquent cette saillie thoraco-abdominale, il est nécessaire d'examiner le malade debout, puis couché sur le dos et incliné sur le côté droit. Par la palpation, on trouve au ventre, dans le flanc gauche, une tumeur ovalaire, indolente, dont les contours échancrés donnent la sensation de deux lobes. Cette tumeur, que la main circonscrit nettement en bas et en dedans, mesure 9 centimètres de hauteur; elle s'étend en dedans jusqu'au voisinage de la ligne blanche; elle n'est ni mobile ni mobilisable. En haut, la tumeur se continue derrière les côtes gauches qu'elle déjette en dehors; elle refoule le diaphragme et le poumon jusqu'au troisième espace intercostal, elle dévie le cœur à droite du sternum. Dans son diamètre vertical, cette tumeur abdomino-thoracique donne en totalité une matité de 28 centimètres, à savoir : 19 centimètres pour la partie qui est cachée derrière les côtes et 9 centimètres pour la partie qui est accessible dans l'abdomen; la partie thoracique de la tumeur est donc beaucoup plus étendue que sa partie abdomidale.

Quelle est la nature de cette tumeur et quel organe en est le siège? Il n'y a pas à penser au foie, qui occupe dans l'hypochondre droit sa position normale, il faut éliminer le rein, qui ne paraît pas avoir quitté à gauche la région lombaire; tout est en faveur d'une tumeur de la rate, *l'organe par excellence des tumeurs de l'hypochondre gauche*. Reste à savoir quelle est la nature de cette tumeur. D'une façon générale, les très grosses rates, rate palustre, rate leucémique, rate tuberculeuse, splénomégalie primitive, sont surtout des tumeurs du ventre; nées dans l'hypochondre gauche, leur poids et leur volume les attirent en bas, dans le ventre; leur partie supérieure se loge il est vrai derrière les côtes, dans l'hypochondre qu'elles déforment, mais ce n'en est, en tout cas, que la moindre partie, la masse principale de la tumeur est dans le ventre. Tout autre est la conformation

de la tumeur de notre malade. Ce qu'on sent dans le ventre
n'est que la petite partie de la tumeur, celle qui mesure
9 centimètres en hauteur ; tandis que la grosse partie de la
tumeur, celle qui mesure 19 centimètres en hauteur, se
cache derrière la cage thoracique, déjetant les côtes en
dehors, refoulant bien haut le diaphragme et le poumon et
déviant le cœur à droite du sternum. Dans son ensemble,
la tumeur est abdomino-thoracique, mais en réalité, je le
répète, elle est bien plus thoracique qu'abdominale. Ce n'est
pas ainsi que se comportent les splénomégalies que je viens
d'énumérer.

Si, au lieu d'être à gauche, cette tumeur était à droite,
nous n'hésiterions pas à faire le diagnostic de kyste hydatique du foie, nous penserions à ces grands kystes de la
face convexe du foie, qui refoulent les organes thoraciques
au point de simuler un épanchement pleural. Chez notre
malade, la tumeur siégeant à gauche, il nous paraît logique
de diagnostiquer un kyste hydatique de la rate, la partie
abdominale de la tumeur étant formée par la rate et par le
kyste, la partie thoracique n'étant formée que par le kyste. Un
dernier point reste cependant à élucider : est-il bien certain que ce malade n'ait pas dans sa plèvre gauche un
grand épanchement pleural ? Il en a les principaux signes :
matité jusqu'au troisième espace intercostal, disparition de
la sonorité de l'espace de Traube, absence de vibrations,
silence à l'auscultation et déviation du cœur, qu'on sent
battre à droite du sternum.

Telle n'est pas mon opinion. Je rejette l'idée d'un épanchement pleural pour deux raisons : la première, c'est que
la voussure des dernières côtes s'explique bien mieux avec
une tumeur de l'hypochondre qu'avec un liquide de la grande
cavité pleurale. La deuxième raison, c'est que le mamelon
gauche est de 3 centimètres plus élevé que le mamelon
droit ; or, au cas d'épanchement pleural gauche, pour si dévié
que soit le cœur, les deux mamelons restent sensiblement
sur le même plan horizontal, tandis qu'au cas de kyste hydatique de la rate, la pression se faisant de bas en haut, tous

les téguments, y compris le mamelon, subissent la poussée, d'où la forte différence de niveau, chez notre malade, entre les deux mamelons.

Bien d'autres raisons militent en faveur du kyste hydatique de la rate. Il ne peut être question ici de rate palustre, et, du reste, cet homme n'a jamais eu le moindre symptôme de paludisme. Nous devons rejeter également l'hypothèse d'une rate leucémique; le sang est normal, il est même riche en hématies : 5 180 000 globules rouges pour 6 800 globules blancs. De plus, les symptômes généraux cadrent bien ici avec le diagnostic de kyste hydatique, dont l'évolution et l'accroissement sont longtemps compatibles avec la santé. Chez cet homme, la maladie ne s'est traduite pendant quatre années que par des douleurs à l'hypochondre et à l'épaule gauche. Il ne peut préciser exactement l'époque où s'est montrée la voussure thoracique; mais depuis six mois, l'ampliation thoraco-abdominale s'est fortement accentuée, les vêtements sont devenus trop étroits et les mouvements difficiles. Depuis lors, la dyspnée et les douleurs ont été les symptômes dominants.

A part ces troubles douloureux et dyspnéiques, cet homme est en assez bon état; il a bon appétit, il a peu maigri. En conséquence, je formule le diagnostic de kyste hydatique de la rate ayant fait sa poussée par en haut. Il a déjeté les côtes en dehors, aussi l'hypochondre gauche fait-il une forte voussure, il a refoulé le diaphragme et le poumon, il a dévié le cœur à droite du sternum, à la façon d'un grand épanchement pleural, mais la plèvre est libre. L'absence de fièvre et de tout symptôme infectieux permet d'affirmer que le kyste ne suppure pas; son liquide doit être transparent comme l'eau de roche.

Je me gardai bien de pratiquer une ponction exploratrice à l'effet de confirmer notre diagnostic. En fait de kystes hydatiques, les ponctions dites exploratrices (extraction de quelques grammes de liquide) *doivent être bannies.* L'exploration d'un kyste, fût-elle faite avec une fine aiguille aspiratrice, peut avoir les plus terribles conséquences. C'est un contrôle dont le diagnostic doit se passer, car le liquide hydatique sous pression peut passer dans le péritoine à travers le pertuis laissé par l'aiguille, d'où les accidents parfois mortels que j'ai longuement décrits à l'article concernant les kystes hydatiques du foie.

Je portai un pronostic favorable, et je décidai l'opération immédiate. En pareil cas, la temporisation pourrait être funeste. Rien ne dit qu'un jour ou l'autre ce kyste déjà ancien ne se laisserait pas infecter, ce qui aggraverait singulièrement le pronostic. Rien ne dit que, dans sa poussée ascendante, le kyste n'arriverait pas à perforer le diaphragme et la plèvre, ce qui engendrerait de redoutables complications.

L'opération fut faite par Gérard Marchant, qui de son côté avait conclu au diagnostic de kyste hydatique de la rate. Voici les résultats de l'opération. Après incision abdominale, on trouve la rate, libre d'adhérences et fort abaissée dans l'abdomen. Elle est volumineuse et en partie coiffée par un énorme kyste hydatique qui s'engage sous les côtes et remonte dans le thorax en refoulant le diaphragme. Par l'incision largement béante, on aperçoit l'extrémité inférieure de la rate et le kyste qui bombe à la façon d'une demi-sphère entre la rate et l'estomac. Le kyste est plaqué sur la rate, il semble en émerger et n'est adhérent qu'au niveau du hile. Le doigt peut circonscrire la rate dans toute sa circonférence, excepté au hile, lieu d'origine du kyste. La paroi kystique est ardoisée, bleuâtre et d'une minceur translucide.

Un gros trocart est plongé dans le kyste et donne issue à 2 litres environ d'un liquide transparent comme de l'eau de roche. On incline alors l'opéré sur le côté gauche et 1 litre de liquide est encore évacué, ce qui porte à 3 litres au moins la quantité de liquide contenue dans ce kyste uniloculaire. Le liquide kystique étant évacué, Gérard Marchant eut d'abord l'idée de saisir la rate et de la tirer au dehors avec la plus grande portion de la paroi du kyste. Mais cette splénectomie suivie de l'excision d'une portion

de la poche ne lui parut pas praticable à cause de la minceur de la paroi kystique et à cause de son retrait et de son
adhérence vers les parties profondes. Il trouva plus rationnel de marsupialiser la poche à la paroi, ce qui fut fait
non sans difficulté en raison de la friabilité et de la situation profonde de la paroi kystique. Les suites de l'opération furent excellentes, et du coup le malade fut guéri.

Telle est l'observation de ce kyste hydatique de la rate
dont le diagnostic fut de tous points confirmé par l'opération.
Le schéma ci-dessous en est la reproduction. On y voit que
le kyste, remontant bien haut vers la cavité thoracique, a
déjeté les côtes en dehors, ce qui explique la forte voussure et la déformation de cette partie du thorax. C'est là
une variété clinique que je propose de nommer kyste
hydatique de la rate *à type ascendant*.

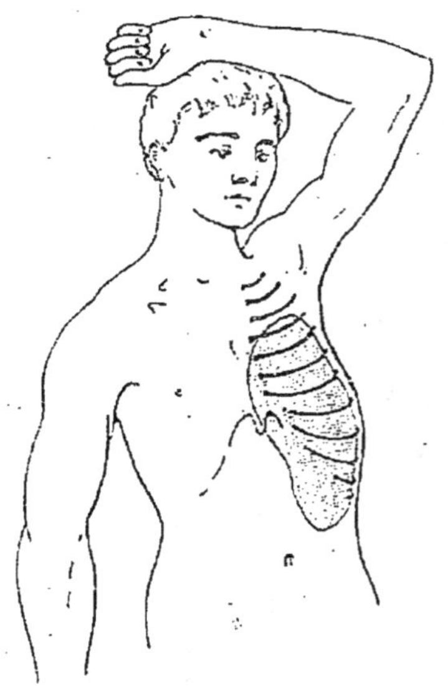

Par un de ces hasards qui ne sont pas rares en clinique,
nous avons eu, salle Saint-Christophe, n° 20, un second
malade atteint, lui aussi, de kyste hydatique de la rate.
Il y avait néanmoins quelques différences avec le cas précé-

dent. Chez ce second malade, la voussure de l'hypochondre était beaucoup moins accentuée que chez le premier; par contre, la tumeur abdominale était beaucoup plus grosse; on la prenait à pleines mains, elle descendait au-dessous de l'ombilic et dépassait à droite la ligne blanche. La matité indiquant la limite supérieure de la tumeur remontait moins haut que chez le premier malade, elle arrivait à peine à la cinquième côte, au lieu d'atteindre la troisième; le cœur n'était pas dévié et les deux mamelons étaient sensiblement sur le même plan.

Les symptômes douloureux, douleurs thoraciques et abdominales, pesanteur et tiraillements, dataient de trois ans. La déformation de l'hypochondre et le développement du ventre n'étaient appréciables que depuis un an. De cette époque dataient les troubles dyspeptiques : perte de l'appétit, digestions pénibles et constipation. A part ces quelques symptômes, l'état général était resté bon, le malade avait peu maigri et n'avait jamais eu de fièvre. Je m'arrêtai au diagnostic de kyste hydatique de la rate, et je me gardai bien, pour les raisons que l'on sait, de confirmer le diagnostic par une ponction exploratrice. Je pensai qu'il y avait lieu d'intervenir sans tarder et je priai Gérard Marchant de vouloir bien se charger de l'opération, qui fut faite dans les conditions suivantes :

La paroi abdominale est ouverte par une incision gauche qui va du rebord des fausses côtes à 2 centimètres au-dessous de la ligne ombilicale. On met à découvert un énorme kyste sphérique presque partout recouvert par la rate, qui s'étale à sa surface à la façon d'une enveloppe. On ne constate d'adhérences qu'au niveau du ligament phrénico-splénique. La ponction, faite sur un point où la coque kystique est fort amincie, donne issue à 2 litres de liquide caractéristique dans lequel ont été reconnus des crochets d'échinocoques. A mesure que la rate kystique se vide, elle est extériorisée, et, après quelques manœuvres sur lesquelles je n'insiste pas, la rate est enlevée. Le résultat de l'opération a été la guérison du malade.

Telle est l'observation de ce second kyste hydatique développé à l'intérieur de la rate. Par sa tendance à se porter en bas, dans le ventre, il fait partie d'une variété clinique que je propose de nommer kyste splénique *à type descendant*. Le schéma ci-dessous en est la reproduction.

Je rappelle ses caractères dominants. Il diffère du précédent, en ce qu'il remonte moins haut dans le thorax, il déjette moins les côtes, la voussure qu'il provoque à l'hypochondre est moins accentuée, mais, par contre, il fait sa poussée par en bas, il forme dans le ventre une énorme tumeur qui envahit la fosse iliaque et dépasse la ligne blanche. Ses symptômes sont plus abdominaux que thoraciques.

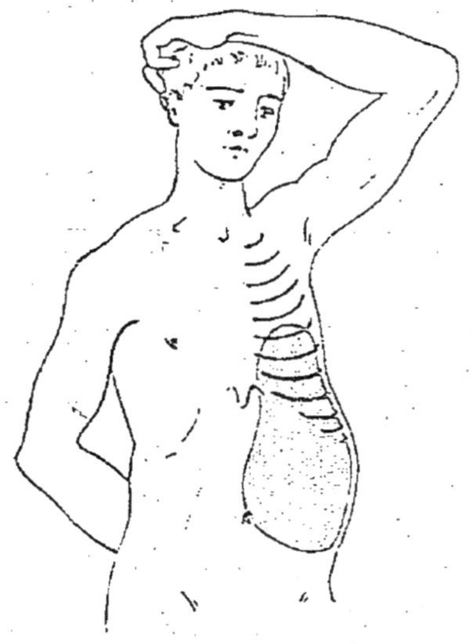

Après l'exposé de ces faits cliniques, abordons l'histoire générale des kystes hydatiques de la rate.

Classification anatomique. — Tous les kystes hydatiques de la rate ne se ressemblent pas, il s'en faut, nous venons d'en avoir la preuve dans l'histoire de nos malades, dont les kystes, au point de vue anatomique et clinique, étaient absolument différents. Chez le second de ces malades, le kyste s'était développé en pleine pulpe splénique ; le tissu de la rate refoulé excentriquement lui formait comme une coque : aussi Gérard Marchant, dans son opération, dut-il pratiquer la splénectomie. Chez le premier de nos malades, au contraire, le kyste n'était qu'accolé à la rate, il avait pris naissance dans le hile, laissant l'organe indemne : aussi la rate fut-elle respectée par le chirurgien. Ce sont là, on le comprend, des conditions anatomiques qui créent des indications thérapeutiques bien différentes. Aussi, au lieu de confondre en une même description tous les kystes hydatiques de la rate, il me paraît utile de les classer en plusieurs variétés qui répondent à la nature même des faits.

Au point de vue *anatomique*, j'admets trois variétés de kystes hydatiques de la rate. Dans une première variété, celle que je vais d'abord étudier, le kyste se développe en plein tissu splénique, plus ou moins vers le centre de l'organe ; dans ce cas, le tissu de la rate refoulé excentriquement forme comme une coque au kyste hydatique. Il en résulte une tumeur constituée, au centre, par le kyste, et, à la périphérie, par le tissu de la rate. Tel était le cas de notre second malade : la rate étalée sur le kyste lui formait une enveloppe, mince en certains endroits, et très hypertrophiée ailleurs. L'hypertrophie de cette coque splénique (hypertrophie compensatrice) avait même pris de telles proportions que le tissu splénique atteignait le poids de 800 grammes.

J'ai pu réunir quelques cas de ces kystes hydatiques qui, nés en plein tissu splénique, refoulent excentriquement la rate à la façon d'une enveloppe. En voici une observation, de Rambeau[1] : Une femme entre à l'hôpital de la Charité, dans le service de Velpeau, en proie à un état dyspnéique et fébrile avec douleurs au flanc gauche. A l'examen de la malade, on constate à l'hypochondre gauche et au flanc

1. *Bull. de la Soc. anat.*, t. XXIX, p. 341.

une voussure, un soulèvement en masse des parties affectées. Cette voussure forme une tumeur dont les limites ne sont pas nettement tranchées. La malade affirme que cette tumeur a pris, en moins de huit mois, les trois quarts de son volume actuel. Les douleurs aiguës, la dyspnée et la fièvre ne dateraient que de quinze jours. Cette femme ayant succombé quelques semaines plus tard, voici les résultats de l'autopsie : la rate est transformée en une énorme tumeur qui remplit la portion gauche de l'abdomen. Elle donne au toucher la sensation d'une coque amincie, formée de tissu splénique, étalée sur une tumeur liquide qui occupe le centre de l'organe. Une ponction donne issue à un litre et demi de liquide purulent. Le doigt introduit dans la cavité splénique ramène une volumineuse membrane sphérique qui n'est autre que l'enveloppe d'un kyste hydatique. Le tissu de la rate épanoui à la surface de ce kyste lui forme une paroi adventice, plus ou moins épaisse suivant les points.

L'observation suivante, publiée par Hartmann, concerne une jeune femme de vingt-neuf ans, atteinte de tumeur abdominale, avec douleurs, troubles dyspeptiques et dyspnéiques. A l'examen de l'abdomen, on constate une grosse tumeur rappelant la forme d'un haricot, dont la convexité répond à la fosse iliaque gauche et dont le hile regarde l'ombilic. Au palper, la tumeur présente des contours arrondis avec forte bosselure à sa partie supérieure gauche ; elle est tendue, indolente et très mobile dans tous les sens. Lorsqu'on la refoule en haut, ou lorsqu'on place la malade dans la position élevée du bassin, la tumeur vient se cacher en partie dans l'hypochondre gauche. On a alors la sensation nette de ballottement, comparable au ballottement rénal, avec la différence qu'au lieu d'être provoqué par la succussion de l'angle costo-vertébral, le ballottement est produit par les secousses imprimées dans l'espace costo-iliaque. La tumeur, refoulée dans l'hypochondre, retombe, dès qu'on fait asseoir la malade, et dans sa descente elle détermine une sensation de tiraillement. On peut la repousser en grande partie à droite de l'ombilic, sans toutefois l'amener jusqu'à l'hypochondre droit. Si on l'attire fortement en bas, on provoque une douleur à gauche de l'ombilic. En présence de ces divers signes, Hartmann porte le diagnostic de kyste dans une rate mobile. L'examen du sang, fait par Vaquez, dénote un état à peu près normal.

Hartmann pratique la laparotomie et la splénectomie. A l'examen de la tumeur, on voit qu'elle est formée par un kyste hydatique de la rate, qui a refoulé le tissu splénique excentriquement, à la façon d'une calotte incomplète. A l'extrémité supérieure du kyste, le tissu splénique a l'aspect d'une languette aplatie rappelant par sa forme l'extrémité d'une langue de bœuf. Ce tissu splénique, mince dans une étendue de deux travers de doigt, s'évase ensuite en une grosse masse arrondie et lobulée. Toute la partie inférieure évasée de la rate est occupée par un grand kyste hydatique bourré de petites hydatides [1].

Snéguirew (de Moscou) a observé un cas [2] qui rentre dans cette catégorie de kystes hydatiques intra-spléniques. L'incision abdominale étant faite sur la ligne blanche, on attire au dehors une tumeur splénique ayant la dimension d'une tête d'adulte. On détermine, au moyen d'un jet de vapeur, le ratatinement du tissu splénique, et l'on pratique, à travers la rate, une incision de 7 centimètres. Par cette ouverture, on pénètre dans un kyste hydatique logé dans la profondeur de l'organe. Après ablation du kyste, la rate avait encore le double, le triple de son volume normal. A la suite de manœuvres opératoires sur lesquelles je n'ai pas à insister ici, l'opérateur se décide à enlever la rate. La manœuvre est assez laborieuse, mais l'opérée guérit sans avoir présenté la moindre réaction fébrile.

Dans une observation de Jejebherg [3], la rate formait au kyste « un véritable sac ». La paroi de ce sac était composée

---

1. Hartmann. *Congr. franç. de chir.*, 1897, p. 498.
2. Vanverts. *De la splénectomie*. Th. de Paris, 1897.
3. Cette observation et la suivante sont consignées dans la thèse de Gras *Kystes hydatiques de la rate*. Bordeaux 1896.

de deux couches, l'une externe, épaisse, formée de tissu splénique, l'autre interne, très mince, formée de tissu fibreux. L'ouverture du sac splénique donna issue à de nombreuses hydatides de dimensions variées.

Lyons a rapporté le cas d'une jeune femme atteinte de tumeur abdominale qui s'étendait de l'épigastre à la région iliaque gauche. L'opération fut faite, et à l'ouverture du ventre on trouva une rate énorme qui fut incisée et d'où l'on retira 4 litres environ de liquide hydatique. Ici encore il s'agissait de kyste intra-splénique, car la rate, « creusée complètement par le kyste, ressemblait à un utérus après l'accouchement ».

Telle est la variété anatomique à laquelle je réserve la dénomination de kyste hydatique intra-splénique. Dans cette variété, le kyste se développe vers le centre de la rate, en plein tissu splénique, et dans son développement il refoule autour de lui le tissu de la rate qui lui forme une coque, une enveloppe, un sac, dont l'épaisseur est inégalement répartie. Sur la pièce provenant de mon second malade, les parties amincies de l'enveloppe étaient en partie transformées en tissu scléreux, tandis qu'ailleurs le tissu splénique avait acquis une épaisseur considérable.

Dans son développement intra-splénique, le kyste hydatique, ici comme ailleurs, conserve une forme sphérique. La tumeur, dans son ensemble, peut être oblongue, incurvée et bosselée à ses extrémités, à cause de l'inégale répartition du tissu splénique à la surface du kyste, mais le kyste conserve sa forme sphérique.

Occupons-nous maintenant d'une autre variété anatomique des kystes hydatiques de la rate. Ici le kyste ne se développe pas au centre de l'organe, il prend naissance à la périphérie de la rate, à une extrémité, à un bord, non loin de la surface. En pareil cas, le tissu splénique ne s'épanouit pas sur le kyste à la façon d'une coque, car il n'est compromis que dans une portion restreinte, le kyste *s'extériorise* et la rate conserve, ou peu s'en faut, sa forme normale, avec ou sans hypertrophie consécutive. J'ai trouvé

ça et là quelques observations qui rentrent dans cette variété. Dans une observation de la thèse de Gras[1], il est dit
que le kyste hydatique s'était développé « à l'extrémité supérieure et au bord postérieur de la rate », qui était hypertrophiée. Dans un cas publié par Jayle, la rate, très hypertrophiée (abstraction faite du kyste), mesurait 17 centimètres
sur 14 ; elle avait pris une forme triangulaire, la pointe
était en bas, et la base dirigée en haut supportait un énorme
kyste hydatique « implanté à la partie supérieure et interne
de l'organe » ; le tissu splénique s'étalait sur le kyste à une
distance de 10 centimètres[2]. Je vois dans une observation
de Fink[3] que le kyste hydatique s'était développé « à la
partie inférieure de la rate », dont la partie supérieure était
normale. Les tumeurs qui composent cette deuxième variété sont généralement bilobées et de forme irrégulière ;
la grosse partie de la tumeur est formée par le kyste qui
s'est extériorisé et la petite partie est due à la rate parfois
hypertrophiée. Je réserve à cette variété la dénomination
de kyste hydatique splénique *extériorisé*.

Dans une troisième variété, je place les kystes hydatiques,
qui se développent, non pas dans le tissu de la rate, mais
à son contact, soit dans le hile, soit sous la capsule. Je
donne à cette variété la dénomination de kystes *juxta-
spléniques*, pour la différencier des kystes *intra-spléniques*
et des kystes *extériorisés*. Notre premier malade a présenté
un type de ces kystes hydatiques juxta-spléniques : le kyste
coiffait la rate et semblait au premier abord faire corps avec
l'organe ; mais la rate n'était en cause que par son pédicule
son tissu était indemne, c'est dans le hile que le kyste avait
pris naissance.

James Oliver[4] a publié une observation qui rentre dans
cette catégorie de kystes hydatiques juxta-spléniques. Il s'agit
d'une dame qui vint le consulter pour une tumeur qui rem-

1. M. Gras. *Loco citato.*
2. *Bull. de la Soc. anat.*, décembre 1301, p. 647.
3. Th. de Vanverts, p. 155.
4. Th. de Gras, p. 76

plissait le bas-ventre et qu'on sentait dans le cul-de-sac gauche
par le toucher vaginal; le palper bimanuel donnait la sensation que c'était bien la même tumeur. Comme les douleurs
paraissaient surtout vives à la région ovarienne gauche, la
tumeur fut considérée comme un kyste du ligament large et
l'opération fut décidée. L'incision abdominale mit à découvert un énorme kyste relié à la paroi antérieure de l'abdomen par des adhérences solides étalées du pubis à l'ombilic.
En disséquant la tumeur, on la trouva adhérente à l'épiploon dans l'hypocondre gauche. Le kyste, ayant la forme
d'une outre, était solidement relié par un pédicule au bord
droit et inférieur de la rate. On évacua d'abord le kyste; il
contenait de 5 à 6 pintes de liquide et beaucoup de vésicules
hydatiques dont quelques-unes avaient la dimension d'une
noix. On sentait parfaitement la paroi du kyste se perdre
dans le pédicule adhérent à la rate; il s'agissait donc ici
d'un kyste juxta-splénique pédiculisé. Le pédicule fut lié et
coupé comme un pédicule de kyste ovarien : la malade
guérit sans accident.

Cette variété de kyste hydatique juxta-splénique a son
analogue dans les kystes du rein, ainsi que le prouve
l'observation suivante[1]. Une jeune fille se plaignant de
douleurs vives consulte un médecin, qui trouve à l'hypocondre gauche une tumeur. Deux ans plus tard, cette
tumeur, fort douloureuse, très volumineuse, faisait saillie
dans le flanc et dans l'hypocondre gauche. Le diagnostic
resta incertain; on hésita entre une tumeur du rein gauche
et une tumeur de la rate, mais on ne songea même pas à
l'opération, ce qui n'a rien d'étonnant, cette observation
datant d'une soixantaine d'années. La pauvre malade succomba. A l'autopsie, on trouva une tumeur de la dimension
d'une tête d'enfant occupant le flanc gauche et l'hypocondre. La tumeur pèse 1700 grammes; c'est un kyste
hydatique du rein, développé, non pas dans le tissu rénal,
mais entre la capsule rénale et le tissu propre du rein,

1. Magdelain. *Kystes hydatiques de la rate.* Th. de Paris, 1868, p. 55.

qui est atrophié, au point que le kyste n'est séparé des
calices et du bassinet que par une lame très mince de
tissu. C'est là un kyste juxta-rénal analogue aux kystes
juxta-spléniques que je viens de décrire.

En résumé, je propose d'admettre, au point de vue anatomique, trois variétés de kystes hydatiques de la rate. A la
première variété, qui est la plus nombreuse, appartient le
kyste *intra-splénique*; la rate, refoulée excentriquement par
le kyste, lui forme une coque, une enveloppe, atrophiée par
places, hypertrophiée en d'autres points. C'était le cas de
notre second malade.

Dans la deuxième variété, le kyste se développe, non pas
dans les parties profondes de la rate, mais en un point du
tissu splénique proche de la surface; il s'extériorise et il
en résulte une tumeur bilobée, le gros lobe formé par le
kyste, le petit lobe formé par la rate, le kyste est *extériorisé*.

A la troisième variété appartient le kyste *juxta-splénique*, sessile ou pédiculé; il se développe sous la capsule de la rate, à ses extrémités, sur ses bords, dans le
hile, mais le tissu splénique reste indemne. La tumeur
est irrégulière et bilobée; le gros lobe dépend du kyste,
le petit lobe dépend de la rate. C'était le cas de notre premier malade.

Anatomie pathologique. — Je n'ai pas à retracer ici la
formation et la structure du kyste hydatique splénique,
avec ses enveloppes, ses vésicules, son liquide et ses échinocoques; on trouvera cette étude, en détail, au chapitre
concernant les kystes hydatiques du foie, tout kyste hydatique ayant partout la même constitution. Je n'ai pas à
insister sur toutes les lésions, adhérences, suppuration,
perforation, qui peuvent survenir à un moment donné pendant l'évolution du kyste, mais il est quelques particularités
anatomo-pathologiques que je tiens à mettre en relief.
Quelle que soit dans son ensemble la forme de la tumeur,
qu'elle soit ovalaire, allongée, fusiforme, le kyste, lui,
conserve une forme absolument sphérique, en dépit de

la résistance du tissu dans lequel il se développe. On
en peut juger sur la planche ci-dessous qui reproduit une
réduction du kyste intra-splénique de notre second malade.

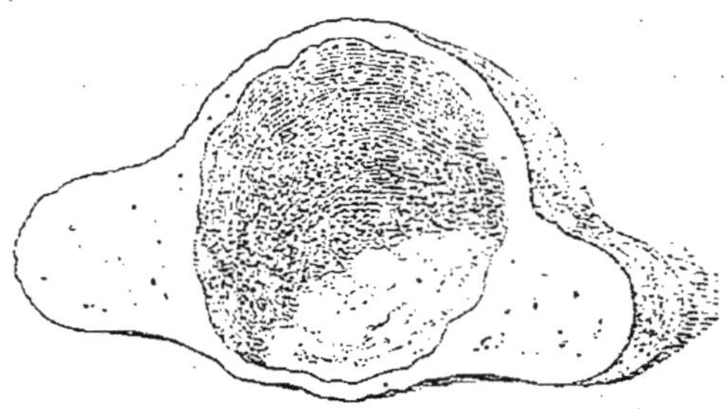

On voit également sur cette planche que le tissu splénique péri-kystique n'a pas partout la même épaisseur. Ce
tissu est très aminci et réduit à l'état de coque au point
qui correspond au centre de la rate, tandis que, aux extrémités, il a subi une telle exubérance, que la rate, après ablation du kyste, pesait encore 800 grammes, c'est-à-dire quatre
fois son poids normal.

Dans la partie amincie, qui forme coque, un tissu de sclérose (périsplénite) s'est substitué au tissu normal de la rate,
mais à mesure que l'on va du centre aux extrémités, le
tissu splénique s'hypertrophie considérablement. Sur des
coupes histologiques reproduites dans mes leçons cliniques,
on voit l'hypertrophie de la pulpe splénique et la sclérose
de la capsule (périsplénite).

Quelle est donc la signification de cette hypertrophie
splénique qui compense bien au delà les pertes subies par
les portions de rate atrophiées? Cette variété d'hypertrophie,
non encore décrite, que je sache, à la rate, est comparable
à l'hypertrophie compensatrice hépatique bien étudiée par
Hanot, par Chauffard, par mon chef de clinique Kahn, dans
bon nombre de maladies du foie, gros foie alcoolique,
kyste hydatique du foie, et dans quelques maladies du rein
(Albarran, Chauffard). Il en est question aux chapitres concernant ces maladies.

Eh bien, la rate atteinte de kyste hydatique me paraît subir, au même titre que le foie, ou le rein, une exubérance parfois considérable de son tissu, qui n'est autre qu'une hypertrophie compensatrice. Du reste, cette variété d'hypertrophie splénique ne doit pas être rare, si j'en juge par les quelques mots qui sont englobés, çà et là, dans les observations relatives aux kystes hydatiques de la rate sans que toutefois les observateurs y aient autrement insisté : cas de Snéguirew[1] : après ablation du kyste, la rate avait le double ou le triple de son volume normal; — cas de Robert : la rate était hypertrophiée; — cas de Jayle[2] : la rate très hypertrophiée mesurait 17 centimètres sur 14; — cas d'Arnozan[3] : la rate était hypertrophiée, puisque, défalcation faite du kyste, elle pesait 250 grammes.

La question de l'hypertrophie compensatrice de la rate dans les kystes spléniques me paraît donc jugée; elle doit prendre place à côté de l'hypertrophie compensatrice du foie et du rein.

Hématologie. — Une question qui ne manque pas d'intérêt, c'est l'étude comparative du sang avant et après la splénectomie. Wlaëff, professeur agrégé de l'Académie militaire de Saint-Pétersbourg, et qui suit actuellement notre clinique de l'Hôtel-Dieu, a bien voulu me faire part des intéressantes recherches qu'il a faites pendant le séjour de notre premier malade dans le service chirurgical de Gérard Marchant; en voici le résultat :

Avant l'ablation de la rate, l'examen du sang donnait 4 400 000 globules rouges et 10 560 globules blancs. Rapport : 1/417.

Vingt-quatre heures après la splénectomie, 3 820 000 globules rouges et 21 200 globules blancs. Rapport : 1/181.

Cinq jours après l'opération, 3 610 000 globules rouges et 12 600 globules blancs. Rapport : 1/286.

1. Cette observation et la suivante sont consignées dans la thèse de Gras : *Kystes hydatiques de la rate*. Bordeaux, 1896.
2. *Bull. de la Soc. anat.*, décembre 1891, p. 647.
3. Th. de Gras, p. 71.

Douze jours après l'opération, 3 520 000 globules rouges et 13 600 globules blancs. Rapport : 1/258.

Vingt-huit jours après l'opération, 3 500 000 globules rouges et 8 400 globules blancs. Rapport : 1/410.

Trente-cinq jours après l'opération, 3 637 000 globules rouges et 12 000 globules blancs. Rapport : 1/303.

Quarante-six jours après l'opération, 3 800 000 globules rouges et 11 700 globules blancs. Rapport : 1/324.

Soixante et un jours après l'opération, 4 000 000 de globules rouges et 12 000 globules blancs. Rapport : 1/310.

Quatre-vingt-six jours après l'opération, 4 250 000 globules rouges et 14 000 globules blancs. Rapport : 1/304.

Ce tableau comparatif montre qu'aussitôt après l'ablation de la rate, le nombre des globules rouges a baissé considérablement, tandis que le nombre des globules blancs a doublé. Les jours suivants, les globules rouges ont continué à diminuer de nombre jusqu'au vingtième jour; puis ils ont progressivement augmenté jusqu'au quatre-vingt-sixième jour, où ils ont repris leur taux normal. Les globules blancs au contraire n'ont pas diminué en proportion, et en définitive leur nombre est resté plus élevé après l'opération.

Pendant les quelques semaines qui ont suivi la splénectomie, Wlaëff a remarqué chez le malade une augmentation passagère du corps thyroïde; il a même noté une hypertrophie transitoire des ganglions lymphatiques du cou, de l'aisselle et de l'aine.

L'examen du sang de notre malade a porté également sur l'état des globules et sur les rapports de leurs différentes variétés.

La numération et les rapports des éléments du sang enregistrés avant la splénectomie ont donné des chiffres sensiblement normaux : globules rouges, 4 400 000; globules blancs, 10 560. Les globules blancs étaient répartis de la façon suivante : petits leucocytes mononucléaires (lymphocytes des Allemands) et grands leucocytes mononucléaires, 15,4 pour 100; leucocytes intermédiaires, 7,6

pour 100 ; leucocytes à noyaux polymorphes (polynucléaires),
77 pour 100 ; leucocytes à grains éosinophiles, 4 pour 100[1].

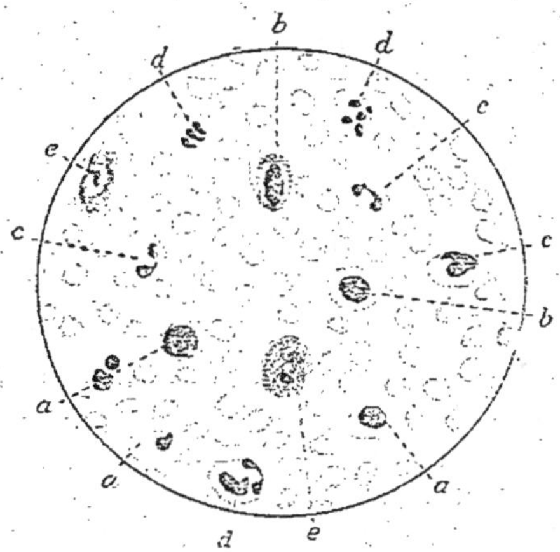

Avant la splénectomie. — *a*, petits leucocytes mononucléaires (lymphocites); *b*, grands leucocytes mononucléaires; *c*, leucocytes intermédiaires; *d*, leucocytes polynucléaires; *e*, leucocytes éosinophiles.

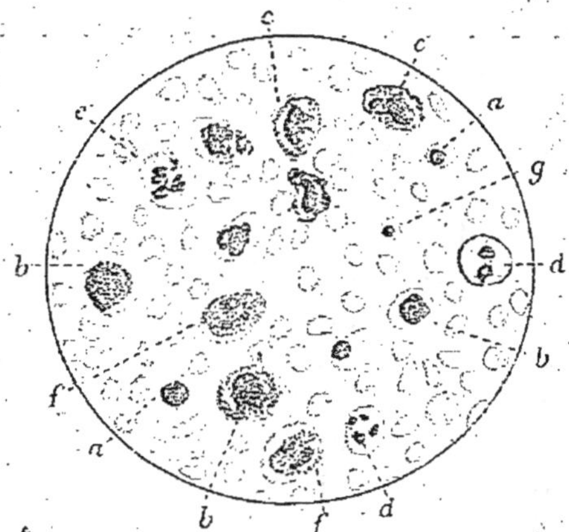

Un mois après la splénectomie. — *a*, petits leucocytes mononucléaires
(lymphocytes); *b*, grands leucocytes mononucléaires; *c*, leucocytes
intermédiaires; *d*, leucocytes polynucléaires; *e*, leucocyte en caryo-
kinèse; *f*, leucocytes éosinophiles; *g*, globule rouge à noyau.

Pour bien comprendre la valeur des modifications des globules du sang reproduites sur les planches ci-jointes, il est utile de se bien rappeler quelles sont les différentes variétés des globules blancs du sang à l'état normal. Afin d'éviter les répétitions, je prie le lecteur de se reporter au chapitre suivant concernant la leucocythémie; il y trouvera une description détaillée de ces globules blancs.

Sur la première des deux figures de la page précédente, qui reproduit l'examen du sang de notre malade *avant* l'ablation de la rate, on voit que tout est normal, globules rouges et globules blancs, ainsi que les rapports entre ces globules. On y voit quelques lymphocytes (petits leucocytes mononucléaires), puis des leucocytes sous leurs différents aspects : mononucléaires, intermédiaires, polynucléaires, éosinophiles.

Sur la deuxième des deux figures de la page précédente, qui reproduit l'examen du sang *un mois après* l'ablation de la rate, on voit que tout est modifié, globules rouges et globules blancs.

Les globules rouges ont diminué de nombre (3 820 000); certains sont modifiés dans leur forme; leur contour, au lieu d'être circulaire, prend des aspects d'amande, de poire, de virgule, de cœur.

On voit également des globules rouges à noyau dans la proportion de 1 sur 20 000.

Les variations des leucocytes portent principalement sur les mononucléaires et sur les réactions colorantes de leur protoplasma. Tandis que les uns se laissent fortement colorer, d'autres ne prennent plus la matière colorante.

On voit également un globule blanc en karyokinèse, ce qui n'existe pas dans le sang normal.

La figure qui est à la page suivante, représentant un examen du sang fait *trois mois* après la splénectomie, montre que le sang a repris son aspect normal.

Il est évident qu'une suppléance s'est faite dans les organes hématopoiétiques.

Les formes normales de globules rouges, hématies déformées et hématies à noyau, les formes anormales de globules blancs et leucocytes en karyokinèse ont disparu. Les proportions entre les diverses variétés sont normales, ainsi que le montre la planche ci-dessous.

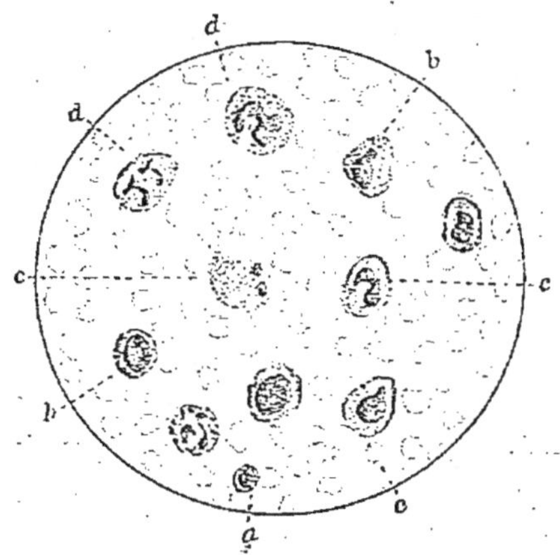

Trois mois après la splénsctomie. — *a*, petits leucocytes mononucléaires (lymphocytes); *b*, grands leucocytes mononucléaires; *c*, leucocytes intermédiaires; *d*, leucoyctes polynucléaires ; *e*, leucocyte éosinophile.

Je me garderai bien de tirer, de ces intéressantes recherches, des conclusions concernant la formation et la transformation des globules rouges et des globules blancs du sang. Ce qui est certain, c'est qu'après l'ablation de la rate, une véritable perturbation s'est faite dans la quantité et dans la qualité des hématies et des leucocytes. Ce qui est encore certain, c'est que cette perturbation n'a été que passagère, des suppléances se sont faites dans les organes hématopoïétiques et en trois mois le sang avait repris sa morphologie normale, l'équilibre était rétabli.

Description. — Abordons le côté clinique de la question. Il en est des kystes hydatiques de la rate comme des kystes hydatiques du foie ; on ne peut savoir à quel moment ils commencent à se développer, car il y a de part et d'autre une période latente de durée indéterminée. La douleur est généralement le premier signal des kystes hydatiques de la rate ; elle durait depuis quatre ans chez notre premier malade et chez le second elle datait de plusieurs années ; on la trouve consignée dans la plupart des observations que j'ai rassemblées ; elle est rarement précoce, elle est plus souvent tardive. La douleur, surtout au début, n'est ni vive ni continue, elle est plutôt sourde, profonde, avec paroxysmes et périodes d'accalmie. Son siège est variable : chez l'un, elle simule la névralgie intercostale gauche ; chez l'autre, elle est abdominale ; chez un troisième, c'est l'épaule gauche et la région scapulaire qui sont douloureuses, surtout si le kyste avoisine le diaphragme. Parfois les douleurs deviennent très vives et nécessitent un traitement spécial : antipyrine, morphine, badigeons isolés, vésicatoires.

Les choses vont ainsi, un an, deux ans, plus longtemps même, comme chez nos malades, avec sensations de pesanteur, de tiraillements à l'hypocondre gauche et au ventre, sans apparition de signes nettement définis. Pendant cette longue période, l'appétit reste bon, les forces ne déclinent pas, peut-être existe-t-il quelques troubles dyspeptiques ou dyspnéiques. Mais vient un moment où le kyste, par son développement, refoule les organes voisins, gêne leur fonctionnement, déforme la région et suscite des symptômes nouveaux. Dès lors, suivant que la tumeur kystique se développe dans un sens ou dans un autre, le tableau clinique se modifie tellement, qu'il me paraît indispensable, pour la description qui va suivre, de classer les kystes spléniques en deux catégories principales.

Qu'on jette un coup d'œil sur la planche ci-dessous ; on y voit la rate dans sa situation *normale*. Elle est là, profondément cachée dans l'hypocondre gauche, surmontée par la voûte diaphragmatique qui la sépare du poumon gauche

et répondant sur un plan plus éloigné à la face interne des
dernières côtes, qu'elle ne déborde pas.

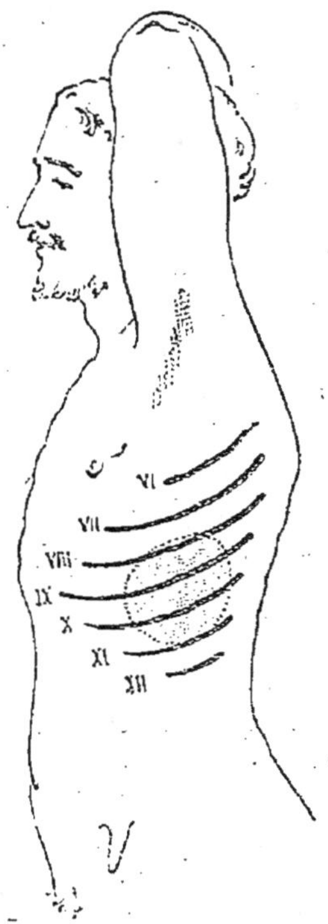

Qu'un kyste hydatique de la rate vienne à se développer,
il peut prendre plusieurs directions. S'il se développe par
en bas, c'est la variété que j'ai nommée kyste splénique *à
type descendant*; en pareil cas, c'est dans le ventre qu'il
fait sa principale saillie, la tumeur est surtout abdominale,
tandis que la partie supérieure de la tumeur, celle qui est
cachée dans l'hypochondre, derrière les côtes, est de moindre importance. Si au contraire le kyste se développe par
en haut, c'est la variété de kyste splénique à *type ascendant*;
il repousse le diaphragme, il se substitue dans sa poussée
aux organes thoraciques qu'il refoule, la voussure occupe
surtout l'hypochondre gauche et la partie inférieure du

thorax, tandis que la partie inférieure de la tumeur, celle qui est dans l'abdomen, est de moindre importance.

Il est donc nécessaire d'étudier l'évolution et les symptômes des kystes hydatiques de la rate suivant qu'ils font leur poussée principale par en bas, vers l'abdomen (type descendant), ou par en haut, vers le thorax (type ascendant). Je suis d'autant plus autorisé à admettre ces deux variétés cliniques, qu'elles sont la reproduction fidèle des deux cas que j'ai reproduits plus haut.

Kyste de la rate à type ascendant. — Supposons d'abord le cas réalisé par notre premier malade, où le kyste splénique fait sa poussée par en haut, de l'hypochondre gauche vers le thorax (type ascendant). C'est l'hypochondre qui, tout d'abord, en subit les atteintes. Dans son développement, la tumeur soulève le diaphragme et déjette en dehors les dernières côtes. Le malade se plaint de douleurs thoraciques et scapulaires, qui simulent la névralgie intercostale et la scapulalgie. En même temps, le thorax se déforme et s'élargit à sa base, les dernières côtes déjetées forment voussure. Jusque-là, on le voit, tout se passe dans l'hypochondre; néanmoins, la tumeur commence à être abdominale, elle fait saillie dans le flanc.

Le kyste splénique continuant à se développer, les symptômes s'accentuent. La respiration est gênée, l'oppression est d'autant plus grande que le diaphragme et le poumon sont plus refoulés, et la voussure du thorax inférieur est d'autant plus accusée que les côtes sont plus fortement déjetées. De plus, à cette période, la tumeur n'est pas seulement rétro-costale, thoracique, elle est abdominale, on la sent dans le ventre, elle est indolente, à contours peu réguliers, elle est peu mobilisable, enclavée par en haut dans le thorax.

Enfin, vient un moment, comme chez notre premier malade, où les symptômes acquièrent leur maximum d'intensité. Par sa poussée thoracique, le kyste refoule le poumon gauche jusqu'aux premiers espaces intercostaux et dévie le cœur à droite du sternum; la dyspnée est violente et entrecoupée d'accès d'oppression qui coïncident ou alternent avec des crises névralgiques. Certains mouvements deviennent fort pénibles. Du côté de l'abdomen, la tumeur prend de l'ampleur et provoque des troubles dyspeptiques. La voussure n'occupe pas seulement l'hypochondre, le flanc y participe. Quand on place le malade debout, et quand on le regarde de face, en le faisant pivoter sur sa gauche, voussure et déformation deviennent encore plus apparentes.

En somme, ce qui domine dans cette variété de kyste splénique, à *type ascendant*, ce ne sont pas les symptômes abdominaux, ce sont les symptômes thoraciques. Au premier abord, ce kyste peut simuler un épanchement pleural, il repousse le diaphragme, il aplatit le poumon, il dévie le cœur. A la percussion, on constate une matité qui remonte, suivant l'ampleur du kyste, jusqu'au cinquième, quatrième et même troisième espace intercostal. La matité existe également dans l'aisselle et en arrière de la poitrine, bien que ne concordant pas exactement avec la matité thoracique antérieure. Dans toutes les régions mates, les vibrations thoraciques sont abolies. A l'auscultation, on ne perçoit ni respiration normale ni bruits anormaux : c'est le silence. Au-dessus de la région mate, en avant et en arrière, on entend des râles de congestion pulmonaire. Bref, l'examen du thorax donne des signes de grand épanchement pleural.

Quelques nuances, qui ont leur importance, permettent néanmoins de faire le diagnostic entre un épanchement de la plèvre gauche et le refoulement des organes thoraciques par un kyste splénique. Au cas d'épanchement pleural, le thorax peut subir une ampliation perceptible à la vue et à la mensuration ; mais pour déjeter les dernières côtes, pour former une voussure saillante et limitée au thorax inférieur, il faut autre chose qu'un épanchement pleural, il faut une tumeur de l'hypochondre. L'égophonie, la pectoriloquie aphone, le souffle, signes habituels de l'épanchement pleural, manquent ou sont exceptionnels quand les organes thoraciques sont refoulés par un kyste splénique.

Dans les deux cas, épanchement pleural ou tumeur kystique, le cœur peut être fortement dévié à droite du sternum ; mais, avec l'épanchement pleural, les deux mamelons restent sensiblement sur le même niveau, tandis qu'avec le kyste, le mamelon gauche, participant à la poussée qui soulève tous les téguments, se trouve de quelques centimètres plus élevé que le mamelon droit. C'était le cas chez notre premier malade.

Tels sont les symptômes dominants du kyste hydatique de la rate à type ascendant ; ces symptômes laissent un peu au second plan les signes abdominaux, dont je vais maintenant parler. Tout en proéminant vers la cavité thoracique, le kyste hydatique, par son poids et par son développement, est également entraîné vers l'abdomen. On trouve alors, dans le flanc, dans le ventre, une tumeur oblongue ou arrondie. Cette tumeur, qui n'est ni mobile ni mobilisable, puisqu'elle fait partie du kyste enclavé sous le thorax, cette tumeur, dis-je, ne prend pas dans le ventre de fortes dimensions, elle descend rarement plus bas que l'ombilic, elle empiète peu sur la ligne blanche.

Par la palpation et par la percussion, on constate qu'il s'agit là, au thorax et à l'abdomen, d'une seule et même tumeur, mesurant dans sa hauteur 25, 28, 30 centimètres, la partie sous-costale de la tumeur étant beaucoup plus restreinte que la partie sus-costale. Cette constatation permet d'éliminer les différentes variétés de mégalosplénie : mégalosplénie palustre, leucémique, bacillaire, etc., car ces très grosses rates ont pour caractère principal de remonter peu vers le thorax, et de descendre beaucoup dans le ventre, formant ainsi des tumeurs plus abdominales que thoraciques. Dans un instant, au sujet du kyste splénique à type descendant, nous aurons à faire le diagnostic du kyste splénique avec ces mégalosplénies.

Je ne veux pas abandonner la description des kystes spléniques, à type ascendant, sans parler de quelques accidents graves qui peuvent en être la conséquence. Dans leur mouvement ascensionnel vers le thorax, ces kystes provoquent parfois des complications, telles que la perforation du diaphragme et l'envahissement de la plèvre et du poumon par les hydatides. Ces complications sont notées dans les deux observations suivantes :

Le premier de ces cas[1] concerne une jeune femme du service d'Arnozan entrée à l'hôpital pour des douleurs vives et déjà anciennes au côté gauche de la poitrine. On constate une forte voussure de l'hypochondre gauche. La région voussurée est mate et les vibrations y sont abolies. A l'auscultation, la respiration est à peine perceptible, sans bronchophonie ni égophonie. Le cœur est dévié à droite du sternum. L'exploration de l'abdomen fait découvrir une tumeur volumineuse, non douloureuse, qui descend à deux doigts de la crête iliaque et dont le bord tranchant est distant de quelques centimètres de l'ombilic. La percussion démontre que cette tumeur abdominale, diagnostiquée tumeur de la rate, se continue et se confond sans interruption avec la matité thoracique. On pratique une ponction dans le huitième espace intercostal gauche et on ne retire que quelques gouttes de liquide purulent, la canule étant oblitérée par une membrane blanchâtre. Examinée au microscope, cette membrane a la structure en feuillets des membranes hydatiques et le liquide purulent contient des crochets d'échinocoques.

Étant donnés la situation et le développement abdomino-thoracique de cette tumeur, Arnozan et Demons portent le diagnostic de kyste suppuré de la rate. En conséquence, l'opération est décidée et pratiquée par Demons. Après résection de la neuvième côte, l'incision des tissus sous-jacents conduit dans une cavité d'où s'écoule une énorme quantité de liquide purulent avec nombreuses vésicules hydatiques. Le doigt introduit dans la cavité explore la voûte diaphragmatique et pénètre en arrière dans un hiatus en partie oblitéré par une membrane hydatique. Cette membrane est retirée avec des pinces, l'orifice de communica-

1. Gras. *Loco citato*, p. 65.

tion est agrandi et on arrive alors dans une cavité abdominale. On en retire une quantité de vésicules hydatiques, on pratique un lavage et on introduit deux drains, l'un dans la cavité pleurale, l'autre dans la cavité kystique abdominale.

La malade ayant succombé quelques jours plus tard, on trouve à l'autopsie un kyste suppuré, développé dans les trois quarts supérieurs de la rate. Le kyste, dans sa poussée ascendante, avait perforé le diaphragme et s'était ouvert dans la plèvre gauche. Le poumon gauche contenait de nombreuses hydatides. Au point de vue de notre classification anatomique, ce cas était un type de kyste intra-splénique; le tissu de la rate l'enveloppait partout, excepté au niveau de la perforation; de plus, la rate avait subi une certaine hypertrophie compensatrice, puisque, défalcation faite du kyste, elle pesait 250 grammes.

Voici une autre observation du même genre, concernant une femme atteinte depuis quatre ans d'une tumeur à l'hypochondre gauche[1]. A l'entrée de la malade à l'hôpital, on constate une tumeur volumineuse occupant le flanc, l'hypochondre gauche, les régions hypogastrique et ombilicale et descendant dans la fosse iliaque. La tumeur est surtout saillante à l'épigastre et à l'ombilic, elle se prolonge en haut sous les fausses côtes gauches et provoque une matité qui remonte jusqu'au cinquième espace intercostal. Dans toute la région mate, correspondante au thorax inférieur, absence de vibrations et de respiration. On fait le diagnostic de kyste de la rate ayant envahi la plèvre gauche.

L'opération est pratiquée par Reboul. L'incision abdominale met à découvert une énorme tumeur qui s'engage sous les côtes dans l'hypochondre gauche. On a la sensation d'une tumeur liquide, dont l'enveloppe, dans toutes les parties accessibles à la vue, est formée de tissu splénique. La ponction de la tumeur donne issue à une grande quantité de liquide séro-purulent avec débris d'hydatides. La paroi de

1. Gras. *Loco citato*, p. 71.

la tumeur est incisée au thermocautère; on explore alors
la cavité et l'opérateur constate que le kyste splénique
s'enfonce en haut sous la voûte du diaphragme et commu-
nique par un large orifice avec la cavité thoracique. Après
des alternatives de bien et de mal, la situation semblait
définitivement améliorée, lorsque surviennent des accidents
cérébraux, hémiplégie gauche et apoplexie, suivis de mort.

A l'autopsie, on trouve la rate hypertrophiée (hypertrophie compensatrice). Le kyste hydatique s'était développé à
l'extrémité supérieure de la rate, ce qui explique sa tendance à refouler le diaphragme et les organes thoraciques.
Des coupes du cerveau mettent à nu, à la face interne de
l'hémisphère droit, deux kystes hydatiques suppurés
ouverts dans le ventricule latéral; ainsi s'expliquent l'apoplexie et la mort.

Kystes de la rate à type descendant. — Nous venons d'étudier les symptômes, l'évolution et les complications des kystes
hydatiques spléniques « à type ascendant », ceux qui refoulent les organes thoraciques; étudions maintenant les kystes
spléniques à « type descendant », ceux qui se développent
surtout par en bas et plongent dans la cavité abdominale.
Ici les côtes sont moins déjetées, l'hypochondre est moins
voussuré que dans la variété précédente; ce n'est plus à
l'hypochondre, ce n'est plus au thorax que se fait la poussée
principale, c'est au ventre. Dans son ensemble, la tumeur
est abdomino-thoracique, mais, en réalité, elle est bien plus
abdominale que thoracique. Partie de l'hypochondre gauche,
la tumeur splénique fait sa principale évolution dans le
ventre; en quelques années, elle acquiert un énorme
volume; elle remplit le flanc et le déforme; puis elle empiète sur l'épigastre, sur la région ombilicale, elle descend
dans la fosse iliaque. La tumeur est généralement peu
régulière, résistante, indolente, du moins pendant les premières phases de son développement; elle est habituellement mobile et mobilisable, à moins qu'elle ne soit retenue
par des adhérences. A la palpation et par la percussion, on
constate que la tumeur remonte derrière les côtes, sans

refouler beaucoup le diaphragme et les organes thoraciques à l'égal du kyste splénique à type ascendant.

Les symptômes de cette variété sont donc surtout abdominaux, troubles dyspeptiques, nausées, vomissements, douleurs stomacales et intestinales ; les digestions sont lentes, la constipation est la règle. Le malade se plaint de lourdeur, de pesanteur abdominale, il trouve que son ventre grossit et se développe, il s'en aperçoit à ses vêtements, à ses mouvements, qui sont moins libres.

Tels sont les principaux symptômes des kystes spléniques à prédominance abdominale. Si le développement du kyste se fait à la fois par en haut (type ascendant) et par en bas (type descendant), les symptômes thoraciques se joignent aux symptômes abdominaux.

Diagnostic. — Passons maintenant au *diagnostic* des kystes hydatiques de la rate. Je me suis occupé, il y a un instant, du diagnostic des kystes spléniques qui par leur évolution ascendante vers le thorax simulent un épanchement pleural ; discutons actuellement le diagnostic des kystes spléniques qui par leur développement abdominal ont de grandes analogies avec les autres tumeurs de l'abdomen. Le diagnostic entre un kyste de la rate et un kyste du rein n'est pas simple, il s'en faut ; Nélaton s'y est trompé deux fois, prenant un kyste de la rate pour un kyste du rein ; Potain a diagnostiqué un kyste de la rate alors qu'il s'agissait d'hydronéphrose gauche[1]. Ces citations suffisent à démontrer toute la difficulté du diagnostic.

Les kystes de la rate ont bien des traits communs avec les kystes du mésentère. Voici comment cette question est présentée par Braquehaye[2]. Lorsque le chirurgien se trouve en présence d'une tumeur abdominale primitivement latérale, devenue rapidement médiane, pointant vers l'ombilic, surtout si cette tumeur est accompagnée des trois signes de Tillaux (grande mobilité en tout sens, zone

---

1. *Soc. méd. des hôpit.*, mars 1874.
2. Braquehaye. *Kystes du mésentère*. Paris, 1892.

sonore entre les parois et la tumeur, autre zone au-dessus du pubis), il y a de grandes chances pour que la tumeur soit mésentérique. J'ajouterai que le kyste splénique prend naissance dans l'hypochondre gauche; localisation qui n'a rien à voir avec les tumeurs du mésentère.

Quels sont les éléments de diagnostic entre le kyste hydatique de la rate et les diverses espèces de mégalosplénies, grosses rates : palustre, leucémique, tuberculeuse? C'est ce que nous allons discuter. Règle générale, toutes les grosses rates, palustre, leucémique, tuberculeuse, ont une tendance naturelle, due à leur poids et à leur développement, à migrer de l'hypochondre, leur lieu de naissance, vers la cavité abdominale. Toutes ces grosses rates forment une tumeur parfois très développée, dont une partie (la plus petite) est située derrière les côtes, dans l'hypochondre, et dont l'autre partie (la plus volumineuse) fait saillie dans l'abdomen. La partie de la tumeur qui est cachée derrière les côtes, dans l'hypochondre gauche, n'est pas accessible à la palpation; elle se décèle à nous par la matité ainsi que par la voussure de l'hypochondre. La partie de la tumeur qui plonge dans l'abdomen est au contraire très accessible à la palpation, qui nous permet de préciser la situation, la forme, la consistance, la dimension et le degré de mobilité de la tumeur.

Tout ceci est également applicable aux kystes spléniques à prédominance abdominale et aux grosses rates. De part et d'autre, une partie de la tumeur (la plus petite) est cachée dans l'hypochondre gauche, derrière les côtes, et l'autre partie de la tumeur (la plus grande) proémine fortement dans l'abdomen. Alors, comment faire un diagnostic entre le kyste splénique et les splénomégalies? Pour cela, passons en revue les différentes espèces de grosses rates et voyons quels sont leurs caractères distinctifs.

Commençons par la rate *palustre*. Chez les gens atteints de paludisme, surtout de paludisme chronique et de cachexie palustre, la rate peut prendre des proportions énormes. Elle fait voussure à l'hypochondre gauche et elle forme dans le ventre une tumeur parfois extrêmement volumineuse. Bien que très hypertrophiée, la rate palustre conserve à peu près sa forme et n'est point bilobée, contrairement au kyste splénique. De plus, tandis que le kyste de la rate évolue sans fièvre et sans que la santé soit de longtemps compromise, la rate palustre est précédée d'accès de fièvre à types divers, elle s'accroît avec les attaques fébriles, avec l'état cachectique du malade, et, de plus, le foie est habituellement hypertrophié.

Passons à la grosse rate *leucocythémique*. J'en ai eu un remarquable exemple, il y a quelques années, dans mon service. Le malade auquel je fais allusion était arrivé à l'hôpital dans un état de cachexie avancée ; son teint rappelait celui des cancéreux : pâleur terreuse et muqueuses décolorées, œdème des jambes et purpura. Cet homme ne souffrait nulle part, mais il se plaignait d'une faiblesse et d'une fatigue extrêmes, il se sentait très gravement atteint. En l'examinant, nous trouvons dans le ventre une énorme tumeur. Cette tumeur, dure, indolente, déformait le flanc et l'hypochondre gauches. Elle descendait presque jusqu'à l'ombilic et s'engageait en haut sous les côtes où la matité pouvait la suivre jusqu'au cinquième espace interscotal. Le diagnostic de grosse rate fut fait sans hésitation, mais restait à déterminer la nature de cette mégalosplénie. Si le malade cachectisé, porteur de cette énorme rate, avait eu en même temps des tumeurs ganglionnaires au cou, à l'aine, à l'aisselle, on aurait pensé d'emblée à la leucocythémie, mais cet homme n'avait point d'hypertrophies ganglionnaires apparentes. Ce n'était pas une raison toutefois pour abandonner le diagnostic de rate leucocythémique, car il existe des exemples de lymphadénie splénique sans tumeurs ganglionnaires apparentes.

Pour trancher la question, un de mes chefs de clinique, Apert, fit l'examen du sang, et le diagnostic de grosse rate leucocythémique fut confirmé ; notre malade avait 50 000 globules blancs pour 1 900 000 globules rouges, soit une proportion de 1 pour 40, au lieu de 1 pour 500 qui est l'état normal. Mais, dans un cas de leucocythémie, il ne suffit pas de constater l'exces considérable des globules blancs, il faut encore savoir quelle est la variété de globules blancs en excès. Il s'agissait ici de leucémie à petits leucocytes mononucléaires, lymphocytes des Allemands, globulins des anciens auteurs français. Je n'insiste pas sur ce côté de la question qui sera traité au chapitre suivant concernant la leucémie. (Le diagnostic fut vérifié à l'autopsie.) Le kyste hydatique splénique est longtemps compatible avec les apparences de la santé; il ne modifie pas l'état normal du sang, ainsi que nous l'avons constaté chez nos malades; la rate leucocythémique au contraire (avec ou sans participation des ganglions lymphatiques) est accompagnée d'un excès considérable de globules blancs dans le sang avec prédominance de leucocytes ou de lymphocytes suivant le cas.

Voyons maintenant comment on peut arriver au diagnostic entre le kyste hydatique de la rate et la *splénomégalie tuberculeuse primitive*. Outre les tuberculoses secondaires de la rate, tuberculoses consécutives à d'autres localisations (broncho-pneumonie, granulie, micro-polyadénie, etc.), il existe une tuberculose splénique, primitive, décrite par Rendu et Widal[1], Moutard-Martin et Lefas[2], Guiliani[3]. Cette splénomégalie tuberculeuse primitive n'apparaît pas, comme on pourrait le supposer, au cours d'une phthisie pulmonaire avancée; elle se développe au contraire dans le cours d'une bonne santé chez des gens dont la tare tuberculeuse passait inaperçue. Pendant quelque temps, des douleurs à l'hypochondre gauche avec pesanteur et sensation de tiraillement en sont les seuls symptômes; parfois aussi apparaissent quelques troubles dyspnéiques.

Après six mois ou un an de cette phase indécise, la tumeur spléniq te s'est accrue; elle fait saillie dans l'hypochondre, son lieu de naissance, elle descend dans le flanc, elle envahit l'abdomen sous forme d'une tumeur ovoïde, oblongue, indurée et bosselée. L'hypochondre et le flanc sont

1. Rendu et Widal. *Soc. méd. des hôp.*, séance du 2 juin 1899.
2. Moutard-Martin et Lefas. *Soc. méd. des hôp.*, séance du 9 juin 1899.
3. Guiliani. *Splénomégalie tuberculeuse primitive.* Th. de Paris, 1899

voussurés et déformés. Tantôt apyrétique, tantôt fébrile, la maladie peut durer plusieurs années et se termine par la mort. A l'autopsie, on trouve une énorme rate du poids de 1 kilogramme et demi à 5 kilogrammes et demi ; sa forme est à peu près conservée ; son grand diamètre atteint 15 à 50 centimètres ; sa surface présente des bosselures dont les dimensions varient du volume d'un noyau de cerise à une orange. A la coupe de la tumeur, on trouve un tissu fibreux infiltré de masses caséeuses. On n'y constate que rarement la présence de bacilles de Koch.

Comment diagnostiquer cette grosse rate tuberculeuse du kyste hydatique splénique? Les signes différentiels sont les suivants : la rate tuberculeuse est beaucoup plus bosselée que la rate kystique, elle altère bien plus vite la santé, elle est accompagnée d'une hypertrophie du foie, et enfin, chose inattendue, elle suscite parfois une telle hyperglobulie que l'examen du sang décèle jusqu'à 8 millions de globules rouges avec ou sans leucocytose. Il est vrai que dans une observation d'Achard et Castaigne cette hyperglobulie n'existait pas[1].

Occupons-nous actuellement de diagnostiquer le kyste hydatique de la rate et la splénomégalie dite primitive[2]. Et d'abord que faut-il entendre par splénomégalie primitive? Cette dénomination, créée par Debove, s'adresse à une affection caractérisée par l'hypertrophie de la rate suivie plus tard d'hypertrophie du foie, par l'absence de tumeurs ganglionnaires, et par la diminution progressive des globules rouges, sans augmentation notable des globules blancs[3]. L'anémie, la perte des forces, l'asthénie, l'émaciation, concordent avec le développement de la rate, dont le poids peut atteindre 2 et 3 kilogrammes. Les quelques cas fort rares de cette « cirrhose hypertrophique splénique » se confondent

---

1. Achard et Castaigne. *Soc. méd. des hôp.*, 15 juin 1899.

2. Picoud et Ramond. Splénomégalie primitive. *Arch. de méd. expér.*, 1896, p. 168.

3. Bruhl. De la splénomégalie primitive. *Arch. gén. de méd.*, juin et août 1891.

avec la lésion antérieurement décrite par Gaucher sous le
nom d'épithélioma primitif ou hypertrophie idiopathique de
la rate sans leucémie[1]. Quoi qu'il en soit, cette variété de
splénomégalie primitive se distingue du kyste hydatique de
la rate par les signes suivants : au cas de splénomégalie,
la surface et les contours de la rate ne présentent pas la déformation de la rate kystique; le foie est gros, l'anémie globulaire est constante; la santé, qui est longtemps compatible
avec le développement du kyste splénique, est rapidement
compromise en cas de splénomégalie primitive.

Nous n'en avons pas fini avec les grosses rates. Il y a des
rates très volumineuses, et qui ne rentrent dans aucune
des catégories précédentes. Tel est le cas d'une étudiante
en médecine que j'ai eu l'occasion de voir et qui a relaté sa
propre observation[2]. Pendant onze ans, sa rate a augmenté
de volume jusqu'à atteindre la dimension de la tête d'un
enfant de trois ans sans jamais provoquer le moindre symptôme : pas de douleurs, pas d'œdème, pas de signes de
compression, pas de modification dans la composition du
sang. La tumeur étant devenue gênante, elle fut enlevée
par Routier. C'était une rate du poids de 5 kilogrammes et
demi. A la coupe, le tissu splénique était semi-transparent.
Histologiquement, l'hypertrophie était due à une dégénérescence fibreuse primitive liée probablement à un processus
infectieux inconnu. On trouvait dans le tissu splénique
quelques hémorrhagies vraisemblablement secondaires.
Pareille splénomégalie n'est pas toujours facile à différencier du kyste hydatique.

La recherche de la déviation du complément par les anticorps hydatiques, ou réaction de Weinberg[3], est une méthode de laboratoire qu'on peut utilement appliquer au
diagnostic des kystes de la rate.

Après avoir passé en revue les grosses rates qui simulent
plus ou moins le kyste hydatique de cet organe, parlons un

1. Gaucher. *Épithélioma primitif de la rate*. Th. de Paris, 1882.
2. Mme Durand. *Un cas de splénomégalie*. Th. de Paris, 1903.
3. Weinberg. *Annales de l'Inst. Pasteur*. 1909.

peu de son évolution. Cette évolution est fort lente, la première phase est insidieuse, à symptômes habituellement indécis; ce n'est qu'après une ou deux années que le kyste acquiert les dimensions qu'il avait chez nos deux malades. A part les symptômes douloureux, à part les troubles dyspnéiques et dyspeptiques, l'état général reste à peu près bon. et l'on est surpris de voir une tumeur si volumineuse compatible avec les apparences de la santé. Toutefois, à la longue. les plus graves complications sont à redouter : c'est l'infection et la suppuration du kyste, c'est la perforation du diaphragme et l'invasion de la plèvre, ainsi que je viens d'en citer deux exemples.

Le danger vient encore de l'envahissement de plusieurs organes par les hydatides. Tant que la rate est seule en jeu, on peut, grâce à l'opération pratiquée en temps voulu, parer à tous les accidents, mais si les hydatides se généralisent au foie. aux reins, aux poumons. au cerveau, etc., la situation est autrement redoutable.

Notre second malade, guéri de son hydatide de la rate, a également un kyste hydatique du rein gauche, les douleurs de la région lombaire gauche, les coliques néphrétiques provoquées par le passage de membranes d'hydatides recueillies dans les urines, ont permis de faire ce diagnostic. Il sera opéré de son kyste hydatique rénal comme il a été opéré de son kyste hydatique splénique, et j'ai la conviction que Gérard Marchant comptera un nouveau succès.

J'ai réuni un assez grand nombre de cas où le kyste de la rate était compliqué de kystes développés en d'autres régions : kystes hydatiques de la rate et du foie[1]; — kystes hydatiques de la rate, du foie et du poumon[2]; — kystes hydatiques de la rate, du foie et du petit bassin[3]; — kystes hydatiques de la rate et de la plèvre droite[4]; — kystes

---

1. Voisin. *Bull. de la Soc. anat.*, mai 1862.
2. Vernois. *Bull. de la Soc. anat.*, t. XXIX, p. 40b.
3. Bauvais. *Bull. de la Soc. anat.*, t. XX, p. 75.
4. Th. de Gras, obs. II.

hydatiques de la rate, de la plèvre droite et du cerveau[1];
— kystes hydatiques de la rate et du bassin[2]; — kystes
hydatiques de la rate, du foie, de la vésicule biliaire, du
grand épiploon et de la trompe utérine droite[3]; — kystes
hydatiques de la rate et de l'épiploon[4].

La multiplicité des kystes hydatiques et surtout la loca
sation de certains d'entre eux compliquent singulièreme
le pronostic. Il faut toujours penser à la possibilité de
généralisation de l'infection hydatique.

Traitement. — Abstraction faite des cas où plusieu
organes sont atteints, on peut dire que le kyste hydatiqu
de la rate, qui passait autrefois pour une maladie des plu
graves, est aujourd'hui presque toujours curable, grâce au
merveilleux progrès réalisés par la chirurgie. Encore faut-il
que la chirurgie intervienne sans trop tarder, car, ici
comme ailleurs, il ne suffit pas d'agir, il faut agir en temps
opportun. C'est à nous, médecins, qu'incombe le soin de faire
un bon diagnostic et de décider l'intervention chirurgicale.
Au chirurgien de s'inspirer des circonstances qui lui dictent
l'opération de choix : le kyste intra-splénique nécessite
l'ablation de la rate, tandis que la rate est conservée au cas
de kyste juxta-splénique.

1. Th. de Gras, obs. III.
2. Barret. *Bull. de la Soc. anat.*; t. III, p. 168.
3. Gaillet. *Bull. de la Soc. anat.*, t. XXVII, p. 519.
4. Pamorier. *Bull. de la Soc. anat.*, t. XV, p. 170.

HUITIÈME CLASSE

PATHOLOGIE DU SANG

§ 1. EXAMEN CLINIQUE DU SANG

L'examen du sang peut en clinique offrir de précieuses indications au diagnostic et au pronostic. Jadis les méde cins se contentaient de l'examen physique et chimique fai grossièrement sur le sang extrait de la veine. Les recherches étaient facilitées par la fréquence de la saignée pratiquée dans un but thérapeutique. Aujourd'hui, il suffit de retirer des doigts quelques gouttes de sang par une piqûre d'épingle pour obtenir tous les renseignements cliniquement désirables. Ces renseignements portent sur l'état histologique du sang, sur son état chimique, sur son état bactériologique.

La *numération des globules sanguins* est pratiquée avec les compte-globules de Malassez ou de Hayem. Nous ne pouvons entrer ici dans le détail de leur technique.

Le *dosage de l'hémoglobine* se fait avec les appareils colorimétriques de Malassez, de Hayem, ou de Hénocque. Le colorimètre de Malassez donne le poids de l'hémoglobine contenu dans 100 centimètres cubes. En divisant ce chiffre par le nombre des globules rouges, on obtient facilement le poids d'hémoglobine contenu dans un seul globule rouge, qu'on appelle la *valeur globulaire* ou valeur hémoglobique. Ce renseignement est un des plus importants à connaître en clinique.

Le sang normal contient environ 4 500 000 globules rouges par millimètre cube, 12-15 grammes d'hémoglobine dans 100 centimètres cubes de sang; la valeur globulaire est de 28-30. Cette notation de Malassez est la plus rationnelle. D'autres auteurs expriment la quantité d'hémoglobine en pour cent, en partant d'un sang de comparaison, dit normal, auquel ils attribuent la valeur 100. D'autres enfin, comme M. Hayem, expriment la quantité d'hémoglobine (qu'ils appellent richesse globulaire) par un nombre de globules rouges sains.

L'*examen spectroscopique* donne des renseignements sur l'état du sang dans certains états pathologiques, comme l'asphyxie par l'oxyde de carbone. On l'utilise aussi pour rechercher l'hémoglobine, les pigments biliaires et l'urobiline dans le sérum.

L'*examen bactériologique* du sang comprend l'examen direct sur lamelle du sang frais et du sang fixé et coloré, l'ensemencement du sang sur les milieux de culture et son inoculation aux animaux. Nous avons eu fréquemment l'occasion d'en parler dans le cours de cet ouvrage.

L'*examen histologique* du sang doit être fait sur des préparations de sang frais et sur des préparations de sang fixées et colorées.

Pour examiner le sang frais, il suffit de déposer une goutte de sang sur une lame, de la recouvrir d'une lamelle, de border la préparation à la paraffine. On peut aussi utiliser les chambres à air de Malassez ou la cellule à rigole de Hayem; ce sont des lames de verre épaisses sur lesquelles un disque de verre est isolé par une rigole circulaire. Si l'on examine la préparation au microscope, on aperçoit un grand nombre de petits corpuscules jaunâtres nageant dans un liquide incolore, le *plasma sanguin*. Ce sont les *globules rouges*, qui ont la forme de disques déprimés sur leurs deux faces Ils forment souvent des piles dans lesquelles ils sont accolés et présentent leur bord à l'observateur. Ces piles se réunissent par leurs extrémités et limitent des espèces où le plasma ne contient que quelques *globules blancs* ou *leucocytes*.

Les globules blancs sont des cellules beaucoup moins nombreuses, incolores, d'aspect brillant, mobile. Enfin on aperçoit, réunies le plus souvent en petit groupes, des granulations incolores, petites, qui sont les *granulations libres* ou hématoblastes de Hayem. Ces préparations extemporanées, dont l'examen ne doit jamais être négligé, permettent de reconnaître approximativement la richesse du sang en globules rouges et en globules blancs; elles peuvent déceler la présence de grains de pigment mélanique et de parasites. Si l'on abandonne la préparation à elle-même, la fibrine s'y précipite et y forme un réseau de fines fibrilles. On peut apprécier ainsi d'une façon approximative la richesse du sang en fibrine.

Pour examiner le sang sur des préparations persistantes, il faut fixer et colorer le sang. La méthode usuelle la plus pratique et la plus répandue consiste à recevoir une goutte de sang sur l'extrémité d'une lame, à l'étaler avec le dos d'une lame rodée, et à dessécher cette mince couche de sang par agitation à l'air.

Si la dessiccation dure depuis plusieurs semaines, le sang est fixé, inaltéré par l'eau; dans le cas contraire, il faut compléter la fixation par l'action de différents réactifs (alcool absolu, mélange d'alcool absolu et d'éther, solution à 1 pour 100 d'acide chromique) ou de la chaleur sèche à 120° suivant le procédé d'Ehrlich.

Dans des cas exceptionnels, dans la leucémie myologène par exemple, on utilisera avec grand avantage, comme méthode de comparaison, de la méthode indiquée par Jolly et qui consiste à faire agir le réactif fixateur (liquide de Flemming) sur le sang étalé et non desséché[1].

---

1. J. Jolly. Sur quelques points de la morphologie des leucocytes. *Soc. de biol.*, 8 juin 1901, p. 615. — Sur quelques points de l'étude des globules blancs dans la leucocémie, à propos de la fixation du sang. *Arch. de méd. exp.*, janvier 1902, p. 73. — Sur les leucocytes granuleux du sang

Pour les colorations, on emploie les réactifs usités en technique histologique, l'hématoxyline et les couleurs d'aniline. Ces dernières sont divisées par Ehrlich en couleurs acides et couleurs basiques. Les couleurs acides sont les sels des acides colorés, comme l'éosine, l'orange, la fuchsine acide; elles se fixent sur les granulations éosinophiles et sur les globules rouges; les couleurs basiques sont les sels des bases colorées, comme la thionine, les violets de méthyle, le bleu de méthylène : elles colorent les granulations dites basophiles et le noyau des leucocytes et des globules rouges nucléés. Enfin Ehrlich a distingué encore des couleurs neutres, résultat du mélange des couleurs acides et des couleurs basiques, et des granulations neutrophiles. *Jolly*[1] a montré que les granulations neutrophiles prenaient en réalité les couleurs acides, mais plus faiblement que les granulations éosinophiles. L'examen des préparations fixées et colorées permet de distinguer le noyau des leucocytes, de reconnaître leurs granulations différentes, d'apprécier le pour cent de leurs variétés, d'observer les modifications de forme, de colorabilité des globules rouges, la présence des globules rouges nucléés, l'augmentation ou la diminution des granulations libres.

Les lésions histologiques du sang ne peuvent être bien comprises que si l'on connaît les différentes variétés de leucocytes à l'état normal; aussi je ne crois pas inutile de rappeler ces notions d'hématologie. Le sang normal de l'homme contient environ 7000 leucocytes par millimètre cube, ce qui fait environ 1500 globules blancs par million de globules rouges ou un globule blanc pour 700 globules rouges[1]. Ces leucocytes ne se ressemblent pas tous. Un de mes chefs de laboratoire, Jolly, dans une série de publications[2] et dans sa remarquable thèse, a étudié et classé les globules blancs en plusieurs variétés que voici :

e l'homme et sur la valeur de l'altération dite « surcharge hémogloïque des globules blancs ». *Soc. de biol.*, 18 février 1899, p. 140.

2. J. Jolly. Numération des différentes variétés de globules blancs du

La première variété concerne les petits leucocytes mononucléaires, lymphocytes des Allemands, globulins ou noyaux libres des anciens auteurs français ; je les nommerais volontiers *microlymphocytes* pour les distinguer des leucocytes ou globules blancs proprement dits. Ces petits leucocytes mononucléaires, représentés dans la figure ci-contre, à côté d'un globule rouge, constituent l'élément le plus important des ganglions lymphatiques, mais ils sont rares dans le sang normal, il n'y en a que 2 pour 100 globules blancs. Ils sont plus petits que les globules rouges, et leur noyau est parfois si volumineux qu'il paraît remplir toute la cellule, tant il laisse peu de place au protoplasma. Nous verrons plus loin que l'accumulation de lymphocytes dans le sang constitue une des variétés de la leucocythémie. Cette variété (l'une des plus rapidement graves) était autrefois passée inaperçue.

La deuxième variété concerne les grands leucocytes mononucléaires. Ici encore, il n'y a dans le globule blanc qu'un seul noyau sphérique, mais le leucocyte est plus grand que celui de la variété précédente, et la quantité de protoplasma qui entoure le noyau est plus considérable.

Dans cette variété rentrent les leucocytes dits intermédiaires, ce qui veut dire état intermédiaire aux leucocytes

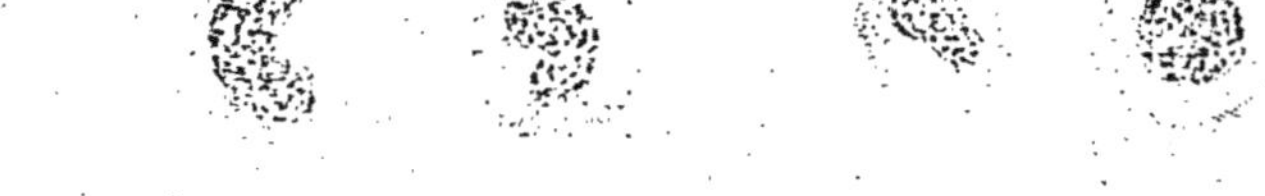

intermédiaire n'a qu'un seul noyau, mais ce noyau n'est plus sphérique, il est étranglé ; on sent qu'une scission se

sang. *Arch. de méd. exp.*, 1896, p. 510, et *Soc. de biol.*, 23 octobre 1897. — Recherches sur la valeur morphologique et la signification des différents types de globules blancs. *Arch. de méd. exp.*, 1898, p. 510 et 610, et Th. de Paris. 1898.

mononucléaires et polynucléaires. En réalité, le leucocyte intermédiaire n'a qu'un seul noyau, mais ce noyau n'est plus sphérique, il est étranglé ; on sent qu'une scission se prépare, il va devenir polynucléaire, il tend à gagner la périphérie du leucocyte.

Tous ces détails sont indiqués sur la figure ci-dessus[1] ; on y voit un grand leucocyte mononucléaire, à noyau arrondi, et trois leucocytes intermédiaires, dont les noyaux plus ou moins étranglés semblent préparer la scission. Dans le sang normal, les grands leucocytes (mononucléaires et intermédiaires) sont dans la proportion de 56 sur 100 globules blancs.

A une troisième variété, représentée dans la figure ci-dessous, appartiennent les leucocytes polynucléaires, à

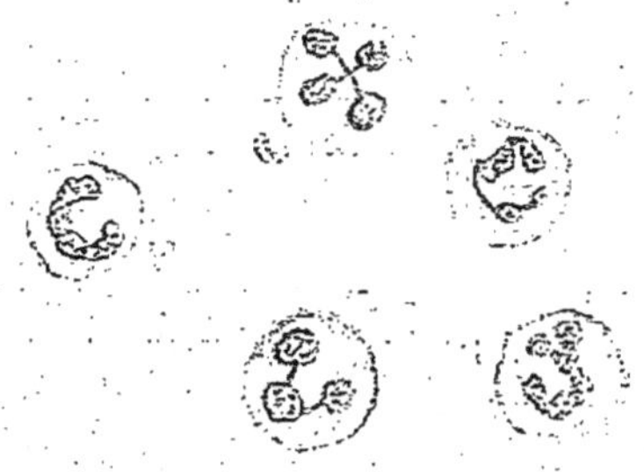

noyaux polymorphes. Tantôt le noyau est recourbé en forme de bâtonnet étranglé en divers points, tantôt il y a plusieurs noyaux nettement séparés, comme si les étranglements du bâtonnet avaient abouti à le fragmenter en noyaux distincts. Ces globules blancs sont les plus nombreux, ils forment dans le sang normal 60 pour 100 du nombre total des leucocytes.

La quatrième variété, qui est figurée sur la planche ci-dessous, comprend les globules blancs dont le protoplasma renferme des grains qui se colorent fortement à l'éosine, d'où le nom de leucocytes à grains éosinophiles. Le sang

1. Ces figures sont tirées de la thèse de M. J. Jolly.

normal ne contient que 1 à 2 pour 100 de leucocytes à

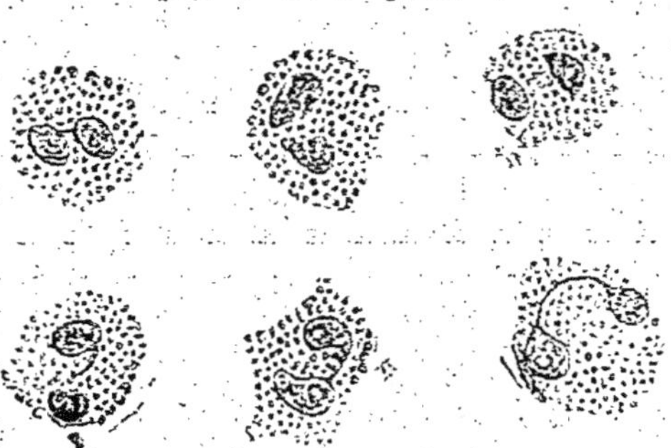

grains éosinophiles. Telles sont les différentes variétés de globules blancs du sang à l'état normal.

Éléments anormaux. — A côté de ces éléments, il existe dans le sang des éléments plus rares ou anormaux. Leur nombre ne dépasse pas 1 à 2 pour 100, mais il est plus considérable dans les états pathologiques. Ces éléments sont de plusieurs sortes : les uns, du volume environ d'un lymphocyte, ont un protoplasma fortement teinté par les couleurs bleues, ce sont : les plasmazellen, les cellules d'irritation de Turck : le noyau en est parfois clair, à peine teinté, c'est le mononucléaire basophile. D'autres sont encore des mononucléaires, mais contiennent des granulations, neutrophiles, éosinophiles; on leur a donné le nom de myélocytes granuleux, car ils sont produits par la moelle des os et semblent donner naissance aux polynucléaires normaux. Enfin il est une dernière catégorie, les mastzellen, dont le noyau est plurilobé ou régulier et dont le protoplasma renferme des granulations basophiles.

Quelques auteurs, par la méthode de l'hémolyse artificielle (Lœper et Louste), ont trouvé dans le sang des cellules anormales pigmentaires et néoplasiques. Ces dernières sont souvent difficiles à différencier des gros mononucléaires du sang normal; leur présence dans le sang des cancéreux est l'indice d'une généralisation [1].

1. Lœper et Louste. Néocythémie. *Soc. de biol.* et Arch. *de méd* . *exp.* 1904.

Variations leucocytaires. — Les leucocytes subissent au cours des divers processus morbides des variations à peu près constantes. Dans certains cas, il y a augmentation du nombre des globules blancs ou leucocytose; dans d'autres, il y a diminution ou leucopénie. La leucocytose est plus fréquente que la leucopénie et souvent une leucocytose marquée est suivie lors de la guérison d'une leucopénie passagère.

Les maladies dans lesquelles la leucocytose est le plus considérable sont les affections phlegmasiques : rhumatisme aigu, pneumonie, érysipèle, infections à tendance suppurative, scarlatine.

La leucopénie existe dans la fièvre typhoïde, dans certaines attaques de paludisme, dans les infections ou intoxications brutales et mortelles, etc.

On attache actuellement une grande importance aux variations qualitatives des formes leucocytaires, c'est-à-dire aux modifications subies par l'équilibre leucocytaire (Leredde et Loeper[1]) au cours des maladies. Tantôt, et c'est le plus grand nombre de cas, l'augmentation porte sur les polynucléaires, c'est la polynucléose, tantôt sur les mononucléaires ou lymphocytes, c'est la mononucléose ou lymphocytose, tantôt enfin sur les éosinophiles, c'est l'éosinophilie.

La *polynucléose* se rencontre dans toutes les affections phlegmasiques ou suppuratives, pneumonie, pleurésie purulente, méningites aiguës; elle peut atteindre 80, 85, 90 pour 100. Elle existe aussi dans la scarlatine (95 pour 100). Elle peut servir au diagnostic d'une pneumonie avec une fièvre typhoïde, d'une pleurésie aiguë tuberculeuse ou d'une méningite bacillaire avec une pleurésie ou une méningite purulentes, d'une scarlatine avec une rougeole.

Dans certaines affections, pneumonie (Lœper), érysipèle, (Chantemesse et Réy), l'élévation du chiffre des polynucléaires

---

1. Leredde et Lœper. L'équilibre leucocytaire. *Presse médicale*, mars 1899. — Lœper. La leucocytose dans la pneumonie. *Arch. de méd., exp.*, 1899, et *Arch. de parasitologie*, nov. 1901.

au-dessus de 95 pour 100 présage presque à coup sûr l'issue fatale.

Au cours des leucocytoses polynucléaires, on peut rechercher par les vapeurs d'iode (Salmon), ou par la gomme iodée (Ehrlich, Gabritchewski, Lœper[1]), la réaction glycogénique des leucocytes. Cette réaction se traduit par la présence de granulations brun rouges dans le protoplasma des globules blancs. Elle est un indice presque certain de phlegmasie aiguë.

La *mononucléose* existe dans la fièvre typhoïde à la période d'état, dans les oreillons (Sacquepée), dans le paludisme (Billet).

La *lymphocytose*, qui est toujours plus abondante chez l'enfant, est à peu près constante dans les états suivants : coqueluche, rougeole, tuberculose aiguë des organes et des séreuses (Achard-Lœper), syphilis, saturnisme.

L'*éosinophilie* est fréquente après la guérison de la plupart des maladies, dans la convalescence du rhumatisme, de la fièvre typhoïde, de la scarlatine, de l'érysipèle. Elle reçoit dans ce cas le nom d'éosinophilie critique. Par opposition, on a décrit une éosinophilie réactionnelle qui apparaît dans certaines intoxications (mercurielle, iodurique), dans les maladies de peau (dermatite de Duhring), dans les helminthiases (ladrerie, kystes hydatiques).

Les plasmazellen sont des cellules assez fréquentes à la phase critique des maladies. Les miélocytes granuleux ou non granuleux se retrouvent dans le sang de certains états morbides : purpura[2], fièvre typhoïde hémorrhagique, syphilis héréditaire, variole.

Telles sont les diverses réactions leucocytaires, et l'on comprend le parti qu'on en peut tirer pour le diagnostic et le pronostic des maladies. Mais elles ne présentent, à vrai dire, rien de spécifique car elles dépendent surtout de

---

1. Lœper. La glycosurie dans le sang. *Arch. de méd. exp.*, sept. 1901
2. Lœper et Crouzon. Un cas de purpura hémorrhagique traité par l'adrénaline, guérison. *Bulletin médical*, 1903.

la gravité d'une affection, du processus anatomique qui la cacactérise et non de la nature du microbe ou du poison qui sont en cause.

Bien plus, la polynucléose, la mononucléose, l'éosinophilie, ne sont souvent que des phases d'une réaction plus complexe. Quand on les étudie de près, les formules leucocytaires semblent, à peu de chose près, calquées sur le même type : au début, polynucléose, réaction primaire, à la période d'état, mononucléose, réaction plus profonde d'immunité ; à la période de convalescence, éosinophilie, stigmate de guérison. Aussi c'est plutôt la précocité d'apparition, l'abondance, la persistance des différentes formes leucocytaires, plus encore que leur présence, qui peuvent servir à l'hémodiagnostic ou à l'hémopronostic.

Nous verrons plus loin quelles sont les variations de la formule sanguine dans les maladies du sang : anémies, chlorose, leucémies.

§ 2. LES ANÉMIES

On nomme anémie toute altération de la fonction respiratoire du sang (Jolly[1]). Cette altération peut être constituée par la diminution du nombre des globules rouges, la diminution ou l'altération de l'hémoglobine, la diminution de la valeur globulaire, etc., ces différentes lésions, associées de diverses manières, portent atteinte à cette fonction principale du sang qui en fait le distributeur de l'oxygène.

Dans les anémies légères, on n'observe en général qu'une diminution du nombre des globules rouges; dans celles qui sont plus accentuées, la diminution de la valeur globulaire

---

1. J. Jolly. Art. Histologie pathologique du sang, in *Traité d'Histologie pathologique*, par Cornis et Denius, 2ᵉ éd. t. II.

vient s'ajouter à la diminution du nombre des globules rouges. Dans la chlorose, la diminution de la valeur globulaire prédomine; elle peut coexister avec un chiffre normal de globules rouges. Dans l'anémie pernicieuse, le nombre des globules rouges est toujours diminué d'une façon considérable; la valeur globulaire est au contraire normale ou même paradoxalement élevée.

L'anémie qui est consécutive aux hémorrhagies a servi de base pour l'étude des anémies et pour l'étude de la réparation sanguine. Elle a pu être très bien étudiée expérimentalement, parce qu'il est facile de la réaliser chez les animaux; chez l'homme, il est exceptionnel de la rencontrer dans des conditions telles que les résultats ne soient pas fournis par la maladie qui a causé l'hémorrhagie.

Cependant, cela est quelquefois possible, et chez un malade de mon service, véritablement saigné à blanc par des hématémèses formidables consécutives à une *exulceratio simplex* de l'estomac, et qui n'avait à son entrée que 650 000 globules rouges, un de mes chefs de laboratoire, *Jolly*, dont la compétence est bien connue, a pu suivre la réparation sanguine dans les conditions les plus favorables[1]. Il a montré que cette réparation se faisait comme chez les animaux saignés. A la suite des hémorrhagies aiguës, il existe une première période pendant laquelle le chiffre des globules rouges et celui de l'hémoglobine continuent à baisser parallèlement; la valeur globulaire reste ainsi stationnaire. Dans une seconde période, le nombre des globules rouges se relève rapidement; des hématies nuclées apparaissent dans le sang, l'hémoglobine reste stationnaire et se relève ensuite très lentement; par conséquent, la valeur globulaire s'abaisse. Dans une troisième période, le nombre des globules rouges continue à s'élever, mais lentement; le chiffre de l'hémoglobine s'accroît rapidement; la valeur globulaire se relève. Ces résultats sont intéres-

1. J. Jolly. Sur la réparation du sang dans un cas d'anémie aiguë hémorrhagique. *Arch. de méd. exp.*, juillet 1901, p. 499.

sants, parce qu'ils ont une portée générale, et que la réparation du sang se fait de la même façon dans toutes les anémies symptomatiques et même dans la chlorose.

Dans les anémies expérimentales, comme dans les anémies traumatiques de l'homme, on peut observer dans le sang, au moment de la réparation, des globules rouges nucléés qui apparaissent quelquefois en grand nombre (Jolly).

Les différentes maladies de la nutrition, les maladies infectieuses aiguës et chroniques, en particulier le rhumatisme aigu, la malaria, la variole, la tuberculose chronique, les intoxications comme le saturnisme, les parasites intestinaux, la syphilis et le cancer, causent le plus souvent des états anémiques qu'on range sous la dénomination d'anémies secondaires ou symptomatiques. On les oppose aux anémies dites *essentielles*, dans lesquelles la lésion sanguine n'est plus un symptôme secondaire, une simple conséquence, mais constitue à elle seule presque toute la maladie : c'est l'anémie pernicieuse et la chlorose qui font l'objet de chapitres spéciaux.

§ 5. ANÉMIE PERNICIEUSE PROGRESSIVE

A Biermer revient le mérite d'avoir, en 1868 et 1872, fait de l'anémie pernicieuse une entité morbide, mais il ne faut pas croire que le type clinique ait été méconnu avant lui. Andral, Piorry, Beau, Addison l'avaient entrevu, et Trousseau [1] en avait donné une description magistrale qui n'a guère été complétée que par les recherches hématologiques.

Si, après Biermer, nombre d'auteurs ont contribué à individualiser l'anémie pernicieuse, en s'appuyant sur l'étiologie, l'anotomie pathologique, l'hématologie, d'autres se sont demandé si l'anatomie de ce type morbide était

---

1. Trousseau. *Clin. méd. de l'Hôtel-Dieu*, 5ᵉ vol. 5ᵉ édit., p. 70.

bien réelle et s'il n'était pas toujours symptomatique de
lésions carcinomateuses, tuberculeuses ou autres. La vérité
est, qu'à côté des anémies extrêmes deutéropathiques, il y
a place pour une anémie grave essentielle, dont la cause
première nous sera, sans doute, révélée un jour, comme
l'a été celle de l'anémie des mineurs.

La maladie sévit surtout dans certaines contrées misérables de la Suisse, de la Prusse, de la Suède, principalement chez la femme à l'occasion de la grossesse ou de la
lactation. Une alimentation défectueuse et insuffisante, le
surmenage physique ou intellectuel, les excès, les chagrins,
en sont ensuite les causes les plus fréquentes.

Anatomie pathologique. — A l'autopsie, les tissus présentent une pâleur extrême. La peau, les muqueuses, les
parenchymes sont œdématiés ou farcis de petites hémorrhagies. Le myocarde présente une dégénérescence graisseuse partielle de ses fibres musculaires. Le foie est pâle,
ses cellules sont atrophiées et leurs noyaux ne prennent
plus les matières colorantes (Hanot et Segry).

En ces dernières années certains auteurs ont voulu
chercher, soit dans l'estomac, soit dans la moelle des os,
la lésion initiale de la maladie.

Les glandes stomacales sont souvent frappées de dégénérescence graisseuse et d'atrophie extrême. L'estomac peut
être aminci à tel point qu'il prend l'aspect d'une séreuse
(Gilbert). Tenwick, Quincke, Nothnagel ont insisté sur la
présence de cette lésion; mais avant de vouloir, à l'exemple
de Tenwick, ne voir dans l'anémie pernicieuse qu'un symptôme de l'*atrophie gastrique*, il faudrait prouver que cette
atrophie n'est pas la conséquence de l'anémie.

Souvent la moelle osseuse est rouge, riche en hématoblastes nucléés, et fait ainsi retour à l'état embryonnaire.
Cette altération médullaire serait pour Pepper le *primum
movens* de la maladie. Il est possible, dit Gilbert[1], qu'il
existe une lymphadénie myélogène à forme d'anémie per-

---

nicieuse, mais ne conviendrait-il pas de renverser la proposition et de considérer le retour de la moelle à l'état embryonnaire comme la conséquence de l'anémie extrême? Dans l'anémie pernicieuse, il y a diminution, non seulement des hématies, mais de leurs générateurs, les hématoblastes. De cette anhématopoïèse, comme dit Hayem, c'est-à-dire de cette infécondité du sang, résulterait une résurrection des fonctions hématopoïétiques fœtales du foie, de la rate et surtout de la moelle osseuse.

Les recherches bactériologiques entreprises depuis quelques années ne semblent pas avoir éclairé la pathogénie de la maladie. Feltz et Engel ont vu des bâtonnets dans le sang, et Henrot y a signalé de petites granulations. Les éléments à corps arrondi et munis d'une queue décrits par Pétrone et Frankenhauser n'étaient peut-être que des hématies déformées et devenues mobiles à la faveur de l'anémie extrême.

Symptômes. — Le début est insidieux. La pâleur, l'essoufflement, les palpitations, les troubles digestifs ouvrent la scène. Bientôt survient une faiblesse extrême qui force le malade à garder le lit.

L'anémie est parfois accompagnée d'une légère teinte subictérique des conjonctives, d'œdème des membres inférieurs et d'ascite. Des hémorrhagies couvrent souvent la peau, les muqueuses; l'épistaxis, la stomatorrhagie, l'hématémèse, peuvent en être la conséquence. L'hémorrhagie de la rétine est un des symptômes les plus importants.

La température peut rester normale : elle peut s'élever à 40 degrés et caractériser la forme fébrile de la maladie; on l'a vue tomber à 25 degrés dans la dernière période. Les palpitations sont fréquentes, la matité cardiaque est parfois accrue; les signes stéthoscopiques sont moins fréquents que dans la chlorose, mais il est des cas où l'on perçoit un bruit de diable avec frémissement cutané au niveau de la jugulaire interne. L'intelligence devient souvent paresseuse à la fin de la maladie, qui peut se terminer par la somnolence continuelle ou le coma.

Du côté de l'estomac surviennent souvent des troubles très marqués que les lésions anatomiques pouvaient faire prévoir. Ils se traduisent par une anorexie, surtout marquée pour la viande, par le ballonnement du ventre, des vomissements, de la diarrhée. La disparition de l'acide chlorhydrique a été constatée (Cahn et von Mering).

Le sang subit des altérations très marquées. Le nombre des globules rouges tombe à un million et même à quelques centaines de mille. Leur diamètre est accru, et les hématies géantes, mesurant de 8 µ, 5 à 16 µ, arrivent à représenter le huitième du chiffre total (Hayem). La valeur globulaire est accrue; autrement dit, contrairement à ce qui se passe dans la chlorose, le nombre des hématies s'abaisse plus que le taux de l'hémoglobine.

Les hématies sont déformées et prennent l'aspect de raquettes, de fuseaux. Ces déformations, comme la mobilité des hématies, sont la conséquence d'une contractilité anormale. Les globules déformés peuvent en effet présenter des mouvements amiboïdes, de balancement, d'oscillation et même de propulsion, qui ont pu, nous l'avons vu, les faire prendre pour des parasites.

Les hématoblastes et les leucocytes sont diminués de nombre. On a signalé parfois des myélocites, éléments qui caractérisent la forme ortoplastique de l'anémie pernicieuse, dont le pronostic est moins sérieux que celui de la forme aplastique (Vaquez). La présence de globules rouges à noyaux est, avec l'augmentation de la valeur globulaire, la caractéristique de cette anémie. Ces globules à noyaux sont jetés dans le sang par la rate et la moelle osseuse, pour compenser l'insuffisance de l'hématopoïèse par les hématoblastes. La marche de la maladie est progressive. La mort survient en une année, parfois même en quelques mois. La maladie présente dans certains cas des rémissions suivies de rechutes à plus ou moins courte échéance. On a signalé des cas de guérison définitive (Quincke).

Diagnostic. — Une anémie extrême avec conservation de l'embonpoint, hémorrhagies rétiniennes et altérations globulaires particulières, caractérise la maladie de Biermer, mais cette affection est si rare que le clinicien doit toujours se demander s'il n'est pas en face d'une anémie symptomatique, et la question parfois n'est tranchée qu'à l'autopsie.

L'anémie extrême du 4ᵉ degré peut se rencontrer encore à la suite des grandes hémorrhagies, ou au cours de la chlorose, de la tuberculose, du cancer de l'estomac et du foie. Les commémoratifs ou l'évolution générale de là maladie suffisent le plus souvent pour poser chacun de ces diagnostics. L'anémie des mineurs produite par l'ankylostome duodénal, ou l'anémie causée par le *botriocephalus latus*, n'est pas en général une anémie extrême et n'atteint pas le 4ᵉ degré. Les œufs de l'ankylostome ou du botriocéphale trouvés dans les selles enlèveront tous les doutes.

Traitement. — Toutes les indications sont du côté de l'estomac et de l'état général. Une nourriture composée de lait, d'œufs, de viande grillée, de légumes en purée, de fruits cuits, de pain en très petite quantité, de bière légère, de vin blanc mélangé d'eau, le changement d'air de la ville pour la campagne, forment la base du traitement. Le fer au début peut donner de bons résultats, mais l'*arsenic* sous forme de liqueur de Fowler à dose de 10 à 20 gouttes par jour semble être le spécifique de la maladie. Une statistique de Padley lui attribue des guérisons. L'opothérapie médullaire, la radiothérapie et les injections de sérum antidiphtérique ont donné des améliorations (Rénon et Texier).

§ 4. LEUCOCYTHÉMIE

Discussion. — Lorsque Bennet et surtout Virchow firent connaître en 1845 la maladie qui fait l'objet de ce chapitre, ils furent sans doute particulièrement impressionnés de la coloration que donne au sang la formation exagérée et permanente de ses globules blancs, d'où le nom de *leucocythé-*

mie, donné par Bennet (λευκος, blanc, κύτος, cellule, αἶμα, sang), et celui de *leucémie* créé par Virchow.

Mais cette altération du sang, cette *leucémie*, pour si importante qu'elle soit, ne représente en somme qu'un des éléments de la maladie; les altérations du *tissu adénoïde* ont également une grande importance. A l'état normal, on le sait, le tissu adénoïde, disséminé dans l'économie, est formé par du tissu conjonctif *réticulé* dont les mailles sont remplies de cellules lymphatiques (His); ce n'est même parfois qu'après avoir chassé au pinceau les cellules lymphatiques qu'on arrive à mettre en relief le fin *reticulum*. Eh bien, dans la maladie qui nous occupe, nous allons retrouver une telle exubérance de ce tissu adénoïde, que non seulement il se multiplie dans les organes où il existe normalement (hypergenèse), dans la rate, dans les ganglions lymphatiques, dans la moelle des os, mais, ce qui est plus grave, il apparaît un peu à la façon de productions malignes, dans des organes qui en sont normalement dépourvus (hétérotopie), dans le foie, dans le rein, dans les séreuses, etc. Ces formations lymphoïdes ont été nommées lymphadénomes (Virchow), d'où le nom de *lymphadénie* donné par Ranvier au processus morbide.

Il y a des cas où cette exubérance de tissu adénoïde, cette lymphadénie, envahit les organes, notamment les ganglions lymphatiques et la rate (Barfils, 1856; Cossy, 1861), sans qu'il y ait pour cela accumulation de leucocytes dans le sang. Aussi, à une époque où la question était mal connue, avait-on voulu séparer ces cas de la leucocythémie, et on les avait décrits sous le nom d'*adénie* (Trousseau), de *pseudo-leucémie*, comme méritant une place distincte dans le cadre nosologique. Jaccoud[1] avait rendu un réel service en cimentant l'unité de la lymphadénie, mais les termes de lymphadénie « leucémique et aleucémique » n'ont plus aujourd'hui la signification qu'on leur donnait autrefois car la question de la leucocythémie, nous allons le voir, été remaniée.

1. *Clinique de Lariboisière*, Paris, 1873. — Jaccoud et Labadie-Lagra

Étant donné un malade avec pléiades de ganglions hypertrophiés, avec ou sans grosse rate, il ne s'agit plus seulement de savoir dans quelle proportion les globules blancs
ont augmenté dans son sang, il faut savoir quelle est la
variété de ces globules blancs. En effet, grâce à une connaissance plus exacte de la morphologie des globules blancs,
on a reconnu que ces globules se présentent sous des
aspects bien différents, et l'on sait maintenant que, chez le
leucocythémique, les altérations morphologiques du sang
sont au moins aussi importantes que les altérations numé-
riques. Ce qui importe, ce n'est pas seulement la quantité
des leucocytes, c'est la qualité de ces leucocytes.

Toutefois, à l'heure actuelle, nous ne connaissons de la leucocythémie que la réaction de l'organisme qui se traduit par
les altérations du sang et par les lésions des organes hématopoiétiques avec symptômes afférents à ces lésions. Nous
savons fort bien que cette réaction de l'organisme n'est pas
toujours la même, mais il n'est pas encore possible de dire
si lésions et symptômes correspondent à une seule maladie
ou appartiennent à des maladies différentes.

Étiologie. — Les causes de la leucocythémie sont inconnues. Elle est plus fréquente chez l'homme que chez la
femme ; elle se développe surtout à l'âge moyen de la
vie. Cependant, on a décrit la lymphadénie splénique des
nourrissons (Jaksch, Luzet [1]). Dans les antécédents des
malades on trouve la malaria, la fièvre typhoïde, la
syphilis, l'alcoolisme ; mais cette soi-disant étiologie est
sujette à division. Les privations, les chagrins, les gros-
sesses répétées, paraissent jouer un certain rôle. Parfois le
début de l'affection semble remonter à un traumatisme sur
l'hypochondre gauche, à un refroidissement, à une lésion
locale, à une ostéo-myélite, suite d'amputation, à un écoulement chronique de l'oreille (Virchow). « Peut-être serons-
nous autorisé à soupçonner dans ces faits l'existence
oubliée de quelque irritation muqueuse ou cutanée rendant

1. Luzet. Th. de Paris, 1891.

compte de l'adénopathie primitive qui précède l'explosion de l'adénie généralisée. » (Trousseau.) Rien de tout cela n'est prouvé.

Depuis quelques années, l'origine *infectieuse* de la leucocythémie a été invoquée par plusieurs auteurs (Bard[1], Delbet) ; mais la contagion n'a pu être constatée dans aucun cas ni reproduite expérimentalement sur les animaux (Gilbert et Cadiat[2]). Quant à la nature de la maladie infectieuse, la multiplicité des espèces microbiennes incriminées montre qu'il ne s'agit pas d'une affection spécifique, mais tout au plus d'un processus banal d'infection secondaire.

Anatomie pathologique. — Étudions successivement : 1° les altérations du sang; 2° les altérations des tissus et des organes.

1° *Altérations du sang.* — Le sang leucocythémique ne présente d'altérations appréciables à l'œil nu que s'il y a augmentation considérable des globules blancs. En pareil cas, le *sang* est violacé, décoloré, et sa nuance est parfois analogue à celle du pus. Le sang leucémique défibriné et placé dans une éprouvette se sépare en trois couches : l'inférieure est formée par les globules rouges, qui sont plus lourds; les globules blancs forment la couche intermédiaire, et au-dessus surnage le sérum. Le caillot de la saignée et les caillots recueillis sur le cadavre sont séparés en deux couches, une inférieure rouge et une supérieure grisâtre.

Au point de vue histologique, on doit considérer deux formes principales de leucocythémie : l'une, c'est la *lymphocythémie*; en pareil cas, ce qui domine dans le sang, ce sont les lymphocites, cellules semblables à celles que renferme le tissu lymphoïde des ganglions; l'autre, c'est la *myélocythémie*; en pareil cas, ce qui domine dans le sang, ce sont des cellules semblables à celles qu'on observe dans la moelle des os.

1. Bard. *Lyon médical*, 1888.
2. Delbet. *Semaine médicale*, 13 septembre 1893.

Lymphocythémie. — Ici, le nombre des lymphocytes peut atteindre 600.000 par millimètre cube ; toutefois, cette augmentation est généralement beaucoup moindre. C'est à cette forme qu'appartiennent les cas où le nombre des leucocytes est peu augmenté ou presque normal (Jolly, Vaquez). L'augmentation porte sur les *lymphocytes*, tantôt sur les lymphocytes à protoplasma clair, tantôt sur les lymphocytes à protoplasma foncé, qui en pareil cas forment presque la totalité des globules blancs du sang et atteignent 60, 80 et même 90 pour 100 de la totalité des globules blancs.

Myélocythémie. — Cette variété de leucocythémie englobe la plupart des cas où le nombre des leucocytes est considérablement augmenté. Ils peuvent dépasser le chiffre de 600 000. Au lieu d'un leucocyte pour 600 globules rouges (état normal), les rapports peuvent être de 1 pour 20, 1 pour 10, 1 pour 9, 1 pour 1. Toutes les formes de globules blancs du sang normal sont représentées, en proportions variables dans cette variété de leucocythémie. Mais, ce qu'il y a de particulier, c'est l'apparition, en grand nombre, de formes cellulaires qui n'existent pas dans le sang normal, ce sont des cellules arrondies, à gros noyau arrondi, ovalaire ou légèrement incurvé. Ces cellules, que nous avons étudiées plus haut, sont semblables, aux grands mononucléaires du sang normal, mais leur protoplasma, au lieu d'être clair, est rempli, soit de fines granulations « neutrophiles », soit de grosses granulations réfringentes « éosinophiles ». De plus, il existe des cellules dont les granulations protoplasmiques prennent les couleurs « basiques », comme la thionine et les violets de méthyle, et répondent aux « mastzellen » d'Erhlich.

Le noyau des myélocytes apparaît diffus sur les préparations usuelles ; aussi a-t-on considéré longtemps ces cellules comme des éléments dégénérés, morts. Il n'en est rien. Jolly a montré[1] que les myélocytes et les lymphocytes sont des cellules vivantes et mobiles ; c'est sur ces faits que s'est

1. J. Jolly. Sur les mouvements amiboïdes des globules blancs du sang

appuyé Erhlich pour soutenir, que dans les diverses variétés de leucémie les différentes espèces de leucocytes arrivaient des organes hématopoiétiques au sang par diapédèse.

Dans certains cas, les grandes cellules mononucléaires (myélocites) dominent dans le sang et les cellules polynucléaires y sont exceptionnelles.

Ces cas ont été quelquefois classés à part sous la dénomination de *leucémie splénique*, ou confondus à tort avec la leucémie lymphatique; en réalité, ils se rattachent à la *myélocythémie*. Dans la myélocythémie comme dans la lymphocythémie, les globules rouges sont moins nombreux et leur valeur globulaire est diminuée. Enfin, cette anémie s'accompagne souvent de la présence de globules rouges nucléés.

Examen chimique. — Les analyses chimiques du sang leucémique y révèlent la présence de glutine, d'hypoxanthine, de leucine et de tyrosine. C'est probablement à cette dernière substance ou à une substance voisine qu'appartiennent les cristaux particuliers décrits par Charcot dans le sang des leucémiques (Charcot-Leyden), surtout après la mort.

2° *Lésions du tissu conjonctif et des organes.* — Il y a hypertrophie du tissu lymphoïde, là où il existe normalement, et formation de ce tissu là où il n'existe pas à l'état normal. Le tissu lymphoïde ou adénoïde est le tissu des ganglions lymphatiques. Il est formé par un tissu conjonctif réticulé dont les mailles sont remplies de cellules lymphatiques. « Des capillaires parcourent ce tissu réticulé, ils sont entourés eux-mêmes par une couche condensée de ce tissu, et c'est de cette couche que partent les fibrilles du reticulum[1]. »

dans la leucémie. *Soc. de biol.*, 8 janvier 1898. — Sur quelques points de la morphologie des leucocytes. *Soc. de biol.*, 8 juin 1901, p. 613. — Sur les mouvements des myélocytes. *Soc. de biol.*, 7 décembre 1901, p. 1069. — Sur quelques points de l'étude des globules blancs dans la leucémie, à propos de la fixation du sang. *Arch. de méd. exp.*, janvier 1902. — Sur les mouvements des lymphocytes. *Soc. de biol.*, 7 juin 1902, et *Arch. de méd. exp.*, janvier 1903.

1. Cornil et Ranvier. *Man. d'histol. pathol.*, 1884, I, p. 295.

Au cas de leucocythémie, le tissu adénoïde normal peut être hypertrophié dans tous les organes.

Les *ganglions lymphatiques* du cou, de l'aisselle, de l'aine, du mésentère, des bronches, sont souvent envahis et forment des tumeurs qui peuvent atteindre le volume d'une noisette, d'une noix, d'un œuf de poule. Dans certaines régions, au cou, à l'aisselle, elles forment des masses considérables.

Dans quelques cas, et en dehors de toute étiologie scrofuleuse ou tuberculeuse, les ganglions prennent une apparence caséeuse. La prédominance de la lésion sur les ganglions lymphatiques a fait admettre une variété de lymphadénie à *forme ganglionnaire*.

La rate est hypertrophiée au point de peser plus de 2 kilogrammes, mais elle n'est pas déformée; elle est dure, sa capsule est épaissie, souvent adhérente au péritoine, et à la coupe de l'organe on voit se détacher, sur un fond rouge, des corpuscules de Malpighi, blanchâtres et parfois aussi volumineux qu'une lentille. Les lésions sont comparables à celle des ganglions lymphatiques.

La *muqueuse intestinale* est fréquemment altérée; les lésions s'y présentent sous trois formes principales (Gilly[1]): *folliculo-hypertrophique* développée aux dépens des follicules clos et des plaques de Peyer, elle ne s'ulcère pour ainsi dire jamais; formes *hyperplasique diffuse* et *néoplasique*, qui prennent naissance dans la couche adénoïde sous-muqueuse et s'ulcèrent très rapidement. La forme néoplasique siège surtout à la partie inférieure de l'iléon, sans rétrécissement du calibre de l'intestin; elle est presque toujours aleucémique.

Les amygdales, les follicules clos de la langue, le corps thyroïde, la moelle des os, participent à l'hypergénèse du tissu lymphoïde. Le thymus atrophié reprend quelquefois son volume.

Quand le *foie* est atteint, l'hypertrophie porte sur la totalité de l'organe et sa matité vient se confondre avec celle

1. Gilly. Th. de Paris, 1886.

de la rate. Ses capillaires sont dilatés par un sang gorgé de globules blancs; il se fait même quelquefois de véritables apoplexies de leucocytes. Ce ne sont pas là des formations nouvelles.

Dans le tissu conjonctif des espaces portes, on observe une néo-formation de tissu lymphoïde. A vrai dire, ce tissu lymphoïde consiste le plus souvent en une infiltration du tissu conjonctif par des cellules semblables à celles des ganglions, sans que ce tissu conjonctif prenne l'aspect d'un véritable tissu réticulé. C'est ce qui existe aussi dans les lymphomes de la substance corticale du rein. La moelle osseuse est quelquefois transformée en tissu lymphoïde. Enfin, on en trouve à la peau, et en des régions qui n'en présentent pas normalement. Telles sont les néoformations du tissu lymphoïde.

L'accumulation des globules blancs dans les vaisseaux explique les hémorrhagies qui peuvent se faire en différents organes : foie, rein, cerveau, rétine, méninges, muqueuse nasale, gencives, oreille interne, peau (purpura). Dans l'intestin, les ulcérations des tumeurs lymphoïdes sont également cause d'hémorrhagies.

Je viens de décrire en bloc les différentes lésions de la leucocythémie; mais depuis quelques années, on s'est aperçu qu'il est certaines productions lymphoïdes, dont la structure diffère un peu de la structure des ganglions lymphatiques. Ces productions, véritables tumeurs leucémiques, surtout fréquentes au foie et à la rate, sont formées de cellules plus volumineuses que les lymphocytes. Ces cellules ont un gros noyau arrondi et leur protoplasma contient souvent des granulations comparables aux cellules de la moelle des os. En pareille circonstance, ce n'est plus à proprement parler du tissu lymphoïde, c'est plutôt du tissu myéloïde.

On s'est aperçu de plus que ces productions de tissu myéloïde sont liées aux formes hématologiques que nous avons appris à connaître sous le nom de myélocythémie. Ces faits, joints à nos connaissances sur la morphologie du sang et sur la structure de la moelle des os, contribuent à donner une idée nouvelle de la physiologie pathologique de la leucocythémie.

Si la myélocythémie et la lymphocythémie ne correspondent pas nécessairement à des types cliniques distincts, elles constituent néanmoins des types anatomiques particuliers dans lesquels les lésions du sang sont différentes. Dans la lymphocythémie, les lymphocytes du sang viennent des ganglions et du tissu lymphatique nouveau qui s'est formé en différents points, même dans la moelle osseuse. Dans la myélocythémie, les leucocytes du sang viennent, au moins en majorité, de la moelle osseuse hyperplasiée et du tissu myéloïde nouveau formé en divers organes, surtout dans la rate.

Telle est la conception nouvelle de la leucocythémie. Pour Ehrlich, les amas et les tumeurs myéloïdes sont formés par métastase ; c'est la moelle osseuse qui envoie dans la rate ses propres cellules qui s'y greffent (hétérotopie), se rapprochant en cela des tumeurs malignes. Pour Dominici[1], il s'agirait, non de métastases, mais de la reviviscence d'un tissu myéloïde qui existerait dans les organes pendant la période fœtale.

Dans les faits que nous venons d'examiner, la formation du nouveau tissu lymphoïde et myéloïde s'accompagne de modifications importantes du sang. Mais il est des cas où ces modifications du sang semblent ne pas exister. Ce sont ces cas que visent certaines descriptions sous les noms d'adénie, de lymphadénie aleucémique, de pseudo-leucémie, de maladie de Hogdkin, etc. Il est à peu près certain que ces descriptions ont été appliquées par erreur à des affections distinctes de la leucocythémie. D'après Jolly[2], ces affections sont les suivantes : « 1° adénites chroniques avec ou sans leucocytose polynucléaire, adénopathies de

1. H. Dominici. Le processus histologique de la leucémie myélogène. *Presse médicale*, 21 juillet 1900.
2. J. Jolly. Les globules blancs dans les états morbides. *Rapport au Congrès international de médecine*. Paris, août 1900.

nature indéterminée, infectieuses et surtout tuberculeuses[1]; 2° tumeurs ganglionnaires, primitives ou secondaires, évoluant avec ou sans leucocytose polynucléaire;
3° cas réels de lymphocythémie où le nombre absolu des
globules blancs est peu ou pas augmenté, l'accroissement
numérique ne portant que sur les lymphocytes; 4° cas de
lymphadénie cutanée, de mycosis fongoïde qui rentrent
dans le cadre de la lymphocythémie; 5° véritables lésions
lymphadéniques analogues à celles de la lymphocythémie,
sans autre altération du sang, qu'une leucocytose polynucléaire. Certains faits tendent à montrer du reste que
ces cas peuvent ne représenter qu'un stade passager de
l'évolution de la lymphocythémie. »

Souvent encore on fait rentrer, bien à tort, dans le cadre
de la lymphadénie, des splénomégalies de nature diverse sans
altération du sang.

Quant à l'anémie infantile pseudo-leucémique de V. Jaksch
et Luzet, on ne sait pas encore s'il s'agit là d'une forme
infantile de leucémie ou d'une anémie due à différentes
causes d'hypertrophie de la rate avec leucocytose.

Symptômes. — Le début de la leucocythémie, quelle que
soit sa variété, est le plus souvent insidieux. Le malade
a tous les attributs d'un anémique, faiblesse croissante,
fatigue, pâleur, essoufflement facile. Dans quelques cas,
aucune grosseur ganglionnaire n'est encore visible à l'extérieur, la rate n'est pas augmentée de volume, et cependant, si l'on examinait le sang, on y trouverait déjà moins
de globules rouges et un excès considérable de leucocytes
ou de lymphocytes. Dans quelques circonstances, c'est le
contraire qui a lieu : un ou plusieurs ganglions lymphatiques prennent un développement qui paraît d'abord sans
conséquence, mais bientôt l'hypertrophie se généralise, et
néanmoins le sang ne présente encore aucun excès de
leucocytes.

---

1. J. Sabrazès. Hématologie clinique, leucocytose, leucémie et adénie
Rapport extrait du 5ᵉ Congrès français de méd. Lille, 1899.

Au cas de leucémie ganglionnaire, les *ganglions lymphatiques* hypertrophiés sont indolents et distincts les uns des autres. Sur les parties latérales du cou, ils forment par leur agglomération d'énormes tumeurs sur lesquelles la tête semble reposer. Quand la chaîne des ganglions *trachéaux* et *bronchiques* est envahie, on voit survenir des symptômes de compression, tels que : dyspnée, spasmes glottiques, respiration sifflante, cornage, dysphagie, œdème de la face et des bras, symptômes que j'ai décrits au chapitre concernant les tumeurs du *médiastin*. Les tumeurs lymphatiques de l'aisselle et de l'aine gênent les mouvements des bras et des jambes. L'hypertrophie des ganglions du mésentère provoque des compressions veineuses, de l'ascite, de l'œdème des jambes. Les tumeurs ganglionnaires de la lymphadénie n'ont aucune tendance à s'enflammer et à suppurer.

Au cas de leucémie liénale, la *rate* finit par acquérir un volume considérable ; elle fait dans le ventre une saillie énorme ; elle peut participer seule au processus ou bien le processus peut être commun à la rate et aux ganglions.

Avec les progrès de la maladie, les symptômes généraux s'accusent ; la faiblesse augmente, l'appétit se perd, et des souffles anémiques apparaissent au cœur et aux vaisseaux. Le malade se plaint de céphalalgie, de vertiges, de nausées, de troubles de la vue (rétine leucémique), de dysphagie (pharyngite leucémique ulcéreuse) ; il est sujet aux hémorrhagie, épistaxis, purpura, hémorrhagie gingivale.

L'amaigrissement de la face et des membres contraste avec le volume des tumeurs ganglionnaires et avec le développement excessif du ventre. Après une durée qui varie de quelques mois à deux ans, la période cachectique se prépare ; la tendance aux hémorrhagies s'accuse plus fortement, les œdèmes se généralisent, la diarrhée devient continue, l'amaigrissement fait des progrès, les mains sont parfois le siège d'éruptions érythémateuses et souvent la fièvre apparaît.

Le malade est emporté par les progrès incessants de la cachexie, ou par quelque accident intercurrent, : développement excessif des ganglions bronchiques ou hémorrhagie cérébrale, accidents qui peuvent survenir bien avant la période cachectique.

Leucocythémie aiguë. — Je viens de décrire les formes de leucocythémie à évolution chronique, qui sont de beaucoup les plus fréquentes; mais il est des leucocythémies à *marche rapide,* à évolution aiguë.

Les premières observations ont été rapportées par Ebstein en 1889; depuis lors, de nombreux travaux ont été publiés[1]. Au dernier Congrès de médecine interne de Berlin, Frænkel et quelques autres auteurs ont apporté des observations qui établissent l'existence de cette leucocythémie à marche suraiguë, ils l'ont appelée *leucémie aiguë* ou *lymphocythémie,* justement parce qu'elle serait caractérisée au point de vue hématologique par la surabondance des lymphocytes ou petits globules mononucléaires. La constatation presque exclusive de ceux-ci dans le sang serait d'un pronostic grave, et ferait prévoir une forme à marche rapide.

Cette variété de leucocythémie n'est peut-être pas encore établie avec toute la certitude désirable. Néanmoins, j'ai pu l'étudier et en vérifier l'extrême gravité sur un malade de mon service dont voici l'observation : Ce malade était arrivé à l'hôpital dans un état de cachexie avancée; son teint rappelait celui des cancéreux : pâleur terreuse et muqueuses décolorées, œdème des jambes et purpura. Cet homme ne souffrait nulle part, mais il se plaignait d'une faiblesse et d'une fatigue extrêmes, il se sentait très gravement atteint, sa santé avait toujours été fort bonne, on

1. A. Frænkel. *C. R. Congrès de Berlin,* 1897, p. 558. — Apert. Leucocythémie présentant certains caractères spéciaux (lymphocythémie). *Soc. anat.,* 28 janvier 1898, p. 118. — Gilbert et Weil. Contribution à l'étude de la leucémie aiguë. *Arch. de méd. expérim.,* 1899, p. 157. — Guinon et J. Jolly. Un cas de leucémie aiguë. *Revue mensuelle des maladies de l'enfance,* juin 1899.

ne trouvait dans son passé aucune maladie digne d'être notée, et l'état actuel ne datait que de quelques semaines.

En l'examinant, nous trouvons dans le ventre une énorme tumeur. Cette tumeur, dure, indolente, déformait le flanc et l'hypochondre gauches. Elle descendait presque jusqu'à l'ombilic et s'engageait en haut sous les côtes où la matité pouvait la suivre jusqu'au cinquième espace intercostal.

Le diagnostic de grosse rate fut fait sans hésitation, mais restait à déterminer la nature de cette mégalosplénie. Il ne pouvait être question, ici, de rate palustre, cet homme n'ayant jamais été atteint de paludisme. Le kyste hydatique de la rate devait être éliminé, car jamais un kyste hydatique ne détermine en quelques semaines pareille cachexie. Si le malade cachectisé, porteur de cette énorme rate, avait eu en même temps des tumeurs ganglionnaires au cou, à l'aine, à l'aisselle, on aurait pensé d'emblée à la leucocythémie, mais cet homme n'avait point d'hypertrophies ganglionnaires apparentes.

Ce n'était pas une raison toutefois pour abandonner le diagnostic de rate leucocythémique, car il existe des exemples de lymphadénie splénique sans tumeurs ganglionnaires apparentes.

Pour trancher la question, un de mes chefs de clinique, Apert[1], fit l'examen du sang et le diagnostic de grosse rate leucocythémique fut confirmé; notre malade avait 50 000 globules blancs pour 1 900 000 globules rouges, soit une proportion de 1 pour 40, au lieu de 1 pour 600 qui est l'état normal.

Mais, dans un cas de leucocythémie, il ne suffit pas de constater l'excès considérable des globules blancs, il faut encore savoir quelle est la variété de globules blancs en excès. Les préparations du sang démontrèrent qu'il s'agissait ici de leucémie à petits leucocytes mononucléaires, lymphocytes des Allemands. C'était un cas très net de lymphocythémie.

1. Apert. Sur un cas de leucocythémie. *Bull. méd.*, février 1898, p. 93.

La planche ci-dessous représente une préparation de ce sang leucocythémique, étalé, séché et coloré à l'éosine et au bleu de méthylène. On y voit en abondance des petits leucocytes colorés en bleu, plus petits que les globules rouges, on ne trouve que deux gros leucocytes mononucléaires et un leucocyte polynucléaire.

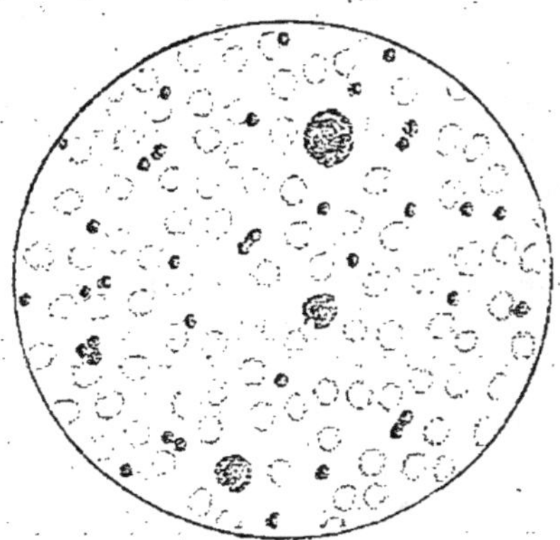

Quinze jours après l'arrivée de cet homme dans mon service, le nombre des lymphocytes monte de 50 000 à 90 000, et le rapport des lymphocytes aux globules rouges est de 1/40 à 1/20 ; les ganglions du cou, à peine perceptibles à l'entrée du malade, forment en quinze jours des tumeurs analogues à des paquets de noisettes ; puis peu après les ganglions axillaires s'hypertrophient, on constate même des ganglions là où on n'en trouve pas normalement, en particulier le long du paquet vasculo-nerveux du bras droit, où ils forment une chaîne continue sous le bord interne du biceps. A la face antérieure de la cuisse droite apparaît un nodule sous-cutané dur, adhérent à la peau, qui fut avec raison considéré comme un lymphome cutané. En même temps la rate augmentait encore, les forces diminuaient de plus en plus, la cachexie s'accentuait, et finalement le malade mourait le 25 septembre, cinq semaines après son entrée. Peu de jours avant sa mort le nombre des lymphocytes avait atteint 150 000, et leur rapport avec les globules rouges était de un pour dix.

A l'autopsie on trouve au complet les lésions de la leuco-cythémie. La rate est colossale: elle pèse 2200 grammes, au lieu de 180 à 200 grammes, poids normal. Elle est donc plus que décuplée de volume. L'hypertrophie porte sur toutes les dimensions de l'organe ; la hauteur est doublée : 28 centimètres, au lieu de 14, la largeur est doublée : 14 centimètres au lieu de 7 à 8 ; l'épaisseur est triplée : 9 centimètres au lieu de 3.

Malgré cette considérable hypertrophie, l'organe a pres-que conservé sa forme ; toutefois l'extrémité supérieure se recourbe en dedans, formant comme un crochet à conca-vité interne et inférieure ; il semble que, gênée dans son accroissement par la résistance du diaphragme, elle ait dû, pour continuer à s'accroître, progresser vers la ligne médiane du corps ; tandis que, le reste de l'organe, ne trou-vant que des viscères faciles à déplacer, s'est accru sur place et sans que sa forme générale en ait été modifiée. Sur une coupe de l'organe, en longueur, le parenchyme a l'aspect normal ; il est violet, avec quelques linéaments blanchâtres ; il est peut-être un peu plus ferme que d'habi-tude, mais, en somme, il s'écarte bien peu de l'aspect normal. La seule chose anormale dans cette rate, volume à part, c'est l'épaississement considérable de la capsule, qui est blanchâtre, dure, épaissie, avec adhérences fibreuses qui la fixent aux organes voisins.

Outre cette énorme rate, on trouve partout des ganglions volumineux : les ganglions mésentériques, les ganglions du hile du foie et de la rate, les ganglions prévertébraux, les ganglions médiastinaux forment des paquets considérables ; certains ganglions atteignent le volume d'une pomme ; à la coupe ils sont fermes et blancs ; quelques-uns ont au centre des taches violacées dues à des hémorrhagies inter-stitielles. Les viscères, foie, reins, poumons, cœur, n'offrent à l'œil nu rien d'intéressant à noter ; les follicules clos de l'intestin ne sont pas hypertrophiés, non plus que les amygdales. Il importait, de se rendre compte des lésions de la moelle osseuse, dont les altérations sont de règle dans la leucocythémie. On scia l'humérus droit à deux hauteurs différentes et on put extraire un cylindre de moelle osseuse; elle avait perdu son apparence graisseuse habituelle et elle offrait le même aspect que la substance des ganglions, avec les mêmes taches violacées au milieu d'un parenchyme blanc mat.

L'examen histologique des organes malades présentait une particularité des plus intéressantes. Sur les coupes histologiques pratiquées par Apert, nous avons retrouvé presque exclusivement la forme de lymphocyte, non seulement dans les ganglions où le lymphocyte est le globule blanc normal, mais encore dans la pulpe de la rate et dans la moelle des os, où les lymphocytes masquaient par leur abondance les cellules à noyau polymorphe qui normalement y sont les plus nombreuses. De même que, dans le cancer, quel que soit le lieu où vont se former les cancérisations secondaires, on retrouve toujours la même forme cellulaire; de même ici, quel que soit l'organe atteint par l'infiltration lymphoïde, c'est la même variété de globules blancs, le lymphocyte, qui constituait la lésion des organes et la lésion du sang (lymphocythémie). C'est cette ressemblance avec le cancer qu'on a voulu exprimer en appelant la leucocythémie le cancer du sang.

Telles sont les différentes variétés anatomiques et cliniques de la leucocythémie. Cette dernière forme, la leucocythémie *aiguë* n'est-elle qu'une variété clinique ou constitue-t-elle une maladie distincte, on ne peut l'affirmer, ce que l'on sait, c'est que l'augmentation du nombre des globules blancs porte sur les lymphocytes. Les symptômes, dans leur ensemble, ressemblent à ceux de la leucémie chronique, mais l'évolution rapide, quelquefois fébrile, donne à la maladie un aspect particulier.

La mort est la terminaison constante de la leucémie aiguë et de la leucémie chronique; l'une ne dure que quelques semaines; l'autre dure quelques mois ou quelques année. Le streptocoque paraît fatal aux leucémiques.

Diagnostic. — Le diagnostic de la leucocythémie est souvent difficile, parfois la maladie reste ignorée. Aussi chez les individus à grosse rate, à gros foie, à ganglions lymphatiques hypertrophiés, chez les malades atteints de purpura ; enfin, au cas d'anémie anormale et de cachexie d'origine inconnue, il faut toujours examiner le sang.

C'est l'examen du sang qui lèvera les difficultés et qui empêchera de confondre la leucémie avec les différentes leucocytoses et surtout avec les pseudoleucémies[1]. Cependant, on a découvert récemment, dans un certain nombre d'affections, un type qui rappelle, d'une manière atténuée, les altérations du sang de la myélocythémie. Ce fait, intéressant au point de vue doctrinal, est un lien entre les leuco- cytoses et la leucocythémie.

Chez les malades qui ont des chaines ganglionnaires hypertrophiées sans modifications spécifiques du sang, sans myélocythémie ni lymphocythémie, le diagnostic est parfois difficile. En pareil cas, il faut penser aux adénites scro- fuleuses, tuberculeuses, aux adénites du cancer, de la sy- philis, etc. En présence d'adénopathies chroniques à allures régulièrement progressives, et surtout commençant par la région cervicale, il fait penser au lymphadénome malin.

Traitement. — Les tentatives chirurgicales, l'ablation de la rate et des tumeurs ganglionnaires lymphadéniques n'ont donné aucun bon résultat. Il est donc préférable de s'abs- tenir d'opérations de ce genre chez les leucémiques. Quant au traitement médical, il est à peu près nul.

Les extraits de rate, de moelle osseuse, les préparations arsenicales, les injections de cacodylate de soude, ont pro- duit quelque amélioration momentanée.

§ 5. CHLOROSE — CHLORO-BRIGTHISME
CHLORO-BRIGHTISME ET GROSSESSE

La *chlorose* et l'*anémie* ne doivent pas être confondues dans une même description, car ces deux termes ne sont pas synonymes. L'anémie n'est qu'un symptôme dont les

---

1. Ronzoni. *La pseudoleuccmia*, Pavie, 1 07.

origines et les variétés sont multiples et complexes. Les hémorrhagies, les pertes de toute nature subies par l'organisme, bon nombre de maladies aiguës et chroniques, provoquent l'anémie. L'étude de l'anémie, ou mieux l'étude des anémies, est donc une question de séméiologie et ne peut trouver place ici[1]. La chlorose, au contraire, est une entité morbide mieux définie; par un de ses côtés elle confine aux anémies, par l'autre elle confine aux névroses; non pas que l'élément dyscrasique et l'élément nerveux soient forcément subordonnés l'un à l'autre, mais leur association et leur origine en font un type morbide qui a son autonomie.

Étiologie. — La chlorose (χλωρός, jaune vert) doit son nom à la teinte que prend la peau des chlorotiques (pâles couleurs). C'est surtout une maladie des *jeunes filles* parvenues à l'âge de la *puberté* (cachexia virginum), et son apparition paraît intimement liée à l'évolution des organes génitaux. Elle existe cependant avant la puberté : c'est sans doute quand l'accroissement physique de l'enfant n'est pas en rapport avec ses moyens de réparation (Sée). La chlorose peut exister chez les jeunes garçons, de même que l'hystérie, maladie spéciale à la femme, est observée chez l'homme.

L'hérédité[2] joue un grand rôle dans le développement de la chlorose; les troubles menstruels, les perturbations du système nerveux, émotions, chagrin, épuisement, les habitations obscures, le manque de lumière, lui servent de causes occasionnelles.

Pathogénie. Anatomie pathologique. — La pathogénie et l'anatomie pathologique de la chlorose ont été depuis quelques années l'objet de nombreux travaux, et l'on s'est demandé si les modifications du sang qu'on observe chez les chlorotiques ne suffiraient pas à différencier la chlorose des anémies. Étudions cette question en détail :

---

1. Sée. *Du sang et des anémies.* Paris, 1866.
2. Potain. Art. ANÉMIE. *Dict. encyclop. des sc. méd.*

Le *nombre* des globules rouges contenus dans le sang des chlorotiques n'offre rien de caractéristique, car il est normal, augmenté ou diminué, suivant les cas.

La *dimension* exagérée des globules rouges n'a pas plus d'importance, car dans toute anémie, quelle qu'elle soit, le trouble apporté à la formation et au développement des globules fait apparaître des formes anormales d'hématies rappelant plus ou moins nettement l'état fœtal des éléments[1].

Est-ce donc la composition du globule rouge, la diminution de l'hémoglobine, qui offre une altération spéciale à la chlorose? Cette altération de l'hémoglobine n'est pas absolument spéciale à la chlorose, car elle existe à divers degrés dans d'autres anémies, et notamment dans l'anémie des cancéreux (Hayem). Ce n'est donc pas la nature des modifications du sang qui, seule, peut établir une barrière entre les anémies et la chlorose : certes, la diminution de l'hémoglobine chez les chlorotiques est un élément important dont nous devons tenir compte, mais c'est l'ensemble de symptômes, c'est surtout l'étiologie de l'affection, qui donne à la chlorose la place distincte qu'elle doit occuper. Ainsi se trouve réalisée l'opinion autrefois émise par Sée, que ce qui distingue surtout la chlorose des anémies, c'est son origine.

Les lésions hématiques ne sont pas les seules observées dans la chlorose. Nous devons la connaissance de lésions cardio-vasculaires et génitales aux travaux de Rokitansky, de Bamberger et surtout de Virchow. Ces altérations ont permis à l'école allemande d'étayer une théorie organique de la chlorose.

Un défaut de développement de l'appareil vasculaire, une véritable aplasie artérielle, telles sont les anomalies les plus fréquentes.

L'aorte est parfois tellement rétrécie que sa lumière laisse

---

1. Hayem. *Recherches sur l'anatomie normale et pathologique du sang.* Paris, 1878.

à peine passer le petit doigt; son calibre est celui de la carotide ou de l'artère iliaque. Les tuniques sont amincies et le vaisseau se laisse étirer comme du caoutchouc. Les intercostales et les lombaires naissent d'une façon asymétrique sur l'aorte descendante. La tunique interne est hérissée d'élevures réticulées; elle est souvent le siège d'une dégénérescence graisseuse qui est toute superficielle, contrairement aux lésions de l'athérome.

Les malformations cardiaques sont variables dans la chlorose. Le cœur est tantôt d'une petitesse remarquable, tantôt plus gros qu'à l'état normal. Pour Virchow, qui base son opinion sur un grand nombre d'autopsies, le cœur chlorotique est originellement petit et reste de faible volume, en cas d'olighémie permanente. Si la masse du sang devient trop considérable, le cœur, ayant à lutter encore contre l'angustie de l'aorte, s'hypertrophie et se dilate.

L'altération des organes génitaux est relativement fréquente dans la chlorose. Ces organes sont quelquefois hypertrophiés, le plus souvent atrophiés. La disposition infantile de l'utérus et des ovaires est fréquemment relatée dans les observations de Virchow. Cet auteur considère ces anomalies génitales comme secondaires et l'hypoplasie, vasculaire comme lésion primordiale, cause de la chlorose.

Si ces lésions, rarement observées en France, sont fréquemment signalées dans le protocole des autopsies allemandes, il faut savoir qu'en Allemagne, sans se préoccuper des symptômes présentés pendant la vie, on appelle *aortis chloroticæ* toute aorte petite, pâle, et dont les branches présentent des anomalies d'origine.

Du reste cette théorie de la chlorose ne serait applicable qu'à quelques cas, elle a été infirmée par d'autres autopsies, elle ne mérite donc d'être conservée qu'à titre d'exception.

Description. — La femme chlorotique n'est généralement pas amaigrie; son visage et ses mains ont un aspect blafard et jaunâtre de vieille cire, auquel s'ajoutent parfois des reflets verdâtres; les lèvres, les gencives, les conjonctives sont exsangues et décolorées, le regard est triste et langoureux, la conjonctive est bleutée, la face est bouffie, les paupières sont parfois œdématiées. Cet œdème, qui n'est pas seulement d'origine anémique, s'observe aussi aux jambes, aux malléoles. Les joues se colorent parfois d'une rougeur subite et passagère qui dans quelques cas prend une remarquable intensité (*chlorosis fortiorum*).

Les *troubles nerveux* rappellent un peu ceux de l'hystérie. La chlorotique est triste, mélancolique, irritable et bizarre, elle se plaint de maux de têtes, de vertiges, d'éblouissements, l'insomnie, de rêvasseries, de névralgie faciale et intercostale. Elle est toujours fatiguée; souvent elle se sent prête à défaillir; le moindre exercice, la moindre émotion l'essouffle, accélère sa respiration et provoque des battements de cœur. Ces palpitations sont parfois violentes et surviennent sous forme d'accès. Certaines malades sont sujettes aux *hémorrhagies*, aux hémoptysies, aux épistaxis, aux métrorrhagies. L'anesthésie et l'hyperesthésie s'observent également; la parésie musculaire peut aller jusqu'à la paralysie.

Chez la chlorotique, l'appétit est tantôt exagéré (boulimie), tantôt supprimé (anorexie), il est souvent dépravé (pica, malacia). A cette perversion se joignent fréquemment des troubles dyspeptiques, tels que flatulence stomacale, gastralgie, pyrosis, vomissements, ballonnement du ventre, constipation.

L'hypopepsie, l'hyperpepsie, l'hyperchlorhydrie ont été également constatées (Hayem [1]).

Les troubles fonctionnels des *organes génitaux* sont constants; on se demande même parfois s'ils sont la cause ou l'effet de l'état chlorotique. L'aménorrhée et la dysménorrhée sont habituelles, la ménorrhagie est plus rare (Trousseau). La leucorrhée est très fréquente et le sang menstruel est séreux et décoloré. La chlorose n'est pas un obstacle à la fécondation; la grossesse a même quelquefois une heureuse influence.

1. Altération du chimisme stomacal dans la chlorose. *Soc. méd. des hôp.*, 30 octobre 1891.

Les *urines* sont pâles, pauvres en urée et en phosphates; elles contiennent de l'uro-hématine[1].

L'examen des chlorotiques fournit les résultats suivants : à l'auscultation du cœur on entend fréquemment un souffle systolique, qu'on a localisé à l'orifice aortique, à l'orifice tricuspide (Parrot[2]) et aux autres orifices. Le doigt légèrement placé sur la région des vaisseaux du cou, au-dessus de la clavicule, perçoit un *frémissement cataire*, et l'auscultation de ces vaisseaux, surtout du côté droit, fait entendre un souffle systolique, intermittent, d'origine artérielle, et un souffle continu avec renforcement, d'origine veineuse, dont le timbre plus ou moins musical a été comparé au *ronron* du chat, au bruit du rouet, au bruit d'un jouet qu'on nomme le « diable », d'où la dénomination de « bruit de diable » donnée par Bouillaud.

Ces *bruits de souffle* ne sont pas du reste l'apanage exclusif de la chlorose et n'ont pas l'apparence diagnostique qu'on leur avait autrefois attribuée. Le souffle intermittent, artériel, s'explique facilement, mais l'explication du souffle continu avec renforcement est plus difficile : on a successivement invoqué la vibration des parois du vaisseau, l'état spasmodique de ces parois[3], les vibrations des valvules veineuses (Chauveau). Les veines du cou sont parfois animées de battements. A ces troubles cardio-vasculaires se rattache l'hypertrophie du corps thyroïde dans quelques cas (Hayem[4]).

La température des chlorotiques est tantôt normale, tantôt abaissée; dans quelques observations on a signalé une élévation notable de la température centrale[5], une véritable fièvre[6] (*febris alba virginum*).

L'*examen du sang*, qui ne nécessite qu'une piqûre au bout du doigt, permet de compléter le tableau clinique de

1. Robin. *Essai d'urologie clinique*, 1878, p. 20.
2. *Arch. gén. de méd.*, août 1866. — Art. CHLOROSE, in *Dict. des sc. méd.*
3. Peter. *Gaz. des hóp.*, 1876.
4. Moriez. *De la chlorose*. Th. d'agrég. Paris, 1880.
5. H. Mollière. *Lyon méd.*, 1882.
6. Jaccoud. *Clin.*, 1886.

la chlorose : quoique très fluide, le sang chlorotique se coagule normalement, car la fibrine s'y trouve en quantité voulue. Le sérum paraît chimiquement naturel, et cependant il doit exercer sur les globules rouges une action délétère, globulicide[1].

Le nombre des globules rouges n'est pas très diminué; il est rare qu'on trouve des chiffres inférieurs à 5 millions; et même le nombre des globules rouges peut être presque normal; c'est qu'en effet, comme nous allons le voir, la lésion importante et caractéristique du sang dans la chlorose porte sur l'hémoglobine. Les dimensions des globules rouges sont très variables : à l'état normal, leur diamètre est de 7 μ environ; chez la chlorotique, il y a des quantités de globules *nains* dont le diamètre ne dépasse pas 3 ou 4 μ et des globules *géants* dont le diamètre atteint 12 à 14 μ.

A l'état normal, le globule rouge est discoïde; chez la chlorotique, on voit des formes les plus variées portant principalement sur les globules nains; ils sont fusiformes, piriformes, en cornue, en raquette; ces altérations de forme sont dues à une contractilité morbide du protoplasma.

Les globules rouges sont beaucoup plus pâles qu'à l'état normal parce qu'ils contiennent moins d'hémoglobine. On sait que le globule rouge est composé d'un stroma ou feutrage nommé *globuline*, et d'une matière colorante riche en fer et essentiellement respiratoire; cette matière, qui imprègne la globuline et qui est comme elle de nature albuminoïde, c'est l'*hémoglobine*. Eh bien, chez la chlorotique, la globuline est normale, mais l'hémoglobine est altérée; le globule rouge pris individuellement est malade, son hémoglobine est diminuée et la saturation du sang par l'oxygène a notablement baissé[2]. Les recherches de Duncan et de Mantegazza et des travaux plus récents (Hayem, Quinquaud, Malassez) ont précisé ces altérations.

Chez la chlorotique, l'altération globulaire est telle, que le sang qui, à l'état normal contient, 12 à 15 grammes d'hé-

1. Gilbert. *Soc. de Biol.*, 50 octobre 1891.
2. Voy. Moriez. *De la chlorose.* Th. d'agrég. Paris, 1880.

moglobine pour 100 centimètres cubes n'en contient plus que 5 à 8 ; et comme le nombre des globules rouges est souvent très peu diminué, la *valeur globulaire*, c'est-à-dire la quantité d'hémoglobine contenue dans un seul globule rouge, est toujours très faible ; elle tombe à 18 ou 20 alors qu'on trouve 28 à 30 à l'état normal. Cette altération explique la décoloration de la peau et des muqueuses ; elle n'est peut-être pas étrangère au reflet verdâtre que prend parfois le teint des chlorotiques, si l'on admet que l'hémoglobine très diluée laisse passer des *rayons verts*. C'est la déchéance respiratoire du globule sanguin qui est *en partie* cause de la pauvreté des combustions organiques, de la faiblesse des contractions musculaires et des troubles respiratoires.

Les *hématoblastes* ou *granulations libres*, qu'il ne faut pas confondre avec les globules nains, augmentent souvent de nombre dans la chlorose (Hayem). Ils sont considérés par Hayem comme des éléments destinés à se transformer en globules rouges, et chargés ici par conséquent de la rénovation du sang. Mais la plupart des auteurs rejettent aujourd'hui cette manière de voir. La signification de ces éléments n'est pas encore connue.

Marche. Diagnostic. Traitement. — La chlorose se développe tantôt brusquement (émotion vive, suppression des règles), tantôt avec lenteur. Les symptômes nerveux *précèdent* parfois les symptômes anémiques, ce qui prouve qu'ils ne leur sont pas subordonnés. La durée de la maladie est indéterminée, elle guérit après plusieurs mois ou plusieurs années ; toutefois, « elle laisse une impression presque indélébile, de telle sorte que, quand une jeune fille a été fortement chlorotique, elle s'en souvient presque toute sa vie, et cependant depuis longtemps le sang a été réparé, preuve nouvelle que la chlorose doit être considérée comme une maladie nerveuse, cause de l'altération du sang, plutôt que comme une cachexie produisant des désordres nerveux[1]. »

1. Trousseau. *Clin. de l'Hôtel-Dieu*, t. III, p. 493.

Le *pronostic* de la chlorose ne présente pas de gravité, toutefois la possibilité du brightisme, les *épistaxis* et les *métrorrhagies* auxquelles sont sujettes certaines chlorotiques doivent être prises en sérieuse considération.

La *phlegmatia alba dolens* est une complication qui n'est pas très rare. Habituellement la phlébite oblitérante se localise aux veines des membres inférieurs, et elle disparaît après quelques semaines de durée, mais dans quelques cas elle peut déterminer des embolies suivies de mort[1]. Dans plusieurs observations on a signalé des thromboses des sinus (Bollinger) et de l'artère pulmonaire (Rendu[2]).

Certains auteurs considèrent la chlorose comme pouvant favoriser la phthisie pulmonaire; cette assertion peut être vraie dans quelques cas, mais il y a là une cause d'erreur qu'il faut éviter : la tuberculose au début peut simuler la chlorose, c'est une *fausse chlorose* sur laquelle Trousseau a longuement insisté; le diagnostic n'en est pas toujours aisé, et en l'absence de bacilles de Koch, voici quelques considérations qui pourront aider au diagnostic : « Quand la phthisie prend les apparences de la chloro-anémie, on peut la caractériser d'un seul mot : c'est une dystrophie générale, tandis que la chloro-anémie vraie porte principalement, peut-être uniquement, sur le sang. En comparant la phthisie et la chloro-anémie au seul point de vue commun, c'est-à-dire de l'altération du sang, et, au point de vue des phénomènes qui en résultent, on peut s'assurer de leur prédominance dans la chloro-anémie primitive, et de leur signification moindre dans l'anémie organique : 1° les bruits de souffles vasculaires, qui sont si marqués et si caractéristiques de la diminution du nombre des globules et de leur déformation, manquent presque toujours dans la chlorose organique; — 2° le souffle cardiaque des orifices artériels et auriculo-ventriculaires ne constitue jamais dans la phthisie anémiante un souffle vrai, c'est plutôt un bruit de claque-

1. Laurencin. *Lyon méd.*, 1888, p. 205.
2. *Soc. méd. des hôp.*, 1887, p. 175.

ment valvulaire exagéré; — 3° la circulation est constamment accélérée dans la tuberculose anémiante, et les palpitations sont en permanence, qu'elles soient ou non accusées par la malade; chez la chlorotique, au contraire, la circulation conserve son type et son rhythme particuliers : — 4° la dyspnée chez la chlorotique est plus tardive, mais plus complète en raison de l'hypoglobulie.

Voici maintenant la preuve positive de la dénutrition, qui frappe immédiatement la phthisique, et épargne complètement la chlorotique : 1° la fatigue musculaire est précoce, complète, c'est elle qui empêche la marche, surtout sur un sol ascendant; c'est aussi cette fatigue musculaire produite par la dénutrition qui produit la dyspnée; de sorte que la phthisique ne peut plus exécuter les moindres mouvements sans dyspnée; — 2° la peau, au lieu d'être décolorée, pâle (par suite de la diminution de l'hémoglobine), présente chez la phthisique une teinte grisâtre, terne, comme chez les cachectiques; — 3° la menstruation, après certaines irrégularités, se supprime, quoique plus tardivement que dans la chlorose; mais alors les fonctions menstruelles sont totalement et définitivement compromises; — 4° la chlorose est apyrétique ou plutôt elle ne présente jamais un mouvement fébrile, comparable à celui de la tuberculose; — 5° l'amaigrissement se dessine dès le début, tandis que la chlorotique conserve ordinairement son embonpoint. Au résumé, l'état des muscles et de la peau, les oxydations et la nutrition générales, tout indique ici une déchéance immédiate, qui chez la chlorotique ne frappe que le sang[1].

La maladie décrite au chapitre précédent, sous le nom d'*anémie pernicieuse progressive* (Biermer), ne paraît pas avoir encore une valeur nosologique indiscutable, elle ressemble fort à la cachexie chlorotique et pourrait bien n'être qu'une chlorose exceptionnellement grave (Jaccoud[2]); les symptômes anémiques y sont excessifs; il y a des hémorrhagies réti-

<hr>

1. G. Sée: *Mal. du poumon.*
2. Jaccoud. *Pathol. int.*, t. III, p. 882.

niennes, des épistaxis, des pétéchies, de la fièvre ; plus tard surviennent la diarrhée et les œdèmes cachectiques ; la maladie n'est pas fatalement mortelle, mais elle est extrêmement grave [1].

Dans le *traitement* de la chlorose, le *fer* occupe le premier rang. On administre le fer en pilules ou sous forme de sirop, et on a soin de le faire prendre au moment du repas. Le sirop d'iodure de fer, le sirop de citrate de fer ammoniacal sont habituellement bien tolérés. Les eaux ferrugineuses de Saint-Moritz, de Spa, etc., rendent les mêmes services. Les préparations ferrugineuses doivent être continuées plusieurs semaines consécutives et reprises à différents intervalles. Les inhalations d'oxygène, l'hydrothérapie, les bains de mer ont également leur indication. Je ne saurais trop recommander les préparations arsenicales, surtout les injections de cacodylate, médication qu'on trouvera décrite en détail à la fin de ce volume. La chlorotique devra rechercher l'air, la lumière et le soleil. La chlorose s'améliore souvent, elle peut guérir, mais, je le répète, elle est sujette aux récidives.

Le suc ovarien, l'ovarine a été proposée dans le traitement de la chlorose [2] ; le nombre des observations est encore trop restreint pour qu'on puisse se prononcer sur cette médication, *a priori* très acceptable.

CHLORO-BRIGHTISME

Après avoir décrit la chlorose sous ses différents aspects, j'arrive à l'association et aux relations de la chlorose et du brightisme telles que je les ai fait connaître dans ma communication à l'Académie de médecine [3]. Cette association sur laquelle mon attention est éveillée depuis bien des années, je lui ai donné le nom de *chloro-brightisme*. Mais, pour éviter tout malentendu, posons nettement la question.

1. Lépine. *Rev. mens.*, 1877.
2. Spillmann et Étienne. *Cong. de Nancy*. Séance du 8 août 1896.
3. Dieulafoy. *Acad. de méd.* Séance du 20 juin 1893.

Sous la dénomination de chloro-brightisme je ne fais nullement allusion à ces malades, jeunes femmes ou filles,
chez lesquelles le brightisme, surtout quand il est associé à
la syphilis, est accompagné d'une anémie plus ou moins
considérable; la description du chloro-brightisme, dans mon
idée, doit s'adresser aux malades, femmes ou filles, qui
présentent les symptômes, les attributs, le masque de la
chlorose, la teinte caractéristique du visage, la décoloration
de la peau et des muqueuses, les troubles utérins de toute
espèce, dysménorrhée, aménorrhée, leucorrhée, ménorrhagies, les essoufflements et les palpitations à tout propos;
les troubles dyspeptiques avec ou sans anorexie; des bruits
de souffle au cœur et aux vaisseaux, une diminution parfois considérable du nombre des globules rouges, et un
abaissement plus ou moins accentué de la richesse globulaire.

Je pense qu'en pareil cas il n'y a pas d'erreur possible
sur l'interprétation des faits, et quelle que soit l'idée théorique qu'on adopte sur la pathogénie de la chlorose, on
peut affirmer, je crois, que toute jeune fille ou jeune femme
présentant les symptômes que je viens d'énumérer est bien
une chlorotique ou une chloro-anémique.

Eh bien! bon nombre de ces chlorotiques sont en même
temps des brightiques; je vais essayer de démontrer la
vérité de ce que j'avance en appuyant ces considérations
sur une quarantaine d'observations, la plupart recueillies
dans mes services de l'hôpital Necker et de l'Hôtel-Dieu;
mais je vais d'abord, par un exemple, montrer sous quelle
forme se fait l'association du chloro-brightisme :

On est mandé dans une famille, pour une jeune fille de
quinze à vingt ans qui, depuis quelque temps déjà, attire
l'attention de ses parents par des symptômes de chloro-
anémie, et le dialogue suivant s'établit entre la mère et le
médecin :

« Voyez, monsieur, comme cette enfant est pâle et décolorée, elle a un teint de vieille cire; à voir ses mains, ses
lèvres, ses gencives, on dirait qu'elle n'a plus de sang.

« En effet, madame, c'est bien là l'apparence de la chlorose. — Elle n'est plus réglée depuis quatre mois, continue la mère de la jeune fille, elle a été prise d'une perte de sang il y a plusieurs mois et, depuis lors, ses règles n'ont plus reparu; par exemple, elle a des flueurs blanches, ce qui la fatigue énormément. — Oui, madame, c'est bien le fait de la chlorose. — Et son appétit, monsieur! elle ne mange rien, elle n'a de goût que pour la salade et les mets vinaigrés; aussi, voyez comme elle a dépéri! un rien la fatigue, elle ne peut ni marcher vite, ni monter un étage sans éprouver de l'oppression, de l'essoufflement, des battements de cœur. — C'est la chlorose, madame. — Elle a sans cesse des maux de tête, des névralgies, des vertiges. — C'est la chlorose. — On l'a auscultée, comme vous allez le faire, et on a dit qu'elle a des bruits de souffle. — C'est la chlorose. — On a examiné son sang et on a trouvé que le nombre des globules rouges a presque diminué de moitié. — C'est la chlorose. — Souvent, elle a les yeux bouffis, les jambes gonflées. — C'est la chlorose. »

Et ce dialogue, qui rappelle un peu le dialogue de Toinette et d'Argan dans le *Malade imaginaire*, ce dialogue se termine par cette question de la mère : « Mais enfin, monsieur, quel traitement allez-vous donner pour guérir cette chlorose? — Votre fille, madame, a besoin de viande saignante, de bons bouillons concentrés, de jus de viande, de gelées, de vins généreux, d'extrait de quinquina, de préparations ferrugineuses, arsenicales, et nous arriverons à triompher de cette chlorose. »

Mais avant même la fin de la réponse, on a été brusquement interrompu. « Ce n'est pas la peine, vous dit-on, de nous indiquer encore ce régime de viandes et de vins généreux; voilà dix fois qu'on l'a conseillé, et chaque fois il a dû être abandonné, ma fille est plus malade dès qu'elle le recommence. »

Et en effet ce traitement n'avait eu aucune efficacité, il avait même été fort mal toléré, parce que la malade en question n'est pas seulement une chlorotique, elle est encore et surtout une *chloro-brightique*. Qu'on l'interroge avec soin dans le sens du brightisme, et l'on verra que depuis plusieurs mois, elle se relève deux, trois fois la nuit pour uriner, elle a des crampes dans les mollets; elle a souvent la sensation du doigt mort, elle éprouve au moment de s'endormir des secousses électriques; la cryesthésie date chez elle de longtemps, elle ne peut arriver à se réchauffer les genoux et les pieds; elle a de légères épistaxis matutinales, ses urines ont une faible toxicité et présentent parfois un nuage d'albumine. En un mot, cette jeune chlorotique est en même temps entachée de brightisme. Cette céphalée mise sur le compte de la chloro-anémie pourrait bien être brightique; ces œdèmes des paupières, du visage, des jambes, qu'on avait mis sur le compte de sa chloro-anémie, sont d'origine brightique. Chez cette jeune fille, c'est le brightisme qui domine.

Et si je suis aussi affirmatif dans mes conclusions sur le chloro-brightisme, c'est que dans les trente observations qui font partie de ma communication à l'Académie, et dans les faits que j'ai recueillis depuis, à l'Hôtel-Dieu, on voit le chloro-brightisme évoluer sous toutes ses formes; souvent sans albuminurie, parfois avec albuminurie; chlorobrightisme contre lequel échoue complètement le régime tonique et fortifiant de la simple chlorose et dans lequel réussit presque toujours le régime lacté des brightiques. Car c'est un fait bien digne de remarque que la plupart de ces femmes et de ces filles, atteintes de chloro-brightisme, dont les symptômes s'aggravaient sous l'influence du régime carné, voient leur situation s'améliorer, souvent rapidement, et dans quelques cas complètement, sous l'influence de cette cure de lait.

Sous l'influence de cette cure en effet, le teint se colore, les globules rouges augmentent de nombre, leur valeur globulaire s'accentue, les œdèmes disparaissent, l'essoufflement et les palpitations diminuent d'intensité, les forces reviennent, la menstruation tend à se rétablir; on acquiert alors la conviction que des deux facteurs qui entrent dans l'association du chloro-brightisme, c'est au brightisme que revient souvent la plus large part.

J'ai eu l'occasion de faire cette année, à l'Hôtel-Dieu, une leçon sur le chloro-brightisme, au sujet d'une malade dont voici l'observation résumée : Cette jeune fille de vingt-deux ans entre dans mon service avec le masque de la chlorose ; elle est d'une pâleur de vieille cire, les gencives et les conjonctives sont décolorées, les mains ont une teinte d'ivoire. Elle n'a pu monter l'escalier qui conduit dans nos salles, qu'au prix de palpitations et d'anhélation tellement angoissante, qu'à bout de forces elle s'est laissée tomber sur un fauteuil. Elle se plaint de céphalée, de battements de cœur et d'oppression continuelle. Ce tableau de la chlorose est complété par l'auscultation des vaisseaux du cou : bruit de diable, frémissement cataire. Toutefois, la bouffissure du visage, l'œdème des jambes, la sensation très nette du doigt mort, les épistaxis fréquentes, les démangeaisons, les bourdonnements d'oreille, les secousses électriques, les crampes dans les mollets, tout cela indique qu'il s'agit ici non pas de chlorose pure mais de *chloro-brightisme.*

Voici quelle avait été l'évolution de la maladie : Déjà, avant l'âge de quatorze ans, l'essoufflement et les palpitations avaient paru, l'enfant ne pouvait pas jouer avec ses petites camarades. Elle fut réglée à quatorze ans, mais aussitôt survinrent les pâles couleurs et l'aménorrhée qui persistait pendant des mois. Cette chlorose fut traitée sans grand succès pendant six ans par une série de médications dites toniques et reconstituantes. A ce moment le brightisme entre en scène et des œdèmes apparaissent à la face et aux jambes. Un médecin constate dans les urines une forte proportion d'albumine et il prescrit le régime lacté. Sous l'influence de ce régime survient une amélioration si notable, que le médecin, pour compléter la guérison, croit le moment venu de recourir à la viande saignante, à la viande crue et aux vins dits généreux. Mais ce nouveau régime manque son but, l'oppression et les palpitations reparaissent et la malade sent ses forces décliner de jour en jour.

Alors chacun lui donne des conseils; plus on la voit pâle et défaillante, plus on lui fait prendre des vins de kola, de coca, de quinquina avec préparations ferrugineuses et confitures de Saint-Vincent de Paul. La situation empire tous les jours et la jeune fille nous arrive à l'Hôtel-Dieu dans l'état que j'ai décrit plus haut. En face de ce chloro-brightisme dans lequel le brightisme primait la chlorose, je prescris le régime lacté absolu.

En huit jours les téguments commencent à se colorer, la dyspnée s'amende, les maux de tête disparaissent et la malade engraisse de deux kilos. Après quinze jours de régime lacté, l'amélioration est encore plus manifeste; la malade n'a plus ni essoufflement ni palpitations; elle prend trois litres de lait et du pain. En quatre semaines elle a engraissé de cinq kilos, elle a retrouvé ses forces, elle se considère comme guérie, je lui permets de quitter l'hôpital à la condition qu'elle continue son régime lacté pendant des mois.

Le tableau suivant dressé par Jolly montre bien quelle a été chez cette malade la progression croissante des globules rouges, de l'hémoglobine et de la valeur globulaire; c'est la démonstration palpable de l'importance du régime lacté dans le chloro-brightisme.

25 mars avant le régime lacté.	Globules rouges. .	5,150,000
	Hémoglobine . . .	4,5
	Valeur globulaire.	15,6
5 avril régime lacté.	Globules rouges. .	4,200,000
	Hémoglobine. . .	8
	Valeur globulaire.	19
avril régime lacté.	Globules rouges.	4,760,000
	Hémoglobine. . .	9
	Valeur globulaire.	18,9
23 avril régime lacté.	Globules rouges. .	4,400,000
	Hémoglobine. . .	8,5
	Valeur globulaire.	19

On peut se demander ce que deviennent à la longue ces

femmes chloro-brightiques et quel sort leur est réservé au point de vue de l'évolution de la maladie de Bright. Gubler, qui avait entrevu la question et qui avait signalé l'albuminurie chez les chlorotiques, Gubler s'était demandé si cet état, composé de chlorose et d'albuminurie, ne pouvait pas un jour ou l'autre aboutir à la maladie de Bright[1].

Je crois pouvoir répondre à ces questions. Dans la très grande majorité des cas, le chloro-brightisme n'aboutit pas à la maladie de Bright confirmée. Cet état morbide ne se traduit que par les petits accidents du brightisme avec ou sans albuminurie. Dans quelques cas néanmoins, et j'en ai rapporté des observations, le chloro-brightisme finit par aboutir aux graves accidents chloro-urémiques et même à la mort.

Une de mes observations concerne une jeune fille soignée pendant deux ans comme chloro-anémique; les accidents de la soi-disant chlorose augmentent, la vue se trouble et Galezowski constate une rétinite brightique. Je vois à mon tour la jeune malade et je constate des accidents chloro-urémiques consécutifs à des accidents chloro-brightiques qui avaient évolué lentement. La mort en fut la conséquence.

J'ai vu un jour, en consultation, une jeune malade dont l'observation a été rapportée par Hays. Cette jeune fille était atteinte d'accidents chloro-urémiques mortels avec hémorrhagies multiples. La maladie de cette jeune fille avait débuté, six ans auparavant, sous les apparences du chloro-brightisme, l'albuminurie n'ayant apparu que quatre ans plus tard.

Ces quelques observations prouvent que le chloro-brightisme, tout bénin qu'il est en général, peut néanmoins, dans quelques cas, aboutir à des accidents graves de chloro-urémie et se terminer par la mort.

Dans une observation de chloro-brightisme publiée par Hanot[2], il est question d'une jeune femme qui, dans le

1. Gubler. Art. ALBUMINURIE du *Dict. des sc. méd.*
2. Hanot. Accidents urémiques au cours de la chlorose. *Soc. méd. des hôp.* Séance du 13 avril 1894.

cours de son chloro-brightisme, fut prise d'accidents urémiques convulsifs qui cédèrent à la saignée et au régime
lacté. Une observation de Labadie-Lagrave[1] concerne une
jeune fille atteinte de chloro-brightisme, qui fit une
poussée aiguë et une attaque d'urémie à l'occasion d'une
grippe, *chloro-urémie* terminée d'ailleurs par la guérison.
Un cas de chloro-brightisme rapporté par Boudet s'est terminé par la mort.

Grossesse et chloro-brightisme. — Les relations de l'état
puerpéral et du chloro-brightisme sont fort importantes à
connaître. J'ai eu dans mon service une jeune fille de vingt
ans que j'ai soignée pour un chloro-brightisme sans albumine. Elle se marie peu de temps après, la grossesse se
fait dans de bonnes conditions, sans albuminurie, mais
trois jours après l'accouchement la malade est prise de vio-
entes attaques d'éclampsie avec anurie totale pendant vingt-
quatre heures et albuminurie les jours suivants. Toutefois
la malade a guéri.

J'ai vu ces temps derniers avec Got une jeune femme qui,
étant jeune fille, avait été chloro-brightique. Lors d'une
première grossesse elle fut atteinte d'albuminurie et fit une
fausse couche à trois mois. Lors d'une seconde grossesse
elle fut atteinte d'anasarque et fit une fausse couche à
sept mois.

Cette question du brightisme et de la grossesse a été remarquablement étudiée par Pinard. La femme brightique peut
être fécondée, ainsi que cela est démontré par l'observation
quotidienne. Mais si la fécondation ne paraît pas être influencée par la lésion rénale, il n'en est pas de même de la
grossesse. Il est permis d'affirmer aujourd'hui que toute
grossesse survenant chez une femme brightique ou chloro-
brightique sera une grossesse troublée par l'apparition
d'accidents atteignant l'organisme maternel et l'organisme
fœtal.

Chez la mère. Les accidents seront en rapport avec l'in-

---

1. Labadie-Lagrave. Du chloro-brightisme. *Le Bull. méd.*, 12 fév. 1896.

tensité de la lésion rénale d'une part et avec l'âge de la grossesse d'autre part. Bien que les accidents soient plus fréquents et plus graves dans les derniers mois de la grossesse, il faut cependant savoir que des accidents formidables peuvent se montrer dès le début de la gestation. J'ai vu, avec mon collègue Pinard, une jeune femme brightique, chez laquelle des accidents se montrèrent dès le deuxième mois de la grossesse, avec une intensité telle que l'indication de l'évacuation de l'utérus s'imposa dans le cours du troisième mois. Pinard fit l'opération et le succès fut complet. Cette jeune femme est aujourd'hui guérie mais elle est toujours albuminurique. Pinard m'a fait part de plusieurs cas semblables.

Chez le fœtus. — En dehors des cas où l'avortement thérapeutique s'impose, le développement du fœtus est entravé ou interrompu, chez les mères brigthiques ou chloro-brightiques, par l'apparition de lésions placentaires. Ce fait a été mis hors de doute par les travaux de Pinard et de ses élèves [1]. Soupçonné par Moir (in *Edinburg medical Times*) en 1864, par Simpson en 1874, par Chanteuil en 1879 (*Leçons cliniques*), le rapport entre la lésion rénale maternelle et les lésions placentaires fut définitivement établi et démontré à peu près à la même époque en 1885 par Pinard et Fehling [2].

La lésion est caractérisée par l'apparition d'hémorrhagies étudiées par Pinard et qui se transforment en infarctus blancs étudiés par Fehling. La lésion primitive est bien de nature hémorrhagique, l'infarctus blanc est secondaire; de plus elle est toujours intra-placentaire et, le plus souvent, intra-cotylédonaire. Le nombre des foyers est extrêmement variable. Tantôt un seul cotylédon est atteint, tantôt tout le placenta est envahi. L'infarctus frais, récent, contenant du sang liquide ou ayant la consistance gélatineuse, de colo-

---

1. Voir Rouhaud. *Des lésions du placenta dans l'albuminurie.* Th. de Paris, 1887. — Varnier. *Revue pratique d'obstétrique et d'hygiène de l'enfance*, 1888. — Cagny. *Hémorrhagies placentaires de l'albuminurie*, 1891.

ration presque noire, tranchant nettement sur la coloration plus pâle du tissu avoisinant, semble une truffe enchâssée dans le cotylédon, d'où la dénomination de *placenta truffé*, donnée par Pinard au placenta type des albuminuriques. Lorsque l'infarctus est plus ancien, il pâlit. La matière colorante du sang disparaît peu à peu, et ce qui reste de l'hémorrhagie présente une teinte d'abord chocolat, puis jaune rougeâtre pour arriver à la teinte de l'infarctus blanc.

En cet état l'infarctus incisé ne paraît plus constitué que par de la fibrine, plus ou moins densifiée, d'apparence homogène, parfois disposée en une série de couches concentriques présentant un aspect feuilleté. Au centre, on trouve souvent une petite collection de liquide plus ou moins coloré, reliquat du sérum sanguin. Quelquefois il n'y a pas à proprement parler foyer, mais infiltration. Le volume de ces foyers ou de ces infiltrations hémorrhagiques est également extrêmement variable et peut aller du volume d'un grain de mil à celui d'un œuf de pigeon. Dans certains cas, le foyer hémorrhagique dépasse les limites du placenta et constitue l'hémorrhagie rétro-placentaire (Pinard), et alors il peut tuer la mère. Inutile d'ajouter que sur un même placenta on peut trouver des foyers récents et anciens de façon à suivre à merveille les différents degrés de l'évolution de l'hématome placentaire décrit plus haut.

Malgré les travaux de Wiedow (1887), de Cohn et surtout de Rossier (Leipzig, 1888), l'histologie pathologique du placenta albuminurique est à peine ébauchée. Doit-on rapporter les hémorrhagies intra-placentaires aux lésions des vaisseaux de la caduque ou à celle des vaisseaux fœtaux? Rossier n'ose conclure. Pour Pinard le doute n'est pas permis, la lésion est d'origine maternelle. Cette opinion est étayée par les études histologiques récentes de Schæffer.

D'après ce qui précède, il est facile de comprendre comment et pourquoi le développement du fœtus peut être entravé chez la femme brightique ou chloro-brightique. Dès qu'un foyer se produit, le champ de l'hématose est restreint, or, comme l'enfant ne vit que par le sang maternel, on conçoit que tout ce qui entrave les échanges placentaires diminue la nourriture du fœtus. De là, les fœtus maigres, les fœtus araignées (selon l'expression de Pinard). Si les lésions se généralisent, le fœtus meurt d'inanition ; d'où la fréquence des expulsions de fœtus morts et macérés.

La constatation de ces faits est extrêmement importante au point de vue du diagnostic et du traitement.

Au point de vue du diagnostic de l'affection brightique, l'examen du placenta offre un intérêt de premier ordre. Pinard possède un nombre d'observations dans lesquelles la lésion placentaire a seule mis sur la voie du diagnostic, les autres symptômes du brightisme ayant été méconnus jusqu'au moment de l'expulsion du produit de conception.

Des observations nombreuses démontrent aujourd'hui que par un traitement sévère et rigoureusement suivi pendant toute la durée de la grossesse, on peut empêcher d'une façon plus ou moins complète la production des lésions placentaires chez une femme brightique ou chloro-brightique, et par cela même permettre à l'enfant de naître à terme ou tout au moins viable. *Inutile de dire que ce traitement doit être le régime lacté absolu.*

En résumé, en face d'une chlorotique il faut donc toujours penser à la possibilité du brightisme, il faut rechercher avec soin « les petits accidents du brightisme » ; il y a là une question de pronostic pour l'avenir, surtout au point de vue de la *grossesse* et de l'*état puerpéral*. Une jeune fille chloro-brightique sera plus exposée qu'une autre à l'albuminurie gravidique et aux accidents éclamptiques.

Les soins hygiéniques, les préparations ferrugineuses et arsenicales, les injections de cacodylate de soude, conseillées dans la chlorose, sont également applicables au chloro-brightisme, mais le *régime lacté forme dans ce dernier cas la base du traitement.*

La *pathogénie* du chloro-brightisme peut être diversement interprétée. Si je me suis personnellement abstenu d'hypothèses, c'est que je n'en ai trouvé aucune qui puisse me satisfaire complètement; je me suis contenté d'observer les faits sans en proposer l'explication. Hanot a proposé la théorie suivante : « Dans la chlorose, le travail de la nutrition intime est troublé et accumule dans l'organisme des produits de désassimilation incomplètement oxydés qui, éliminés par les reins, finissent parfois par produire une néphrite épithéliale. Leur action nocive est souvent facilitée par la coïncidence de l'aplasie rénale artérielle signalée par Lancereaux, et qui fait du rein un organe de moindre résistance. »

Chatin [1], dans un remarquable travail clinique et expérimental, a cherché à vérifier ce ralentissement des oxydations dans la chlorose; il était permis, dit-il, de supposer (si la théorie précédemment présentée était vraie) que la toxicité urinaire devait être augmentée chez la chlorotique, du fait de l'élimination des produits insuffisamment oxydés, et que cette toxicité urinaire devait, au contraire, être au-dessous de la normale, une fois la néphrite constituée, c'est-à-dire dans les cas de chloro-brightisme. Or les faits expérimentaux n'ont pas répondu à cette hypothèse; la toxicité est toujours diminuée dans la chlorose; cette diminution de la toxicité « ne paraît pas due à une diminution des causes d'auto-intoxication; l'état d'insuffisance rénale latente, se manifestant par les petits signes du brightisme, peut y avoir une grande part ». (Chatin.)

En résumé, qu'elle que soit la théorie qu'on invoque, il est un fait certain, c'est que la chlorose invite volontiers à l'insuffisance rénale. On peut dire de toute chlorotique que sa dépuration urinaire pourra être un jour ou l'autre insuffisante. Le chloro-brightisme est constitué cliniquement par des symptômes de chlorose auxquels s'adjoignent, à un moment donné, les petits accidents du brightisme avec ou sans albuminurie. L'albuminurie n'est pas constante, elle peut

---

1. Chatin. *Du chloro-brightisme; toxicité urinaire et oxydations dans la chlorose.* Th. de Lyon, 1894.

être transitoire, fugace, elle ne constitue pas pour le diagnostic un signe obligatoire, étant donnée la dissociation possible des actes morbides du rein, mais son importance est de premier ordre.

La chlorose peut précéder de plusieurs mois, de plusieurs années l'apparition du brightisme; on n'est pas d'emblée chloro-brightique. Le chloro-brightisme aboutit rarement aux grands accidents et à la chloro-urémie ; néanmoins toute chlorotique doit être surveillée de près, car elle est en imminence urémique. Toute maladie infectieuse, grippe, angine, pneumonie, syphilis, etc., sont autant de causes qui chez la chloro-brightique peuvent être l'occasion d'urémie. Chez la chloro-brightique la grossesse mérite une attention spéciale. Les indications thérapeutiques sont formelles, *le régime lacté prime le traitement.*

§ 6. PURPURA — SCORBUT — SCORBUT INFANTILE

A. PURPURA

Ce mot de *purpura* (pourpre), pris dans son acception la plus vraie, signifie « éruption de taches sanguines ». C'est une hémorrhagie de la peau. Ces taches rouges et pourprées, de dimensions différentes, siègent à différentes régions. Elles sont arrondies, proéminentes, discrètes ou confluentes. Aux pétéchies s'adjoignent souvent des ecchymoses plus ou moins diffuses, plus ou moins étendues.

Les taches purpuriques diffèrent des éruptions simplement congestives en ce qu'elles ne s'effacent ni par la pression du doigt, ni par la distension de la peau. L'examen histologique montre qu'elles sont constituées par une extravasation de globules sanguins dans le derme et dans l'hypoderme (purpura extravasif). Cette extravasation de globules rouges peut être la seule lésion. Parfois on constate une dilatation énorme des capillaires des papilles et du derme, avec accumulation de globules sanguins à leur intérieur (purpura ectasique). Les globules rouges extravasés s'altèrent comme dans les ecchymoses traumatiques ; l'hémoglobine se transforme en hématoïdine ; celleci se résorbe peu à peu ; la teinte de la pétéchie témoigne de cette transformation, de rouge violacé, elle devient successivement brun foncé, vert fané, gris-vert, jaune chamois et elle disparaît complètement au bout de six à dix jours. Souvent l'épiderme se desquame à ce niveau.

Telle est la description succincte de l'hémorrhagie cutanée nommée purpura. Limité à la peau, le purpura est dit *simplex*, mais à cette dénomination de purpura s'attache une autre idée : c'est que le malade qui est atteint de purpura a une disposition plus ou moins grande à avoir d'autres hémorrhagies (hémorrhagies nasales, buccales, intestinales, etc.), et cette idée est nettement formulée dans cette autre dénomination de *purpura hemorrhagica* qui indique la tendance de la maladie aux hémorrhagies multiples.

Toutefois, entre le *purpura simplex* et le *purpura hemorrhagica*, il n'y a pas de limite nettement tranchée ; nul ne peut savoir si tel purpura qui débute avec les apparences d'un *purpura simplex* ne deviendra pas un purpura *hemorrhagica* avec toutes ses modalités.

Fragilité des capillaires, embolies capillaires, altérations du sang, rôle pathogène d'agents toxi-infectieux, tels sont les processus pathogéniques qui cherchent à expliquer le purpura.

Le purpura se présente tantôt comme un symptôme survenant au cours de maladies diverses, tantôt il prend les allures d'une entité morbide. Les classifications ne manquent pas au sujet des différentes variétés de purpura (Rayer)[1]. Je ne puis les reproduire ici, car c'est plutôt une question de séméiologie, et je me contente d'énumérer les principales variétés de *purpura symptomatique*, en me

1. Barthélomy. *Arch. génér. de méd.*, décembre 1882. — Du Castel. *Des diverses espèces de purpura.* Paris. Th. d'agrég., 1883.

fondant sur leur étiologie apparente ; je dis apparente, parce que, dans cette étiologie grossière, plusieurs facteurs sont souvent réunis.

Dans le cours des maladies *infectieuses*, maladies typhoïdes, fièvres éruptives, le purpura est fréquent. Tantôt il se limite à la peau, sous forme de pétéchies et d'ecchymoses. avec ou sans exanthèmes (rash), tantôt il est le prélude d'hémorrhagies multiples qui sont d'un terrible pronostic.

Dans la plupart des états *cachectiques*, mal de Bright, lymphadénie, le purpura ne reste pas toujours limité aux pétéchies de la peau. Le purpura de la *tuberculose* mérite une mention spéciale ; il est plus fréquent dans la tuberculose aiguë que dans la phthisie chronique, et il se traduit aussi par des hémorrhagies généralisées.

Le purpura peut survenir sous l'influence de *troubles nerveux* d'origine et de nature diverses[1]. Dans quelques cas, il est associé à des lésions de la moelle épinière[2], tabes, myélite, cancer du rachis. Les taches purpuriques sont habituellement symétriques et accompagnées d'anesthésie, d'hyperesthésie, d'arthralgies multiples et mobiles.

Certains *médicaments*, mercure, copahu, belladone, iode, provoquent des éruptions de taches purpuriques précédées ou accompagnées d'éruptions exanthématiques. Le purpura iodique siège presque toujours à la face antérieure des jambes[3], au niveau des bulbes pileux.

Après avoir passé en revue ces différentes variétés du purpura symptomatique, variétés qui ont parfois plusieurs causes communes, nous devons nous occuper de deux autres variétés qui offrent des caractères assez nettement tranchés.

Purpura exanthématique[4]. — On groupe sous ce nom

1. Couty. Purpura d'origine nerveuse. *Gaz. hebdom.* Paris, 1876.
2. Faisans. *Du purpura myélopathique.* Th. de Paris, 1882.
3. Fournier. *Rev. mens.* Paris, 1877.
4. Rendu. Le purpura exanthématique et sa pathogénie. *Sem. méd.*, 1898, p. 233.

les faits dans lesquels le purpura apparaît à la façon des exanthèmes congestifs de la peau (érythème polymorphe, érythèmes infectieux, érythèmes saisonniers). Parfois même cette forme de purpura n'est en réalité qu'un érythème rendu hémorrhagique par l'intensité même de la congestion cutanée, ou par une disposition spéciale de l'organisme aux hémorrhagies. Cela est évident quand les deux éruptions sont associées dans une même poussée éruptive

Le purpura exanthématique s'observe le plus souvent chez les enfants; les sujets à peau fine et blanche, à tendance arthritique, y sont plus enclins. Chez l'adulte, le sexe féminin est plus souvent atteint; le purpura reparaît aux époques menstruelles[1] et peut revenir périodiquement chaque mois. J'ai observé un cas de ce purpura périodique chez un homme de mon service qui depuis quatre ans avait presque tous les mois une poussée purpurique et un flux hémorrhoïdaire[2]. Le purpura exanthématique caractérise habituellement la variété qui a été décrite sous le nom de purpura rhumatoïde.

Purpura rhumatoïde. — Le purpura rhumatoïde, purpura exanthématique rhumatismal, péliose rhumatismale (πελιός, livide), est rarement associé au rhumatisme articulaire aigu; dans la majorité des cas, il s'agit plutôt de purpura avec pseudo-rhumatisme que de rhumatisme avec purpura (Besnier[3]).

Cette forme, plus fréquente chez les enfants que chez les adultes, survient surtout au printemps et en été comme les érythèmes polymorphes, comme l'érythème noueux avec lesquels le purpura rhumatoïde a tant de points de contact. À l'exanthème purpurique s'associent des douleurs, des œdèmes et des troubles gastro-intestinaux; en voici un exemple : Un jeune garçon, après fatigues ou sans cause apparente, est pris de douleurs aux jointures et dans les masses musculaires, aux genoux, aux cous-de-pied, aux

1. Trousseau. *Gaz. des hôp.*, 1846.
2. Apert. *Bull. méd.*, 1899, p. 9.
3. Besnier. Art. Rhumatisme. *Dict. des sc. méd.*

mollets, à la cuisse, aux bras; ces douleurs, réveillées par la pression, sont parfois accompagnées d'une légère hydarthrose. En même temps surviennent des troubles gastrointestinaux, vomissements bilieux ou alimentaires, douleurs à l'estomac, coliques, diarrhée parfois sanguinolente. A ces symptômes s'associe un œdème blanc, plus ou moins limité autour des jointures, plus ou moins étendu au reste du corps, atteignant parfois la face, et simulant l'œdème brightique ou l'œdème cardiaque.

C'est au milieu de ces symptômes, qui, suivant le cas, sont plus ou moins accusés, que l'éruption purpurique apparaît. Les taches purpuriques siègent surtout aux membres inférieurs, elles sont quelquefois symétriques, habituellement pétéchiales et rarement ecchymotiques. Ce purpura est accompagné d'un léger mouvement fébrile, il peut se faire par poussées successives et durer plusieurs semaines, plusieurs mois, mais il est rarement suivi d'autres hémorrhagies. Accompagné de démangeaisons, il prend le nom de *purpura urticans*[1].

A l'éruption purpurique s'associe parfois une éruption d'érythème papuleux, d'érythème noueux, association qui montre l'affinité qui existe entre le purpura rhumatoïde et les érythèmes ortiés et polymorphes.

Purpura infectieux. — Entre la forme précédente et la forme que je vais décrire, il y a une foule d'intermédiaires; néanmoins, dans quelques circonstances, les allures de purpura méritent une description à part sous la dénomination de purpura infectieux. Ce purpura survient parfois au cours de maladies infectieuses bien définies. La variole[2], la scarlatine[3], la rougeole[4], la varicelle[5], l'érysipèle[6], la

1. Soyer. *OEdème pourpré fébrile.* Th. de Paris, 1878.
2. Hanshalter et Étienne. *Congrès de Montpellier*, 1898. — Arnaud. *Rev. de méd.*, 1899.
3. Sacquépée. *Soc. anat.*, 17 mars 1899, p. 263.
4. Rouger. Th. de Paris, 1897-1898.
5. Boger. *Rev. de méd.*, 1897, p. 589.
6. Chantemesse et Sainton. *Soc. méd. des hôp.*, 1896, p. 270. — Apert Th., ob. XVII.

fièvre typhoïde peuvent se compliquer de purpura. Les états septicémiques d'origine chirurgicale ou obstétricale, l'endocardite infectieuse, les pyohémies et les affections suppuratives diverses donnent aussi souvent lieu à des éruptions purpuriques. Tantôt ce purpura se limite à la peau, sous forme de pétéchies et d'ecchymoses, avec ou sans exanthèmes (rash), tantôt il est le prélude d'hémorrhagies multiples qui sont d'un terrible pronostic.

En dehors de ces *purpuras infectieux secondaires*, on peut encore observer le *purpura hemorrhagica* au cours d'états infectieux mal définis, dont l'origine est inconnue. Ce sont ces cas qui constituent le type le plus parfait des purpuras dits *infectieux primitifs*.

En voici un exemple emprunté à un travail de Hutinel [1] :

Un enfant de treize ans et demi, jusque-là bien portant, est pris d'épistaxis répétées qui nécessitent le tamponnement. L'enfant est conduit à l'hôpital. On constate une pâleur extrême des téguments, une éruption de pétéchies au-devant des tibias et, de plus, des ecchymoses profondes. Température normale, urines normales. Brusquement se déclarent des coliques avec selles sanglantes, léger délire et incohérence dans les idées, mais pas de fièvre. Dans la soirée apparaissent des hématémèses; le melæna continue, une nouvelle hémorrhagie, l'hématurie se produit, et la mort survient quelques heures après. L'absence de fièvre prouve qu'il ne faut pas juger de la gravité de la maladie d'après l'élévation de la température. À l'autopsie, on trouve des ecchymoses et des foyers hémorrhagiques dans *tous* les organes, poumons, foie, rate, reins, estomac, cervelet, protubérance, testicule. C'est là un cas de purpura primitif, infectieux, foudroyant, typhus angio-hématique (Mathieu et Gomot), purpura suraigu (Martin de Gimard).

Dans ces formes de *purpura hemorrhagica*, fébrile ou apyrétique, les hémorrhagies se font de tous côtés (stomatorrhagie, épistaxis, hématurie, hémoptysie, métrorrhagie);

—

1. Hutinel. *Sem. méd.*, 1890, p. 105.

des ecchymoses apparaissent à la surface du corps, le tronc et la face ne sont pas épargnés, contrairement au purpura exanthématique. Les hémorrhagies viscérales ne sont pas rares, notamment les hémorrhagies méningées. J'en ai observé plusieurs cas dans mon service de l'hôpital Necker; ils sont consignés dans la thèse de mon élève Apert[1]. Une de mes malades avait été atteinte de grave purpura infectieux; tout danger semblait disparu, quand on la trouva morte dans son lit; l'autopsie révéla une hémorrhagie méningée. Une autre malade en plein purpura infectieux est prise d'envie de vomir, elle se penche pour atteindre son crachoir, elle tombe sans connaissance la tête hors du lit, on la relève et elle meurt quelques heures après; à l'autopsie, on constata une hémorrhagie méningée.

Ces purpuras infectieux peuvent se compliquer de gangrène; tantôt c'est la tache même de purpura qui se nécrose (purpura nécrotique); tantôt il s'agit de gangrènes diffuses, atteignant parfois des régions étendues (Martin de Gimard[2]). Signalons également l'apparition de suppurations, tantôt au niveau de la tache de purpura (purpura ecthymateux), tantôt sous forme de phlegmon diffus.

A côté des formes rapides, presque foudroyantes, heureusement rares, que je viens de décrire, il y a d'autres formes de purpura infectieux primitif, à marche plus lente, à symptômes atténués[3], qui correspondent à l'ancienne description de la maladie de Verlhoff (*morbus maculolus Verlhoffii*) et qui peuvent durer des mois et des années.

Dans quelques circonstances, le purpura revêt des allures typhiques, à début insidieux, avec fièvre, élévation de température, abattement, prostration, hémorrhagies cutanées et muqueuses.

Pathogénie. — Il est probable que les différentes variétés

---

1. Apert. *Le purpura*. Th. de Paris, 1897.

2. Martin de Gimard. *Le purpura infectieux primitif*. Th. de Paris, 1888.

3. H. Mollière. *Purpura hemorrhagica. Recherches cliniques sur sa nosographie.* Lyon, 1874.

de purpura, *purpura simplex*, *purpura hemorrhagica*, *purpura rhumatoïde*, purpura *foudroyant*, purpura *typhique*, n'ont pas entre elles de limites bien tranchées ; elles relèvent pour la plupart de causes infectieuses. Mais les tentatives faites jusqu'ici pour en découvrir l'agent pathogène n'ont pas abouti. Des microcoques (Pétrone), un bacille (Letyerich), ont été constatés, mais ils n'ont aucun caractère spécifique. Hanot et Luzet ont publié à ce sujet une observation fort intéressante : Une femme, atteinte de méningite et de purpura, expulse à terme un fœtus mort ; elle meurt elle-même deux jours après. A l'autopsie de la mère, on constate des streptocoques dans les méninges, dans la rate et dans une phlyctène développée sur une tache de purpura. A l'autopsie du fœtus, on ne constate pas de purpura à la peau, mais on trouve sur toutes les séreuses, plèvre, péritoine, péricarde, des ecchymoses avec des streptocoques.

Les lésions nerveuses influencent la localisation de l'éruption. Dans un cas de Hallian [1], le purpura s'était localisé sur un membre atrophié par une paralysie infantile ; dans un cas de Gilbert, il avait respecté la moitié saine du corps chez un sujet hémiplégique.

Les altérations viscérales favorisent la production du purpura. Dans les formes hémorrhagiques graves, il existe des lésions *hépatiques*, fait mis en relief par Apert et confirmé par les recherches ultérieures [2]. On observe souvent le purpura dans les affections qui s'accompagnent d'altérations de sang : leucocythémie, paludisme chronique, anémie pernicieuse. Enfin on rencontre dans les purpuras à forme hémorrhagique une lésion curieuse du sang ; le caillot ne se rétracte pas, et le sérum sanguin ne se sépare pas du caillot [3]. Toutefois cette lésion n'est, ni

<hr>

1. Hallian. *France méd.*, 1889
2. Oddo et Olmer. Purpura et affections viscérales. *Arch. de méd.*, février et mars 1900.
3. Hayem et Bensaude. *Soc. méd. des hôp.*, 15 janvier 1897. — Lenoble. *Congr. de méd. de Paris*, 1900.

constante dans les purpuras hémorrhagiques, ni spéciale à cette affection, car on peut la rencontrer en l'absence de purpura, en particulier dans la fièvre typhoïde (Widal, Apert).

Le *pronostic* du purpura exanthématique est bénin; il guérit bien, mais il faut se défier des rechutes lorsque le convalescent commence à se lever. La maladie de Verlhoff guérit parfois en peu de jours. Les purpuras infectieux sont au contraire des affections graves, tant par eux-mêmes que par les complications possibles.

Le *traitement* est le suivant : nourriture substantielle composée de viande, de fruits et de légumes frais, boissons vineuses et alcoolisées, limonade vineuse fortement chargée de jus de citron. On opposera aux hémorrhagies le perchlorure de fer en potion, l'ergot de seigle, l'extrait de ratanhia, l'eau de Rabel.

Le chlorure de calcium, introduit dans la thérapeutique du purpura par Wright[1], donne de bons résultats dans les formes hémorrhagiques et dans la maladie de Verlhoff à forme chronique[2]. On le prescrit à la dose de 1 à 4 grammes par jour, en solution dans 100 grammes d'eau additionnée de 20 grammes de sirop de limons; à prendre par cuillerées à bouche dans les vingt-quatre heures. Les injections de sérum artificiel sont indiquées dans les cas graves[3], mais elles doivent être faites avec le plus grand soin.

Voici un cas de purpura hémorrhagique des plus graves, dans lequel j'ai fait usage de l'adrénaline avec succès. Une femme de 52 ans entre à l'Hôtel-Dieu le 22 juin 1905, rejetant par la bouche, de façon incessante, une salive mêlée de sang. Cette stomatorrhagie était apparue 24 heures avant son entrée à l'hôpital et avait débuté brusquement sans aucun prodrome. Des hémorrhagies utérines, cutanées, et peut-être aussi intestinales, l'accompagnaient. Bien que

1. Wright. Des moyens d'augmenter la coagulabilité du sang. *British med. Journal*, 1891.
2. Apert et Rabé. *Loc. cit.*
3. Pigot. *Gaz. hebdom.*, 17 octobre 1897.

l'écoulement de sang par ces différentes voies n'existât que depuis la veille, l'hémorrhagie des gencives était si incessante, si abondante, que la malade, très anémiée, avait déjà le facies classique des grandes hémorrhagies. La médication classique fut instituée.

Le jour suivant apparaissent sur les membres inférieurs, le coude, la face, des ecchymoses très étendues, sans qu'aucun traumatisme semblât leur avoir donné naissance. Les membres sont marbrés et mouchetés de taches purpuriques. La température dépasse un peu la normale, le pouls est légèrement accéléré. La tension artérielle semble diminuée. Le diagnostic de purpura hémorrhagique grave est porté.

Je fis pratiquer des attouchements des gencives avec une solution d'adrénaline à 0,001. On donna du chlorure de calcium, du sulfate de quinine, sans obtenir aucune amélioration. L'anémie s'accentuait; de nouvelles hémorrhagies se faisaient par les muqueuses ; une hématurie apparut, la situation devenait menaçante.

L'examen du sang montra une anémie intense (1 800 000 hématies), et une leucocytose très légère, avec formule normale. La coagulation du sang se faisait dans le temps voulu, mais le caillot se rétractait mal et le sérum était laqué. Je prescrivis alors tous les jours l'administration par la bouche de 1 milligramme de « rénaline française », produit identique à l'adrénaline. Dès le lendemain, la stomatorrhagie était beaucoup moindre, et à dater du surlendemain il n'y eut plus d'hémorrhagies. Quelques vésicules d'herpès apparurent à la lèvre inférieure.

A dater de ce moment, la situation s'améliora rapidement et la malade put être considérée comme guérie, 11 jours après le début de l'affection et 6 jours après l'administration de la rénaline à la dose de 4 milligrammes 1/2 répartie en cinq jours. Le 20 juillet, la malade quitta l'hôpital. Un des points les plus remarquables de cette observation est la réaction sanguine intense que fit apparaître l'adrénaline. Le taux des leucocytes s'éleva en 48 heures à 18 000 et 26 000. Le nombre des polynucléaires augmenta, des hématies nucléées ainsi que des myélocytes apparurent dans le sang ; les globules rouges reprirent progressivement leur taux normal[1].

Ces différents phénomènes hématologiques sont à n'en pas douter l'indice d'une action de l'adrénaline sur la réparation du sang dans le purpura.

Des expériences entreprises à mon laboratoire par MM. Lœper et Crouzon démontrent d'ailleurs chez l'animal l'existence de variations des globules rouges et des globules blancs à la suite de l'injection d'adrénaline à dose non toxique.

B. SCORBUT

Le scorbut est une maladie habituellement épidémique qui, depuis bien des siècles[2], se développe dans des conditions absolument identiques. En effet, dans l'étiologie du scorbut, il est toujours question de villes assiégées, de populations affamées, d'armées en souffrance, de prisons encombrées, de passagers naviguant dans de mauvaises conditions hygiéniques. La cause intime du scorbut n'est pas élucidée ; on a invoqué le froid humide, l'eau de mauvaise qualité, la privation de fruits et de végétaux frais (pas assez de potasse), l'abus de viandes salées (trop de chlorure de sodium). Ce qui est certain, c'est que, dans une ville assiégée, le scorbut cesse après le ravitaillement.

Anatomie pathologique. — Les altérations du *sang*[3] sont mal connues : on a trouvé la fibrine tantôt augmentée, tantôt diminuée ; les globules rouges sont moins nombreux ; les sels de soude paraissent en excès, le chiffre des sels de potasse est abaissé. Le sang est noir et très fluide. On peut trouver des infiltrations sanguines partout : dans le tissu

---

1. Cette observation, d'autant plus intéressante, qu'elle est, je crois, la première connue en France, a été publiée par mon chef de laboratoire Lœper et mon interne Crouzon. *Bulletin médical*, 1905, p. 741.

2. Laveran. *Traité des maladies des armées.* Paris, 1875.

3. Lœper et Crouzon. *Bull. méd.* 1905.

cellulaire, dans les muscles, sous le périoste, dans l'interstice des diaphyses et des épiphyses, dans les cavités séreuses, dans les jointures, etc. Les recherches bactériologiques (Murri, Babès) n'ont pas donné des résultats suffisamment précis.

Description. — A part les cas exceptionnels où le scorbut débute par les altérations locales de la bouche, il y a une période de débilité caractérisée par un affaissement progressif des forces. Pendant cette période, des douleurs apparaissent aux jambes, aux jointures, à la base du thorax; la face pâlit, la peau se sèche, mais le malade est sans fièvre. Alors surviennent les *altérations de la bouche*; les *gencives* gonflées et ramollies s'ulcèrent et saignent, l'haleine est fétide, la muqueuse buccale se tuméfie, se couvre d'ecchymoses et de bulles sanguinolentes, la mastication devient extrêmement pénible [1].

En même temps apparaissent des pétéchies, surtout au niveau des *bulbes pileux*. Les membres inférieurs se couvrent de taches purpuriques et d'ecchymoses; les membres supérieurs sont plus respectés. Suivant l'âge des ecchymoses, la peau prend des teintes livides noirâtres, jaune verdâtre. Le tissu cellulaire est parfois envahi par un *œdème dur*. Des bosses sanguines se développent et s'ouvrent en forme d'ulcères sanieux (*ulcères scorbutiques*). Des hémorrhagies se font également dans le tissu cellulaire, au creux poplité, à l'aine et à l'intérieur des *muscles*. Les infiltrations œdémateuses et sanguines donnent à certaines parties du mollet et de la cuisse une extrême *dureté*.

Les *douleurs* s'exagèrent sous l'influence au moindre mouvement; les efforts musculaires facilitent les ruptures musculaires et les hémorrhagies. Le malade éprouve une sensation de constriction à la base du thorax et une dyspnée indépendante de toute lésion des organes respiratoires. Le pouls est petit, la constipation est la règle, les urines ne sont pas albumineuses.

---

1. Tholozan. *Gaz. méd. de Paris*, 1855.

Si la malade arrive à sa dernière période, les symptômes précédemment énumérés augmentent d'intensité, les dents se déchaussent et peuvent en tombant entraîner de terribles hémorrhagies. Chez les jeunes sujets, les épiphyses se détachent des os longs, les extrémités costales abandonnent les cartilages. Les sphincters se relâchent, la constipation fait place à une diarrhée sanguinolente, la fièvre apparaît, la peau se couvre de sueurs froides, et le malade meurt dans l'adynamie, ou par syncope.

A côté de ces formes classiques, il y a des formes plus rares; le scorbut n'est parfois caractérisé que par les altérations des gencives, et les hémorrhagies font défaut; dans d'autres circonstances, en Crimée, par exemple, la tuméfaction des gencives manquait souvent et le scorbut se manifestait par des douleurs musculaires avec œdème aux membres inférieurs et formation des tumeurs au creux poplité (Laveran). Dans les armées en campagne, le scorbut est souvent associé au typhus, à la dysenterie. La pneumonie, la pleurésie et la péricardite hémorrhagique sont des complications assez fréquentes.

Le scorbut a une *durée* d'autant plus longue que ses causes sont plus persistantes, et sa gravité varie suivant les épidémies et suivant les conditions qui président à son développement. Même après la guérison, le scorbutique conserve encore pendant longtemps de l'affaiblissement, des douleurs, et une tendance notable à la récidive. Le scorbut qui se développe à l'état *sporadique* est beaucoup moins grave.

On ne confondra pas le scorbut avec le *purpura*, maladie qui éclate généralement sans prodromes, en dehors des causes habituelles du scorbut, et qui ne présente ni la stomatite fongueuse, ni les bosses sanguines ulcérées, ni les infiltrations sanguines musculaires propres au scorbut.

La présence des tumeurs lymphatiques et la leucémie permettront de distinguer la diathèse lymphogène du scorbut, bien que la lymphadénie soit parfois accompagnée de tuméfaction et d'hémorrhagie des gencives.

Traitement. — Les mesures prophylactiques consistent à donner des fruits, des *légumes frais*, du jus de citron, des limonades. Il faut éviter autant que possible les habitations sombres et humides.

Les mêmes moyens seront employés pour combattre le scorbut confirmé : fruits et légumes frais, jus de cresson, jus de citron et d'orange, boissons vineuses et alcoolisées. On touchera les gencives avec un mélange de jus de citron et d'alcool, ou avec l'acide chlorhydrique dilué. On opposera aux hémorrhagies des potions à l'extrait de ratanhia et à l'eau de Rabel, le perchlorure de fer, le seigle ergoté.

Les injections de sérum artificiel pourraient donner de bons résultats.

C. SCORBUT INFANTILE

Le scorbut est susceptible de se produire chez les enfants du premier âge. Sa description diffère notablement du scorbut de l'adulte ; néanmoins il y a entre les deux affections identité de nature ; les divergences ne tiennent qu'à la différence du terrain sur lequel évolue le scorbut.

La maladie a été décrite tout d'abord en Allemagne en 1859 par Uroller, sous le nom de rachitisme aigu, ou de rachitisme hémorrhagique ; en 1883, un auteur anglais, Barlow, montra que ce prétendu rachitisme était en réalité du scorbut qui se voyait chez les enfants élevés avec des aliments de conserve, et qui guérissait par un traitement antiscorbutique ayant pour base l'administration d'aliments frais. Le nom de *maladie de Barlow* a été donné à ce scorbut infantile.

Description. — On ne voit guère survenir le scorbut infantile avant l'âge de cinq mois, ni après l'âge de dix huit mois. Il s'agit d'ordinaire d'enfants jusque-là bien portants en ce sens qu'ils sont gros, gras, bien développés ; mais ils sont pâles et les chairs sont molles ; il y a sous leurs téguments plus de graisse que de muscles. Les premiers symptômes sont une augmentation de la pâleur des téguments; les lèvres se décolorent; le petit malade se plaint dès que l'on touche ses membres inférieurs; si l'enfant marchait déjà, la marche et la station debout deviennent difficiles, il garde le lit, les membres inférieurs à demi-fléchis; c'est surtout au voisinage des articulations que les jambes sont douloureuses; plus tard des phénomènes analogues se passent aux membres supérieurs.

Cependant, des tuméfactions osseuses apparaissent le long du fémur, du tibia ou du péroné, tantôt à l'apophyse supérieure, tantôt à l'épiphyse inférieure; des tuméfactions semblables peuvent également survenir à l'extrémité antérieure des côtes. La radiographie décèle au niveau de ces tuméfactions parfois une simple raréfaction du tissu osseux, parfois un décollement épiphysaire, parfois même une fracture dans la continuité de l'os (Renault).

Le périoste est décollé par un épanchement sanguin, qui peut donner la sensation de crépitation sanguine.

L'orbite peut être le siège de tuméfaction sanguine analogue; on observe une ecchymose palpébrale à la paupière inférieure. Les gencives ne sont malades que si l'enfant a déjà des dents; la sertissure de la dent devient alors le siège de petites fongosités qui saignent facilement. Sur les muqueuses et sur la peau, on peut, dans les cas intenses, observer des pétéchies. La température dépasse rarement 58°. Livrée à elle-même, la maladie est progressive et fatale; la pâleur augmente, la faiblesse devient de plus en plus grande et l'enfant succombe.

Étiologie. — *Il n'existe pas une seule observation de scorbut infantile chez un enfant élevé au sein.* La maladie est également tout à fait exceptionnelle chez les enfants élevés au lait de vache frais, ou simplement stérilisé au bain-marie à 100° d'après le procédé de Budin. Un certain nombre de cas ont été observés chez des enfants nourris exclusivement de lait industriellement stérilisé à 120° et conservé plus ou moins longtemps. Mais la très grande majorité de ces cas de scorbut infantile a été observée chez des enfants alimentés avec du lait de conserve artificiellement modifié, ou avec des mélanges de farines stérilisées à haute température. Les laits écrémés, dilués, lactosés, centrifugés, pulvérisés, livrés au commerce sous le nom de laits humanisés ou laits maternisés, le lait concentré d'un usage si fréquent en Angleterre et en Allemagne, et les diverses spécialités alimentaires à l'usage des jeunes enfants sont les causes de la maladie. Ce fait a été mis en lumière dans les discussions récentes de la Société de Pédiatrie de Paris [1].

Diagnostic. — Il faut penser au scorbut infantile toutes les fois qu'un petit enfant nourri artificiellement est pris de pâleur, de faiblesse progressive et de douleurs des membres inférieurs. Le rachitisme ne débute jamais aussi brusquement. Ce n'est guère qu'avec la pseudo-paralysie hérédosyphilitique de Parrot (décollement épiphysaire par altération syphilitique des os) que la maladie peut être confondue. Cette dernière se voit plutôt dans les premiers mois de l'existence et s'accompagne presque constamment de stigmates hérédosyphilitiques et en particulier de coryza purulent.

Traitement. — L'usage d'aliments frais, d'« aliments vivants »; pour employer le terme de Barlow [2], amène la guérison avec une rapidité merveilleuse. Le lait cru chez les tout jeunes enfants, la purée de pommes de terre peu cuite et même un peu de viande crue chez les enfants de plus d'un an, doivent être substitués aux farines ou aux laits de conserve. On peut y adjoindre quelques cuillerées à café de jus de citron ou de jus de légumes verts ou de cresson, à la suite de chaque repas. C'est remarquable de voir avec quelle promptitude les tuméfactions osseuses disparaissent et avec quelle rapidité l'enfant revient à la santé.

1. Thiercelin, Guinon, Netter. Massau, Comby, Hutinel. *Bulletin de la Société de Pédiatrie*, octobre et novembre 1902, février, mars et avril 1903.

2. Barlow. Article Scorbut infantile du *Traité des maladies de l'enfance* de Grancher et Comby, 2ᵉ édition, 1904.

NEUVIÈME CLASSE

MALADIES RHUMATISMALES ET DYSTROPHIQUES

CHAPITRE I

RHUMATISME

Quelle que soit la place que l'on assigne au *rhumatisme* dans le cadre nosologique, il faut convenir que ses limites sont assez mal déterminées et sa nature mal définie. Néanmoins le rhumatisme se prête à une description méthodique et son importance en pathologie est considérable.

Obligé d'en scinder l'étude pour les besoins de la description, je décrirai successivement :

1° Le rhumatisme articulaire aigu, affection très probablement infectieuse et microbienne, qui est la manifestation la plus franche de l'affection rhumatismale et qui est souvent accompagnée de localisations viscérales.

2° Le rhumatisme chronique, qui comprend plusieurs variétés, suivant qu'il a une tendance à se généraliser (rhumatisme polyarticulaire progressif) ou suivant qu'il se cantonne à un petit nombre de jointures (rhumatisme chronique partiel).

3° Le rhumatisme viscéral et le rhumatisme musculaire.

4° Le pseudo-rhumatisme, ou rhumatisme infectieux, qui survient dans le cours de maladies infectieuses telles que la blennorrhagie, la scarlatine, l'état puerpéral, l'érysipèle, les oreillons, la pneumonie, etc.

Mais je m'empresse de dire qu'une partie de cette classification est artificielle, et à part les rhumatismes infectieux, ou pseudo-rhumatismes, dont l'origine et la nature nous sont connues, les variétés de rhumatisme aigu et de rhumatisme chronique qui paraissent parfois distinctes, quand on s'adresse aux types extrêmes, ont entre elles de tels liens de parenté qu'il faut bien les ranger dans une même famille.

§ 1. RHUMATISME ARTICULAIRE AIGU

Les manifestations *aiguës* du rhumatisme ont pour les articulations une prédilection bien marquée, c'est le *rhumatisme articulaire* proprement dit, et bien qu'elles atteignent souvent et en même temps un grand nombre d'organes (*rhumatisme viscéral*), il est d'usage de décrire toutes ces manifestations sous le nom de *rhumatisme articulaire aigu*. Habituellement la série morbide débute par les articulations et n'atteint les organes qu'en second lieu, mais il y a des exceptions et nous verrons, dans le cours de cet article, le rhumatisme dit articulaire frapper *d'abord* la plèvre, le poumon, le cœur, avant d'atteindre les jointures. L'étude du rhumatisme articulaire aigu comporte donc la destruction de toutes les manifestations aiguës de l'affection rhumatismale.

Étiologie. — Bien que se développant en tous pays et en toutes saisons, le rhumatisme articulaire aigu a une prédilection marquée pour les contrées tempérées et pour la saison d'été (Besnier)[1]; Stoll a même décrit des *épidémies* de rhumatisme pendant la période estivale. Kelsch, en étudiant le rhumatisme dans l'armée française, a vu que les recrudescences coïncident surtout avec la fin de l'hiver et le commencement du printemps[2]. Le froid, surtout le froid

1. Besnier. Art. RHUMATISME, in *Dict. encycl. des sc. méd.*
2. Kelsch. *Traité des maladies épidémiques*, 1894.

humide, est la cause occasionnelle la plus habituelle; tantôt
le refroidissement agit brutalement sur le corps en sueur,
et le rhumatisme éclate sans tarder, tantôt l'économie se
laisse imprégner à *petite dose*, comme cela arrive chez les
individus qui habitent des lieux humides, un appartement
fraîchement replâtré, une maison récemment construite.
Les fatigues, les excès sont des causes prédisposantes, le
traumatisme, une entorse, une luxation a plusieurs fois
été la cause d'une attaque de rhumatisme (Verneuil,
Potain).

Chez les sujets qu'atteint le rhumatisme, faut-il admettre
une prédisposition héréditaire ou acquise? La réponse à
cette question supposerait connue la pathogénie des maladies rhumatismales; l'affinité pathologique que présente
le rhumatisme avec la goutte, la gravelle, l'obésité, le diabète[1], laissent bien entrevoir que des troubles nutritifs de
même famille président à l'évolution de ces états morbides,
mais en admettant que le rhumatisme relève de la dyscrasie urique, cela n'avance pas beaucoup la question, et
la nature intime de la maladie est encore inconnue.

Toutefois, le rhumatisme articulaire aigu a tous les
attributs d'une maladie infectieuse microbienne : ses localisations sur l'endocarde, sur les séreuses, le rapprochent
des autres rhumatismes, dits rhumatismes infectieux dans
lesquels l'origine microbienne ou toxi-infectieuse est
connue; mais, malgré le désir qu'ont plusieurs auteurs de
classer le rhumatisme au rang des maladies microbiennes[2],
son agent pathogène est encore à trouver, les agents
microbiens constatés jusqu'ici, variétés de staphylocoques
et de streptocoques, bacille anaérobie d'Achalme et de
Thiroloix, diplocoque de Triboulet et Coyon, ne sont pas
spécifiques (Triboulet[5]); ce sont des facteurs de complica-

1. Bouchard. *Maladies par ralentissement de la nutrition*, p. 529.
2. Triboulet. *Rev. de méd.*, août 1892. — Barbier. *Gaz. hebdom.*, 21 octobre 1895.
5. Triboulet. A propos de la bactériologie du rhumatisme articulaire
aigu. *Congrès de Paris*, 1900.

tions secondaires La première attaque de rhumatisme se montre habituellement de 15 à 30 ans : les récidives sont fréquentes.

Symptômes. — Le *rhumatisme articulaire aigu*, fièvre rhumatismale des auteurs anglais, a rarement une invasion soudaine et violente. Souvent le sujet éprouve d'abord quelques douleurs erratiques avec ou sans frisson, la fièvre s'allume et la localisation articulaire se confirme. Assez souvent également, dans un tiers des cas, pour ne pas dire plus, le rhumatisme débute par une *angine* fébrile avec ou sans albuminurie[1]. Cette angine, plus ou moins douloureuse, avec rougeur de la gorge, tuméfaction des amygdales, peut même précéder de plusieurs jours l'apparition des douleurs articulaires. Les cous-de-pied et les genoux sont habituellement pris les premiers, puis viennent les coudes, les épaules, le poignet. Lorsque les petites articulations, celles des mains, des pieds, du rachis, sont envahies, cela prouve en général que l'attaque de rhumatisme sera longue et intense.

Dès le début la *douleur* est le symptôme dominant; elle acquiert plus ou moins vite toute son intensité; elle se déplace avec la fluxion rhumatismale, elle passe d'une jointure à une autre, reparaît sur une articulation qu'on croyait dégagée, se généralise parfois aux petites articulations du rachis, des côtes, de la mâchoire, et inflige au patient de véritables tortures. Le moindre mouvement de la jointure malade, la pression des couvertures, l'ébranlement du lit, tout réveille la douleur.

Les articulations frappées par le rhumatisme sont déformées et tuméfiées. Au niveau des grandes jointures, au genou par exemple, les tissus superficiels sont le siège d'une *fluxion blanche* (Trousseau), tandis qu'aux poignets, aux cous-de-pied, la peau est rosée et sillonnée de traînées rougeâtres qui indiquent le trajet des gaines

---

1. De Saint-Germain. *Étude clinique et expérimentale sur la pathogénie du rhumatisme articulaire aigu*. Th. de Paris, 1893.

tendineuses envahies par la fluxion rhumatismale. Aux
mains, la face dorsale est *œdématiée* et arrondie, les doigts
sont écartés, immobiles et tuméfiés en forme de fuseau. La
température *locale* est plus élevée de quelques dixièmes
au niveau des articulations malades. Les épanchements
sont très abondants dans quelques articulations; au genou,
l'hydarthrose peut dépasser 60 et 80 grammes, et quand
elle atteint ces fortes proportions, elle devient elle-même
une cause de vive douleur qu'on peut faire disparaître par
l'aspiration du liquide[1].

Quand on étudie de près le rhumatisme articulaire, on
voit que, dans bien des cas, les tissus *péri-articulaires*, les
bourses séreuses, les gaines tendineuses, les tendons d'insertion des muscles sont au moins aussi envahis que l'articulation proprement dite. Ainsi, au genou, il existe de
nombreux foyers douloureux péri-articulaires qu'on peut
mettre en évidence par la plus légère pression à la partie
interne de l'articulation, les trois tendons qui forment la
patte d'oie s'unissent sur la crête du tibia après avoir contourné la tubérosité interne de cet os; à ce niveau existent
deux gaines tendineuses, l'une au-dessous du muscle cou-
turier, l'autre au-dessous du tendon de la patte d'oie; cette
région est un des foyers douloureux les plus fréquents. A la
partie interne du genou on observe également un point
douloureux sur la tête du péroné, où s'insère le muscle
biceps dont le tendon glisse sur une bourse séreuse. Les
points douloureux sont très fréquents dans le creux poplité;
on trouve aussi un foyer de douleurs à l'insertion du tendon, du triceps sur la rotule; il y a là deux bourses séreuses : l'une entre les fibres superficielles et profondes du
tendon, l'autre entre le tendon et l'aponévrose d'enveloppe.
Ces divers points douloureux forment autour de l'articulation du genou une sorte de *couronne douloureuse*, bien propre
à faire croire que l'articulation elle-même est malade, alors
qu'elle est parfois indemne ou peu envahie. Même remarque

1. Dieulafoy. *Traité de l'aspiration*, p. 354.

pour le cou-de-pied ; derrière la malléole passent les tendons des muscles péroniers latéraux dont la synoviale commune se bifurque pour accompagner ces tendons ; on peut parfois suivre leur trajet douloureux jusqu'à l'apophyse du cinquième métatarsien, où s'insère le court péronier, et jusqu'à la base du premier métatarsien, où s'insère le long péronier.

Dans quelques cas, les douleurs péri-articulaires portent sur l'insertion d'un *muscle* sans qu'on puisse invoquer la présence d'un tendon et d'une bourse séreuse ; c'est ce qu'on voit pour l'insertion du deltoïde à l'humérus. Du reste, les *muscles* eux-mêmes sont souvent endoloris au-dessus et au-dessous de l'articulation malade.

En somme, le rhumatisme dit articulaire n'atteint pas seulement la synoviale et les ligaments intra-articulaires, il atteint également les parties péri-articulaires, *tendons, bourses séreuses, gaines tendineuses, insertions musculaires, tissu cellulaire.*

Le rhumatisant a le visage d'un blanc mat, ce qui s'explique par la rapide et grande diminution des globules rouges du sang ; cette *anémie rhumatismale* se traduit également par un bruit de souffle cardiaque. Les *sueurs* sont généralement très abondantes ; elles sont persistantes et empreintes d'une *odeur* aigre qui est due à leur grande acidité. L'*œdème* est fréquent aux mains et aux pieds, parfois il est plus généralisé. La fièvre a une intensité variable ; le pouls est large et résistant, et se maintient entre 90 et 100. Dans les cas intenses, la température vespérale atteint 50 et 40 degrés et la rémission matinale est faible ; dans les cas plus légers, la température du soir est moins élevée et les rémissions sont plus accentuées ; le cycle fébrile n'a du reste aucune régularité. Les *urines* sont rares, foncées, parfois albumineuses, riches en urée et en urates. Les fonctions digestives sont peu troublées, la langue reste humide, l'appétit est souvent conservé. Certains rhumatisants ont de la constipation, d'autres ont une diarrhée abondante, fluide, séreuse, comparable « à de véritables sueurs intestinales. »

(Peter [1]). Les fonctions cérébrales s'accomplissent normalement, le rhumatisant n'a pas de céphalalgie, il ne délire
pas, il conserve l'entière liberté de son esprit. Les *épistaxis*
sont fréquentes soit au début, soit dans le cours de l'attaque
rhumatismale

La *durée* des attaques de rhumatisme est subordonnée à
l'intensité du mal et varie de deux à plusieurs semaines.
Chaque articulation prise à part n'est malade que quelques
jours, mais il n'est pas rare que la même jointure soit
alternativement délaissée et reprise par la fluxion rhumatismale. Les jointures symétriques sont habituellement
envahies simultanément ou l'une après l'autre. Quand la
fièvre est tombée, quand la douleur a disparu, le malade
éprouve encore une gêne notable à mouvoir ses articulations, ce qui tient en partie à l'impotence musculaire créée
par le rhumatisme (*parésie rhumatismale*).

Localisations viscérales du rhumatisme aigu. — A
côté des cas où l'attaque de rhumatisme reste limitée aux
jointures, il en est d'autres où le rhumatisme atteint également les viscères et crée les modalités cliniques les plus
diverses. Habituellement les articulations sont prises
d'abord et quelques jours après apparaissent les localisations viscérales, telles que l'endocardite, la péricardite, la
pleurésie, le rhumatisme des centres nerveux des voies
digestives et urinaires, localisations viscérales qui sont, les
unes fréquentes, les autres rares.

Mais parfois la marche habituelle de l'évolution rhumatismale est renversée, le malade a d'abord une angine rhumatismale, une pleurésie, une endocardite, et le rhumatisme des articulations n'éclate que quelques jours plus
tard [2].

Rhumatisme du cœur. — Le cœur est l'organe de prédilection du rhumatisme et, chose remarquable, le rhumatisme, habituellement si fugace de sa nature, tend à se

---

1. Peter. *Clin. méd.*, t. 1, p. 753.
2. Hallez. *Localis. rhumatismales qui peuvent précéder les localis.
artic.* Th. de Paris, 1870.

fixer sur le cœur avec une ténacité qui crée la plupart des maladies de cet organe. Avant Bouillaud, l'histoire du rhumatisme cardiaque n'était qu'ébauchée; mais dès 1832, et en quelques années dans une série de mémorables travaux[1], Bouillaud crée *l'endocardite rhumatismale*; il démontre que cette endocardite, en passant à l'état chronique, devient l'origine de lésions organiques du cœur, et il pose les lois de coïncidence d'après lesquelles les altérations de l'endocarde ou du péricarde sont presque constantes quand le rhumatisme articulaire est violent et généralisé, et exceptionnelles quand le rhumatisme est partiel et léger. D'après différentes statistiques[2], il est admis que l'endopéricardite rhumatismale existe dans la proportion de 30, 40, ou 50 pour 100; au milieu de ces divergences l'opinion de Bouillaud reste vraie, et quand un rhumatisme articulaire est violent et généralisé, on a toutes les mauvaises chances de voir survenir l'endopéricardite. Chez l'enfant, les cardiopathies sont à redouter même dans les rhumatismes légers[3].

L'endocardite est plus fréquente que la péricardite; ces phlegmasies cardiaques surviennent habituellement vers la deuxième semaine du rhumatisme articulaire, parfois elles sont plus tardives, dans quelques cas exceptionnels elles demandent les manifestations articulaires.

Je n'ai pas à décrire ici l'endocardite, j'ai traité ailleurs cette question[4]; je rappelle seulement que l'endocardite rhumatismale ménage habituellement les valvules sigmoïdes aortiques, frappe surtout la valvule mitrale, s'*installe insidieusement* et se révèle à l'auscultation par un bruit de souffle systolique dont le maximum est à la pointe du cœur. Il faut se garder toutefois de prendre pour un souffle d'endocardite les souffles anémiques, qui sont si

---

1. Bouillaud. Nouv. rech. sur le rhum. artic. aigu et spécialement sur la loi de coïncidence de la péricardite et de l'endocardite. Paris, 1856. *Traité clin. du rhum. artic. aigu.*

2. Ball. *Rhumatisme viscéral.* Th. d'agrég. Paris, 1866. — Besnier. *Loc. cit.* — Jaccoud. Art. ENDOCARDITE, *Dict. de méd. et de chir.*

3. R. Blache. *Mal. du cœur chez les enfants.* Th. de Paris, 1869.

4. Voy. t. Ier. *Endocardites simples, emboligènes et ulcéro-infectieuses.*

fréquents dans le cours de l'attaque rhumatismale. Apres une durée qui ne dépasse pas deux semaines, l'endocardite peut guérir, mais la disparition du souffle n'est pas toujours un signe certain de guérison; dans tel cas où la guérison est apparente, le rhumatisant reste sous le coup d'une endocardite chronique à évolution lente et latente, et ce n'est parfois qu'après plusieurs années que se révèlent les lésions de la *maladie mitrale*.

Dans quelques cas, fort rares du reste, l'endocardite revêt les allures terribles de l'*endocardite emboligène*, ou de l'*endocardite ulcéreuse, infectieuse*; elle peut présenter alors un danger immédiat[1].

La *péricardite rhumatismale* est rarement accompagnée d'épanchement; elle se révèle à l'auscultation par des bruits de frottement qui prennent souvent le rhythme d'un bruit de galop. La péricardite intense *est fréquemment associée* à une pleurésie gauche souvent suivie elle-même de pleurésie droite avec ou sans épanchement (*péricardo-pleurite*)[2]. La péricardite isolée et légère ne présente pas de gravité; la péricardite intense, avec épanchement, ou associée à la pleurésie, est redoutable[3].

La *phlébite* rhumatismale est bien connue; Trousseau en avait cité de remarquables observations. Cette phlébite apparaît dans le rhumatisme léger comme dans le rhumatisme intense; elle est localisée à une veine ou généralisée à plusieurs veines, elle peut simuler la *phlegmatia alba dolens* avec son cortège de symptômes. Le plus souvent, dit Vaquez[4]; le rhumatisme « choisit un segment veineux superficiel sans l'oblitérer; il frappe autour de la veine, plus encore qu'au dedans ».

Rhumatisme de l'appareil respiratoire. — La *pleurésie* apparaît habituellement vers la deuxième semaine du rhumatisme articulaire, parfois plus tard et dans quelques cas

1. Voy. au t. I". *Les endocardites aiguës.*
2. Duroziez. *Union méd.*, 1881, p. 469.
3. Voy. t. I". *Péricardites aiguës.*
4. Vaquez. Phlébite des membres. *Clin. de la Charité*, 1894, p. 839.

elle devance les manifestations articulaires. La pleurésie rhumatismale est tantôt insidieuse, tantôt bruyante et douloureuse ; elle est simple ou double, très souvent associée à l'endocardite ou à la péricardite (*péricardo-pleurite*). L'épanchement est la règle ; le liquide augmente rapidement et disparaît souvent avec la même brusquerie.

La *fluxion pulmonaire* d'origine rhumatismale existe tantôt à l'état d'hyperémie simple, tantôt à l'état d'hyperémie phlegmasique ; cette dernière forme est souvent décrite sous le nom de *pneumonie rhumatismale*, bien qu'il n'y ait pas pneumonie dans le vrai sens du mot. En effet, ces pneumonies n'ont qu'une faible tendance à passer à l'hépatisation, l'élément fluxionnaire l'emporte toujours sur l'élément phlegmasique. La fluxion pulmonaire est plus ou moins intense, plus ou moins généralisée. Habituellement fugace et peu grave, souvent associée à la pleurodynie ou à la pleurésie (*fluxion de poitrine*), elle revêt dans quelques cas les allures terribles du catarrhe suffocant, elle envahit les deux poumons et peut tuer le malade en quelques jours et presque en quelques heures[1].

La pneumonie rhumatismale peut apparaître et disparaître plusieurs fois dans le cours d'un rhumatisme articulaire ; elle alterne quelquefois avec les douleurs des jointures[2].

Rhumatisme cérébral. — Le rhumatisme articulaire, quelle que soit l'intensité des douleurs et de la fièvre, ne détermine habituellement aucun trouble intellectuel, *il n'éveille pas volontiers les sympathies cérébrales*[3] ; aussi, lorsque des troubles cérébraux se manifestent chez un rhumatisant, faut-il aussitôt se méfier de quelque complication.

Le rhumatisme cérébral revêt plusieurs formes. Dans quelques cas, qui sont les plus rares, puisqu'on n'en trouve que 5 observations sur les 79 qui forment la statistique de Ball, les accidents cérébraux sont foudroyants et surviennent

1. Bull. *Loc. cit.* — Houdé. Th. de Paris, 1881.
2. Lépine. Art. PNEUMONIE. *Dict. de méd. et de chir.*
3. Trousseau. *Clin. méd.*, t. II, p. 778.

sans prodromes. C'est le rhumatisme cérébral dit *apoplecti-*
forme, dont voici un exemple (Trousseau) : Un homme robuste et grand-buveur est atteint de rhumatisme cérébral
au dix-huitième jour de son rhumatisme articulaire; il se
plaint tout à coup de ne plus voir clair, il vocifère, crie au
voleur, s'élance hors de son lit, lutte avec deux infirmiers,
est replacé dans son lit, s'affaisse et meurt, la scène entière
ayant duré à peine un quart d'heure.

Plus habituellement le rhumatisme cérébral est annoncé
par quelques prodromes; céphalalgie, hallucinations, incohérence des idées; ces prodromes durent quelques heures ou
quelques jours, puis les accidents éclatent avec toute leur
intensité. Le malade n'a plus conscience de ses douleurs
articulaires, qui dans quelques cas ont véritablement
disparu. La température atteint ou dépasse 40 ou 41 degrés;
le délire, plus ou moins violent, ressemble à celui de
la variole confluente ou de la fièvre typhoïde intense;
il dure deux ou trois jours; il est parfois entrecoupé de
rémissions, il peut être accompagné de convulsions, ce qui
est un signe fâcheux, et dans les cas malheureux il aboutit
à la stupeur et au coma.

Parfois le délire suit une marche lente et chronique, il
dure plusieurs semaines, le malade devient taciturne,
mélancolique, lypémaniaque, mais il finit généralement
par guérir.

Les accidents cérébraux sont souvent préparés par l'état
antérieur du rhumatisant; les fatigues intellectuelles, les
chagrins et les émotions dépressives, l'alcoolisme, l'hérédité
nerveuse, paraissent être des conditions favorables à
l'explosion du rhumatisme cérébral. En se portant sur
l'encéphale, le rhumatisme y produit ses désordres habituels,
tantôt de simples fluxions dont on ne retrouve pas trace
à l'autopsie, tantôt des hyperémies persistantes qui se
traduisent par une injection vasculaire des méninges et de
la substance cérébrale, avec hydropisie ventriculaire et
sous-arachnoïdienne.

Il ne faut pas confondre avec le rhumatisme cérébral

les accidents cérébraux (embolie, hémiplégie, aphasie) qui ont pour origine une endocardite aiguë ou chronique de nature rhumatismale.

Le rhumatisme peut également se porter sur la *moelle épinière et sur ses enveloppes*. Il se traduit par des douleurs rachidiennes lombaires atteignant les membres inférieurs, avec symptômes de paraplégie et de contracture (opisthotonos). Les sphincters sont intacts, on ne constate ni anesthésie ni troubles trophiques. Ce rhumatisme spinal présente cette particularité qu'il peut *précéder* de plusieurs jours les manifestations articulaires du rhumatisme[1]; on comprend que le diagnostic pathogénique soit difficile en l'absence des douleurs articulaires. Le rhumatisme spinal se termine par la guérison[2].

La *chorée*, la sclérose en plaques, les névrites sont autant de manifestations nerveuses du rhumatisme.

Rhumatisme des voies digestives. — *L'angine* est une manifestation fréquente du rhumatisme; elle précède fréquemment les localisations articulaires (Lasègue). Les déterminations rhumatismales de l'estomac et de l'intestin sont fort rares[3]; elles se manifestent sous forme de catarrhe gastrique, de coliques, de flux intestinal abondant, de diarrhée séreuse ou d'évacuations dysentériformes (Stoll). La fluxion hépatique avec ou sans ictère est également fort rare.

Rhumatisme des voies génito-urinaires. — L'albuminurie survenant dans le cours d'un rhumatisme aigu, est l'indice d'une *néphrite* habituellement légère et superficielle; dans quelques cas cependant on a consigné des néphrites graves, mais le fait est exceptionnel. D'une façon générale, on peut dire que le rhumatisme, qui, à la façon des maladies infectieuses, atteint si volontiers plusieurs autres viscères, ménage habituellement les reins. On a signalé l'*hémoglo-*

---

1. Chevallereau. *Manifestations médullaires du rhumatisme articulaire aigu.* Th. de Paris, 1889.
2. Rendu. *Clin. méd.*, 1890, t. I, p. 107.
3. Lacot. Th. de Paris, 1882

binurie rhumatismale (Hayem et Robin). Je serais tenté de croire qu'il y a également des *hématuries* rénales rhumatismales, d'après le cas suivant que j'ai observé à Necker : un homme arrive dans mon service, avec une attaque de rhumatisme articulaire aigu et une hématurie. Rhumatisme et hématurie ont apparu en même temps et durent depuis une quinzaine de jours. Le rhumatisme est aigu, fébrile, généralisé et l'hématurie est assez importante; les urines sont fortement teintées et laissent déposer du sang en assez grande quantité. Ce malade nous raconte que, lors de sa première attaque de rhumatisme articulaire aigu, il y a dix ans, il fut pris également d'une hématurie qui persista plusieurs semaines, aussi longtemps que le rhumatisme. Quelques années plus tard, il fut atteint d'une nouvelle attaque de rhumatisme subaigu, qui fut soigné dans le service de Rigal, et pendant neuf mois l'hématurie fut persistante et disparut avec les douleurs rhumatismales. Il s'agit bien, chez cet homme, d'hématurie au vrai sens du mot, et non pas de néphrite avec hématurie, car, tant que durent l'attaque de rhumatisme et l'hématurie, il n'existe aucun symptôme de néphrite, et une fois l'hématurie terminée, on ne peut constater aucun reliquat de néphrite, aucun symptôme de brightisme; le rein saigne pendant l'attaque de rhumatisme et c'est tout; il n'en conserve pas le souvenir.

Le rhumatisme peut aussi se porter sur la vessie (ténesme, dysurie) et sur le testicule.

Manifestations cutanées du rhumatisme. — Les dermatoses qui s'observent le plus habituellement dans le cours du rhumatisme articulaire aigu sont l'érythème, le purpura et l'urticaire[1], mais ces manifestations cutanées sont surtout le fait de pseudo-rhumatismes.

L'érythème revêt plusieurs formes, il est papuleux, noueux ou polymorphe; il précède parfois les manifestations articulaires. *L'urticaire* existe seule ou coïncide avec

---

1. Ferrand. *Exanthèmes du rhumatisme.* Th. de Paris, 1892.

l'érythème. Le *purpura* est un *purpura simplex* et ne rentre pas dans la description du purpura hémorrhagique et cachectique ; il a pour siège de prédilection les avant-bras, les jambes et la partie interne des cuisses. Cette éruption purpurique est souvent nommée *péliose rhumatismale* (πέλιος, livide). On en trouvera la description au chapitre concernant le purpura.

Dans le tissu cellulaire cutané, la fluxion rhumatismale se traduit par des *œdèmes* plus ou moins localisés, qui forment des plaques, des *nodosités* (Jaccoud), dont la disparition est aussi rapide que l'apparition. Parfois cependant ces nodosités rhumatismales sous-cutanées ont une longue durée[1]. Certains œdèmes rhumatismaux envahissent la paupière, la joue[2] (Fernet), le scrotum (Ferrand), une portion de membre[3] ; ils sont, à l'état aigu, ce que sont à l'état chronique d'autres œdèmes d'origine rhumatismale (Potain) que nous étudierons plus loin.

Chez les *jeunes enfants* l'affection rhumatismale présente quelques particularités (Roger). Les symptômes généraux ont peu d'intensité, la fièvre est légère, les sueurs sont très modérées, les troubles cérébraux sont extrêmement rares, et peu de jointures sont envahies. Mais, en dépit de cette apparente bénignité, le cœur est souvent touché chez l'enfant ; les troubles cardiaques peuvent se manifester, alors même qu'une seule articulation serait prise.

Marche. — Pronostic. — Dans ces formes légères, le rhumatisme articulaire aigu dure deux à trois semaines ; il y a même des formes très légères où le rhumatisme ne fait qu'effleurer quelques articulations et se termine en huit jours ; il se prolonge au delà de cinq semaines dans les formes intenses. Une fièvre vive, l'envahissement des petites articulations sont des signes d'intensité. Souvent la maladie se fait par poussées ; ainsi, après une amélioration

1. *Ann. de dermatol. et syphiliog.*, 1885, p. 175. — Brissaud. *Rev. de méd.*, avril 1885.
2. *Rhumatisme aigu.* Th. de Paris, 1865.
3. Hanot. *Arch. de méd.*, novembre 1885.

momentanée, la fièvre augmente et d'autres jointures sont envahies. La défervescence est lente et, pendant la première période de la convalescence, la fièvre revient parfois le soir. Après la disparition des douleurs et de la fièvre, le rhumatisant conserve encore une extrême *faiblesse musculaire* et une *anémie* profonde.

Dans quelques cas, il n'y a pas seulement parésie musculaire, il y a une véritable *amyotrophie aiguë* (Gubler) qui peut durer deux ou trois mois. Les craquements, les froissements articulaires sont assez fréquents après l'attaque de rhumatisme aigu. Les *rechutes* ne sont pas rares et surviennent en dépit de toute précaution hygiénique.

Le convalescent n'est pas absolument à l'abri des complications viscérales, c'est même à une époque plus ou moins éloignée qu'apparaît la *chorée* chez les jeunes sujets (G. Sée, Roger).

Ce qui fait la gravité la plus habituelle du rhumatisme, ce sont les troubles viscéraux. Dans quelques cas ces troubles constituent un danger immédiat (endocardite ulcéreuse, embolie cérébrale, rhumatisme cérébral, endopéricardo-pleurite, fluxion pulmonaire) ; mais habituellement le danger est plus lointain et ce n'est qu'après quelques années d'*immunité apparente* qu'éclatent les troubles cardiaques. Les lésions du cœur à échéance plus ou moins éloignée constituent le péril le plus redoutable de l'attaque de rhumatisme.

Dans quelques cas l'affection rhumatismale ne suit pas la forme franche et légitime que je viens de décrire. La vivacité de la fièvre et l'élévation de la température, l'apparition simultanée d'une endopéricardite, d'une pleurésie ou d'une fluxion pulmonaire, tout cela peut constituer un état grave, mais ce n'est pas une anomalie. Ce qui est une *anomalie* c'est le rhumatisme dont les symptômes généraux revêtent rapidement des allures *ataxiques* et *adynamiques* à la façon des *fièvres typhoïdes* graves ; c'est le rhumatisme qui touche à peine les jointures pour frapper à coups redoublés sur les viscères ; c'est le rhumatisme qui aboutit à la *suppuration* des jointures, tandis que le rhumatisme franc et légitime ne suppure pas; aussi ces différentes anomalies, qui sont généralement l'indice d'une extrême gravité, doivent-elles rentrer pour la plupart dans le cadre des pseudo-rhumatismes ou rhumatismes infectieux, que l'infection soit étrangère au sujet, ou que le rhumatisant ait puisé en lui-même (état antérieur) les germes de cette auto-infection.

Anatomie pathologique [1]. — Les altérations du *sang* ont, chez le rhumatisant, une grande importance. La fibrine atteint 5, 8 et 10 pour 1000 (Andral et Gavarret) comme dans les phlegmasies franches; aussi le caillot de la saignée est-il fortement rétracté (Bouillaud). Les éléments solides du sérum peuvent descendre à 60 pour 1000 (Quinquaud). L'hémoglobine et, par conséquent, le pouvoir oxydant du sang, diminue fortement; le nombre des globules rouges diminue de 1 000 000 par millimètre cube.

L'*arthrite rhumatismale* présente les lésions suivantes : Toutes les parties de la jointure, tissus intra-articulaires et extra-articulaires, sont plus ou moins intéressées. Le *liquide* épanché dans les articulations est limpide, il tient en suspension des flocons muqueux ou fibrineux; on y trouve très peu de leucocytes. La *synoviale* est rouge, épaissie, quelquefois veloutée; les franges synoviales sont injectées, et les cellules de ces franges présentent une prolifération abondante (Cornil et Ranvier). Le *cartilage* offre les signes d'une irritation nutritive; il y a prolifération des cellules cartilagineuses. Le périoste et l'os présenteraient, suivant quelques auteurs, des altérations encore mal étudiées. Les lésions des différents organes atteints par le rhumatisme ne doivent pas trouver ici leur description.

Traitement. — Chez un individu atteint de rhumatisme articulaire aigu de vive intensité, voici le traitement à mettre en usage: le salicylate de soude rend de réels services (G. Sée); le malade prend en 24 heures 5 à 8 grammes de salicylate de soude en plusieurs fois, la médication est re-

1. Homolle. Art. RHUMATISME. *Dict. de méd. et de chir.*, t. XXXI, p. 548.

commencée plusieurs jours, et on diminue progressivement les doses aussitôt que l'amélioration se manifeste. Une autre médication qui a donné de bons résultats consiste à donner l'antipyrine à la dose de 2 grammes par jour associée au salicylate.

L'aspirine (acide acétyl-salicylique) a été employée avec quelques succès contre le rhumatisme articulaire aigu; c'est un bon succédané du salicylate, dont il ne présente pas les inconvénients, intolérance gastrique, bourdonnements d'oreille, etc. (Growitz, Rénon).

Le salicylate de méthyle en application locale (Linossier), peut donner aussi de bons résultats. On l'applique sous forme de pommade composée de 10 grammes de vaseline pour un gramme de salicylate de méthyle.

En fait de boisson on prescrit la limonade, l'eau vineuse, le lait coupé avec l'eau de Vichy. Les douleurs articulaires sont calmées par des injections sous-cutanées d'eau pure pratiquées au niveau des jointures malades, auxquelles on peut ajouter matin et soir de *très légères* injections morphinées.

Les articulations sont badigeonnées avec un liniment ainsi composé : huile de camomille 24 grammes, chloroforme 8 grammes, laudanum 2 grammes.

Chez les rhumatisants qui ont une hyperthermie excessive, avec accidents cérébraux menaçants, il faut recourir sans hésiter à la médication par les *bains froids* qui a donné de si beaux résultats (Raynaud). Le malade est placé dans un bain à la température de 22 degrés centigrades; on l'y laisse dix minutes, un quart d'heure, vingt minutes, à moins que la violence des frissons ne force à limiter la durée du bain. Sous l'influence du bain les accidents cérébraux diminuent d'intensité, et la température s'abaisse; on recommence la même médication, trois, quatre, cinq fois en 24 heures, plusieurs jours de suite si c'est nécessaire; par cette méthode on a pu rappeler à la vie des individus atteints de rhumatisme cérébral certainement destinés à périr.

§ 2. RHUMATISME CHRONIQUE

Sous la dénomination de rhumatisme chronique, il est d'usage de décrire les affections suivantes :

1° Le rhumatisme chronique simple ;

2° Le rhumatisme noueux ou rhumatisme chronique généralisé ;

3° Le rhumatisme chronique partiel ;

4° Le rhumatisme fibreux.

RHUMATISME ARTICULAIRE CHRONIQUE SIMPLE

Cette variété de rhumatisme peut être chronique d'emblée, ou succéder à des attaques de rhumatisme aigu et subaigu, en sorte que la description du rhumatisme chronique s'adresse en partie au rhumatisme subaigu. On n'observe pas ici, comme dans les formes aiguës, des douleurs intenses et une fièvre vive ; mais les articulations sont douloureuses à la pression, les mouvements sont difficiles, pénibles, et souvent accompagnés de *craquements intra-articulaires*. Le sujet se plaint également de douleurs *musculaires* et de *névralgies* qui alternent ou coïncident avec les manifestations articulaires. Souvent les points douloureux siègent à la paume des mains et à la plante des pieds (lames aponévrotiques), au talon (bourse séreuse), au niveau des muscles jambiers et péroniers (gaines tendineuses). Quand le rhumatisme subaigu se fixe sur une jointure, il n'est pas rare d'observer une *atrophie musculaire* aux régions voisines, atrophie qui peut céder en quelques semaines aux courants d'induction [1].

Parfois le rhumatisme chronique guérit après une durée de plusieurs mois ; dans quelques cas il est entrecoupé de poussées subaiguës et fébriles, les rémissions sont incomplètes, les mouvements deviennent tous les jours plus

---

1. Vallat. Th. de Paris, 1877.

difficiles, les muscles s'émacient, les articulations se déformment et le rhumatisant devient à la longue un impotent.

Le malade affecté de rhumatisme chronique est extrêmement sensible aux variations atmosphériques, le moindre changement de température ou de pression barométrique réveille ses douleurs. L'intégrité des autres fonctions n'est pas incompatible avec le rhumatisme chronique, toutefois les cardiopathies ne sont pas rares, alors même que le sujet n'aurait jamais subi l'attaque de rhumatisme aigu.

Dans toutes les variétés de rhumatisme subaigu ou chronique, on fera usage avec avantage des applications d'air surchauffé, au moyen de l'appareil *aéro-thermo-générateur*. On en trouvera la description au *memento thérapeutique* annexé à ce volume.

RHUMATISME NOUEUX

Le *rhumatisme noueux* est encore décrit sous le nom de *rhumatisme chronique primitif*, *polyarthrite déformante* (Jaccoud). La dénomination de *rhumatisme goutteux* (Fuller) doit être abandonnée, car cette affection n'est nullement un hybride du rhumatisme et de la goutte. Pour quelques auteurs elle serait même indépendante du rhumatisme. Le rhumatisme noueux s'observe particulièrement de quarante à cinquante ans; il est plus fréquent chez la femme, surtout à l'époque de la ménopause, et il sévit de préférence sur les classes pauvres. L'action lente et prolongée du froid humide favorise son développement.

Description. — Le rhumatisme noueux débute d'emblée sous forme *chronique*; il y a pourtant des exceptions, surtout chez les jeunes sujets, qui présentent parfois une forme aiguë. Le rhumatisme noueux a quelque chose de spécial dans son mode d'envahissement : il est *progressif*, c'est-à-dire qu'une fois déclaré, il a les plus grandes tendances à suivre sa marche envahissante; il débute habituellement par les petites articulations des mains et des pieds pour s'étendre de là, en montant vers le tronc, aux articulations plus volumineuses des membres[1]; il est souvent *symétrique*, c'est-à-dire qu'il atteint presque en même temps les articulations homologues des deux côtés; il est *déformant* et les déformations considérables qu'il provoque sont dues à un processus qui sera ultérieurement décrit.

. La maladie est quelquefois précédée de douleurs fugaces et erratiques qui suivent le trajet d'un cordon nerveux ou qui atteignent les muscles et les articulations. Habituellement des crises douloureuses envahissent quelques jointures, surtout celles des mains; ces crises douloureuses durent plus ou moins longtemps et sont accompagnées de tuméfaction passagère des jointures. Plus tard, de nouvelles atteintes surviennent, les crises douloureuses se prolongent, les rémissions sont moins complètes, les déformations articulaires, d'abord passagères, s'accentuent, deviennent persistantes, et le rhumatisme noueux est constitué. Étudions-le aux différentes régions, et d'abord aux membres supérieurs.

C'est aux *doigts* et à la *main* qu'on observe les déformations les plus considérables; l'index et le médius sont le siège de prédilection du mal, tandis que le pouce est assez souvent respecté, contrairement à ce qui se passe au pied, où le gros orteil est fréquemment envahi.

Plusieurs causes contribuent aux déformations si considérables que nous allons décrire. Dès le début de la maladie il se fait, au voisinage des jointures envahies, des *contractures musculaires* qui jouent un grand rôle dans le mécanisme des déformations. Ces contractures musculaires, d'abord passagères et plus tard permanentes, sont habituellement fort douloureuses: certains auteurs supposent

---

1. Voici, d'après une statistique portant sur 45 malades, quelles ont été les jointures primitivement envahies (Charcot. *Maladies des vieillards*) :

Petites jointures des pieds et des mains. . . . . 25 fois.
Gros orteil. . . . . 4 fois.
Mains et pieds envahis en même temps qu'une
　　grosse articulation. . . . . 7 fois.
Grande jointure prise avant les doigts. . . . . 9 fois.

qu'elles sont liées à l'arthrite rhumatoïde, tandis que, sui--
vant une autre opinion (Trousseau[1]), elles sont indépendantes des lésions articulaires, marchent parallèlement
avec elles, et peuvent même les devancer. Quoi qu'il en
soit, ces contractures musculaires, bientôt suivies de
rétraction persistante, fixent les phalanges et la main dans
des attitudes vicieuses. Ces attitudes sont fort variées, mais
les plus fréquentes correspondent au type de flexion et
d'extension.

Dans le type dit de *flexion*, la phalange et la phalangette
sont dans la flexion forcée et la phalangine est dans
l'extension; les surfaces articulaires sont fortement mises
en relief, parfois même elles sont luxées. Il résulte de ces
attitudes que les doigts représentent des lignes brisées,
l'articulation métacarpo-phalangienne faisant saillie sur le
dos de la main, tandis que l'articulation de la phalange
avec la phalangine proémine à la face palmaire; la main
est en demi-flexion et inclinée vers le bord cubital. Dans
le type dit d'*extension*, la phalangine seule est fléchie tandis
que la phalange et la phalangette sont dans l'extension.

D'autres causes contribuent à des déformations: notons
la rétraction des tissus fibreux, tendons et aponévroses,
et dans bon nombre de cas, surtout quand le rhumatisme
noueux a suivi une marche lente, la tuméfaction des extrémités osseuses articulaires qui se couvrent d'ostéophytes :
la lésion osseuse devient alors la cause principale des
nouures.

Peu à peu, les masses musculaires s'atrophient (atrophie
simple), les reliefs musculaires disparaissent comme dans
l'atrophie musculaire progressive (Vidal), et, dans quelques
cas, la peau s'amincit, se décolore et s'indure; c'est une
sorte de sclérodermie. Les troubles fonctionnels augmentent avec l'intensité des lésions; à la raideur du début fait
suite une gêne extrême des mouvements et parfois une
complète impotence. Les autres articulations du membre

1. Trousseau, t. III, p. 570.

supérieur sont progressivement envahies par le rhumatisme noueux; le poignet est en flexion, l'avant-bras est en pronation, le coude est plus ou moins fléchi, l'épaule est rigide et le membre supérieur est comme fixé au thorax.

Les membres inférieurs sont parfois indemnes. Ici également les lésions sont symétriques : le gros orteil est tellement déjeté en dehors qu'il renverse les autres doigts (Charcot), le pied est dévié dans l'attitude du valgus ou du varus équin ; le genou est très déformé, et l'extrémité inférieure du fémur déborde en avant la tête du tibia. Habituellement l'articulation de la hanche est libre, fait d'autant plus remarquable que cette articulation est le lieu d'élection du rhumatisme partiel connu sous le nom de *morbus coxæ senilis*. Le rhumatisme noueux peut même atteindre les articulations rachidiennes et temporo-maxillaires. Les troubles fonctionnels sont en rapport avec le rôle de l'articulation envahie.

A part quelques exceptions, l'évolution de la maladie est très *lente*. Au point de vue clinique on peut distinguer une forme essentiellement chronique, progressive et apyrétique, c'est le rhumatisme noueux des sujets âgés : mais il y a également une forme plus aiguë, plus rapide dans sa marche (état puerpéral, allaitement) qui n'a pas la même tendance envahissante et qui peut guérir. Entre les cas extrêmes existent de nombreux *intermédiaires*.

Le rhumatisme noueux ne menace pas immédiatement l'existence s'il ne survient pas de complications. Le sang ne contient aucun excès d'acide urique, la nutrition se fait convenablement et les eschares sont extrêmement rares, malgré l'immobilité des malades. Au nombre des complications possibles il faut signaler les cardiopathies, surtout la péricardite, l'albuminurie et la néphrite interstitielle (Cornil[1]), la phthisie pulmonaire.

Le *diagnostic* du rhumatisme noueux présente parfois de sérieuses difficultés. L'atrophie congénitale du cerveau,

----

1. Coïncidences patholog. du rhum. artic. chron. *Soc. de biol.*, 1864.

l'atrophie des muscles interosseux sont suivies de déformations des doigts et de la main qui ont les plus grandes analogies avec les déformations du rhumatisme noueux; mais ce dernier a pour lui l'altération des jointures et la symétrie des lésions. Même remarque pour les déformations qui accompagnent la paralysie agitante, et il faut ajouter que ces deux maladies peuvent *coexister*. Dans quelques cas, la goutte détermine des contractures musculaires, des déformations analogues à celles du rhumatisme noueux, mais ces déformations chez les goutteux sont accompagnées de *tophus* qui n'existent pas chez les rhumatisants.

Anatomie pathologique. — Toutes les parties constituant l'articulation sont affectées. La synoviale est couverte de végétations et de villosités; le tissu cellulaire qui la double est induré et épaissi; le liquide synovial est peu abondant ou fait défaut (*arthrite sèche*). Les ligaments intra-articulaires ont en partie disparu, la cavité articulaire est cloisonnée par des tractus fibreux. Les cartilages, érodés, ulcérés, finissent par disparaître (Vergely[1]). Les têtes osseuses articulaires présentent au centre les lésions de l'ostéite raréfiante, et à la périphérie une lame éburnée; des stalactites osseuses, des ostéophytes forment souvent une sorte de couronne à ces têtes osseuses. Les petits os du carpe sont quelquefois soudés par ankylose. Les subluxations et les luxations sont fréquentes. Les ligaments, les tendons et leurs gaines sont envahis par le processus inflammatoire à tendance *scléreuse*.

Au point de vue histologique, les altérations du cartilage sont celles qui ont été décrites sous le nom d'*état villeux* ou *velvétique*, la substance fondamentale étant dissociée et réduite à l'état de filaments par la chute des capsules cartilagineuses. La couche *osseuse* corticale, éburnée, des têtes osseuses est due à la transformation des cellules embryon-

___
1. Vergely. *Anat. path. du rhum. artic. chronique primitif.* Th de Paris, 1886.

naires cartilagineuses profondes en cellules osseuses; les échondroses se développent par le même processus.

Le *traitement* du rhumatisme noueux peut se résumer en quelques mots : à l'intérieur, les préparations iodurées et arsenicales, la teinture d'iode à la dose de quelques gouttes et jusqu'à plusieurs grammes avant les repas. A l'extérieur, des badigeons à la teinture d'iode sur les articulations malades. On conseillera des cures hydrothermales, bains sulfureux, bains arsenicaux.

RHUMATISME CHRONIQUE PARTIEL

Nous avons étudié jusqu'ici le rhumatisme chronique simple, et le rhumatisme noueux à marche chronique et envahissante, nous allons voir actuellement une variété de rhumatisme chronique à lésions osseuses et déformantes qui se cantonne à quelques articulations et qui n'a qu'une faible tendance à se généraliser. A cette variété appartient le rhumatisme chronique partiel et les nodosités des doigts dites nodosités d'Heberden.

1° Le *rhumatisme chronique partiel*, encore nommé arthrite sénile, est presque spécial à la vieillesse. Ce rhumatisme atteint les grandes articulations; le genou et la hanche (*morbus coxæ senilis*) sont ses jointures de prédilection. Les lésions sont à peu près celles qui ont été décrites à l'article précédent. Le début est presque toujours chronique d'emblée, bien que dans quelques cas il ait succédé à du rhumatisme aigu (Adams) ou à une arthrite aiguë.

L'affection articulaire, souvent indolore au début, est quelquefois le siège de poussées aiguës douloureuses; mais la palpation et la percussion ne provoquent pas de douleur. La jointure malade est déformée, et la *déformation* est due à une hydarthrose, à des corps étrangers, à des végétations osseuses parfois considérables, à la tuméfaction des épiphyses. Les mouvements sont difficiles et souvent accompagnés de craquements intra-articulaires. La lésion peut arriver à produire l'ankylose par fusion des surfaces articulaires ou par ostéophytes périphériques.

2° Une autre forme de rhumatisme chronique partiel est décrite sous le nom de *rhumatisme chronique des phalanges*, ou *nodosités d'Heberden*. Ainsi que le rhumatisme noueux, cette autre variété n'a aucune connexité avec la goutte. Elle est caractérisée par de petites nodosités qui siègent au niveau des articulations des phalangettes; ces nodosités sont dues à l'accroissement que prennent les nodules osseux qui existent normalement à cette région. L'extrémité des doigts est habituellement déviée à droite ou à gauche, l'articulation est rigide, mais ne présente pas de craquements. Les autres articulations de la main sont généralement peu compromises. Cette affection est plus spéciale à la vieillesse; elle est héréditaire et coexiste souvent avec la migraine, l'asthme, la névralgie sciatique.

RHUMATISME CHRONIQUE FIBREUX

Les lésions des *tissus fibreux* (tendons, ligaments, brides, aponévroses) qui n'ont, dans les formes précédemment décrites, qu'une importance secondaire, ces lésions prennent dans quelques cas une importance prépondérante, et donnent à la maladie les allures d'un *rhumatisme fibreux*. Les attitudes vicieuses, les déformations des doigts et de la main sont très accentuées, ainsi qu'on le voit dans la remarquable observation de Jaccoud[1]. Les extrémités osseuses sont déplacées et forment des saillies, mais il n'y a ici ni gonflement des épiphyses ni ostéophytes comme dans le rhumatisme noueux, et l'on ne provoque pas de craquement intra-articulaire.

Le *traitement* des rhumatismes chroniques bénéficie de *l'application de l'air surchauffé* à 150, 180 degrés et au delà de 200 *degrés*. On trouvera au *Memento thérapeutique* annexé à ce volume la description du traitement par *l'air*

1. Jaccoud. *Clin. de la Charité.*

surchauffé, avec toutes ses applications, au moyen d'un appareil *aéro-thermo-générateur*. Les résultats obenus sont parfois remarquables. Dans les formes rebelles de la talalgie blennorrhagique, ce traitement amène une sédation rapide des accidents[1].

RHUMATISME ABARTICULAIRE

S'il est difficile de préciser nettement les limites du rhumatisme, alors même que les articulations participent aux manifestations morbides, à plus forte raison cette délimitation est-elle plus difficile quand il s'agit de rhumatisme *abarticulaire*, de rhumatisme portant sur les organes, sur les muscles, sur les nerfs et respectant les articulations.

En étudiant le rhumatisme articulaire aigu nous avons déjà passé en revue les différentes manifestations *viscérales* qui peuvent survenir au cours de l'attaque de rhumatisme; nous avons vu que presque tous les organes, presque tous les appareils peuvent être atteints par le rhumatisme aigu, mais là nous avions, comme critérium de la nature rhumatismale de ces affections viscérales, les localisations articulaires.

Tandis que dans le cas qui va nous occuper actuellement, les localisations articulaires font défaut, et l'on se demande alors ce qui doit rentrer dans le cadre des affections vraiment rhumatismales et ce qui doit en être exclu.

Tel individu est sujet à des douleurs névralgiques de la face, ou à une névralgie sciatique, et cette névralgie reparaît à l'occasion de refroidissements ou de variations atmosphériques : est-ce une raison suffisante pour admettre l'origine rhumatismale de la névralgie? Tel autre est sujet à des douleurs musculaires, torticolis, pleurodynie ou lumbago : est-ce une raison pour dire qu'il est atteint de rhumatisme musculaire? La confusion est née d'une notion étiologique mal interprétée. Comme le refroidissement est une

1. L. Rénon et Latron. *Soc. de thérap.*, 25 juillet 1900.

cause de douleurs névralgiques et aussi l'une des causes les plus actives du rhumatisme, on a pris facilement l'habitude d'attribuer au rhumatisme tous les troubles qui naissent sous l'influence commune de refroidissements.

Ne parle-t-on pas tous les jours de paralysie radiale rhumatismale, de paralysie faciale rhumatismale, alors que souvent le rhumatisme est étranger à la pathogénie de ces paralysies? Même observation pour certaines formes de *tétanie*.

Quel rôle n'a-t-on pas fait jouer à la *diathèse rhumatismale*, en englobant sous cette dénomination une foule d'états morbides et de troubles fonctionnels, troubles digestifs, troubles utérins, troubles nerveux, etc., dont l'origine ou la nature n'étaient pas nettement élucidées!

Certes, je ne dis pas que ces troubles ne puissent pas être de nature rhumatismale, mais il faut se montrer sévère dans l'appréciation des notions étiologiques. Avant d'admettre qu'une manifestation morbide abarticulaire est d'essence rhumatismale, il faut avoir pour cela de bonnes raisons; il faut consulter l'hérédité, l'état antérieur et l'état constitutionnel du sujet.

L'état antérieur du sujet fournit des renseignements précieux : si un individu a été atteint, à une période quelconque de son existence, de rhumatisme aigu, ou du rhumatisme chronique, on aura quelque raison pour rapporter au rhumatisme les accidents abarticulaires d'apparence rhumatismale qu'il présentera plus tard. Si un enfant né de parents rhumatisants présente de l'eczéma, du sycosis, du psoriasis, des maux de tête (Bazin), des douleurs musculaires, des mouvements nerveux (tics), on pourra, jusqu'à un certain point, mettre ces troubles sur le compte de l'hérédité rhumatismale. Si un sujet présente quelques accidents abarticulaires d'apparence rhumatismale, bien que n'ayant jamais eu de manifestations articulaires, on pourra préjuger de la nature rhumatismale de ces accidents, si le sujet, par son état constitutionnel, fait partie de la grande famille des arthritiques (diabète, lithiase biliaire, obésité). Il faut ajouter que la possibilité d'accidents goutteux (la goutte faisant également partie de cette famille morbide) vient quelquefois compliquer le diagnostic. Cela dit, passons en revue quelques-unes des variétés du *rhumatisme al articulaire* :

Il y a un rhumatisme musculaire, mais il est souvent difficile de faire la part de ce *rhumatisme musculaire*, attendu que le muscle n'est pas le seul tissu en cause, et l'on ne sait pas toujours s'il s'agit de myosite, de névrite ou de névralgie. Ainsi dans l'affection qui avait été décrite sous le nom de *rhumatisme deltoïdien atrophique* (Duchenne) et qui est caractérisée par les douleurs vives de l'épaule et du deltoïde avec parésie et atrophie rapide du muscle, on trouve des lésions de myosite, de névrite et de périarthrite, en sorte que la dénomination de *rhumatisme scapulaire atrophique* est préférable (Sabourin). Le lumbago, le torticolis, la pleurodynie sont souvent de nature rhumatismale.

Les *névralgies* sont fréquentes chez les rhumatisants ; la *névralgie sciatique* est la plus commune.

Au sujet du rhumatisme aigu, j'ai déjà signalé quelques *éruptions*. « L'eczéma sec, circonscrit, le pseudo-sycosis de la lèvre supérieure ou inférieure, le sycosis simple de la lèvre supérieure, le psoriasis solitaire ou très discret, le psoriasis vrai en larges placards, occupant la paume de la main ou la plante du pied, le psoriasis scarlatiniforme limité aux organes génitaux, l'acné rosée, l'acnée pilaris cicatricielle, etc., sont au premier rang des affections que nous avons constatées avec le plus de fréquence chez les sujets rhumatisants, et qui présentent incontestablement des caractères assez précis pour qu'il soit possible de préjuger leur nature rhumatismale et l'état arthritique du malade. » (E. Besnier.)

L'*iritis aiguë* survient parfois dans l'intervalle des attaques de rhumatisme aigu, l'*irido-choroïdite chronique* accompagne le rhumatisme chronique.

L'*œdème rhumatismal* est une des manifestations abarti-

culaires les plus intéressantes. Nous avons déjà signalé
l'œdème qui accompagne la fluxion des tissus péri-articulaires pendant une attaque de rhumatisme aigu ou
subaigu, et l'œdème plus ou moins coloré qui s'associe aux
exanthèmes rhumatismaux; les manifestations articulaires
peuvent être insignifiantes, et néanmoins l'œdème rhumatismal prend un développement considérable[1] Cette *hyper-
crinie* du tissu cellulaire, ce *flux*, est bien dans les allures
du rhumatisme. Chez d'autres sujets, bien que la diathèse
rhumatismale ne se soit jamais traduite que par quelques
tuméfactions chroniques plus ou moins douloureuses des
jointures, à un moment donné, l'œdème rhumatismal peut
envahir une région, un membre, les jambes, et s'y fixer
avec ténacité. Cet œdème n'a rien de commun avec les
œdèmes des lésions cardiaques ou des néphrites, il n'est le
résultat ni d'un état cachectique, ni d'une oblitération veineuse, il n'a aucune gravité pronostique, il représente
l'une des manifestations de la diathèse rhumatismale sur le
tissu cellulaire sous-cutané (Potain[2]).

C'est encore chez les rhumatisants qu'on observe dans la
région claviculaire une saillie qui comble le creux sus-claviculaire, où elle fait un relief de 2 ou 3 centimètres. Cette
saillie, élastique, non douloureuse, ne garde pas l'empreinte
du doigt, elle n'est ni réductible, ni fluctuante, elle ne
s'accompagne pas de changement de couleur à la peau. Elle
a été nommée *pseudo-lipome sus-claviculaire* par Verneuil[3].
Cette tumeur serait due à une accumulation de tissu adipeux (Verneuil), ou à une infiltration séreuse (Potain).

1. Davaine. *OEdème dans le rhumatisme*. Th. de Paris, 1879.
2. Potain. *Communication de l'Acad. de méd.*, 17 octobre 1882.
3. *Gaz. hebdom.*, mars et 23 novembre 1872.

§ 3. LES PSEUDO-RHUMATISMES
BLENNORRHAGIQUE, TUBERCULEUX, ETC.

Sous le nom de *rhumatisme infectieux*, on décrit les accidents d'apparence rhumatismale qui surviennent dans le cours de maladies générales et infectieuses, scarlatine, dysenterie, blennorrhagie, oreillons, érysipèle, pneumonie, ou qui sont associés à divers états tels que la grossesse, la puerpéralité[1]. Ces rhumatismes infectieux sont en somme des pseudo-rhumatismes auxquels on devrait réserver souvent la dénomination d'arthrites : arthrite blennorrhagique, arthrite puerpérale.

Voyons d'abord comment se comportent cliniquement les principales variétés de ces rhumatismes et nous discuterons ensuite leur nature.

Rhumatisme blennorrhagique. — Les manifestations articulaires de l'infection blennorrhagique diffèrent si notablement du rhumatisme franc, que la confusion n'est pas possible, car le rhumatisme vrai et le pseudo-rhumatisme blennorrhagique forment deux groupes morbides absolument distincts[2]. Mais, à côté de ces cas qui sont les plus nombreux, il en est d'autres où le pseudo-rhumatisme blennorrhagique a quelque analogie avec le rhumatisme articulaire franc ; dans quelques observations, on constate avec les douleurs articulaires, des manifestations viscérales, telles que l'endocardite, la péricardite, la pleurésie, etc. Si l'on veut bien se rapporter au chapitre concernant la blennorrhagie, on y trouvera la description du rhumatisme blennorrhagique, et l'on y verra que ces différentes manifestations viscérales sont le fait de l'infection gonococcique.

Les déterminations morbides, qui se font à la fois sur les

---

1. Bourcy. *Rhumatisme infectieux*. Th. de Paris, 1885.
2. Jaccoud. Infections blennorrhagiques. *Clin.*, 1887, p. 142.

séreuses et sur les jointures, n'appartiennent donc pas exclusivement à la maladie dite rhumatisme articulaire aigu, elles appartiennent également, *sous une forme modifiée*, à différents états morbides infectieux : blennorrhagie, scarlatine, dysenterie, oreillons, etc. Au point de vue de leur *nature* et de leur *origine*, les pseudo-rhumatismes infectieux doivent être nettement distingués du rhumatisme vrai, qui est, lui aussi, bien certainement, une maladie infectieuse. Mais si la distinction est nettement tranchée au point de vue pathogénique, elle n'est pas toujours aussi complète au point de vue clinique, et, dans quelques cas, le rhumatisme blennorrhagique revêt de telles allures que, n'était la constatation de la gonorrhée. il serait bien difficile de dire si l'on a affaire à un rhumatisme vrai ou à un pseudo-rhumatisme.

Rhumatisme tuberculeux. — Depuis 1897, le pseudo-rhumatisme a fait l'objet d'une série d'études de Poncet (de Lyon) et de ses élèves Bérard, Maillant, etc.

Le rhumatisme tuberculeux présente deux grandes variétés : il est primitif ou secondaire. Le rhumatisme tuberculeux primitif est celui « qui ouvre la scène pathologique, celui qui est la première manifestation de l'infection tuberculeuse ». Le rhumatisme tuberculeux secondaire « est celui qui apparaît chez un sujet autrefois atteint de tuberculose ou actuellement tuberculeux » (Poncet)[1]. J'examinerai ces deux formes du rhumatisme tuberculeux, en insistant sur la première variété, qui est de beaucoup la plus intéressante.

Rhumatisme tuberculeux primitif. — C'est le premier indice, l'indice articulaire d'une tuberculose jusqu'alors latente, et sa valeur séméiologique peut être considérable. Les articulations sont atteintes par le bacille de Koch ou par ses toxines, et les lésions peuvent évoluer dans le sens d'une tuberculisation de la jointure ou se

---

1. Poncet. *Soc. méd. des hôp.*, 10 juill. 19.5, p. 842.
2. Maillant. Rhumat. tuberc. primitif. *Gaz des hôp.*, 23 juill. 1903.

résoudre complètement, comme nous l'avons constaté chez un malade de mon service[1], où, chose remarquable, malgré la présence du bacille dans l'article, la résolution s'effectua ici comme dans un cas de pleurésie tuberculeuse banale.

Ce rhumatisme tuberculeux s'annonce parfois comme un rhumatisme aigu ou subaigu, il atteint une jointure et généralement plusieurs jointures. Ce rhumatisme n'est pas franc dans son allure. « Il présente une grande fixité dans ses localisations, disparaît lentement en laissant le plus souvent des traces de son passage; il ne revient pas sur la première articulation malade, ainsi que le fait le vrai rhumatisme. Il occupe volontiers deux ou trois articulations, rarement plus, il est *oligo-articulaire* (Maillant). Moins mobile que le rhumatisme, il est aussi moins fugace, et tend à s'immobiliser, sans que la médication salicylée ait une action sur lui.

La durée est variable. Bien que la fièvre soit modérée, l'état général est vite altéré, et l'affection se termine suivant l'une des modalités suivantes. Les arthropathies disparaissent, mais la tuberculose envahit les viscères ou les séreuses. L'articulation se tuberculise de plus en plus, avec arthrite fongueuse, tumeur blanche, et possibilité d'ankyloses multiples (Poncet). Parfois le rhumatisme évolue vers l'état chronique, prenant au niveau des petites jointures des mains et des pieds l'allure du rhumatisme chronique déformant. Enfin, la guérison est possible, sans tuberculisation ultérieure, comme dans le cas de notre homme de l'Hôtel-Dieu. Il est probable que les cas de ce genre ne sont pas très rares, mais ils étaient jusqu'ici passés inaperçus. On voyait un malade atteint d'hydarthrose du genou on pensait à l'arthritisme, « qui a bon dos », et l'on faisait le diagnostic d'arthrite rhumatismale. Mais aujourd'hui on ne se contente pas d'un diagnostic aussi superficiel, on retire du liquide de la jointure, on recherche la lymphocytose, on fait des ino-

1. Griffon. *Soc. méd. des hôp.*, 12 juin 1903.

culations aux cobayes, on agit, en un mot, comme pour un liquide pleural et l'on voit en somme que la soi-disant hydarthrose rhumatismale est parfois une hydarthrose tuberculeuse à forme curable.

Le diagnostic du pseudo-rhumatisme tuberculeux primitif est souvent difficile, et il faudra toujours songer au rhumatisme tuberculeux, quand on ne pourra déterminer la cause d'un rhumatisme d'allure infectieuse. Les recherches de laboratoire, l'examen du liquide articulaire (cytodiagnostic), l'inoculation au cobaye, le séro-diagnostic d'Arloing et Courmont, sont des éléments indispensables de diagnostic.

Les lésions articulaires sont variables selon le degré de tuberculisation de la jointure ; elles peuvent aller de la granulie de la séreuse à la tumeur blanche, elles peuvent rester uniquement inflammatoires, et revêtir l'allure simplement rhumatismale (Poncet).

Si la quantité du liquide articulaire est considérable, on pratique l'aspiration. Dans les autres cas, la cryogénine, à la dose de 0,50 à 1. gramme par jour, a une heureuse influence sur la marche des lésions articulaires et sur les douleurs[1]. On peut en même temps employer la révulsion sous toutes ses formes, et prescrire une médication tonique générale; l'arsenic, la lécithine, les glycéro-phosphates. Au cas de chronicité, les cures thermales de Salies-de-Béarn, de Biarritz, de Bourbon-l'Archambault et de Dax donnent de bons résultats. Ici comme dans les autres pseudo-rhumatismes, la médication salicylée ne produit aucun effet appréciable : elle ne peut être employée que passagèrement « comme pierre de touche » (Thévenot).

Rhumatisme tuberculeux secondaire.— Ici les artropathies se développent chez un sujet déjà tuberculeux, qu'il s'agisse de tuberculose des séreuses (cas plus rare) ou de tubercuose viscérale. Toutefois, il faut se garder « d'étiqueter

----

1. L. Thévenot. Rhumat. articul. tuberc. *Bull. méd.*, 8 août 1905.

tuberculeuses toutes les arthrites aiguës qui surviennent chez des individus atteints d'une lésion tuberculeuse, en particulier les phthisiques » (Bezançon[1]). La vérification expérimentale, à l'aide de tous les moyens que nous possédons actuellement, doit contribuer pour une large part au diagnostic.

L'évolution du rhumatisme tuberculeux secondaire n'a rien qui la distingue de l'évolution du rhumatisme tuberculeux primitif. Arthralgie simple, artropathies aiguës, subaiguës, chroniques et déformantes, telles en sont les principales variétés. Il peut guérir, bien que le foyer bacillaire primitif continue son évolution, comme dans ces cas de Bentz[2], où les lésions initiales, mal de Pott et ostéite tibiale, restaient en activité, tandis que les artropathies s'amendaient et disparaissaient sans aboutir à la tuberculose articulaire définitive.

Rhumatisme scarlatin. — Le rhumatisme de la *scarlatine* peut simuler le rhumatisme vrai, bien qu'il revête le plus souvent les allures du pseudo-rhumatisme infectieux. Habituellement, il apparaît au déclin de la maladie et il se localise de préférence aux poignets et aux cou-de-pied. Souvent il est si peu accusé, que c'est seulement par la pression sur ces parties qu'on en décèle la douleur. Les bactéries pyogènes s'associant fréquemment à la scarlatine, les arthrites scarlatineuses aboutissent parfois à la suppuration. La pleurésie et la péricardite, qui peuvent se développer en même temps que les arthrites scarlatineuses, ont également une tendance à la purulence. Je renvoie pour cette étude à l'article concernant la scarlatine.

Dysenterie. — La *dysenterie* est quelquefois accompagnée d'arthrites; c'est la forme rhumatismale de Stoll[5]. Ces manifestations articulaires surviennent à une période avancée de la maladie, parfois au moment de la convalescence. Suivant

1. Bezançon. Pseudo-rhumatisme tuberc. *Soc. méd. des hôp.*, 12 juin 1903, p. 654.
2. Bentz. *Presse méd.*, 15 août 1903, p. 584.
5. Quinquaud. Manifest. rhumatism. de la dysent. *Gaz. des hôp.*, 1874.

le cas, une ou plusieurs jointures sont prises simultanément ou successivement; l'arthrite est tantôt fugace, tantôt
tenace, comme l'arthrite blennorrhagique[1].

Les *oreillons* (fièvre ourlienne) sont parfois accompagnés
de manifestations articulaires et même d'endocardite, ainsi
qu'on a pu le voir à l'article concernant les oreillons.

La *grossesse* imprime à l'économie de telles modifications,
que le rhumatisme peut être notablement modifié chez la
femme enceinte (Hanot). L'*état puerpéral* constitue un état
morbide favorable au développement d'arthrites secondaires, aboutissant parfois à la suppuration et à l'ankylose.

La *pneumonie* peut, elle aussi, être accompagnée d'arthrites simples ou suppurées dues à l'infection pneumonique
ou à des infections secondaires.

L'*érysipèle* peut être également accompagné ou suivi de
manifestations articulaires sous différentes formes : hydarthrose, arthrite simple ou suppurée.

La *fièvre typhoïde* est encore une maladie infectieuse,
dans le cours de laquelle peuvent survenir des arthrites
simples ou suppurées.

Certaines *intoxications*, l'iodisme, le saturnisme, les
intoxications alimentaires[2], les auto-intoxications, sont
capables de déterminer des manifestations rhumatismales.

Dans bon nombre de cas concernant les arthrites infectieuses que je viens de passer en revue, on retrouve dans
la jointure malade l'agent pathogène : gonocoque, pneumocoque, bacille de la fièvre typhoïde, streptocoque.

Dans d'autres cas on ne trouve que des agents d'infection secondaire, parfois enfin le liquide de l'arthrite est
stérile et on se demande alors s'il faut incriminer les
toxines ou s'il n'est pas plus vrai d'admettre la disparition
des microbes.

Traitement. — D'une façon générale, les médicaments

1. Huette. *Arch. gén. de méd.*, août 1869.
2. L. Rénon. Rhumatisme toxique par intoxication alimentaire. *Soc. méd. des hôp.*, 17 février 1899.

qui agissent dans le rhumatisme vrai (salicylates infectieux). Les arthrites de la blennorrhagie, de l'état puerpéral, qui prennent si fréquemment le type subaigu, doivent être traitées au début par des moyens locaux énergiques, émissions sanguines, sangsues, ventouses, révulsifs, pointes de feu, vésicatoires. C'est à ces arthrites que convient le traitement que j'ai vu employer à Trousseau, et que j'ai mis en usage, souvent avec succès. Je l'ai décrit[1] sous le nom de *Cataplasme* de Trousseau; voici en quoi il consiste :

On prend, suivant le volume de l'articulation malade, 1 kilogramme et demi ou 2 kilogrammes de pain; 2 kilogrammes sont nécessaires pour l'articulation du genou, 1 kilogramme est suffisant pour l'articulation du poignet. On coupe ce pain en morceaux, en ayant soin d'enlever les parties dures de la croûte, et on fait tremper ces morceaux dans l'eau durant cinq minutes environ.

Quand on retire ce pain de l'eau, il est fortement imbibé; on le place alors dans un linge ou dans une serviette, et par la torsion on l'exprime de façon à le priver d'une partie de l'eau qu'il avait absorbée. Le pain n'est plus imbibé, il n'est qu'humecté.

Ainsi préparé, ce pain est placé au bain-marie, où il doit rester trois heures. Quand on le retire du bain-marie, on a une sorte de pâte assez desséchée, qu'on ramollit peu à peu par l'addition d'alcool camphré. Ce gâteau est fortement pétri jusqu'à ce qu'il ait acquis la consistance assez ferme du plum-pudding ou du mastic de vitrier. C'est même là le point délicat dans la confection du cataplasme; ce degré de consistance est essentiel à obtenir; si le cataplasme est trop mou, il fuse sous la compression exercée au niveau de l'articulation; s'il est trop dur, il n'est plus homogène, il se morcelle, et ses parties desséchées peuvent excorier la peau. Il faut donc surveiller avec soin le degré de consistance du cataplasme; quand on n'en a pas l'habitude, on a toujours une tendance à le

---

1. Dieulafoy. *Gaz. hebdom.*, 1879, n° 48.

faire trop mou, soit qu'on n'ait pas suffisamment exprimé le pain avant de le placer au bain-marie, soit qu'on ait versé trop rapidement une trop grande quantité d'alcool camphré.

La pâte étant ainsi préparée, on l'étale sur une compresse de toile en lui donnant la forme d'un rectangle allongé, de dimension telle que l'articulation tout entière soit enveloppée. Il est utile que le cataplasme conserve sur ses bords une certaine épaisseur, un centimètre au moins, afin d'éviter la trop rapide dessiccation des parties amincies.

A la surface du cataplasme on étend une mixture très liquide, composée comme suit :

```
Camphre. . . . . . . . . . . . . . . . . . .   7 grammes.
Extrait d'opium. . . . . . . . . . . . . . .   5    —
Alcool. . . . . . . . . . . . . . . . . . . .   q. s.
```

Le cataplasme est terminé : l'application est plus simple. On le met à nu sur l'articulation malade et on l'entoure de taffetas gommé destiné à s'opposer à l'évaporation. On fixe le tout, en exerçant une compression assez énergique au moyen de bandes de flanelle longues de plusieurs mètres, et on termine enfin par des bandes de toile. La longueur de ces bandes varie suivant le volume de l'articulation, et par conséquent suivant les dimensions du cataplasme.

Ainsi emmaillotée, l'articulation malade est immobilisée et condamnée au repos; la compression doit être assez forte, mais pas assez énergique toutefois pour déterminer l'œdème des parties sous-jacentes; on peut, du reste, prévenir l'œdème en ayant soin d'entourer d'une bande roulée ces parties sous-jacentes. Afin d'éviter le déplacement des tours de bande, on les fait coudre.

Ainsi appliqué, le cataplasme doit rester en place huit à dix jours. Après cette époque on lève l'appareil, et on est surpris de trouver le cataplasme aussi frais, aussi humecté que si on venait de l'appliquer; il a conservé sa bonne odeur camphrée, et il ne porte pas trace de moisissure. La peau, qui est restée si longtemps en contact avec le cataplasme, est absolument saine; elle ne serait excoriée que dans le cas où le cataplasme, trop aminci sur ses bords, se serait desséché ou aurait fusé sous une compression mal faite. Si une seule application ne suffit pas, on peut en faire une seconde et une troisième.

§ 4. GOUTTE

A l'exemple des anciens auteurs, il est d'usage de décrire séparément la goutte régulière et la goutte irrégulière.

La goutte *régulière* ou *normale*, celle que l'on a décrite pendant des siècles sous le nom de *podagra* (πούς, ποδός, pied; ἄγρα, proie)[1], est la goutte articulaire, aiguë ou chronique, partielle ou généralisée.

La goutte *irrégulière*, *anormale*, encore nommée goutte rétrocédée, remontée, larvée, est celle qui frappe les viscères et les appareils.

Ces deux variétés de goutte, régulière et irrégulière, que nous séparons ici pour les besoins de la description, sont *souvent confondues* en clinique.

GOUTTE RÉGULIÈRE — GOUTTE ARTICULAIRE

Goutte aiguë. — L'attaque de goutte n'est qu'un *épisode* dans la vie du goutteux, surtout quand il s'agit de la goutte *héréditaire*, qui est la plus commune. Le sujet qui sera goutteux un jour, éprouve habituellement dès son jeune âge[2], dès sa puberté, quelques-unes des manifestations qui font partie de la *diathèse goutteuse* et qui ont été admirablement décrites par mon illustre maître Trousseau.

Le jeune adolescent est sujet aux *migraines*, aux *épistaxis*, un peu plus tard surviennent des *hémorrhoïdes*, des éruptions *eczémateuses*; puis, vers l'âge de

---

1. Delpeuch. *La goutte et le rhumatisme.* Paris, 1900.
2. Apert. La goutte et son traitement. *Actualités médicales*, 1903.

vingt-cinq ans et pendant une série d'années, le futur goutteux se plaint de *troubles dyspeptiques*, avec flatulence, pesanteur stomacale, ballonnement du ventre, renvois aigres ou acides, constipation, prurit anal, sédiments uriques et uratiques dans les urines.

Certains ont des accès d'*asthme*, qui reparaissent à intervalles plus ou moins éloignés; d'autres ont des *coliques néphrétiques*, des poussées *furonculeuses*; ils ont une calvitie précoce et une tendance notable à *l'obésité*. La diathèse peut se manifester sous ces différents aspects sans aboutir jamais à la goutte articulaire, et quand l'attaque de goutte apparaît, ce n'est pas habituellement avant l'âge de trente à quarante ans.

L'*attaque de goutte* fréquemment annoncée par quelques symptômes prémonitoires. Le sujet devient morose, susceptible, irascible, son humeur s'aigrit sans raison, il se plaint d'inaptitude au travail, de vertiges, de troubles dyspeptiques; la goutte est proche, l'économie en est pour ainsi dire imprégnée, *totum corpus est podagra* (Sydenham), et le goutteux qui a déjà subi plusieurs attaques sait parfaitement à quoi s'en tenir.

Qu'il y ait ou non des troubles prémonitoires, voici comment éclate l'accès de goutte : on se couche et on s'endort, mais entre minuit et trois heures du matin, car c'est presque toujours dans le milieu de la nuit que paraissent les premiers accès de goutte, on est réveillé par une vive douleur qui siège à l'articulation métatarso-phalangienne du gros orteil de l'un des pieds (*podagre*). En deux ou trois heures cette *douleur est devenue intolérable*, le malade est en proie à de véritables tortures, il ne peut pas supporter le contact des draps, il redoute les vibrations imprimées à son lit par les personnes qui marchent dans la chambre ou par les voitures qui passent dans la rue. Ces atroces douleurs ne siègent pas seulement au niveau de la jointure envahie, elles s'étendent parfois au pied et à la jambe et le malade les compare à de l'huile bouillante, à du plomb fondu qui coulerait le long du membre affecté. Vers le matin, « au moment où le coq chante », *sub galli cantu*, dit Sydenham, les douleurs diminuent, les frissons qui les accompagnaient disparaissent, le malade s'endort avec une légère transpiration et la journée est moins douloureuse ; mais vers le soir et pendant la nuit les douleurs reparaissent avec toute leur intensité pour diminuer encore au matin, et ainsi de suite pendant quatre, cinq, six, huit jours. La série de ces accès constitue l'*attaque de goutte aiguë*.

Étudions maintenant l'aspect des parties malades. Les veines de la région envahie et des régions voisines sont extrêmement tuméfiées ; la peau du gros orteil est d'un rouge pivoine, luisante et rappelle l'aspect de la pelure d'oignon (Trousseau). Cette rougeur s'étale et se fond insensiblement ; elle atteint son maximum d'intensité au second jour, puis elle fait place à une teinte violacée. Les tissus sont gonflés et on constate un œdème qui dure quelques jours. Après l'attaque, la peau se desquame légèrement et devient le siège de démangeaisons.

L'attaque de goutte est accompagnée de symptômes généraux, de *fièvre goutteuse*. La congestion de la face et la céphalée du début cèdent après deux ou trois jours. La peau est sèche et les sueurs matinales n'ont ni l'abondance ni l'acidité des sueurs du rhumatisme articulaire. La température augmente jusqu'au quatrième ou cinquième jour ; le soir elle atteint ou dépasse 40 degrés et le matin elle baisse d'un degré environ. La fièvre est accompagnée de soif, d'anorexie, de constipation. Les urines sont rouges, chargées d'urate et d'acide urique, et parfois légèrement albumineuses. Si l'on applique un vésicatoire, la sérosité contient habituellement des cristaux d'acide urique, moins toutefois au niveau des articulations envahies, que sur d'autres points. Le sang qui renferme un excès d'acide urique pendant l'attaque de goutte n'en contient que quelques traces après l'attaque.

Tels sont les symptômes généraux et locaux de l'attaque de goutte.

Après l'attaque, le goutteux a la démarche difficile, et l'articulation malade met plusieurs semaines à retrouver sa souplesse; mais l'état général devient excellent, *meilleur* même qu'avant l'accès; on dirait que cet épisode aigu a joué le rôle d'un émonctoire salutaire; peut-être pourrait-on dire que la fièvre goutteuse a joué ce rôle utile en déterminant des combustions plus intenses, en éliminant et en détruisant l'acide urique (Bouchard[1]).

L'attaque de goutte n'a pas toujours la marche que je viens d'esquisser; je n'ai eu en vue jusqu'ici que la première ou les premières attaques, mais chez certains sujets, surtout chez ceux qui ont eu déjà plusieurs attaques, les choses se passent un peu différemment. D'abord la goutte ne reste pas cantonnée à un seul orteil, elle envahit successivement les deux orteils, un certain nombre d'articulations : le pied, le genou, la main, le coude, etc. Les accès, au lieu de survenir aux mois de janvier ou février, se montrent aux abords du printemps ou à la fin de l'automne. Ces accès évoluent sous forme de *paroxysmes successifs*, c'est-à-dire que le malade éprouve une série de petites attaques constituées chacune par quelques accès, et séparées par quelques jours d'amélioration.

Il y a une goutte *musculaire* bien étudiée par Grandmaison[2], l'accès de goutte musculaire peut exister isolément ou concurremment avec la goutte articulaire; je l'ai vu localisé au mollet, avec fluxion intense et douloureuse œdème et distension du réseau veineux.

On peut n'avoir qu'une seule attaque de goutte dans sa vie, mais le fait est rare et les attaques suivantes sont quelquefois séparées, les premières surtout, par un intervalle de plusieurs années.

Goutte chronique. — La goutte *chronique* n'atteint généralement que les sujets âgés; elle est rarement chronique d'emblée, elle est précédée par des attaques plus ou moins fréquentes de goutte aiguë. La goutte chronique

1. Bouchard. *Loc. cit.*, p. 296.
2. Grandmaison. *La goutte musculaire.* Paris, 1901.

ressemble à la goutte aiguë à paroxysmes successifs, « avec cette différence capitale que ses accès sont plus longs, et que, dans les intervalles, ils ne laissent jamais les malades complètement libres ». (Trousseau.) De plus, la maladie atteint plusieurs articulations à la fois et les engorgements articulaires persistent indéfiniment. Ainsi, tandis que le malade atteint de goutte aiguë retrouve après l'attaque toute la liberté de ses mouvements, celui qui est en proie à la goutte chronique est voué à l'impotence; les pieds, les genoux, les mains sont *déformés*; la marche est difficile ou impossible. Parfois, au milieu des attaques de goutte chronique surviennent des accès aigus.

A la goutte chronique appartient l'histoire des *tophus*. Le *tophus* (τόφος) est une concrétion formée d'urate de soude, d'urate et de phosphate de chaux. Ces concrétions tophacées se développent dans le tissu cellulaire sous-cutané et dans l'épaisseur de la peau; elles prennent la forme de petites tumeurs bosselées, sessiles ou pédiculées, du volume d'un petit pois à un œuf de pigeon. Elles se développent de préférence aux mains, au voisinage des jointures des doigts, qu'elles contribuent à déformer; elles n'ont aucune symétrie. Les tophus apparaissent à la suite des accès, pendant la rémission; ils sont d'abord formés par une masse demi-liquide qui soulève la peau sans l'altérer; un peu plus tard, la masse tophacée devient solide et dure, elle s'accroît après chaque nouvel accès de goutte. Dans quelques cas, le tophus se résorbe, parfois la peau s'ulcère, et la matière tophacée est déversée au dehors. Certains goutteux conservent ainsi pendant longtemps des fistules crayeuses qui peuvent s'enflammer.

Les concrétions tophacées se développent ailleurs qu'au voisinage des jointures; elles sont fréquentes à l'oreille externe, au rebord de l'hélix et à la face interne du pavillon; on les a observées également aux paupières, aux ailes du nez. Quoique les tophus se développent le plus habituellement après des accès de goutte articulaire, il faut ajouter qu'ils peuvent apparaître chez des sujets qui sont en puissance de la diathèse goutteuse, mais qui n'en ont pas encore eu les manifestations articulaires; cette sorte de *gravelle de la peau*, comme l'appelle Trousseau, est une signature certaine de diathèse goutteuse.

J'ai donné mes soins, avenue Gabriel, à une dame d'origine goutteuse, qui n'avait jamais eu l'accès de goutte, mais elle était sujette aux coliques néphrétiques et elle avait un gros tophus à l'avant-bras.

La goutte *chronique* est fort redoutable, parce qu'elle tend à placer l'organisme dans des conditions d'affaiblissement et de dépression qui ont valu à cette forme de la maladie les noms de goutte *atonique* et *asthénique*. Cet état *cachectique*, plus ou moins précoce suivant les sujets, est encore hâté par des complications multiples telles que le *diabète*, les troubles *dyspeptiques*, et les altérations des *reins*, du *cœur* et des *gros vaisseaux*.

GOUTTE IRRÉGULIÈRE, ANORMALE, VISCÉRALE

Jusqu'ici je n'ai décrit que les manifestations articulaires aiguës ou chroniques, qu'on a l'habitude de désigner sous le nom de goutte régulière; nous allons étudier actuellement les manifestations de la goutte vers les organes, manifestations qui se traduisent tantôt par des troubles purement fonctionnels, tantôt par des lésions permanentes.

À ces différentes variétés appartiennent la *goutte larvée*, la *goutte remontée* ou rétrocédée, et les *altérations organiques* d'origine goutteuse.

Goutte larvée. — Les manifestations articulaires qui constituent l'attaque de goutte aiguë ou chronique sont l'expression la plus franche et la plus évidente de la diathèse goutteuse, mais cette diathèse goutteuse se traduit également par d'autres manifestations, telles que la *migraine*, l'*asthme*, la *gravelle*, les *hémorrhoïdes*, le *diabète*, les éruptions *eczémateuses*.

Ces diverses modalités peuvent apparaître chez un individu qui n'a pas encore eu l'accès de goutte articulaire, elles peuvent même rester à l'état de goutte larvée sans aboutir jamais aux manifestations plus franches de la goutte articulaire. Habituellement la goutte articulaire est précédée de longue date par quelques-unes des manifestations de la goutte larvée : adolescent, on a la migraine et les hémorrhoïdes ; adulte, on a l'asthme, la dyspepsie, la gravelle, l'eczéma ; plus tard on a la goutte articulaire. Dans quelques cas la goutte articulaire *alterne* avec des accès d'asthme ou des accès de colique néphrétique. Ces différentes modalités font si bien partie de la même diathèse que le goutteux articulaire a des enfants qui présenteront les manifestations de la goutte larvée, et réciproquement des parents atteints de goutte larvée ont des enfants qui héritent de la goutte articulaire.

Goutte remontée, métastase goutteuse. — On donne le nom de goutte remontée, goutte rétrocédée, déplacée, métastase goutteuse, aux accidents plus ou moins brusques et souvent terribles qui surviennent dans le cours d'une attaque de goutte articulaire.

Un malade est atteint de goutte, et sous l'influence d'un traitement intempestif, à l'occasion d'une cause perturbatrice, ou même sans raison appréciable, la fluxion articulaire avorte dès son début, elle s'éteint prématurément, la goutte se jette alors sur tel organe, sur tel appareil, et détermine les accidents que je vais énumérer :

Du côté de l'appareil *digestif* on voit survenir l'œsophagisme, la dysphagie, des accès de cardialgie caractérisés par des crampes terribles à l'estomac, par des vomissements incoercibles avec sueurs froides, algidité, tendance à la syncope. Parfois les manifestations stomacales revêtent la forme inflammatoire, la fièvre s'allume, et il survient une gastrite hémorrhagique ou phlegmoneuse. Notons également des coliques intestinales avec ou sans entérite.

Du côté des *centres nerveux* éclatent des accidents comparables à ceux du rhumatisme cérébral ; céphalée violente, délire, convulsions épileptiformes, stupeur, état aploplectiforme, coma.

L'aphasie fait partie de ces troubles cérébraux. Dans

quelques cas on dirait que la goutte frapppe le mésocéphale
ou le bulbe : le malade éprouve tout à coup des palpitations,
des spasmes laryngés, une angoisse respiratoire, des lipo-
thymies et il peut mourir subitement dans une *syncope*.

Lésions viscérales goutteuses. Sous l'influence de la
diathèse goutteuse il se déclare dans certains organes des
lésions permanentes. Nous signalerons la myocardite segmentaire (Renaut et Landouzy); la dégénérescence graisseuse du *cœur* qui favorise la *syncope mortelle*[1]; l'aortite
et la dégénérescence athéromateuse de l'*aorte* qui est associée à l'*angine de poitrine*; l'artério-sclérose et l'état athéromateux des *artères* qui préparent les symptômes cérébraux et la gangrène des extrémités; la phlébite et ses embolies, la congestion chronique du *foie* et les manifestations
de la goutte sur le rein, que, vu leur importance, nous
étudierons en détail.

La *phlébite goutteuse* est assez fréquente. Lecorché en cite
bon nombre de cas; elle occupe de préférence les veines des
membres inférieurs et est souvent bilatérale. Comme
toute phlébite, elle se traduit par la douleur, l'œdème et
l'induration du cordon veinenx. L'embolie avec la mort
subite n'est pas rare; j'en ai observé un cas chez un malade que je voyais avec Débu. Les phlébites goutteuses laissent après elles des œdèmes qui n'en finissent plus et les
veines restent longtemps tendues et douloureuses.

La goutte et le rein. — Chez le goutteux, le rein est
l'organe le plus souvent atteint. Chez le goutteux, ou chez
l'individu issu de souche goutteuse, qu'il ait eu, ou qu'il
n'ait pas encore eu l'attaque de goutte articulaire, la
goutte peut se manifester aux reins sous différentes formes, dont les principales sont la gravelle du rein, la colique néphrétique, la néphrite, l'albuminurie et l'hématurie.

Cette question concernant les rapports de la goutte et du
rein a été fort bien étudiée par Lecorché dans un ouvrage

---

1. Jaccoud et Labadie-Lagrave. Art. Goutte. *Dict. de méd. et de chir.*,
t. XVI

que je vais avoir l'occasion de citer souvent [1]. Commençons par l'étude de la gravelle.

Gravelle du rein. — En réalité, les goutteux sont tous, ou presque tous, des graveleux à des degrés plus ou moins marqués, et pendant un temps plus ou moins long. Tout individu qui est en puissance de la diathèse goutteuse rend de l'acide urique en excès sous forme de sable ou de graviers; c'est même parce qu'il rend cet excès d'acide urique qu'il est jusqu'à un certain point à l'abri de la goutte articulaire. Si le goutteux pouvait rendre cet excès d'acide urique sous forme de *sable*, tout serait pour le mieux, car le sable urique n'entraîne pas la colique néphrétique, mais, outre le sable, le goutteux rend souvent des graviers, et il les rend habituellement, au prix des *atroces souffrances* qui constituent la colique néphrétique.

Je n'ai pas à revenir ici sur la description de la colique néphrétique, elle a trouvé sa place au chapitre de la lithiase rénale. Il est certain que les trois quarts des personnes qui ont des coliques néphrétiques sont sous l'influence de la diathèse goutteuse; on peut dire de la colique néphrétique qu'elle est une attaque de goutte rénale; sur 150 goutteux, 48 avaient eu des coliques néphrétiques. (Lécorché.)

Le plus souvent on commence par avoir les coliques néphrétiques, et la goutte articulaire vient plus tard; l'attaque de goutte articulaire peut survenir dix ans, vingt ans, trente ans après la première colique néphrétique. Lécorché cite l'observation d'un malade qui eut sa première attaque de goutte 34 ans après avoir eu sa première colique néphrétique; dans ce long espace de temps il avait eu 25 ou 30 coliques néphrétiques. On dirait que l'expulsion de sable et de graviers, avec ou sans colique néphrétique, met, jusqu'à un certain point, à l'abri de la goutte articulaire; tant qu'on est graveleux on a moins à redouter l'accès de goutte, mais si les émissions de sable ou de gravier viennent à

---

1. Lécorché. *Traité de la goutte.* Paris, 1884, p. 256.

cesser, c'est que la goutte pourra bien devenir articulaire.
« C'est précisément parce que l'acide urique ne prend plus
la voie rénale pour s'éliminer, que les articulations se prennent; tant qu'il y a excès d'élimination par les reins, les
jointures sont préservées d'une attaque. » (Lécorché.) Cette
assertion, sans être absolue, contient une large part de
vérité.

Dans d'autres circonstances, plus rares il est vrai, ce
sont les attaques de goutte articulaire qui commencent,
et les coliques néphrétiques viennent plus tard ; il est
même à remarquer que, chez certains goutteux, les attaques de goutte articulaire cessent ou diminuent d'intensité,
du moment que les coliques néphrétiques s'établissent. Un
des malades de Lécorché, qui avait eu pendant treize ans
des crises de goutte articulaire, n'en eut plus une seule, du
jour où apparurent les coliques néphrétiques. Enfin, il y a
des cas où les attaques articulaires alternent avec les attaques néphrétiques.

Malgré les rapports étroits qui unissent la goutte articulaire et la lithiase du rein, un sujet issu de souche goutteuse
peut n'avoir que de la lithiase et des coliques néphrétiques,
et il peut en guérir sans que la diathèse aboutisse jamais
chez lui à la goutte articulaire.

Rein goutteux. — *Néphrite.* — Je viens d'étudier les graviers du rein et la colique néphrétique d'origine goutteuse.
Occupons-nous maintenant du rein goutteux, c'est-à-dire
des lésions rénales dont l'aboutissant est la néphrite goutteuse.

Souvent, la série morbide commence par la gravelle et
continue par la néphrite : on a d'abord de la lithiase rénale, on a des coliques néphrétiques, et plus tard, parfois
beaucoup plus tard, surviennent des lésions de néphrite,
habituellement, à prédominance interstitielle. Dans d'autres
cas, au contraire, la néphrite goutteuse s'installe insidieusement, sans avoir été précédée par les symptômes bruyants
des coliques néphrétiques ; la formation et l'élimination de
la lithiase urique, se font silencieusement ; mais elles n'en

préparent pas moins l'évolution des lésions scléreuses du rein. Le goutteux a donc ses reins assez exposés, et si des accès de coliques néphrétiques, grâce à l'expulsion prolongée des matériaux uriques contenus en excès, dans les urines, peuvent, jusqu'à un certain point, mettre le malade à l'abri d'accès de goutte articulaire. Le revers de la médaille c'est la perspective possible de la néphrite avec toutes ses conséquences. La néphrite est d'autant plus à redouter que les artérioles du rein sont facilement compromises, l'*artério-sclérose* étant l'apanage des goutteux.

Il y a donc deux causes principales qui dominent l'évolution de la néphrite goutteuse : d'une part, la présence et l'élimination de corps irritants, sable urique et graviers uriques ; d'autre part la dégénérescence artério-scléreuse des vaisseaux du rein.

Les *lésions* du rein goutteux sont bien connues (Garrod, Charcot, Cornil). L'évolution en est fort lente. Arrivé à son processus ultime, le rein goutteux est un type de petit rein rouge, scléreux, granuleux, rétracté. La capsule est épaissie, adhérente. Les kystes sont fréquents. A la coupe on voit que la substance corticale est atrophiée, amincie, réduite à presque rien. L'examen histologique dénote un type de néphrite interstitielle ; le tissu fibreux domine partout ; en différents endroits, surtout au niveau des glomérules, l'artério-sclérose est fort accentuée.

Mais la caractéristique du rein goutteux, c'est la présence de cristaux d'acide urique et de dépôts d'urate de soude. L'acide urique, sous forme de sable ou de concrétions jaunâtres et brunâtres, se dépose dans l'appareil excréteur du rein, tubes droits, mamelons, papilles, calices, bassinets, et aussi, quoique plus rarement, dans l'appareil sécréteur du rein, tubes contournés et périphérie du labyrinthe. L'urate de soude se dépose surtout dans la région des pyramides, soit à l'intérieur des tubes urinifères, soit extérieurement dans le tissu conjonctif.

Les *symptômes* de la néphrite goutteuse revêtent les allures des néphrites chroniques lentement envahissantes, à prédominance artério-scléreuse. Les grands accidents brightiques sont lents à se montrer, ils sont habituellement précédés par les petits accidents du brightisme avec ou sans albuminurie. On voit des goutteux qui ne sont pas albuminuriques, du moins qui ne le sont pas encore, et chez lesquels la lésion rénale décèle sa présence par les petits accidents du brightisme ou par quelques graves symptômes brightiques.

Certains de ces malades viennent nous consulter pour des troubles dyspeptiques avec ou sans vomissements, pour des maux de tête qu'ils qualifient de migraine, pour des oppressions continues ou paroxystiques qu'ils considèrent comme de l'asthme. Et comme les goutteux sont, en effet, souvent des dyspeptiques, des migraineux, des asthmatiques, on se laisse aller trop facilement à épouser leur diagnostic et l'on met, parfois bien à tort, sur le compte de la diathèse goutteuse les accidents dont ils se plaignent. Mais, en y regardant de plus près, on voit que ces accidents ne sont en réalité ni de l'asthme vrai, ni de la vraie migraine; ce sont des symptômes brightiques ; les urines peuvent pour le moment n'être pas albumineuses, peu importe, le goutteux en question n'en est pas moins un brightique ; qu'on l'interroge avec soin, et l'on reconnaîtra chez lui les petits accidents du brightisme, pollakiurie, cryesthésie, doigt mort, crampes des mollets, secousses électriques, on constatera une élévation de la tension artérielle, un bruit de galop cardiaque; qu'on expérimente la toxicité des urines, et on la trouvera diminuée.

Enfin, chez certains goutteux les symptômes brightiques dominent la scène, les autres manifestations de la goutte semblent éteintes et c'est par le rein, c'est au milieu d'accidents urémiques que succombent certains goutteux.

Albuminurie goutteuse. — Je viens de dire que, chez le goutteux, l'albuminurie peut exister à l'état transitoire ou permanent, sans être forcément associée aux lésions rénales progressives de la maladie de Bright. Il est donc essentiel de préciser nettement la valeur pronostique de l'albuminurie goutteuse; un goutteux, atteint de goutte articulaire franche, peut être albuminurique et rester pendant des années albuminurique sans accidents brihg-tiques. J'ai connaissance de goutteux, qui ont depuis trois ans, depuis cinq ans, depuis dix ans, des quantités notables d'albumine et qui n'ont même pas été effleurés par les petits accidents du brightisme.

J'ai souvent causé, à l'hopital Necker, avec un médecin qui suivait ma visite et qui, fort goutteux, avait, depuis sept ans, de fortes quantités d'albumine dans l'urine sans avoir jamais éprouvé le moindre symptôme brightique. J'ai vu, récemment, un homme, jeune encore, sujet à des attaques de goutte articulaire aiguë, et ayant, à sa connaissance, depuis trois ans des urines très albumineuses; ses urines contenaient, quand je les ai examinées, près de 2 grammes d'albumine par litre; mais leur toxicité, que j'ai expérimentée, était absolument normale, et ce goutteux, que j'ai minutieusement interrogé, n'a pas le moindre signe de brightisme. Il y a donc une albuminurie goutteuse, une sorte de diabète albumineux goutteux, qui peut durer des années sans aboutir à la maladie de Bright. Au point de vue du pronostic, ces notions sont vraiment importantes à connaître.

Cette analyse de faits prouve donc que dans la diathèse goutteuse, comme dans les maladies infectieuses, les *actes morbides du rein peuvent être dissociés*, ainsi que j'ai essayé de le démontrer dans ma communication à l'Académie de médecine [1]; d'une part, l'albuminurie peut faire défaut, du moins pour un temps, dans le cours de la néphrite goutteuse, et, d'autre part, l'albuminurie, nous allons le voir plus loin, peut exister seule, à l'exclusion de tout symptôme brightique, et elle n'acquiert d'importance pronostique que par l'adjonction des signes de l'insuffisance urinaire.

Hématurie. — Les hématuries, chez les goutteux, sont

---

1. Académie de médecine, séances des 6 et 20 juin 1893.

associées aux graviers et aux calculs du rein. Si l'on veut bien se reporter au chapitre concernant la lithiase rénale, on y trouvera décrites ces hématuries, souvent satellites des coliques néphrétiques qui peuvent être occasionnées par des calculs de très petit volume, et qui dans d'autres circonstances sont dépendantes d'un gros calcul du rein ; tel était le cas de Sydenham. Mais outre ces hématuries causées par des calculs du rein, petits ou gros, les goutteux peuvent être pris d'hématuries qui ne sont nullement calculeuses; ils ont des hématuries comme d'autres ont des hémorrhoïdes ou des épistaxis; la congestion et le flux se font vers les reins, au lieu de se faire vers les vaisseaux hémorrhoïdaires. Lécorché rapporte cinq observations[1] de ces hématuries goutteuses proprement dites et je viens d'en observer un cas, à Troyes, chez un malade qui redoutait un cancer du rein. Les hématuries goutteuses sont précédées ou accompagnées de douleurs à l'un des reins ou aux deux reins ; ces douleurs sont dues à la fluxion de l'organe ou au passage des caillots à travers l'uretère, peut-être aussi sont-elles dues à l'oblitération momentanée de l'uretère. Les urines rendues sont brunâtres, rougeâtres ou franchement sanguinolentes, suivant la quantité du sang rendu. L'hématurie peut se répéter plusieurs fois par jour, pendant plusieurs jours et plusieurs semaines. En même temps une ébauche de flexion goutteuse apparaît quelquefois à l'orteil.

Fluxion goutteuse du rein. — Il y a, je viens de le dire, une fluxion goutteuse du rein. Dans certains cas, la fluxion rénale coïncide avec une colique néphrétique; dans d'autres cas elle en est indépendante. Mais il faut dire qu'elle atteint surtout les reins qui ont été déjà touchés par la lithiase. Voici comment se traduit l'accès de fluxion goutteuse rénale : je connais la question pour l'avoir étudiée de près. On éprouve à l'un des reins une sensation pénible de tuméfaction et de pesanteur; cette sensation se propage à l'uretère et au testicule. Le testicule devient sensible, se

---

1. Lécorché, *Traité de la goutte*, p. 275.

fluxionne et se tuméfie. On redoute alors le début d'une colique néphrétique, mais ces symptômes n'augmentent pas d'intensité, les urines prennent une teinte dorée et l'on constate un dépôt d'acide urique; puis la teinte des mictions suivantes s'obscurcit comme si l'on avait mélangé quelques gouttes d'encre à l'urine. Dans le vase où elles ont été rendues ces urines brunâtres ont un aspect nuageux et pulvérulent et au fond du vase se forme un dépôt foncé composé d'acide urique et de sang. On vient d'avoir au rein un accès de fluxion goutteuse. Il n'est pas rare que cette fluxion rénale soit accompagnée de fluxions douloureuses de quelques jointures, au genou, au pied, notamment au gros orteil. Puis tout cesse à la façon d'une manifestation avortée.

Étiologie. — Pathogénie. — La goutte, ou pour mieux dire la diathèse goutteuse, peut être acquise, mais elle est *héréditaire* dans les deux tiers des cas.

Par hérédité goutteuse, il faut entendre l'hérédité de la diathèse dans sa totalité. Ainsi des parents goutteux procréent des enfants qui peuvent avoir toutes les autres manifestations de la diathèse moins la goutte; ils peuvent être migraineux, eczémateux, asthmatiques, ils peuvent être atteints des lithiases urinaire et biliaire, auxquelles j'ai ajouté la typhlo-colite sableuse et la lithiase appendiculaire, mais il se peut qu'ils échappent à la goutte articulaire. Par contre, des parents asthmatiques, graveleux, néphrétiques, mais n'ayant jamais eu les manifestations articulaires de la goutte, procréent des enfants qui pourront être de francs goutteux articulaires; on sait avec quelle clarté tous ces faits avaient été mis en lumière par notre grand maître Trousseau [1].

La goutte est beaucoup plus fréquente chez l'homme que chez la femme, elle est l'apanage des classes riches, et il est probable que la bonne chère, les excès de vin, l'absence d'exercice, favorisent son développement. La goutte peut

1. Trousseau, *Clinique de l'Hôtel-Dieu*, t. III, p 517.

apparaître dès le jeune âge, mais c'est là une exception.
Le premier accès de goutte est plus précoce quand la maladie est héréditaire que lorsqu'elle est acquise, il se montre habituellement entre trente et quarante ans. Chez les
goutteux, il suffit quelquefois d'une violence extérieure,
d'un choc, d'une entorse, de marches forcées, de chaussures trop étroites pour rappeler un accès.

On a dit que la goutte est due à un excès d'acide urique
dans le sang. Mais cette dyscrasie urique, seule, ne suffirait
pas à expliquer la goutte, car dans bien des cas la dyscrasie urique apparaît à l'état aigu (maladies aiguës) ou à
l'état chronique (cirrhose, leucocythémie), sans qu'il survienne pour cela la moindre manifestation goutteuse.

Pour Bouchard, les causes de la formation exagérée de
l'acide urique ont moins d'importance que les causes de sa
rétention dans le sang. Ces causes de la rétention seraient
la diminution de l'alcalinité du sang et la prédominance
des acides oxalique et lactique. La prédominance des acides
est une condition qui favorise la précipitation de l'acide
urique, qu'il soit à l'état libre ou à l'état d'urates. Cet état
dyscrasique à prédominance acide viendrait de ce qu'il y a
dans la goutte une formation exagérée ou une destruction
trop lente des acides organiques. C'est un des caractères
de la *nutrition retardante*[1].

La goutte saturnine sera étudiée au chapitre concernant
l'intoxication saturnine.

Diagnostic. — Pronostic. — Le diagnostic de la goutte
aiguë et du rhumatisme aigu ne présente aucune difficulté,
mais on ne peut pas toujours en dire autant des formes
chroniques de ces deux maladies. Je me suis expliqué à ce
sujet à propos du rhumatisme noueux, je n'y reviens pas;
toutefois je dois faire observer qu'à côté de ces cas habituels, où chacune de ces maladies se développe avec ses
caractères normaux, il y a quelques cas, pour ainsi dire
mixtes ou *intermédiaires*, où la goutte et le rhumatisme
semblent s'être donné rendez-vous.

1. Bouchard. *Loco citato*, p. 272.

Le diagnostic de la goutte larvée est souvent difficile, il faut s'enquérir avec soin des antécédents du malade, et la question d'hérédité doit être scrupuleusement examinée.

Ce qui fait la gravité de la goutte, c'est, d'une part, la possibilité des accidents terribles de la goutte remontée et des métastases goutteuses, c'est ensuite le développement des altérations viscérales (néphrite goutteuse, artério-sclérose, état graisseux du cœur, rupture du cœur).

Anatomie pathologique. — On peut dire que le goutteux est imprégné d'acide urique et d'urates. L'acide urique est en excès dans le sang, il augmente aux approches des accès de goutte et il diminue ou disparaît momentanément après l'accès. Mais cette *uricémie* se rencontre ailleurs (saturnisme, albuminurie) et n'est pas spéciale à la goutte.

L'*urate de soude* se trouve à l'état de cristaux dans les cartilages des articulations malades, dans les ligaments, tendons, bourses synoviales, sous le périoste, et enfin dans le tissu cellulaire et dans la peau où les accumulations d'urate de soude prennent le nom de *tophus*.

L'excès d'acide urique dans le sang est facile à démontrer dans la sérosité du sang extrait par une ventouse scarifiée, ou dans la sérosité d'un vésicatoire. Dans les deux cas on ajoute quelques gouttes d'acide acétique à la sérosité déposée dans un verre de montre, on place dans le liquide quelques brins de fil et après vingt-quatre heures ces fils se sont chargés de cristaux d'acide urique. Il est à remarquer que pendant un accès de goutte la sérosité d'un vésicatoire placé sur une articulation fluxionnée ne contient pas d'acide urique, ce qui est le contraire pour la sérosité d'un vésicatoire placé sur tout autre point. On retrouve encore l'urate de soude dans les humeurs du goutteux, dans la sérosité de la plèvre ou du péricarde.

Quand on étudie la *lésion articulaire* au point de vue histologique, on voit que les dépôts d'urate de soude qui imprègnent les cartilages se font d'abord autour des cellules cartilagineuses sans altérer la structure du cartilage. Plus

tard, dans la goutte chronique, les cartilages s'altèrent et
on constate parfois les lésions de l'arthrite sèche, mais les
incrustations articulaires et péri-articulaires d'urate de
soude sont dominantes [1].

L'incrustation des cartilages commence avec le premier
accès de goutte, et persiste en dehors des accès. Cette altération est spéciale à la goutte et n'existe dans aucune forme
de rhumatisme. Quant à savoir si les dépôts d'urate qui se
font pendant un accès de goutte viennent du sang ou se
forment dans les tissus de l'articulation, c'est là une question qui n'est pas élucidée.

Traitement. — Le premier soin du médecin, en face d'un
sujet issu de souche goutteuse, ou ayant présenté quelques-
unes des manifestations de la diathèse, c'est de retarder ou
d'empêcher l'explosion de l'attaque de goutte. Ce traitement
préventif de la goutte doit commencer dès l'enfance, si c'est
possible. On ordonne tout ce qui peut activer la nutrition,
l'exercice au grand air, les lotions froides, les frictions, les
massages. On s'oppose aux repas trop copieux, à l'usage
des aliments gras, des boissons fermentées, aux excès de
tout genre. Les préparations alcalines données contre les
troubles dyspeptiques et les eaux de Vichy seront prises
avec mesure.

Mais en face d'un accès de goutte quelle conduite faut-il
tenir; faut-il traiter l'accès ou laisser agir la nature? Nous
avons en main tous les moyens voulus pour atténuer l'accès
de goutte et même pour le faire avorter. Les préparations
de colchique sont sous ce rapport de merveilleux agents; la
teinture de semence de colchique, que l'on donne à la dose
de dix gouttes répétées deux ou trois fois par jour, l'extrait
de semence de colchique qu'on administre à la dose de 25
à 50 centigrammes par jour, le vin de colchique à la dose
journalière de 10 à 12 grammes dans une potion, peuvent
calmer les terribles douleurs de la goutte et abréger la durée
de l'accès. On arrive au même résultat avec toutes les pré-

1. Charcot *Maladies des vieillards.*

parations plus ou moins fameuses, pilules Lartigue, liqueur Laville, dans lesquelles la vératrine et le colchique jouent le principal rôle. Le salicylate de soude à doses élevées, 6 à 8 grammes par jour[1], l'antipyrine seule ou associée au salicylate, l'aspirine à la dose de 1 à 2 grammes, peuvent avoir une grande efficacité.

Telles sont les médications qui peuvent être mises en usage contre l'accès de goutte, mais il s'agit de savoir précisément dans quelle mesure il faut intervenir. Sydenham se gardait bien d'intervenir pendant les cruels accès de goutte auxquels il était sujet, et Trousseau et bien d'autres observateurs ont suivi les préceptes de Sydenham. L'accès de goutte peut être considéré comme une sorte d'émonctoire qu'il faut savoir respecter surtout chez les malades avancés en âge. En enrayant l'accès de goutte *on s'expose aux accidents terribles de la goutte remontée.* Le goutteux qui modère l'intensité et qui abrège la durée de son attaque de goutte, n'éprouve généralement pas après son mal le bien-être qu'éprouve le goutteux dont l'attaque a évolué franchement; il est plus sujet aux récidives prochaines, il est plus tourmenté par les autres manifestations de la diathèse, il est plus exposé aux transformations de son mal en goutte chronique ou atonique.

Il faut donc respecter les attaques de la goutte aiguë, éviter les moyens locaux (sangsues, injections morphinées, vésicatoires) qui peuvent supprimer la fluxion articulaire, éviter les purgatifs violents au début de l'attaque et se contenter d'une médication assez anodine.

Par médication assez anodine, j'entends l'antipyrine à la dose de 2 à 3 grammes par jour, donnée par cachets de 50 centigrammes, alternés avec des cachets de salicylate de soude pris à la dose journalière de 2 à 4 grammes.

Il y a cependant des cas où il est nécessaire d'intervenir plus énergiquement, c'est lorsque la goutte tend à revêtir

1. Sée. *Communications à l'Académie de médecine,* des 25 juin 1877 et 23 août 1887.

la forme *à chaîne de paroxysmes*, qui par sa durée affaiblit le
malade outre mesure. C'est encore quand la goutte se jette
sur les organes qu'il faut agir énergiquement, « puisque rien
de pire ne peut arriver », et c'est le moment d'avoir recours
aux médicaments antigoutteux. Les préceptes que je viens
de formuler relativement aux dangers d'une médication énergique pendant l'attaque de goutte aiguë ne sont pas aujour-
d'hui acceptés par tous les observateurs. Sée est d'avis
qu'on peut combattre vigoureusement l'accès de goutte, et
les préparations salicylées lui ont donné d'excellents résultats, à la condition, bien entendu, de surveiller *l'état du
cœur et des reins*, et de ne pas s'exposer à une élimination
incomplète et à l'accumulation du médicament.

L'hygiène des goutteux ressemble de tous points aux
moyens prophylactiques que j'indiquais il y a un instant :
éviter les excès de toute nature, faire un exercice modéré,
mettre en usage les excitants cutanés, les bains, les lotions,
les massages, éviter les repas copieux, les viandes faisan-
dées, le gibier, les truffes, les aliments et les boissons
acides, oseille, tomates, vinaigre, et les aliments *gras* qui,
combinés avec les matières azotées, deviennent une cause
puissante d'*uricémie*[1]. Les vins généreux, les boissons alcooliques, sont interdits. L'eau pure, le lait, l'eau additionnée
de vin blanc ou de cidre, doit être la boisson habituelle ; la
bière n'est pas permise. Les eaux alcalines prises au repas,
ou le matin à jeun, ont une efficacité incontestable. En
somme, l'hygiène du goutteux est un traitement de toute la
vie. Les cures de Vichy, de Carlsbad, de Contrexéville, de
Vittel, donnent de très bons résultats.

§ 5. DIABÈTE SUCRÉ

LE FOIE DES DIABÉTIQUES — DIABÈTE ET TUBERCULOSE

On divise les diabètes en deux classes (διαϐαίνω, passer à
travers) : l'une correspond au *diabète sucré*, souvent appelé

1. G. Sée. *Dyspepsies gastro-intestinales*. Paris, 1881, p. 133.

diabète sans autre désignation ; l'autre comprend les *dia-bètes insipides*, c'est-à-dire la polyurie simple et la polyurie avec azoturie ou phosphaturie. Étudions d'abord le diabète sucré et ses innombrables complications. C'est une des plus grandes questions de la pathologie.

Pathogénie. — Le sucre est indispensable à la vie, il se fixe dans les éléments anatomiques et il y subit des transformations ; il sert à la réparation des tissus, il est utilisé pour les combustions, il est une source de chaleur et de force.

A l'état normal, le sang contient du sucre dans la proportion de 1 pour 1000 environ ; cet état physiologique se nomme *glycémie* (γλυκύς αἷμα). La glycémie résulte de l'équi libre qui se fait dans l'économie entre l'apport et la dépense des matériaux sucrés. Grâce à cet équilibre, la quantité du sucre reste sensiblement la même, bien que les matières sucrées introduites avec les aliments soient très variables, et bien qu'il n'y ait aucun émonctoire pour rejeter au dehors les principes sucrés.

Mais, à l'état pathologique, l'équilibre est rompu entre l'apport et la dépense des matériaux du sucre, la glycémie fait place à l'hyperglycémie, le sucre du sang atteint 3, 4 et 5 pour 1000 ; on a même signalé 5,5 pour 1000 (Pavy) ; et avec cette hyperglycémie apparaissent les symptômes diabétiques.

Le problème à résoudre au point de vue de la pathogénie du diabète est donc celui-ci : par quel mécanisme la glycémie, qui est l'état normal, fait-elle place à l'hyperglycémie qui est l'état pathologique ? Pour essayer de répondre à cette question, étudions l'évolution des matières sucrées dans l'organisme, évolution absolument ignorée avant les grandes découvertes de notre illustre physiologiste Cl. Bernard.

Le sucre de l'économie, le sucre du sang a des origines diverses. Ce sont d'abord les matières féculentes et sucrées de l'alimentation : amidon, dextrine, sucre de canne, sucre de lait et de fruits. Ces matières, transformées en glycose sous l'influence de la salive, du suc pancréatique et intestinal, sont absorbées par la veine porte et transportées dans le foie. Mais elles ne peuvent ni séjourner dans le foie, ni le traverser à l'état de sucre; elles s'y transforment et s'y fixent (Pavy) sous forme d'*amidon* animal, ou *glycogène*, qui repasse à son tour à l'état de glycose et est déversé dans le sang sus-hépatique (Cl. Bernard).

Mais les aliments féculents ne sont qu'une des sources de la substance glycogène; les aliments albuminoïdes sont également utilisés par le foie : ainsi, chez des animaux exclusivement nourris de viande pendant plusieurs mois, la cellule hépatique continue à former de la substance glycogène (Cl. Bernard).

Les graisses, la glycérine, la gélatine servent également à la production du glycogène.

Du reste, ce n'est pas seulement dans les aliments récemment ingérés que le foie puise les éléments de la substance glycogène; outre la nutrition *directe* qui se renouvelle avec les aliments de tous les jours, il y a une nutrition *indirecte* qui se fait aux dépens des *réserves alimentaires antérieurement emmagasinées* dans les tissus et dans les organes. Les éléments anatomiques sont le siège d'incessantes métamorphoses; les déchets des cellules vivantes ne sont pas tous destinés à être rejetés par les émonctoires; la majeure partie de ces déchets est reprise par la circulation et le foie y puise une partie des éléments nécessaires à l'élaboration des principes sucrés de l'économie. Le glycogène « est ainsi un stade intermédiaire par lequel passent certaines substances de désassimilation pour redevenir assimilables [1] ».

Telles sont les origines de cette substance glycogène, que Cl. Bernard a découverte et que Pavy et Rouget ont étudiée depuis, sous le nom d'*amidon hépatique* et de *zoamiline*.

La fonction glycogénique du foie est comparable à la

1. Bouchard. *Mal. par ralent. de la nutrition*, p. 154.

fonction du végétal; ils fabriquent l'un et l'autre de la matière sucrée, et la formation de l'amidon s'effectue dans toute la série animale par un mécanisme analogue à celui qu'on observe dans le règne végétal (Cl. Bernard [1]).

Il y a, dans la formation et dans l'évolution du principe immédiat sucré, deux phénomènes distincts : 1° la création de la matière amylacée dans la cellule hépatique, c'est-à-dire la sécrétion du glycogène; 2° le phénomène chimique qui fait subir à ce principe immédiat des transformations successives. Le glycogène est un produit d'assimilation de la cellule hépatique; il s'y fixe, il s'y emmagasine comme élément d'épargne, il y subit probablement l'action d'un ferment né dans le foie, et, sous l'influence de ce ferment, le glycogène *transformé en glycose* passe dans les veines sus-hépatiques et dans l'économie tout entière. Pendant la vie, ces deux ordres de phénomènes, la formation du glycogène et sa transformation au contact du ferment, se font en même temps; mais, après la mort, la formation du glycogène, qui est l'acte vital, s'arrête, tandis que sa décomposition en produits secondaires, qui est l'acte chimique, se continue. Voilà pourquoi on peut laver à plusieurs reprises le foie d'un animal et constater qu'il contient encore, après des lavages successifs, des traces de glycose (Cl. Bernard).

On a voulu généraliser la fonction glycogénique; Rouget, ayant constaté de la matière glycogène dans d'autres tissus, dans les muscles par exemple, bien qu'en faible proportion, a voulu faire de la glycogénie un acte nutritif général et non une fonction particulière du foie, mais la présence de la substance glycogène dans un grand nombre de tissus n'a pas toute l'importance qu'on a voulu lui assigner. « Ce sont là des phénomènes soumis à toutes les éventualités de l'alimentation et à toutes les variétés qui s'observent dans les phénomènes accidentels de l'économie qu'il faut bien distinguer des fonctions constantes » (Cl. Bernard). « Sans

---

1. Cl. Bernard. *Physiol. générale*, p. 114. — Briasson. Th. d'agrégation.

doute il y a dans le muscle du sucre à côté du glycogène,
mais dans le muscle abandonné à lui-même, le glycogène
disparaît sans que le sucre augmente; mais dans le muscle
qui se contracte, le glycogène disparaît, et ce qui se forme,
ce n'est pas du sucre, c'est de l'acide lactique. De plus, par
la contraction, le sucre disparaît en même temps que le
glycogène. » (Bouchard.) Donc, la *glycogénie normale*, qui
est la fonction constante, invariable, nécessaire. est *dévolue
au foie* et par la fontion glycogénique le foie tient sous sa
dépendance la glycémie.

Le sucre hépatique continuellement déversé dans le sang
est diversement utilisé : une partie se fixe dans les tissus
pour y subir de nouvelles métamorphoses et pour servir à
leur réparation. On ne sait pas exactement sous quelle
forme la glycose du sang se fixe dans les tissus; dans quelques cas, pour les muscles par exemple, il est probable
qu'elle repasse à l'état de glycogène. Une autre partie du
sucre sert à la combustion, au fonctionnement des organes,
à la contraction musculaire, et devient un agent de force
et de chaleur. Le sucre est un aliment plastique et respiratoire. De même que le glycogène se transforme en sucre,
de même le sucre peut repasser à l'état de glycogène; c'est
une question d'hydratation ou de déshydratation.

La glycémie normale, je le répète, résulte de l'équilibre
qui se fait dans l'économie entre l'apport et la dépense des
principes sucrés : quand cet équilibre est rompu, quand il
y a trop de sucre fabriqué ou pas assez de sucre utilisé, il
en résulte une accumulation de sucre dans le sang, c'est
l'hyperglycémie avec toutes ses conséquences. *Trop de sucre
fabriqué*, si le foie par une suractivité fonctionnelle élabore
une trop grande quantité de glycogène, ou si les tissus de
l'économie par une désassimilation exagérée fournissent un
excès de matériaux à glycogène; *pas assez de sucre utilisé*
si l'assimilation des principes sucrés est déviée de son vrai
but, ou si la consommation devient insuffisante. Ici commencent les *théories* du diabète.

Ces théories, je ne les passerai pas toutes en revue,

elles sont fort nombreuses[1] « et aucune n'est applicable à la totalité des faits[2] ».

Pour Cl. Bernard, il n'y a qu'une question de degré entre les glycosuries passagères et le diabète; c'est l'idée que Jaccoud a toujours exprimée en disant : Il n'est pas une glycosurie qui ne puisse aboutir au diabète. Cl. Bernard pense que le diabète est dû à une production exagérée de la substance glycogène, sans toutefois réduire le diabète à une simple suractivité fonctionnelle du foie, comme on a trop de tendance à le répéter en défigurant sa théorie sous le nom de théorie hépatique. Cl. Bernard envisageait la question à un point de vue plus étendu; il admettait un trouble général de la nutrition avec retentissement sur le foie : « Que, par suite d'un travail de désassimilation excessif, l'organisme use incessamment et d'une manière exagérée le dépôt de réserve dont le foie est le siège, le sucre est versé dans le sang en quantité anormale, d'où hyperglycémie et glycosurie. Mais la source hépatique n'est pas épuisée pour cela; elle continue à assimiler les matériaux propres à former le glycogène et par suite le sucre; elle redouble pour ainsi dire d'activité pour remplacer le sucre éliminé, elle épuise l'organisme pour suffire à sa production, à cette dépense exagérée en matière sucrée. »

La tendance actuelle est d'attribuer le diabète à une perversion générale des actes nutritifs, sans donner au foie l'importance qui lui était assignée par Cl. Bernard. Est-on dans le vrai?

Cette perversion des actes nutritifs a été diversement interprétée. Pour quelques auteurs, ce serait une désassimilation exagérée, une décomposition anormale des tissus, d'où la mise en liberté d'un excédent de substance glyco-

---

1. D'après la théorie *gastro-intestinale*, le diabète aurait son siège dans le tube digestif, les substances amylacées seraient transformées trop rapidement en sucre, et le sucre passerait trop abondamment dans le sang. Ceci peut expliquer certaines glycosuries, mais non les faits où le diabète persiste malgré l'abstention d'aliments féculents.

2. Jaccoud. *Dict. de méd. et de chir.* Art. DIABÈTE. (*Clinique méd. de la Charité.*)

gène. Pour d'autres auteurs, ce serait la substance glycogène normale qui ne serait pas suffisamment utilisée par l'économie par diminution du ferment glycolytique (Lépine), d'où reliquat et excédent de substance glycogène.

La première théorie admet la désassimilation exagérée de la substance azotée des tissus (Lécorché[1]), la décomposition de la substance azotée en glycogène et en urée (Jaccoud[2]). D'après l'autre théorie le sucre ne serait pas suffisamment brûlé (Mialhe) dans les tissus, ou encore le ferment qui a pour fonction de décomposer le sucre ferait défaut. Pour Bouchard, le trouble nutritif qui conduit au diabète serait caractérisé « primitivement et essentiellement par un défaut ou une insuffisance de l'assimilation, et en particulier par un défaut de la consommation du sucre dans les éléments anatomiques ». L'excédent du sucre non utilisé s'accumule dans le sang et l'hyperglycémie est constituée. Le diabète rentrerait dans cette classe d'états morbides dus à « un ralentissement de la nutrition ». Ce ralentissement des actes nutritifs portant sur l'élaboration du sucre constitue le diabète; comme il favorise la lithiase biliaire, la lithiase rénale, l'obésité, quand il porte sur l'élaboration défectueuse de la cholestérine, de la matière azotée, de la graisse.

A l'heure actuelle, la théorie hépatique du diabète tend à reprendre une certaine faveur (F. Glénard, Triboulet[3]); l'*hyperhépatie* semble rendre compte du diabète dans des cas indéniables où le foie, hypertrophié ou non, ne présente pas de lésions (Gilbert et P. Lereboullet[4]).

Il existe en Allemagne une théorie rénale du diabète (Klemperet); la découverte de la glycosurie phloridzique a

1. *Traité du diabète*. Paris, 1876.

2. Cette théorie correspond à la seconde forme du diabète; dans une première forme il n'y a pas azolurie, et le sucre serait formé aux dépens de l'alimentation (Jaccoud).

3. Triboulet. Le foie chez les diabétiques. *Revue de méd.*, 10 février 1896.

4. Gilbert et P. Lereboullet. Cirrhoses alcooliques hypertrophiques avec diabète. *Soc. de biol.*, 12 mai 1900.

paru lui donner une certaine base, mais il faut, pour le juger, attendre de nouvelles recherches.

Étiologie. — On peut diviser le diabète en *essentiel* et *symptomatique* (Lécorché); mais le diabète dit symptomatique est rarement un vrai diabète.

Le diabète *symptomatique* d'origine *nerveuse* est parfois provoqué par des lésions du bulbe et de l'encéphale, tumeurs du quatrième ventricule, traumatisme de la région occipitale, ébranlement général par accidents de voiture ou de chemin de fer. Ces lésions produisent la glycosurie plus souvent que le diabète. Dans d'autres cas le diabète est associé, non plus à une lésion des centres nerveux, mais à une *névrose* (épilepsie, paralysie agitante).

Il y a un diabète *symptomatique* en partie lié à des lésions du foie, du pancréas. Nous verrons plus loin ce qu'il faut penser du diabète bronzé associé à certaine forme de cirrhose hépatique.

Les altérations du *pancréas* seraient pour Lancereaux l'origine du diabète maigre. Ce diabète pancréatique, résultant de la suppression fonctionnelle du pancréas, a pour caractères spéciaux une marche aiguë, la précocité de troubles intestinaux, la fréquence de selles graisseuses et la maigreur rapide du sujet[1]; j'y reviendrai, en traitant les symptômes du diabète.

L'*impaludisme* ne paraît pas étranger au développement de la glycosurie et du diabète (Burdel, Verneuil[2]).

Le *diabète essentiel*, ou diabète vrai, est héréditaire ou acquis. L'*hérédité* est manifeste quand le diabète atteint, dès l'âge de six mois, un an, deux ans, des enfants issus de parents diabétiques. Dans la très grande majorité des cas, le diabète est associé soit à la diathèse goutteuse, soit à une hérédité nerveuse; souche arthritique, souche nerveuse, telles sont les deux grandes origines du diabète héréditaire.

1. Thiroloix. *Le diabète pancréatique*. Th. de Paris, 1892.
2. Verneuil. *Communication à l'Académie de médecine*, 1884.

À la *souche arthritique* appartiennent les différentes manifestations que Bazin avait réunies sous le nom d'*arthritisme* et que Bouchard a étudiées et élargies sous le nom de maladies par *ralentissement de la nutrition*. Dans ce groupe rentrent la goutte, l'asthme, le rhumatisme, la gravelle, la lithiase biliaire, l'obésité, le diabète. Il est fréquent de rencontrer chez le même individu ou dans une même famille des manifestations de ce groupe morbide. Ces manifestations sont transmissibles par hérédité et peuvent subir des mutations dans leur transmissibilité. Ainsi, tel individu goutteux, ayant ou n'ayant pas lui-même le diabète, crée des enfants qui seront l'un diabétique, l'autre goutteux, asthmatique ou graveleux; ces cas sont extrêmement fréquents.

À la *souche nerveuse* appartient le diabète qui, dans une même famille, est associé à la folie, à l'épilepsie, à l'hystérie, au tabes, à la paralysie générale, au goître exophthalmique. J'ai bien souvent constaté cette hérédité nerveuse avec ses mutations. Il suffit de jeter un coup d'œil sur les tableaux et sur les statistiques qui ont été oubliés à ce sujet, pour voir combien est fréquente cette association nerveuse avec ses mutations héréditaires[1]; en voici quelques exemples : un père épileptique a cinq enfants, dont quatre épileptiques et un diabétique. Un père diabétique, mort dans le coma diabétique, a trois enfants, l'un diabétique, l'autre tabétique, le troisième indemne pour le moment. Une grand'mère aliénée a une fille nerveuse qui crée un fils épileptique et une fille diabétique. Souche arthritique et souche nerveuse, les deux étant parfois réunies, voilà, je le répète, les origines les plus habituelles du diabète héréditaire. Dans d'autres circonstances, le diabète est acquis sans qu'il soit possible ou facile d'en saisir la pathogénie.

Le *milieu social* a une grande influence sur le développement du diabète; Worms a publié à ce sujet des statis-

1. *Arch. de neurol.*, novembre 1891

tiques intéressantes : il a vu que les urines provenant de 607 individus occupés à des travaux manuels d'atelier, exigeant le plus souvent un déploiement intense d'activité musculaire et respiratoire, ne contenaient de sucre, à dose significative, chez aucun de ces individus, tandis que chez les personnes adonnées à un labeur intellectuel plus ou moins intense : savants, médecins, artistes, hommes d'affaires, fonctionnaires attachés à de grandes administrations, il a trouvé du sucre 10 fois sur 100. Chez ces personnes, des analyses répétées ont prouvé qu'il s'agissait, non pas d'une simple glycosurie alimentaire ou passagère, mais d'un diabète vrai, « ces diabétiques ayant la forme lente, la plus commune, et qui, sans le hasard de ces recherches, fussent sans doute devenus des diabétiques irréductibles et cachectiques[1] ».

On a décrit un diabète *conjugal*, le mari et la femme étant l'un et l'autre diabétiques. Lécorché[2] a observé 6 fois le diabète conjugal sur 114 cas de diabète; Debove[3] l'a vu 5 fois sur 59 cas, et, à l'occasion de sa communication, bon nombre d'observations ont été signalées, Marie[4] en a publié un cas fort intéressant. On a proposé plusieurs théories pour expliquer ce diabète conjugal; Teissier ne serait pas éloigné de croire à la contagion; d'autres auteurs invoquent la similitude du genre de vie de l'homme et de la femme, s'alimentant de même manière, participant aux mêmes préoccupations, au même genre d'existence, aux mêmes vicissitudes.

Description. — Je décrirai d'abord le *diabète gras*, ou diabète constitutionnel, puis le *diabète maigre*, ou diabète pancréatique; je m'empresse d'ajouter toutefois que tel diabète qui était gras à ses débuts peut devenir un diabète maigre sans qu'il soit nécessaire de faire intervenir le processus pancréatique. Le *début* du *diabète gras* est habituelle-

1. Worms. *Acad. de méd.*, séance du 23 juillet 1895.
2. Lécorché. *Traité du diabète.*
3. Debove. *Soc. méd. des hôp.*, 1889, p. 375.
4. Marie. *La Semaine médicale*, 1895, p. 529.

ment insidieux, bien des gens rendent tous les jours 15 ou 20 grammes et 50 grammes de sucre sans le savoir, ils sont diabétiques, à leur insu, depuis des mois et des années, quand apparaît le symptôme qui va donner l'éveil. Parfois ce symptôme est flagrant, la soif est vive, les urines sont abondantes, ou bien un anthrax apparaît, et le malade est mis lui-même sur la voie du diagnostic par ce symptôme *révélateur* (Jaccoud). Mais souvent le symptôme *révélateur* du diabète est tout autre ; le sujet se plaint d'une balanite rebelle et persistante, d'affaiblissement des fonctions génitales, de troubles visuels (amblyopie, paralysie de la 6ᵉ paire), de gingivite, de chute des dents, de démangeaisons, de névralgies, de douleurs masculaires ; l'un maigrit, l'autre perd ses forces sans cause apparente ; les femmes accusent fréquemment un prurit vulvaire avec ou sans eczéma. En présence de ces différents symptômes et alors même que la soif ne serait nullement exagérée, il faut toujours analyser les urines, et souvent, au grand étonnement des malades, on découvre le diabète, cause cachée des accidents.

C'est pour attirer l'attention sur ces symptômes si disparates et trop souvent délaissés, que je les ai groupés sous la dénomination de *petits accidents du diabète*. Ils sont comparables aux *petits accidents du brightisme* ; comme eux, ils n'ont, en apparence, qu'une importance insignifiante ; comme eux, ils passent inaperçus de ceux qui ne les connaissent pas, et cependant, dans les deux cas, pour qui les connaît bien, ils mettent, du premier coup, sur la piste d'un diagnostic qui avait été jusque-là ignoré. Analysons donc en détail ces petits accidents du diabète.

Symptômes salivaires. — Chez le diabétique, la salive est *acide*, ce qui tient à la présence de l'acide lactique provenant de la fermentation du sucre ; le leptothrix buccalis y trouve un excellent milieu de culture. Sous l'influence de ces conditions nouvelles, la bouche se sèche (on s'en aperçoit en parlant), la langue devient pâteuse et se hérisse de papilles, les gencives se ramollissent et deviennent facilement saignantes (on s'en aperçoit en se brossant les dents).

Dans quelques cas une periostite alvéo-dentaire se déclare (gingivite expulsive) et détermine la déviation, l'ébranlement, la chute des dents. Ces différents symptômes isolés ou associés, parfois *à peine ébauchés*, permettent souvent de dépister le diabète chez des gens qui n'avaient ni polydipsie ni polyurie, et qui ne se doutaient nullement de leur état.

Symptômes oculaires. — Je ne fais allusion ici, ni à la cataracte diabétique, symptôme de premier ordre, qui ne peut passer inaperçu, ni aux paralysies oculaires, ni aux lésions du fond de l'œil; nous aurons à nous en occuper plus loin, avec les complications; mais je fais allusion à ces troubles visuels légers, *insignifiants en apparence*, qui consistent en un affaiblissement de la vue par suite de la diminution de l'amplitude de l'accommodation (*presbytie prématurée*). « Un homme dans la force de l'âge vous raconte que depuis quelque temps sa vue, jusqu'alors parfaite, a notablement baissé; que depuis quelque temps il s'est trouvé dans l'obligation, pour lire, d'abord d'éloigner son livre à distance, puis d'avoir recours aux lunettes; que, de mois en mois, il a été forcé de changer ses verres contre des verres de plus en plus forts; ce seul fait vous donnera à penser que cet homme est ou albuminurique ou diabétique. A défaut d'autres symptômes qui pourraient ne pas exister, celui-ci vous mettra sur la voie, et l'examen des urines éclairera votre diagnostic. » (Trousseau[1].)

Symptômes cutanés. — Ici, encore, je ne fais pas allusion, bien entendu, aux symptômes de premier ordre, anthrax, éruptions furonculaires qui militent d'emblée en faveur du diabète; je parle de symptômes plus modestes, plus insignifiants en apparence et qui, pour cette raison, méritent de prendre place au nombre des petits accidents du diabète. C'est d'une part un *prurit* généralisé, intense, sans la moindre éruption cutanée, prurit qui, par sa ténacité, désole les malades; c'est d'autre part l'apparition d'un

---

1. *Clin. de l'Hôtel-Dieu*, t. II, p. 745.

eczéma, parfois localisé aux parties génitales, eczéma vulvaire chez la femme, produisant les cuissons les plus vives.
Bien souvent, pour un observateur attentif, ces symptômes
ont permis de dépister le diabète chez des gens qui n'avaient
ni polyurie ni soif exagérée.

Symptômes nerveux. — Les symptômes nerveux se rencontrent à chaque instant dans l'histoire du diabète, nous
étudierons plus loin les grands accidents nerveux, mais,
ici, je me contente de passer en revue les symptômes nerveux atténués, parfois de nature indécise, qui doivent figu-
rer au nombre des petits accidents. Que de gens, faute
d'un examen attentif, sont pris pour des hypocondriaques,
pour des neurasthéniques, pour des nerveux, et sont en
réalité des diabétiques. L'un se plaint de *faiblesse musculaire*, de *lassitude* dont il ne sait expliquer la cause; il
devient paresseux, tout le fatigue, il n'aime plus marcher,
il ne chasse plus, il ne fait plus d'escrime, il ne peut plus
lire à haute voix, par moments la voix lui manque (parésie
laryngée).

L'autre se plaint de *douleurs* musculaires, de *crampes*, de
courbature, de lumbago, de pleurodynies, de sciatique,
d'hyperesthésie, on le prend pour un rhumatisant et il est
diabétique.

Celui-ci présente des troubles de sensibilité aux membres
inférieurs et une dissociation syringomyélique de la sensibilité qui fait penser au premier abord à une maladie de la
moelle épinière (Vergely[1]).

Celui-là est pris de symptômes *psychiques*, diminution de
la mémoire, tendance au sommeil, inaptitude au travail,
symptômes qui font supposer un début de lésion cérébrale,
alors qu'il s'agit de troubles diabétiques.

Symptômes génitaux. — Trop souvent on met sur le
compte de l'âge ou des excès, la frigidité, le défaut d'érec-
tion, l'affaiblissement du sens génital qui doivent être mis
sur le compte du diabète.

1. Vergely. Troubles de la sensibilité chez les diabétiques. Dissociation
syringomyélite. *Gaz. hebd.*, 12 août 1895.

L'uréthrite, la balanite et le phimosis (diabétides génitales) sont au nombre des manifestations diabétiques qui
doivent être le mieux connues[1]. Le contact prolongé de
quelques gouttes d'urine altérée, la fermentation acétique,
alcoolique, lactique, butyrique du sucre urinaire et l'apparition possible de champignons analogues à l'aspergillus
(Friedreich) expliquent ces *diabétides génitales*. L'uréthrite,
localisée à la partie antérieure du canal de l'urèthre, détermine un écoulement blanchâtre, incolore, accompagné d'un
violent prurit, et trop souvent pris, bien à tort, pour une
gonorrhée. Parfois le gland est rouge, tuméfié, et on
constate une balanite (βάλανις, gland) qui peut durer des
mois sans que le malade en soupçonne la cause. Souvent le
prépuce est rouge, enflammé, épaissi, suppurant, recouvert
de vésicules ulcérées analogues à l'herpès, et douloureuses
au contact de l'urine. Encore un degré et le phimosis est
constitué (φιμός, cordon). Bien des gens ont ainsi une uréthrite, une balanite diabétique, ils n'en parlent pas, ils
n'osent pas en parler, se croyant atteints d'accidents
syphilitiques, et ils arrivent progressivement au phimosis.
S'ils s'adressent à un médecin inexpérimenté, la nature du
phimosis est méconnue, on conseille une opération, qui peut
être grave (étant donné que le malade est diabétique), alors
que le traitement médical peut avoir facilement raison de ces
accidents, même quand ils sont invétérés. Ce sont des faits
que j'ai plusieurs fois constatés. Nous avons vu avec Terrier
un diabétique chez lequel un phimosis datant de deux ans
fut guéri par le régime et par le traitement médical.

Tels sont *les petits accidents du diabète* qui, groupés ou
isolés, peuvent mettre sur la piste du diagnostic, en
l'absence de signes révélateurs plus importants.

La période initiale du diabète, plus ou moins latente,
dure aussi longtemps que le diabète est modéré, mais, si le
sucre augmente, la maladie se traduit par des symptômes
qui peuvent être plus ou moins accusés, mais qui font rare-

---

1. Fournier. Diabétides génitales. *France médicale*, 5 août 1892.

ment défaut; c'est une sécheresse insolite de la bouche et de la gorge, c'est une soif ardente et parfois impérieuse, ce sont des urines fréquentes, abondantes et présentant des caractères spéciaux. Tous ces symptômes vont être étudiés en détail.

a. La *glycosurie*, ou présence du sucre dans les urines, dépend de l'hyperglycémie. A l'état normal le sucre du sang (1 pour 1000) n'a aucune tendance à passer dans les urines, mais, dès que l'hyperglycémie atteint 2,50 pour 1000, la glycosurie apparaît. Le passage du sucre dans l'urine est favorisé par la quantité d'eau que le sucre attire et retient dans le sang, chaque gramme de sucre fixant 7 grammes d'eau. Dans les cas extrêmes la quantité d'eau retenue dans le sang peut atteindre 400 grammes.

Au début de la maladie, la glycosurie est légère et intermittente : dans les cas ordinaires la quantité de sucre rendue en vingt-quatre heures est de 25 à 60 grammes, tandis qu'elle peut atteindre 500 grammes et dépasser 1000 grammes dans les diabètes extrêmement graves. « S'agit-il d'hypergenèse, la quantité de sucre perdue en vingt-quatre heures est vraiment sans limites, elle n'a d'autres bornes que celles de la formation anormale, qui peut être double, triple ou quadruple de la formation physiologique; or cette quantité peut être approximativement fixée à 200 grammes par jour[1]. » Sous l'influence des aliments sucrés et farineux la glycosurie augmente; qu'on supprime ces aliments et la glycosurie s'amende ou disparaît si le diabète est léger, mais dans les cas graves elle persiste. C'est ce qui a fait dire à Jaccoud, qu'à la première période, le diabétique fabrique le sucre avec les aliments féculents, tandis qu'il le fabrique avec sa propre substance (autophagie) à une période plus avancée. Le sucre peut disparaître momentanément des urines sous l'influence d'une phlegmasie ou d'une maladie fébrile; il diminue notablement à la période de consomption.

1. Jaccoud. *Pathol. interne*, t. III, p. 648.

Chez le diabétique, la quantité de sucre rendue d'une semaine à l'autre, d'un jour à l'autre; est extrêmement variable, abstraction faite des écarts de régime et d'hygiène. Worms a très bien mis en relief cette *variabilité* dans les quantités de sucre émises; il n'existe vraiment aucune fixité dans ces quantités. « Un diabétique se présente chez le médecin et lui dit : j'ai 52 grammes de sucre, absolument comme il dirait : j'ai cinquante-deux ans, et il exhibe une analyse remontant à une époque souvent éloignée où ce chiffre est consigné. On examine son urine séance tenante, et l'on constate qu'elle contient 10 ou 80 grammes de sucre. La veille on aurait trouvé 20 ou 10 grammes et le lendemain il y en aura 2 ou 75 grammes[1]. » Plusieurs fois j'ai vu des diabétiques, se croyant fort malins, parce qu'ils avaient fait analyser leurs urines à deux ou trois jours de distance chez deux pharmaciens différents; ils viennent trouver leur médecin et lui disent avec quelque dépit : « J'ai fait analyser mon urine chez deux pharmaciens; l'un a trouvé 18 grammes, l'autre en trouve 45; l'un des deux commet une grossière erreur. » Ce n'est pas le pharmacien qui s'est trompé, c'est le malade qui juge mal les faits; sa glycosurie peut parfaitement s'être modifiée à quelques jours, à vingt-quatre heures de distance. C'est l'urine rendue après les repas qui contient la plus grande quantité de sucre.

Les *urines* diabétiques sont décolorées, habituellement acides et d'une densité qui monte de 1018, chiffre normal, à 1050, 1060, à cause du sucre qu'elles contiennent. Souvent on trouve une augmentation notable de l'urée (60 grammes au lieu de 25), des chlorures (56 grammes au lieu de 10), de l'acide phosphorique (10 grammes au lieu de 2).

Le sucre diabétique est sensiblement analogue à la glycose végétale, il dévie à droite la lumière polarisée, mais injecté dans le sang il disparaît plus vite que la glycose végétale. Il est facile de déceler le sucre dans les urines;

1. Worms. *Acad. de méd.*, 1895.

le réactif le plus employé est la liqueur cupro-potassique, qui donne après ébullition un précipité rouge ou jaune orangé. L'analyse quantitative se fait au moyen du saccharimètre.

Les urines diabétiques, en contact avec le linge ou avec les habits, laissent souvent en se desséchant des taches poisseuses et pulvérulentes.

b. La *polyurie* (abondance de l'urine) accompagne la glycosurie, mais elle n'en suit pas exactement les oscillations; elle est due probablement à un excès de tension intravasculaire provoquée par l'eau du sang. Le diabétique qui perd 50 grammes de sucre en vingt-quatre heures ne rend pas plus de 2 litres d'urine. La polyurie atteint rarement 10 et 12 litres, elle est moindre que dans le diabète insipide.

c. La *polydipsie* (exagération de la soif) est liée aux symptômes précédents. En modifiant les conditions normales de l'osmose, l'hyperglycémie attire dans le sang l'eau des tissus. Cette déshydratation produit la soif, la sécheresse de la bouche et de la gorge, la diminution de l'exhalation pulmonaire et de l'exhalation cutanée; elle entre probablement pour une large part dans la production des troubles cutanés, musculaires et nerveux. Certains diabétiques, tourmentés jour et nuit par la soif, boivent 12 à 15 litres de liquide par vingt-quatre heures; cependant la polydipsie est moindre dans le diabète sucré que dans le diabète insipide.

On voit même des diabétiques qui ont de fortes proportions de sucre dans l'urine et chez lesquels la soif n'est presque pas exagérée.

d. La *polyphagie*, ou augmentation de la faim, est un symptôme moins constant et moins précoce que les précédents; il tient aux pertes considérables que fait l'économie en sucre, en sels, en urée. Cette exagération de l'appétit compense pour un temps les pertes subies par le diabétique, et certains sujets prennent même de l'embonpoint. Mais plus tard des troubles dyspeptiques surviennent, cette grande quantité d'aliments n'est plus digérée, l'amaigrissement fait des progrès et la période cachectique se prépare.

Le *diabète pancréatique*, qui est une des formes du diabète *maigre*, éclate soudainement, sans prodrome aucun; le malade peut préciser le mois. et même le jour où sont apparus les premiers symptômes (Lapierre). Ce début brusque est marqué soit par des troubles gastro-intestinaux, vomissements et diarrhée abondante, soit par de l'ictère, soit enfin par des douleurs lombaires et épigastriques. Les signes habituels et cardinaux du diabète font leur rapide apparition, et les malades entrent presque d'emblée dans le grand diabète (Lancereaux).

La polyphagie, et surtout la polydipsie sont considérables; la soif est impérieuse, inextinguible; la faim est généralement très grande. La polyurie est excessive; les malades rendent 5, 10, 15 litres d'urines par vingt-quatre heures, urines claires, décolorées et d'une densité presque toujours supérieure à 1050 grammes. La glycosurie peut dépasser 1000 grammes par jour, on a même noté la quantité énorme de 1800 grammes de sucre; elle ne diminue ni par le régime, ni par le traitement. Cette glycosurie s'accompagne exceptionnellement de lipurie (Thirolat), rarement d'albuminurie, mais constamment d'azoturie (Lancereaux), indépendante de l'alimentation et du régime.

L'état général est rapidement et profondément atteint. L'amaigrissement, toujours précoce, aboutit à une extrême émaciation, les pertes incessantes en sucre et en urée produisant un véritable autophagisme. La peau devient sèche, rugueuse et écailleuse avec chute habituelle des cheveux et des ongles. Les forces diminuent de jour en jour; la fatigue rend la marche d'abord pénible, puis impossible. Les malades, épuisés, ont souvent des débâcles de diarrhée horriblement fétide et parfois graisseuse; ils ne tardent pas à tomber dans une profonde cachexie, avec une température supérieure à la normale, et dans l'immense majorité des cas, ils sont enlevés par la tuberculose pulmonaire, fin naturelle de cette variété de diabète. Le coma est rare

La marche du diabète pancréatique diffère de celle du diabète gras constitutionnel; il ne s'agit plus ici d'une

durée de 10, 20, 30 ans et davantage ; deux années suffisent
en moyenne pour l'évolution de cette maladie, la mort peut
même survenir en quelques mois ; c'est dire la gravité du
pronostic.

Complications. — Les symptômes *secondaires ou inconstants* et les *complications* qui peuvent survenir au cours
du diabète sont si nombreux et si variés qu'il est nécessaire, pour les étudier, de les réunir en quelques groupes.

Symptômes cutanés. — La rétraction de *l'aponévrose
palmaire* s'observe assez souvent[1]. La peau du diabétique
est sèche et rugueuse, l'eczéma, l'ecthyma simple ou
gangréneux (Hardy), l'érythème de la vulve et des aines,
l'intertrigo de la commissure des lèvres (Hardy), la friabilité des ongles, le prurit préputial, vulvaire ou cutané, sont
des symptômes fréquents. Le zona a été signalé par Vergely[2].

Anthrax, phlegmons, gangrène. — Les furoncles, l'anthrax, le phlegmon, la gangrène diabétique, sont des accidents précoces ou tardifs, et qu'on peut observer chez des
diabétiques qui ne rendent pas plus de 30 à 60 grammes
de sucre par jour.

Du reste, le diabète ouvre la porte au parasitisme ; le
poumon du diabétique est un milieu favorable pour le
bacille tuberculeux ; sa peau, son tissu cellulaire se
laissent facilement envahir par les microbes de la suppuration. Le développement de ces microbes, qui ont pénétré
le plus souvent par une écorchure, par une éraillure des
téguments, est singulièrement favorisé par la présence du
sucre dans les tissus (Bujvid). Les nécroses, les gangrènes
résultent de troubles circulatoires, mais les microbes saprogènes apportent fréquemment leur contingent aux gangrènes
humides, inflammatoires.

Les furoncles et les anthrax sont très fréquents chez les
diabétiques[3].

---

1. Vigée. *Rétraction de l'aponévrose palmaire chez le diabétique.* Th.
de Paris, 1893.
2. Vergely. *Progrès médical,* 26 septembre 1891.
3. G. Séc. *Dyspepsies gastro-intestinales,* 1881, p. 162.

L'*anthrax* est presque toujours unique, il siège à la nuque, au dos, à la fesse; il débute insidieusement, sans réaction vive, sans douleur violente; il peut se compliquer de gangrène et de phlegmon, néanmoins il guérit assez souvent après élimination des parties mortifiées. Sur 125 cas de diabète, Marchal (de Calvi)[1] a observé l'anthrax 17 fois. Le *phlegmon*, accident au moins aussi fréquent que l'anthrax, est rarement primitif, mais une simple écorchure de la peau, une piqûre (Verneuil), un érysipèle, une plaie quelconque peut devenir chez le diabétique l'occasion d'un phlegmon.

Le phlegmon diabétique ne présente pas la réaction vivement inflammatoire des phlegmasies franches, il est souvent diffus et peut se terminer par gangrène du tissu cellulaire, par phagédénisme, avec accidents infectieux et adynamiques mortels. Bien qu'habituellement tardif, le phlegmon appartient à toutes les périodes du diabète, et il se développe avec une telle facilité qu'il commande la plus grande attention au chirurgien qui pratique une opération chez un diabétique (méthode antiseptique). Toutefois il faut intervenir.

Les phlegmasies des diabétiques ont une notable tendance à se terminer par gangrène, qu'il s'agisse de phlegmasies viscérales ou de phlegmasies cutanées (poumon, amygdales, organes génitaux); parfois même la phase inflammatoire initiale présente une si faible réaction, que la gangrène paraît seule en cause. Mais à côté de ces accidents gangréneux qui paraissent être secondaires et succèdent à la pneumonie, à l'anthrax, à l'érysipèle, au phlegmon ou à d'autres causes, il y a chez le diabétique une gangrène qui n'est pas sans analogie avec la gangrène dite sénile.

Gangrène des membres. — Cette *gangrène diabétique*, si bien étudiée par Marchal (de Calvi), atteint surtout les *membres inférieurs* (Peter[2]) et peut revêtir différents aspects. Par-

1. Marchal (de Calvi). *Recherches sur les accidents diabétiques.* Paris, 1865.
2. Peter. *Leçons de clinique médicale*, t. II, p. 769.

fois elle est sèche et *superficielle* ; elle envahit de préférence les orteils, sous forme de plaques érythémateuses, douloureuses, quelquefois symétriques, aboutissant à des eschares noires qui tantôt se terminent par la guérison, tantôt s'étendent et momifient les téguments dans une assez grande étendue.

Dans quelques cas la gangrène envahit en bloc le membre dans une de ses parties; les orteils sont douloureux, les téguments deviennent bleuâtres et se refroidissent, une tuméfaction œdémateuse se déclare, des ampoules se forment, un liquide sanieux s'écoule, et l'eschare envahit progressivement les parties profondes, dénudant les muscles et les tendons. La pathogénie de ces gangrènes est multiple; on peut invoquer l'artérite oblitérante, l'état du sang, la qualité inférieure des tissus diabétiques, la présence de microbes saprogènes et pyogènes. La gangrène par *artérite oblitérante* ne survient que chez les diabétiques qui ont atteint l'âge où l'athérome fait son évolution ; elle n'existe pas chez les diabétiques jeunes[1]. On trouvera la discussion de cette pathogénie au chapitre consacré au traitement de la gangrène par l'air surchauffé. (*Memento thérapeutique* annexé à ce volume.)

La gangrène de la *verge*[2] revêt parfois une marche dite foudroyante bien étudiée par Fournier.

Les *œdèmes* qu'on observe dans le cours du diabète ont des causes diverses, parfois ils sont le fait d'une albuminurie concomitante, de thrombose veineuse, ou de cachexie, mais dans quelques cas ils ont les allures des œdèmes actifs, rapides dans leur évolution, et rentrent probablement dans la classe des œdèmes d'origine nervo-vasculaire.

Au nombre des troubles trophiques du diabète, je signale tout spécialement le mal perforant plantaire. Ainsi que nous allons le voir. le processus perforant peut limiter son action aux parties molles, mais dans d'autres cas il atteint les os et les articulations; ce qui permet de décrire une forme bénigne et une forme grave.

1. Dieulafoy. *Ac. de médecine*, séance du mardi 15 février 1910.
2. Vaquez. *Ann. de dermat. et syph.*, 1887, p. 457.

Mal perforant. — La planche ci-jointe représente le mal perforant d'un diabétique de mon service qui avait à son entrée 30 grammes de sucre par litre. Le processus perforant avait été très lent dans son évolution, il durait depuis deux ans, ayant creusé les parties molles sans atteindre le squelette. Cet homme fut soumis au régime, au repos et aux

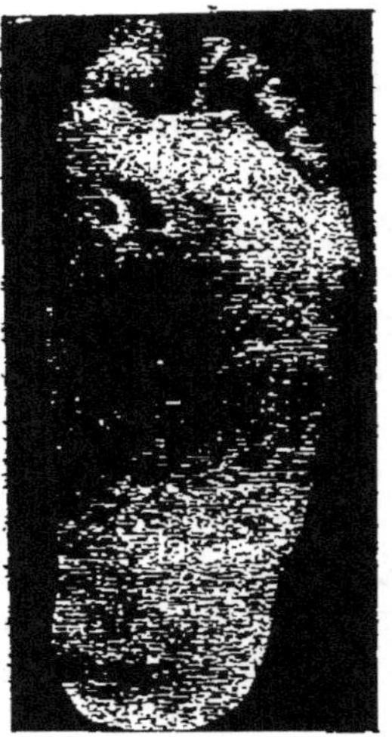

pansements boriqués humides. Six semaines plus tard, l'ulcération plantaire était complètement cicatrisée. Il s'agissait là d'un cas bénin.

Chez le diabétique, le mal perforant plantaire [1] peut apparaître sous le petit orteil et au talon, mais son lieu d'élection est sous le gros orteil. Le début est habituellement indolent, on dirait un durillon. Ce durillon s'exfolie, une phlyctène se forme, puis lentement survient une eschare, une ulcération, un trou. Les parties ulcérées sont indolores, on constate parfois même une zone d'anesthésie. Le malade prend quelques précautions, mais il continue à marcher et le mal perforant dure ainsi des mois et des années. L'ulcération guérit sous l'influence du repos et du traitement, mais elle est sujette aux récidives. Telle est la forme bénigne du mal

1. Gascuel. *Le mal perforant plantaire.* Th. de Paris, 1890.

perforant diabétique; les parties molles sont seules atteintes, le squelette est intact, il ne se produit ni gangrène, ni infection secondaire.

Mais il n'en est pas toujours ainsi. Dans quelques cas[1], l'ulcération perforante gagne en profondeur, elle atteint les os, les articulations, elle provoque la nécrose, il en résulte des séquestres osseux, des fistules, des ankyloses et la déformation des parties intéressées. Dans d'autres circonstances, au mal perforant s'associent des infections secondaires, suppuration, gangrène[2], phlegmon, érysipèle. Tout ceci prouve que le pronostic du mal perforant diabétique doit être fort réservé.

Il ne faut pas confondre le mal perforant diabétique avec le mal perforant tabétique. Dans le premier cas, il évolue au milieu des symptômes du diabète; dans le second cas, il évolue au milieu des symptômes du tabes.

Troubles digestifs. — Chez le diabétique la bouche est sèche, la sécrétion salivaire est diminuée, la langue est épaisse, rouge, parfois *pileuse* et sillonnée de crevasses. L'aspect pileux est dû à une prolifération exagérée de l'épithélium qui entoure les papilles. La carie dentaire est fréquente, et, sous l'influence de périostite alvéolo-dentaire, les dents, quoique saines, sont expulsées de leurs alvéoles (Magitot). Ces phénomènes sont dus à l'altération de la salive, et probablement à la présence d'un acide provenant de la fermentation du sucre.

La dyspepsie est rare ou du moins lente à apparaître, malgré la quantité d'aliments et de boissons ingurgités par le diabétique. Le foie est assez souvent hypertrophié; dans quelques cas, il présente des lésions de cirrhose pigmentaire qui ont été étudiées ailleurs.

Troubles oculaires. — Nous avons déjà signalé la *diminu-*

---

1. Kirmisson. Mal perforant diabétique. *Arch. génér. de médecine*, janvier 1885. — Jeannel. Diabète et mal perforant. *Revue de chir.*, 1886, p. 51.

2. Duplay. Le mal perforant. *Union médicale*, 1890, p. 57. — Duvernoy. *Mal perforant plantaire diabétique*, novembre 1891.

tion de l'amplitude d'accommodation; signalons également
la parésie du sphincter pupillaire (*mydriase*). La cornée est
parfois intéressée (*kératite*) neuro-parylitique, ulcérations
de la cornée). L'iris est souvent atteint (*iritis*, tantôt plastique, tantôt avec hypopion).

La *cataracte* est une des complications les plus fréquentes
et les plus importantes du diabète. Elle est habituellement
double. De consistance molle chez les jeunes sujets, elle ne
diffère pas, chez les personnes âgées, des cataractes séniles
ordinaires. Sa marche est d'autant plus rapide que le diabète est plus grave.

Le fond de l'œil peut également être atteint : la *rétinite
diabétique* est caractérisée par des hémorrhagies plus ou
moins étendues, et par des exsudations en forme de taches
blanches, arrondies, disséminées sur la rétine. Contrairement à la rétinite brightique, ces taches exsudatives ne
forment pas de larges plaques, elles ne se disposent pas en
étoile autour de la macula. Parfois l'affection se complique
d'*atrophie blanche du nerf optique*, atrophie qui marche progressivement et n'est pas précédée d'œdème papillaire.
L'atrophie peut exister seule, indépendamment de la rétinite glycorusique (Lécorché). Enfin, on observe parfois une
amblyopie légère qui ne s'accompagne d'aucune lésion
ophthalmoscopique. Elle est passagère et paraît tenir à des
troubles d'innervation.

Paralysies des muscles moteurs de l'œil. — J'ai fait sur ces
paralysies une leçon clinique[1] dont voici le résumé : il m'a
été possible de réunir 74 cas de paralysie des nerfs oculo-
moteurs chez les diabétiques, à savoir : 45 cas pour la
6e paire, 17 cas pour la 5e paire, 6 cas pour la 4e paire
et 6 cas d'ophthalmoplégie externe. Dans tous les cas
que je viens de citer, le diabète *seul* pouvait être
incriminé; les autres facteurs étiologiques étaient nuls;
les malades n'étaient ni syphilitiques, ni tabétiques, ni

1. Dieulafoy. *Clinique médicale de l'Hôtel-Dieu.* Paralysie diabétique
des nerfs moteurs du globe de l'œil. Paris. 1906. Huitième leçon.

hystériques; ils n'étaient atteints ni de paralysie générale, ni de tumeur cérébrale, ils n'étaient que diabétiques.

Un premier fait à remarquer, c'est que chez les diabétiques la paralysie de la 6e paire est trois fois plus fréquente que la paralysie de la 3e paire, tandis que dans la syphilis et dans le tabes c'est la paralysie partielle ou totale de la 3e paire qui s'observe le plus fréquemment. D'où ce précepte qu'en face d'une paralysie de la 6e paire, *c'est d'abord au diabète qu'il faut penser*. Les paralysies des nerfs oculo-moteurs chez les diabétiques sont le plus souvent transitoires; elles surviennent brusquement, puis elles s'améliorent et disparaissent; leur durée moyenne est de trois mois. Dans les trois cas que j'ai observés, elles ont duré deux mois et demi et trois mois. Néanmoins, elles peuvent guérir plus vite; elles peuvent également persister plus longtemps. Les récidives ne sont pas rares. Un diabétique qui a eu quelques mois ou quelques années avant une paralysie de la 6e paire, et qui en a complètement guéri, peut avoir plus tard, à l'un des deux yeux ou aux deux yeux, une paralysie de la 6e, de la 3e ou de la 4e paire.

Dans cinq cas, la paralysie s'est étendue progressivement à tous les muscles moteurs sous forme d'ophthalmoplégie externe unilatérale ou bilatérale. Dans le cas de Blanc, cité par Sauvineau, l'ophthalmoplégie atteignit les deux yeux et fut suivie d'une parésie des deux hypoglosses et des faciaux inférieurs. Dans un des cas de Sauvineau[1], l'ophthalmoplégie fut progressive et unilatérale; dans un autre cas, le diabétique eut d'abord une paralysie de la 3e paire gauche et dix-huit mois plus tard une ophthalmoplégie droite, progressive, qui dura huit mois.

Il y a des cas où les paralysies oculaires du diabétique

<hr>

1. Sauvineau. *Pathogénie et diagnostic des ophthalmoplégies*. Th. de Paris, 1892, p. 91 et 94.

peuvent être le prélude d'accidents graves et de poliencé-
phalite mortelle (Kœnig[1]).

Telles sont, au point de vue de leur évolution, les différentes modalités que peuvent revêtir les paralysies oculaires
chez les diabétiques. L'apparition de la paralysie d'un nerf
oculo-moteur chez les diabétiques n'est pas nécessairement
en rapport avec l'intensité de la glycosurie. Dans les 74 observations que j'ai rassemblées, nous trouvons des malades
qui ont été pris de leur paralysie alors qu'ils avaient
200 grammes, 100 grammes, 50 grammes, 20 grammes.
12 grammes, 5 grammes de sucre par vingt-quatre heures.
Parfois même la glycosurie a disparu momentanément au
moment où survient la paralysie. *Il n'y a donc pas de relation directe* entre l'abondance de la glycosurie et l'apparition de la paralysie.

J'aborde maintenant la description de quelques symptômes
un peu particuliers que j'ai observés chez certains malades.
Ainsi, un de mes diabétiques de l'Hôtel-Dieu (550 grammes
de sucre en 24 heures) a été pris, dans les huit jours qui
ont précédé sa paralysie de la 6e paire, d'une *névralgie* tem-
poro-orbitaire violente et continue. Les douleurs étaient nettement localisées à la région temporale et péri-orbitaire,
elles n'empiétaient pas sur le reste de la face, elles étaient
exagérées par la pression, elles persistaient jour et nuit
sans répit, elles ne cessèrent que lorsque la paralysie se fut
déclarée. Il ne s'agissait pas ici de mal de tête vulgaire ou
de céphalée, il s'agissait d'une névralgie nettement localisée
et semblant obéir à la même cause provocatrice que la paralysie. En un mot, j'eus l'idée que notre malade était atteint
d'une *paralysie douloureuse* de la 6e paire. Je sais bien que
cet accouplement n'est guère classique, mais notre cas n'est
pas isolé. Bien que la douleur accompagnant la paralysie
des nerfs oculo-moteurs n'ait spécialement attiré, que je
sache, l'attention de personne, je trouve néanmoins ce
symptôme signalé, au passage, dans plusieurs observations qui ont été fort obligeamment mises à ma disposition.

1. Kœnig. *Mémoire de la Société française ophthalmologie*, 1895, p. 554.

Ainsi, chez un des diabétiques de Lapersonne, la paralysie de la 6e paire était accompagnée de névralgie. Chez un des diabétiques de Galezowski, la paralysie de la 3e paire avait été accompagnée de douleurs si vives qu'on avait cru d'abord à un zona ophthalmique. Chez un des diabétiques de Kœnig, la paralysie de la 6e paire avait été précédée et accompagnée d'une douleur constrictive autour de l'œil droit. Chez le diabétique de Nattan-Larrier, la paralysie de la 6e paire avait été précédée d'une violente névralgie temporo-orbitraire qui persista pendant toute la durée de la paralysie et qui ne disparut pas après que la paralysie fut guérie. Chez un diabétique de Buge, la paralysie de la 4e paire fut accompagnée de douleurs aux deux tempes. Chez un diabétique de Charcot, la paralysie de la 3e paire fut accompagnée de névralgie faciale. Chez un des diabétiques de Sauvineau, la paralysie de la 3e paire gauche fut accompagnée de douleurs à gauche de la tête.

Voilà donc bon nombre de diabétiques chez lesquels la paralysie d'un nerf oculo-moteur a été précédée, accompagnée ou suivie de douleurs névralgiques à la région temporale avec ou sans irradiations péri-orbitaires du côté de la paralysie. Ce n'est pas là une simple coïncidence ; les deux symptômes, la douleur et la paralysie sont associés, ici comme dans la paralysie douloureuse de la 7e paire (nerf facial). Quant à la *pathogénie* de ces paralysies oculaires, je renvoie le lecteur à ma leçon clinique où les différentes hypothèses sont discutées.

Accidents pulmonaires. — La fonction respiratoire est profondément troublée chez certains diabétiques ; ils ont une haleine qui rappelle assez bien la pomme rainette ; ils absorbent moins d'oxygène, ils rendent moins d'acide carbonique et moins de vapeur d'eau, leurs poumons sont en état de réceptivité favorable aux agents de la suppuration, de la gangrène, de la tuberculose, de la pneumonie.

Le larynx peut être atteint chez le diabétique. La laryngite diabétique (Leïchtenstern) se manifeste par une sécheresse de la gorge avec perte de la voix, si la conver-

sa..ion se prolonge. A l'examen laryngoscopique, on constate
un aspect sec du larynx et des cordes vocales.

Les diabétiques sont exposés aux fluxions de poitrine,
aux broncho-pneumonies, aux pneumonies, et chez eux la
pneumonie est parfois si redoutable que le sujet peut être
enlevé en une ou deux journées (pneumonie foudroyante
de Bouchardat). Habituellement, les pneumonies diabétiques
n'évoluent pas franchement, elles n'élèvent pas fortement
la température, et facilement elles passent à la suppuration, à la gangrène, les agents pathogènes de ces complications ayant, avons-nous dit, une prédilection marquée pour
le poumon diabétique.

On a néanmoins observé des cas de pneumonie lobaire
diabétique franche, le sucre disparaissant dans les urines
au moment de la pneumonie, la défervescence se faisant
classiquement au neuvième jour et le sucre reparaissant
dans les urines aussitôt après la guérison[1].

Diabète sucré et tuberculose pulmonaire. — Je considère la tuberculose pulmonaire comme une des complications les plus fréquentes et les plus graves du diabète sucré.
Tout individu, jeune ou vieux, atteint de diabète, est guetté
par la tuberculose pulmonaire.

D'après Bradsley, presque tous les diabétiques meurent
phthisiques. Bouchardat dit qu'il a constaté dix-neuf fois la
tuberculose sur dix-neuf autopsies de diabétiques. Contour,
dans sa thèse de 1844, considère la tuberculose comme une
conséquence inévitable du diabète. Pour Lécorché, la tuberculose est la complication la plus fréquente du diabète.
Griensinger dit que sur cent diabétiques quarante-trois
meurent phthisiques.

La tuberculose ne frappe pas seulement les diabétiques
amaigris et cachectiques qui ont une déperdition journalière
de plusieurs centaines de grammes de sucre, elle frappe
aussi les diabétiques dont la santé est en apparence floris-
sante et dont la déperdition journalière de sucre ne dépasse pas 50 à 40 grammes et même moins.

1. Merklen. *Gaz. des hôp.*, 19 mai 1891.

Dans une observation de Hanot[1], relative à une diabétique à gros foie devenue tuberculeuse, la quantité de sucre n'était que d'une quinzaine de grammes. Dans une des observations de Tapret, il est question d'un homme vigoureux atteint de goutte et de diabète si léger, que la glycosurie ne dépassait pas quelques grammes; néanmoins, cet homme devint tuberculeux.

Dans la leçon que j'ai consacrée à la tuberculose des diabétiques[2], j'ai cité des observations du même genre.

Parfois, même, le diabète est si léger, que le malade qui vient nous consulter pour sa tuberculose (ou pour une soi-disant bronchite) ignore qu'il est diabétique; sa soif n'est nullement exagérée et le taux de ses urines n'excède pas la normale; c'est par un examen attentif qu'on découvre chez lui des signes révélateurs du diabète, tels que l'eczéma génital, la gingivite expulsive, les furoncles; on fait alors une analyse des urines qui décèle une dose journalière de 20 à 25 grammes de sucre. Le malade était diabétique à son insu, et sur son diabète est venue se greffer la tuberculose.

Les exemples de ce genre concernent la forme la plus habituelle de la tuberculose pulmonaire diabétique, celle qui s'installe insidieusement, sans fièvre, à la façon d'une simple bronchite. Le diabétique croit qu'il s'est enrhumé, il se met à tousser et à cracher, et il s'en préoccupe si peu qu'il ne demande même pas avis à son médecin. Cependant, le « rhume » traîne en longueur, il est tenace, les crachats sont épais et parfois striés de sang, l'appétit languit, les forces déclinent, le malade se décide alors à nous consulter. Déjà, avant tout examen, ce diabétique, qui tousse depuis des semaines, éveille nos soupçons, on trouve à l'un des sommets une expiration saccadée, des craquements secs et humides; l'examen des crachats décèle des bacilles : le diabétique est devenu tuberculeux.

A peine la tuberculose s'est-elle installée, que la scène

1. Hanot. *Archives de médecine*, octobre 1877.
2. Dieulafoy. *Clinique médicale de l'Hôtel-Dieu*, 1903. 15ᵉ leçon.

change. Tel diabétique qui supportait sans perdre ses forces et sans maigrir un diabète parfois intense qui durait depuis longtemps, ce même diabétique languit et dépérit après l'apparition de la tuberculose. Il ignore le plus souvent qu'il est devenu tuberculeux, *il se croit simplement atteint d'une vulgaire bronchite*, et cependant il s'étonne du changement qui s'est opéré en lui, il est inquiet, il accuse le régime qu'on lui a fait suivre, il incrimine le traitement qu'on lui a prescrit, alors que c'est la tuberculose qu'il faut incriminer.

Méfions-nous donc des diabétiques qui toussent; je n'aime pas les diabétiques qui s'enrhument; je redoute toujours chez eux l'éclosion de la tuberculose diabétique, beaucoup plus grave que la tuberculose vulgaire. Je ne dis pas que la tuberculose diabétique soit fatalement incurable et mortelle à échéance plus ou moins éloignée; il y a fort heureusement des tuberculoses diabétiques accessibles au traitement, il y en a même qui guérissent, mais c'est l'exception. La tuberculose diabétique est difficile à déloger, et l'association de la tuberculose et du diabète crée une situation très menaçante.

Après avoir étudié l'une des formes de la tuberculose pulmonaire diabétique, celle qui simule la bronchite vulgaire, assez insidieuse à ses débuts et assez lente dans son évolution, occupons-nous de ses autres formes, car la tuberculose *aiguë*[1], la broncho-pneumonie tuberculeuse aiguë, la tuberculose granulique, peuvent également se greffer sur le diabète. En voici des exemples :

Un malade de Tapret ayant 200 grammes de sucre est pris d'une tuberculose aiguë, fébrile, qui en *trois semaines* aboutit aux lésions caverneuses et en trois mois à la mort. Une malade de Hutinel ayant 100 à 120 grammes de sucre est prise de broncho-pneumonie tuberculeuse des deux poumons qui est mortelle en quelques semaines. Un malade de Letulle[2] ayant près de 400 grammes de sucre est pris de

1. Bagou. *La tuberculose pulmonaire dans le diabète sucré.* Th. de Paris, 1888.
2. Letulle. *Bull. de la Soc. anatomique*, 1877, p. 496.

granulie et succombe en vingt jours; à l'autopsie, on constate des granulations tuberculeuses dans la plupart des organes, surtout aux poumons, au foie et aux reins. De plus, on trouve au sommet du poumon droit et dans un ganglion du hile du poumon des lésions tuberculeuses plus anciennes.

Quelques auteurs avaient pensé que la tuberculose du diabétique prédispose moins aux *hémoptysies* que la tuberculose vulgaire. C'est une erreur. Schmidt a constaté des hémoptysies dans vingt-six cas de tuberculose diabétique; Lécorché a observé des hémoptysies, tantôt au début, tantôt à une période avancée de la tuberculose diabétique; quatre fois ces hémoptysies étaient considérables. Pour ma part, j'ai constaté assez souvent des hémoptysies abondantes et répétées chez des diabétiques tuberculeux. J'en ai rapporté dans ma leçon clinique une observation, que, faute de place, j'ai le regret de ne pas reproduire ici en détail. C'était chez un homme de cinquante-cinq ans, diabétique depuis plusieurs années, n'ayant que 25 à 30 grammes de sucre et une petite quantité d'albumine. Il eut un jour une hémoplégie terrible qui fut le signe révélateur d'une tuberculose pulmonaire qui s'installa au sommet du poumon droit; les crachats, fort rares, contenaient des bacilles. A dater de ce moment, les hémoptysies reparurent assez fréquemment, et deux ans plus tard il succomba en pleine hémoptysie, emporté par cette tuberculose pulmonaire à forme hémorrhagique, greffée sur un diabète très peu intense.

Le diabète d'origine *traumatique* peut, comme les autres diabètes, favoriser l'éclosion de la tuberculose. A ce sujet, Hutinel m'a communiqué le fait suivant : Un jeune garçon, né de parents bien portants, avait eu lui-même une excellente santé jusqu'au jour où, se trouvant dans un train tamponné, il ressentit une violente secousse et éprouva une très vive émotion. Peu de temps après l'accident, il fut pris de polydipsie, de polyurie; on fit l'analyse des urines et l'on constata la présence de 150 grammes de sucre. A dater de ce moment survint un amaigrissement rapide, et des signes de tuberculose pulmonaire apparurent. La phthisie, qu'aucun traitement ne put enrayer, parcourut rapidement ses étapes, et ce jeune homme succomba en huit mois à une tuberculose pulmonaire greffée sur un diabète traumatique.

Telles sont les différentes modalités que peut revêtir la tuberculose pulmonaire des diabétiques. Ce qui me surprend, c'est que le diabétique soit si rarement atteint de *pleurésie* tuberculeuse, alors qu'il est si souvent touché par la tuberculose pulmonaire. Il y a là un contraste d'autant plus étonnant que la pleurésie est une des manifestations les plus communes de l'infection tuberculeuse. On s'explique mal que la plèvre du diabétique soit si épargnée, quand son poumon l'est si peu. On trouve tant qu'on en veut des observations de tuberculose pulmonaire diabétique, tandis qu'on pourrait compter les observations de pleurésie tuberculeuse diabétique. En voici quelques cas[1] : Un homme entre à l'hôpital Bichat, pour un diabète des plus intenses. La glycosurie atteint 800 grammes par jour. La maladie paraît remonter à quatre mois; à cette époque, cet homme a été atteint de polydipsie, de polyurie et de polyphagie avec amaigrissement rapide. Sous l'influence du régime et de l'antipyrine, le diabète s'améliore notablement. Mais bientôt apparaissent des douleurs au côté droit de la poitrine; la toux est fréquente; l'expectoration est abondante; on constate au sommet du poumon droit des signes de tuberculose pulmonaire. Quelques jours plus tard apparaît un épanchement de la plèvre droite. Le malade se cachectise et succombe. A l'autopsie, on trouve une caverne pulmonaire, et la plèvre contient 3 litres de liquide séreux.

J'ai vu jadis, avec Ramon, une dame, diabétique, atteinte de pleurésie sucrée. J'ai eu ces temps derniers à l'Hôtel-Dieu un diabétique qui a été pris d'une pleurésie droite hémorrhagique, tuberculeuse et sucrée, dont il a guéri.

De l'étude que nous venons de faire, il ressort que la tuberculose pulmonaire, sous toutes ses formes, peut com-

1. Bagou. *Tuberculose pulmonaire dans le diabète sucré.* Th. de Paris, 1888.

pliquer le diabète sucré : tuberculose lente, rapide, granulique, hémoptoïque. Cette terrible complication s'observe
chez les diabétiques de tout âge : enfant, adulte et âge
avancé. La forme la plus habituelle est la tuberculose vulgaire, celle qui simule tout d'abord une bronchite ou un
rhume « qui n'en finit pas ».

La pathogénie de cette tuberculose est difficile à expliquer.
Il fut un temps où l'on considérait la phthisie des diabétiques
comme l'expression ultime des diabètes intenses et cachec-
tisants. Nous savons qu'il en est souvent tout autrement ;
la tuberculose se greffe également sur des diabètes légers,
elle se greffe même sur des diabètes d'origine traumatique.
Tout ceci prouve que le *milieu sucré* constitue chez le diabétique un terrain extrêmement favorable à la fixation et à
l'évolution du bacille de Koch ; je me contente de signaler
le fait sans hypothèses. Un individu jusque-là robuste et bien
portant devient diabétique : le voilà dès lors plus apte qu'un
autre à devenir tuberculeux, quelles que soient d'ailleurs la
cause et l'origine de son diabète, qu'il s'agisse de diabète
nerveux, arthritique, hépatique, pancréatique, traumatique.

D'après Bouchard, « la phthisie diabétique existe presque
exclusivement chez les malades qui sont en même temps
albuminuriques ; j'ai vu, dit-il, l'albuminurie faire défaut une
seule fois dans la phthisie diabétique et j'ai vu la phthisie
survenir dans près du cinquième des cas (18 p. 100) chez les
diabétiques albuminuriques, tandis que dans la totalité des
cas de diabète la phthisie ne survient que 8 fois sur 100[1] ».
Mon opinion diffère de celle de Bouchard, et je n'attache pas
à l'albuminurie la même valeur pronostique ; certes, il est
préférable pour un diabétique de n'être pas albuminurique,
mais dans bien des cas l'albuminurie est un épiphénomène
sans graves conséquences et, à mon sens, sans association
directe avec la tuberculose. Ainsi, sur les douze diabétiques
tuberculeux dont il est question dans ma leçon, *huit n'étaient
pas albuminuriques*. Il faut également faire la part des cas

1 Bouchard. *Maladies par ralentissement de la nutrition* v. 205.

fréquents où le diabétique était déjà tuberculeux quand a paru l'albuminurie.

En fait de traitement, la prophylaxie doit occuper une très large place. Le diabète créant un terrain des plus favorables à la fixation et à l'évolution du bacille de Koch, le diabétique doit, dans la mesure du possible, éviter toutes les causes de contamination. Un diabétique placé dans une salle d'hôpital où sont des tuberculeux est plus exposé que d'autres à prendre la tuberculose. Un diabétique qui a dans sa famille femme ou enfant tuberculeux, doit faire appliquer les règles d'une hygiène sévère afin d'éviter pour lui la contagion. Les diabétiques qui sont issus d'une souche tuberculeuse offrent un terrain doublement favorable à l'éclosion de la tuberculose et doivent s'observer en conséquence.

Accidents nerveux[1]. — Passons en revue les troubles nerveux diabétiques d'origine periphérique, et d'origine centrale avec ou sans lésions cérébrales.

Les troubles nerveux sensitifs ou moteurs d'origine périphérique peuvent être mis sur le compte de *névrites* bien étudiées dans ces dernières années[2]. En fait de troubles de *sensibilité*, l'anesthésie et l'hyperesthésie ont été également observées[1]. Les névralgies occupent les nerfs intercostaux, le sciatique, le trijumeau, le pneumogastrique (Peter); elles sont parfois symétriques (Worms). Dans une série de savants mémoires, P. Vergely a appelé l'attention sur les accès d'*angine de poitrine* associés au diabète[3], sur le zona diabétique, sur la dissociation syringomyélique de la sensibilité chez les diabétiques[4].

Les troubles de *motilité* sont des plus variés : certains diabétiques éprouvent une lassitude douloureuse et une fatigue musculaire excessive, principalement aux muscles

1. Dreyfus. *Pathogénie et accidents nerveux du diabète sucré*. Th. d'agrég. Paris, 1885.

2. Auché. *Arch. de méd. expérim.*, septembre 1890.

3. Vergely. *Communication à l'Académie de médecine*, 22 nov. 1881 *Gaz. hebd.*, 1885.

4. Vergely. *Gaz. hebd.*, 12 août 1893.

des jambes et des lombes. On explique cette atonie musculaire par la déshydratation des muscles et par l'insuffisance de l'oxygène destiné à la respiration musculaire (Sée) ; il est probable qu'il s'y joint une diminution de l'influx nerveux. On observe de véritables *paralysies* tantôt paralysies *parcellaires*, limitées à un bras, à un groupe musculaire, aux muscles de la face, de la langue, du larynx, tantôt généralisées sous forme hémiplégique ou paraplégique. Ces paralysies diabétiques peuvent survenir à toutes les périodes de la maladie ; elles ont pour caractère d'être incomplètes et fugaces.

Je viens d'étudier les paralysies d'origine périphérique, mais dans d'autres cas les paralysies reconnaissent pour cause une artérite oblitérante cérébrale, l'athérome, le ramollissement, l'hémorrhagie cérébrale ou l'hémorrhagie méningée. Ces différentes lésions provoquent, suivant le cas, l'apoplexie, l'hémiplégie, l'aphasie.

Les troubles *cérébraux* occupent une place importante dans l'histoire du diabète. Le diabétique devient apathique, paresseux, il a de vrais accès de sommeil, il manque « d'appétit pour la pensée » (Lasègue). L'excitation cérébrale, le délire, l'*aphasie* généralement transitoire, le *coma*, font partie du cortège des troubles cérébraux. Le *coma* notamment (Kussmaul) est un des accidents terribles du diabète ; dans la statistique de Frerichs, sur 250 décès provoqués par des accidents diabétiques, le coma figure 153 fois.

Le *coma diabétique*, dans sa forme la plus habituelle[1], est annoncé par des troubles gastro-intestinaux, vomissements, diarrhée, par des douleurs abdominales simulant la péritonite (Jaccoud), ou par des troubles dyspnéiques, ce qui lui donne la plus grande analogie avec les accidents urémiques, dont il diffère toutefois par l'absence de convulsions et de contractures, et par l'état de la respiration, qui

---

1. Jaccoud. *Clinique*, 1888, p. 282. — Lépine. *Revue de méd.*, septembre 1886, mars 1887.

ne revêt pas ici le type de Cheyne-Stokes. La phase dyspnéique est habituellement précédée ou accompagnée d'agitation qui fait place à une dépression progressive; la température s'abaisse, le sujet tombe dans le collapsus, et la scène se termine en peu de jours par la mort.

Dans une deuxième variété (forme vertigineuse) la céphalalgie et le vertige sont les symptômes dominants. La troisième variété rappelle par ses symptômes la parésie du cœur : pouls petit et irrégulier, cyanose, refroidissement, aussi Jaccoud la nomme-t-il forme cardiaque. Ces deux dernières variétés aboutissent également au coma et enlèvent le malade en peu de jours, en quelques heures. Le coma appartient à toutes les périodes du diabète[1], il est plus fréquent chez les jeunes sujets et survient souvent à l'occasion de voyage, de fatigues, d'exercices violents, de surmenage, d'où le précepte, pour le diabétique, de s'abstenir de tout ce qui est pour lui une cause de fatigue. La pathogénie de ces accidents cérébraux a été diversement interprétée; au nombre des théories, dont aucune n'est absolument satisfaisante, on a invoqué la déshydratation des centres nerveux et l'acétonémie.

L'*acétonémie* résulterait de l'absorption de l'acétone formé aux dépens de la glycose; les partisans de cette théorie s'appuient sur ce fait qu'on a retrouvé l'acétone dans l'haleine (odeur de chloroforme), dans l'urine, dans les vomissements des diabétiques comateux. Mais les théories qui rapportent à l'acétone ou à l'acide acétique les causes de l'intoxication sont insuffisantes.

Outre les causes de *mort rapide* que nous avons signalées, on observe parfois chez le diabétique la *mort subite*[2] qui est due probablement à une syncope cardiaque, l'une des modalités du coma.

Les accidents nerveux du diabète ont fourni à mon ancien élève J. Vergely le sujet d'une très importante mono-

1. *Revue de méd.*, décembre 1892.
2. J. Cyr. Mort subite ou très rapide dans le diabète. *Arch. de méd.*, déc. 1877 et janvier 1878.

graphie, où ces accidents sont remarquablement exposés et discutés [1].

Marche. — Terminaison. — Le diabète, je l'ai déjà dit, est généralement insidieux à ses débuts. Il y a cependant une forme *aiguë* qui se révèle assez brusquement et qui parcourt rapidement son évolution. Dans sa forme lente et chronique, qui est la plus habituelle, le diabète a une première période de durée indéterminée; je dis indéterminée, parce que pendant plusieurs années on peut avoir 10, 20, 30 grammes de sucre dans l'urine, sans que les grands symptômes du diabète, polydipsie, polyurie, soient assez accusés pour donner l'éveil. Souvent même l'appétit est exagéré, l'embonpoint est accru, et l'on entend ces diabétiques se féliciter de leur excellente santé. Malgré cette santé apparente, et dans l'ignorance où ils sont de leur mal, les diabétiques sont exposés à des accidents multiples : balanite, phimosis, déchéance génitale, gingivite expulsive, poussées furonculeuses, anthrax, fatigue musculaire, cataracte, érythème de la vulve et des aines, prurit vulvaire, intertrigo de la commissure des lèvres (Hardy); et s'ils échappent à la tuberculose pulmonaire, ils n'en sont pas moins sous le coup des gangrènes, des abcès phlegmoneux, des accidents cérébraux et du coma. A cette période, un traitement approprié, une hygiène convenable les tient dans un état d'équilibre suffisant; il suffit souvent de surveiller l'alimentation pour modérer la glycosurie, ou pour réduire le diabète à de minimes proportions.

Avec les progrès de la maladie les symptômes s'accusent, la polydipsie et la glycosurie augmentent d'intensité, le traitement a moins de prise, la quantité de glycose urinaire se maintient parfois élevée malgré la privation des aliments sucrés et féculents, et le sucre se forme maintenant aux dépens des aliments azotés (Jaccoud). L'examen des urines décèle souvent de l'albumine, des phosphates et des sulfates en excès, qui témoignent d'une perversion plus générale

---

1. J. Vergely. *Les accidents nerveux du diabète.* Bordeaux, 1898.

des actes nutritifs; les matières azotées atteignent 50, 60 grammes par jour; c'est une véritable *azoturie*. Malgré ces pertes en sucre, en sels minéraux, en urée, le diabétique se maintient à peu près en équilibre, si ses fonctions digestives lui permettent de compenser ces pertes par une abondante alimentation.

C'est le moment de fixer notre attention sur l'azoturie et sur l'albuminurie diabétiques diversement interprétées au point de vue de la pathogénie et du pronostic.

L'*albuminurie* existe ou apparaît à un moment donné, chez les deux tiers des diabétiques : on l'observe *aussi bien* dans les diabètes légers que dans les diabètes intenses. Elle est évidemment une assez fâcheuse complication, mais elle n'a pas toute la gravité qu'on lui avait attribuée quand on supposait avec Rayer qu'elle était l'indice d'une maladie de Bright. L'albuminurie brightique peut certainement compliquer le diabète et assombrir le pronostic, chez les diabétiques arthritiques; on trouve alors à l'autopsie les lésions du petit rein goutteux, mais c'est là une exception; l'albuminurie diabétique a une autre origine : il est probable qu'elle a sa source « dans un vice plus profond de la nutrition, les éléments anatomiques pouvant livrer à la translation d'expulsion leur matière albuminoïde sans lui avoir fait subir les transformations chimiques qui doivent l'amener à l'état de matière cristalloïde » (Bouchard). L'albuminurie est sans relation directe avec l'azoturie. Souvent j'ai vu l'albuminurie survenir chez des diabétiques qu'on avait soumis à un régime trop sévère, trop absolu; je reviendrai sur cette question au sujet du traitement.

L'*azoturie*, c'est-à-dire l'excès d'urée dans les urines des diabétiques, est habituellement regardée comme un fait constant et grave. Bouchard n'a pas la même opinion; sur 100 diabétiques, il a trouvé 40 fois l'urée normale, 20 fois l'urée abaissée, 40 fois l'urée augmentée. L'azoturie existe dans des diabètes légers comme dans des diabètes intenses; il faut reconnaître toutefois que l'azoturie qui atteint de fortes proportions, 80, 100 grammes par jour, aggrave singulièrement le pronostic, à moins que ces pertes ne soient compensées par une riche et copieuse alimentation. Suivant certains auteurs (Jaccoud), la glycosurie et l'azoturie seraient deux phénomènes connexes, étroitement liés, ayant une origine commune; Bouchard les considère au contraire comme indépendantes et n'ayant aucune relation « ni dans la série des cas, ni dans les phases successives d'un même cas ».

L'azoturie intervient pour son compte, graduellement ou soudainement, avec des oscillations marquées; elle représente, comme l'albuminurie diabétique, un trouble de nutrition surajouté.

Chez l'adulte la guérison du diabète est assez fréquente. Il y a, par contre, des diabètes que le traitement tient pendant quelques années en respect, mais qui finissent par entraîner la mort. Quand un diabétique maigrit, quand les troubles digestifs apparaissent, quand la glycosurie persiste en dépit de tout traitement, le pronostic devient fort grave. Dans quelques cas le diabétique succombe à une vraie cachexie, à la phtisurie : *l'amaigrissement* devient extrême, la température tombe au-dessous de la moyenne, l'albuminurie augmente, et souvent le sucre *diminue* progressivement ou *disparaît*. Habituellement le diabétique est enlevé avant cette période cachectique; les phlegmons, les anthrax, les gangrènes, la pneumonie, la phthisie, le coma diabétique sont des causes multiples de mort.

On a vu l'extraordinaire rapidité de la marche du diabète pancréatique.

Variétés du diabète. — Je vais maintenant étudier quelques variétés de diabète qui présentent des particularités intéressantes; tels sont le diabète fruste, le diabète chez l'enfant, le diabète chez la femme grosse, le diabète traumatique et le diabète bronzé.

Diabète fruste. — Sous ce nom, Achard et Weil ont décrit un diabète constitutionnel sans glycosurie[1], ana-

1. Achard et Weil. Diabète fruste. *Soc. méd. des hôp.*, 18 février 1898.

logue au mal de Bright sans albuminurie; ce diabète est révélé par la glycosurie consécutive à l'injection sous-cutanée de glycose, s'il existait déjà un peu de glycose dans l'urine, la glycosurie se trouve très notablement augmentée; s'il n'existait pas de glycose urinaire, l'apparition de la glycosurie dénonce le diabète fruste.

Diabète chez l'enfant. — Chez l'enfant le diabète est rare, mais extrêmement grave parce qu'il revêt d'emblée la forme maigre à marche rapide, et parce qu'il se termine assez fréquemment par tuberculose et par coma. C'est surtout chez les enfants qu'on peut bien saisir la valeur de l'hérédité dans l'étiologie du diabète.

Diabète et état puerpéral[1]. — A l'état puerpéral la *glycosurie simple* est un incident sans conséquence; rare pendant la grossesse, plus fréquente au début de l'allaitement, elle se traduit par une déperdition de sucre qui varie de 50 centigrammes à 3 grammes.

Mais quand une femme diabétique devient grosse, que se passe-t-il pour elle et pour son enfant? Le diabète est une cause d'accouchement prématuré dans la proportion de 50 pour 100; l'accouchement se fait alors vers le septième mois. Réciproquement la grossesse active le diabète, la quantité de sucre peut doubler vers le sixième mois de la grossesse.

Le diabète de la mère est terrible pour l'enfant, non seulement pour le fœtus avant terme, mais aussi pour l'enfant arrivé à la fin du neuvième mois; dans ce dernier cas, l'enfant meurt dans la proportion de 50 pour 100, soit pendant le travail, soit quelques heures ou quelques jours après sa naissance. L'accouchement chez les femmes diabétiques prend une telle gravité, qu'elles meurent dans la proportion de 30 à 40 pour 100, soit de coma diabétique soit d'accidents ultérieurs. En face de pareils résultats, on doit déconseiller le mariage à toute femme diabétique; du

1. Godard. *Diabète sucré et diabète puerpéral.* Th. de Paris, 1889. — Trouillard. Th. de Paris, 1895.

moins, elle doit être prévenue des dangers sérieux de la grossesse.

Les *diabètes traumatiques* seront étudiés au chapitre suivant, qui leur est consacré. Quant au *diabète bronzé*, il a été étudié au chapitre des Cirrhoses hypertrophiques pigmentaires, je n'ai donc pas à y revenir ici.

Le foie des diabétiques. — Chez un grand nombre de diabétiques, le foie est normal ; il n'est ni hypertrophié, ni cirrhosé. Cette intégrité du foie ne se trouve pas seulement chez les diabétiques qui n'ont que 45 et 50 grammes de sucre, on la constate également chez des diabétiques qui ont 500 et 600 grammes de sucre et même au delà. J'en ai eu dans mon service un remarquable exemple que voici : il s'agit d'un homme atteint d'un diabète sucré des plus intenses. L'urine a une densité de 1039, elle ne contient pas d'albumine ; le taux de l'urée est de 62 gr. 40. La glycosurie est considérable : dans l'une des analyses, on a trouvé 120 gr. 50 de sucre par litre, ce qui donne, pour 9 litres, 1084 gr. 50 de sucre ; plus d'un kilogramme en vingt-quatre heures ! J'ai voulu savoir ce que ce sucre représente d'alcool, et j'ai prié notre interne en pharmacie, M. Corlay, de faire les manipulations nécessaires. L'expérience a été faite un jour où le malade avait rendu 9 litres d'urine contenant 800 grammes de sucre ; ces 800 grammes de sucre ont donné 350 grammes d'alcool, et l'on éprouve une certaine surprise à voir le flacon contenant cette quantité d'alcool, que nous gardons précieusement. Voilà donc un diabétique qui émet assez de sucre pour fabriquer tous les jours 350 grammes d'un excellent alcool !

Malgré l'énorme quantité de boissons et d'aliments ingérés depuis des mois, l'estomac n'est pas dilaté, les fonctions digestives s'accomplissent parfaitement sans le moindre trouble dyspeptique. *Le foie est normal* ; il mesure à peine 11 centimètres dans son diamètre vertical ; *il n'est nullement hypertrophié.* Cet homme n'a été inquiété par aucun des accidents du diabète mais il n'a pas échappé à une des plus graves complications : la tuberculose. Nous ne pouvons pas savoir à quel moment a débuté chez lui la tuberculose pulmonaire, car elle s'est installée insidieusement sous forme de simple bronchite, ce qui est assez l'usage de la tuberculose diabétique. Depuis un an, il est sujet à des « bronchites » pour lesquelles, plusieurs fois, il a dû garder le lit. Actuellement, la toux est suivie d'une expectoration épaisse et abondante, les forces ont décliné, et l'amaigrissement s'est accentué, bien que la polyphagie n'ait nullement diminué. Le malade est sans fièvre, il n'a pas de transpirations nocturnes. A l'auscultation, nous trouvons au sommet du poumon gauche, en avant et en arrière, des signes de ramollissement : gros râles, craquements secs et humides : la région est mate à la percussion et les vibrations sont accrues. Les crachats sont muco-purulents; on y constate des bacilles en quantité.

Pendant sept mois, cet homme a continué à rendre 600 à 700 grammes de sucre par jour et le foie est *resté normal*. Il a fini par succomber et voici les résultats de l'autopsie : *Le foie est absolument normal*; il pèse 1450 grammes; il ne présente pas trace de cirrhose. Les voies biliaires sont saines. Le pancréas est également normal, le canal de Wirsung est libre depuis son origine jusqu'à son abouchement dans le duodénum.

Mais, à côté des cas où le foie diabétique est normal sans hypertrophie et sans cirrhose, il en est d'autres où il est hypertrophié, il en est enfin où il est cirrhosé. Je ne parle pas, bien entendu, des cas complexes, où le diabétique est à la fois diabétique et alcoolique, ou tuberculeux, paludéen, syphilitique; en pareilles circonstances on ne sait pas toujours exactement s'il faut mettre l'hypertrophie et la cirrhose du foie sur le compte du diabète seul ou sur le compte des autres maladies antérieures ou concomitantes. Je ne parle pas non plus du diabète bronzé que j'ai décrit longuement au chapitre des Cirrhoses pigmentaires, mais je fais allusion aux complications hépatiques du diabète sucré seul. Cette étude est de date récente. Claude Bernard, étendant à la pathogénie du diabète sa découverte de la glycogenèse hépa-

tique, avait aeclaré que le diabète sucré doit être « localisé dans le foie[1] », néanmoins les ouvrages concernant le
diabète n'ont fait pendant quinze ou vingt ans qu'une
courte mention de l'état du foie (Frerichs, Durand-Fardel[2],
Griesinger).

Lécorché, le premier[3], appelle l'attention sur la fréquence
des hépatomégalies chez les diabétiques. On pourrait,
presque, dit-il, considérer l'hypertrophie du foie comme un
des symptômes constants du diabète sucré; cette hypertrophie atteint habituellement le foie tout entier; il est rare
qu'elle soit partielle.

Les travaux des médecins de Vichy, dont l'observation
porte sur un très grand nombre de diabétiques, ont contribué à éclairer la question. Glénard[4] et Frémont ont
constaté cette hypertrophie fréquente du foie (60 pour 100
et 44 pour 103). Les recherches de Glénard reposent sur
l'exploration de 324 diabétiques. Il a trouvé que l'hépato-
mégalie est la plus fréquente des altérations organiques
chez les diabétiques, mais il pense qu'elle est le plus
souvent partielle. Dans 68 pour 100 des cas observés par
Glénard, un seul lobe, surtout le lobe droit, est hypertrophié; le foie est induré dans la proportion de 58 pour
200, il est sensible à la pression dans la proportion de
25 pour 100.

Chauffard dit qu'on peut trouver dans le foie des diabétiques des altérations multiples, depuis les lésions congestives comparables à celles du foie cardiaque, jusqu'au type
de cirrhose portobiliaire et biveineuse, ce qui cadre bien
avec la notion des phlébites sus-hépatiques dans les cirrhoses diabétiques.

Dans une leçon clinique que j'ai consacrée au foie chez les

1. Cl. Bernard. *Leçons sur le diabète*. Paris, 1877.
2. Durand-Fardel. *Traité du diabète.* Paris, 1869, p. 281.
5. Lécorché. *Le diabète* Paris, 1877, p. 509.
4. Glénard. Des résultats objectifs de l'exploration du foie chez les diabétiques. *Lyon méd.*, 1890. — Du foie chez les diabétiques. *Revue des
maladies de la nutrition*, 1895, p. 157.

diabétiques[1], j'ai eu l'occasion de citer des faits concernant des hypertrophies et des cirrhoses du foie purement diabétiques. Voici un cas d'hypertrophie : Un de mes malades de l'Hôtel-Dieu est atteint d'un grand diabète; il boit 8 à 9 litres de liquide, et il en urine à peu près autant. L'urine, dont la densité est de 1,032, ne contient ni albumine ni indican, mais l'analyse y décèle 85 gr. 50 de sucre par litre, ce qui fait 675 grammes par jour. Le taux de l'urée est un peu accru. L'appétit est proportionné à la soif. Malgré la quantité énorme d'aliments et de liquide ingérés, les fonctions digestives sont en parfait état; la langue est rose, les dents ne sont pas déchaussées, l'estomac n'est pas dilaté, il n'y a ni constipation ni diarrhée. *Le foie de ce diabétique est très volumineux*; il déborde les fausses côtes de trois travers de doigt, mais il n'est ni douloureux, ni induré, ni déformé. Ne trouvant aucune autre cause pour expliquer cette hypertrophie hépatique, le malade n'étant ni alcoolique, ni paludéen, ni cardiaque, nous pensons à une hypertrophie purement diabétique. Cette hypertrophie n'est pas compliquée de lésions cirrhotiques, car on ne constate aucun signe de cirrhose ou de précirrhose; il n'y a ni circulation collatérale ni trace d'ascite. En quelques semaines, la situation s'aggrave, et le taux du sucre, toujours très élevé, varie de 650 grammes à 750 grammes par jour. Alors apparaît le coma diabétique, et cet homme succombe au septième mois de son diabète.

Voici les résultats de l'autopsie : Le pancréas est absolument normal; pas de graviers dans les canaux pancréatiques; ce qui prouve qu'on peut avoir un diabète rapide, des plus intenses, avec intégrité complète du pancréas. Par contre, *le foie est très hypertrophié*; il pèse 2 kilogr. 500; sauf cette hypertrophie en masse, on ne constate aucune lésion de l'organe; sa consistance et sa coloration sont normales, il n'est ni induré, ni graisseux, ni cirrhosé, ni

---

1. Dieulafoy. *Clinique médicale de l'Hôtel-Dieu*, 1905. Le foie des diabétiques. 13ᵉ leçon.

pigmenté; c'est une hypertrophie simple; c'est un gros foie diabétique sans cirrhose.

Gilbert[1] cite le fait d'un grand diabétique atteint d'hypertrophie hépatique simple. A l'autopsie, on trouva un gros foie de 2510 grammes sans dégénérescence graisseuse et sans lésions cellulaires appréciables. Le pancréas était normal. Cette dernière observation est absolument comparable à celle de notre malade, qui lui aussi avait un diabète des plus intenses et un très gros foie sans dégénérescence et sans lésions cirrhotiques.

Chez un diabétique de Tapret[2], on trouva à l'autopsie un gros foie de 2210 grammes; l'organe n'était pas dur à la coupe, ce qui semble indiquer une hypertrophie simple sans cirrhose.

Certains diabétiques peuvent donc avoir un foie très volumineux sans cirrhose. Mais il est d'autres diabétiques qui ont une hypertrophie du foie avec cirrhose. Si le diabétique est en même temps alcoolique, comme dans deux cas de Gilbert[3], la cirrhose hypertrophique du diabétique ne peut pas être attribuée exclusivement au diabète, mais il est des cas indéniables de gros foie cirrhotique diabétique sans alcoolisme. En voici plusieurs exemples : Hanot, dans une revue critique sur les formes de cirrhose du foie[4], rapporte l'observation d'une diabétique qui entra à l'hôpital. L'urine contenait à ce moment 12 grammes de sucre par litre; elle présentait en outre des signes de cirrhose hépatique. La malade mourut dans le coma, et voici les résultats de l'autopsie. Le foie, plus volumineux qu'à l'état normal, pèse 1900 grammes. Sa surface est mamelonnée, mais bien moins nettement que dans la cirrhose atrophique ; à la coupe, le tissu est résistant, de teinte chamois et légèrement granuleux. L'examen microscopique montre que la veine intra-

1. Cirrhoses alcooliques hypertrophiques avec diabète. *Société de biologie*, séance du 12 mai 1900.
2. Du diabète sucré dans ses rapports avec la tuberculose. *Thèse* de M. Sauvage. Paris, 1895.
3. *Société de biologie*, 1900. Séance du 12 mai.
4. Hanot. *Archives de médecine*, octobre 1877, p. 452.

lobulaire est notablement dilatée ; elle a jusqu'à trois fois le diamètre ordinaire ; elle est engainée dans une tunique fibreuse entourée d'une zone embryonnaire. Hanot, cherchant à expliquer la pathogénie de cette cirrhose, se demande si le diabète n'en est pas la cause. « Dans le diabète, dit-il, le sang de la veine intra-lobulaire contient une bien plus grande quantité de sucre hépatique qu'à l'état normal : or, il ne serait pas impossible que ce sucre en excès jouât, à l'égard des parois de la veine intra-lobulaire, le rôle joué par l'alcool ou le pigment sanguin à l'égard des radicules de la veine porte dans la cirrhose veineuse périlobulaire. » Ainsi que le fait remarquer Triboulet, cette interprétation est vraisemblable et l'action du poison diabétique sur la membrane interne des vaisseaux a été confirmée par Lécorché et Ferraro.

J'ai observé, il y a quelques années, à l'Hôtel-Dieu, chez un diabétique, une cirrhose hypertrophique avec ascite, dont le diabète seul me paraît être la cause. Le malade, un homme de 52 ans, entre dans mon service ayant le ventre distendu par un épanchement péritonéal qu'on peut évaluer à plusieurs litres avec circulation collatérale très nette, sans trace d'ictère. Cette ascite date de trois mois. Elle s'est développée lentement, sans douleurs, sans aucun des troubles digestifs qui ouvrent presque toujours la marche de la cirrhose de Laënnec D'ailleurs cet homme n'a pas l'aspect d'un cirrhotique vulgaire ; il a conservé son embonpoint ; son visage n'est ni terreux, ni bronzé ; les conjonctives sont à peine subictériques, et les urines, en quantité normale, ne renferment que peu d'urobiline, sans pigment rouge brun. Le foie, qu'on peut sentir en déprimant brusquement la paroi, est hypertrophié ; il dépasse le rebord costal de 2 centimetres. La rate est un peu grosse. Il s'agit donc d'une cirrhose à gros foie. Or, ce malade n'est nullement alcoolique ; il n'est ni syphilitique, ni paludique, ni cardiaque. Rien dans son passé ne peut expliquer cette cirrhose, si ce n'est le diabète sucré dont il est atteint depuis trois ans environ, et qu'il a découvert lui-même. Ayant grand soif et s'apercevant un jour que quelques gouttes d'urine répandues sur son pantalon y laissaient un dépôt blanchâtre, il eut l'idée de faire analyser ses urines; elles renfermaient 140 grammes de sucre en 24 heures. Depuis trois ans, la glycosurie subit des variations, suivant le régime alimentaire du moment.

A son entrée dans mon service, il n'avait plus que 12 grammes de sucre par jour, sans autres symptômes de diabète, sans polydipsie, ni polyphagie, ni polyurie. L'absence de tout autre facteur étiologique me fit conclure à une cirrhose hypertrophique diabétique sans aucune parenté avec la cirrhose pigmentaire du diabète bronzé, dont les symptômes sont bien différents. Je rapprochai cette hépato-mégalie diabétique des cas dont je viens de parler plus haut. Ce malade fut soumis au régime que je prescris d'habitude aux diabétiques. Il fut ponctionné deux fois et il quitta mon service quatre mois plus tard, notablement amélioré.

J'ai eu récemment dans mon service un malade dont j'aurai à parler dans un instant à propos de l'ascite sucrée des diabétiques. Ce malade diabétique, non alcoolique. avait un très gros foie avec cirrhose. Il finit par succomber, et l'examen histologique, fait par un de mes chefs de labora-toire, Jolly, donna les résultats suivants : la surface du foie est granuleuse, à petits grains, la capsule de Glisson est lé-gèrement épaissie et la consistance de l'organe a notable-ment augmenté. Sur les coupes du foie, vues à l'œil nu, on aperçoit des points jaunâtres, de la dimension d'un lobule hépatique, séparés par des parties de coloration gris clair. Un fragment du foie a été divisé en petits morceaux fixés par l'alcool, le liquide de Müller et l'acide osmique. Au mi-croscope, la topographie normale du foie n'est plus recon-naissable; le tissu hépatique est formé d'un certain nombre d'îlots, de dimension variable, plus ou moins arrondis. et qui ne correspondent pas aux lobules hépatiques. Ces îlots sont formés de cellules hépatiques dont les travées n'ont plus la disposition rayonnante habituelle. Dans le tissu conjonctif qui sépare les îlots, on trouve des veines portes, des canaux biliaires et aussi des veines sus-hépatiques. Au centre de quelques îlots, on voit la coupe d'une veine sus-hépatique entourée d'une zone de tissu conjonctif. On rencontre aussi dans les travées conjonctives des amas de cellules lymphoïdes et des groupes isolés de cellules hépatiques. Quelques cellules sont en dégénérescence granulo-graisseuse. Il s'agit en somme d'une cirrhose hypertrophique à petits grains, à prédominance portale, très semblable à la cirrhose des buveurs, bien que notre homme n'ait pas été alcoolique.

Il est difficile d'expliquer les différentes modalités anatomo-pathologiques du foie diabétique. Mais la difficulté est au moins aussi grande quand on essaye de faire la part respective du diabète et de l'hypertrophie hépatique. Chez un malade atteint de diabète et de gros foie, on n'est pas toujours d'accord pour savoir si c'est le diabète qui a produit le gros foie ou si c'est le gros foie qui a produit le diabète. Gilbert et Lereboullet, dans deux cas qu'ils ont cités, admettent que c'est le gros foie entaché d'alcoolisme qui a produit le diabète; d'autre part, Hanot admet que chez sa malade c'est le diabète qui a produit le gros foie.

Pour expliquer des faits en apparence aussi contradictoires, pourrait-on mettre à profit les recherches entreprises récemment par plusieurs auteurs? D'après Gilbert et ses collaborateurs, Weil, Carnot, P. Lereboullet, il y aurait deux variétés de diabètes, liées à un trouble du fonctionnement hépatique. L'une est la conséquence de l'insuffisance chronique du foie, c'est le diabète par *anhépatie*. L'autre est la conséquence de l'hyperfonctionnement du foie, c'est le diabète par *hyperhépatie* [1].

Le diabète par anhépatie [2] résulte de ce que le foie est chroniquement incapable de retenir le sucre ingéré avec les aliments, ou formé dans le tube digestif. En pareil cas, la glycosurie ne vient pas du sucre fabriqué par le foie, elle vient du sucre alimentaire que le foie a laissé passer; aussi trouve-t-on le sucre dans les urines qui suivent les repas,

---

1. Gilbert et P. Lereboullet. Les opothérapies dans le diabète sucré. *Gazette hebdomadaire*, 10 octobre 1901.

2. Gilbert et Weil. Diabète sucré par insuffisance du foie ou anhépatie chronique. *Semaine médicale*. 15 novembre 1899.

tandis qu'il disparaît dans les périodes de jeûne. La glycosurie n'est jamais élévée, elle atteint rarement plus de 40 à 50 grammes; la quantité des urines ne dépasse guère 1 litre et demi à 2 litres; le taux de l'urée est assez faible et varie de 15 à 20 grammes; l'indicanurie et l'urobilinurie sont fréquentes. Ce petit diabète n'entraine pas les grands symptômes : polydipsie, polyurie, polyphagie, autophagie, mais il peut provoquer de nombreuses complications : furoncles, anthrax, cataracte, diabétides génitales, gingivite expulsive, ce qui prouve « qu'il s'agit d'un véritable diabète et non d'une glycosurie alimentaire ». Ce diabète anhépatique est curable; son pronostic n'est pas grave, il n'aboutit pas aux grands accidents, tels que la gangrène et le coma; cependant, il ouvre la porte à la tuberculose. Au point de vue de son volume, ce foie est normal, néanmoins l'anhépatie *peut coïncider avec un gros* foie.

D'après les mêmes auteurs, le diabète par hyperhépatie est différent : il y a fonctionnement exagéré du foie, l'émission du sucre urinaire peut atteindre plusieurs centaines de grammes; au lieu de constater des signes d'insuffisance hépatique, indicanurie et urobilinurie, on trouve un notable degré d'azoturie; l'urée est en excès. Le foie est *augmenté de volume,* avec ou sans lésions cirrhotiques. Ce diabète hyperhépatique entraine toutes les complications du diabète constitutionnel, la tuberculose, le coma, la cachexie. L'opothérapie[1], c'est-à-dire le traitement par extrait de foie, lui est préjudiciable, puisqu'il accroît le fonctionnement hépatique, tandis que l'opothérapie est indiquée dans le diabète anhépatique, dans lequel les fonctions du foie sont insuffisantes. Le diabète dit hyperhépatique pourrait être rattaché, d'après Gilbert et Lereboullet, aux cirrhoses hypertrophiques pigmentaires, à certaines cirrhoses alcooliques hypertrophiques, à quelques cirrhoses biliaires, à certains diabètes traumatiques et au diabète pancréatique dans lequel la lésion du pancréas provoquerait moins d'acti-

---

1. Gilbert et Carnot. De l'opothérapie hépatique dans le diabète sucré. *Congrès international de médecine.* Paris, 1900.

vité dans la fonction du pancréas et consécutivement plus
d'activité dans la fonction du foie. Ce dernier fait serait
prouvé par l'opothérapie ; l'extrait de pancréas donné à un
malade atteint de diabète avec hyperhépatie diminue la
production du sucre, tandis que l'extrait de pancréas donné
à un malade atteint de diabète avec anhépatie exagère la
production du sucre. « L'extrait pancréatique est indiqué
dans les cas de diabète par hyperhépatie et n'est indiqué
que dans ceux-là ; il ne doit pas être administré dans les
cas de diabète par anhépatie, qui sont, au contraire, tributaires de l'extrait hépatique. » (Gilbert.)

Toutes ces considérations sont intéressantes, et la distinction en diabète anhépatique et hyperhépatique est ingé-
nieuse ; mais le foie *peut être gros dans les deux cas*. De
plus, bon nombre de diabétiques me paraissent échapper à
cette cassification, et ici, comme assez souvent en clinique,
les types intermédiaires absorbent un peu les types
extrêmes.

Du reste, l'hyperhépatie ou hyperfonctionnement du foie
ne suffit pas à expliquer l'hypertrophie de l'organe : ces
temps derniers, j'ai eu en même temps dans mon service
deux diabétiques non alcooliques dont il a été fait mention
plus haut ; l'un d'eux avait en moyenne 700 grammes de
sucre urinaire par vingt-quatre heures ; il a succombé avec
un foie volumineux de 2500 grammes ; l'autre malade rendait depuis longtemps une moyenne de 800 grammes de
sucre, et son foie était absolument normal, ce qui a été vérifié à l'autopsie. Comment concilier pareilles divergences ?

Si l'on admet que l'hypertrophie hépatique du premier
malade est due à un hyperfonctionnement de l'organe, il
est difficile d'expliquer pourquoi le foie du second malade a
conservé son volume normal. Je sais bien qu'on peut répondre que l'hyperfonctionnement peut exister, que l'organe
soit hypertrophié ou qu'il ne le soit pas. Du reste, même
objection est applicable à la théorie qui considère l'hypertrophie du foie comme la conséquence du diabète. Si un diabète à 700 grammes (comme chez notre premier malade)

est capable de créer un gros foie, il est difficile d'expliquer pourquoi un diabète à 800 grammes (comme chez notre second malade) laisse le foie normal. Et pour peu qu'on veuille concilier les deux théories d'un diabète capable de créer le gros foie et d'un gros foie capable de créer le diabète, nous voilà engagés dans un cercle vicieux qui n'est point banal, le gros foie diabétique pouvant être à la fois *créé* et *créateur*. Ceci prouve, en somme, que la pathogénie du diabète et du gros foie diabétique est encore entourée d'obscurité.

Ascite sucrée. — On peut trouver du sucre dans les ascites d'origines diverses. Ainsi le liquide de l'ascite chyleuse est parfois sucré. Dans un travail de Bahrgebuhr sur les ascites chyleuses et chyliformes, il est dit que le sucre existait 7 fois sur 52 observations; on a même trouvé jusqu'à 8 grammes de sucre par litre de liquide ascitique. Guttmann, Strauss et Ballmann pensent que l'absence de sucre est une preuve qu'on n'a pas affaire à une ascite chyleuse vraie. Toutefois, Senator fait observer que l'absence de sucre ne permet pas d'infirmer la présence de chyle dans le liquide ascitique, car la composition du chyle peut être modifiée par son mélange avec des exsudats d'autre nature.

Tout autre est la variété d'ascite sucrée que nous allons étudier actuellement ; elle est consécutive au diabète. En voici un cas que je tire de la *leçon clinique* que j'ai consacrée à ce sujet. Un homme de cinquante-cinq ans entre dans notre service avec un œdème des membres inférieurs et une ascite énorme qui a débuté il y a deux mois. Cette ascite est liée à une cirrhose hypertrophique du foie et cette cirrhose est elle-même associée au diabète dont cet homme est atteint. Toutefois, ce diabète est actuellement modéré. La quantité de sucre, qui était de 150 grammes il y a deux ans, est, à l'entrée du malade, de 4 gr. 50. On pratique la ponction abdominale et l'on retire 15 litres de liquide. Le liquide se reforme avec une telle rapidité que, les deux mois qui précédèrent la mort, on dut pratiquer 8 ponctions, qui représentaient 122 litres de liquide. Chose remarquable, le liqu de de l'ascite était sucré et il y avait une concordance à peu près directe entre la quantité de sucre émise par l'urine et la quantité de sucre qui passait dans le liquide péritonéal. Tant que le malade n'eut que quelques grammes de sucre dans l'urine, il n'en eut pas dans le liquide ascitique, mais quand le sucre de l'urine augmenta, le sucre de l'ascite augmenta en proportion. Voici les résultats comparatifs qui furent fournis par plusieurs ponctions abdominales.

14 novembre : on retire 16 litres de liquide. — Sucre de l'urine 47 grammes, sucre du liquide ascitique 45 grammes.

24 novembre : on retire 14 litres de liquide. — Sucre de l'urine 50 grammes, sucre du liquide ascitique 28 grammes.

4 décembre : on retire 16 litres de liquide. — Sucre de l'urine 52 grammes, sucre du liquide ascitique 56 grammes.

12 décembre : on retire 14 litres de liquide. — Sucre de l'urine 45 grammes, sucre du liquide ascitique 29 grammes.

21 décembre : on retire 15 litres de liquide. — Sucre de l'urine 50 grammes, sucre du liquide ascitique 50 grammes.

29 décembre : on retire 16 litres de liquide. — Sucre de l'urine 160 grammes, sucre du liquide ascitique 80 grammes.

11 janvier : on retire 16 litres de liquide. — Sucre de l'urine 140 grammes, sucre du liquide ascitique 70 grammes.

Je rappelle que ce diabétique avait un gros foie cirrhosé dont l'examen histologique est consigné au paragraphe concernant les gros foies diabétiques. Ce qui est certain, c'est qu'ici, le sucre contenu dans le sang (hyperglycémie) traversait les reins et le péritoine, déterminant ainsi des urines sucrées et une ascite sucrée. Son passage à travers le péritoine était facilité par le ralentissement de la circulation dans les veines portes et par l'élévation de la tension sanguine dans ces vaisseaux. La cirrhose du foie favorisait par conséquent du même coup la transsudation du liquide ascitique et le passage du sucre ; le liquide ascitique passait tout sucré à travers l'endothélium.

Je crois que la variété de cirrhose importe peu à la production de l'ascite sucrée chez les diabétiques ; ce qui im-

porte, c'est qu'il y ait cirrhose ; la cirrhose facilite l'ascite,
et *le malade sucre son ascite s'il est suffisamment diabétique.*

En résumé, l'observation de notre malade prouve qu'on
peut constater chez les diabétiques à gros foie cirrhosé une
ascite qui contient 40, 60 et 80 grammes de sucre. La
quantité de sucre du liquide ascitique varie avec la quantité de sucre des urines ; elle augmente ou elle diminue
proportionnellement. Le sucre me paraît favoriser la reproduction rapide et abondante de l'ascite, comme il favorise la
polyurie ; on peut dire que le sucre pousse à l'ascite comme
il pousse aux urines. L'ascite sucrée me paraît se reproduire
plus vite et avec plus d'intensité que les ascites non sucrées.
Ce qui est certain, c'est que, chez un diabétique, l'ascite sucrée aggrave le pronostic.

L'ascite sucrée des diabétiques n'a été, que je sache, l'objet
d'aucun travail d'ensemble ; toutefois, elle est signalée par
quelques auteurs. R. Lépine, qui a fait sur le diabète des
travaux si importants, a bien voulu me faire connaître le
résultat de sa grande expérience relativement à l'ascite
sucrée des diabétiques. Il n'a pas eu l'occasion d'étudier
d'une façon suivie la quantité de sucre contenue dans l'ascite des diabétiques, mais il a trouvé, dans quelques cas,
des chiffres élevés, voisins des chiffres qui exprimaient la
quantité de sucre urinaire aux mêmes moments. Il a observé
une femme diabétique ayant 70 grammes de sucre dans
l'urine et atteinte d'ascite ; cette femme devint phthisique et
le sucre disparut de l'urine ; l'ascite fut ponctionnée et elle
n'était pas sucrée. Pour Lépine, le sucre est fréquent, à un
moment donné, dans l'ascite des diabétiques, et il y disparaît quand il disparaît des urines.

Quand une *pleurésie* se déclare sur un diabétique, cette
pleurésie peut être sucrée. J'en ai observé deux remarquables exemples. Le premier cas concerne une dame que
je vis jadis en consultation avec Ramon. Le second cas se
rapporte à un diabétique que je viens d'avoir à l'Hôtel-
Dieu et qui a guéri de sa pleurésie qui était à la fois tuberculeuse hémorrhagique et sucrée.

Diagnostic. — J'ai suffisamment insisté sur les débuts habituellement insidieux du diabète, pour qu'on soit mis en garde contre une erreur de diagnostic. La glycose étant reconnue dans l'urine, il y aura lieu de se demander si le malade est atteint de glycosurie simple ou de diabète, mais cette délimitation du symptôme et de la maladie n'est pas toujours possible; il n'y a souvent qu'une question de nuance ou de degré, et ce qu'on croit être une simple glycosurie est l'avant-coureur du diabète.

Il faut éviter de confondre le diabète et le *tabes*. L'abolition des réflexes rotuliens, les douleurs dans les jambes, la gingitive expulsive, l'amblyopie, les paralysies parcellaires des muscles de l'œil, sont autant de symptômes communs au diabète et au tabes, et qui peuvent donner lieu par leur réunion chez les diabétiques à un *pseudo-tabes*[1]. Mais il y a d'autres circonstances, où diabète et tabes marchent parallèlement, non pas qu'ils dépendent l'un de l'autre, mais ils appartiennent l'un et l'autre à la même souche nerveuse dont je parlais il y a un instant, au sujet de l'étiologie du diabète.

Pronostic. — Il ne faut pas s'exagérer outre mesure la gravité du diabète. Le diabète est en effet fort grave chez les enfants; il est également très redoutable quand il suit une marche rapide et cachectisante (diabète pancréatique de quelques auteurs); certaines complications diabétiques sont bien faites pour inspirer des craintes sérieuses (gangrène, tuberculose, coma), mais en somme il s'agit là d'exceptions. Un grand nombre de diabétiques, avec quelques soins et une hygiène bien comprise, vivent indéfiniment; j'ai soigné bien des diabétiques, et les accidents sérieux m'ont paru exceptionnels chez ceux qui ont bien voulu traiter leur maladie autrement que par le mépris. Il ne faut pas établir le pronostic sur les diabétiques qui viennent à l'hôpital, car nous n'y voyons généralement que des diabétiques fort avancés ou en proie à de graves complications.

---

1. Guinon et Souques. *Arch. de neurologie*, novembre 1891.

Quand on fait le relevé des diabétiques qu'on soigne en ville, on voit que les cas graves ne s'élèvent pas à plus de 6 à 8 pour 100. Dans les cas bénins qui forment la très grosse majorité, se trouvent les diabétiques qui rendent 15, 20, 50 grammes de sucre par jour, sans même s'en douter et qui améliorent leur situation dès qu'ils veulent se soigner. « Rien n'est plus commun que de voir des personnes terrorisées parce qu'elles ont su, d'une façon ou de l'autre, que leur urine renfermait du sucre ; il est très avantageux pour l'avenir même des diabétiques légèrement atteints, qui constituent la grande masse, et qui se soignent, de savoir combien les cas graves sont rares. » (Worms.) Par contre, la gravité du pronostic est considérable quand la tuberculose est associée au diabète et dans le *diabète pancréatique*, dont la mort est la terminaison habituelle.

Anatomie pathologique. — Les lésions qu'on trouve à l'autopsie sont inconstantes ; néanmoins deux organes, le foie et le rein, présentent fréquemment des altérations.

Le *foie* peut être le siège de congestion, d'hypertrophie, de cirrhose.

Les altérations des *reins* sont importantes ; elles sont ainsi résumées par Straus[1]. « En ce qui concerne les lésions rénales dans le diabète, on voit qu'à côté des lésions banales de cet organe, telles que la néphrite interstitielle, parenchymateuse ou diffuse, etc., il existe une altération toute spéciale, spéciale par sa nature, spéciale aussi par sa topographie. Comme topographie, cette altération porte nettement et exclusivement sur la zone limitante, où elle frappe les tubes droits (tant larges que grêles) de Henle, et aussi, selon moi, quelques tubes collecteurs. Cette lésion n'occupe pas la totalité de la zone limitante ; elle y est répartie en foyers plus ou moins nombreux et étendus, surtout dans le voisinage des faisceaux de capillaires de la région. Pour ce qui est de la nature de la lésion, elle se présente histologiquement sous deux aspects, selon les réactifs employés : par

1. Straus, *Arch. de physiol.*, juillet 1887.

les réactifs ordinaires, elle apparaît comme une métamor-
phose hyaline ou vitreuse des cellules de revêtement des
tubes en question ; c'est la lésion découverte par Armanni ;
si l'on emploie, avec les précautions voulues, la gomme
iodée, les mêmes cellules se montrent infiltrées de glycogène ; c'est l'altération découverte par Ehrlich. »

Traitement. — Le traitement des diabétiques a donné
lieu à de nombreux travaux. Voici comment je comprends la
question :

Alimentation. — Les viandes, les poissons, les œufs et
les légumes verts sont la base de l'alimentation. Le diabétique doit s'abstenir complètement d'aliments sucrés ; on
peut néanmoins lui permettre de sucrer son café ou son
thé avec la saccharine. Il ne doit manger ni pâtisseries, ni
entremets sucrés, ni fruits sucrés, surtout pas de raisin. Il
choisira dans ses boissons les vins qui ne sont pas sucrés.
Le lait est prohibé ; j'ai étudié de près cette question dans
mon service de l'Hôtel-Dieu et chez bon nombre de diabétiques, j'ai constaté que la quantité de sucre augmente très
notablement quand le sujet boit du lait et diminue quand
le lait est supprimé. Si le diabétique est en même temps
albuminurique, la cure de lait ne doit pas être prescrite
contre l'albuminurie, ou du moins il faut en suivre les
effets avec beaucoup d'attention.

Si je suis extrêmement sévère pour les boissons ou aliments sucrés, je le suis un peu moins pour les aliments
féculents. Je ne dis pas, bien entendu, que le diabétique
doit se laisser aller à manger du pain, des pâtes et des
aliments farineux à loisir, mais je dis que c'est une *erreur
grave* que de l'en priver complètement. Suivant le cas, on
peut remplacer le pain par du pain de gluten ou par du
pain fait avec de la farine d'amandes (pain de Pavy), et si
l'on ne supprime pas complètement le pain normal, on a
soin de manger surtout la croûte. Je permets également
quelques pommes de terre et je ne prohibe pas d'une façon
absolue les sauces qui facilitent et varient l'alimentation.

Il n'est pas nécessaire, *il est même nuisible,* à mon sens,

de chercher, par un régime draconien, à faire disparaître
totalement la glycosurie. Tel diabétique qui était robuste et
bien portant avec 60, 80, 100 grammes de sucre par jour,
maigrit et s'affaiblit si on le soumet à un régime absolument sévère dont le but est de supprimer totalement et rapidement la glycosurie. Sous l'influence d'un régime intransigeant le sucre peut, en effet, disparaître très vite des
urines (du moins pour un temps) mais le diabétique est
exposé à des accidents parfois redoutables, à l'albuminurie,
à l'amaigrissement, à la tuberculose.

Je vois souvent des diabétiques que l'on traite ou qui
se traitent avec la plus grande sévérité, par la privation
absolue d'aliments féculents, jusqu'à ce qu'il ne reste plus la
moindre trace de sucre dans leurs urines. C'est mauvais ;
beaucoup d'entre eux maigrissent et dépérissent pendant que
le médecin traitant s'applaudit du résultat des analyses, et
de la disparition de la glycose. Un diabétique soumis à ce
régime intransigeant me disait récemment : « J'avais
80 grammes de sucre, on m'a prescrit un régime si sévère,
qu'en dehors des viandes sans sauce, poissons sans sauce,
œufs, légumes herbacés et pain de gluten, aucun aliment
ne m'est permis ; le sucre a disparu en quatre semaines,
c'est vrai, mais j'ai maigri de six kilos, je perds l'appétit,
je me sens tout affaibli, rendez-moi mon sucre j'aime mieux
ça. » Et ce diabétique n'avait pas tort.

Souvent j'ai constaté l'apparition de l'albuminurie à la
suite de traitements antidiabétiques trop sévères ; le sucre
diminue ou disparaît et l'albuminurie fait son apparition.

Enfin qu'on veuille bien se rappeler combien la tuberculose
guette le diabétique, et on comprendra qu'il faut se garder
de lui ouvrir la porte en favorisant par un régime trop sévère
un amaigrissement que le diabétique doit toujours éviter.

Je ne saurais trop insister sur ces considérations ; voici
bien des années que je m'efforce de les propager par mes
publications et par mon enseignement. Chez les diabétiques
dont la glycosurie est tenace, je ne m'entête pas à faire
disparaître quand même un reliquat de glycosurie, je pré-

fère que le diabétique ait quelques grammes de sucre de plus que de le voir maigrir de quelques kilos.

En résumé, le régime des diabétique ne doit être ni trop sévère, ni sévère d'emblée ; *il faut savoir ménager les diabétiques* ; les aliments féculents, les pommes de terre, le pain, ne doivent pas être absolument défendus ; tout cela dépend de l'intensité du diabète et de l'état général du malade.

Le diabétique ne doit jamais réprimer sa soif ; qu'il boive de l'eau et qu'il en boive en quantité ; il s'oppose ainsi à la déshydratation des tissus et il favorise l'élimination du sucre.

Médications. — L'antipyrine, les préparations arsenicales et les médicaments alcalins forment la base de la médication. L'antipyrine est en pareil cas un merveilleux médicament ; il ne faut pas la donner ni à fortes doses ni à doses longtemps continuées. Voici du reste le genre de médication que je mets en usage :

Pendant la première semaine du mois le diabétique prend deux fois par jour, au moment des repas, un cachet composé de 50 centigrammes d'antipyrine et de 20 centigrammes de bicarbonate de soude. S'il s'agit d'un diabète violent, on peut augmenter, doubler, tripler le nombre des cachets. Pendant la deuxième semaine du mois, on suspend l'antipyrine et l'on prescrit la médication arsenicale. Cette médication consiste à prendre à chaque repas une cuillerée à café d'une solution composée de 80 grammes d'eau distillée pour 3 ou 4 centigrammes d'arséniate de soude. Mieux encore, on pratique tous les jours une injection de 3 à 5 centigrammes de cacodylate de soude (voir le mémento thérapeutique annexé à la fin de ce volume).

On continue ainsi ces deux médications, alternativement, pendant plusieurs mois. On leur associera les boissons alcalines, l'eau de Vichy (Célestins) à la dose de 200 grammes par repas. Les cures faites à Vichy et à Carlsbad ont une grande efficacité.

La santonine a été préconisée (Séjournet).

Hygiène. — Les bains, les douches, les frictions, les

massages doivent être prescrits. L'exercice à pied ou à cheval, l'escrime, la natation, sont bons pour activer la destruction du sucre musculaire. Les sueurs profuses doivent être évitées, et il ne faut pas oublier que c'est après des fatigues, des excès, des voyages, qu'on voit souvent apparaître les symptômes du coma diabétique.

L'opothérapie par *extrait hépatique* paraît avoir quelque action sur la glycosurie d'un certain nombre de diabétiques (Gilbert et Chassevant[1]), notamment chez ceux qui ont une insuffisance fonctionnelle du foie avec diminution d'urée, urobilinurie, etc. Quand la glycosurie paraît dépendre d'une suractivité hépatique, l'opothérapie aggrave au contraire le diabète. J'ai voulu me rendre compte de l'efficacité possible des injections sous-cutanées du suc du pancréas chez les diabétiques; je n'en ai obtenu aucun résultat satisfaisant.

La *chirurgie* est souvent appelée à intervenir chez les diabétiques (anthrax, phlegmons, gangrènes). Autrefois on n'osait pour ainsi dire pas toucher au diabétique. Aujourd'hui, depuis les méthodes aseptiques, on a pu voir que ces craintes sont singulièrement exagérées; la chirurgie peut intervenir efficacement chez les diabétiques, néanmoins les opérations faites en pareille circonstance ne sont pas absolument exemptes d'inconvénients[2]. L'intoxication est d'autant plus à redouter chez le diabétique, que son foie et ses reins sont adultérés; un diabétique chez lequel le diabète suit une marche rapide, cachectisante, avec albuminurie, supportera bien moins l'opération que le diabétique chez lequel le diabète évolue lentement laissant la nutrition à peu près intacte. Quoi qu'il en soit, il faut compter chez le diabétique avec l'administration du *chloroforme*; il faut savoir qu'il y a des antiseptiques qui, mal éliminés, grâce à l'adultération du foie et des reins, peuvent provoquer de graves accidents

1. Gilbert et Chassevant. Opothérapie hépatique dans le diabète sucré. *Congrès de Paris*, 1900. Carnot. Opothérapie. Paris, 1910.
2. Legendre. *Rôle de la chirurgie dans le diabète sucré*. Th. de Paris, 1895.

toxiques; il faut savoir enfin que la vitalité moindre des tissus s'oppose parfois à la solidité des sutures et à la rapidité de la cicatrisation des plaies.

Nous avons obtenu des résultats vraiment remarquables, en traitant la *gangrène diabétique* par des applications d'*air surchauffé*. On trouvera cette médication décrite en détail au *Memento thérapeutique* qui est annexé à ce quatrième volume.

§ 6. DIABÈTES INSIPIDES

A. DIABÈTE AZOTURIQUE — AZOTURIE

L'excès de matières azotées dans l'urine ne suffit pas pour constituer le diabète azoturique; l'azoturie est un symptôme commun à une foule d'états morbides, tandis que le *diabète azoturique* (Demange[1]), comme le diabète sucré, est une maladie générale, caractérisée par une déperdition exagérée et constante des matières azotées et par des symptômes généraux : polyurie, polydipsie, polyphagie, qui rappellent en partie le tableau du diabète sucré.

Description. — Le *diabète azoturique* débute parfois brusquement; il est annoncé par une faim dévorante (Bouchard), par des sueurs profuses (Rendu), par une soif ardente. Plus souvent il s'installe insidieusement; la soif et l'appétit augmentent graduellement et les urines deviennent très abondantes.

L'*urine*, acide et transparente au moment de son émission, devient alcaline et se trouble par le repos. Elle contient du mucus et des sédiments (acide urique et urates), mais elle ne renferme ni sucre ni albumine. Sa densité oscille de 1002 à 1015 et varie avec sa quantité. Elle est *azoturique*, c'est-à-dire qu'elle contient en excès de l'urée,

---

1. *De l'azoturie*. Th. d'agrég. Paris, 1887. — DIABÈTE AZOTURIQUE. *Dict. des sc. méd.*, t. XXVIII, 2ᵉ partie, p. 661.

de l'acide urique et des matières extractives azotées. En vingt-quatre heures l'urée atteint 40, 60, 100 grammes (Bouchardat), au lieu de 25 grammes, chiffre normal; l'acide urique atteint 9 grammes (Bouchardat); les matières extractives azotées (créatinine, uroxanthine) atteignent et dépassent 70 grammes (Bouchard[1]). L'excès porte également sur les chlorures et sur les phosphates.

Dans quelques cas de moyenne intensité, la maladie peut durer indéfiniment sans devenir redoutable; mais dans les cas graves la force musculaire décroît, le malade éprouve une fatigue excessive et il est exposé aux troubles nerveux de toute nature que nous avons étudiés dans le diabète sucré. Il peut être atteint d'hémorrhagies de la rétine et du corps vitré, qui sont loin d'être rares dans l'azoturie comme dans la phosphaturie (A. Trousseau[2]). A une période plus avancée, l'appétit se perd, l'amaigrissement devient extrême, la consomption fait des progrès, des œdèmes cachectiques apparaissent. La mort survient par le fait de cette dénutrition excessive ou elle est due à quelque complication (hémorrhagies, gangrènes, phthisie). Malgré la gravité du *pronostic*, la guérison définitive a plusieurs fois été obtenue.

Le *diagnostic* repose en entier sur l'examen des urines. Cet examen est d'autant plus important, que dans quelques cas l'azoturie est excessive bien que la polyurie fasse défaut (Bouchard). Le diabète azoturique est parfois associé à la phosphaturie; et même la phosphaturie prend une telle importance que J. Teissier a décrit à part un diabète phosphatique.

Étiologie. Pathogénie. — Le diabète azoturique est plus fréquent à l'âge moyen de la vie. Il paraît se développer principalement sous l'influence de causes nerveuses, émotions violentes, chagrins, lésions cérébrales, traumatisme, syphilis.

---

1. Leçons clin. de la Charité. *Tribune méd.*, 1872-1873.
2. A. Trousseau. *Bulletin médical*, 4 avril 1899.

Quant à la nature intime de la maladie, il est probable qu'elle tient à une désassimilation exagérée des tissus. Dans ce travail de désassimilation, doit-on incriminer surtout le foie que des théories récentes considèrent comme la source principale de l'urée? Mais si le foie fabrique de l'urée, c'est aux dépens des matières albuminoïdes dédoublées en glycogène et en urée; or, comme le fait observer Demange, dans le diabète azoturique il n'y a pas de glycosurie [1], donc la théorie serait en défaut. L'azoturie est un vice général de nutrition sous l'influence probable du système nerveux. Nous n'en savons pas davantage pour le moment.

Comme *traitement*, il faut mettre le malade au repos absolu, le nourrir fortement, surtout avec une alimentation azotée et lui prescrire les médicaments qui paraissent s'opposer le mieux à la dénutrition : l'arsenic, la valériane, l'opium à dose élevée.

B. POLYURIE ESSENTIELLE

La *polyurie essentielle* est souvent nommée diabète insipide. Je n'ai pas à décrire ici la polyurie secondaire qui est associée à différents états morbides (mal de Bright, hystérie), je n'ai en vue que la polyurie essentielle.

Description. — La *polyurie* et la *polydipsie* qui en est la conséquence forcée constituent toute la maladie. Certains individus boivent et urinent 10, 20, 30 litres en 24 heures; ces chiffres ont même été dépassés. Les besoins d'uriner fréquents et impérieux deviennent pendant la nuit une cause fatigante d'insomnie. La soif est excessive, on voit des malades qui avalent d'un trait un et deux litres de liquide; la privation de liquide leur est si intolérable qu'ils boiraient tout ce qui leur tombe sous la main; jamais ils ne se couchent sans avoir fait leur provision pour la

---

1. C'est le corollaire des opinions de M. Bouchard qui considère l'azoturie survenant au cours du diabète sucré comme un fait surajouté, indépendant, et non comme un symptôme connexe.

nuit; ils ne se mettent pas en voyage sans avoir pris leurs précautions.

Cette maladie se déclare parfois brusquement. Elle peut durer longtemps sans compromettre la santé, car l'économie ne fait aucune déperdition, et les urines claires, limpides, à faible densité, ne contiennent pas plus de substances en 24 heures qu'une urine normale. Néanmoins, dit Trousseau, il ne faut pas trop compter avec la soi-disant bénignité de la polyurie essentielle.

On n'observe ici ni les troubles nerveux ni les désordres de nutrition si caractéristiques du diabète sucré, les facultés intellectuelles sont intactes, les fonctions génitales s'accomplissent normalement. La phthisie pulmonaire, si fréquente dans le diabète, n'a été constatée que 2 fois sur 70 cas (Lancereaux [1]).

La polyurie essentielle peut durer bien des années sans compromettre l'existence ; toutefois les fonctions digestives sont souvent ralenties, et la constipation est très opiniâtre. Les enfants supportent moins bien cette maladie.

On connaît peu les causes et la pathogénie de la polyurie essentielle. Dans quelques cas la maladie est héréditaire ; un grand nombre d'observations constatent l'influence des causes nerveuses, émotions vives, traumatisme de la tête, chutes sur différentes parties du corps, lésions du cerveau, de la protubérance du bulbe, du quatrième ventricule.

Comme *traitement*, il faut éviter bien entendu toute boisson diurétique ; les aliments sucrés et féculents doivent être pris en petite quantité.

L'opium, la valériane, le bromure ont donné quelques bons résultats. L'antipyrine m'a paru avoir quelques avantages. On pourra essayer l'électricité sous forme de courants continus (Le Fort).

Dans quelques cas, où la polyurie paraît être associée à la syphilis, on peut essayer le mercure et l'iodure de potassium.

---

1. *De la polyurie*. Th. d'agrég. Paris, 1869.

§ 7. RAPPORTS DU TRAUMATISME AVEC LES DIABÈTES

Les diabètes, diabète sucré, diabète insipide, ont avec le *traumatisme* des relations intimes. Un choc, un coup, une chute, un accident de chemin de fer rendent diabétiques, glycosuriques, polydipsiques, polyuriques, des gens qui antérieurement étaient en parfaite santé. Le traumatisme a été chez eux la seule cause du mal. J'en ai cité bon nombre d'exemples dans la leçon clinique que j'ai consacrée à ce sujet[1]. Voici quelques-uns de ces cas :

Diabète insipide traumatique. — Un homme de quarante-deux ans vient dans mon service de l'Hôtel-Dieu, parce qu'il a maigri, et qu'il est dévoré jour et nuit de soif ardente. Il boit dix à douze litres de liquide par jour et s'il ne se retenait il boirait davantage. Il avale d'un seul trait un litre de liquide plus facilement que nous avalons un verre d'eau. Il est donc atteint de polydipsie, c'est-à-dire d'une soif constante et jamais assouvie. Comme corollaire, il est polyurique, c'est-à-dire qu'il urine dix à douze litres par vingt-quatre heures. Les urines sont presque incolores, transparentes, sans le moindre dépôt.

Avec ces deux symptômes, polydipsie et polyurie, on pourrait tout d'abord supposer que cet homme est atteint de diabète sucré. Il est facile de s'en assurer immédiatement sans même soumettre ses urines aux réactifs qui décèlent la présence du sucre. Il suffit de faire flotter un densimètre dans le bocal d'urine et on trouve que la densité atteint à peine 1005; ceci suffit pour affirmer que cet homme n'est pas atteint de diabète sucré. En effet, le sucre diabétique augmente considérablement la densité des urines. De 1018, chiffre normal, cette densité s'élève chez les diabétiques à 1025, 1030, 1050 et au delà. Un homme qui serait atteint de diabète sucré et qui rendrait par jour dix à

---

1. *Clin. méd. de l'Hôtel-Dieu*, 1899. Rapports du traumatisme avec le diabète. 7ᵉ leçon.

douze litres d'urine devrait rendre logiquement plus de 200 grammes de sucre; aussi la densité de ses urines serait-elle fort élevée. Au contraire, l'abaissement de cette densité à 1005 est ici un indice de l'absence de sucre diabétique. Et en effet l'analyse de ces urines n'a décelé aucune trace de glycose.

S'agirait-il alors ici de diabète azoturique ou phosphaturique ? Pas davantage, car, en pareille circonstance, on trouverait au fond du vase un dépôt qui n'existe pas et la densité de l'urine ne serait pas abaissée au chiffre de 1005. Je dois dire néanmoins que cet homme rend une dose d'urée et une dose de phosphates qui est plus élevée que la dose normale; les urines de vingt-quatre heures contiennent 44 grammes d'urée et 3 grammes de phosphates. Cette déperdition d'urée et de phosphates n'a rien d'excessif, elle ne suffit pas, il s'en faut, pour étiqueter ce diabète, azoturique ou phosphaturique, elle est en rapport avec l'énorme quantité de la sécrétion urinaire journalière.

Si le diabète de cet homme n'est ni glycosurique ni azoturique, ni phosphaturique, qu'est-il donc ? C'est un diabète insipide, encore nommé polyurie ou polydipsie simple. Ce premier diagnostic étant posé, reprenons l'histoire de notre malade.

Son diabète ne s'est pas développé progressivement, il est survenu brusquement en quelques heures. D'un seul coup, cet homme a été pris de la soif intense qui le dévore, et voici à quelle occasion. Le 28 janvier dernier, il y a quinze mois, il travaillait à l'atelier, quand le volant de son tour, volant du poids de 40 kilogrammes et placé au-dessus et en avant de lui, se brisa et, animé de toute sa force de rotation, vint le frapper près du thorax, à l'épaule droite. A ce niveau, il n'y eut qu'une violente contusion, mais le choc fut si terrible que le pauvre homme fut projeté à plusieurs mètres en arrière, et dans sa chute la nuque et le crâne portèrent violemment contre la planche d'un étau. Il resta cinq heures sans connaissance et on le porta plongé dans le coma à l'hôpital Beaujon, service de Lucas-Championnière.

Les plaies furent suturées et on en trouve encore les cicatrices. On ne peut affirmer qu'il y eut fracture du rocher,
toutefois un écoulement séreux et sanguinolent se produisit
à l'oreille droite et depuis cette époque l'ouïe est perdue. Ce
terrible accident fut accompagné de fièvre et de délire.

Dès le lendemain, le malade reprenait connaissance et
éprouvait en même temps cette soif impérieuse qui depuis
lors ne l'a jamais quitté. Comme on ignorait à ce moment
qu'il fût atteint de polydipsie, sa ration de liquide était tout
à fait insuffisante ; aussi, malgré ses douleurs de tête et ses
vertiges, se traînait-il à l'office, et partout où il savait
trouver de l'eau, afin de satisfaire la soif qui le torturait.
« J'aurais bu n'importe quoi, même mon urine. » Dès lors,
on lui donna tous les jours quinze litres de boissons
diverses, houblon, coco, eau vineuse et il avait bien soin
de faire sa provision pour la nuit. Il resta encore une
huitaine de jours à l'hôpital, ayant des maux de tête violents, puis, se trouvant mieux, il sortit, ayant l'idée de
reprendre son métier de mécanicien. Il n'avait pas trace
de glycosurie.

A ce moment apparaît un symptôme nouveau ; le malade,
qui d'habitude avait un appétit modéré, est pris brusquement d'une faim aussi violente que sa soif. C'est une véritable boulimie. Il fait quatre et cinq repas par jour, il se
réveille la nuit pour manger et pour boire. Il ingurgite sans
se rassasier des quantités énormes de viande et de pain ;
l'argent qu'il gagne suffit à peine à son alimentation, il
dépense huit francs par jour.

Bientôt cet homme est obligé d'interrompre son métier,
les maux de tête reparaissent à tout instant, il éprouve une
grande lassitude, il se sent affaibli et la quantité d'aliments
qu'il prend chaque jour n'arrive pas à lui rendre ses forces.
Il revient alors à l'hôpital Beaujon, service de Fernet où on
le traite par la valériane. Au bout de quelques semaines, se
croyant amélioré il essaye de reprendre son travail, mais
ses forces le trahissent de nouveau ; il a des étourdissements, des vertiges, des insomnies et il se rend à l'hôpital

de la Charité, service de Oulmont. Quelques semaines de
repos et de traitement semblent l'avoir amélioré ; il fait une
nouvelle tentative de travail, tentative infructueuse, car six
semaines plus tard il se rend à l'hôpital Tenon, service de
Béclère. En fin de compte, après ces pérégrinations multiples dans différents hôpitaux, cet homme arrive dans notre
service.

Outre la polydipsie et la polyphagie dont je viens de
parler, voici quel était son état : nous ne constatons aucun
des symptômes habituels du diabète sucré, les dents et les
gencives sont en bon état, il n'a jamais eu d'éruption furonculeuse, les réflexes rotuliens sont normaux, la vue n'a pas
baissé, mais l'état général laisse beaucoup à désirer ; cet
homme a maigri de neuf kilogrammes depuis un an, il est
déprimé, abattu, sans forces, il est sujet à d'abondantes
transpirations, surtout la nuit. Malgré sa boulimie et sa
polydipsie, il n'a ni troubles dyspeptiques ni vomissements,
l'estomac n'est pas dilaté, les selles sont normales et régulières.

J'ai donné à ce malade autant d'aliments et de boissons
qu'il en peut désirer, comme traitement j'ai prescrit la
valériane et l'opium et j'ai fait placer à la nuque un séton
qui agit à titre dérivatif. Telle est l'histoire de cet homme
devenu brusquement polydipsique à la suite d'un traumatisme violent. Son cas va servir de base à notre discussion,
mais, avant de mettre en parallèle le diabète insipide traumatique et non traumatique, je tiens à citer quelques
autres observations qui faciliteront cette étude. Plusieurs
de ces observations sont réunies dans la thèse de Jodry[1] ;
les voici.

I. — Une jeune fille de quatorze ans tombe sur les pieds
après avoir glissé sur un escarpement de 4 à 5 mètres de
hauteur. Quand on la relève, elle était pâle, refroidie, morte
en apparence. L'état comateux persiste pendant quatre heures

1. Jodry. *Contribution à l'étude du diabète traumatique.* Th. de Lyon,
1897.

avec grincement des dents, face colorée, vomissements, pupilles dilatées, strabisme, hémorrhagie par l'oreille gauche qui dure la p'us grande partie de la journée (11 juillet 1856). Amélioration les jours suivants : le 19, intelligence assez nette, moins de strabisme, sommeil paisible, appétit. Le 20, tout à coup survient une soif inextinguible; la malade boit au moins six litres de tisane dans les vingt-quatre heures et rend une quantité équivalente d'urine, limpide comme de l'eau, ne contenant ni sucre ni albumine; la polyurie dure avec les phénomènes qui l'accompagnent jusqu'au 29 juillet. Le 4 août, la soif a cessé et l'appétit est vif; il ne reste qu'un peu d'amblyopie et de tournoiement de la tête qui disparaissent à la fin d'août. La malade, qui avait perdu la mémoire de certains noms propres, la recouvre, mais elle ne conserve plus le souvenir de tout ce qui avait précédé de très près son accident.

II. — Un jeune garçon de dix-huit ans entre à l'hôpital de la Charité en janvier 1855; il était atteint d'une varioloïde légère qui guérit rapidement. Aussitôt après, au grand étonnement de ses voisins, il se met à boire huit à dix pots de tisane par jour. Pendant la nuit, il se réveillait plusieurs fois pour boire ; il mangeait aussi avec voracité. Cette polydipsie et cette boulimie étaient d'origine *traumatique*. Ce garçon, six ans auparavant, avait reçu, sur le front, un coup de pied de cheval; la perte de connaissance n'avait été que de quelques minutes, mais le choc avait été violent, comme le prouvait une vaste cicatrice très évidente. C'est le jour même de l'accident que se déclara la soif exagérée qui, depuis cette époque, n'a cessé de tourmenter le malade jour et nuit. Cet état constitue, depuis six ans, une sorte d'infirmité assez supportable, qui ne paraît en rien altérer la santé du malade. Il boit en moyenne 10 litres dans les vingt-quatre heures; la quantité d'urine rendue égale, à peu de chose près, celle des boissons ingérées. Les urines sont limpides, incolores, sans odeur et semblables à de l'eau pure ; à plusieurs reprises, on a constaté l'absence de sucre et d'albumine. La polyurie et la polydipsie ont complètement cessé tant qu'a duré l'affection aiguë qui a nécessité l'entrée à l'hôpital.

III. — Un homme âgé de vingt-sept ans, d'une constitution moyenne, d'une bonne santé habituelle, fait une chute d'un lieu élevé, le 18 juin 1859; il en résulte une fracture compliquée de plaie, avec commotion cérébrale telle, qu'il resta onze jours sans connaissance et dut faire un séjour de quarante jours à l'hôpital. Sorti prématurément, les forces lui manquèrent et il dut retourner à l'hôpital. État, le 5 août : céphalalgie intense et presque continue, assez mal limitée, plus intense parfois au niveau de la cicatrice (région frontale droite), tristesse habituelle, découragement, démarche lente, mal assurée, titubante, vertiges fréquents, étourdissements surtout pendant la marche ou à l'occasion de mouvements brusques. Un peu d'hémiplégie faciale droite. Vision complètement abolie à droite, diminuée à gauche; membre supérieur droit un peu plus faible que le gauche. Lorsque le malade est debout, il éprouve toujours un mouvement de recul qui précède le moment où il se met en marche. Digestions bonnes, pas de vomissements; insomnie presque constante; *depuis l'accident, soif intense continuelle.* Pendant son premier séjour à l'hôpital, il a bu jusqu'à 25 litres; urine pâle, limpide comme de l'eau, sans traces de sucre. Du 11 au 12, le malade boit 8 litres; on prescrit 2 grammes d'extrait de valériane; le lendemain, on constate 2 litres d'urine en moins. Du 18 au 20, urine assez abondante et soif aussi vive; on prescrit de l'extrait de racine de gentiane et on place un séton à la nuque. La céphalalgie diminua progressivement et disparut complètement les premiers jours de septembre. La paralysie, l'incertitude des mouvements, le mouvement de recul diminuèrent également; la polyurie et la polydipsie persistèrent au contraire avec la même intensité jusqu'au 5 septembre ; à partir du 7, la quantité d'urine diminua de jour en jour; le 17, elle rentra dans les limites normales; le 15 octobre, on constata que la guérison s'était maintenue.

IV. — Un maçon tombe d'un échafaudage, haut de 15 mètres, le 30 août 1859. A la suite de cette chute on constate à la partie supérieure du front une plaie contuse peu étendue, sans dénudation du frontal. La paupière supérieure droite présente une ecchymose; du sang s'écoule par l'oreille gauche. On ne trouve de fracture en aucun point de la surface du crâne; les deux radius et la clavicule gauche sont fracturés. Perte de connaissance qui dure cinq jours pendant lesquels le malade passe de l'assoupissement à l'agitation. A partir du 5 septembre, il demande à boire et à manger à chaque instant; la polyurie et la polydipsie s'élèvent progressivement de 5 à 14 litres; l'urine est presque incolore, avec un reflet verdâtre, sans odeur marquée; analysée à deux reprises, elle ne contient ni sucre ni albumine. A partir du 23 septembre, la polydipsie diminua en présentant dans sa décroissance la même proportion que dans son augmentation. Le 10 novembre, le malade quitte l'hôpital complètement guéri de tous les accidents de sa chute, sauf une légère diminution de l'acuité auditive à gauche.

V. — Un jeune garçon de dix-huit ans, ayant toujours eu bonne santé, reçoit un coup d'un sabre en bois sur le côté droit de la tête : immédiatement, perte de connaissance, douleur de tête violente, fièvre intense avec chaleur et frisson, *soif vive*. Tous ces accidents se dissipent bientôt; deux jours après, il peut reprendre ses occupations, mais la soif persiste; trois semaines plus tard, il vient demander qu'on le débarrasse de cette soif qui est un vrai tourment. Il ne se sent pas plus faible depuis l'accident, mais il assure avoir un peu maigri. Les digestions se font bien, son appétit est conservé, non augmenté. Pouls : 70. Aucune douleur de tête depuis le lendemain de son accident. La quantité d'eau absorbée peut être évaluée à plus de trente litres dans les vingt-quatre heures. Il boirait continuellement, s'il ne sentait son estomac se gonfler et devenir douloureux quand il a trop bu. Les urines sont en rapport avec la quantité de liquide absorbé; elles sont limpides, aqueuses, très peu

colorées et inodores; elles ne contiennent pas la moindre
trace de sucre; la densité est à peine supérieure à celle de
l'eau. Après avoir inutilement administré de l'opium, on
prescrivit la valériane à haute dose. Diminution progressive
de la soif après vingt jours de ce traitement.

Description. — Ces observations jointes à celle qui concerne notre malade sont suffisantes pour nous permettre
de retracer l'histoire du *diabète traumatique insipide*. Bien
que ce diabète puisse survenir à la suite de traumatisme
intéressant n'importe quelle région, c'est néanmoins le traumatisme de la tête qui est le plus souvent en cause. Le diabète insipide, ou polydipsie simple, peut apparaître en
quelques heures, aussitôt après le traumatisme. Ainsi, chez
notre malade, le choc fut suivi de perte de connaissance
et, dès le lendemain, la polydipsie se déclarait avec une telle
intensité que dix et douze litres de liquide ne pouvaient pas
satisfaire la soif. Chez le jeune garçon qui avait reçu sur le
front un coup de pied de cheval (Charcot), c'est le jour
même de l'accident que se déclara la soif exagérée qui, depuis cette époque, n'a cessé de tourmenter le malade jour
et nuit. Chez le jeune homme qui fit une chute d'un lieu
élevé (Moutard-Martin), la soif apparut après l'accident avec
une telle intensité que le malade buvait jusqu'à vingt-cinq
litres par jour. Chez le jeune homme qui reçut un coup de
barre sur la tête, la polydipsie apparut aussitôt après l'accident et la quantité de liquide ingurgité pouvait être évaluée
à plus de trente litres par vingt-quatre heures.

Ces différents exemples montrent que le début du diabète
insipide traumatique peut apparaître aussitôt après le traumatisme. Ce n'est pas progressivement, c'est d'emblée que
survient la polydipsie et si une chose est surprenante,
quelle que soit la théorie invoquée, c'est de voir éclater soudainement, chez un individu bien portant, un diabète qui
va durer des mois, des années et même toute la vie. Ce
début brusque n'est pas spécial à la polydipsie traumatique,
il est également signalé dans des observations concernant
le diabète insipide non traumatique.

Dans quelques circonstances, la polydipsie ne survient que quelques jours après l'accident. Ainsi, chez la jeune fille qui avait fait une chute sur les pieds (Martin), la polydipsie apparut neuf jours après l'accident. Chez le maçon qui tomba d'un échafaudage (Debron), la polydipsie apparut cinq jours après l'accident, dès que le malade eut repris connaissance.

Traumatique ou non traumatique, les symptômes du diabète insipide sont identiques. Dans les observations que je viens de citer, les malades buvaient jusqu'à quinze, vingt, trente litres de liquide par jour et au delà. Quelques-uns ont une soif véritablement inextinguible; ils n'osent ni sortir, ni se coucher, sans avoir pris leurs précautions et sans avoir fait leur provision d'eau. Notre malade avait imaginé un récipient auquel il avait adapté un tube en siphon, de sorte que la nuit il pouvait satisfaire sa soif sans presque interrompre son sommeil. Cette soif impérieuse, effrénée, n'est pas spéciale à la polydipsie traumatique, elle existe tout aussi bien dans les cas de polydipsie non traumatique; ainsi Trousseau cite un de ses malades qui buvait jusqu'à quarante litres par jour. Aussit raconte l'histoire d'un petit malade de quatre ans [1] qui avait un besoin tellement impérieux de liquide, qu'à plusieurs reprises il s'était emparé de son vase de nuit pour en boire le contenu. Une autre fois, il était descendu dans la cave d'une voisine et buvait la bière à même le tonneau. Sa ration d'eau pour la nuit était de quatre litres. Donc, que la polydipsie soit traumatique ou non, le besoin de boire est tout aussi impérieux; peut-être même est-il plus impérieux dans la polydipsie simple que dans le diabète sucré.

La polyurie est en rapport avec la polydipsie, et les malades urinent, suivant le cas, quinze, vingt, trente litres de liquide et au delà.

Il est un symptôme sur lequel je désire appeler l'attention, c'est la boulimie ou polyphagie, c'est-à-dire l'appétit exces-

1. Aussit, *Soc. méd. des hôp.*, séance du 5 février 1893.

sif des malades. On croit trop communément que la polyphagie est un symptôme réservé au diabète sucré. C'est
une erreur. On voit des gens qui ne sont nullement glycosuriques, qui ne sont pas atteints de diabète sucré, qui
sont simplement polydipsiques et chez lesquels le besoin
d'aliments prend les proportions les plus exagérées, on peut
-dire d'eux qu'ils ont faim autant qu'ils ont soif; ils sont
boulimiques autant que polydipsiques. Pour avoir une idée
de la quantité d'aliments absorbés tous les jours par notre
homme de la salle Saint-Christophe, j'ai fait placer un jour
sur une table sa ration journalière de pain, de viande, de
légumes et de boissons. Il y avait là de quoi donner à
manger et à boire à toute une famille. On peut dire de
ces malades-là qu'ils ne sont jamais rassasiés ; à peine leur
repas est-il terminé qu'ils voudraient en commencer un
autre.

Cette boulimie est signalée dans plusieurs observations
de polydipsie traumatique. Trousseau est l'un des premiers
qui ait appelé l'attention sur la boulimie des gens atteints
de polydipsie sans glycosurie; voici ce qu'il en dit : « Contrairement à ce que vous verrez écrit par la plupart des
auteurs qui, à cet égard, n'ont fait d'ailleurs que répéter
ce que le premier avait dit, en même temps que la soif,
l'appétit est non seulement habituellement augmenté, mais
encore très exagéré. Vous vous rappelez notre malade de la
salle Sainte-Agnès, et l'effroyable quantité d'aliments qu'il
absorbait dans les vingt-quatre heures; vous l'avez entendu
raconter qu'il était la terreur des chefs de ces restaurants
où le pain est donné à discrétion. Une fois qu'il avait pris
un ou deux repas dans un de ces établissements, on lui
offrait, nous disait-il, de l'argent pour l'engager à n'y plus
revenir[1]. »

Que le diabète insipide soit ou non traumatique, on peut
dire que, malgré l'énorme quantité de liquide et d'aliments
ingurgités, les facultés digestives ne semblent en rien trou-

1. Trousseau. *Clin. méd. de l'Hôtel-Dieu*, t. II, p. 765.

blées, et les digestions s'accomplissent aussi régulièrement qu'à l'état normal. C'est même un fait remarquable que l'absence de dilatation d'un estomac, qui, pendant des mois et des années, reçoit une telle quantité de liquides et d'aliments.

Reste à élucider une question importante : le diabète insipide traumatique est-il plus ou moins grave, plus ou moins curable que le diabète insipide non traumatique ? Envisageons d'abord le pronostic du diabète insipide non traumatique : bien que ce diabète insipide soit longtemps compatible avec l'intégrité apparente de la santé, gardez-vous de croire, dit Trousseau, que les choses restent longtemps dans d'aussi favorables conditions. « Bientôt à la boulimie succède une anorexie insurmontable, l'amaigrissement se prononce, de plus en plus inquiétant; la peau se flétrit et devient terreuse, l'haleine est fétide et, comme dans le diabète sucré, on voit se manifester les symptômes de la phthisie tuberculeuse. J'avais cru longtemps, sur la foi de ceux qui m'avaient devancé, que la polydipsie était une maladie moins grave que la glycosurie; mais, aujourd'hui, l'expérience a singulièrement modifié mes idées à cet égard. Tandis que j'ai pu, dans ma pratique particulière, dans nos salles d'hôpital, voir un très grand nombre de glycosuriques conserver longtemps la plénitude de leur santé, sans que j'intervinsse par un traitement fort actif, j'ai eu la douleur, au contraire, de voir presque tous les polyuriques que j'ai eus à traiter, dépérir rapidement et arriver au terme de leur vie beaucoup plus vite que les diabétiques. »

En compulsant les observations de polydipsie traumatique, je vois que la guérison a été quelquefois obtenue après quelques semaines ou quelques mois de traitement. Je pense donc que la polydipsie traumatique est moins tenace, moins grave, un peu moins rebelle au traitement que la polydipsie non traumatique. Quel est donc ce traitement? Une même indication est applicable aux deux variétés de polydipsie, traumatique ou non traumatique : l'extrait de

valériane à la dose de 5 à 30 grammes par jour; l'extrait
de belladone à la dose journalière de 1 centigramme,
l'antipyrine à la dose de 1 à 5 grammes par vingt-quatre
heures. L'hydrothérapie rend aussi de réels services. La
médication révulsive : cautères suppurés, pointes de feu,
séton, est surtout applicable à la polydipsie traumatique.
J'ai fait appliquer à notre homme des cautères et un séton
à la nuque; il en est réellement fort amélioré, ses nuits
sont moins agitées, la soif beaucoup moins vive, il n'urine
plus que 6 à 7 litres au lieu de 8 à 10; le succès thérapeutique n'est pas complet, toutefois on a pu juger des bienfaits de la médication.

Diabète sucré traumatique. — Après avoir étudié les
rapports du traumatisme avec le diabète insipide, voyons
quelles relations peuvent exister entre le traumatisme et le
diabète sucré. Ici encore, à la suite de choc, de coup, sur la
tête ou sur une autre partie du corps, le diabète sucré peut
apparaître brusquement chez des gens qui étaient antérieurement en parfaite santé. En voici plusieurs exemples.

Un de mes amis assistant un jour aux préparatifs de la
fête du 14 juillet, à Alger, reçut sur la nuque un coup si
violent qu'il en perdit connaissance. Revenu à lui quelques
heures plus tard, il demanda aussitôt à boire et dès ce moment la polydipsie fut telle qu'il pouvait à peine se contenter de 6 à 8 litres de boisson par jour. L'examen des
urines décela 40 grammes de sucre par vingt-quatre heures.
L'urée et les phosphates étaient également augmentés.
Depuis cette époque, c'est-à-dire depuis vingt ans, le diabète n'a jamais complètement cédé; quand le malade se
relâche de son régime, le sucre monte à 50 et 60 grammes;
sous l'influence du régime et des médicaments, eaux alcalines, aux arsenicales, antipyrine, le sucre tombe à 8 ou
10 grammes, mais la glycosurie ne disparaît jamais complètement, elle est toujours prête à s'accroître. A part la polydipsie et la glycosurie, ce diabète traumatique n'a jamais
engendré de complications, il n'est même pas accompagné
de polyphagie; il rentre dans les formes légères, quoique te-

naces, du diabète traumatique. Mais il n'en est pas toujours ainsi, car toutes les variétés de diabète sucré, y compris les plus graves, s'observent à la suite du traumatisme. En voici quelques observations consignées dans les thèses de Bernstein-Kohan[1], de Jodry[2] et dans le travail de Brouardel et Richardière[3].

I. — Un gardien de chemin de fer âgé de quarante-six ans, d'une bonne santé antérieure, reçut un coup violent sur la tête et resta sans connaissance pendant une heure. Après son accident, il éprouva une soif ardente, une faim dévorante et il se mit à rendre une quantité prodigieuse d'urine. Ces urines étaient chargées de sucre, avaient une densité de 1052. Sous l'influence du repos au lit, d'un vésicatoire à la nuque et d'un purgatif, l'état du malade s'améliora notablement. L'urine devint moins abondante, la densité tomba à 1012 et le sucre disparut complètement. Cet homme put reprendre son service et la guérison se maintint.

II. — Un valet de ferme âgé de quatorze ans, d'une bonne santé habituelle, fut atteint à la région occipitale droite par la chute d'un arbre. Plaie des téguments, fracture du crâne, signes de commotion cérébrale, perte de connaissance, vomissements, engourdissement de tout le corps sans paralysies localisées. Le lendemain de l'accident, les urines sont abondantes et contiennent 5 grammes de glycose par litre. Le soir, poussé par une faim irrésistible, il mange une soupe de raves au lait. La mort survint en quelques semaines. A l'autopsie, on trouva une fracture de l'occipital; l'encéphale paraissait sain.

III. — L'observation suivante de Frerichs concerne un garçon de vingt-six ans tombé d'une hauteur de trois mètres, le front contre le sol. Ce n'est que six mois plus tard qu'il fut tourmenté par la soif. Son diabète devint tellement violent qu'il arriva à rendre plus de 500 grammes de sucre

1. *Diabète traumatique.* Th. de Paris, 1891.
2. Jodry. *Diabète traumatique.* Th. de Lyon, 1897.
3. *Diabète traumatique au point de vue des expertises médico légales.* Paris, 1888.

par jour. Il mourut de tuberculose pulmonaire. A l'autopsie, on constate sur le plancher du quatrième ventricule plusieurs extravasats sanguins; à droite, dans la région du noyau de l'acoustique, une tache brune de la grosseur d'une lentille, et deux autres comme des graines de pavot, à 5 millimètres de la ligne médiane. Après durcissement des préparations, on trouve à droite, au niveau de l'acoustique, immédiatement en dehors du noyau de l'abducteur, trois petits foyers sanguins que l'on peut suivre sur les coupes. Il en existe un autre groupe, un peu plus haut, à 6 ou 7 millimètres de la ligne médiane, dans l'angle du plancher du quatrième ventricule. Les plus volumineuses de ces hémorrhagics sont récentes et laissent apercevoir des globules sanguins de forme et de couleur normales; on trouve au contraire d'autres foyers constitués par des globules sanguins complètement décolorés. Enfin quelques rares amas de granulations pigmentaires brunes.

IV. — Un garçon de seize ans ayant reçu un coup de bâton sur l'occiput fut pris trois jours plus tard de polydipsie, de polyurie, de boulimie et d'amblyopie. L'urine ayant une densité de 1045 renfermait une grande quantité de sucre. La guérison fut obtenue en quinze jours sous l'influence d'une alimentation carnée et des alcalins ; cependant, deux mois après, restait encore une polyurie simple.

Toutes ces observations concernent l'apparition du diabète sucré après traumatisme de la tête; je vais maintenant citer des cas où le diabète sucré est apparu, non plus après traumatisme de la tête, mais après traumatisme de n'importe quelle autre région du corps.

Un homme âgé de cinquante ans, d'une santé antérieure excellente, est désarçonné par son cheval et tombe sur le dos. Bientôt il s'aperçoit que ses forces déclinent, sa soif devient considérable et il urine 8 litres par jour. A l'analyse des urines, on constate 72 grammes de sucre par litre, soit 572 grammes en vingt-quatre heures. Le traitement réduisit six mois plus tard le sucre à 44 grammes par litre.

Un jeune garçon de vingt et un ans, jouant avec un de

ses camarades, tombe sur une chaise, et le coup porte sur les deux premières vertèbres lombaires. Il n'y eut pas de fracture, mais, quelques jours plus tard, ce garçon se plaignit d'une soif très vive et d'une faiblesse extrême. L'urine contenait 10 grammes de sucre par litre. Ce jeune homme succomba quelque temps plus tard dans le coma diabétique.

Griesinger raconte l'histoire d'un jeune homme de dix-huit ans, de bonne santé habituelle, qui fit une chute sur les pieds de la hauteur du premier étage. Cet accident ne fut pas suivi de perte de connaissance, mais, la nuit suivante, éclate un diabète violent avec soif excessive. L'urine contenait 50 grammes de sucre par litre, ce qui donnait une moyenne de 250 grammes de sucre par jour. Le malade entra à la clinique dans un état cachectique, y mourut couvert de furoncles et d'abcès.

Les enfants peuvent être atteints comme les adultes. Bouvier cite le cas d'un jeune garçon de onze ans qui fut pris de diabète à la suite de coups sur les reins. Niedergass rapporte l'observation d'une fillette de douze ans qui devint diabétique après une chute. Rossbach cite l'exemple d'un enfant de huit mois qui tomba des bras de sa nourrice et mourut quatre mois après dans la cachexie diabétique, avec polyurie, glycosurie, eczéma, furonculose (Brouardel et Richardière).

Les observations que je viens de rapporter prouvent que le diabète sucré peut succéder aux traumatismes les plus variés : coups sur la tête, sur la nuque, violente contusion du tronc, chute sur les pieds, etc.; toutefois c'est le traumatisme de la tête qui a la part prépondérante. Le diabète apparaît d'une façon précoce ou tardive après le traumatisme. Brouardel et Richardière donnent la statistique suivante : « Sur vingt-cinq observations qui précisent la date d'apparition des premiers symptômes, quatre fois le diabète s'est montré dans les deux premiers jours qui ont suivi le traumatisme, quatre fois il s'est déclaré dans la semaine suivante, quatre fois il s'est montré plus tardivement. »

Les symptômes du diabète sucré traumatique ne diffèrent
en rien des symptômes du diabète sucré non traumatique.
Ils sont, l'un et l'autre, sujets aux mêmes complications :
anthrax, furoncles, cataracte, etc. Ils peuvent aboutir également à la phthisie pulmonaire; ils peuvent, l'un et l'autre,
se terminer par le coma diabétique.

Quant à savoir si le pronostic de l'un est moins grave
que le pronostic de l'autre, voici comment Brouardel et
Richardière envisagent la question[1] : « Le diabète traumatique précoce, celui qui suit de près l'accident, et le diabète traumatique tardif, celui qui apparaît longtemps après
l'accident, comportent un pronostic assez différent. Les
différences sont assez importantes au point de vue de la
gravité de la maladie pour qu'en médecine légale nous en
fassions deux formes distinctes : l'une, à début rapide,
précoce, à pronostic bénin; l'autre, à début tardif, à marche
lente, à pronostic grave le plus souvent. Le diabète précoce
aigu se termine toujours par la guérison. Deux ou trois
semaines, parfois un mois ou deux après l'apparition des
premiers symptômes, le malade sent ses forces renaître, la
soif et la boulimie disparaissent, le sucre n'est plus appréciable dans les urines, l'embonpoint revient. Un seul symptôme, la polyurie, persiste encore et devient même quelquefois plus intense que dans la période d'état de la
maladie. Cette polyurie peut atteindre cinq litres par jour;
elle dure quelques semaines après la disparition de la glycosurie. Elle cède enfin et, en général, deux ou trois mois
après le traumatisme, la guérison est complète et définitive. Le diabète retardé a une marche excessivement lente,
sa durée se compte par mois, par années; la terminaison
fatale est la plus fréquente; la mort est causée par le marasme diabétique ou par une complication : tuberculose,
coma. »

Ces appréciations concernant le diabète traumatique

---

1. Brouardel et Richardière. *Du diabète traumatique au point de vue
des expertises médico-légales.*

　DIABÈTES.

précoce et tardif ne sont pas absolues, elles me paraissent comporter d'assez nombreuses exceptions.

Étude médico-légale. — La question des diabètes traumatiques touche par certains côtés à la médecine légale. Un individu devient diabétique à la suite d'un coup ou à la suite d'un accident de chemin de fer; il demande des dommages et intérêts; comment saura-t-on que ses prétentions sont fondées, comment affirmer que le plaignant n'était pas diabétique avant l'accident? Voici deux cas de ce genre[1]. Un homme de quarante-cinq ans, n'ayant jamais fait de maladie, a été victime le 18 juillet 1884 d'un accident de chemin de fer sur la ligne du Puy à Saint-Étienne. Cet accident ne s'est pas accompagné de perte de connaissance, Ch... a été seulement étourdi. Il ne se rappelle pas comment il est sorti de son compartiment; il se souvient cependant très bien de l'état dans lequel il a trouvé le chauffeur et le mécanicien. Il a constaté qu'il avait une blessure de la jambe gauche et il s'est mis à suivre ses compagnons de route. Il a fait avec eux 2 kilomètres pour rejoindre la station la plus voisine. Dans ce trajet, Ch... a remarqué qu'il suivait péniblement le pas des femmes sorties en même temps que lui des wagons.

Ch... a été examiné à trois reprises différentes par le Dr Vinay, agrégé de Lyon. Ce médecin lui a délivré trois certificats, en date du 30 juillet 1884, du 24 décembre 1884, du 30 novembre 1885 et a constaté : 1° que la plaie contuse de la jambe avait guéri en vingt jours environ; 2° que les douleurs lombaires accusées dès le premier jour persistaient et étaient très vives; 3° que les urines, augmentées de quantité dès le 30 juillet, contenaient à la fin de novembre 1885 une notable proportion de sucre. Le 15 février, au moment de mon examen, Ch... présentait les attributs extérieurs d'une bonne santé. La plaie de la jambe était cicatrisée et représentée par une cicatrice de 5 centimètres et demi de diamètre. Les douleurs de reins persistaient;

1. Brouardel et Richardière. *Loco citato.*

nulles au repos, sensibles quand Ch... voulait se lever, rester debout, quand il toussait. Elles ne s'accompagnaient d'aucun signe appréciable de fracture des os de la colonne vertébrale. Elles s'exaspéraient par la pression des masses lombaires (surtout à gauche). La vue de Ch... était bonne. Il n'avait pas d'éruption cutanée. La densité des urines était de 1032. Elles renfermaient 47 grammes de sucre par litre. Pas d'albumine.

Une seconde observation concerne un homme de quarante-cinq ans qui n'ayant jamais été malade fut victime d'un accident de chemin de fer le 14 août 1885. Il perdit connaissance. A la suite de l'accident, il ressentit des douleurs vives dans tout le corps et notamment au-dessus du genou droit et à la région lombaire gauche. Depuis l'accident, il a maigri en deux ans de 18 kilogrammes, il s'est affaibli, il a dû interrompre ses tournées de voyageur de commerce, il aurait même eu des hémoptysies. Au premier examen de Brouardel (deux ans après l'accident), le malade se plaint de douleurs le long du rachis; ces douleurs sont exaspérées par la pression. Les urines (détail ignoré par le malade) renferment 49 grammes de sucre par litre. Le malade présente donc une série de symptômes diabétiques.

D'une façon générale, la question du diabète traumatique est souvent difficile à élucider en médecine légale, car pour incriminer le traumatisme, il faudrait être certain que le plaignant était indemne de diabète avant son accident. La question est d'autant plus difficile à trancher qu'il est des symptômes diabétiques assez peu importants pour passer inaperçus pendant quelque temps, et c'est parfois six mois, un an après l'accident, qu'à la faveur de tel ou tel signe révélateur on découvre le sucre urinaire, qui jusque-là n'avait pas été recherché.

La question médico-légale peut donc se présenter sous des aspects divers. Si un individu, qui jusque-là avait joui d'une parfaite santé, est pris soudainement de polydipsie, de polyurie, à la suite de coups, ou après un accident de chemin de fer, si cet individu examiné peu de temps après

le traumatisme présente des signes non équivoques de diabète, y compris la glycosurie, il est évident qu'en pareil cas
le traumatisme doit être incriminé, il n'y a pas d'hésitation,
et le plaignant a droit à une indemnité.

Mais le diagnostic n'est pas toujours aussi simple, il s'en
faut ; le diabète traumatique, comme le diabète non traumatique, peut évoluer pendant des mois et des années sans
se révéler par tels symptômes cardinaux, polydipsie excessive, polyurie exagérée, qui mettent vite sur la voie du
diagnostic. Souvent on est diabétique sans le savoir, on n'a
ni plus soif ni plus faim qu'à l'état normal, et cependant
on éprouve une certaine faiblesse qu'on met sur le compte
de la fatigue, on se plaint de douleurs qu'on qualifie de
rhumatisme, on souffre d'un état nerveux qu'on décore du
nom de neurasthénie, et ce n'est que des mois après, qu'on
s'aperçoit que tous ces troubles faussement interprétés
devaient être imputés au diabète.

Cette discussion est applicable au diabète traumatique
qui peut rester longtemps ignoré et qui, pour des raisons
que je n'ai pas à apprécier ici, peut n'être reconnu que
tardivement. Comment affirmer en pareille circonstance
que le traumatisme a été l'origine de ce diabète qui est
resté méconnu pendant un an ou deux? Je crois, en pareil
cas, que le plaignant perdra son procès.

Pathogénie. — Je voudrais maintenant dire quelques mots
de la pathogénie des diabètes traumatiques, mais cette pathogénie est pour le moment livrée à des hypothèses. Si on se
reporte aux mémorables expériences de Claude Bernard, on
sait que la piqûre du quatrième ventricule, entre les racines
des nerfs pneumogastriques et des nerfs acoustiques,
détermine la polyurie, plus haut, la glycosurie, plus haut
encore elle provoque l'albuminurie. Mais ces phénomènes
d'ordre expérimental sont passagers, ils ne sont nullement
comparables aux faits pathologiques, qui nous montrent
l'existence durable et parfois indéfinie d'un diabète sucré
et d'un diabète insipide.

De plus, il n'existe habituellement aucune lésion du quatrième ventricule au cas de diabètes traumatiques : une chute sur les pieds, sur les reins, une violente commotion sont autant de traumatismes qui peuvent provoquer les diabètes sucré ou insipide. On dirait qu'il suffit d'une perturbation dynamique dans le fonctionnement de certaines cellules nerveuses pour faire apparaître la soif ou la faim ; quelle est cette perturbation et quelles sont les cellules nerveuses qui sont en cause? Je l'ignore.

Ce qui est encore inexplicable dans le fait pathologique, c'est la dissociation soudaine et indéfinie de l'acte morbide. Pourquoi, à la suite de coups, de chute, de contusion, tel individu sera-t-il pris de polydipsie simple, sans que jamais, pendant des mois, on ne puisse constater la moindre trace de glycose dans ses urines? Pourquoi, au contraire, un traumatisme identique, coups, chute, contusion, va-t-il déterminer chez tel autre individu, non seulement la glycosurie, mais le diabète sucré avec tout son cortège? C'est, dira-t-on, affaire de localisation ; j'aime mieux avouer notre ignorance sur ce point ; autant de questions qui, pour le moment restent sans réponse.

Le *traitement* du diabète sucré traumatique est à peu près le traitement du diabète sucré non traumatique. Au traitement général du diabète, régime alimentaire, privation d'aliments et de boissons sucrées, diminution (mais non privation) des aliments farineux, préparations arsenicales et alcalines, antipyrine, on doit associer un traitement local, révulsifs, séton, cautères suppurés à la nuque, surtout si le diabète est consécutif à un traumatisme cérébral.

§ 8. OBÉSITÉ

Description. — L'obésité est l'état pathologique causé par l'hypertrophie généralisée du tissu adipeux. A un degré peu prononcé elle se confond avec l'*embonpoint* ; poussée à l'extrême, elle prend le nom de *polysarcie* ou d'*adipose*. Les adiposes *localisées*, telles que les lipomes, l'hypertrophie lipomateuse des muscles, l'adipose sous-cutanée paralytique doivent être distinguées de l'obésité.

La répartition du tissu graisseux chez l'obèse ne se fait pas d'une façon uniforme et identique. Le tissu cellulaire sous-cutané et intermusculaire, les franges épiploïques, le mésentère, l'atmosphère celluleuse des reins, la surface du cœur, le tissu cellulaire de l'orbite, peuvent être envahis par la graisse. Chez les gros mangeurs, l'obésité atteint surtout les parois abdominales au point d'y former de véritables bourrelets cutanés avec distension de la peau et vergetures comparables à celles de la grossesse. Chez certaines personnes, la graisse s'accumule au cou (triple menton), aux mamelles; l'adipose n'existe pour ainsi dire jamais à la verge et au scrotum. Les viscères, le foie, les reins, le cœur en particulier peuvent être envahis par la graisse.

Une distinction importante doit être faite entre la *surcharge graisseuse* compatible avec la vie des éléments cellulaires, et la *dégénérescence graisseuse* qui, elle au contraire, frappe les éléments voués à la mort ou déjà même nécrobiosés. La première appartient à l'obésité, elle est curable, la seconde est le résultat d'infections et d'intoxications, elle est incurable. Cependant lorsque la polysarcie est extrême et invétérée, elle est une cause de gêne, de fatigue pour le fonctionnement des organes et la dégénérescence graisseuse ou scléro-graisseuse vient souvent s'ajouter à la surcharge graisseuse ; à partir de ce moment, les accidents éclatent et finissent par emporter le malade.

A un degré peu prononcé, lorsqu'elle est récente, lorsqu'elle ne s'accompagne d'aucune lésion viscérale proprement dite, telle en un mot qu'on l'observe chez les sujets jeunes, l'obésité ne provoque qu'un peu d'essoufflement à l'occasion des mouvements et des efforts; la respiration est légèrement bruyante, la fatigue est rapide, aussi les obèses sont-ils assez apathiques et ont-ils peu d'aptitude aux exercices physiques.

Les digestions sont généralement lentes, pénibles; après

les repas survient une légère somnolence, mais là se bornent d'habitude les troubles de la santé, si bien que l'obésité peut être considérée bien plus comme une infirmité que comme une maladie véritable.

Au contraire, lorsque l'adipose est excessive, et que le malade n'est plus jeune, il a généralement la face fortement colorée et même cyanosée; sa démarche est lourde, lente, pénible, l'oppression s'accroît au moindre mouvement; l'ascension des escaliers devient tout particulièrement pénible, la parole est brève, entrecoupée, pas moyen de prononcer une phrase un peu longue sans s'arrêter pour reprendre haleine. L'appétit est tantôt augmenté, tantôt diminué; la soif est presque toujours accrue. Les digestions sont pénibles; après les repas, le sommeil devient un besoin impérieux; l'aptitude au travail intellectuel n'est pas toujours diminuée; c'est même là une particularité intéressante. L'exploration du foie dénote fréquemment une augmentation de volume et la sensibilité de cet organe.

Les selles sont souvent peu colorées. Les battements du cœur sont sourds, mal frappés, parfois irréguliers, le volume du cœur est augmenté et la pointe est difficile à trouver.

La peau se couvre de sueur au moindre exercice, elle exhale une odeur fétide toute spéciale, due à l'exagération de la sécrétion sébacée et aux modifications chimiques subies par cette sécrétion; elle s'irrite très facilement, aussi les érythèmes, l'intertrigo, l'eczéma sont-il fréquents chez les obèses.

Les urines présentent des altérations importantes qui servent souvent de guide à la pathogénie et à la thérapeutique de l'obésité.

Sans parler de la polyurie, de la glycosurie et de l'albuminurie qui se rencontrent souvent chez les obèses arthritiques et nerveux, le dosage de l'urée, et d'une façon générale le dosage des produits azotés, a conduit à diviser les obèses en deux groupes, suivant que les substances azotées urinaires sont augmentées ou non de quantité. Chez certains obèses la proportion de l'urée est diminuée.

Bon nombre de malades succombent à des accidents liés aux dégénérescences viscérales qui ne manquent presque jamais à un moment donné. L'asystolie progressive est un des modes de terminaison les plus fréquents ; la mort survient encore à l'occasion d'une maladie intercurrente : pneumonie, bronchite généralisée, érysipèle, etc., qui chez tous les obèses ont une gravité extrême. D'autres malades succombent à une affection diathésique dont l'obésité n'est elle-même qu'une manifestation. Ici encore la polysarcie, en diminuant la résistance vitale des tissus, agit défavorablement.

Étiologie et pathogénie. — L'obésité est une maladie de tous les âges, plus fréquente chez les adultes et rare chez les vieillards du fait de la décrépitude générale. Les femmes y sont plus sujettes que les hommes ; elle apparaît surtout au moment de la puberté, après le mariage, à l'occasion d'une grossesse, surtout de la première grossesse, enfin au moment de la ménopause. La vie génitale a donc sur l'apparition de l'obésité une importance capitale.

Maladie souvent héréditaire, elle survient chez certains sujets à la suite d'une affection aiguë (fièvre typhoïde et pneumonie), elle est alors la conséquence des modifications profondes apportées à la nutrition.

Obésité, migraine, lithiase biliaire, gravelle urique, asthme, rhumatisme articulaire, goutte, diabète, sont autant de manifestations d'une nutrition ralentie, telle qu'on la rencontre chez les *arthritiques*.

C'est encore au ralentissement de la nutrition que l'on a rattaché la surcharge graisseuse dans quelques maladies du système nerveux, l'hystérie en particulier et l'anémie pernicieuse progressive.

A l'état normal la graisse fixée dans les tissus a une double origine, l'*alimentation* et la *désassimilation*. La graisse pathologique a la même origine, cependant l'alimentation graisseuse exagérée ne produit pas l'obésité plus sûrement

que les aliments féculents sucrés, et les boissons alcooliques
(vin, eau-de-vie, bière), témoin les Esquimaux qui se nourrissent presque exclusivement de graisse et qui ne sont pas
plus atteints d'obésité que les habitants des pays méridio-
naux. Pour que ces causes alimentaires produisent tous leurs
effets, il faut qu'elles agissent sur des sujets chez lesquels
les oxydations sont ralenties et la combustion de ces substances incomplète. Le défaut d'exercice, l'absorption de
grandes quantités d'aliments d'épargne, en diminuant la
quantité d'oxygène absorbé et utilisé, favorisent le dépôt des
gouttelettes graisseuses dans les tissus. La désassimilation
exagérée conduit à un résultat identique, mais ici la source
de la graisse est due aux substances quaternaires. Dans les
intoxications et les infections, la production de graisse se
fait aux dépens des éléments azotés; il en est de même
dans l'anémie pernicieuse progressive. Chez ces malades,
on trouve dans l'urine un excès d'urée et une substance
albuminoïde formée également aux dépens des éléments
protéiques incomplètement brûlés (Bouchard[1]).

L'étude des variations du ferment saponifiant du sang,
de la *lipase* (Hanriot), pourra peut-être nous éclairer sur la
pathogénie de l'obésité; dans un cas, Achard et Clerc ont
trouvé l'activité liposique exagérée[2].

Traitement. — L'hygiène alimentaire de l'obèse comporte les indications suivantes : pas de sucres, pas de
mets sucrés, peu de féculents, rationnement des boissons
prises aux repas, suppression de l'alcool, de la bière. Le
café et le thé sont permis. On prescrira le massage, les
frictions sèches, les exercices physiques. On devra toutefois
éviter le surmenage, principalement chez les sujets avancés
en âge.

Grâce à ces moyens hygiéniques, il est souvent possible
de faire perdre au malade un certain nombre de kilogrammes; si ce traitement ne suffit pas, on y joint l'usage

1. Bouchard. *Mal. par ralent. de la nutrition*, p. 113.
2. Achard et Clerc. *La lipose à l'état pathologique.* Ac. des sciences,
15 novembre 1899.

de médicaments, tels que l'iode et les préparations *iodurées* (iodure de potassium à petite dose). On prescrit la teinture d'iode à la dose de trois à cinq gouttes dans une cuillerée de vin avant les repas. Les purgatifs répétés et les préparations alcalines sont indiqués. Les eaux de Marienbad, de Kissingen, de Montmirail, de Brides, etc., agissent à la fois comme alcalines et laxatives.

L'ingestion de corps thyroïde a été conseillée contre l'obésité, car le corps thyroïde ingéré active, on le sait, la dénutrition. Cette médication a donné de bons résultats[1]. On prescrit tous les jours un demi-gramme à 1 gramme de glande thyroïde fraîche ou desséchée; les tablettes de Chaix et Rémy représentent chacune 25 centigrammes de glande thyroïde : on en peut prendre une ou deux à chaque repas.

§ 9. LIPOMATOSE DIFFUSE SYMÉTRIQUE A PRÉDOMINANCE CERVICALE

Je vais m'occuper dans ce chapitre de la maladie décrite par quelques auteurs sous le nom de lipomatose diffuse symétrique à prédominance cervicale et par Launois et Bensaude[1] sous le nom d'adéno-lipomatose symétrique à prédominance cervicale, dénomination qui réserve une part à l'élément ganglionnaire. J'adopte la première de ces dénominations et j'en donnerai plus loin la raison.

Ici, comme dans tous les lipomes, il s'agit de tumeurs formées de tissu graisseux plus ou moins dense. Quand on dit de cette lipomatose qu'elle est *diffuse,* cela signifie que ses masses lipomateuses s'étendent sans tendance à s'encapsuler comme les lipomes vrais.

---

1. Launois et Bensaude. *Soc. méd. des hôpit.,* 7 mai 1898. *La Presse médicale,* 1er juin 1898. — *Iconographie de la Salpêtrière.* 1900, nos 1 et 2.

À quelques exceptions près, la lipomatose symétrique diffuse à prédominance cervicale est une maladie de l'âge adulte tout à fait exceptionnelle chez la femme[1]. Elle est loin d'être rare puisqu'on en connaît actuellement plus de cent cas. Elle n'est pas directement associée à l'obésité; on voit des gens obèses sans lipomes et l'on voit des lipomes chez des gens presque maigres. La cause réelle de l'affection nous est inconnue, l'hérédité n'est pas démontrée, l'arthritisme et l'alcoolisme sont souvent invoqués.

Le début de l'affection est insidieux, les tumeurs lipomateuses ne déterminant ni gêne, ni douleur. La symétrie est la règle, mais elle ne s'installe parfois qu'à intervalles plus ou moins éloignés. Très petits au début, les lipomes ne subissent pas toujours un accroissement progressif, ils peuvent rester stationnaires pendant des années et même régresser, mais je ne crois pas qu'ils puissent disparaître. Souvent ils prennent à la longue les dimensions d'une noix, d'un œuf, d'une orange; ils sont parfois envahissants et finissent par acquérir des proportions colossales.

C'est à la région cervicale qu'apparaissent habituellement les premiers lipomes symétriques, tantôt aux parties antérieure et latérales du cou, tantôt à la nuque, qui est souvent la première envahie. Le cou grossit et il faut faire élargir les cols de chemise. Les tumeurs lipomateuses sont molasses, indolores, comme fusionnées, à contours mal limités; on peut les mobiliser en masse, elles ne sont ni adhérentes à la peau ni douloureuses. Suivant leur disposition et leur étendue, elles forment collier ou collerette. Souvent le collier lipomateux fait un cercle complet, et aux régions sous-mentonnière, sous-maxillaire, parotidiennes, préauriculaires, rétro-mastoïdiennes font saillie des bosselures arrondies ou ovalaires noyées dans le tissu adipeux.

1. Launois et Bensaude. *Soc. méd. des hôp.*, séance du 21 juin 1901.

Malade de M. Siredey.

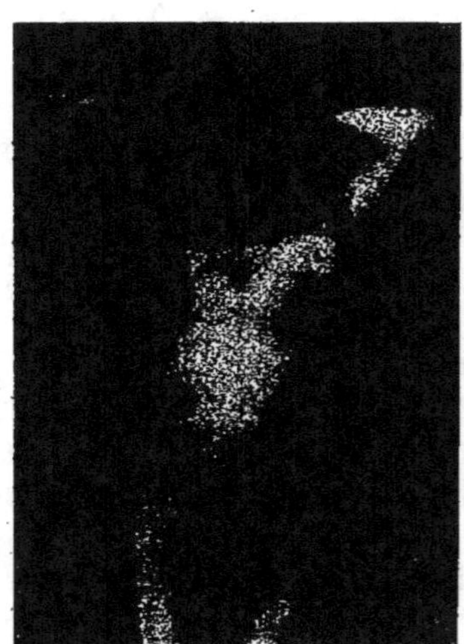

Malade de M. Hayem.

En haut de la nuque se développent deux tumeurs qui occupent symétriquement les fossettes rétro-mastoïdiennes et qui sont en partie cachées sous les cheveux. Plus bas, au niveau de la vertèbre proéminente apparaît une tumeur lipomateuse unique ou divisée en deux lobes symétriques. Les figures précédentes donnent une idée exacte de la lipomatose diffuse à prédominance cervicale. Sur les parties latérales du cou, les masses lipomateuses occupent les régions préauriculaires et parotidiennes et élargissent le diamètre transversal de la face.

En avant du cou, la masse lipomateuse peut prendre la forme d'un menton à double et triple étage analogue à celui des gens obèses (Launois et Bensaude). « Le volume du cou et de la tête allant progressivement en décroissant de bas en haut, il en résulte que l'extrémité céphalique, depuis les épaules jusqu'au sommet du vertex, prend la forme d'une pyramide tronquée à base inférieure et à sommet supérieur (Hayem). » C'est la tête dite en poire. Cette disposition est fort nette sur les planches ci-dessus.

Les lipomes symétriques peuvent n'occuper que la région cervicale, mais, le plus souvent, ils se développent aux régions axillaire et inguinale avec la même symétrie. Aux aisselles, ils forment des tumeurs mollasses, indolores, mobiles, comme fusionnées et à contours mal délimités. Aux aines, les lipomes symétriques se superposent souvent en deux étages, ils forment des masses presque transversales parallèles au pli de l'aine et qui en dedans avoisinent le scrotum. De loin, on dirait d'énormes hernies. Ici, comme ailleurs, les adhérences cutanées sont nulles et la peau conserve son aspect normal. Les localisations cervicale, axillaire et inguinale de la lipomatose symétrique sont bien indiquées dans les deux planches ci-dessus.

Les lipomes n'ont pas partout la même consistance, ils sont plus mous et plus diffus en certaines parties, notamment à la région mentonnière; ils sont plus fermes et mieux limités à la nuque. Parfois, la masse lipomateuse n'est pas mollasse dans toute son étendue, on y trouve des noyaux indurés qu'on prendrait volontiers pour des ganglions lymphatiques. Nous discuterons plus loin cette question. On n'a jamais constaté de dystrophie; les troubles de motilité ou de sensibilité ne sont signalés nulle part.

La description précédente s'adresse à la lipomatose symétrique type, celle qui répond à la majorité des cas. Elle s'installe insidieusement et, pendant dix, douze, quinze ans et bien plus encore, elle parcourt son évolution sans accidents, sans compression des vaisseaux ou des tuyaux aériens, elle ne gêne pas les mouvements, elle est compatible avec la santé, elle ne compromet pas la vie, c'est une difformité et rien autre chose. Mais il est des cas qui diffèrent un peu de la description classique. En voici des exemples : Dans une observation de Madelung, la lipomatose avait pris des proportions si considérables que les masses lipomateuses datant de vingt-trois ans tombaient sur la poitrine et sur le dos; elles avaient même envahi le médiastin et compromettaient la déglutition et la respiration. Launois et Bensaude citent les cas suivants : Chez le malade de Schmidt, les épaules étaient extraordinairement élargies par deux énormes masses lipomateuses qui couvraient symétriquement les deltoïdes et descendaient jusqu'à mi-bras; une masse lipomateuse circulaire surmontait l'ombilic. Chez le malade de Virchow-Schottmüller, le haut des cuisses et le scrotum jusqu'au périnée étaient envahis par une infiltration graisseuse généralisée. Chez le malade de Jeanselme et Bufnoir, les lipomes mamelonnaient la paroi abdominale antérieure. Chez le malade de Langer, le ventre et le dos étaient comme capitonnés de lipomes. Dans quelques cas, on a signalé l'oppression, la fatigue, l'asthénie, l'accélération des battements du cœur, l'hypertrophie de la rate. On cite un cas de mort probablement survenu par compression des organes du médiastin.

Les analyses du sang ne donnent rien de particulier. Chez un de nos malades dont je parlerai plus loin, l'analyse du sang était normale. Chez le malade de Pitres[1] on a trouvé : globules rouges, 6 262 000; globules blancs, 10 800. Chez le malade de Demons[2], Sabrazès a contaté l'absence d'éosinophiles et l'augmentation du nombre de polynucléés neutrophiles. Chez le malade de Quéry, le nombre des globules rouges était normal, le nombre des globules blancs était légèrement augmenté. Chez le malade de Hayem, le nombre des globules rouges était un peu accru, le nombre des globules blancs était un peu au-dessus de la normale. Chez l'un des malades de Launois et Bensaude[3] il y avait : globules rouges, 3 472 000; globules blancs, 6 200.

Nous avons maintenant à discuter la nature et la pathogénie de la lipomatose symétrique, discussion déjà entreprise par Launois et Bensaude.

Madelung s'était demandé s'il ne faut pas chercher l'origine de la lipomatose symétrique dans une dystrophie qui serait en rapport avec une affection ou avec la disparition du corps thyroïde; cette hypothèse ne résiste pas à l'analyse des faits. Plusieurs auteurs ont pensé que la lipomatose symétrique est une tropho-névrose d'origine myélopathique. Mais aucun des partisans de cette théorie nerveuse « n'a réussi à établir de relation tant soit peu précise entre le système nerveux et l'hypertrophie adipeuse; on ne peut donc prendre cette théorie en considération que si l'on veut mettre sur le compte du système nerveux tous les phénomènes morbides dont on ne connaît pas la nature ».

Baker et Bowlby avaient supposé que les tumeurs sont plutôt de nature lymphadénomateuse que de nature graisseuse. Mais tous les examens histologiques ont démontré leur nature graisseuse.

---

1. *Journal de médecine de Bordeaux*, août 1899.
2. Observation relatée dans le travail de MM. Launois et Bensaude.
3. *Société médicale des hôpitaux*, séance du 5 mars 1897.

D'après Launois et Bensaude la lipomatose symétrique « est une maladie primitive des glandes et des vaisseaux lymphatiques, ayant beaucoup de points de ressemblance avec l'adéno-lymphocèle. Pareille dénomination, disent-ils, « ne s'applique pas à toute infiltration graisseuse périganglionnaire, mais seulement à une entité morbide, à une maladie générale dont les caractères sont constants et qui s'accompagnent de productions lipomateuses diffuses probablement en rapport avec les ganglions et les vaisseaux lymphatiques ».

Un ganglion lymphatique déjà altéré peut s'entourer d'une couche graisseuse et simuler un lipome vrai, comme dans un cas de M. Tuffier[1]. Cette lipomatose périganglionnaire secondaire est comparable à la pérityphlite lipomateuse et à la périnéphrite lipomateuse, mais elle ne rentre pas dans le cadre de la lipomatose diffuse, infiltrée, symétrique, que nous en avons en vue dans ce chapitre.

Or, cette lipomatose diffuse, infiltrée, symétrique, a-t-elle vraiment pour origine le système lymphatique et comment le prouver ? A l'appui de leur opinion, Launois et Bensaude font remarquer que le siège de prédilection des tumeurs lipomateuses symétriques diffuses se trouve précisément dans les régions où les ganglions lymphatiques existent normalement; c'est vrai, mais on trouve également des tumeurs lipomateuses dans des régions où les ganglions lymphatiques n'existent pas. Faute de ganglions, disent Launois et Bensaude, il doit y avoir une ébauche de tissu lymphoïde ou un réseau lymphatique qui est l'origine de la lipomatose. Rien ne dit que cette hypothèse ne soit vraie, mais pour la rendre inattaquable il faudrait que l'examen histologique des lipomes symétriques démontrât simultanément, dans la même pièce anatomique, la présence du lipome et la présence de glande lymphatique, ou du moins des vestiges de glande lymphatique.

A la lecture de quelques observations, on voit que la

1. *Société de Chirurgie*, séances des 7 et 14 décembre 1898.

palpation des masses lipomateuses molles permet de sentir des nodosités indurées qui sont considérées comme des ganglions lymphatiques inclus dans le tissu graisseux, et cet argument est invoqué en faveur de la théorie adéno-lipomateuse, le ganglion et le lipome étant surpris côte à côte dans la même tumeur. Dans le cas de Pitres, la palpation de la tumeur lipomateuse donne une consistance molle et dépressible, mais on y sent en outre de petites masses lobulées plus fermes et roulant sous le doigt, petites masses ressemblant à des noyaux ganglionnaires durs, noyés dans une masse lipomateuse. Dans un cas de Launois et Bensaude, il est dit que, par une palpation attentive des lipomes de la région inguinale, « on retrouve des grappes ganglionnaires hypertrophiées noyées au milieu du tissu adipeux ».

Mais, quand la valeur de la sensation donnée par l'exploration est contrôlée par la constatation anatomique, on voit que les nodosités indurées, qu'on prend à la palpation pour des ganglions lymphatiques inclus dans le lipome, ne sont, en réalité, que des amas graisseux condensés, associés ou non à du tissu fibreux. Je laisse de côté le cas de Labbé[1] qui, de l'aveu même de Launois, n'est pas un cas d'adénolipomatose vraie, et chez lequel, du reste, l'examen anatomique n'a pas été pratiqué. Il y a une observation de Hayem, concernant l'examen d'une masse lipomateuse dans laquelle Delbet aurait constaté de petits ganglions noirâtres; mais, en réalité, dans toutes les autres observations l'absence de ganglions est soigneusement consignée.

Ainsi dans un cas de Marçais[2] et dans les deux cas de Nélaton publiés par Pfestel-Mazoglu, l'examen histologique n'a pu déceler trace de ganglions lymphatiques dans la

---

1. Adénolipomatose d'origine tuberculeuse à localisation exclusivement cervicale. *Soc. méd. des hôp.*, séance du 14 juin 1901.

2. Marçais. Contribution à l'étude des lipomes diffus du cou et de la nuque. *Thèse* de Paris, 1895. p 27.

masse graisseuse. Un des cas de la thèse de Quéry[1] concerne un type de lipomes symétriques à prédominance cervicale. Les lipomes de la nuque furent enlevés par Reclus et l'examen histologique fut pratiqué au laboratoire de Cornil par René Marie. « A la coupe macroscopique de ces tumeurs, on constate qu'elles sont formées par une masse de tissu adipeux de consistance molle renfermant d'autres masses dures d'apparence fibreuse et richement vascularisées à leur périphérie. L'examen microscopique montre que ces tumeurs sont uniquement constituées par du tissu adipeux sans aucune trace de ganglions. Les masses dures perçues à la palpation et à l'examen mascroscopique étaient donc formées, non pas par des ganglions, mais par du tissu adipeux normal très condensé renfermant une grande quantité de tissu fibreux. »

Desmons, dans le cas de lipomatose qu'il a opérée, nous dit ceci : « Les fragments de la tumeur enlevée étaient macroscopiquement et histologiquement du lipome pur. Je n'ai vu, ni touché, et encore moins enlevé aucun ganglion ni aucun fragment de tissu d'apparence ganglionnaire. » Ce n'est pas avec pareils documents qu'il est possible d'affirmer l'origine ganglionnaire de la lipomatose diffuse symétrique. Je sais bien qu'on pourrait à la rigueur invoquer le rôle des ganglions lymphatiques, et, plus généralement, du tissu lymphoïde dans l'évolution de la graisse, et si l'on veut bien admettre que c'est le plus souvent dans les régions où abonde le tissu ganglionnaire que se développent les productions lipomateuses diffuses symétriques, on pourrait peut-être supposer que le tissu ganglionnaire est le *primum movens* de l'affection que nous venons d'étudier. Seulement, à supposer que cette théorie fût acceptable, le fait, dans sa genèse, n'en resterait pas moins inexpliqué. Pourquoi le tissu ganglionnaire se prêterait-il ainsi à pareilles productions de masses graisseuses ?

---

1. Quéry. Lipomatose diffuse à prédominance cervicale. *Thèse* de Paris, p. 10.

J'ai, du reste, été témoin d'un fait qui m'a engagé à aban
donner l'hypothèse de l'association des lésions ganglionnaires et lipomateuses ; on pouvait le présumer en voyant
le titre que j'ai donné à ce chapitre. Voici ce fait :

J'avais l'an dernier à l'Hôtel-Dieu un homme atteint de
lipomatose diffuse classique, ce qui m'a donné l'occasion
de faire une leçon sur cette affection[1]. Chez notre homme,
comme chez ceux de son espèce, c'est surtout la région cervicale qui est envahie. Les tumeurs lipomateuses occupent
les régions antérieure, latérales et postérieure du cou. La
tête repose sur un manchon lipomateux. Les masses lipomateuses y forment des saillies de dimensions diverses ; elles
ne sont pas franchement lobulées ; elles sont comme étalées,
comme fusionnées, sans ligne de démarcation bien nette ;
on peut les mobiliser en masse ; elles ne sont ni douloureuses, ni adhérentes à la peau, qui a conservé son aspect
normal. A la région mentonnière et sur les parties latérales
du cou, elles sont plus molles qu'en arrière. A la nuque,
les tumeurs lipomateuses sont symétriquement placées et
en partie cachées par la racine des cheveux. Plus bas, au
niveau de la vertèbre proéminente, est un lipome volumineux.

Notre homme porte également des tumeurs lipomateuses
symétriques aux régions inguinales. Elles s'y superposent en
deux étages sous forme de bourrelets saillants qui sont
parallèles au pli de l'aine et qui s'étendent en dedans
jusqu'au scrotum. Ici encore les tumeurs sont mobiles,
indolores et assez mal délimitées. Elles sont molles ; toutefois, quand on les malaxe, on a la sensation de nodosités
indurées semblables à des ganglions lymphatiques qui
seraient inclus dans la masse graisseuse. Mais, instruit par
l'expérience, j'avais annoncé que ces nodosités indurées
n'étaient pas des ganglions ; voulant en avoir la certitude,
j'ai obtenu de cet homme qu'on lui enlevât un de ces
lipomes ; l'examen histologique en a été fait par Jolly et cet

---

1. Dieulafoy. Clinique médicale de l'Hôtel-Dieu, 1903 (18ᵉ leçon).

examen a confirmé *l'absence* de ganglions et de toute production lymphatique dans la masse graisseuse.

Cet homme a deux tumeurs lipomateuses symétriques aux régions claviculaires et quatre autres lipomes symétriques à la région lombo-sacrée. Telle est la lipomatose diffuse symétrique de notre malade, qui, du reste, n'est pas atteint d'obésité, mais qui est alcoolique.

Cette affection a débuté il y a une douzaine d'années par la région cervicale ; elle a progressé lentement, sans gêne, sans douleur, puis elle a peu à peu envahi les aines et d'autres parties du corps. Malgré cette lipomatose, la santé n'a jamais subi la moindre atteinte.

L'analyse du sang faite par Jolly est normale[1].

Cet homme a quitté l'hôpital, mais il y est revenu un an plus tard, amaigri, cachectique, atteint de cirrhose alcoolique hypertrophique du foie et de péritonite tuberculeuse. La lipomatose diffuse existait toujours dans les mêmes régions sans que l'état cachectique du malade eût notablement diminué son volume. La mort est survenue en quelques semaines. L'autopsie présentait d'autant plus d'intérêt que c'est la première fois, je crois, qu'on allait pouvoir étudier de près, dans toutes les régions, les masses lipomateuses et voir si en réalité elles présentaient quelques rapports avec le système lymphatique. C'est un de mes chefs de laboratoire, Loeper, qui a été chargé de ce soin. Voici les résultats de l'autopsie :

On trouve une péritonite tuberculeuse caractéristique, sans adhérences, sans amas fibrocaséeux, et une hépatite alcoolique avec hypertrophie du foie et infiltration grais-

1. Nombre de globules rouges par millimètre cube . . 4.000.000
Nombre de globules blancs par — — . . 4.000
Poids d'hémoglobine pour 100 centimètres cubes de sang . . . . 13 grammes.
Valeur globulaire 50,2

Variétés de globules blancs pour 100 leucocytes :
- 25 lymphocytes.
- 6 grands mononucléaires.
- 65 polynucléaires.
- 4 éosinophiles.

seuse des cellules. La rate pèse 380 grammes; elle est dure, sclérosée. Le pancréas est volumineux, dur, sillonné de brides fibreuses qui dissocient les différents lobules et pénètrent même dans les acini. L'intestin ne présente aucune ulcération tuberculeuse. On note une congestion extrêmement prononcée aux reins, qui sont remplis de foyers d'hémorrhagies glomérulo-tubulaires; aux capsules surrénales, dont les réseaux vasculaires sont très dilatés; au corps thyroïde, dont le poids est de 70 grammes; et aux poumons, dont la base est splénisée. Le cœur est dilaté, les oreillettes sont très distendues, le cerveau est sillonné de vaisseaux volumineux et la région sylvienne et rolandique présente un semis typique de granulations tuberculeuses. Ces lésions banales sont dues à la congestion passive et à la dissémination du bacille de Koch. Elles n'ont aucun rapport avec la lipomatose.

On a examiné avec soin les tumeurs lipomateuses partout où l'on a pu en trouver, dans les régions où se trouvent habituellement réparties la graisse et les glandes lymphatiques, et au niveau des organes qui semblent jouer un rôle dans les échanges organiques. Ces masses lipomateuses existent au-dessous de la parotide, le long des vaisseaux du cou, aux creux sus-claviculaire et axillaire, dans le grand pectoral, à la face antérieure du grand dorsal, aux creux inguinaux et cruraux.

On en trouve également (qui n'étaient pas perceptibles pendant la vie) au-devant du muscle iliaque, le long des espaces intercostaux, sous la plèvre et dans les espaces intercostaux eux-mêmes. On en trouve enfin au-devant de la colonne vertébrale, et dans le mésentère, qui est comme soufflé par la graisse. Tous ces amas ont l'aspect macroscopique du lipome banal; des coupes faites en plusieurs points de chacun d'eux ne montrent *aucun vestige de ganglion lymphatique*.

L'examen microscopique des tumeurs axillaires, sous-maxillaires, inguinales, mésentériques, intercostales, a permis de voir que l'on était en présence de lobules adipeux lypiques parcourus par des vaisseaux et des capillaires sanguins sans aucun ganglion lymphatique, *sans aucun amas cellulaire même qui pût en être considéré comme un vestige.* Chez un autre de mes malades atteint de lipomatose symétrique, l'examen histologique fait par Le Play et Faroy[1] n'a décélé aucun vestige de ganglion lymphatique. La question est donc jugée.

Les organes à sécrétion interne, capsules surrènales, glandes pituitaire et thyroïde, présentent, outre la congestion signalée plus haut, des lésions qu'expliquent la stase sanguine et l'infection. Il faut noter pourtant l'hypertrophie adénomateuse du corps thyroïde et le volume assez considérable (80 centigr.) du corps pituitaire. Le système nerveux est intact. Les cellules des cornes antérieures de la moelle sont normales.

§ 10. ADIPOSE DOULOUREUSE — MALADIE DE DERCUM

L'adipose douloureuse a été décrite en 1888 par Dercum (de Philadelphie)[2]. Nous en avons observé récemment plusieurs exemples à la clinique de l'Hôtel-Dieu[3].

L'adipose douloureuse est un syndrome caractérisé par un dépôt de graisse dans le tissu cellulaire sous-cutané, avec phénomènes douloureux au niveau des néo-productions lipomateuses.

Symptômes. — La maladie débute généralement de façon lente et insidieuse, par de légères douleurs se faisant sentir en un point quelconque du corps. Parfois continues, le plus souvent intermittentes, ces douleurs sont d'intensité variable ; les malades les comparent à « une

1. *Bull. de la Soc. anatom.*, mars 1909.
2. Sellerin. *De l'adipose douloureuse.* Th. de Paris, 1903.
3. Le Play. *Soc. de neurol.*, 1906. — Marcel Nathan et Crouzon. *Soc. de neurol.*, mars 1907.

sensation d'eau chaude coulant le long du bras », à « des vers rampant sous la peau », à « un décollement de la peau », à « une sensation constante de froid dans les genoux, bientôt suivie de douleurs sourdes ». On constate d'abord une légère rougeur de la peau sans tuméfaction appréciable, puis avec un peu d'attention on découvre des petites nodosités mobiles, douloureuses à la pression, roulant sous la peau, du volume d'une noisette ou d'une noix. Les douleurs précèdent les tumeurs ou sont contemporaines.

La période d'état comprend des symptômes cardinaux et des symptômes secondaires. Au nombre des premiers sont les douleurs, l'asthénie et les troubles psychiques. Les tumeurs évoluent sous forme nodulaire, plus rarement sous forme diffuse. L'asthénie est toujours marquée; elle va parfois jusqu'à rendre les malades impotents et incapables du moindre effort. Au nombre des troubles psychiques, citons les modifications du caractère, l'instabilité cérébrale, les cauchemars, les hallucinations, les troubles de la mémoire, et la tendance à la mélancolie (Ballet).

Aux symptômes secondaires appartiennent des hémorrhagies diverses, des troubles vaso-moteurs, moteurs et sensitifs avec zones d'anesthésie ou d'hyperesthésie, des troubles sensoriels et des troubles trophiques (arthropathies, atrophie musculaire).

La maladie dure ainsi des années et le malade succombe emporté par la cachexie ou par une maladie intercurrente. La guérison est assez exceptionnelle.

Le *diagnostic* est à faire avec les œdèmes nerveux, la lipomatose diffuse, la neuro-fibromatose et les lipomes symétriques.

Anatomie pathologique. — Les lésions neuro-fibromateuses et les lipomes symétriques atteignent le tissu conjonctif et les viscères. Le tissu conjonctif subit un gonflement œdémateux caractérisé par la présence de grandes cellules fusiformes sans cellules graisseuses et par du tissu conjonctif embryonnaire, puis l'adipose apparaît et fait place à une sclérose terminale. Dans une biopsie de Rénon[1], il était facile de voir la transformation graisseuse des cellules conjonctives. Les lésions viscérales sont peu connues; on a trouvé des altérations du corps thyroïde, de la glande pituitaire, de l'atrophie des cordons de Goll, et la présence de fibres à myéline dans la pie-mère qui recouvre les cordons postérieurs de la moelle.

Étiologie. — On n'est pas mieux fixé sur la pathogénie de l'adipose douloureuse. On a cependant relevé sa fréquence dans le sexe féminin, à l'âge mûr et à la suite de traumatismes. Pour Sellerin, il n'est pas impossible que « dans quelques cas la maladie soit due à un trouble dynamogène du système nerveux », car « l'état psychique de certains malades, aussi bien que leur guérison relativement rapide, font penser à des troubles fonctionnels d'origine nerveuse, voire même hystérique[2] ». Le ferment lipasique du sérum sanguin est en quantité normale (Sézary)[3].

Comme traitement, on a employé jusqu'ici, avec des résultats fort variables, l'extirpation des masses adipeuses, l'hydrothérapie, le salicylate de soude, l'arsenic, la strychnine, et la médication thyroïdienne.

§ 11. MYXŒDÈME

Considérations générales et historiques. — Le myxœdème n'est guère connu que depuis vingt ans et il constitue déjà une des maladies les plus complètes que l'on puisse étudier en pathologie. Sa pathogénie a été rapidement élucidée; le chirurgien opérant sur la thyroïde a souvent reproduit sur l'homme le syndrome caractéristique avec une rigueur toute

1. Rénon et Luiste. Un cas d'adipose douloureuse à forme nodulaire. *Soc. méd. des hôp.*, 12 décembre 1902.
2. P. Sainton et J. Fernand. L'adipose douloureuse. *Gaz. des hôp.*, 21 août 1905, p. 962.
3. Sézary. *Rev. de méd.*, 10 janvier 1907.

expérimentale; enfin nous possédons contre le myxœdème le plus rationnel et le plus spécifique des traitements jusqu'ici connus. C'est donc là une maladie d'étude, qui pour être rare n'en doit pas moins être rapportée avec quelques détails.

Décrit d'abord chez la femme adulte par Gull en 1873, le myxœdème fut étudié ensuite par Ord, qui lui donna son nom, et par Charcot, qui l'appela cachexie pachydermique.

A partir de 1880, Bourneville montra que le syndrome du myxœdème pouvait se montrer chez les jeunes idiots, et il dressa le tableau de l'*idiotie myxœdémateuse*.

En 1882, Reverdin observa, consécutivement à l'extirpation totale du corps thyroïde, des œdèmes muqueux semblables à ceux décrits par Gull et Ord. Il décrivit ainsi un myxœdème opératoire que Kocher devait appeler plus tard cachexie strumiprive ou thyroïprive.

Les recherches expérimentales montrèrent bientôt que le myxœdème chez les animaux pouvait être produit par l'extirpation du corps thyroïde, et l'identité du myxœdème spontané de l'adulte, de la cachexie strumiprive et de l'idiotie myxœdémateuse ne tarda pas à être établie. L'observation clinique a montré qu'on pouvait aller plus loin et qu'à côté de ces types de myxœdème il y avait place pour des états myxœdémateux survenant comme syndrome accessoire chez les crétins goitreux et parfois même chez certains arriérés imbéciles. La découverte du traitement spécifique par injection de produits thyroïdiens fut le corollaire de ces recherches.

Étiologie. — Le myxœdème n'est qu'un syndrome, consécutif à la suppression chirurgicale ou à des altérations diverses de la thyroïde. On ignore la raison de l'absence congénitale de la glande qui crée l'idiotie myxœdémateuse : on n'est guère mieux renseigné sur les causes du myxœdème

1. Fournier. *Traitement de l'obésité par le corps thyroïde.* Th. de Paris, 1896.

de l'adulte. On a incriminé, mais sans certitude, les diverses maladies infectieuses aiguës ou chroniques, qui créeraient souvent une thyroïdite aboutissant en silence à la sclérose et à l'atrophie de l'organe.

Anatomie pathologique. — Si le myxœdème est le résultat de la suppression fonctionnelle de la glande thyroïdienne, quelles sont donc les altérations qui peuvent l'occasionner?

Le myxœdème *opératoire* nécessite l'ablation totale de la glande; l'apparition du syndrome est exceptionnelle après la thyroïdectomie partielle; car il suffit qu'un tiers de la glande reste en place, pour que la cachexie n'apparaisse pas.

Le myxœdème *congénital* résulte presque toujours de l'absence du corps thyroïde.

Le myxœdème *acquis*, comme l'ont montré les autopsies jusqu'ici pratiquées. relève d'une thyroïdite atrophiante et sclérosante. La sclérose de l'organe peut être totale, mais, le plus souvent, on trouve, surtout au début, des amas de cellules rondes dans les parois des vésicules, une prolifération de l'épithélium. La thyroïdite doit donc être à la fois interstitielle et parenchymateuse.

Toute lésion de la thyroïde aboutissant à la suppression de ses fonctions peut sans doute être cause de myxœdème.

L'infiltration du tissu cellulaire sous-cutané par une substance mucinoïde est la lésion secondaire la plus constante et la mieux connue. On a cité également des cas de véritable lipomatose. On a signalé enfin l'hypertrophie compensatrice de la pituitaire.

Description. — Maintenant que nous connaissons la raison du myxœdème, voyons comment il se présente en clinique. Étudions d'abord le myxœdème opératoire qui est comme la réalisation expérimentale du syndrome chez l'homme, puis nous étudierons le myxœdème spontané et enfin le myxœdème congénital.

Myxœdème opératoire. — Les premiers symptômes du

myxœdème opératoire apparaissent en général trois ou quatre mois après l'extirpation de la glande. Sensations de faiblesse et de froid dans les membres, infiltration muqueuse et décoloration des téguments, suppression des fonctions de la peau, torpeur cérébrale toute spéciale, tels sont les symptômes qui s'installent successivement et que nous allons retrouver au complet dans le myxœdème spontané.

Le myxœdème opératoire peut être atténué et curable. Dans ces cas, l'extirpation de la glande n'a sans doute été que partielle. Si le myxœdème résulte de l'ablation de la thyroïde, chez un sujet jeune, chez un enfant goitreux, par exemple, on voit survenir des arrêts de développement et des troubles intellectuels graves, superposables à ceux que l'on observe dans le myxœdème congénital.

Myxœdème spontané de l'adulte. — Le début est en général insidieux et le mal évolue en trois périodes. L'infiltration mucoïde des téguments marque la première période. Le derme, le tissu cellulaire sous-cutané est infiltré de substance colloïde. La peau est boursouflée, tremblotante, élastique, et perd sa souplesse; elle est d'un blanc jaunâtre; la pression du doigt n'y détermine pas le godet de l'œdème. Les lèvres sont épaissies, le nez est élargi et la figure arrondie prend l'aspect d'une pleine lune. Les pieds et les mains sont gonflés et deviennent pachydermiques; l'épiderme se dessèche, la sécrétion sudorale se tarit; les cheveux, les sourcils, les cils, les poils, se raréfient. La langue et les muqueuses bucco-pharyngées s'épaississent.

Au bout de quelques mois, la période d'état se caractérise par une asthénie musculaire profonde et par des troubles pyschiques annoncés par la tristesse, une torpeur intellectuelle des plus marquées et une indifférence absolue. Le pouls se ralentit, la température descend à 35 et 33 degrés. Le malade éprouve une sensation de froid toute spéciale; les urines diminuent; la voix est rauque et monotone. Tout l'être du myxœdémateux semble, comme dit Brissaud, être en sommeil. A cette période, l'atrophie du corps thyroïde est la règle : son hypertrophie est l'exception. Si le traitement spécifique n'est pas appliqué, le malade entre progressivement en état de cachexie pachydermique et la mort est la terminaison fatale de cette troisième phase. Le traitement spécifique ne doit plus nous permettre d'observer cette dernière période.

Myxœdème congénital. — Idiotie myxœdémateuse. — Le myxœdème congénital peut se rencontrer dès l'âge de deux ans et même plus tôt. L'absence du corps thyroïde, l'infiltration des téguments, se rencontrent chez l'enfant, comme chez l'adulte. L'arrêt de développement mental et physique caractérise l'idiotie myxœdémateuse. « Elle n'a pas d'évolution, attendu qu'elle ne comporte pas de périodes successives et qu'elle n'aboutit pas à la cachexie. Elle est ce qu'elle est du premier au dernier jour : l'existence n'est pas comprise. La nutrition générale, considérablement ralentie au moment où elle devrait avoir son maximum d'intensité, suffit à l'entretien d'un être fruste, épais, indolent, passif, sans initiative, sans besoins, presque sans instincts. Le cœur bat, le poumon respire, mais le cerveau resté plongé dans son engourdissement fœtal, et rien ne l'en éveillera. » Tel est le tableau saisissant de l'idiotie myxœdémateuse dépeinte par M. Brissaud[1]. Le Pacha de Bicêtre, qui mesurait 90 centimètres à vingt ans, en est un exemple frappant. L'état physique et intellectuel reste à peu près où il en était au moment où l'individu a été frappé ; c'est un « condamné à l'enfance à perpétuité » (Brissaud).

L'idiotie myxœdémateuse, nous l'avons déjà dit, est reproduite pour ainsi dire expérimentalement chez les jeunes enfants auxquels on extirpe le corps thyroïde. Le myxœdème n'est en effet qu'un trouble trophique consécutif à l'extirpation du corps thyroïde et dont les effets varient suivant l'âge du sujet atteint.

Les goitreux crétins sont, la plupart du temps, myxœdémateux et leur histoire est à rapprocher de celle des idiots

1. Brissaud. *Leçons sur les maladies nerveuses.* Paris, 1895, p. 606.

mvxœdémateux. Chez le crétin, le corps thyroïde est presque toujours hypertrophié, mais la dégénération kystique, aussi bien que l'atrophie, fait perdre à la glande thyroïde ses attributs fonctionnels.

Brissaud distingue le myxœdème *thyroïdien* du myxœdème *para-thyroïdien* ; ce dernier serait chez l'homme l'analogue du myxœdème expérimental succédant à l'extirpation des glandules para-thyroïdiennes chez l'animal (Gley). Le myxœdème proprement dit, le myxœdème thyroïdien, ne se complique pas d'apathie intellectuelle ; le myxœdème para-thyroïdien, provenant d'une altération complète et totale de toutes les parties de la glande, se caractérise, outre l'infiltration des téguments, par « l'idiotie crétinoïde et l'abrutissement de la cachexie strumiprive[1] ».

Diagnostic. — Nous n'insisterons pas sur le diagnostic du myxœdème, toujours facile à différencier des différents œdèmes mous et dépressibles des cardiaques et des rénaux, ou de la lipomatose, ou de l'acromégalie. Rappelons seulement les rapports que présentent, par exception, le goitre exophthalmique et le myxœdème[2] ; l'hyperthyroïdation peut par épuisement donner lieu à l'hypothyroïdation. Le crétinisme est propre à certaines régions ; de plus le goitre est presque toujours héréditaire. Au cours des *syndromes polyglandulaires*[3] l'hyperfonctionnement d'une glande et l'insuffisance d'une autre peuvent déterminer une symptomatologie fort complexe, d'un diagnostic difficile.

Pathogénie. — Les physiologistes, après les chirurgiens, ont montré que l'extirpation du corps thyroïde chez les animaux comme chez l'homme déterminait des troubles trophiques analogues au myxœdème humain. Les recherches de Horsley ont été faites chez le singe. Une question reste à élucider. Comment l'insuffisance fonctionnelle du corps thyroïde conduit-elle au myxœdème ?

1. Brissaud. *Presse médicale*, 1898, n° 1.
2. P. Marie. *Soc. méd. des hôp.*, avril 1891.
3. L. Rénon et A. Delille. *Soc. méd. des hôp.*, 19 juin et 4 décembre 1908, 5 février 1909. A. Delille. *L'hypophyse et la médication hypophysaire.* Th. de Paris, 1909

Schiff, pour répondre à cette question, a posé le dilemme suivant : ou bien le corps thyroïde élabore par sécrétion interne une substance indispensable au bon fonctionnement des centres nerveux ; ou bien il a une action empêchante sur certaines substances toxiques produites dans l'économie, substances qui peuvent exercer librement leurs effets nocifs, après l'annihilation de la glande. En dépit des expériences rapportées en faveur de la seconde proposition, la clinique semble donner l'avantage à la première. Les effets thérapeutiques merveilleux obtenus par l'injection de corps thyroïdes ne semblent-ils pas indiquer que la glande sécrète une substance utile au bon fonctionnement organique ? D'ailleurs nous commençons à connaître la nature intime des principes actifs du suc thyroïdien. Baumann a découvert la thyroïdine, substance organique renfermant en combinaison intime de l'azote et de l'iode. Cette substance très active extraite du corps thyroïde guérit à elle seule le myxœdème.

Au point de vue pratique, on doit toujours s'assurer de son existence dans les extraits de glandes donnés dans un but thérapeutique ; sa présence est toujours facile à déceler, grâce à l'iode qu'elle contient. Récemment, S. Fränkel de Vienne a isolé une substance cristallisable ne renfermant pas d'iode, qu'il appelle thyroantitoxine et qui atténuerait les symptômes causés chez les animaux par l'extirpation du corps thyroïde. La chimie ne nous a sans doute pas dit son dernier mot sur la nature des diverses substances du suc thyroïdien.

Traitement. — Le traitement spécifique du myxœdème consiste à introduire dans l'économie les substances thyroïdiennes dont l'absence cause tout le mal.

La greffe de corps thyroïdes d'animaux, les injections hypodermiques d'extrait thyroïdien, ont été les premières méthodes employées ; elles sont aujourd'hui abandonnées.

Howitz a eu le mérite d'être le premier à instituer le traitement du myxœdème par ingestion de pâtes préparées avec les glandes thyroïdes. Cette méthode est la seule employée aujourd'hui. On peut se procurer des tablettes

toutes préparées d'extrait thyroïdien, mais la meilleure
préparation est celle que l'on fait soi-même avec le corps
thyroïde du mouton, que l'on doit administrer par lobes
avec la plus grande prudence pour éviter les accidents
d'hyperthyroïdation, accidents qui peuvent aller jusqu'à
simuler les symptômes de la maladie de Basedow et qui sont
annoncés le plus souvent par de la céphalalgie, des syncopes, de l'albuminurie[1], etc.

Sous l'influence du suc thyroïdien, la température centrale s'élève, on assiste à une démyxœdémisation rapide
des téguments, la torpeur cérébrale disparaît et les sujets
reviennent rapidement à la santé. La guérison ne peut se
maintenir que par une ration d'entretien, soit un ou deux
lobes par semaine, qui doivent être absorbés durant toute
la vie.

Tels sont les principes de cette médication thyroïdienne,
qui est, on peut le dire, une des plus belles conquêtes de
la médecine contemporaine.

On a conseillé aussi l'emploi de l'iodothyrine de Bayer à
la dose de 50 centigrammes à 1 gramme. Les résultats que
produit ce médicament sont des plus favorables : Pierre
Marie et Crouzon ont traité un homme atteint de myxœdème opératoire par ce médicament et ils ont vu en moins
de trois mois le poids de ce malade tomber de 99 à
88 kilogrammes; de plus, les urines qui contenaient 1 gr. 10
d'albumine par litre avant le traitement n'en renfermaient
plus trace au bout de six semaines. Ces auteurs n'ont pas
obtenu le même résultat avec les capsules de corps thyroïde frais; le poids se maintenait élevé et le malade
n'éprouvait plus le même bien-être qu'avec l'iodothyrine.

---

1. P. Morisot Guerlain. — Brissaud et Louques. *Soc. méd. des hôp.*, avri
1894.

2. P. Marie et Crouzon. *Soc. méd. des hôpit.*, 12 juin 1905.

§ 12. SCROFULE — LYMPHATISME

Si l'on s'en rapporte aux descriptions que l'autorité de nos devanciers avait rendues classiques, on voit que la *scrofule* « est une dystrophie constitutionnelle dont les manifestations, de nature inflammatoire pour la plupart, occupent les ganglions lymphatiques, la peau, les muqueuses, le tissu cellulaire, les tissus ostéo-fibreux et les viscères ». (Jaccoud.)

Il y a même, disait Bazin, dans l'apparition de ces manifestations multiples une sorte de régularité, qui, pour n'être pas absolue, n'en a pas moins quelque valeur. Ainsi la peau et les ganglions lymphatiques sont les premiers affectés, et cela, dès le jeune âge ; plus tard, c'est le tour des muqueuses et du tissu conjonctif ; en troisième lieu, viennent les lésions du squelette et des jointures, enfin les altérations viscérales.

D'après l'ancienne description, la scrofule débute dès la première année de la vie : les enfants à la mamelle, ou voisins de la dentition, ont des éruptions impétigineuses de la tête ou de la face (croûtes de lait, gourmes). Plus tard, ce sont des blépharites chroniques, de l'impétigo, des croûtes, des suintements du nez et des oreilles, des engelures qui s'ulcèrent.

Les engorgements ganglionnaires apparaissent souvent vers la seconde dentition (*tempérament lymphatique*). Les *adénites* scrofuleuses se font par poussées successives, sont souvent limitées aux ganglions du cou et atteignent parfois les ganglions bronchiques et les ganglions mésentériques (carreau). Les adénites cervicales sont isolées ou multiples ; elles se terminent par résolution ou aboutissent à des suppurations quelquefois interminables, qui laissent des cicatrices indélébiles.

L'aspect du petit scrofuleux est caractéristique : la lèvre

supérieure est volumineuse et avançante, le nez est tuméfié, le menton est aplati ; les amygdales sont exubérantes ; l'enfant est sujet aux angines et aux coryzas.

A un âge plus avancé apparaissent les *scrofulides*, dermatoses qui ont pour siège de prédilection la tête et la face. Ces scrofulides sont surtout érythémateuses, vésiculeuses et pustuleuses ; elles ont souvent une teinte violacée et ne provoquent ni douleurs ni démangeaisons.

Les manifestations plus tardives de la scrofule sont le coryza chronique et ulcéreux avec ou sans *ozène*, les scrofulides ulcéreuses de la gorge, le *lupus*, dermatite ulcéreuse ou tuberculeuse qui a pour siège de prédilection le nez et les joues.

Aux mêmes époques apparaissent les abcès froids, les lésions articulaires et osseuses, périostite, carie, arthrite fongueuse, tumeur blanche, et enfin la dernière période de Bazin comprend la scrofule testiculaire, génito-urinaire, la scrofule mammaire, cérébrale, la phthisie bronchique et pulmonaire.

La scrofule, maladie diathesique, innée ou acquise, peut s'arrêter à une période quelconque de son évolution : elle débute rarement après l'âge de la puberté, mais elle présente souvent de longues rémissions, et tel individu, déjà adulte, voit survenir des lésions scrofuleuses, alors qu'il n'en avait plus trace depuis son enfance.

Cet aperçu général de la scrofule répond au tableau classique tel qu'il nous avait été légué.

Mais de ce tableau que reste-t-il aujourd'hui ? Pas grand' chose. Le démembrement de la scrofule s'est fait au profit de la tuberculose et un peu au profit de la syphilis ; la scrofule a donc perdu toute autonomie ; dans bien des cas la *scrofulo-tuberculose* a remplacé l'ancienne scrofule.

Cependant, de cette ancienne scrofule, il y a quelque chose à conserver : ainsi les éruptions impétigineuses de la face et de la tête, qui surviennent pendant l'allaitement et aux approches de la dentition, les croûtes de lait et les gourmes, comme on les appelle vulgairement, qui persistent et se reproduisent avec ténacité, les érythèmes et les suintements du nez et des oreilles, tout cela forme un tableau clinique qui répond à l'idée qu'on se fait, sinon de la scrofule, du moins du *lymphatisme*. Je sais bien qu'on pourrait dire que les enfants sujets à de telles manifestations seront plus enclins que d'autres à devenir un jour scrofulo-tuberculeux; nous discuterons plus loin cette question qui prouverait en tout cas l'affinité de ces différents états, mais nullement leur identité.

Ce qui est certain, c'est que chez les sujets dits lymphatiques, la résolution se fait mal dans certaines parties fluxionnées ou enflammées, il semble que la circulation lymphatique soit entravée; les catarrhes des muqueuses nasale, oculaire et pharyngée persistent indéfiniment, les ailes du nez et la lèvre supérieure restent empâtées et épaissies, les blépharites s'éternisent, le coryza et l'angine récidivent à la moindre occasion, les ganglions lymphatiques en subissent facilement le contre-coup, les amygdales s'hypertrophient et restent volumineuses; ces différentes lésions donnent au sujet lymphatique un aspect caractéristique.

Ce qui est également indéniable, c'est que ces sujets « lymphatiques » sont moins bien armés pour la défense, le « terrain » est, chez eux, de qualité inférieure; la peau et les muqueuses se laissent assez facilement envahir par les habitants habituels des surfaces muqueuses et cutanées, microbes pyogènes et saprophytes; de là, fréquence d'impétigo, de furoncles, de suppurations cutanées, avec ou sans adénites consécutives. Cette scrofule atténuée, ce « tempérament lymphatique » si l'on veut conserver une ancienne dénomination, mérite de garder sa place dans nos descriptions de pathologie, mais tout le reste de l'ancienne scrofule doit être reporté ailleurs.

Ainsi les lupus, les scrofulides ulcéro-crustacées, les adénites dites scrofuleuses, les scrofulides des membranes muqueuses, les écrouelles, tout cela est à restituer à la tuberculose et à la syphilis. La plupart des adénites qu'on regardait comme scrofuleuses sont en réalité tuberculeuses. Leur nature tuberculeuse est démontrée par l'anatomie pathologique et par l'expérimentation, car leur substance inoculée provoque la tuberculose. Ces adénites surviennent souvent chez des sujets qui n'avaient eu jusque-là aucun accident scrofuleux ; elles peuvent persister longtemps à l'état de *tuberculose locale*, s'améliorer, puis reparaître, s'aggraver et être suivies de tuberculose des ganglions bronchiques, de bronchites suspectes et de phthisie pulmonaire. Cette évolution est parfois très lente à se faire ; elle peut durer un grand nombre d'années, mais dans quelques cas la marche des accidents est beaucoup plus rapide [1]. Un individu (le fait est fréquent chez les soldats), n'ayant aucun antécédent scrofuleux, est pris de bronchite ou de pleurésie, ou bien il a un abcès froid, une carie osseuse, et cela sans aucune trace de phthisie pulmonaire : néanmoins sa santé faiblit, des *adénites* apparaissent, adénites d'apparence scrofuleuse, mais en réalité tuberculeuses, et bientôt se déclare une tuberculose pulmonaire aiguë qui enlève le malade.

La *syphilis*, à sa période tertiaire, provoque des adénites qui revêtent parfois l'aspect de *gommes ganglionnaires* (Fournier [2]). Ces gommes ganglionnaires siègent surtout aux régions inguinale, sous-maxillaire, cervicale. Au début, elles sont dures et indolentes ; plus tard, elles se ramollissent, s'ulcèrent en forme de cratère et laissent écouler une matière épaisse, visqueuse et purulente. L'analogie est parfois si grande entre ces adénopathies syphilitiques et les adénopathies autrefois appelées scrofuleuses que le traitement seul peut trancher le diagnostic. On voit donc qu'on peut supprimer le groupe des adénopathies dites scrofuleuses.

Le groupe des *angines scrofuleuses malignes* doit également être supprimé ; ces angines sont tantôt d'origine

---

1. Charvot. *Gaz. hebd.*, 1882. — Clavelin. *Tuberculose des ganglions lymphatiques chez l'adulte*. Th. de Paris, 1881.

2. Ramage. *Gommes ganglionnaires*. Th. de Paris, 1880.

syphilitique (acquise ou héréditaire), tantôt d'origine tuberculeuse.

Le *lupus* de la peau et des muqueuses est également une
lésion d'origine scrofulo-tuberculeuse; la description du
lupus et des angines lupiques est faite en détail au premier
volume de cet ouvrage.

Les collections purulentes, les *abcès froids*, auxquels on
attribuait trop facilement une origine scrofuleuse, doivent
être rattachés à la tuberculose; des tubercules et des bacilles ont été trouvés dans leurs parois.

La scrofule, suivant les anciennes descriptions, atteignait
les *articulations* et les *os*; elle y déterminait des tumeurs
blanches, des caries avec suppuration, des trajets fistuleux
avec issues d'esquilles. Mais en y regardant de près, on a
vu que ces lésions, dites scrofuleuses, arthrites chroniques,
ostéo-arthrites fongueuses, tumeurs blanches, sont, anatomiquement et cliniquement, de nature tuberculeuse [1].

L'arthrite fongueuse tuberculeuse débute rarement par
la synoviale; elle a presque toujours pour origine une
tuberculose de l'os; un foyer tuberculeux se développe dans
l'épiphyse, se ramollit, détermine des lésions d'ostéite, de
carie, de nécrose, et l'articulation est envahie (Lannelongue [2]).

Dans quelques cas, ces lésions représentent une *tuberculose locale* qui peut guérir avec ou sans ankylose — coxalgie,
tumeur blanche du genou — (traitement de Lannelongue),
mais parfois aussi la tuberculisation articulaire est suivie
à échéance plus ou moins éloignée de phthisie pulmonaire,
et quelques observations prouveraient que l'amputation
peut déterminer une explosion de tuberculose pulmonaire
aiguë (Verneuil). Dans d'autres circonstances, les lésions
tuberculeuses de l'os et de l'articulation se développent en

---

1. Bouilly. *Comparaison des arthropathies rhumatismales scrofuleuses
et syphilitiques.* Th. d'agrég., Paris, 1878. — Brissaud. *Revue mensuelle,*
1879, p. 457.

2. Lannelongue. *Mém. de la Soc. de chir.,* t. IV, 1878. Acad. de méd.,
1892.

même temps qu'une phthisie pulmonaire plus ou moins latente, dont les symptômes jusque-là étaient en partie passés inaperçus.

D'autres lésions osseuses qui ont les apparences de la scrofule sont de nature *syphilitique*; d'autres enfin ont pour origine une ancienne ostéomyélite qui n'avait probablement pas abouti à la guérison complète (Lannelongue). Autant d'altérations à distraire du cadre de la scrofule.

Lésions viscérales. — Un grand nombre de lésions viscérales qu'on avait regardées autrefois comme scrofuleuses doivent rentrer dans le cadre de la tuberculose. On n'est pas encore suffisamment familiarisé avec les allures de ces *tuberculoses locales*; on ne s'est pas encore assez dégagé de la fameuse loi de Louis, d'après laquelle la tuberculose pulmonaire devait accompagner fatalement la tuberculose des autres régions ou des autres organes. Les tuberculoses locales ou localisées se développent primitivement dans une région ou dans un organe, s'y cantonnent et peuvent guérir. Elles n'ont pas la même gravité dans tous les organes, leur évolution ne s'y fait pas de même manière, leur tendance à la généralisation est différente.

Certaines altérations du *testicule*, caractérisées par une orchite chronique avec induration de l'épididyme, ramollissement, suppuration et fistules, ont été longtemps appelées scrofuleuses. Ces altérations testiculaires sont franchement tuberculeuses. Non seulement la lésion guérit en tant que tuberculose locale, mais dix fois sur trente la tuberculose testiculaire n'a aucune tendance à se généraliser (Reclus [1]). J'en dirai autant de la tuberculose de la muqueuse utérine, de l'ovaire [2], de la vessie [3], du *rein* [4], de la *mamelle*; lésions qui étaient la plupart considérées par Bazin comme étant de nature scrofuleuse.

1. Tubercule du testicule. *Arch. de physiol.*, 1876. p. 56.
2. Brouardel. *Tubercules des organes génitaux de la femme.* Th. de Paris, 1865.
3. Tapret. Tuberculose urinaire. *Arch. gén. de méd.*, mai 1878.
4. Guyon. *Leçons cliniques des maladies des voies urinaires.* Paris 1881.

En ce qui concerne les altérations du *poumon*, nous savons que tubercule et produits caséeux sont de même nature (œuvre de Laënnec); la phthisie dite scrofuleuse et la phthisie tuberculeuse sont réunies en un processus morbide *unique*, et, cliniquement, les différences que ces variétés établissent dans la symptomatologie de l'affection se réduisent le plus souvent à une question de nuances.

L'étude comparative et analytique que nous venons de faire prouve que l'ancienne scrofule n'existe plus comme entité morbide; une part de ses altérations appartient à la syphilis, une part plus large encore appartient à la tuberculose. Une chose persiste, c'est « le tempérament lymphatique » sur lequel j'ai insisté plus haut, tempérament lymphatique qui constitue en somme une déchéance de l'individu. Cette déchéance, qu'on la nomme lymphatique ou scrofulo-lymphatique, peut être acquise ou héréditaire.

Elle peut être créée, dès l'age le plus tendre, par un allaitement défectueux ou insuffisant, elle peut dépendre, à un âge un peu plus avancé, de mauvaises conditions hygiéniques : habitations humides, sans air, sans lumière, mauvaise alimentation. Elle peut enfin et surtout être héréditaire quand l'enfant est issu de parents arthritiques, syphilitiques, alcooliques, tuberculeux, ou quand il a été conçu dans de mauvaises conditions (âge avancé du père, état maladif de la mère).

Faut-il considérer le lymphatisme comme la première étape, comme le premier âge de la tuberculose? Nous ne le pensons pas.

Que les gens lymphatiques soient plus spécialement prédisposés aux altérations scrofulo-tuberculeuses et à la phthisie pulmonaire, c'est indiscutable, mais cela ne prouve pas l'identité des deux processus, cela prouverait tout au plus que le scrofulo-lymphatique offre un terrain favorable au développement de la tuberculose.

Le *traitement* du scrofulo-lymphatisme est le suivant : autant que possible, habitation au grand air, à la campagne, au bord de la mer ; exercices physiques, équitation, gymnastique. L'alimentation doit être choisie, et principalement composée de viandes, de légumes frais, d'aliments gras et huileux, caviar, sardines à l'huile, thon mariné, pâté de foie gras. L'huile de foie de morue à haute dose, les préparations iodées, phosphatées et arsenicales, forment la base de la médication. On conseillera l'hydrothérapie, les bains de mer, les eaux salines, les eaux sulfureuses, les eaux iodo-bromurées (Kreuznach).

DIXIÈME CLASSE

INFECTIONS VERMINEUSES

§ 1. TRICHINOSE

La *trichinose* est la maladie produite par la pénétration d'un grand nombre de trichines dans l'organisme, notamment dans les muscles striés.

Étiologie. Pathogénie. — La trichine (*Trichina spiralis*, Owen; *Trichinella spiralis*, Railliet) est un helminthe de l'ordre des Nématodes et de la tribu des Trichotrachélidées (R. Blanchard).

Le mâle, long de $1^{mm},5$, de forme cylindro-conique, effilé en avant, présente à sa partie postérieure deux appendices « constituant une sorte de bourse copulatrice » (R. Blanchard). La femelle, longue de 3 à 4 millimètres, n'atteint ces dimensions qu'après l'accouplement, lorsqu'elle est remplie d'œufs. L'éclosion de ces derniers se fait dans l'oviducte, au bout de six à sept jours, la trichine étant « ovovivipare ». Les embryons sont mis en liberté tout vivants, et chaque femelle peut donner naissance à plusieurs milliers de petites trichines.

Chez l'homme, les trichines, contenues dans les muscles de porcs contaminés sortent de leurs kystes musculaires dans l'intestin; elles s'y accouplent et engendrent un grand nombre d'embryons ; la plus grande partie va évoluer vers les muscles striés, « leur habitat normal » (P. Brouardel). Les voies de cette migration sont encore discutées; pour les uns, les femelles fécondées, perforant la paroi intestinale, emettent des embryons dans tout leur parcours, et ceux-ci pénètrent dans le réseau lymphatique des chylifères, passent dans la circulation veineuse, puis dans la circulation générale, pour traverser les capillaires et s'arrêter dans les muscles (Cerfontaine); pour d'autres auteurs, les jeunes trichines, venues des villosités de la muqueuse, se disséminent en suivant la voie lymphatique, et arrivent dans le torrent circulatoire en passant par le canal thoracique (Askanazy). Dans les muscles striés, l'embryon grandit, s'entoure d'un kyste, et tombe en vie latente.

L'homme contracte la trichinose en faisant usage de viande de porc contaminée et non cuite. De graves épidémies de trichinose ont été signalées, surtout dans le nord de l'Allemagne et de l'Amérique. Parmi les grandes épidémies allemandes, je citerai celles d'Emersleben, de Deensdorf, de Grœningen et de Nienhagen, en 1883, étudiées sur place par Brouardel et Grancher[1]. L'ingestion de viande de porc trichineux absolument crue est la principale cause de la maladie. La cuisson, même légère, ôte tout danger à cette viande. La salaison a une influence heureuse, et les viandes salées paraissent moins nocives que les autres.

Anatomie pathologique. — Si le malade succombe dans les premières semaines, on trouve une inflammation catarrhale de la muqueuse gastro-intestinale; si la mort est tardive, il n'existe plus de lésions de l'appareil digestif, mais des congestions, des inflammations, de l'œdème du poumon, et parfois un œdème généralisé, sans autres altérations spéciales.

Les lésions spécifiques portent sur les muscles striés. Tous les muscles peuvent être atteints, cependant le diaphragme, les muscles intercostaux, les muscles du pharynx, ceux du cou et de l'œil sont pris de préférence; les altérations sont aussi plus fréquentes au voisinage des extrémités tendineuses. Tous ces muscles sont farcis de kystes conte-

1. P. Brouardel et Grancher. *Acad. de méd.*, 26 décembre 1883 et 5 janvier 1884.

nant une larve de trichine. Le kyste comprend la trichine à son centre, il est enveloppé par la couche la plus externe du myolemme ramolli et transformé en une gaîne cellulaire (Grancher); il y a souvent atrophie progressive de la fibre musculaire. Les kystes finissent par subir l'infiltration calcaire ; les trichines s'imprègnent de carbonate de chaux, et les enveloppes kystiques de phosphate de chaux. Les kystes adultes, longs de $0^{mm},5$ à $0^{mm},8$, contiennent en général une seule larve : exceptionnellement, on peut trouver plusieurs larves, et jusqu'à six à sept dans le même kyste (Owen, J. Chatin). Pour Soudakewitch, il se produirait de véritables phénomènes phagocytaires, tendant à s'opposer à l'envahissement du parasite[1].

Symptômes. — D'après Brouardel, on peut décrire trois périodes dans l'étude clinique de la trichinose[2].

1° *Phase intestinale ou cholériforme.* — Cette période débute trois et quatre jours après l'ingestion des viandes trichinées par des signes d'indigestion ; le malade est pris de nausées, bientôt suivies de vomissements abondants, incessamment renouvelés : la diarrhée est profuse, cholériforme ; elle s'accompagne de frissons et de fièvre, qui peut monter jusqu'à 40 et 41 degrés. Au bout de quelques jours, ces symptômes alarmants s'atténuent, et vers la fin de la première semaine, on voit apparaître un œdème considérable de la face, assez fugace, d'où le nom d'*épidémies des grosses têtes* donné aux épidémies allemandes. On note quelquefois des douleurs dans les membres, moins vives que celles de la seconde période.

2° *Phase rhumatoïde et typhoïde.* — Vers le huitième et neuvième jour, des douleurs apparaissent dans les muscles ; les mouvements sont pénibles et difficiles, arrachant des cris aux malades. Parfois, les muscles sont raides et contracturés. L'atteinte du diaphragme rend la respiration difficile : celle des muscles de l'œil donne au malade un regard fixe

1. Soudakewitch. *Annales de l'Institut Pasteur*, 1892, p. 14.
2. P. Brouardel. *Traité de médecine et de thérapeutique*, t. III, 1897, p. 29.

et immobile, comme dans l'ophthalmoplégie totale. L'adynamie est profonde; elle est quelquefois suivie de délire violent. L'auscultation donne souvent des signes d'œdème et de congestion pulmonaire.

3° *Phase cachectique.* — Elle est caractérisée par un œdème colossal des membres inférieurs, de l'abdomen et quelquefois des membres supérieurs; le visage est amaigri, l'œil terne et la voix brisée (Grancher).

Les cas légers de trichinose guérissent dans les premières semaines. Les cas graves peuvent durer deux et trois mois et se terminent généralement par la mort. La terminaison fatale, rare dans les vingt à trente premiers jours, est due à l'évolution progressive de la maladie, surtout à l'œdème pulmonaire, aux pneumonies secondaires et aux infections ulcératives cachectiques.

Le *pronostic* est en raison directe de la durée de l'affection; dans les formes longues et traînantes, il est souvent fatal.

Le *diagnostic* est fort simple, en temps d'épidémie. Les premiers cas et les cas isolés sont beaucoup plus difficiles à reconnaître Ils peuvent simuler le choléra, la fièvre typhoïde, et une cachexie rénale ou cardiaque. L'examen bactériologique des selles jugera la question du choléra; le séro-diagnostic permettra de reconnaître la fièvre typhoïde. Si l'on ne trouve dans aucun organe les raisons de l'état cachectique observé, on pourra peut-être, par une biopsie des faisceaux musculaires douloureux, déceler les trichines et les retrouver dans les viandes suspectes.

Traitement. — Une prophylaxie rigoureuse tendra à éviter la contamination alimentaire; la cuisson des aliments douteux est une des meilleures mesures. La thérapeutique n'a que peu de prise sur la maladie déclarée. On essaiera, à l'aide de substances anthelminthiques (calomel, santonine) et à l'aide de purgatifs, d'évacuer les trichines de l'intestin. Cette médication est complètement impuissante contre les parasites parvenus déjà dans les voies lymphatiques et dans les muscles, et c'est au traitement général qu'il faudra recourir dans la lutte contre la cachexie de la trichinose.

§ 2. FILARIOSE

Sous le nom de *filariose*, on comprend l'affection qui succède à la pénétration dans l'organisme humain de la *filaria sanguinis hominis* de Lewis, variété *filaria nocturna* de Patrick Manson. Les accidents provoqués par la *filaria medinensis* (collections purulentes sous-cutanées, décollements, foyers de gangrène, etc.) doivent être séparés de cette étude, et réunis sous la désignation de *dracunculose*.

Étiologie. — Pathogénie. — La filariose est une maladie des pays chauds. Siégeant d'une façon endémique dans presque toute la région intertropicale, elle existe surtout aux Indes inférieures, en Chine, au Japon, dans l'Australie, dans la Basse-Égypte, à l'île Maurice, à la Réunion, à Madagascar, sur la côte occidentale d'Afrique, au Brésil, à Cuba, à la Guadeloupe, et dans le sud des États-Unis. Elle est exceptionnelle en Europe, et ne se trouve guère que chez les malades ayant habité les pays chauds.

La *filaria nocturna* est un helminthe de l'ordre des Nématodes et du genre Filaria. C'est Demarquay qui le premier constata les embryons de filaire dans le liquide d'une hydrocèle chyleuse, en 1863.

Le ver adulte se trouve dans les vaisseaux lymphatiques de l'homme. Le mâle est incolore et mesure 85 millimètres de longueur; la femelle, de couleur plus foncée, est plus grosse et plus longue, elle mesure de 88 à 155 millimètres. Les embryons, versés en grand nombre dans les vaisseaux lymphatiques, passent par le canal thoracique ou par la grande veine lymphatique, et gagnent le torrent circulatoire. Les embryons de filaire ne se trouvent dans la circulation périphérique que pendant la soirée et pendant la nuit; ils font leur apparition vers cinq à six heures du soir, et disparaissent vers huit ou neuf heures du matin. Si, pendant ce temps, on fait une piqûre au doigt, on voit dans la goutte de sang recueillie, un nombre **considérable** d'embryons de filaires. Leur longueur est de 125 à 300 μ, et leur largeur de 7 à 11 μ; animés de mouvements très rapides, ils bousculent les globules rouges et blancs sur leur passage. Ils sont entourés d'une gaîne transparente qu'ils perforent et dont ils se débarrassent; ils ne possèdent ni tube digestif, ni appareil reproducteur.

Dans le sang de l'homme, les embryons de filaire ne peuvent passer à l'état larvaire. Cette transformation s'opère, grâce à un hôte intermédiaire, le moustique (Patrick Manson). La femelle du moustique, en suçant le sang de l'homme, avale des embryons de filaire; ceux-ci dépouillent leur gaîne d'enveloppe, perforent le tube digestif du moustique et se logent dans les muscles thoraciques de l'insecte, parvenus à l'état larvaire. Quand le moustique pond ses œufs, tombe à l'eau et meurt, les larves sont mises en liberté, en sortant du cadavre du moustique. Jusqu'à présent, on admettait que ces larves sont ingérées par l'homme avec l'eau de boisson. Les nouvelles recherches de Patrick Manson[1] montrent que le mécanisme est tout différent. Les embryons, introduits avec le sang de l'homme dans l'estomac du moustique femelle, perdent leur membrane d'enveloppe, traversent la paroi de l'estomac et gagnent les muscles du thorax où ils grossissent et se développent. Vers le cinquième jour, les larves se mettent en marche vers le prothorax, se rendent dans la tête, s'accumulent au-dessous de la bouche et pénètrent dans la trompe. Si la femelle du moustique pique l'homme à ce moment, elle lui inocule des larves de filaire qui parviendront à l'état adulte. Le moustique pathogène est le *Culex ciliaris*; l'anophelis qui transmet le paludisme ne transmet pas la filariose.

Symptômes. — La filariose peut ne déterminer aucun symptôme; généralement, il n'en est pas ainsi, et les troubles provoqués par le parasite sont des plus variés.

Du côté de la *peau*, les accidents tiennent à l'obstruction

---

1. Patrick Manson. *Acad. de méd.*, 22 mai 1900.

mécanique plus ou moins complète des voies lymphatiques par les filaires. Ce sont des varices lymphatiques, qui atteignent surtout le triangle de Scarpa, la région scrotale, la région inguinale et les membres inférieurs ; les vaisseaux lymphatiques se dessinent sous la peau et forment de gros paquets variqueux, les ganglions sont très volumineux ; toutes ces parties sont d'une consistance molle et lipomateuse. La thrombose lymphatique succède au développement des varices, et l'œdème apparaît : la tuméfaction est considérable ; la peau est blanche, ridée, recouverte de petites saillies verruqueuses, gélatineuses et gardant l'empreinte du doigt. Le plus souvent passager, l'œdème lymphatique est très sujet aux récidives ; à la longue, il s'accompagne d'un épaississement de toutes les couches de la peau et du tissu cellulaire sous-cutané, provoquant l'*éléphantiasis* des membres inférieurs. Le scrotum est souvent atteint d'éléphantiasis, et la tuméfaction peut atteindre la grosseur d'une tête d'adulte ; la verge, englobée, disparaît complètement, et le méat urinaire n'est plus représenté que par une petite fente déprimée à la surface de la tumeur (R. Marie). Les ulcérations et les traumatismes de la peau atteignent les voies lymphatiques distendues, et produisent un écoulement de lymphe, visqueuse, blanc grisâtre, formant des croûtes cutanées.

Du côté des *viscères*, la filariose provoque des épanchements lymphatiques dans les diverses cavités séreuses et dans l'appareil urinair

L'hydrocèle chyleuse est caractérisée par un épanchement laiteux et opaque dans la tunique vaginale ; à la ponction, il sort un liquide lactescent composé de fines granulations graisseuses et de globules blancs abondants ; les embryons de filaire y sont en grand nombre, et c'est là que Demarquay les a découverts. L'hydrocèle chyleuse peut survenir dès le début de la filariose, ou à une époque plus tardive. Elle est parfois précédée de crises de douleurs testiculaires qui peuvent en imposer pour une colique néphrétique (Léon Audain). Ces *crises testiculaires* étaient très

accentuées dans un cas de Rénon[1]. Les crises survenaient en moyenne deux fois par an, sans aucun prodrome; le malade était réveillé le matin par sa crise douloureuse du testicule droit, accompagnée ou non de fièvre;
la douleur s'irradiait dans la fosse iliaque droite pour
gagner ensuite la région lombaire, et l'on assistait à tout le
cortège symptomatique de la colique néphrétique, douleurs
violentes, vomissements; les seules différences étaient
le début par la fluxion testiculaire et l'absence presque complète de modification des urines. La crise cédait d'elle-
même au bout de vingt-quatre ou de trente-six heures, et
ce n'est qu'après huit années de crises que l'hydrocèle se
révéla. Le malade n'était atteint ni d'œdème du scrotum,
ni d'œdème des membres, ni de chylurie; la filariose
évolua chez lui presque tout le temps sous la forme de
crises testiculaires. Il faut connaître ces faits, car je ne
saurais trop insister sur la difficulté de leur diagnostic.

L'ascite chyleuse est rare; elle n'est différenciée de
l'ascite de toute autre origine que par la ponction.

Le chylothorax est exceptionnel; habituellement une
seule des cavités pleurales est atteinte.

La chylurie peut être pure. Généralement, il y a hématochylurie. Les urines ont, dès leur émission, une couleur
blanc jaunâtre, opaque; quand elles contiennent du sang,
la couleur devient café au lait, chocolat, bière foncée, etc.
Ces urines renferment de la sérine, de la globuline, des
peptones, des globules rouges, des globules blancs, de fines
granulations graisseuses et des embryons de filaire. L'émission d'urines chyleuses se fait brusquement, sans grandes
douleurs, à la suite d'un excès de fatigue; elle cesse au
bout de quelques jours, pour reparaître après une fatigue,
un traumatisme, un excès.

L'*état général* est relativement peu touché, et la *marche*
de la maladie est très lente. La filariose procède par pous-

---

1. L. Rénon. Des crises testiculaires dans la filariose. *Soc. méd. des hôp.*,
16 mars 1900.

sées aiguës, suivies de périodes d'accalmie; elle peut durer 15, 20, 30 et même 50 ans. La guérison est parfois sponta-née; elle succède à la mort de la filaire adulte; l'obstruc-tion des voies lymphatiques cesse et fait disparaître pro-gressivement tous les signes de la maladie. La mort résulte des atteintes viscérales graves et des infections secondaires.

Diagnostic. — La présence de l'embryon de filaire dans le sang et dans les liquides pathologiques, œdème lympha-tique, liquide de l'ascite, de l'hydrocèle, du chylothorax, de l'hématochylurie, permettra seule d'assurer le diagnostic. La recherche des embryons dans le sang sera faite la nuit. On centrifugera les exsudats, et on examinera le dépôt. On pourra observer les embryons vivants, ou les colorer, après avoir préalablement fixé la préparation : en utilisant le carmin boraté de Gibbes, en lavant à l'alcool chlorhydrique, puis en colorant au bleu de méthylène, l'embryon se des-sine en bleu, entouré de sa cuticule rose (de Nabias et Sa-brazès [1]). Les accidents de la filariose peuvent être confon-dus avec un grand nombre d'affections, et je ne puis toutes les énumérer. L'hématochylurie se distingue facilement de l'hématurie, de l'hémoglobinurie ; l'hématurie, provoquée par la *Bilharzia hæmatobia*, s'accompagne de la présence dans l'urine des œufs ovalaires du parasite. Dans toute colique néphrétique anormale compliquée de fluxion testiculaire initiale et dominante, on devra songer à la filariose.

Traitement. — L'usage de l'eau bouillie et filtrée, la protection contre les moustiques du genre *Culex ciliaris* sont les seules mesures prophylactiques efficaces à em-ployer contre la maladie. Le traitement parasiticide de la filariose par le mercure et l'iode n'a pas donné de résultats probants. Par contre, la chirurgie, en ponctionnant les liquides chyleux, en réséquant les varices lymphatiques des régions envahies, peut parer aux accidents locaux, on peut même tenter une cure radicale, si l'on a la chance d'en-lever les filaires adultes.

1. De Nabias et Sabrazès. Sur les embryons de la filaire du sang chez l'homme. *Soc. de biol.*, 21 mai 1892.

ONZIÈME CLASSE

MALADIES
ATTEIGNANT L'APPAREIL LOCOMOTEUR

§ 1. RACHITISME

Étiologie. — Le *rachitisme* est une maladie de l'enfance caractérisée par une nutrition et une évolution vicieuses des tissus qui concourent à l'ossification. Il est probable que l'absence de calcification des os rachitiques ou le retard de cette calcification provient de ce que l'organisme ne reçoit pas ou n'assimile pas en assez grand nombre les matériaux qui servent à former le phosphate de chaux. Mais, dans tous les cas, l'absence de calcification ne concerne qu'un des côtés de la question, et ne saurait expliquer l'exubérance extrême des tissus d'ossification. C'est dire que la pathogénie du rachitisme est encore mal élucidée.

Cette question a cependant été depuis quelques années l'objet de travaux remarquables. Beneke et avec lui M. Bouchard[1] en font une maladie par ralentissement de la nutrition, maladie consécutive à la non-absorption du phosphate de chaux nécessaire à la formation des os. À l'état normal, le phosphate de chaux n'est pas absorbé en nature; il se dédouble : la chaux se combine avec l'acide chlorhydrique pour former le chlorure de chaux, tandis que l'acide phosphorique naissant se combine avec la glycérine prove-

---

1. Bouchard. *Loco citato*, p. 18.

nant de l'action du suc pancréatique sur les graisses pour donner naissance à l'acide phospho-glycérique. Si le contenu de l'intestin devient alcalin ou si l'acidité de ce contenu est due à l'acide lactique, et c'est ce qui se passe dans le rachitisme, le dédoublement n'a plus lieu et l'absorption du phosphate de chaux devient insuffisante. D'autre part, l'acide lactique en excès passe dans le sang, imprègne tous les tissus et va dissoudre le phosphate de chaux déjà fixé. Telle serait, d'après les deux auteurs que nous venons de citer, la cause première du rachitisme.

Souvent le rachitisme coexiste avec des troubles dyspeptiques accompagnés de dilatation stomacale. Comby fait de cette dilatation la cause réelle du rachitisme, par suite de la mauvaise élaboration des aliments.

Suivant certains auteurs (Parrot), le rachitisme serait une des manifestations de la syphilis héréditaire; mais cette manière de voir n'a pas été généralement adoptée.

Depuis la publication du mémoire de Parrot, on a étudié de plus près (Fournier[1], Lannelongue[2]) les lésions osseuses de la syphilis héréditaire, et l'on s'est efforcé de montrer (Berne[3]) qu'il existe des différences radicales entre les altérations du système osseux attribuables à la syphilis et celles qui sont attribuables au rachitisme. D'autre part, Galliard[4] a publié l'observation d'un enfant rachitique issu de parents qui n'étaient pas syphilitiques, puisqu'ils contractèrent la syphilis plusieurs années après la naissance de cet enfant, et Giraudeau[5] a rapporté quatre observations de rachitiques ayant contracté la syphilis; ce que l'on ne conçoit pas très bien si l'on admet que le rachitisme est d'origine syphilitique.

Gley et Charrin[6] ont pu reproduire expérimentalement

1. Fournier. *Syph. héréd. taraive.*
2. Lannelongue. *Syph. osseuse et rachitisme.*
5. Berne. Thèse, 1884.
4. Galliard. *Fr. méd.*, 1886, p. 14.
5. Giraudeau. *Fr. méd.*, 1886, p. 185.
6. Gley et Charrin. *Soc. de biol.*, 22 février 1898.

chez l'animal, par l'injection de toxines chez les ascendants, des lésions qui ressemblent au rachitisme humain, et Mircoli[1] s'est fait le défenseur d'une théorie purement infectieuse du rachitisme; je signale ces travaux, sans pouvoir encore en tirer des conclusions.

Anatomie pathologique. — Dans une première période, les os atteints ne sont pas encore déformés; dans une seconde période, les déformations sont considérables; une troisième période correspond à la consolidation des os malades. Les parties qui servent à l'accroissement de l'os, le cartilage des épiphyses et le périoste des diaphyses sont le siège initial de la lésion rachitique.

A l'état normal, quand on étudie l'extrémité épiphysaire d'un os en voie d'évolution, on trouve, à la partie profonde du cartilage épiphysaire, une couche translucide et bleuâtre dans laquelle se passent les phénomènes de prolifération qui convergent vers les points d'ossification. Au-dessous de cette couche cartilagineuse se trouve une autre couche « formée par un tissu aréolaire dont les travées sont composées de substance fondamentale du cartilage infiltrée de sels calcaires[2] ». C'est au-dessous de cette couche ossiforme que se forme le tissu osseux vrai.

Eh bien, dans le rachitisme, les lésions atteignent la couche profonde cartilagineuse et la couche ossiforme. La couche cartilagineuse bleuâtre, qui à l'état normal n'a qu'un millimètre ou un millimètre et demi d'épaisseur, devient exubérante au point d'atteindre plusieurs centimètres; c'est ce tissu qu'on avait nommé *chondroïde*, désignation qui est impropre, car il s'agit bien de cartilage vrai.

Au niveau de la couche ossiforme on trouve du tissu nommé *spongoïde* à cause de son aspect spongieux, tissu très vasculaire, qui peut même empiéter sur la diaphyse de l'os. C'est l'exubérance de ces tissus et leur persistance

1. Mircoli. *Presse médicale*, 28 janvier 1889.
2. Cornil et Ranvier. *Man. d'histol.*, p. 456.

qui sont cause du gonflement des épiphyses ; les tissus rachitiques n'aboutissent pas à former de l'os, les ostéoblastes ne s'ossifient pas, l'épiphyse molle et peu résistante se tasse, se laisse déformer par les contractions musculaires, et la *nouure* est constituée.

Au niveau du *périoste*, on trouve également la couche *spongoïde*. A l'intérieur de l'os, le *tissu médullaire* est très congestionné, ses couches périphériques sont organisées comme du tissu conjonctif jeune, et la cavité médullaire est rétrécie ou comblée par les courbures et par les déformations de l'os.

Sous l'influence des lésions que je viens de décrire, le *squelette* offre peu de résistance : les épiphyses subissent un gonflement (os noués) et les *nouures* atteignent même l'extrémité des os qui n'ont pas d'épiphyse. La diaphyse des os longs est incurvée, déformée, parfois fracturée. Le poids du corps, la tonicité des muscles, la laxité des ligaments, et d'autres causes extérieures, contribuent à provoquer les *déformations* du rachitisme.

Ainsi s'expliquent les incurvations de la colonne vertébrale, les déformations et les rétrécissements du bassin, la persistance des fontanelles et le volume de la tête, l'aplatissement latéral de la poitrine et sa saillie en avant (poitrine de gallinacé), les incurvations des jambes en dehors ou en dedans, les déformations des bras. Les déformations des membres se font dans un ordre de succession qui est différent suivant l'âge des malades ; elles débutent par les jambes chez les enfants qui marchent, mais chez ceux qui ne marchent pas encore, les bras, ayant un rôle beaucoup plus actif, se déforment les premiers[1].

Le rachitisme peut guérir sans laisser presque de déformation quand il est peu accentué, mais habituellement, après la période de consolidation des os malades, le sujet conserve des déformations qui sont dues en partie à l'ossification trop rapide des cartilages épiphysaires. La crois-

______
1. Trousseau. *Clin. de l'Hôtel-Dieu*, t. III, p. 7.

sance de l'os est arrêtée, le rachitique reste *petit*, plus ou moins *déformé*, et l'ossification des os du crâne étant tardive, le crâne est habituellement volumineux.

Description. — Le rachitisme débute ordinairement au moment de la dentition, vers la fin de la première année ou dans les six premiers mois de la seconde. Les déformations osseuses sont parfois précédées de signes précurseurs ; l'enfant devient triste et craintif, il redoute par-dessus tout les mouvements et la *douleur* qui en résulte.

L'enfant qui, jusque-là, marchait ou du moins commençait à se tenir sur ses jambes, ne recherche maintenant que le lit et le repos ; l'enfant qui aimait à rester assis sur les bras de sa nourrice, n'a plus le même désir et pleure quand on le sort de son berceau, tant sont vives les douleurs provoquées par le mouvement. Quelques malades commencent par avoir du catarrhe intestinal ; chez d'autres, les fontanelles persistent au delà du terme normal, la dentition est retardée ou s'arrête si elle était commencée (Trousseau). Un peu plus tard, des nouures et des déformations apparaissent en différents points. A la jonction des côtes et des cartilages costaux se forment des saillies noueuses (chapelet rachitique) ; la poitrine s'aplatit latéralement, se bombe à la région sternale et s'élargit au niveau des dernières côtes. Comme conséquence de ces déformations, la respiration costale est gênée, la respiration diaphragmatique s'exagère, les organes abdominaux sont refoulés et le ventre devient saillant. Les *gonflements articulaires* s'accusent, les déformations des jambes et des bras s'exagèrent et le rachitisme est constitué. Les déformations articulaires sont d'autant plus frappantes que l'enfant est amaigri et émacié.

Les symptômes généraux augmentent d'intensité, l'appétit se perd, la peau se couvre de sueurs abondantes, la diarrhée est fréquente, les urines contiennent une assez forte proportion de phosphates calcaires.

Le rachitisme parcourt habituellement ses périodes en six ou huit mois, puis il reste stationnaire pendant un ou deux ans, les consolidations osseuses s'effectuent, et le rachitique guérit au prix des déformations précédemment indiquées. Mais, assez fréquemment, la maladie se termine par la mort, qui est due à l'intensité même de la maladie ou à des complications intercurrentes, telles que la bronchite, la pneumonie.

Le rachitisme aigu, avec parésie des membres, gonflement sous-périosté de la diaphyse des os, fièvre, marasme et hémorrhagies gingivales, nasales, etc., doit être distingué du vrai rachitisme (Barlow). C'est du scorbut infantile (Comby) qui guérit en alimentant l'enfant avec du lait frais, du jus de viande, du jus d'orange et de citron.

L'huile de foie de morue, le beurre auquel on associe l'iodure de potassium et le chlorure de sodium, les préparations phosphatées, le lait de bonne qualité, forment la base du *traitement*. Les bains salés, les bains de mer, rendent de réels services.

§ 2. OSTÉOMALACIE

Étiologie. — Entre le rachitisme et l'ostéomalacie il y a cette différence essentielle que, dans le rachitisme, l'os n'arrive pas à son complet développement, parce que, sous l'influence d'un vice de nutrition, les éléments de calcification font défaut et l'évolution normale de l'os est entravée. Dans l'ostéomalacie, au contraire, l'os est parfaitement formé et le vice de nutrition consiste en une désassimilation des éléments de calcification ; l'os se décalcifie. Le rachitisme est une maladie de croissance, l'ostéomalacie est une maladie de l'adulte dans laquelle la destruction des sels calcaires entraîne le *ramollissement* du squelette.

La cause première qui préside à cette destruction des sels calcaires de l'os est peu connue, et les théories invoquées n'en donnent pas suffisamment la raison. L'ostéomalacie est extrêmement rare chez l'homme, c'est une maladie de la femme de 30 à 50 ans, et dans la moitié des cas la grossesse en est le point de départ. L'ostéomalacie est plus fréquente dans certains pays, en Bavière, par exemple.

Anatomie pathologique. — A une première période, les os ne sont pas encore raréfiés, cependant ils se laissent couper au couteau assez facilement. On voit au microscope que les bords des travées osseuses ne contiennent plus de sels calcaires, on en trouve encore dans le centre. Les vaisseaux de la moelle sont turgides, des hémorrhagies se font dans la moelle et sous le périoste. A une seconde période les os se raréfient, se ramollissent, s'affaissent, changent de forme, diminuent de volume, se fracturent. Les travées osseuses sont décalcifiées et en partie résorbées. L'osséine, qui est la substance fondamentale des lamelles osseuses, devient fibrillaire, perd ses propriétés et ne peut plus être transformée en gélatine. Les fractures arrivent rarement à se consolider, et si le cal se forme, il a une tendance à subir à son tour les altérations de l'ostéomalacie (Bouley).

Les os devenus flexibles *se déforment.* Les vertèbres s'affaissent et s'aplatissent, les os du bassin subissent des modifications qui ont une importance de premier ordre au point de vue de la grossesse et de l'accouchement. Les déformations du thorax ressemblent à celles du rachitisme. Les os des membres sont le siège fréquent de fractures.

Description. — L'ostéomalacie s'annonce par des *douleurs* qui siègent à la colonne vertébrale, au bassin, aux membres. Ces douleurs reviennent parfois sous forme d'accès et sont exaspérées par les mouvements, par la pression, par la marche, par la position assise. Aux douleurs se joignent une faiblesse et une sensation de fatigue qui condamnent le malade à l'immobilité.

Le ramollissement des os se traduit par les déformations que j'ai précédemment énumérées : le malade se courbe et se rapetisse, son thorax se déforme. On observe souvent des contractures douloureuses; parfois des accès de fièvre se se déclarent. Les fonctions générales, qui étaient intactes pendant la première période de la maladie, commencent à décliner; l'appétit diminue, le malade se plaint de palpitations, de dyspnée, d'engourdissement, de fourmillements aux membres inférieurs. Les fractures sont fréquentes.

L'ostéomalacie n'a pas toujours une *marche* uniformément continue; il y a parfois des rémissions et des paroxysmes. Les urines contiennent, chez quelques malades, un excès de phosphates et de carbonates de chaux, et toujours de l'albuminose. Après plusieurs années, la maladie passe à l'état *cachectique*, la diarrhée est la règle, l'amaigrissement est extrême et le malade succombe dans le marasme, à moins qu'il ne soit emporté par quelque maladie intercurrente. Les cas de guérison sont absolument exceptionnels.

Le *diagnostic* de l'ostéomalacie est fort difficile au début, avant la période des déformations. Chez les syphilitiques, on observe parfois des fractures rendues faciles par la fragilité des os; mais, en pareil cas, les déformations de l'ostéomalacie font défaut.

Le *traitement* par le phosphore est naturellement indiqué. La castration donne des résultats encourageants (Fehling); on a conseillé l'extirpation totale de l'utérus et des ovaires au début de la grossesse (Chroback), et, à la fin de la grossesse, l'amputation utéro-ovarique (Neumann) et l'opération césarienne. L'influence heureuse de l'extirpation des organes génitaux internes sur l'évolution de l'ostéomalacie est incontestable, bien que l'obscurité règne encore sur son action (Polgar).

§ 3 ACROMÉGALIE

Description. — L'acromégalie (ἄκρος, extrémité; μέγας, grand), décrite pour la première fois par Marie[1] en 1885, présente comme symptômes cardinaux : 1° une hypertrophie considérable des mains, des pieds, de certaines parties

---

1. Marie. *Revue de méd.*, 1886. *Nouv. Iconogr. de la Salpêtrière*, 1888 1889. *Progrès méd.*, mars 1889.

de la face et surtout du maxillaire inférieur; 2° une cyphose cervico-dorsale; 3° des troubles visuels très fréquents; 4° chez la femme, une aménorrhée presque constante.

La maladie débute généralement par les mains. Les *mains* sont hypertrophiées en masse, leur largeur et leur épaisseur sont considérablement accrues, d'où les noms de main en « battoir », de « main capitonnée »; leur longueur est sensiblement normale. L'augmentation de volume porte sur tous les tissus; la peau présente des plis plus prononcés que d'habitude, les éminences thénar et hypothénar se font remarquer par l'épaisseur de leurs masses charnues, le mé- tacarpe est élargi et massif; les doigts, courts et épais, sont renflés au niveau des phalanges. Les ongles enchâssés par des bourrelets charnus sont étroits, aplatis, souvent atro- phiés et striés longitudinalement.

Les fonctions de la main sont conservées[1]; les doigts restent aptes à faire des travaux délicats et ne sont le siège d'aucune sensation anormale.

Les autres segments du membre supérieur, sauf parfois le poignet, présentent leur volume habituel.

Les *pieds* sont énormes, accrus en largeur et en épais- seur; ils conservent en général leur longueur normale. L'hypertrophie affecte le même aspect qu'aux membres supérieurs. « On constate ici les mêmes sillons profonds, notamment les replis digito-palmaires, séparant les mêmes bourrelets charnus » (Souza-Leite). Le talon est hypertro- phié (Verstræten[2]), le cou-de-pied est souvent volumineux, les orteils et les ongles offrent des modifications compa- rables à celles des doigts. Les parties supérieures du membre inférieur sont normales.

Les déformations de la *face* sont caractéristiques, le *facies acromégalique* permet quelquefois à lui seul de faire le diagnostic. La principale déformation atteint le maxillaire inférieur. Le menton est proéminent et élargi;

1. Souza-Leite. Th. de doctorat, 1897.
2. Verstræten. *Revue de méd.*, mai et juin 1889.

au lieu de représenter comme à l'état normal l'axe d'un ovale à grosse extrémité supérieure, il devient l'axe d'une ellipse. La mâchoire supérieure prenant peu de part à l'hypertrophie, il en résulte que les arcades dentaires ne se correspondent plus et l'arcade du maxillaire inférieur déborde en avant l'arcade du maxillaire supérieur. Ce *prognathisme* s'accompagne d'épaississement de la lèvre inférieure, qui est proéminente et renversée en dehors. La *langue* est énorme, parfois monstrueuse, élargie et épaissie au point de gêner la déglutition et la prononciation des linguales[1].

L'étendue de la voûte et du voile du palais est généralement augmentée, les amygdales et la luette sont hypertrophiées. Le *nez* est large, épaté, hypertrophié.

Les pommettes sont saillantes ainsi que les apophyses orbitaires internes. Ces saillies tiennent à la dilatation des sinus maxillaires et des sinus frontaux. Les *oreilles* sont hypertrophiées, épaissies, allongées; la peau aussi bien que les cartilages participe à cette hypertrophie. Le front paraît bas et sans proportion avec les dimensions exagérées de la face. Le crâne a conservé ses dimensions normales. Les yeux, ordinairement petits et enfoncés, sont parfois plus saillants. La verge, les grandes lèvres, le clitoris, sont souvent augmentés de volume.

L'existence d'une *cyphose cervico-dorsale* est consignée dans presque toutes les observations; elle est quelquefois accompagnée d'une lordose lombaire ou d'une scoliose à inclinaison variable. A la partie antéro-inférieure du thorax, on constate souvent l'existence d'une voussure compensatrice. La clavicule, les côtes, le sternum, sont ordinairement épaissis, et l'hypertrophie des cartilages costaux gêne dans bien des cas la respiration, qui prend alors le type thoracique inférieur et abdominal.

L'*aménorrhée* précoce et presque constante sert dans certains cas à étayer le diagnostic au début de la maladie.

La coloration bistrée de la peau, les sueurs profuses,

---

1. Brissaud. *Revue neurol.*, 15 mars 1895.

l'élévation de la température périphérique, les engorgements ganglionnaires, la diminution de volume du corps
thyroïde (Bury), l'hypertrophie du thymus caractérisée par
une zone de matité rétro-sternale (Erb), l'asymétrie des
deux moitiés du corps, les amyotrophies, les craquements
articulaires, les douleurs erratiques, l'impressionnabilité au
froid, la sensation du doigt mort, sont autant de phénomènes assez souvent signalés.

Une place à part doit être réservée aux troubles visuels,
qui peuvent varier depuis l'amblyopie légère jusqu'à la
cécité complète. Le rétrécissement du champ visuel, l'hémianopsie, la saillie des globes oculaires, accompagnée
d'un certain degré de parésie des muscles extrinsèques de
l'œil, la congestion papillaire, peuvent s'expliquer par l'hypertrophie du corps pituitaire si fréquente dans cette
maladie.

Le larynx participe parfois à l'hypertrophie des extrémités;
a voix prend alors un timbre grave qui frappe surtout lorsqu'on a affaire à une femme; la dilatation des sinus de la
face contribue encore au retentissement de la voix (Marie).

La polyurie (Balzer [1]), l'albuminurie légère, la pepton-
urie, la glycosurie peu abondante, la phosphaturie, ont été
signalées chez certains malades; il en est de même des palpitations et de l'hypertrophie cardiaque; celle-ci est presque
toujours associée à l'artério-sclérose.

L'intelligence est habituellement intacte, mais les modifications du caractère sont fréquentes (tristesse, irascibilité,
humeur inégale), ce qui ne doit pas surprendre, étant donnée l'impression profonde que produit sur les malades l'infirmité dont ils sont atteints.

L'acromégalie débute de vingt à vingt-six ans; sa marche
est progressive, ainsi qu'il est facile de s'en assurer en examinant comparativement les photographies des malades
faites à de longs intervalles. Les temps d'arrêt suivis de
poussées actives sont fréquents. Aussi la durée de la ma-

1. Balzer. *Soc. méd. des hôp.*, 8 avril 1892.

ladie atteint-elle vingt, trente ans en général. La mort arrive par cachexie lente, par maladie intercurrente ; parfois le malade meurt subitement sans que le mécanisme de la mort soit expliqué par les lésions trouvées à l'autopsie.

Étiologie. — L'étiologie de l'acromégalie est complètement inconnue ; tout ce qu'on peut dire, c'est qu'elle n'est ni héréditaire ni congénitale, et qu'elle diffère sous ces deux rapports de la plupart des maladies dystrophiques. Le froid, la syphilis, les chagrins, les traumatismes, l'alcoolisme, le rhumatisme, etc., ont été tour à tour relevés dans les antécédents des malades, mais ils manquent dans un nombre de cas tellement considérable qu'il n'y a réellement pas de relations bien manifestes entre ces prétendues causes et l'acromégalie.

Anatomie pathologique. — A l'autopsie, l'*hypertrophie du corps pituitaire* a été signalée par Marie et depuis lui par un si grand nombre d'auteurs qu'on a voulu en faire le substratum anatomique de l'acromégalie. La tumeur varie de la dimension d'un œuf de pigeon au volume d'un œuf de poule. Elle dilate la selle turcique, écarte les unes des autres les apophyses clinoïdes, et se loge à la base du crâne dans une cavité en rapport avec son volume. La compression du chiasma et la compression des vaisseaux oculaires rend compte des troubles visuels. Histologiquement, il s'agit d'une hypertrophie simple plutôt que d'un néoplasme.

La persistance et la reviviscence du thymus [1], l'augmentation du volume du cœur et des vaisseaux (Klebs), l'hypertrophie des ganglions et des cordons du grand sympathique (Henrot), ont été mentionnées.

Les lésions du *squelette* sont constantes : aux membres « l'hypertrophie se montre de préférence sur les os des extrémités et sur les extrémités des os » (Marie). Elle est constituée par un accroissement du tissu spongieux, par la dilatation des orifices vasculaires des os et l'élargissement des gouttières destinées au passage des artères. Histologi-

---

1. Marie. *Soc. méd. des hôp.*, 17 février 1895.

quement, les alvéoles élargis représentent des canaux de Havers très dilatés et à parois amincies. La moelle qu'elles contiennent ne renferme ni ostéoblastes ni myéloplaxes (Renaut)[1].

Les os des autres parties du corps, et en particulier ceux de la face, présentent des altérations analogues. Le maxillaire inférieur comparé à celui d'un homme de même taille semble énorme et les divers sinus sont notablement élargis. Les ostéopathies de l'acromégalie ont été étudiées sur le vivant avec les rayons Röntgen[2].

Diagnostic. — Le diagnostic de l'acromégalie est en général facile, surtout à une période avancée de son évolution. Cependant, elle a été confondue avec le *myxœdème* dans un certain nombre de cas. L'erreur est facile à éviter, car le facies « en pleine lune » du myxœdémateux ne ressemble guère au prognathisme de l'acromégalique. Dans le myxœdème, l'hypertrophie porte exclusivement sur les parties molles : la peau est tendue et ne peut être déplacée, le corps thyroïde est atrophié, les troubles mentaux sont très fréquents, la cyphose fait toujours défaut.

La *maladie osseuse de Paget* est caractérisée par « un développement considérable des os longs des membres, du tronc et de la tête; le fémur et les tibias sont fortement courbés en avant, les jambes sont écartées, le tronc et le cou sont fléchis en avant par l'incurvation du rachis; la respiration est gênée et prend le type presque exclusivement diaphragmatique, à cause de l'hypertrophie et de la soudure des côtes. Assez souvent, au début ou dans le cours de l'affection, il existe des douleurs intenses, assez analogues aux douleurs fulgurantes. » (Marie.)

Les géants ont, eux aussi, des mains et des pieds énormes; mais, dans le *gigantisme*, les différentes parties du corps sont proportionnées en raison de leur développement anormal; l'accroissement se fait d'une façon régulière

1. Renaut. Th. de Duchesneau. Lyon, décembre 1891.
2. Gastou et Brouardel. *La Presse médicale*, 1896, p. 558.

en longueur et en largeur, à l'inverse de ce qui a lieu dans l'acromégalie. Gigantisme et acromégalie sont donc deux états différents, et cependant on a publié quelques observations dans lesquelles ces deux états se trouvaient réunis; la plus remarquable de ces observations concerne le géant de Montastruc [1]. Ce géant était en même temps acromégalique; il avait la taille du géant, mais il avait les mains, les pieds, la face, la langue, le torse de l'acromégalique; il réunissait « ces deux modes de dystrophie exubérante du corps humain ». Mais comment peut-on interpréter l'association de ces deux dystrophies? leur association est-elle indépendante ou dépendante d'une même cause? Voici les conclusions de Brissaud et Meige : « Le gigantisme et l'acromégalie sont une seule et même maladie. Si la période de temps pendant laquelle l'exubérance de l'ossature s'accomplit appartient à l'adolescence et à la jeunesse, le résultat est le gigantisme et non l'acromégalie. Si cette période de temps appartient à l'âge adulte, c'est-à-dire à une époque de la vie où la stature est depuis longtemps déjà un fait accompli, le résultat est l'acromégalie. L'acromégalie est le gigantisme de l'adulte, et le gigantisme est l'acromégalie de l'adolescent. Si le processus de l'exubérance de l'ossature commence pendant la jeunesse, à l'âge où la taille continue à s'accroître et empiète sur l'âge où l'on est homme fait, le résultat est la combinaison de l'acromégalie et du gigantisme.»

L'ostéo-arthropathie hypertrophiante pneumique se rencontre chez des gens atteints de lésions pulmonaires ou pleuro-pulmonaires anciennes et chez quelques cardiaques. Les mains sont énormes, mais l'hypertrophie atteint surtout les doigts, qui, au lieu d'être courts et cylindriques comme dans l'acromégalie, sont allongés, aplatis et renflés en *baguette de tambour* à leur partie terminale; le pouce est comparé par la plupart des auteurs à un « battant de cloche » (Rauzier) [2].

1. Brissaud et Meige. Gigantisme et acromégalie. *Journal de méd. et de chir. pratiques*, 1895, p. 49.
2. Rauzier. *Montpellier médical*, 1895.

Le métacarpe, en revanche, est à peine modifié et ne présente ni les saillies, ni les bourrelets charnus de l'acro-mégalique. Le volume du poignet est au contraire légère-ment accru. L'hypertrophie atteint surtout le squelette et respecte les parties molles. Les ongles sont élargis, incurvés en longueur et en largeur. Aux pieds, on observe les mêmes déformations : ce sont les orteils, leur extrémité libre surtout, qui attirent l'attention, tandis que le métatarse est beaucoup moins atteint. La face est toujours épargnée et, au niveau de la colonne vertébrale, la cyphose cervico-dor-sale de l'acromégalique est remplacée par une cyphose dorso-lombairs souvent accompagnée de scoliose en relation avec des lésions pleuro-pulmonaires coexistantes.

Le *traitement* de l'acromégalie est un traitement pure-ment symptomatique; quelques tentatives ont été faites, néanmoins, en vue d'attaquer la cause du mal. Trois malades atteints de cas types d'acromégalie ont été soumis par Marinesco au traitement par ingestion de corps pitui-taire sous forme de tablettes[1] : une amélioration notable a paru se produire au point de vue des symptômes gé-néraux.

§ 4. MALADIE OSSEUSE DE PAGET — OSTÉITE DÉFORMANTE PROGRESSIVE

Je vais décrire dans ce chapitre l'affection à laquelle on a donné le nom d'*ostéite déformante de Paget*. Le premier mémoire de sir James Paget a été publié, en 1877, dans les *Medico-chirurgical transactions*. Il a pour titre : « Inflamma-tion chronique des os », et pour sous-titre : « Ostéite défor-mante ». Dans un travail ultérieur, publié en 1882, c'est le sous-titre qui a prévalu, et Paget ne désigne plus cette affec-

1. Marinesco. *Trois cas d'acromégalie traités par des tablettes de corps pituitaire*. Soc. méd. des hôp., séance du 8 novembre 1895.

tion que sous le nom d'ostéite déformante. Les cinq observations du premier mémoire ne sont pas toutes d'égale valeur, mais certaines d'entre elles sont si caractéristiques, notamment la première, qu'elles ont suffi à faire accepter l'entité morbide décrite par l'auteur.

J'ai consacré une leçon clinique à cette maladie[1] et je vais donner ici, en détail, l'observation du malade qui m'avait servi à faire cette leçon. Cet homme, âgé de cinquante-deux ans, était arrivé dans nos salles avec une déchéance intellectuelle assez marquée, la mémoire lui faisait souvent défaut, aussi avons-nous eu recours à sa femme pour compléter les renseignements qui nous manquaient.

Le début de sa maladie remonte à une douzaine d'années. Jusque-là, notre homme, ancien zouave, avait eu une excellente santé. A cette époque, il remarqua que la marche devenait pénible et douloureuse, les jambes supportaient mal le poids du corps, on aurait dit qu'elles mollissaient, et en même temps elles se déformaient et s'incurvaient. Peu à peu, ce mouvement d'incurvation des membres inférieurs s'est accentué, les genoux étaient déjetés en dehors, et en s'incurvant, les jambes se raccourcissaient d'autant; aussi fallait-il diminuer les pantalons, qui étaient devenus trop longs. Vers la même époque, le crâne augmentait de volume et les chapeaux devenaient trop étroits.

A la longue le cou s'affaissait, la tête semblait rentrer dans les épaules et s'inclinait en avant, le thorax se tassait, le dos se voûtait, la taille diminuait, les bras paraissaient trop longs, les mains descendaient jusqu'aux genoux, la marche devenait de plus en plus pénible et ne pouvait plus s'effectuer qu'à l'aide d'une canne. L'activité cérébrale laissait à désirer.

Plus tard la respiration devint gênée, l'essoufflement était fréquent et accompagné de battements de cœur, l'appétit diminuait et le malade maigrissait.

---

1. Dieulafoy. *Clinique médicale de l'Hôtel-Dieu*, 1905. Maladie osseuse de Paget. Dix-septième leçon

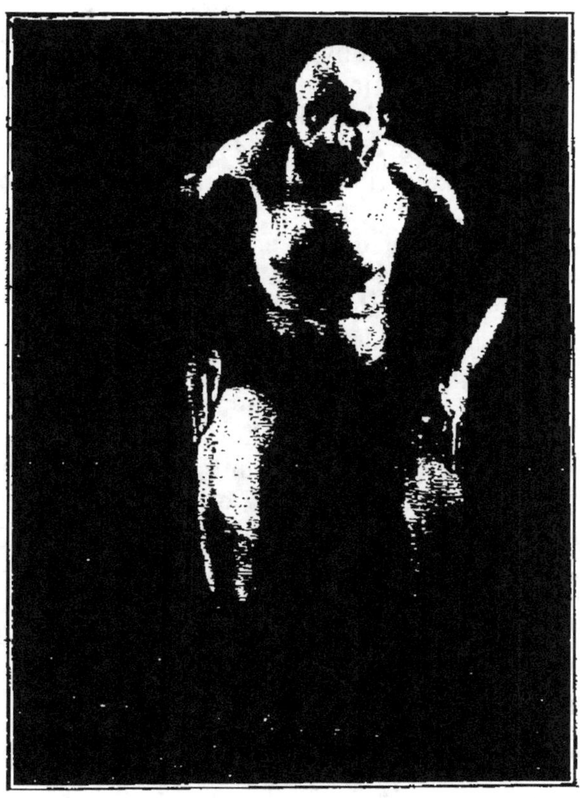

La photographie de notre malade rend bien compte de
la déformation symétrique des membres inférieurs. Ils ont
subi une double incurvation, à concavité interne et à convexité antérieure. Par leur incurvation en dedans, ils forment une ellipse; les talons peuvent se joindre, mais les
genoux restent écartés de 18 centimètres.

Par leur incurvation antérieure, les cuisses et les jambes
font une saillie courbe en avant. Cette saillie courbe est
surtout accentuée à la jambe où le tibia, dont la crête est
transformée en un bord épais, rappelle un peu la déformation « en fourreau de sabre » qu'on voit dans la syphilis,

A la palpation, on sent l'épaississement énorme de l'os, mais on n'y découvre aucune tumeur ostéo-périostique; à quelques rugosités près, l'hypertrophie de l'os paraît uniforme. Sur la radiographie faite dans notre laboratoire par M. Lacaille, on voit que le fémur et le péroné sont beaucoup moins atteints que le tibia. Les os des pieds y paraissent normaux, à l'exception du calcanéum qui est notablement hypertrophié.

Le crâne de notre malade est énorme; il mesure 56 centimètres de circonférence au-dessus des oreilles; il n'est ni déformé, ni bosselé; l'épaisseur des os crâniens est générale, uniforme et considérable, ainsi qu'on le voit sur l'épreuve radiographique. Les os de la face ne sont pas hypertrophiés dans les mêmes proportions; cependant, ainsi que nous le montre la radiographie, les maxillaires supérieurs et le maxillaire inférieur sont relativement volumineux. Les clavicules sont énormes et leurs courbures sont exagérées. L'épine des omoplates participe à l'hypertrophie osseuse. La radiographie montre que le bassin est rétréci par en bas et évasé par en haut.

L'attitude de cet homme est remarquable; les épaules sont saillantes et portées en avant; la tête semble rentrer dans les épaules et s'incliner sur le sternum, ce qui est dû à un tassement des vertèbres. Le thorax subit un tassement analogue, les côtes sont volumineuses et rapprochées; il en résulte que la hauteur de la cavité thoracique a notablement diminué. Le raccourcissement du tronc fait paraître les bras beaucoup trop longs; ils sont déformés, légèrement incurvés en dedans et le volume des os est accru. Les mains ne sont pas plus volumineuses qu'à l'état normal, contrairement à ce qu'on voit dans l'acromégalie; cependant, quelques os du carpe, ainsi que le démontre notre radiographie, sont atteints d'ostéite hypertrophiante. En résumé, en une douzaine d'années, la plus grande partie du squelette a été progressivement atteinte de lésions osseuses à forme déformante et hypertrophiante.

Mais le squelette n'est pas seul en cause. Le malade

prend graduellement l'aspect d'un cachectique. De plus, il
est fort essouflé. Cette dyspnée est due en partie aux lésions
osseuses qui ont déformé et rétréci la cage thoracique, et
elle tient également à une lésion cardiaque. On trouve, en
effet, à l'auscultation du cœur, un souffle systolique avec
dédoublement du second bruit; il y a lésion mitrale.

A dater de ce moment, les troubles intellectuels se sont
fortement accentués; le malade a perdu la mémoire, il n'a
chève ni ses phrases ni ses mots, il bredouille en parlant,
par moments sa prononciation rappelle la paralysie géné
rale. On pourrait se demander si ces troubles cérébraux
sont dus à une compression du cerveau par la boîte crânienne hypertrophiée, mais là n'est pas la raison, car l'hypertrophie osseuse n'est pas concentrique, elle n'empiète pas
sur la cavité crânienne; il faut donc chercher la cause de
ces troubles cérébraux dans une lésion des méninges ou
dans une lésion cérébrale.

Notre malade a succombé aux progrès de sa cachexie.
Autopsie et examen histologique ont été faits par un de nos
chefs de laboratoire, M. Jolly; en voici le résultat concernant
l'état du squelette et l'état des organes. Aux poumons, emphysème et congestion des deux bases sans hépatisation, plèvres
normales, larynx, trachée, tube digestif, péritoine normaux.
Le foie est gorgé de sang : c'est un type de foie muscade sans
cirrhose, il pèse 1510 grammes. La rate est petite et scléreuse, elle pèse 100 grammes; reins normaux; capsules surrénales, pancréas, organes génitaux, corps thyroïde normaux.

Les organes vraiment lésés sont le cœur et le cerveau.

Le cœur est mou et affaissé. L'orifice mitral est légèrement insuffisant. On constate à la valvule mitrale comme à
la valvule tricuspide un épaississement fibreux des parois,
avec des nodosités qui peuvent atteindre le volume d'un pois.
Les valvules sigmoïdes pulmonaires ne sont pas altérées
mais les valvules aortiques sont indurées sans calcification.
Sur l'aorte existent quelques points d'athérome. Le cœur
sans caillots pèse 290 grammes.

Dans la cavité crânienne, pas d'adhérences entre la dure-mère et les méninges molles, mais l'adhérence est complète entre la dure-mère et le crâne. A la surface du cerveau, surtout aux parties convexes et à la base, on trouve des épaississements de la pie-mère. Rien d'apparent sur les coupes du cerveau, du cervelet et du bulbe.

L'examen histologique des parties corticales du cerveau dans les points où les méninges sont épaissies montre les lésions suivantes : La substance cérébrale est revêtue d'une couche relativement épaisse (1 millimètre à 1 millimètre et demi) de tissu conjonctif lâche, contenant un grand nombre de vaisseaux congestionnés. Ce tissu est infiltré de nombreuses cellules rondes, lymphoïdes, à noyau arrondi, disséminées sans groupements spéciaux. Il s'agit donc bien ici de méningite chronique. Rien à la moelle épinière.

Passons aux lésions du squelette. A l'autopsie, on a pu vérifier les altérations osseuses si nettes sur les radiographies. D'une manière générale, ces altérations consistent en hypertrophie avec déformation de l'os, et modification de structure. L'hypertrophie est considérable et assez régulière. Les planches suivantes en donnent une idée.

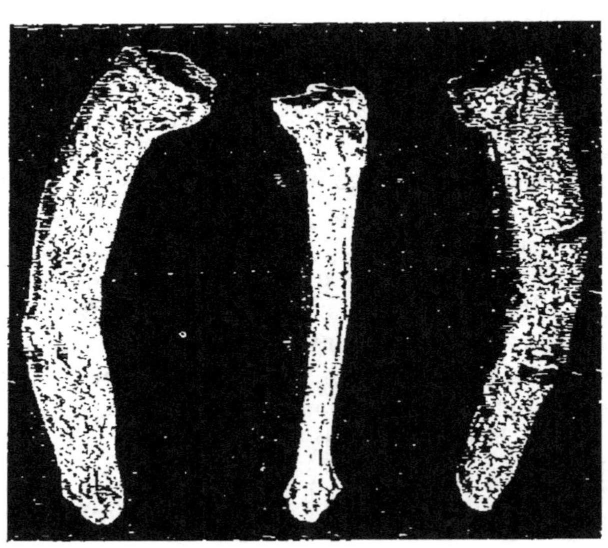

Au centre de la planche ci-dessus, on voit, comme terme de comparaison, un tibia normal, et de chaque côté les tibias de notre malade énormément hypertrophiés et recourbés. A la surface de l'os existent quelques rugosités. L'un des tibias a été entaillé afin qu'on puisse voir l'épaisseur de la paroi osseuse qui, en avant, atteint 20 millimètres.

La plupart des côtes participent à l'hypertrophie. Aux membres supérieurs, l'hypertrophie et la déformation des os sont moins accentuées qu'aux membres inférieurs, néanmoins, humérus et radius sont gros et arqués.

Sur la planche ci-dessous on voit à droite, comme terme de comparaison, une clavicule normale, et à côté les deux clavicules de notre homme extrêmement hypertrophiées et très fortement recourbées.

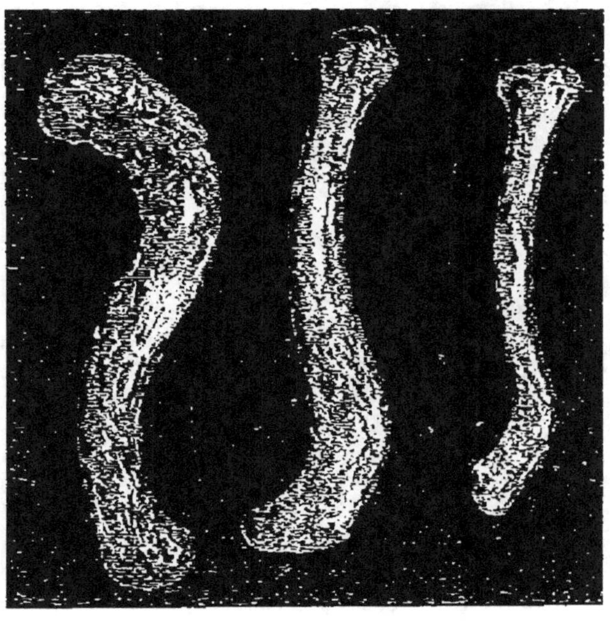

Sur les planches ci-après, on voit, en haut, comme terme de comparaison, la coupe d'un crâne normal, et en bas la coupe du crâne extrêmement épaissi de notre malade.

En certains points, les os du crâne ont triplé d'épaisseur
mais la cavité crânienne n'est pas rétrécie.

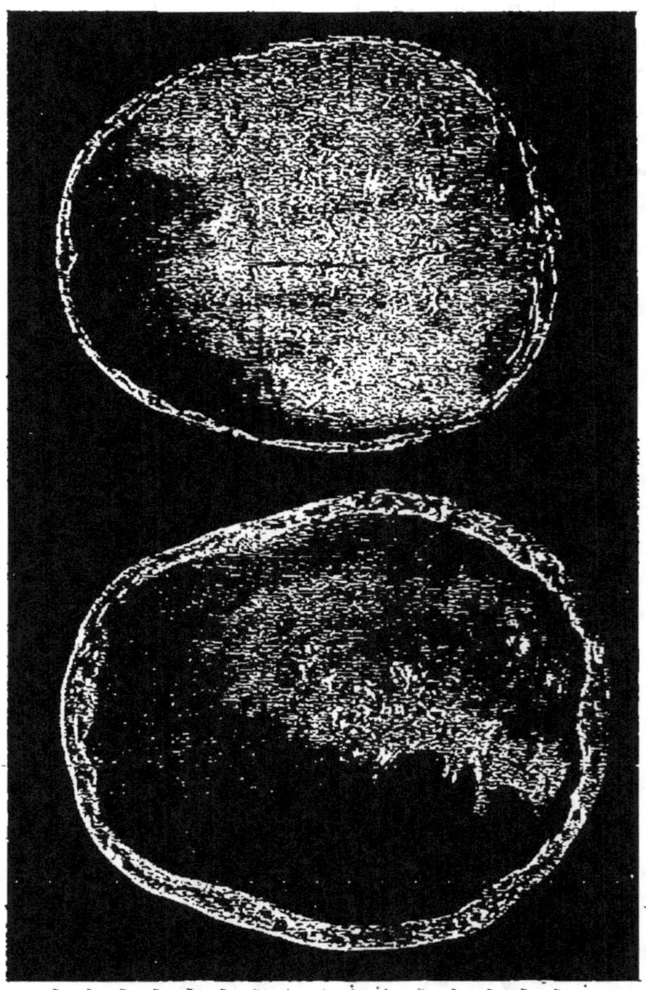

La structure de tous ces os hypertrophiés est modifiée.
On sait qu'à l'état normal, au niveau des diaphyses, la paroi
du canal médullaire est formée d'un tissu compact avec
lamelles périphériques, lamelles périmédullaires, systèmes
de Havers et canaux de Havers parallèles à l'axe de la dia-

physe, tandis que dans le cas actuel, ainsi qu'on le voit
sur la planche ci-dessous, représentant une coupe transversale de la diaphyse du tibia, le tissu de la paroi osseuse est
beaucoup moins dense, les canaux de Havers sont larges,

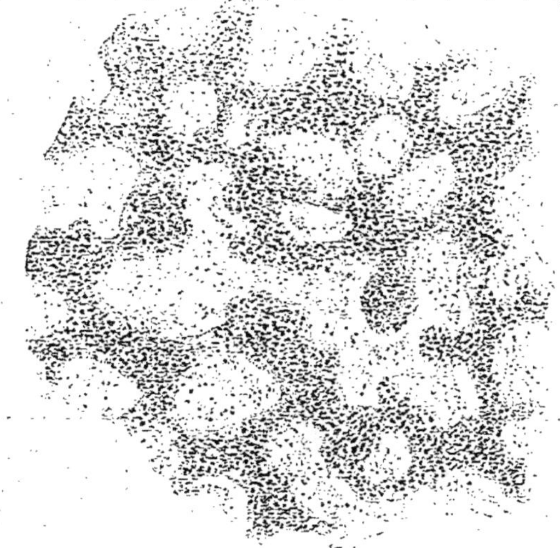

irréguliers affectent toutes les directions et donnent à ce
tissu osseux une structure qui rappelle la structure du diploé

Description. — Telle est l'étude clinique et anatomo-pathologique fournie par notre malade. Énumérons maintenant
les côtés saillants de la maladie de Paget.

C'est une maladie des deux sexes et de l'âge adulte. C'est
un trouble trophique qui diminue la résistance de l'os tout
en provoquant l'exubérance du tissu. Les os devenus moins
résistants s'infléchissent et se déforment. Les déformations
osseuses, habituellement symétriques, ne sont généralement
que l'accentuation des courbures normales et semblent indiquer un certain ramollissement de l'os atteint d'ostéite
hypertrophiante. Toutefois, ce ramollissement est minime,
car les os ne sont pas fragiles et les fractures sont exceptionnelles.

Les os des membres inférieurs sont souvent atteints les
premiers; c'est là que les déformations sont le plus accen-

tuées, sans doute parce que ces os ont à supporter tout le poids du corps. Les membres inférieurs arrivent à former deux arcs, à double concavité en dedans et en arrière. Dans cette nouvelle situation, les talons peuvent venir en contact, mais les genoux font saillie en dehors, ne peuvent se rapprocher et restent écartés l'un de l'autre de 15 ou 20 centimètres. Parfois, pendant la marche, les pieds ont une tendance à se croiser. L'incurvation des jambes détermine une diminution de la taille du malade : aussi les robes, les pantalons, deviennent trop longs; un enfant disait à sa grand'mère : « Grand'mère, tu te rapetisses »[1]. La crête du tibia, fortement étalée et hypertrophiée, forme un large bord incurvé en fourreau de sabre.

Dans les cas de Hudelo et Heitz, les os de la jambe droite hypertrophiés et incurvés étaient complètement fusionnés dans leurs deux tiers inférieurs. Les os du pied, contrairement à ce qu'on voit dans l'acromégalie, ne participent pas ou participent peu au processus de l'ostéite hypertrophiante; chez notre homme, le calcanéum était volumineux.

Tantôt la maladie s'installe sans douleur; tantôt les douleurs sont vives, continues ou paroxystiques, et simulent le rhumatisme ou le tabes.

L'hypertrophie des os du crâne est une localisation pour ainsi dire constante de l'ostéite hypertrophiante; elle est rarement la première en date, elle suit de près les lésions osseuses des membres inférieurs. La tête devient énorme, et par contre les chapeaux deviennent trop étroits. L'histoire des chapeaux qu'il faut faire agrandir se retrouve dans bon nombre d'observations et est comparable à l'histoire des pantalons ou des robes qu'il faut faire raccourcir. La circonférence du crâne, prise au-dessus des oreilles, mesurait 56 centimètres chez notre homme; 62 centimètres chez le malade de Gilles de la Tourette et Magdelaine[2];

1. Pierre Marie. Un cas d'ostéite déformante de Paget. *Soc. méd. des hôpit.*, séance du 10 juin 1892.
2. *Nouvelle iconographie de la Salpêtrière*, 1894, p. 1.

61 centimètres chez le malade de Meunier[1]. Dans sa forme générale, le crâne hypertrophié est souvent asymétrique, les bosses pariétales sont bombées, les fosses pariétales sont comblées, le front prend comme chez notre malade l'aspect du front olympien. A l'examen anatomique du crâne, on constate la disparition des sutures, on aperçoit des saillies, des élevures à la face externe et un nivellement de la face interne. Les os de la base du crâne, rochers, sphénoïde, participent parfois à l'hypertrophie.

Bien que l'hypertrophie des os du crâne soit très fréquente, on a quelquefois constaté et vérifié leur intégrité à l'autopsie. Tels sont les cas de Hudelo et Heitz[2], de Thibierge[3], de Martel[4], de Moizard et Bourges[5].

Le volume parfois énorme du crâne contraste avec l'état de la face, qui reste normal ou peu s'en faut. On a signalé l'hypertrophie du maxillaire inférieur et des os malaires. Chez notre homme, le maxillaire inférieur et le maxillaire supérieur étaient volumineux. Chez un malade de la thèse de Joncheray[6], le maxillaire inférieur était très allongé, et les incisives inférieures passaient au-devant des supérieures; au maxillaire supérieur, le bord alvéolaire était très épaissi. Chez le malade de Gilles de la Tourette et Magdelaine, le maxillaire inférieur était hypertrophié. Ce serait donc une erreur de croire que les os de la face sont indemnes dans la maladie de Paget; toutefois, ce n'est pas comparable à ce que nous observons dans l'acromégalie.

Le cou est court et courbé en avant; aussi, la tête, volumineuse et inclinée, a-t-elle l'air d'émerger entre les deux épaules, le menton se rapprochant du sternum. Le rachis est incurvé en avant; le malade est voûté. Les côtes sont hypertrophiées et parfois ankylosées. Dans son ensemble,

---

1. *Nouvelle iconographie de la Salpêtrière*, 1894, p. 15.
2. *Ibid.*; 1901.
3. *Archives générales de médecine*, janvier 1890.
4. *Gazette médicale de Paris*, 1886.
5. *Archives de médecine expérimentale*, 1892.
6. Maladie osseuse de Paget, *Thèse* de Paris, 1893.

le thorax est court, tassé, comme ramassé sur lui-même; il a l'air « de descendre en lorgnette dans l'abdomen », si bien que le jeu du diaphragme et le libre fonctionnement des organes s'en trouvent gênés (Cadet). C'est une des causes des troubles respiratoires signalés dans bon nombre de cas. Les clavicules et les omoplates sont souvent énormes, comme chez notre malade. La double incurvation des clavicules est caractéristique.

Les épaules sont projetées en avant. Par suite du tassement et de l'incurvation du tronc qui a diminué de hauteur, les membres supérieurs paraissent allongés, les mains descendent jusqu'aux genoux. Les bras présentent une déformation moins marquée que les jambes; toutefois, le cubitus, le radius, sont hypertrophiés et incurvés. Les os des mains sont indemnes, contrairement à ce qu'on voit dans l'acromégalie; cependant, ils n'échappent pas complètement à l'ostéite hypertrophiante. Ainsi, chez notre malade, quelques os du carpe étaient atteints; chez le malade de Gilles de la Tourette et Magdelaine, les 2ᵉ et 3ᵉ métacarpiens de la main droite étaient très volumineux. Parfois, comme chez la malade de Marie, les crêtes iliaques, très hypertrophiées, forment aux flancs deux saillies volumineuses, « de telle sorte que les os coxaux affectent dans leur ensemble la forme d'un vase qui recevrait dans son orifice le thorax trop petit pour son ouverture ». En résumé, quand la maladie de Paget est complète et confirmée, l'attitude du malade est caractéristique : crâne volumineux, tête comme enfoncée entre les épaules et fléchie sur la poitrine, dos voûté, thorax tassé et raccourci, déformations des os dans le sens de leurs courbures normales, bras déformés et paraissant trop longs, jambes torses, incurvées en forme d'arcs, démarche pénible, difficile, nécessitant le secours d'une canne ou de deux cannes, hypertrophies osseuses atteignant surtout les tibias, le crâne, les clavicules, tel est le tableau qui permet de reconnaître l'ostéite déformante de Paget.

J'ai décrit plus haut les lésions trouvées à l'examen histologique des os. Dans le cas de Hudelo et Heitz, il y avait un mélange d'ostéite raréfiante et d'ostéite condensante ; le fait le plus caractéristique était « le bouleversement complet de toute l'organisation des systèmes lamellaires, la perte de l'ordonnance circulaire des travées osseuses autour des canaux de Havers et de l'ordonnance architecturale de l'os tout entier ». Gombault a noté la raréfaction du tissu osseux sans néoformation osseuse. Thibierge a constaté quatre fois des zones d'ostéite raréfiante à côté de zones d'ostéite néoformatrice.

La composition chimique des os est modifiée, mais ces modifications n'ont pas une grande valeur pathogénique, car elles sont variables suivant les cas. Ainsi, dans l'observation de Hudelo et Heitz, il y a augmentation de la proportion des matières organiques et diminution de la proportion des matières minérales, tandis que dans l'observation de Gilles de la Tourette et Magdelaine, il y a diminution de la proportion des matières organiques et augmentation de la proportion des matières minérales.

Bien que l'attention se concentre avant tout sur le système osseux, il est d'autres lésions et d'autres symptômes qui sont loin d'être négligeables. Ainsi les lésions du cœur et de l'aorte sont si fréquentes qu'on ne peut pas les considérer comme une simple coïncidence, je les considère comme faisant partie du processus morbide. A l'auscultation de notre malade, nous avons trouvé des signes de lésion mitrale, la lésion a été confirmée à l'autopsie. — Chez le premier malade de Paget, on avait constaté des signes d'insuffisance mitrale et l'on trouva à l'autopsie la valvule mitrale rétrécie, athéromateuse avec dépôts calcaires ; les valvules aortiques et la première partie de l'aorte tachetées de plaques d'athérome. — Chez la malade de Lévy, on avait constaté une insuffisance mitrale et une induration des artères : à l'autopsie, on trouva le cœur volumineux, le péricarde symphisé, la valvule mitrale épaissie, rétractée, rugueuse, les valvules sigmoïdes de l'aorte calcifiées par places, l'aorte athéromateuse. — Le malade de Gilles de la Tourette et Magdelaine avait eu à plusieurs reprises des attaques d'asystolie; à l'autopsie, on trouva le cœur hypertrophié, dilaté, et des taches athéromateuses sur la face interne de l'aorte. — Le malade de Moizard et Bourges avait des plaques d'athérome sur la valvule mitrale et sur les valvules aortiques. — La malade de Marie avait tous les symptômes d'une lésion mitrale : essoufflement, palpitations, pouls intermittent, souffle systolique, œdème des membres inférieurs. — Le malade de Bonnier avait un souffle mitral et aortique et mourut subitement. — Le malade de Gaillard [1], avait les signes d'un rétrécissement mitral. — Dans le cas de Sée, il y avait hypertrophie du ventricule gauche et lésions athéromateuses. — En résumé, dans presque tous les cas, le cœur, l'aorte, les artères sont le siège de lésions athéromateuses ou scléreuses.

Je ne sais si les lésions de méningite chronique de notre malade font directement partie de la maladie de Paget. Ce qui est certain, c'est que les lésions cerébro-méningées sont signalées dans plusieurs observations. Dans l'un des cas de la thèse de Richard [2], il est dit que le malade était devenu sourd de l'oreille droite, sa mémoire s'était affaiblie au point qu'il lui arrivait souvent d'oublier le nom des objets les plus vulgaires, il avait des vertiges. A l'autopsie, on trouva des foyers de ramollissement.

En somme, l'ostéite déformante de Paget forme une entité morbide, qui doit être nettement distinguée des autres affections du système osseux. Du groupe mal classé dans lequel on avait englobé autrefois les hyperostoses multiples, se dégagent des types morbides dont les mieux définis sont l'ostéite de Paget et l'acromégalie de Marie.

L'ostéite déformante de Paget a des caractères qui permettent de la diagnostiquer, même si l'affection n'est pas encore très avancée. Ces caractères sont les suivants : la lésion osseuse hypertrophiante et déformante atteint de préférence les tibias, le crâne, les clavicules, tandis que les os

1. Gailliard. *Soc. méd. des hôp.*, séance du 16 juillet 1901.
2. Richard. Maladie de Paget. *Thèse de Perie*, 1887.

des mains, des pieds et de la face sont à peu près respectés. La lésion osseuse est uniforme, et, aux os longs, elle est diaphysaire. Les déformations, parfois très accentuées, de l'ostéite déformante ne sont que l'exagération des courbures normales des os. L'évolution de l'ostéite déformante est lente, parfois douloureuse et habituellement symétrique. On ne confondra pas l'ostéite hypertrophiante avec l'ostéomalacie et avec le rachitisme, qui, par l'époque de son apparition et par les lésions qu'il engendre, diffère tellement de la maladie de Paget qu'il n'y a pas lieu d'insister. Dans l'acromégalie, les tibias, les clavicules, le crâne, etc., ne sont pas atteints; ce sont les pieds et les mains qui deviennent énormes, « l'hypertrophie se montrant de préférence sur les os des extrémités et sur les extrémités des os »[1]. Cette distinction suffirait seule à différencier l'acromégalie de la maladie de Paget.

En considérant dans son évolution la maladie osseuse de Paget, on y trouve une altération trophique et progressive du système osseux. Le trouble trophique détermine une diminution de la résistance de l'os et une exubérance de son tissu. L'os devenu moins résistant s'infléchit, se courbe et se déforme. Bien que certains os, notamment ceux des mains, des pieds et de la face, soient moins atteints, ou même respectés, bien que d'autres os tels que le tibia, le crâne et la clavicule, soient plus spécialement le siège de l'ostéite déformante, il n'en est pas moins vrai que le squelette, presque dans son entier, participe plus ou moins à la lésion, qui, d'une façon lente et incessante, pendant de longues années, parcourt son évolution. Un moment vient où le malade a les apparences d'un cachectique, mais cette cachexie, qui se termine par la mort, ne tient pas aux lésions osseuses proprement dites, elle tient à un ensemble de troubles et de lésions qui sont directement ou indirectement associés à la dystrophie osseuse : lésions cardiaques, aortiques, vasculaires, cérébrales, pulmonaires, etc.

Ce qui est certain, c'est que la maladie osseuse de Paget

1. P. Marie. Sur deux cas d'acromégalie. *Revue médicale*, avril 1886.

est une dystrophie systématique et progressive. Par cette évolution, elle se rapproche du groupe des affections que Vulpian avait nommées « systématiques », et que le grand maître Duchenne (de Boulogne) avait nommées « progressives » : atrophie musculaire progressive, ataxie locomotrice progressive, paralysie générale progressive. La maladie de Paget est systématique, car elle envahit systématiquement presque tout le squelette, en s'y traduisant par des lésions qui sont identiques ; elle est progressive, car, à l'instar des maladies dites progressives, elle poursuit presque fatalement son chemin. Voilà pourquoi, dans le sous-titre de ce chapitre, j'ai ajouté un mot à la dénomination de l'ostéite déformante et je l'ai nommée *ostéite déformante progressive*.

Quant à la cause première des lésions, elle est livrée à des conjectures. L'hypothèse d'une lésion médullaire initiale avait été admise par Gilles de la Tourette et Marinesco, qui dans deux cas ont trouvé des altérations des cordons postérieurs de la moelle épinière. Mais Lévy, ayant étudié ces altérations dans un autre cas, n'y voit que des lésions séniles d'origine vasculaire. Hudelo et Heitz pensent également que ces lésions médullaires, quand on les trouve, ne peuvent expliquer les lésions osseuses. Chez notre malade, il n'y avait aucune lésion médullaire. Les autres hypothèses : lésion vasculaire sanguine, état athéromateux de l'artère nourricière de l'os (Béclère), névrite interstitielle du nerf nourricier de l'os, ne paraissent pas suffisantes, et je conclus avec Hudelo et Heitz que nous ne connaissons pas la lésion génératrice des malformations osseuses de la maladie de Paget. Pour Lannelongue[1] (qui a fait de la syphilis osseuse une étude approfondie), la maladie de Paget rentre dans le cadre de la syphilis. Fournier partage cette opinion[2]. Rénon, dans un cas récent, a trouvé la réaction de Wassermann deux fois positive et une abondante lymphocytose du liquide céphalo-rachidien[3].

1. *Acad. de méd.*, 1905.
2. *Acad. de méd.*, 1905.
3. L. Rénon et Sevestre. Cas complexe de maladie de Paget. *Soc. méd. des hôp.*, 29 juillet 1910.

§ 5. MALADIE DE THOMSEN

Description. — La description de la maladie de Thomsen est de date récente. C'est en 1876 que le médecin de Kappeln (Sleswig) publia l'histoire de l'affection dont il souffrait et qui avait également frappé plusieurs membres de sa famille (ascendants). Il la désigne sous le nom de *spasmes toniques dans les muscles volontaires en conséquence d'une disposition psychique héréditaire*. Cette dénomination n'a pas été conservée, pas plus d'ailleurs que celle de *spasmes musculaires au début des mouvements volontaires* proposée par Ballet et Marie[1]. Cette dernière dénomination a toutefois le mérite de bien montrer le caractère essentiel de l'affection.

C'est en effet lorsque le malade commence à exécuter un mouvement qu'il éprouve subitement dans les muscles de la région mise en action une rigidité toute particulière qui pour quelques instants s'oppose à ce mouvement. Ainsi, veut-il marcher, veut-il saisir un objet, donner un coup de poing, brusquement les muscles de la jambe, de la main, du bras, entrent en contracture et restent comme figés sur place. Veut-il donner une poignée de main, il ne peut, pendant quelques instants, lâcher la main qu'il vient de saisir. Les mêmes troubles peuvent atteindre les muscles du cou, de la mâchoire, des yeux, de la langue. Dans ce dernier cas, la parole et la prononciation sont extrêmement gênées. C'est surtout à l'occasion des mouvements brusques, des mouvements commandés, comme c'est fréquemment le cas dans la vie militaire, que les spasmes acquièrent leur maximum d'intensité. Au bout de quelques secondes, la rigidité cesse et les mouvements reprennent peu à peu leur liberté ; mais, à l'occasion d'une nouvelle cause, parfois insignifiante,

---

1. Ballet et Marie. *Arch. de neurol.*, 1883, n° 13.

les mêmes accidents se reproduisent pour disparaître également quelques instants après.

En examinant les muscles au moment où ils entrent en contraction, on constate qu'ils sont durs et très saillants; le volume des membres est plus considérable qu'à l'état normal, et, malgré cette hypertrophie apparente, la force musculaire est parfois diminuée. Les malades se fatiguent vite, et pour peu que leur affection soit arrivée à une période avancée, ils sont incapables de travaux nécessitant une force même modérée.

Tous les muscles striés peuvent être atteints, les muscles lisses sont toujours indemnes.

L'excitabilité mécanique des muscles (Erb) est très augmentée; la moindre pression, le moindre choc avec le marteau ou avec le bout du doigt, détermine un spasme des fibres musculaires touchées. L'excitabilité faradique et galvanique est également exaltée. Au début de l'excitation, le muscle se contracture énergiquement, puis, le courant continuant à passer, le muscle se détend peu à peu et se comporte ensuite vis-à-vis du réactif électrique comme un muscle normal.

L'excitabilité électrique et mécanique des nerfs est à peu près normale; les excitations isolées déterminent des contractions brèves et non persistantes, les excitations accumulées provoquent des contractions toniques et nettement persistantes. Cet ensemble de caractères fournis par l'exploration des nerfs et des muscles constitue la *réaction myotonique* d'Erb.

A côté de cas intenses et moyens, il en est d'autres qui sont légers et même frustes.

La maladie de Thomsen débute ordinairement dans l'enfance ou dans la jeunesse; elle a quelquefois une marche très lentement progressive, mais elle reste habituellement stationnaire, elle peut même rétrograder. Elle s'accompagne souvent de modifications du caractère : tristesse, hypochondrie, qui avaient fait supposer à Thomsen qu'il s'agissait là d'une psychose. Elle est fréquemment héréditaire et elle coïncide avec des manifestations vésaniques, arthritiques, hystériformes, qui atteignent d'autres membres de la famille.

Le *diagnostic* en est ordinairement facile, étant donné le mode d'apparition et de disparition des spasmes qui la caractérisent : dans le *tabes dorsal spasmodique*, en effet, ces spasmes sont continus; ils manquent complètement dans la *paralysie pseudo-hypertrophique*; ils sont douloureux dans la *tétanie*; ils peuvent se montrer dans l'*hystérie*; mais dans ce dernier cas on a plutôt affaire à une véritable « diathèse de contracture » et les stigmates hystériques ne font presque jamais défaut.

Tous les traitements employés pour combattre la maladie de Thomsen sont restés sans effet; le massage et la gymnastique sont les moyens les plus utiles.

L'*anatomie pathologique* est fort incomplète, car aucun examen histologique des nerfs et des centres nerveux n'a encore été pratiqué.

Les recherches d'Erb, entreprises sur des fragments de muscles enlevés à des sujets vivants, ont permis de constater l'hypertrophie des faisceaux musculaires, l'arrondissement de leurs angles, la multiplication de leurs noyaux, l'aspect moiré et l'état vacuolé de certaines fibres musculaires. Les faisceaux primitifs qui constituent le faisceau secondaire, au lieu d'être rectilignes et parallèles comme à l'état normal, sont onduleux et comme enchevêtrés; enfin le tissu conjonctif interstitiel est ordinairement plus abondant qu'à l'état normal, beaucoup moins cependant que dans la paralysie pseudo-hypertrophique. Ces caractères retrouvés par hasard sur les muscles d'un cadavre ont permis un jour à Erb de poser un diagnostic rétrospectif

§ 6. DYSTROPHIES MUSCULAIRES PROGRESSIVES

Discussion. — En décrivant les maladies de la moelle épinière, j'ai déjà dit, au sujet de l'atrophie musculaire progressive, que les troubles et les altérations qui intéressent le système musculaire doivent être divisés en deux grandes classes. Nous avons étudié la première classe avec les maladies du système nerveux, et nous avons vu que les atrophies musculaires qui sont associées aux lésions des cornes antérieures de la moelle (amyotrophies myélopathiques) n'ont parfois que la valeur d'un épiphénomène et revêtent dans d'autres cas toute l'importance d'une entité morbide.

Actuellement, nous allons nous occuper des maladies *primitives* du système musculaire, c'est-à-dire des maladies qui ne semblent relever que du muscle et nullement du système nerveux; au nombre de ces maladies sont : la paralysie musculaire pseudo-hypertrophique (type Duchenne) et la myopathie atrophique progressive (type Landouzy-Déjerine). Je dis que ces maladies paraissent indépendantes de lesions des centres nerveux, et cependant, quand on voit la symétrie, la marche progressive et l'évolution presque systématique des lésions musculaires, on ne peut s'empêcher d'émettre quelques hypothèses relativement à l'existence de lésions du système nerveux. On peut se demander avec Vulpian si ces myopathies dites primitives ne sont pas comparables aux atrophies musculaires réflexes, d'origine articulaire, avec intégrité apparente du système nerveux, et s'il n'existe pas dans tous ces cas, « comme cause instigatrice du travail morbide dont les muscles deviennent le siège, un affaiblissement ou un trouble du pouvoir trophique des cellules motrices de la moelle épinière[1] ». Il ne faut pas se presser, dit Raymond[2], de conclure des faits négatifs, et dire que le système nerveux est sain, parce qu'on ne trouve aucune trace de myélite ou d'atrophie cellulaire. Il semble plus rationnel de penser qu'il a peut-être existé, à l'époque où se complète et s'achève le système nerveux central, un trouble quelconque qui a mis obstacle à son évolution régulière et qui produit une déviation de conformation, à mesure que le sujet avance en âge.

1. Vulpian. *Maladies du système nerveux*, 1886, t. II.
2. *Anatomie patholog. du système nerveux*, 1886, p. 545.

Les prévisions de Raymond se sont complètement réalisées, et, comme je l'ai indiqué dans les *Maladies de la moelle*, « il n'existe pas de ligne de démarcation infranchissable entre les amyotrophies progressives familiales et l'atrophie musculaire progressive du type Aran-Duchenne. Les différents types d'atrophie musculaire progressive ne sont que des variantes d'une même entité morbide[1]. »

Quoi qu'il en soit, considérons encore comme primitives les myopathies que nous allons actuellement décrire.

A côté de l'atrophie musculaire progressive (type Aran-Duchenne), Leyden, le premier, a signalé une forme d'atrophie musculaire débutant par les membres inférieurs, pouvant gagner les membres supérieurs, et s'accompagnant souvent de pseudo-hypertrophique : amyotrophie d'origine familiale très probablement due à une lésion des muscles eux-mêmes. Dès lors, d'autres observations analogues se multiplient. Mœbius insiste sur les cas signalés par Leyden, Eichorst de son côté signale un cas d'atrophie musculaire d'origine myopathique à début fémoro-tibial et sans pseudo-hypertrophie ; Zimmerlin décrit un cas d'atrophie musculaire familiale d'origine myopathique, ayant débuté par l'épaule et ayant gagné les membres inférieurs. En 1884, Erb réunit en un seul groupe toutes ces variétés, il regarde la pseudo-hypertrophie comme un phénomène contingent qui peut exister ou manquer, et il ajoute que le début de la maladie par telle ou telle partie du corps ne suffit pas pour faire considérer ces amyotrophies comme autant de maladies distinctes. Enfin Erb insiste sur l'apparition précoce de ces atrophies musculaires auxquelles il ajoute la dénomination de *forme juvénile*. L'année suivante, Landouzy et Dejerine publient un mémoire sur la *myopathie atrophique progressive* débutant par la face (*type facio-scapulo-huméral*), mais ils se refusent à en faire une variété de la forme juvénile d'Erb ; pour eux, il s'agit d'une maladie distincte pouvant apparaître quelquefois à l'âge adulte.

1. Raymond. *Clin. des mal. du système nerveux*, 1900, p. 254.

Enfin, il y a des formes de transition, qui présentent comme les atrophies musculaires précédentes une origine souvent familiale, mais qui débutent par les *pieds*, gagnent les jambes, puis les *mains*, s'accompagnent de tremblements fibrillaires et de réaction de dégénérescence : c'est le *type Charcot-Marie*. Pour ces auteurs, il s'agirait, non plus d'une myopathie primitive, mais d'une affection médullaire ou névritique. On peut en dire autant de la forme *fémorale héréditaire* avec griffe des orteils décrite par Brossard. Il ne faudrait pas croire toutefois que dans ces derniers cas l'atrophie musculaire ne puisse jamais s'accompagner de pseudo-hypertrophie, car Bidard et Rémond ont publié en 1892 une observation dans laquelle certains muscles étaient manifestement augmentés de volume.

En 1891, Erb est revenu sur cette question et a réuni tous ces cas sous le nom de *dystrophie musculaire progressive*. Il a montré à ce propos que le processus histologique est le même, qu'il y ait ou non hypertrophie. Bien plus, dans un même muscle on peut noter des lésions hypertrophiques et des lésions atrophiques, de sorte que le volume du muscle peut être normal alors qu'en réalité le muscle tout entier est malade. Quelle que soit la variété de dystrophie musculaire progressive à laquelle on ait affaire, les lésions, dit Erb, évoluent toujours de la même façon. Dans un premier degré, on constate l'hypertrophie des fibres musculaires avec prolifération des noyaux, puis les fibres se divisent et se fragmentent, tandis que le tissu conjonctif interstitiel présente quelques indices d'irritation. Le second degré est caractérisé par l'atrophie des fibres musculaires, qui peu à peu disparaissent ; à ce moment le tissu conjonctif prolifère franchement, et la paroi des vaisseaux s'épaissit. Enfin, dans une troisième période, le tissu conjonctif s'infiltre de graisse, de sorte qu'à un moment donné le muscle est remplacé par un tissu scléreux plus ou moins chargé de graisse : de là, atrophie ou hypertrophie musculaire apparentes.

Ces lésions, on le voit, absolument distinctes de l'atrophie musculaire progressive d'origine myélopathique, légitimeraient à elles seules la distinction qu'on a établie entre ces deux groupes d'atrophie musculaire. Au contraire, les diverses variétés d'atrophie musculaire d'origine myopathique que je viens de passer en revue sont reliées entre elles par des liens tellement étroits qu'il y a lieu, au point de vue nosographique, de les réunir sous la dénomination proposée par Erb : *dystrophie musculaire progressive*.

Cependant, des observations publiées en 1891 et en 1893 par Werndig et par J. Hoffmann semblent vraiment mettre un trait d'union entre les deux grandes classes d'atrophies musculaires progressives; elles consacrent l'existence d'une atrophie musculaire progressive à la fois *myélopathique* et *familiale*. Cette variété débute dans la première enfance, le plus souvent dans la première année de la vie, et d'une manière insidieuse, sans convulsions et sans fièvre. La force et l'étendue des mouvements des membres inférieurs diminuent, et les muscles du dos sont atteints de parésie motrice; les membres supérieurs, les muscles de la nuque et du cou sont envahis secondairement, après des mois et des années. La mort arrive au bout de quatre à cinq ans, causée par une affection respiratoire intercurrente. L'autopsie révèle « l'existence d'une atrophie des cellules ganglionnaires des cornes antérieures, sur toute la hauteur du névraxe, avec maximum d'intensité dans les renflements cervical et lombaire, avec atrophie très prononcée des racines antérieures; dégénération semblable, mais beaucoup moins intense, des fibres nerveuses des nerfs moteurs sensitifs et mixtes; enfin atrophie corrélative des muscles, et adiposité interstitielle, sans hypertrophie et sans pseudo-hypertrophie de fibres musculaires [1] ».

Mais, en clinique, deux de ces variétés se détachent : 1° la paralysie pseudo-hypertrophique; 2° la myopathie atrophique progressive (type Landouzy et Dejerine); ce sont elles que nous étudierons en détail.

---

1. Raymond. *Clin. des mal. du système nerveux.* 1900, p. 247.

§ 7. PARALYSIE MUSCULAIRE PSEUDO-HYPERTROPHIQUE

Étiologie. — La *paralysie musculaire pseudo-hypertrophique*[1] est une maladie de l'enfance ; elle débute parfois avant que l'enfant ait commencé à marcher ou dans les premières années ; on peut se demander si ce n'est pas là un début apparent et si le début réel ne remonte pas à la vie fœtale. Dans quelques cas, la maladie se déclare à un âge plus avancé, à 6 et 8 ans, même à 14 et 15 ans, rarement plus tard. Elle est plus fréquente chez les garçons que chez les filles, et il n'est pas rare de voir plusieurs enfants d'une même famille atteints de cette maladie.

Anatomie pathologique. — L'hypertrophie du système musculaire n'est qu'apparente, la fibre musculaire disparaît pour faire place à des éléments conjonctifs et graisseux. L'examen histologique des muscles a pu être fait sur le vivant, grâce à des parcelles musculaires enlevées au moyen d'un harpon. On voit que la fibre musculaire a presque complètement disparu[2] et est remplacée par du tissu cellulo-graisseux. Ainsi que nous l'avons dit plus haut, la lésion musculaire suit dans son évolution la marche suivante : hyperplasie du tissu conjonctif interstitiel, accumulation de cellules adipeuses interstitielles, et atrophie simple des fibres musculaires ; le tissu adipeux se substitue au tissu musculaire, et le tissu musculaire ne subit qu'exceptionnellement la dégénérescence granulo-graisseuse. A sa première phase la lésion est plutôt scléreuse, à sa seconde phase elle est surtout graisseuse.

Les altérations nerveuses, les lésions médullaires, qu'on a signalées jusqu'ici dans quelques observations, paraissent être secondaires ou indépendantes, elles n'enlèvent rien à l'autonomie des lésions musculaires.

1. Duchenne (de Boulogne). *Arch. gén. de méd.*, 1868.
2. Damaschino. *Gaz. des hôp.*, 22 août 1882.

L'*hypertrophie apparente* du muscle contraste singulièrement avec le petit volume des tendons. A côté des muscles qui forment un relief considérable, d'autres sont atrophiés.

Description. — Ce qui caractérise cette maladie, c'est : 1° un accroissement exagéré du volume de certains muscles qui paraissent hypertrophiés alors qu'ils ne le sont pas ; 2° une diminution graduelle de la contractilité volontaire qui aboutit à l'abolition complète des mouvements. Mais il ne faut pas croire que ces deux symptômes soient forcément associés et que la faiblesse musculaire augmente avec le volume du muscle ; en réalité, la diminution du mouvement est proportionnelle à la quantité de fibres musculaires disparues ; mais, pendant que ces fibres musculaires disparaissent, le volume du muscle peut subir toutes les variations possibles ; il est souvent accru par l'addition d'éléments étrangers, mais il est parfois amoindri[1].

La maladie *débute* presque toujours par les muscles du mollet, qui deviennent saillants et forment parfois un *relief considérable* ; puis, dans sa marche *ascendante* et *symétrique*, la lésion atteint successivement les muscles sacro-lombaires, le deltoïde, les muscles fessiers, le carré des lombes, le tenseur du fascia lata, le grand dentelé, les muscles de l'abdomen, de l'omoplate, les adducteurs et fléchisseurs de la cuisse, etc.[2]. L'enfant paraît avoir une musculature d'athlète.

Les muscles, augmentés de volume, sont tantôt fermes, tantôt mous, ce qui tient à la prédominance du tissu scléreux ou du tissu adipeux.

Le volume exagéré des muscles atteints de sclérolipomatose fait un singulier contraste avec les muscles atrophiés. L'atrophie peut survenir aux périodes avancées dans des muscles qui étaient précédemment très volumineux, mais elle est quelquefois précoce, elle peut même atteindre

1. Kelsch. Art. Muscle. *Nouv. Dict. de méd. et de chir.*— Straus. Art. Muscle. *Dict. encycl. des sciences méd.*
2. Hamon. *Paralysie pseudo-hypertrophique.* Th. de Paris, 1885.

d'emblée certains muscles, surtout le grand dorsal, le grand pectoral, les muscles du bras.

Enfin, il y a des cas où la maladie existe, fonctionnellement parlant, sans qu'on puisse constater dans les muscles ni hypertrophie, ni atrophie. La pseudo-hypertrophie n'est donc pas, on le voit, le symptôme caractéristique et pathognomonique de cette maladie; « dans la paralysie pseudo-hypertrophique, le volume des muscles n'est rien, l'affaiblissement est tout » (Marie).

La déperdition du mouvement affecte une marche assez spéciale qui devient l'origine d'*attitudes caractéristiques*. Au début, alors que peu de fibres musculaires sont encore compromises, c'est une simple faiblesse; les enfants courent moins et tombent facilement. Plus tard, dans la station debout, le malade prend une attitude spéciale, il a une démarche de canard; il paraît déhanché, il écarte les jambes et il incurve le dos en arrière, afin de rétablir l'équilibre; en effet, les muscles extenseurs du tronc, augmentés de volume mais affaiblis, ne pouvant plus s'opposer à la chute du corps en avant, le malade porte autant que possible ses épaules en arrière. Quand les muscles des membres inférieurs et ceux de la masse sacro-lombaire sont très affaiblis, le malade couché qui veut se relever éprouve de grandes difficultés et se livre pour exécuter ce mouvement à une série de manœuvres, dans le but de faire avec ses bras ce qu'il ne peut plus faire avec les muscles des jambes et du tronc.

Pour se lever, le sujet qui est couché commence à se mettre à plat ventre, ce qui est déjà difficile, puis avec ses mains il soulève son corps et ramène le tronc en arrière de façon à prendre la position accroupie; il s'agit maintenant de se lever : les deux jambes sont étendues pendant que les bras appuyés sur le sol soutiennent le tronc; puis les mains se rapprochent des pieds, atteignent le genou et prennent un point d'appui de plus en plus élevé, le malade grimpant pour ainsi dire après lui-même.

Les pieds sont le siège de *déformations* fréquentes : c'est l'équin bilatéral et l'extension forcée des premières phalanges.

Dans quelques cas, la face a participé à la parésie musculaire (bouche béante, ouverture incomplète des paupières).

Marche.— Diagnostic. — La paralysie musculaire pseudo-hypertrophique débute sans fièvre et sans douleur, mais on constate fréquemment un retard intellectuel. Les symptômes marchent très lentement, les réflexes tendineux sont longtemps conservés, les muscles ne sont pas atteints de secousses fibrillaires, les reliefs musculaires n'atteignent leur pogée qu'après une ou deux années et la période paralytique survient progressivement. Il y a parfois, au moment où l'hypertrophie apparente est confirmée, un *temps d'arrêt* dans la maladie, une rémission qui peut durer plusieurs années. Mais la marche *progressive* de la maladie est presque fatale, la destruction du muscle et l'impuissance musculaire deviennent générales, et le malade, ne pouvant plus quitter son lit, est absolument immobilisé par la paralysie.

Toutes les autres fonctions se font bien, et néanmoins le malade finit à la longue par tomber dans le marasme, ou bien il est emporté par une maladie intercurrente (bronchite, pneumonie).

La paralysie musculaire pseudo-hypertrophique a une durée moyenne de 10 à 18 ans; une plus longue durée est exceptionnelle.

L'atrophie musculaire progressive, la paralysie infantile, la paraplégie, ne seront pas confondues avec la paralysie musculaire pseudo-hypertrophique dont les signes sont caractéristiques. Jusqu'à nouvel ordre, il faut séparer de la paralysie pseudo-hypertrophique quelques cas d'hypertrophie musculaire *vraie*, survenue chez des adultes et n'offrant que des points de contact bien éloignés avec la maladie que nous venons de décrire.

La maladie de Thomsen s'accompagne, il est vrai, d'hypertrophie musculaire, mais jamais d'atrophie. La raideur des muscles, qui la caractérse, n'apparaît qu'au début des mouvements volontaires ; bientôt elle cesse et le malade peut alors faire usage de ses membres comme à l'état normal ; jamais on ne constate chez les sujets qui en sont atteints ni pieds bots ni déformations des membres.

La *faradisation* paraît être le *traitement* le plus efficace de la paralysie pseudo-hypertrophique. L'ingestion de thymus ou d'extrait de thymus est tout à fait indiquée (Pitres).

§ 8. MYOPATHIE ATROPHIQUE PROGRESSIVE

Après avoir merveilleusement étudié l'atrophie musculaire progressive de l'adulte, Duchenne avait observé une atrophie musculaire progressive de l'enfance ; il avait bien vu que cette amyotrophie de l'enfance présente des caractères spéciaux, il avait bien vu qu'elle débute presque toujours par la face et qu'elle donne au petit malade un facies particulier ; mais, malgré ces signes distinctifs et bien d'autres encore, il avait cru que cette amyotrophie progressive de l'enfance n'était qu'une variété de l'atrophie musculaire progressive type, ayant l'une et l'autre leurs lésions primitives et caractéristiques dans les cornes antérieures de la substance grise de la moelle.

Mais, à la suite d'importants travaux, Landouzy et Dejerine[1] ont démontré que cette amyotrophie de l'enfance n'est nullement une variété de l'atrophie musculaire progressive, comme on le croyait avant eux ; ils en ont groupé les symptômes, ils y ont ajouté des signes nouveaux, ils en ont étudié les lésions, ils ont démontré que c'est une maladie des muscles et non pas une maladie de la moelle, et finalement ils en ont fait une entité morbide distincte qu'ils ont classée

---

1. Landouzy et Dejerine. *Revue de méd.*, février et avril 1885, décembre 1886.— Marie et Guinon. *Revue de méd.*, octobre 1885.— Ladame. *Revue de méd.*, octobre 1836. — Florand. *Arch. gén. de méd.*, octobre et novembre 1886.

sous la dénomination de *myopathie atrophique progressive*. Il s'agit donc ici, du moins jusqu'à preuve du contraire, d'une myopathie et non d'une myélopathie.

Description. — La *myopathie atrophique progressive* peut apparaître à tous les âges, mais la seconde enfance est son moment de prédilection. Chez l'enfant, elle s'annonce toujours par une atrophie plus ou moins accentuée des muscles de la face. L'atrophie des muscles orbiculaires palpébraux et labiaux donne à la physionomie une expression particulière[1]; quand le visage est au repos, l'enfant a un air béat, hébété, indifférent; ses lèvres sont saillantes, le front est absolument lisse; dans les différents mouvements que fait le visage, on constate que l'occlusion des paupières est incomplète; dans l'acte du rire, la fente buccale s'élargit fortement et le malade rit *en travers*.

Les muscles innervés par le facial sont les seuls muscles de la tête atteints par l'atrophie (muscles de l'expression), et ils sont pris presque simultanément. Les mouvements diminuent à mesure que l'atrophie fait des progrès, mais il n'est question ici que d'atrophie et nullement de paralysie.

La marche de l'atrophie faciale est très lente; elle met des années à se développer et ce n'est qu'après cette longue période que l'atrophie atteint d'autres muscles du corps.

Après la face, les muscles de l'épaule et du bras sont ceux qui s'atrophient les premiers, et, ici comme pour la face, le début est insidieux, la marche très lente, symétrique, sans aucun trouble de sensibilité ou de paralysie. La topographie particulière des atrophies à cette période de la maladie réalise le type *facio-scapulo-huméral*. Les muscles de l'avant-bras et de la main s'atrophient très tardivement; puis vient l'atrophie des mucles des membres inférieurs.

Dans cette maladie, les muscles ne présentent jamais ni hypertrophie ni pseudo-hypertrophie. La rétraction du tissu

---

1. Landouzy. Le facies myopathique. *Soc. méd. des hôp.* Bulletin, octobre 1888.

musculaire produit parfois sous la peau une corde saillante. On ne constate pas de contractions fibrillaires des muscles, et la contractilité électrique, normale comme qualité, ne diminue que comme quantité, parallèlement aux progrès de l'atrophie. Les réflexes tendineux persistent longtemps ; il n'y a pas de troubles trophiques.

Tel est le tableau le plus habituel de la maladie ayant débuté chez l'enfant. Quand la maladie débute chez l'adulte, ce qui est beaucoup plus rare, les symptômes sont les mêmes : la localisation des atrophies présente seule quelque différence. Suivant les muscles envahis, il y a un type facio-scapulo-huméral, un type scapulo-huméral et un type fémoro-tibial.

Comme *lésions anatomiques*, le système nerveux ne présente aucune altération ; les muscles sont atteints surtout d'atrophie pure et simple sans altération appréciable du sarcolemme. Quelquefois, cependant, on constate de la cirrhose interfasciculaire, mais il s'agit alors d'une cirrhose atrophique, de même que dans la paralysie pseudo-hypertrophique, c'est la cirrhose hypertrophique qui prédomine.

Les tendons empiètent quelquefois sur le corps du muscle : c'est ce qui explique la corde qu'on constaste chez certains malades au voisinage des insertions tendineuses.

Pour expliquer le mode d'envahissement des muscles, Babinski[1] a émis l'hypothèse que les muscles les premiers développés seraient les premiers atteints par la maladie.

Comme lésions accessoires ou consécutives à l'atrophie des muscles, Dejerine[2] a signalé l'aplatissement antéro-postérieur du thorax, Hallion[3] la fréquence des fractures spontanées, et Marie la diminution considérable du diamètre antéro-postérieur du crâne, contrastant avec l'augmentation du diamètre transverse.

1. Babinski. *Soc. de biol.*, 1888.
2. Dejerine. *Soc. de biol.*, 27 juin 1891.
3. Hallion. *France méd.*, 20 novembre 1891.

D'après la description de la maladie, on voit qu'on ne peut la confondre ni avec l'atrophie musculaire progressive (type Duchenne), (type Vulpian), ni avec la paralysie infantile, qui toutes deux épargnent la face.

Son pronostic est grave, mais sa marche est extrêmement lente. L'hérédité collatérale ou directe est la seule notion pathogénique qui nous soit connue.

DOUZIÈME CLASSE

INTOXICATIONS

L'étude des empoisonnements concerne plus spécialement la *toxicologie* et la *médecine légale*. Néanmoins, il y a des intoxications qui sont liées d'une façon intime aux études de pathologie proprement dite ; de ce nombre sont l'*alcoolisme*, le *saturnisme* et l'*hydrargyrisme*.

§ 1. ALCOOLISME

Les boissons alcooliques, le vin, les liqueurs, l'absinthe, la bière, etc., sont d'autant plus redoutables qu'elles sont fabriquées avec des substances de plus mauvaise qualité.

Les essences (mélisse, anis, angélique, menthe, etc.), qui entrent souvent dans la composition des liqueurs, augmentent leur pouvoir toxique, sans qu'il soit toujours possible de dire la part exacte que prennent ces essences aux accidents morbides. Prises le matin, à jeun, les boissons alcooliques sont plus nuisibles que mélangées aux aliments au moment des repas. Étudions successivement l'alcoolisme aigu et l'alcoolisme chronique.

Alcoolisme aigu. — L'alcoolisme aigu, c'est l'*ivresse*. A la suite de libations plus ou moins copieuses faites avec des boissons alcooliques, l'ivresse se déclare. Elle débute par une période d'excitation ; le buveur a l'œil brillant et la face congestionnée, il devient loquace et bruyant ; il n'est plus maître de ses sentiments ; la joie, la colère, la tristesse sont poussées à l'extrême. Bientôt il a des vertiges, sa démarche devient chancelante, il éprouve à l'estomac un malaise considérable, il pâlit, la sueur inonde son visage, et des vomissements se produisent par lesquels il rejette une partie des boissons qu'il avait ingurgitées. Sous l'influence des vomissements, le malaise disparaît, et le sommeil termine cet état d'ivresse qui ne laisse après lui qu'un peu d'embarras gastrique. Mais les vomissements ne se produisent pas toujours et les boissons ingurgitées ne sont pas expulsées; alors la période d'excitation fait place à une phase de dépression, l'homme ivre tombe sans connaissance, la respiration est embarrassée et stertoreuse comme dans le coma, l'anesthésie et la résolution musculaire sont complètes.

Si l'ivresse est consécutive à l'ingestion de liqueurs renfermant des extraits de plantes aromatiques telles que l'absinthe, le bitter, le vermouth, si surtout l'usage de ces boissons est habituel, on peut voir survenir des convulsions épileptiformes (ivresse convulsive de Parcy). Cet état dure quelques heures, une demi-journée, et le malade reprend peu à peu ses facultés. Néanmoins, dans quelques cas, si le malade a absorbé une grande quantité d'alcool, s'il est longtemps resté exposé au froid, la température centrale s'abaisse progressivement, parfois elle tombe au-dessous de 50°, et la mort peut en être la conséquence.

Alcoolisme chronique. — *L'alcoolisme chronique* s'établit lentement, et les accidents qu'il détermine concernent surtout les voies digestives et le système nerveux.

Leur prédominance sur l'un ou sur l'autre de ces deux appareils dépend de la prédisposition héréditaire. Tel individu, fils de névropathe, névropathe lui-même, aura d'emblée des manifestations nerveuses graves, tandis que chez tel autre alcoolique les accidents de ce genre se feront longtemps, sinon indéfiniment attendre.

Troubles digestifs. — L'alcoolique perd l'appétit, il éprouve une sensation de brûlure le long de l'œsophage (*pyrosis*), il a le matin des vomissements de matières blanchâtres et filantes (*pituites*). Parfois l'inflammation de l'estomac, la *gastrite chronique* des buveurs est compliquée d'ulcérations (*gastrite ulcéreuse*). Des hématémèses peuvent se produire. Certains auteurs admettent même que l'ulcération stomacale, d'origine alcoolique, peut prendre tous les caractères de l'ulcère rond.

Comme la veine porte transporte directement au foie une partie de l'alcool ingéré, les altérations hépatiques, *congestion, stéatose, cirrhose graisseuse*, et notamment la *cirrhose atrophique*, sont fréquentes chez les alcooliques. L'*ictère aigu* des ivrognes (Leudet) présente une gravité exceptionnelle.

Troubles nerveux. — Le *tremblement* alcoolique est un symptôme précoce ; il est surtout accusé aux membres supérieurs et aux mains ; il a sa plus vive intensité le matin, à jeun ; il s'amende dans la journée, sous l'influence de nouvelles libations.

Les troubles de *sensibilité* sont fréquents ; les alcooliques se plaignent de céphalalgie, de vertiges, de fourmillements, de crampes dans les mollets, d'anesthésie qui envahit parfois une moitié du corps (Magnan). L'ouïe, la vue, sont perverties, certains malades éprouvent des hallucinations, des convulsions épileptiformes, des accès de manie aiguë, de la lypémanie ; quelques-uns présentent des troubles cérébraux qui rappellent ceux de la paralysie générale, ce qui les a fait décrire pendant longtemps sous le nom de *pseudo-paralysie générale alcoolique*. Aujourd'hui on tend à dissocier ces cas en deux catégories : dans l'une, l'alcoolisme (chez des individus prédisposés) conduit à la paralysie générale vraie ; dans l'autre, l'alcoolisme aboutit à la démence.

Le sommeil des alcooliques est agité par des cauchemars et par des rêvasseries ; l'alcoolique croit voir des animaux, des rats, courir sur son lit et dans sa chambre.

Le *delirium tremens* est un épisode aigu de l'alcoolisme chronique ; tantôt il est provoqué par des excès de boissons alcooliques, tantôt il vient compliquer une maladie intercurrente (pneumonie, rhumatisme, traumatisme). Le malade est pris de délire professionnel violent, bruyant, parfois furieux, qui nécessite l'usage de la camisole de force; l'insomnie est complète, les mouvements sont désordonnés. L'accès dure en moyenne de trois à cinq jours, il se termine par un sommeil profond et il guérit le plus souvent lorsque la température du malade reste peu élevée; mais si le delirium tremens, éclatant en dehors de toute maladie fébrile, est accompagnée d'une température qui atteint ou dépasse 39°, la situation devient très grave et le malade succombe fréquemment (Magnan).

On peut voir survenir chez les alcooliques et plus spécialement chez les femmes des *paralysies* qui débutent par les membres inférieurs, et se localisent de préférence au groupe antéro-externe des muscles de la jambe, pour se généraliser aux autres muscles. Dans les cas graves, les membres supérieurs eux-mêmes sont atteints, et ici encore la paralysie alcoolique débute par les extenseurs. Les muscles de la face, du cou, des yeux, sont plus rarement atteints. Cette paralysie est douloureuse, elle est rapidement complète, toujours flasque, accompagnée de douleurs des muscles, d'atrophie musculaire précoce, d'abolition des réflexes et de perte de la contractilité électrique. Elle est ordinairement curable, mais la guérison est toujours lente à obtenir. Dans d'autres cas, qu'il y ait ou non paralysie, on observe des troubles de locomotion qui rappellent ceux de l'ataxie locomotrice (*pseudo-tabes alcoolique*).

Qu'il s'agisse de paralysie ou de pseudo-tabes, si l'atrophie est très prononcée, elle laisse à sa suite des rétractions musculaires qui entraînent des déformations des membres et en particulier du pied. Lorsque la paralysie se généralise, elle peut envahir les muscles de la respiration, atteindre le cœur lui-même (Dejerine) et provoquer des défaillances, la syncope et la mort. Elle a une marche aiguë ou subaiguë, les lésions musculaires sont très lentes à se réparer. Les rechutes sont fréquentes.

Le point de départ de ces troubles de la motilité est dans les nerfs périphériques (névrite périphérique), et les nerfs des membres sont les premiers lésés (Lancereaux,

Œttinger, Buzzard), etc. De toutes les névrites toxiques, il n'en est aucune dont l'existence soit mieux établie. Elle peut atteindre aussi les nerfs crâniens : nerfs pneumogastrique, optique, etc.

Bon nombre d'auteurs cependant admettent que ces altérations nerveuses sont elles-mêmes consécutives à des lésions dynamiques de la moelle (Erb).

Les troubles *oculaires* consécutifs à l'intoxication *chronique* par l'alcool sont très fréquents. Ils consistent en une amblyopie (*amblyopie toxique*) qui peut se développer assez rapidement, et occuper les deux yeux. Cette amblyopie est caractérisée par une diminution plus ou moins considérable de l'acuité visuelle centrale (scotome central), tandis que la périphérie du champ visuel reste intacte. Avant d'être absolu, le scotome n'existe que pour les couleurs, c'est-à-dire que l'examen du champ visuel avec un objet blanc ne provoque aucune interruption, tandis que la couleur cesse d'être perçue dans toute l'étendue du scotome, si l'on fait usage, pour l'examen, d'un index vert ou rouge. Les malades voient mieux à la chute du jour (nyctalopie), parce que la sensation de l'éblouissement disparaît.

A l'ophthalmoscope, on ne constate habituellement aucune lésion du fond de l'œil. Dans quelques cas, Uhthoff a signalé la décoloration de la moitié externe de la papille du nerf optique. Traitée au début, l'amblyopie alcoolique disparaît sans laisser de traces. Dans les cas plus anciens, le rétablissement complet de la vision est presque toujours impossible.

L'intoxication alcoolique peut déterminer des paralysies des muscles moteurs de l'œil. La polioencéphalite aiguë, nous l'avons dit dans un autre chapitre, peut être parfois rattachée à l'intoxication alcoolique.

L'alcoolisme chronique exerce son action sur d'autres appareils ; la *voix* est souvent rauque et éraillée, ce qui tient à une congestion chronique de la muqueuse pharyngée (angine granuleuse), de l'épiglotte, des aryténoïdes et de la muqueuse laryngée. L'affaiblissement et l'impuissance génésiques ne sont pas rares. Les troubles circulatoires tiennent à l'état *athéromateux* des vaisseaux.

Diagnostic. — Pronostic. — L'odeur caractéristique exhalée par le malade sert à distinguer l'état comateux de l'ivresse, du coma ou de l'apoplexie associés à bien d'autres états morbides.

Les différents accidents qui tiennent à l'alcoolisme chronique seront reconnus aux symptômes précédemment énumérés, et aux renseignements fournis par le malade. Toutefois, en face de quelques accidents, tels que la pituite, le tremblement, les tendances au délire, à la lypémanie, il faut se méfier des renseignements donnés par les alcooliques, car certains nient énergiquement leurs habitudes alcooliques.

Les paralysies alcooliques se distinguent des myélites par leur dissémination, par les phénomènes douloureux spontanés et surtout provoqués, par l'abolition rapide des réflexes et l'atrophie musculaire précoce. Dans le pseudo-tabes, la jambe n'est pas jetée à droite ou à gauche comme dans l'ataxie, le malade *steppe* (Charcot); la marche de la maladie est rapide et non pas lentement progressive ; la guérison est fréquente, mais les rechutes sont à craindre.

Le *pronostic* de l'alcoolisme aigu est rarement grave ; ce qui est grave, c'est l'alcoolisme chronique, parce qu'il conduit le malade progressivement et presque sûrement à des gastrites rebelles, à la cirrhose du foie, à l'athérome artériel, au *delirium tremens*, à la lypémanie, à la manie, à la démence, au suicide. Les influences de l'alcoolisme chronique s'étendent jusqu'aux descendants, car les enfants de l'alcoolique sont parfois des êtres déchus (idiotie, scrofule, épilepsie, etc.).

Anatomie pathologique. — Chez les sujets morts en état d'alcoolisme aigu, on trouve la congestion des poumons, des méninges et du cerveau avec ou sans hémorrhagie (Tardieu). Le sang, le foie, le cerveau, tous les organes sont imprégnés d'alcool.

L'alcoolisme chronique produit deux grandes variétés de lésions : des inflammations interstitielles chroniques à forme cirrhotique, et des dégénérescences graisseuses des parenchymes. L'estomac est tantôt rétréci, tantôt dilaté ; la muqueuse est épaissie, injectée, ulcérée. Le foie est le siège de *cirrhose* ou de *stéatose* distinctes ou combinées. Le cœur est graisseux, des vaisseaux sont atteints d'endarté-rite et d'athérome. Les reins présentent les altérations de la sclérose et de la dégénérescence graisseuse. La muqueuse laryngée est hypérémiée et épaissie. Les méninges sont congestionnées, enflammées, et présentent parfois des lésions de pachyméningite. Le cerveau est intéressé ; à sa surface on trouve de nombreux foyers de ramollissement corticaux qui expliquent les troubles de l'idéation.

Traitement. — Chez l'homme ivre, il faut provoquer par le vomissement le rejet des boissons ingérées ; l'acétate d'ammoniaque (20 gouttes dans un peu d'eau), le café, sont de bons adjuvants pour stimuler l'organisme. Chez quelques alcooliques, le *delirium tremens* paraît favorisé par une suppression trop brusque ou trop complète des boissons ; à ceux-là on prescrira des boissons vineuses ; l'extrait d'opium à dose de 5 à 10 centigrammes par vingt-quatre heures, le chloral, le bromure de potassium, devront être également administrés. Il est évident qu'on doit par tous les moyens possibles supprimer ou diminuer progressivement les boissons alcooliques, cause de tout le mal. D'après des expériences récentes, le sérum du cheval accoutumé à l'alcool contiendrait une *antiéthyline*, dont l'injection à l'homme amènerait le dégoût des boissons fortement alcoolisées (Broca, Sapelier et Thiébault[1]).

§ 2. INTOXICATION MERCURIELLE — HYDRARGYRISME

L'hydrargyrisme comprend l'ensemble des manifestations pathologiques créées par l'accumulation du mercure dans

1. *Acad. de méd.*, 26 décembre 1899. — Dromard. Th. de Paris 1905.

l'économie. Cette intoxication peut être d'origine *thérapeutique* ou d'origine *professionnelle*.

Étiologie. — L'hydrargyrisme thérapeutique est tantôt consécutif à l'absorption cutanée : frictions mercurielles, cautérisations au nitrate acide de mercure; tantôt consécutif à l'absorption intestinale : calomel, proto-iodure. Plus rarement, il succède à des fumigations mercurielles.

L'administration du médicament a ordinairement besoin d'être prolongée pendant un certain temps pour que les accidents se produisent; chez quelques sujets cependant une seule cautérisation a pu donner naissance à des phénomènes toxiques. Il existe donc, pour le mercure, comme pour un grand nombre de substances médicamenteuses, une susceptibilité qui varie avec les individus et que rien ne peut faire prévoir. Ce mode d'intoxication mercurielle est du reste beaucoup moins fréquent aujourd'hui qu'autrefois, car on ne regarde plus la saturation de l'économie par le mercure comme indispensable à l'action du médicament.

L'hydrargyrisme professionnel s'observe chez les mineurs (Almaden, Istria) et chez les ouvriers qui manient le mercure en nature : doreurs, miroitiers, fabricants de baromètres; ou les sels de mercure : chapeliers, etc. L'absorption se fait ordinairement par la peau et par les voies respiratoires; mais, chez les mineurs, il faut faire intervenir, en outre, l'entrée du mercure par les voies digestives, car la présence de ce métal dans les garde-robes a été constatée depuis longtemps. Comme précédemment, l'idiosyncrasie joue ici un grand rôle; tel mineur sera pris dès premiers accidents au bout de sept ou huit heures de travail, tel autre résistera pendant plusieurs semaines. Il en est de même pour les ouvriers des villes.

Symptômes. — *Hydrargyrisme aigu.* — Le mercurialisme thérapeutique débute généralement par une stomatite légère, qui tend à augmenter si l'on continue l'emploi du mercure (voir *Stomatite mercurielle*). Là se bornent, en général, aujourd'hui, les accidents; car, à moins d'indication urgente, on arrête ordinairement l'administration du mercure aussitôt qu'elle se produit.

Dans l'hydrargyrisme professionnel, il est fréquent d'observer tout d'abord des palpitations, de l'essoufflement, de l'inappétence, de l'insomnie, de la pâleur, en un mot tout un ensemble de troubles de la santé générale qualifiés du nom d'*éréthisme mercuriel* (Kussmaul[1]). Puis la stomatite apparaît et évolue comme précédemment.

Dans les cas intenses, la fièvre s'allume, mais la température ne dépasse guère 34° (Hallopeau[2]); l'appétit a complètement disparu, de la diarrhée survient. Les urines sont rares, foncées en couleur, légèrement albumineuses. L'abattement est très prononcé; le nombre des globules rouges est diminué (Gubler) dans les cas exceptionnellement graves, et il peut se faire des hémorrhagies par diverses voies, l'hématurie est la moins rare (Kussmaul).

Parfois, dans cette forme, apparaissent des éruptions qui constituent ce qu'on décrit sous le nom d'*hydrargyrie*. Bazin en a décrit trois formes: La forme *légère* est constituée par un simple érythème localisé à la face interne des cuisses, au scrotum, aux aines, à l'abdomen, avec vésicules très petites; toute la surface des téguments recouverts par l'éruption est le siège de cuisson et de démangeaisons intenses. L'hydrargyrie *fébrile* débute, comme la précédente, puis elle s'étend à tout le corps pour gagner la face en dernier lieu. L'éruption, d'un rouge vif tantôt rubéoliforme, tantôt scarlatiniforme, s'accompagne souvent d'angine. Vers le quatrième jour apparaissent des vésicules plus grandes que dans la forme précédente; elles se remplisssent, puis se rompent en laissant après elles des croûtes humides et jaunes; pendant une semaine environ, la température oscille autour de 39°. La forme *grave* ne s'observe guère que lorsqu'on continue l'emploi des préparations mercurielles après l'apparition des premières plaques : la peau

1. Kussmaul. *Considérat. sur le mercurialisme et la syph. constitution.* 1861.
2. Hallopeau. Th. d'agrég., p. 130.

est tendue et douloureuse, le visage enflé, la fièvre est intense, des symptômes graves apparaissent : insomnie, délire, état subcomateux, dans quelques cas, la mort est survenue dans le coma. La guérison est habituelle, même dans cette forme ; mais pendant la convalescence, c'est-à-dire vers le milieu de la deuxième semaine, apparaissent souvent des abcès, des adénites, des phlegmons, parfois même des plaques de gangrène.

Dans les cas les plus graves de mercurialisme aigu, la stomatite s'accompagne de gonflement du cou, de suppuration des parotides et des ganglions cervicaux (Gubler), de glossite parenchymateuse et parfois d'ulcérations gangréneuses, qui laissent à leur suite des cicatrices difformes.

Nous étudierons un peu plus loin les accidents nerveux et les névrites périphériques qui sont la conséquence de l'hydrargyrisme chronique. Des accidents nerveux et des névrites périphériques peuvent être dus également à l'hydrargyrisme aigu ; ces polynévrites aiguës s'observent parfois dans le cours d'un traitement mercuriel intense, elles diffèrent des formes chroniques en ce qu'elles sont plus généralisées ; les atrophies musculaires sont très prononcées et les réflexes tendineux sont diminués [1].

Hydrargyrisme chronique. — Cette forme ne s'observe plus guère aujourd'hui que dans l'hydrargyrisme professionnel. Tous les accidents qui constituent l'*éréthisme mercuriel* se retrouvent ici au grand complet et plus accusés encore que dans la forme aiguë. La face est pâle, l'haleine fétide, les dents déchaussées prennent une coloration brun verdâtre, elles sont dépolies, rugueuses, et présentent des stries transversales qui semblent s'emboîter réciproquement (dents mercurielles de Letulle). La déglobulisation du sang est constante.

A cette période apparaît un *tremblement* qui débute par les extrémités supérieures, puis qui gagne les extrémités

---

1. Spillmann et Étienne. Polynévrites dans l'intoxication mercurielle aiguë et subaiguë. *Revue de méd.*, 1895, p. 1009.

inférieures, la tête, la langue. Il est parfois plus prononcé d'un côté que de l'autre, cesse habituellement au repos, apparaît à l'occasion des mouvements, augmente par la fatigue, les émotions, l'abus de l'alcool. D'abord peu intense, il finit par rendre tout travail impossible. Il dure des semaines, des mois, alors même que le malade cesse tout travail : dans certains cas même, il persiste des années après que toute cause d'intoxication a été écartée.

Consécutivement au tremblement, on observe parfois chez les mineurs d'Almaden et d'Istria des contractures limitées aux extrémités, mais qui peuvent se généraliser. Elles sont ordinairement intermittentes et apparaissent alors sous formes d'accès. On les désigne, en Espagne, sous le nom de *calambres*, et les ouvriers qui en sont atteints sont dit *calambristes*.

Dans les cas moyens, la force musculaire des trembleurs saturnins est conservée. M. Letulle[1] dit cependant avoir noté chez beaucoup de malades une parésie des muscles atteints par le tremblement. Exceptionnellement, on assiste à une véritable *paralysie mercurielle* localisée aux membres supérieurs, frappant de préférence les extenseurs et pouvant même s'étendre aux membres inférieurs. Toujours flasques, ces paralysies ne s'accompagnent pas ordinairement d'atrophie musculaire, ni de modifications des réflexes. Elles sont incomplètes, passagères et ont une origine périphérique due à des lésions dégénératives des nerfs.

De même qu'on a signalé des cas d'hystérie saturnine, de même le mercure, chez certains individus, peut donner naissance à des accidents nerveux comparables de tous points à ceux de l'hystérie vulgaire. Cette *hystérie mercurielle* (Letulle[2]) ne peut être diagnostiquée qu'à l'aide des commémoratifs.

Là se bornent en général les accidents de l'hydrargyrisme professionnel; presque tous, après un traitement

---

1. Letulle. *Arch. de physiol.*, 1887.
2. Letulle. *Gaz. hebd.*, sept. 1887.

approprié, sont susceptibles de disparaître ou tout au moins de s'amender, s'ils ne sont pas trop invétérés et si l'ouvrier renonce définitivement à sa profession. Mais quelquefois ces accidents ne font que s'accentuer, les maxillaires se nécrosent, les facultés intellectuelles sont émoussées et il survient un affaiblissement général qui rend impotents ceux qui en sont atteints. Tardieu[1] a décrit l'état de ces malades : « On les garde dans les maisons, au coin du feu, assujettis sur une chaise, comme des enfants en bas âge; beaucoup d'entre eux ne peuvent ni s'habiller, ni manger seuls; leur visage devient stupide en même temps qu'ils n'articulent plus que des sons vagues et confus ».

Enfin surviennent des troubles digestifs caractérisés par une inappétence persistante, de la constipation, ou, au contraire, une diarrhée que rien n'arrête; les gencives se tuméfient, saignent au moindre contact, la face est bouffie, les extrémités s'œdématient, des plaques ecchymotiques apparaissent sur divers points de la surface du corps, des hémorrhagies se font par diverses voies. Ainsi est créée une *cachexie mercurielle* qui offre de nombreux points de contact avec la cachexie scorbutique et qui, comme elle, se termine souvent par le collapsus et la mort.

Diagnostic. — Aucun des symptômes de l'hydrargyrisme n'est pathognomonique; la réunion de plusieurs d'entre eux, la marche des accidents et les commémoratifs permettent seuls de formuler le diagnostic. Pris isolément, chacun de ces accidents peut être confondu avec des manifestations analogues dues à des causes multiples. Nous avons vu déjà avec quelles stomatites la stomatite mercurielle prête à confusion. Le tremblement mercuriel offre avec celui de la sclérose en plaques les plus grandes ressemblances; comme celui-ci, il n'existe pas au repos il ne se produit qu'à l'occasion des mouvements, il augmente à mesure que le malade approche du but qu'il se propose d'atteindre; mais, dans la sclérose en plaques, il existe des

1. Tardieu, *Dict. d'hyg. et de salubr.*, 1865, t. II, p. 67.

troubles de la vue, de la parole, des contractures permanentes, parfois aussi des troubles de l'idéation qu'on ne retrouve pas dans l'hydrargyrisme.

L'hydrargyrie débutant par l'abdomen, les aines, la face antérieure des cuisses, s'accompagnant parfois d'angine et de fièvre, peut être confondue avec la scarlatine. L'existence des vésicules à la surface de l'érythème n'est pas toujours un élément de diagnostic suffisant, car il existe une variété de scarlatine qui, elle aussi, s'accompagne d'un semis vésiculaire. Le peu d'élévation de la température, l'absence de généralisation, et surtout les commémoratifs permettront le diagnostic.

Pendant longtemps on a attribué au traitement mercuriel bon nombre des manifestations syphilitiques et tout particulièrement les altérations des os. A part la nécrose des maxillaires, le mercure n'a aucune action sur le système osseux. Les accidents nerveux, myélites, encéphalopathie, ont été autrefois rattachés à l'influence du mercure; aujourd'hui ces discussions n'ont plus guère qu'un intérêt historique : les bons effets produits par les frictions mercurielles dans ces conditions en disent plus que toutes les controverses. Toutefois l'administration thérapeutique du mercure a ses limites, et dans quelques cas la recherche et le dosage du mercure dans les urines peuvent avoir une grande utilité[1].

Traitement. — Il doit être : 1° hygiénique ou préventif, c'est-à-dire qu'on cherchera à ventiler autant que possible les ateliers et les mines (Proust), à diminuer le nombre des heures de travail et, par des soins de propreté, à restreindre les causes d'intoxication : les ouvriers seront envoyés fréquemment au bain; on leur recommandera de se brosser régulièrement les dents, car la stomatite est beaucoup moins fréquente chez les individus qui prennent cette précaution.

---

1. Balzer et Klumpke Élimination du mercure dans les urines. *Revue de méd.*, avril 1888.

2° Il faut soustraire les individus à la cause morbigène,
favoriser la sécrétion urinaire, faciliter l'élimination du
mercure et administrer l'iodure de potassium. L'hydrothérapie, l'électricité, produisent de bons effets.

§ 3. INTOXICATION SATURNINE

Étiologie. — Les causes de l'intoxication saturnine sont
des plus variées. Tous les ouvriers qui manient le plomb ou
ses combinaisons y sont plus ou moins exposés : ceux qui
sont employés aux mines, aux fabriques de céruse et de
minium, les peintres en bâtiment, les ouvriers préposés au
grattage des moules à glace artificielle (Rénon et Géraudel),
au sertissage des perles fausses (Apert), à la fabrication de
cartes glacées, les typographes, les vitriers, etc.[1]. Les accidents saturnins sont encore causés par l'usage des cosmé-
tiques et des fards. Les préparations saturnines pénètrent
dans l'économie par la voie digestive, par les voies aériennes,
par les muqueuses et par la peau[2].

L'intoxication accidentelle, si l'on n'y prête attention, peut
être la cause inconnue d'un grand nombre de manifestations morbides. Le pain, les viandes cuites avec des bois
peints à la céruse, le gibier mariné avec le plomb qui l'a
tué, les conserves alimentaires, les pâtisseries entourées de
papier d'étain, l'eau amenée par les tuyaux de plomb, l'eau
de pluie ayant séjourné sur les toits plombés, l'eau de Seltz,
les vins frelatés, l'habitation dans les chambres fraîchement
peintes à la céruse, sont autant de causes qui doivent être
minutieusement recherchées.

Description. — Chez bien des gens, le plomb imprime à
l'économie une détérioration générale avant de se traduire
par des manifestations localisées. Cet état dyscrasique créé

---

1. Renaut. Th. d'agrég. Paris, 1875.
2. Manouvriez. *Intoxic. saturn. par absorption cutanée.* Th. de Paris,
1875.

par le saturnisme tient surtout aux altérations du sang. Dans l'*anémie saturnine*, le chiffre des globules rouges diminue de moitié; on n'en trouve parfois que 2500000 par millimètre cube (Malassez). Les globules sont également altérés dans leur qualité. Le saturnin a la peau d'une pâleur jaunâtre; il est amaigri, il a le pouls petit, ralenti et polycrote. A l'examen de la bouche, on aperçoit, sur le bord des gencives un liséré bleuâtre, *liséré saturnin*, qui provient soit du dépôt de poussières métalliques dans les capillaires de la gencive[1], soit de l'élimination par les glandes salivaires des préparations saturnines. L'haleine est habituellement fétide. Signalons encore les plaques décrites par Gubler sous le nom de tatouage des joues et siégeant au niveau des petites et grosses molaires; mentionnons encore l'inflammation des parotides, décrite récemment.

C'est dans le cours de la dyscrasie saturnine, ou quelquefois avant, que surviennent les nombreux accidents que je vais passer en revue :

La *colique de plomb* est une des manifestations les plus fréquentes du saturnisme aigu et chronique. Tantôt elle est précédée de troubles dyspeptiques, de perte de l'appétit, de constipation, tantôt elle éclate brusquement. Les douleurs peuvent occuper toutes les régions de l'abdomen et s'irradier aux lombes et aux testicules. Elles sont continues, et s'exaspèrent par moments sous forme d'accès qui plongent les malades dans de cruelles souffrances. Le patient a la figure pâle et grippée, il cherche par toutes les positions possibles à calmer ses atroces douleurs, et il y arrive quelquefois en comprimant fortement la région douloureuse. Le ventre est dur et rétracté, la *constipation* est absolue, les vomissements sont fréquents, la sécrétion urinaire est diminuée. L'apyrexie est complète et le pouls est dur et ralenti. En percutant le foie, on le trouve diminué de volume (Potain[2]); ce qui tient probablement à la con-

1. P. Lemaistre. *Acad. de méd.*, 19 juin 1900.
2. *Soc. méd. des hôp.*, 1860.

traction des vaisseaux hépatiques; il y a souvent une teinte subictérique des téguments. A l'auscultation on perçoit fréquemment un souffle systolique à la base du cœur. La colique saturnine a une durée de quelques jours, de quelques semaines; elle est due, suivant les uns aux spasmes douloureux des plans musculaires de l'intestin, suivant les autres à une névralgie du plexus lombaire.

Troubles du système nerveux. — La *sensibilité générale* est fréquemment altérée; l'anesthésie, l'analgésie, l'hyperesthésie sont des symptômes fréquents; parfois il y a un retard notable dans la perception des sensations (Brouardel). L'anesthésie peut être en plaques, disséminée sur toute la surface du corps, ou, au contraire, localisée à l'un des côtés du corps (hémianesthésie saturnine). L'hyperesthésie cutanée, l'arthralgie, la myalgie, sont fréquemment associées à la colique saturnine.

Les sens spéciaux sont parfois atteints; l'amblyopie et l'amaurose saturnines sont généralement passagères.

Les troubles *visuels* ne sont pas fréquents, ils sont ordinairement tardifs et à formes variées : dans certains cas, l'*amblyopie* est due à l'apparition d'un scotome central, analogue au scotome de l'amblyopie alcoolique, sans lésions du fond de l'œil. Plus habituellement, on constate une *névrite optique* ou une *névro-rétinite*, qui au bout d'un certain temps se termine par atrophie du nerf optique (amaurose). Dans d'autres cas, on voit se développer une *rétinite albuminurique* (Hirschberg, Leber) ou une *amaurose urémique* (Gunsburg), consécutives à la néphrite saturnine. Quelquefois enfin, les muscles oculo-moteurs sont le siège de *paralysies*, particulièrement l'oculo-moteur externe (Schrœder).

Les *troubles de la motilité* sont fort importants (*paralysies, tremblements, pseudo-tabes*). La *paralysie saturnine* a pour siège de prédilection les muscles *extenseurs* des mains et des doigts. Suivant Duchenne (de Boulogne), elle frapperait successivement l'extenseur commun des doigts, les extenseurs de l'indicateur et du petit doigt et les deux radiaux. Le long supinateur est presque toujours respecté, ce qui n'a pas lieu dans la paralysie radiale. M. Gaucher[1] a cependant publié quelques observations dans lesquelles les supinateurs étaient intéressés.

La paralysie saturnine des extenseurs est presque toujours bilatérale. Les doigts sont fléchis sur la main, la main est fléchie sur le poignet et les mouvements d'extension sont abolis. A la paralysie des extenseurs se rattache la *tumeur dorsale du poignet* (Gubler), tumeur indolente, due probablement à l'inflammation des gaines synoviales, et dont la disparition suit la guérison de la paralysie.

Les paralysies saturnines ont été bien étudiées dans la remarquable thèse de Mme Dejerine-Klumpke[2]. Ces paralysies habituellement localisées peuvent revêtir les types suivants : a. *type antibrachial* de Remak; c'est la forme la plus commune, intéressant les muscles extenseurs des doigts et du poignet; b. *type supérieur ou brachial*, la paralysie intéressant les muscles du groupe Duchenne-Erb : le deltoïde, le biceps, le brachial antérieur, le long supinateur; c. *type Aran-Duchenne* : la paralysie intéressant les muscles de la main, les éminences thénar, hypothénar, les interosseux, et simulant d'autant mieux l'atrophie musculaire progressive, que la paralysie saturnine de ces groupes musculaires est toujours accompagnée d'atrophie; d. *type inférieur ou péronier* : c'est une forme rare, la paralysie intéressant surtout les muscles péroniers et extenseurs des orteils avec intégrité habituelle mais non constante du jambier antérieur.

Dans quelques cas les paralysies saturnines ne sont pas localisées sous forme de groupes musculaires; elles tendent à se *généraliser* et la généralisation est lente ou rapide. Bien qu'elle puisse, dans ses formes lentes, envahir tous les muscles du tronc, elle est néanmoins plus prononcée aux muscles des membres, surtout aux extenseurs

1. Gaucher. *France médicale*, 1885.
2. *Polynévrites en général; paral. et atrop. saturn. en particulier.* Th. de Paris, 1889.

des doigts et du poignet. Dans les rares observations où la paralysie saturnine a une généralisation rapide, elle a une marche ascendante ou descendante, et peut envahir, en bloc, en quelques jours, les muscles des membres du tronc, de l'abdomen, du thorax, les intercostaux, le diaphragme; la paralysie ne respecte que les muscles de la tête et du cou. Malgré l'apparence de gravité de ces formes paralytiques rapides, l'amélioration survient rapidement et la terminaison par la mort est l'exception.

Dans la paralysie saturnine, la *contractilité électrique* se perd rapidement, avant la contractilité volontaire; tandis que, dans la paralysie radiale *a frigore*, la contractilité électrique est habituellement conservée. Les muscles affectés de paralysie saturnine ont une tendance à l'atrophie.

Le *tremblement saturnin*, bien décrit dans la remarquable thèse de Lafont[1], affecte surtout les mains et a peu de tendance à se généraliser. Il est habituellement précédé de faiblesse musculaire, et il diffère des tremblements alcooliques en ce qu'il s'accroît avec la fatigue et augmente vers la fin de la journée. Ce tremblement saturnin n'est souvent qu'un tremblement hystérique provoqué par le saturnisme.

L'*atrophie musculaire* ne frappe, en général, que les muscles paralysés; dans quelques cas, cependant, l'atrophie musculaire d'origine saturnine peut exister et se généraliser sans se compliquer de paralysie; nous avons observé un cas analogue avec M. Joffroy. L'atrophie musculaire saturnine réalise parfois, aux mains, le type Aran-Duchenne de l'atrophie musculaire, au point que le diagnostic ne peut être fait que par la notion étiologique, par la profession du malade.

Dans ces derniers temps on a signalé (Debove[2], Achard[3], Letulle[4]) dans le saturnisme l'existence d'attaques hystériformes, se montrant aussi bien chez les hommes que chez

1. E. Lafont. *Étude sur le tremblement saturnin* Th. de Paris, 1869.
2. Debove. *Soc. méd. des hôp.*, 1879.
3. Achard. *Arch. de méd.*, janvier et février 1887.
4. Letulle. *Bull. méd.*, 7 et 10 août 1887.

les femmes, mais de préférence chez les vieux saturnins. Cette *hystérie saturnine* serait identique comme manifestations à l'hystérie vulgaire; ce serait à elle qu'on devrait rattacher la plupart des cas d'hémi-anesthésie saturnine. Le saturnisme, agent provocateur, comme la syphilis, comme l'hydrargyrisme, préparerait ainsi le terrain organique pour le développement de la névrose chez les sujets prédisposés (Charcot[1]). L'apoplexie saturnine étudiée par Debove n'est le plus souvent qu'une manifestation de cette hystérie symptomatique. Elle débute souvent d'une façon brusque et simule l'attaque d'apoplexie d'origine organique. Elle laisse ordinairement après elle une hémiplégie motrice et une hémianesthésie sensorielle, qui est comme la signature de l'hystérie. Signalons encore, en fait de troubles moteurs exceptionnels, l'hémichorée (Raymond) et le pseudo-tabes (Leval, Piquechef).

Mosny a constaté et décrit la méningite saturnine[2]. Les *accidents cérébraux* du saturnisme sont désignés sous le nom d'*encéphalopathie saturnine*, de *saturnisme cérébro-spinal* (Jaccoud[3]), et, suivant la prédominance des symptômes, on décrit des formes délirante, convulsive, comateuse. Ces troubles cérébraux sont fréquemment annoncés par des prodromes tels que céphalalgie, vertiges, strabisme, insomnie, hallucinations, tendance à l'excitation ou à la dépression. C'est, en général, un accident tardif du saturnisme chronique, je le crois fréquemment associé à l'urémie.

La forme *délirante* ne présente aucun caractère spécial. Le délire est tantôt calme et tranquille, tantôt bruyant, furieux et accompagné d'hallucinations. Le délire est toujours mobile et sa durée est variable. Dans la forme *convulsive*, les convulsions peuvent être partielles et localisées, ou généralisées et analogues à l'attaque d'épilepsie. Cette

1. Charcot. *Bull. méd.*, 1887.
2. Mosny. *Revue de médecine*, juin 1907.
3. *Clin. méd. de la Charité*. Paris, 1867.

épilepsie saturnine simule parfois complètement l'épilepsie vulgaire. L'aura précurseur, les attaques de vertige, font en général défaut, mais l'accès peut se terminer par une attaque d'apoplexie. La forme *comateuse* est rarement primitive, elle fait suite habituelle aux formes précédentes. L'encéphalopathie saturnine est parfois mortelle après quelques jours de durée. Dans la forme *mixte*, le délire, les convulsions, précèdent souvent le coma.

Ce qu'on appelle paralysie générale des saturnins est considéré par certains aliénistes comme identique à la maladie de Baillarger. D'autres auteurs pensent que c'est là une pseudo-paralysie générale, différant de la vraie par son début brusque, sa curabilité sous l'influence d'un traitement favorisant l'élimination du plomb. Son histoire se rattache à celle de l'encéphalopathie saturnine.

On a voulu expliquer l'encéphalopathie saturnine par la présence de lésions spéciales du cerveau (Renaut). Le cerveau est anémié, jaunâtre, ferme sous le doigt, donnant la sensation de pâte de guimauve; l'analyse chimique décèle la présence du plomb. Mais ces lésions peuvent exister sans qu'il y ait eu encéphalopathie saturnine pendant la vie. Actuellement, on tend à considérer l'encéphalopathie comme symptomatique le plus souvent, soit de l'athérome des vaisseaux cérébraux, soit de l'hystérie, soit surtout, je le répète, comme une manifestation urémique.

Goutte saturnine. — L'accès de goutte saturnine ressemble de toute façon à l'accès de goutte diathésique : il commence de même manière, il est fébrile, il éclate le plus souvent dans la nuit, la douleur se localise habituellement au gros orteil, ou aux deux orteils, plus rarement à l'articulation tibio-tarsienne, au genou, aux doigts de la main. L'accès, terriblement douloureux, s'amende vers le matin, une douce moiteur survient et le malade se laisse aller au sommeil. La région goutteuse est tuméfiée, tendue, luisante, sillonnée de veines dilatées. Les douleurs reprennent toute leur intensité dans la soirée, dans la nuit, et ainsi de suite, avec légère détente suivie de paroxysmes, tant que l'attaque de goutte n'est pas terminée. Pendant l'accès de goutte saturnine, comme pendant l'accès de goutte franche, l'acide urique contenu dans l'urine peut être en excès. La sérosité retirée des phlyctènes d'un vésicatoire, appliqué au moment d'un accès sur la jointure malade, contient de l'acide urique dans les deux cas. Dans la goutte saturnine comme dans la goutte franche, on constate des *tophus* au voisinage des articulations, dans les tendons, dans les gaines, dans le derme et dans le tissu cellulaire sous-cutané. Ces concrétions tophacées se développent dans les cartilages de l'oreille, elles s'accumulent au niveau des petites articulations, qu'elles contribuent à déformer, on les trouve dans les bourses séreuses du genou et du coude, où elles peuvent acquérir les dimensions d'une noix ; elles sont parfois nombreuses et envahissent diverses régions. Ces dépôts uratiques peuvent s'enflammer, s'abcéder et laisser échapper la matière blanchâtre, crayeuse, que recélait la concrétion tophacée. Les tophus de la goutte saturnine sont précoces dans leur apparition, tant il semble que chez le goutteux saturnin, comme chez le goutteux diathésique, l'organisme soit imprégné d'acide urique et d'urate de soude[1].

D'après cet exposé, on voit que la goutte saturnine et la goutte diathésique ont les plus grandes analogies ; elles présentent néanmoins des dissemblances que je dois maintenant signaler et sur lesquelles Gallard a justement insisté. Chez le goutteux diathésique, l'accès de goutte articulaire est rarement le premier épisode de la diathèse goutteuse ; cet épisode articulaire est bien souvent précédé, à des années de distance, des autres manifestations de la diathèse : graviers du rein, coliques néphrétiques, asthme, hémorrhoïdes, eczéma, migraines. Rien de tout cela ne se voit chez le goutteux saturnin ; la goutte articulaire et les concrétions tophacées sont chez lui des manifestations goutteuses, qui ne se rattachent nullement à un état

---

1. Toute cette question est étudiée en détail dans la thèse de Gallard. *Goutte saturnine*. Paris, 1895.

général diathésique. La goutte saturnine paraît être plus
envahissante que la goutte diathésique, et, bien qu'elle
puisse rester localisée à l'orteil, lors d'une première attaque,
il est rare qu'aux attaques suivantes elle n'ait pas une tendance à envahir d'autres jointures, les genoux, les coudes,
les épaules, les vertèbres. La durée des attaques est plus
longue dans la goutte saturnine, l'anémie est plus rapide,
la cachexie est plus précoce.

La pathogénie de la goutte saturnine est encore livrée à
des hypothèses; peut-être l'uricémie saturnine est-elle due
à la suractivité du fonctionnement des cellules de l'organisme, sous l'influence du plomb (Lécorché).

Néphrite saturnine. — A l'intoxication saturnine sont
parfois associées des lésions rénales dont l'aboutissant peut
être la néphrite chronique à prédominance interstitielle.
Cette néphrite saturnine est aujourd'hui bien connue, j'en
possède une douzaine d'observations qui ont été recueillies
depuis plusieurs années par mes élèves. Pour la facilité de
la description, je classe en plusieurs groupes les symptômes
de la néphrite saturnine.

Dans un premier groupe, je place les saturnins qui n'ont
que de l'albuminurie sans autres symptômes de néphrite.
Cette albuminurie n'est pas intense, elle peut être passagère, intermittente; il est rare qu'elle ne soit pas accompagnée, tôt ou tard, de symptômes de brightisme, elle peut
néanmoins résumer en elle toute la lésion du rein, qui
n'est pas en pareil cas fort redoutable.

Dans un second groupe, je place les saturnins, beaucoup
plus nombreux, qui, avec ou sans albuminurie, ont les
petits accidents du brightisme : pollakiurie, cryesthésie,
doigt mort, démangeaisons, bourdonnements d'oreille,
épistaxis matutinales, secousses électriques, crampes dans
les mollets. Ces « petits accidents du brightisme », si fréquents quand on les recherche, peuvent, je le répète, n'être
pas accompagnés d'albuminurie, du moins pour un temps.
J'ai eu, dans mon service d'hôpital, des saturnins qui reve-
naient, à plusieurs mois ou à plusieurs années de distance,

et qui présentaient tantôt de l'albuminurie avec ou sans les petits accidents du brightisme, tantôt les petits accidents du brightisme avec ou sans albuminurie. L'évolution de la néphrite saturnine chronique est fort lente; bien soignée, elle peut ne pas aboutir aux grands accidents urémiques.

Dans un troisième groupe, je place les saturnins qui sont sous le coup des grands accidents urémiques, tels que la céphalée violente, les dyspnées intenses sous toutes leurs formes (urémie dyspnéique); les vomissements et l'intolérance stomacale (urémie gastrique); toutes les variétés de l'urémie nerveuse, etc.

La néphrite saturnine est rarement accompagnée d'œdème, ou alors les œdèmes sont tardifs. Par contre, la tension artérielle est toujours élevée, l'artère temporale est sinueuse et distendue (signe de la temporale), le cœur est hypertrophié, le bruit de galop y est manifeste (Potain).

C'est par le rein que succombent parfois les saturnins, et l'on trouve alors à l'autopsie les lésions du petit rein contracté. Bien des travaux histologiques et expérimentaux ont été entrepris pour expliquer la nature et la pathogénie de la néphrite saturnine. Dès 1863, Ollivier, dans un important travail, étudie la néphrite saturnine; il la provoque expérimentalement; il constate quelques traces de plomb dans l'urine et dans le rein et il explique l'albuminurie et la néphrite par la présence et par l'élimination du plomb[1].

En 1881, Charcot et Gombault font des recherches anatomiques et expérimentales qui ont pour but de démontrer que la néphrite saturnine est une cirrhose épithéliale, l'élément glandulaire étant le premier affecté et tenant sous sa dépendance les lésions du tissu conjonctif qui seraient secondaires[2]. Cette manière de voir a été depuis lors fort attaquée, et, dans une thèse récente, Paviot, reprenant la question au point de vue anatomique et expérimental

---

1. Ollivier. Albumine et néphrite saturnine. *Arch. de méd.*, novembre 1863.

2. Charcot et Gombault. *Arch. de physiol.*, 1881, p. 126.

arrive à des conclusions opposées; dans les quatre cas de néphrite saturnine qui font la base de son travail, « on retrouve, dit-il, la même irrégularité de distribution; l'intoxication saturnine n'agit, ni suivant le système épithélial, ni suivant le système vasculaire, elle atteint le tissu interstitiel en des points multiples et variables dans les espaces labyrinthiques, conservant cependant, avec une constance assez régulière, la prédominance au voisinage du hile et souvent des pyramides de Ferrein ». Les recherches expérimentales de Paviot[1], comme ses recherches histologiques, diffèrent également, d'une façon absolue, des recherches de Charcot et Gombault, car, « en aucun cas, dit-il, les épithéliums rénaux n'ont été vus primitivement et uniquement malades; la sclérose a été souvent rencontrée en dehors de toute altération tubulaire, et celle-ci n'est au contraire jamais isolée ».

En 1889, Prévost et Binet[2], dans un mémoire des plus complets, font connaître le résultat de leurs recherches expérimentales sur l'intoxication saturnine. Ils intoxiquent des rats et des cobayes lentement, chroniquement. A l'autopsie, ils constatent que les lésions du rein sont d'autant plus accusées que l'intoxication a été plus longue et plus lente; les reins sont sclérosés, kystiques et diminués de volume; c'est la néphrite interstitielle qui domine. Les reins contiennent beaucoup de plomb. La recherche comparative du plomb dans les différents viscères leur prouve que c'est essentiellement *dans les reins*, que s'accumule le plomb introduit dans l'organisme. Malgré l'accumulation du plomb dans le rein, l'urine des animaux en expérience élimine généralement peu de plomb, ce qui coïncide avec l'observation chez l'homme atteint d'intoxication saturnine. La présence du plomb dans les urines est, en effet, difficile à constater, même quand on fait prendre au saturnin de

1. Paviot. *Pathogénie des lésions rénales dans le saturnisme.* Th. de Lyon, 1896.

2. *Revue médicale de la Suisse romande*, 20 octobre et 20 novembre 1889.

l'iodure de potassium, destiné à transformer le plomb fixé dans l'économie en iodure de plomb légèrement soluble.

Nous sommes donc actuellement bien édifiés sur la pathogénie et sur la nature de la néphrite saturnine, mais je dois encore insister sur d'autres considérations qui me paraissent importantes : le saturnin, avons-nous dit, est assez souvent goutteux, ou du moins il est fréquemment *uricémique*; il peut avoir, de ce fait, une néphrite goutteuse, comme les goutteux; l'examen des reins dans les deux cas permet de constater des traces d'urate de soude. Il faut donc convenir que le saturnin a bien des raisons pour avoir les reins malades, il est sous le coup d'une intoxication, le saturnisme, et il est sous le coup d'une auto-intoxication, l'uricémie; ces deux processus peuvent être chez lui, distincts ou combinés; mais, en fin de compte, ils aboutissent souvent aux lésions des reins qui créent la néphrite chronique que nous venons d'étudier.

Au milieu de ce complexus morbide, une chose est néanmoins assez étonnante, je l'ai déjà dit plus haut, c'est que le processus goutteux, uricémique, qui chez le saturnin est un élément important de néphrite, n'arrive pas à créer la lithiase rénale, et toutes ses complications (coliques néphrétiques, hématurie, pyélo-néphrite, etc.), complications que nous savons être si fréquentes chez les gens atteints de la diathèse goutteuse.

Parotidite saturnine. — L'hypertrophie des glandes-parotides est fréquente dans le saturnisme (Crontes[1], Achard, Claisse et Dupré). La région parotidienne est tuméfiée des deux côtés, mais elle est indolore spontanément et à la palpation. Affection essentiellement chronique, la parotidite saturnine peut subir des poussées aiguës, sous l'influence d'une angine, d'une stomatite ou d'une médication iodurée. Parfois le gonflement se limite aux glandes sous-maxillaires, sans que les parotides soient atteintes[2].

1. Crontes. *La parotidite saturnine.* Th. de Paris, 1897, n° 87.
2. L. Rénon et Latron. *Soc. méd. des hôp.*, 29 juin 1900.

Les lésions de la parotidite saturnine ont été bien mises
en évidence par Apert[1] : c'est une hypertrophie simple, avec
catarrhe des canaux excréteurs et sclérose périglandulaire.
Apert n'y a pas trouvé de plomb par l'examen chimique.
la glande. Expérimentalement, Rénon a constaté du plomb
dans les glandes salivaires de cobayes intoxiqués avec la
céruse[2].

Marche. — Diagnostic. — La dyscrasie saturnine décroît
ou s'aggrave suivant que le sujet qui en est atteint n'est plus,
ou est encore sous le coup de la cause toxique. La colique
de plomb est souvent un des accidents initiaux ; les paralysies saturnines, le tremblement, l'encéphalopathie, sont,
au contraire, des accidents plus tardifs ; néanmoins, on voit
des malades atteints, les uns de tremblement, les autres de
paralysie des extenseurs, qui n'ont jamais eu les accidents
aigus de la colique saturnine.

À la longue, le saturnin arrive à la période de *cachexie* :
l'anémie, la faiblesse, l'amaigrissement font des progrès, et
les accidents deviennent d'autant plus redoutables.

Le *diagnostic* des accidents saturnins est facile pour les
coliques et pour la paralysie des extenseurs. Le diagnostic
des autres accidents sera facilité par la profession du malade, par les atteintes qu'il a déjà subies, par la présence du
liséré saturnin sur les gencives.

Sous le nom d'*asthme saturnin* les auteurs semblent avoir
confondu la dyspnée cardiaque consécutive à l'artério-sclérose du cœur, la dyspnée urémique résultant de la néphrite
interstitielle, les accès de dyspnée occasionnés par les bronchites dues au contact de poussières plombiques. Enfin
peut-être l'asthme vrai, essentiel, peut-il chez un prédisposé
être provoqué par le saturnisme ?

Anatomie pathologique. — On trouve le plomb dans le
sang et dans les organes, notamment dans le foie, le
rein et le cerveau. Les vaisseaux sont rigides, rétrécis.

---

1. Apert. *Soc. anatom.*, avril 1900, p. 593.
2. L. Rénon. *Soc. de biol.*, 2 octobre 1897, p. 862.

atteints d'artériosclérose et parfois athéromateux. Le cœur est souvent hypertrophié. Les muscles sont diminués de volume, et au microscope on constate l'atrophie simple et l'atrophie avec ou sans prolifération conjonctive et infiltration graisseuse (Gombault); mais le point de départ des paralysies saturnines est une névrite segmentaire péri-axile constatée et reproduite expérimentalement par M. Gombault[1]. Ces *névrites périphériques* sont actuellement bien étudiées; elles démontrent que c'est à la périphérie des nerfs que s'attaque le poison saturnin; la moelle n'a été trouvée lésée que dans cinq cas, et ces lésions étaient diffuses[2]. Les autres altérations ont été signalées au cours de cet article, je n'y reviens pas.

Traitement. — Le traitement de la colique saturnine a pour but de supprimer les douleurs et la constipation. Les douleurs sont amendées par des injections morphinées, par des cataplasmes laudanisés; on combat la constipation par des purgatifs répétés (séné, sulfate de soude, eau-de-vie allemande).

Dans le but d'éliminer le poison, on prescrit des bains sulfureux, des bains de vapeur, et l'on donne l'iodure de potassium qui, d'après Gubler, favorise la désassimilation des albuminates de plomb. Les courants continus sont employés contre les paralysies. Les toniques ont pour but de combattre l'anémie et la dyscrasie saturnine.

Le traitement prophylactique consiste à éloigner par tous les moyens possibles les causes qui favorisent l'absorption saturnine.

§ 4. INTOXICATION PAR LE PHOSPHORE

Il y a lieu de distinguer une intoxication aiguë et une intoxication chronique par le phosphore.

1. *Arch. de neurol.*, n°° 1 et 2, 1880.
2. Mme Dejerine-Klumpke. *Loc. cit.*, p. 244.

A. *Intoxication aiguë.* — L'intoxication aiguë s'observe à la suite d'un empoisonnement criminel, d'une tentative de suicide ou d'un accident. Le phosphore des allumettes est le plus souvent la cause de cette intoxication. La dose de 20 à 40 centigrammes suffit presque toujours à causer la mort. Chaque tête d'allumette contient environ 5 milligrammes de phosphore; cinquante têtes d'allumettes représentent donc une dose toxique mortelle. Les pâtes phosphorées destinées à la destruction des rongeurs, des rats, peuvent être avalées par des animaux servant à l'alimentation, et rendre leur chair vénéneuse pour l'homme.

Les symptômes évoluent, chez les enfants, en un jour et même en quelques heures; chez l'adulte la marche est plus lente. Dans une première phase, dont la durée est de quelques heures, le malade sent une saveur alliacée dans la bouche et parfois son haleine est phosphorescente dans l'obscurité. Les phénomènes caractéristiques consistent en douleurs à la gorge et à l'œsophage, en vomissements alimentaires, souvent bilieux, rarement hémorrhagiques, lumineux dans l'obscurité et exhalant une forte odeur de phosphore. Le ventre est ballonné et douloureux et le malade souffre d'une diarrhée dans quelques cas lumineuse, quelquefois hémorrhagique.

A cette première phase de troubles digestifs, dont la durée est en général de un à deux jours, succède une période de rémission trompeuse qui peut durer quelques jours.

La deuxième période est la plus caractéristique. Elle se manifeste par le syndrome de l'ictère grave, si bien que l'on a pu considérer l'intoxication phosphorée comme une reproduction expérimentale de l'atrophie jaune aiguë. L'ictère, symptôme cardinal, apparaît du troisième au quatrième jour. Les urines sont rares, riches en pigment biliaire, renferment de la leucine, de la tyrosine, et sont presque toujours albumineuses.

Comme dans l'ictère grave, il peut y avoir prédominance de phénomènes nerveux ou de phénomènes hémorrhagiques. Dans le premier cas, on observe des douleurs plus ou moins généralisées, des contractions fibrillaires, de l'hyperesthésie, de la photophobie, du délire et des hallucinations. Dans cette forme nerveuse, à la phase d'excitation fait place une période de dépression se terminant par le coma ou le collapsus. La forme hémorrhagique est caractérisée par des épistaxis, des hématémèses, du melæna, des hématuries, de larges et nombreuses pétéchies, et elle aussi se termine le plus souvent par le collapsus.

Anatomie pathologique. — Lorsque la mort survient rapidement, les lésions sont à peu près nulles. Au bout de 2 ou 5 jours on constate la dégénérescence graisseuse aiguë des organes, qui est la lésion caractéristique de l'empoisonnement phosphoré. Elle est marquée surtout dans le foie, qui est jaune, mou, pâteux, presque diffluent.

Les cellules hépatiques sont surchargées de graisse, et, d'après M. Cornil, cette stéatose débute déjà 6 à 8 heures après l'intoxication. Les cellules du foie ne fonctionnent plus, d'où l'ictère grave.

Les reins, le cœur, les vaisseaux, l'estomac, sont atteints par la stéatose. Les cellules des tubuli contorti sont surchargées de graisse; les fibres du cœur perdent leur striction; l'épithélium des glandes à pepsine est surchargé de vésicules adipeuses. On observe encore sur la muqueuse gastrique de petites ulcérations qui, d'après Cornil et Ranvier, sont dues à l'acide phosphorique né sur place.

On peut trouver des hémorrhagies plus ou moins généralisées dans les différents organes.

En toxicologie, pour déterminer la production de lueurs phosphorescentes, il est bon d'acidifier au préalable les organes, car les matières alcalines ne luisent pas dans l'obscurité. Quelques jours après l'empoisonnement, cette recherche devient très délicate.

Traitement. — Si l'on est appelé immédiatement après l'empoisonnement, il faut recourir aux vomitifs et au lavage de l'estomac. La térébenthine, administrée d'une façon continue à la dose de 6 à 8 grammes par jour, est un antidote excellent

B. *Intoxication chronique.* — Elle s'observe chez les ouvriers qui fabriquent les allumettes, surtout chez ceux qui imprègnent les bois avec la pâte phosphorée, ou qui pratiquent le triage. L'alcoolisme, le long séjour dans des ateliers mal ventilés, la malpropreté de la figure et des mains favorisent l'intoxication.

La nécrose phosphorée des mâchoires et certains troubles généraux caractérisent l'intoxication chronique. Suivant les individus, elle s'observe après quelques mois ou même après quelques années de travail. Elle peut occuper les deux maxillaires, mais elle atteint de préférence le maxillaire inférieur.

Les recherches de Roussel et Magitot ont démontré qu'il y avait carie dentaire préalable, puis pénétration jusqu'à l'os. Aux douleurs de dents succèdent des symptômes de périostite alvéolo-dentaire, les joues se tuméfient, les abcès se forment, et au-dessous la mortification de l'os peut être extrêmement étendue. La nécrose peut s'étendre aux os de la face et même à ceux de la base du crâne : on peut l'arrêter par le traitement chirurgical appliqué à temps.

La nécrose amène la mort 1 fois sur 2. Lorsqu'elle est de longue durée, elle se complique de cachexie, d'albuminurie et d'œdème.

Une anémie grave, avec vomissements et diarrhée, peut être encore le fait du phosphorisme chronique.

Courtois-Suffit, chargé depuis quelques années du service médical des manufactures d'allumettes de Pantin-Aubervilliers, vient de se livrer à une étude critique approfondie des accidents du phosphorisme professionnel, et il les trouve moins graves et surtout moins nombreux qu'on ne le pensait jusqu'ici. « Si l'on excepte la nécrose des maxillaires qui est très certainement due à l'influence directe des vapeurs du phosphore blanc, pénétrant à la faveur d'une carie dentaire banale, *on s'aperçoit qu'il n'y a rien de spécifique dans l'action de ce corps sur la santé générale.* Il est difficile — ou mieux impossible — de distinguer dans l'état pathologique des ouvriers ce qui revient en propre à l'agent toxique lui-même de ce qui relève de la mauvaise hygiène, de l'anémie, des privations, de la misère, des causes pathologiques et surtout des causes toxiques les plus vulgaires [1]. »

Le remplacement du phosphore blanc par le sesquisulfure de phosphore, inoffensif, fera bientôt disparaître tous les accidents (Courtois-Suffit).

§ 5. INTOXICATION ARSENICALE

Il y a quelques années encore, l'arsenic était le poison de choix des criminels. Depuis que les recherches d'Orfila ont permis de déceler d'une façon certaine l'arsenic dans les organes, le nombre des empoisonnements a singulièrement baissé, et actuellement l'intoxication criminelle par le phosphore est beaucoup plus fréquente.

Il y a lieu de distinguer l'intoxication aiguë et subaiguë de l'intoxication chronique.

A. *Intoxication aiguë et subaiguë.* — L'acide arsénieux est le composé presque toujours en cause. A l'état pur, il est presque sans saveur, il est très peu soluble, ce qui explique pourquoi il est ingéré le plus souvent à l'état pulvérulent. La dose mortelle est très variable suivant les individus, suivant qu'il y a ou qu'il n'y a pas de vomissements ; elle est en moyenne de 10 à 15 centigrammes.

L'accoutumance au poison se fait avec facilité ; si bien que les montagnards de la Styrie et du Tyrol, pour s'entraîner dans leurs ascensions, s'accoutument à absorber jusqu'à 15 ou 20 centigrammes d'acide arsénieux par jour. L'accoutumance crée le besoin, et les mangeurs d'arsenic ne peuvent plus se passer du toxique sans éprouver des signes d'empoisonnement.

Nous avons cliniquement à distinguer l'empoisonnement aigu de l'empoisonnement subaigu.

---

1. Courtois-Suffit. Le phosphorisme professionnel. *Presse médicale* 3 mai 1898.

Symptômes de l'empoisonnement aigu. — Ingéré à haute dose, l'arsenic détermine déjà des symptômes au bout d'une demi-heure ou une heure. Une sensation d'âcreté dans la bouche et des douleurs épigastriques ouvrent la scène. Des symptômes de gastro-entérite apparaissent ensuite. Ils consistent en nausées, vomissements alimentaires et bilieux, en diarrhée composée de grumeaux épithéliaux et de selles riziformes; si bien que le syndrome peut signaler une attaque de choléra asiatique.

Les battements de cœur se précipitent, la respiration devient anxieuse, la peau se couvre de sueurs, la face se cyanose, les urines diminuent, le malade souffre de crampes musculaires et meurt souvent dans une syncope.

À la forme gastro-intestinale, on peut opposer la forme nerveuse. Aux maux de tête, aux vertiges, à l'hyperesthésie du début, font suite le délire, les convulsions, la paralysie, et la mort peut survenir encore dans une syncope.

On a signalé des cas latents dans lesquels la mort survenait en quelques heures, sans agonie, après quelques vomissements. On observe encore des intoxications incomplètes lorsque la dose de poison est insuffisante. L'angine ou le coryza peuvent être les seuls symptômes, ou bien à la suite de quelques troubles passagers surviennent des éruptions, de la desquamation, un gonflement de la peau du scrotum (Brouardel). La convalescence traîne toujours; en cas de guérison et pendant six semaines, le poison peut être retrouvé dans les urines.

Intoxication subaiguë. — Elle s'observe lorsque le poison est absorbé à doses insuffisantes et intermittentes. Elle détermine des troubles digestifs et des troubles nerveux.

Les troubles digestifs consistent en vomissements augmentant après chaque ingestion de poison, en salivation, en sensation d'amertume dans la bouche.

Les troubles nerveux consistent surtout en paralysies apparaissant en général au bout de quelques semaines et présentant tous les caractères des paralysies d'origine périphérique (Brissaud, Brouardel et Pouchet). Elles sont surtout motrices avec prédominance pour les extenseurs ; elles s'accompagnent d'atrophie, d'abolition des réflexes, de douleurs dans les membres. Elles peuvent présenter le tableau des *pseudo-tabes*. Sauf exception, elles guérissent en général assez rapidement.

Les *lésions* portent surtout sur les voies digestives. L'estomac parsemé de taches ecchymotiques est recouvert d'un mucus épais et contient quelquefois des grains d'arsenic à l'état pulvérulent. La muqueuse de l'intestin gonflé est hérissée d'une éruption psorentérique. Il y a stéatose de la plupart des organes, tels que le foie, les reins, le cœur, les muscles. L'examen toxicologique permet, grâce à l'appareil de Marsh, de retrouver après sublimation des traces du poison dans les viscères, les ongles, les cheveux, sous forme de l'anneau caractéristique.

B. *Arsenicisme chronique*. — L'arsenicisme chronique est le plus souvent professionnel. On l'observe chez les ouvriers qui extraient le minerai arsénifère, chez les ouvriers de certaines fabriques d'aniline ou de vert arsenical (vert de Scheele et de Schweinfurth). La fabrication de papiers colorés avec le vert arsenical ou la simple habitation dans des pièces tapissées avec ce papier peut causer des accidents. L'intoxication peut être encore d'origine alimentaire, et il est parfois difficile d'en trouver la cause, tant son étiologie peut être complexe.

Les altérations produites par cette intoxication portent surtout sur la peau, sur les voies respiratoires et sur le système nerveux.

Les *lésions cutanées* sont multiples. A côté d'érythèmes, accompagnés ou non de papules et d'urticaire, il existe des éruptions vésiculeuses et bulleuses, pouvant atteindre la dimension d'un œuf de poule, et se généraliser à tout le corps. Je dois également signaler l'apparition de pustules et d'ulcérations, et surtout la mélanose et la kératose arsenicales. La mélanose peut se généraliser, la peau prend un aspect moucheté avec maximum de pigmentation sur le tronc (Mathieu) ; elle peut prendre l'aspect de taches et de plaques isolées. La kératose occupe la paume des mains, la plante des pieds et les orifices des glandes sudoripares ; elle résulte de l'hyperhidrose consécutive à l'emploi de l'arsenic, qui met ainsi le toxique en contact prolongé avec les téguments (G. Brouardel[1]).

Coryza chronique avec sécrétion muco-purulente, angine chronique, accès d'asthme et bronchite chronique, telles sont les altérations des *voies respiratoires*. Le coryza peut aboutir à des ulcérations de la muqueuse et même à la destruction de la cloison et des cornets (Cartaz).

Les troubles du *système nerveux* se traduisent quelquefois par des paralysies. Les paralysies arsenicales débutent par des douleurs ou par des modifications de la sensibilité générale. Puis, le malade s'aperçoit qu'il marche plus difficilement, il sent moins bien le sol ; la parésie et la paralysie s'accusent dans les muscles du pied et dans l'extenseur commun des orteils. Souvent les membres supérieurs sont atteints à leur tour, les avant-bras sont fléchis, et les doigts sont en flexion palmaire.

Les muscles paralysés sont plus ou moins atrophiés ; la réaction de dégénérescence est exceptionnelle (G. Brouardel). La durée de ces paralysies est fort longue ; l'amélioration ne survient parfois qu'au bout d'un, de deux et trois ans, et la guérison est rarement suivie de la *restitutio ad integrum*. Expérimentalement, G. Brouardel a pu reproduire la paralysie arsenicale chez le cobaye et chez le lapin.

La mort peut survenir avec vomissements, diarrhée, albuminurie et phénomènes cachectiques.

Traitement. — En cas d'intoxication aiguë et rapide, il faut vider l'estomac par des vomitifs ou pratiquer des lavages. En cas d'intoxication plus lente, on fera ingérer du peroxyde de fer qui donne naissance à l'arsénite de fer, sel insoluble et inoffensif, ou la magnésie hydratée qui forme de l'arsénite de magnésie. Les stimulants sont indiqués en cas de menace de collapsus.

1. G. Brouardel. *Étude sur l'arsenicisme.* Th de Paris. 1897, p. 91.

§ 6. EMPOISONNEMENT PAR L'OPIUM, LA MORPHINE
ET LA COCAÏNE

Opium. — L'*empoisonnement aigu* par l'opium est un des plus fréquents. Le laudanum compte parmi les moyens de suicide les plus usités, et l'emploi thérapeutique de l'opium expose à de nombreux accidents. Les jeunes enfants, surtout les nouveau-nés, sont particulièrement sensibles à l'opium, et il a quelquefois suffi d'une seule goutte de laudanum pour amener des accidents mortels. Chez l'adulte, la dose toxique mortelle serait de 1 gramme (Hoffmann).

L'empoisonnement peut être foudroyant quand il succède à l'absorption de doses massives d'opium, et les malades tombent d'emblée dans le coma. La mort survient rapidement, en quelques heures, parfois en une demi-heure, sans convulsions et sans délire, avec dilatation des pupilles (Tardieu).

En général, la marche de l'intoxication est moins rapide, et les malades d'abord excités se plaignent de maux de tête, ils accusent des battements dans les tempes. Le cœur bat avec violence, le pouls est rapide. La peau se couvre souvent de plaques d'érythème et de purpura. La langue et la gorge sont rouges et sèches. Les nausées et les vomissements apparaissent, les urines se suppriment. La constipation est absolue. Il existe du délire, de l'agitation et un symptôme qui est presque pathognomonique de l'intoxication, une contraction des pupilles, un myosis absolu. Au bout de quelques heures, l'excitation cesse pour faire place à une phase de dépression absolue. Le coma dure plus ou moins longtemps, interrompu quelquefois par des mouvements convulsifs, et la mort ne tarde guère : elle est annoncée par la dilatation des pupilles et par le relâchement des sphincters.

L'empoisonnement chronique par l'opium est extrêmement rare en France et en Europe, mais très fréquent au contraire en Chine, au Japon, en Annam, au Tonkin où l'opium est fumé, et en Asie Mineure, en Perse, en Turquie où l'opium est absorbé par la bouche. Les symptômes de cette intoxication se traduisent par une déchéance organique et par une décrépitude complète.

Le traitement de l'empoisonnement aigu consiste à évacuer ce qui reste de poison dans l'estomac (vomitifs, lavages de l'estomac). Il faut stimuler les malades, donner du café en infusion et en lavements.

Morphine. — Le morphinisme s'observe dans les condi.ions suivantes : tel individu atteint d'affection incurable, douloureuse, prend l'habitude de calmer ses souffrances avec la morphine; ce qui n'était d'abord qu'un moyen de soulagement devient plus tard un besoin, on ne peut plus se passer de l'injection de morphine, on en augmente graduellement les doses et on devient morphinomane. Telles personnes cherchant dans la morphine un oubli à leurs ennuis, à leurs chagrins, ou trouvant dans la morphine un excitant de l'intelligence ou des sens, arrivent peu à peu à l'abus de la morphine et au morphinisme. Bon nombre de morphinomanes sont des névropathes et le plus souvent c'est parce qu'on est névropathe qu'on devient morphinomane. Les doses de morphine prises en injections journalières sont des plus variables; elles peuvent atteindre 25 et 50 centigrammes; 1,2 ou 3 grammes.

Les symptômes du morphinisme mettent un certain temps à évoluer et ce n'est qu'au bout de 6 à 8 mois, un an, que le morphinomane présente un aspect spécial. La face est pâle, couverte de rides précoces, parfois terreuse. Les pupilles sont rétrécies; la volonté est affaiblie. L'insomnie est la règle. La bouche est sèche, la soif ardente. L'appétit est perdu ou exagéré. Les digestions sont lentes, sans nausées ni vomissements. Il existe parfois du pyrosis. L'injection de morphine détermine souvent une sensation de constriction épigastrique bien connue des malades. La constipation est opiniâtre et le ventre ballonné. Les palpitations sont fréquentes, le pouls est irrégulier et intermittent. Les facultés génésiques s'affaiblissent: chez les femmes, la menstruation peut être troublée, et il y a tendance à l'avortement. Les urines sont quelquefois sucrées ou albumineuses. La peau des malades est à la longue couverte de nodosités indurées, de croûtes, d'abcès, d'ulcérations, autant d'accidents parfois très graves qui sont dus à l'usage de seringues mal entretenues ou de solutions septiques.

Les troubles psychiques et mentaux ne sont pas rares. Le morphinisme aggrave les traumatismes, retarde la guérison. Le morphinomane peut être pris, soit à l'occasion d'une maladie intercurrente, soit du fait de son intoxication, de *delirium tremens* et d'excitation maniaque terrible, analogue aux accidents aigus de l'alcoolisme.

Le seul *traitement* est la suppression de la morphine, mais comment faire entendre raison aux malades? L'injection de morphine devient chez eux un besoin tellement impérieux, que pour rien au monde ils ne veulent s'en passer. Tel morphinomane qui est triste, sombre, abattu, inquiet, s'il n'a pas eu sa piqûre de morphine depuis quelque temps, devient gai, loquace, animé, dès que sa piqûre de morphine a été faite. Le morphinomane a la nostalgie de sa piqûre, il se privera de boire et de manger, il se privera de tout, mais il ne se privera pas de sa piqûre. Qu'il soit au théâtre, qu'il passe la soirée chez des amis, il trouve toujours moyen, à la dérobée, de faire sa piqûre. Dans la crainte de manquer de morphine, le morphinomane en fait des provisions parfois énormes, il en a dans ses armoires, dans les tiroirs de son bureau, dans ses poches, il possède une série de seringues de Pravaz et une quantité d'aiguilles de rechange. Le morphinomane qui est en traitement et chez lequel on cherche à supprimer la morphine déjoue la surveillance la plus absolue; il trouve toujours moyen, à prix d'argent, ou autrement, de se procurer de la morphine; il la cache dans son lit, dans ses chaussures; quand il ne peut se l'injecter sous la peau, il la prend autrement, j'en ai vu un qui dans un accès d'excitation maniaque *mangeait sa morphine*, dont il avait une énorme provision.

On comprend combien doit être difficile le traitement chez

des gens qui voudraient bien s'y soumettre, mais qui ne le peuvent pas. Il faut éviter de supprimer brusquement la morphine, car la suppression brusque expose les malades à une série d'accidents dont les plus grands sont un délire violent, une diarrhée rebelle et des accès de collapsus. On met deux, trois mois, six mois, s'il le faut, à diminuer semaines par semaines, et *très peu à la fois* la dose de morphine.

Cocaïne. — La cocaïne, *même à faible dose*, peut amener la mort quand il n'y a pas accoutumance au médicament, mais quand les doses sont successives et surtout progressives, on n'observe jamais de terminaison fatale, mais on voit se dérouler une série d'accidents qui sont décrits sous le nom de cocaïnisme chronique.

Dans l'*intoxication aiguë*, à la suite d'injections faites dans un but analgésique (ouverture d'abcès, avulsion de dents), les malades éprouvent presque immédiatement une angoisse précordiale des plus pénibles. Le cœur bat violemment, le pouls devient petit et filiforme. En même temps apparaissent des nausées, des vomissements, et le patient, pâle, anxieux, défaillant, sent la vie qui lui échappe et a la sensation de la mort prochaine. Parfois les muscles de la face et du cou sont pris de convulsions qui dans les cas graves simulent une attaque d'épilepsie, et peuvent se terminer par la mort. En général ces accidents durent peu, et la guérison survient rapidement.

Les troubles du *cocaïnisme chronique* sont surtout des troubles intellectuels, qui donnent lieu à une véritable folie, la folie cocaïnique. Le délire est essentiellement hallucinatoire (Saury) : les malades croient avoir sous la peau des petits corps, des insectes, des petits animaux qui les piquent sans cesse et qu'ils essaient toujours d'extraire : il existe aussi des hallucinations de la vue, de l'ouïe, de l'odorat et du goût. Parfois il s'y joint du délire de persécution. Les troubles de la mémoire et l'abolition de la volonté sont des symptômes très fréquents. On observe également une accélération et une irrégularité du pouls, des sueurs profuses, de la diarrhée. L'amaigrissement est rapide et constant. L'impuissance génitale est habituelle. L'intoxication par la morphine peut être associée au cocaïnisme, surtout chez certains névropathes qui sont héréditairement nerveux et qui deviennent de vrais toxicomanes. A l'empoisonnement aigu, il faut opposer les injections sous-cutanées d'éther et l'infusion de café. Le traitement du cocaïnisme chronique se borne à la suppression du poison.

§ 7. EMPOISONNEMENT PAR LE TABAC

Le tabac doit sa toxicité à un alcaloïde, la nicotine, dont les effets sont terribles, et à d'autres composés dangereux, acide prussique, et produits à base de pyridine qui se dégagent quand le tabac est fumé.

L'empoisonnement par la *nicotine pure* est extrêmement rare ; quelques gouttes suffisent pour amener une mort foudroyante. Quand elle est moins soudaine, la mort est précédée de brûlures dans la gorge, de violentes douleurs gastriques, de diarrhée, de convulsions et de coma. Les lésions sont nulles à l'autopsie, et c'est la chimie seule qui permet de retrouver le poison dans les organes.

Le tabac absorbé en nature peut déterminer une *intoxication aiguë* sans lésion du myocarde ; toutefois des lésions aortiques ont été reproduites expérimentalement[1]. Le mélange, criminel ou non, du tabac aux aliments, les lavements de décoction de tabac si employés autrefois dans le traitement de l'occlusion intestinale, l'application directe de feuilles de tabac sur la peau pour la cure d'ulcérations rebelles, sont autant de causes d'intoxication. La dose qui est nécessaire pour produire l'effet toxique est mal connue : elle paraît être de 30 à 40 grammes. Les symptômes sont les suivants : peu de temps après l'absorption du poison, le malade a une sensation de brulure à la gorge et le long de

---

1. L. Rénon. *Maladies du cœur et des poumons*. Paris, 1906, p. 150.

l'œsophage, l'estomac devient douloureux, des vomissements apparaissent avec ou sans diarrhée. Il y a des vertiges, une céphalalgie intense, une grande anxiété, des sueurs froides; les malades tombent dans le coma et ils meurent par syncope ou par asphyxie, après avoir présenté des convulsions.

L'*intoxication chronique* par le tabac s'observe chez les fumeurs, chez les priseurs et chiqueurs de tabac, et chez les ouvriers qui le manipulent. Presque tous les appareils sont atteints. La perte de la mémoire et surtout la perte de la mémoire des mots, le tremblement, les vertiges, sont des symptômes fréquents. En fait de névralgie, citons les névralgies brachiales et scapulaires, et la névralgie cardio-aortique (angine de poitrine tabagique). On a signalé l'hystérie tabagique (Gilbert). Du côté de l'appareil digestif, mentionnons la carie dentaire, les stomatites (plaques laiteuses des fumeurs), la pharyngite chronique, les digestions pénibles accompagnées de renvois acides. Le tabac agit sur les nerfs du cœur en provoquant des palpitations douloureuses et des intermittences, sans lésion du myocarde. Les troubles génitaux ne sont pas rares chez les ouvriers des manufactures de tabac (impuissance légère ou absolue, avortements). Signalons enfin les altérations du goût et de l'olfaction, le catarrhe de la trompe d'Eustache et une amblyopie spéciale aux fumeurs (Galezowski et Ch. Martin).

§ 8. INTOXICATION PAR L'OXYDE DE CARBONE

Le gaz oxyde de carbone est un poison violent qui mélangé à l'air dans de très faibles proportions, de 1/2 à 1 pour 100, amène rapidement la mort, par action directe sur le sang. Il se fixe sur l'hémoglobine et chasse l'oxygène du sang pour former un composé oxycarboné plus stable que l'oxyhémoglobine; dès lors, l'oxygène apporté par la respiration n'a plus aucune action sur les globules rouges, qui deviennent impropres à l'hématose.

Étiologie. — L'empoisonnement par l'oxyde de carbone

est très rarement un empoisonnement criminel ; il est presque toujours dû à un suicide ou à un accident. Le réchaud de charbon (cause si fréquente de suicide), l'emploi des poêles fixes dont on ferme le tuyau pour conserver plus longtemps la chaleur, l'usage des poêles mobiles dont le tirage est défectueux, sont les causes les plus fréquentes de cette intoxication. Signalons aussi le danger des hauts fourneaux, des fours à coke, des fours à plâtre et à tuile, des fonderies où l'on réduit les oxydes métalliques par le charbon. L'oxyde de carbone se développe aussi dans les explosions de grisou, dans les incendies (incendie de l'Opéra-Comique), dans les voitures publiques chauffées à l'aide des briquettes. Il entre dans la composition du gaz d'éclairage, qui lui doit en grande partie sa toxicité.

Symptômes. — Pendant le sommeil, l'empoisonnement peut se faire sans se révéler par aucun symptôme ; le coma et la mort en sont rapidement la conséquence.

A l'état de veille, le début de l'intoxication est marqué par des maux de tête, vertiges, troubles de la vue. Les sujets sont pris de battements dans la tête, dans les tempes, parfois de vomissements. Les jambes faiblissent, la marche est impossible. La dyspnée survient, accompagnée d'accélération du cœur et de cyanose périphérique. Le coma arrive dans un temps très court, et la mort termine rapidement la scène, précédée parfois d'une violente période de convulsions.

La guérison est possible dans les intoxications légères ; elle survient au bout de peu de jours, après une céphalalgie opiniâtre qui disparaît progressivement. Dans les cas plus graves, on observe souvent des complications nerveuses, ramollissement cérébral, démence (Laborde), et paralysies (Rendu, Brissaud). La paralysie peut être totale, ou limitée à la moitié du corps (Laroche, Rendu) ; elle est très rarement généralisée et elle entraîne exceptionnellement la mort. Les muscles extenseurs sont les plus atteints ; les réflexes tendineux sont d'habitude exagérés. L'anesthésie est la règle. On peut observer aussi des troubles trophiques, des eschares (Verneuil), des éruptions herpétiques (Leudet, Rendu).

L'intoxication par l'oxyde de carbone peut être chronique, elle a pour symptômes principaux de l'anémie, de la courbature, des anesthésies ou des paralysies, de la toux trachéale (Lancereaux et Aubert), de la glycosurie (Ollivier).

Anatomie pathologique. — Les cadavres de gens morts par l'oxyde de carbone sont bien conservés, la putréfaction ne se développant qu'avec une extrême lenteur. A l'ouverture du corps, le sang est fluide et d'une couleur *rouge clair* remarquable ; tous les organes présentent à la coupe cette coloration, qui est même *écarlate* dans les poumons. Il n'y a pas d'autres lésions apparentes. La réaction du sang au spectroscope est caractéristique : à l'état normal, quand on fait agir sur le sang un agent réducteur tel que le sulfhydrate d'ammoniaque, les deux bandes d'absorption du spectre se réunissent en une bande unique qui est la bande d'absorption de l'hémoglobine réduite. Quand le sang contient de l'oxyde de carbone, l'addition de sulfhydrate d'ammoniaque n'a aucune action sur les deux bandes d'absorption normales du sang, et jamais on n'observe de fusion de ces deux bandes.

Traitement. — L'air pur, la respiration artificielle, les inhalations d'oxygène, les frictions stimulantes, constituent la base du traitement. La transfusion du sang peut donner de bons résultats.

§ 9. INTOXICATION PAR LE SULFURE DE CARBONE

L'intoxication sulfo-carbonée est de notion courante en France depuis les remarquables travaux de Delpech en 1856.

Étiologie. — L'ingestion du sulfure de carbone en nature et à doses élevées est exceptionnelle ; elle est habituellement le résultat d'une erreur ou d'un suicide. Le sulfure de carbone a été utilisé, à l'état de pureté, en thérapeutique : maladies de la peau (gale, ulcères chroniques et plaies atoniques), infections gastro-intestinales (dilatation stomacale, fièvre typhoïde, choléra). Dans les affections des voies respiratoires on le prescrit en vapeurs et en lavements. Ces traitements sont rarement suivis d'accidents sérieux, car le sulfure de carbone pur, exempt de sulfhydrates et d'hydrogène sulfuré, est beaucoup moins toxique que le sulfure du commerce.

Presque toujours, l'intoxication est d'origine professionnelle, elle provient du maniement des cuves au moment de sa fabrication, et surtout de la vulcanisation des objets en caoutchouc. On l'observe encore dans les parfumeries, où le sulfure sert à isoler les essences des fleurs, dans les usines où l'on prépare le camphre et divers produits aromatiques, enfin dans les pays viticoles, où il est utilisé dans le traitement des vignes phylloxérées.

Les accidents atteignent de préférence les sujets névropathiques, notamment les femmes (Delpech) ; la question de l'âge n'a aucune importance. La misère, l'alcoolisme, les excès de toute nature ont une influence incontestable.

Symptômes. — Il faut distinguer l'intoxication aiguë, accidentelle, et l'intoxication chronique, professionnelle.

A. *Intoxication aiguë.* — Le malade intoxiqué est en résolution musculaire ; la figure pâle et moite, les lèvres bleuâtres et couvertes d'écume, les paupières fermées, les pupilles dilatées sans réaction à la lumière, les conjonctives presque insensibles. La respiration est stertoreuse et l'haleine a une odeur caractéristique (Douglas). Au moment de l'ingestion du poison, on observe une vive brûlure dans la bouche, dans l'œsophage, dans l'estomac, avec éructations, nausées, vomissements d'odeur sulfo-carbonée, diarrhée fétide et noire. Les urines, peu abondantes, sont brunes et parfois sanguinolentes. Le pouls est irrégulier, intermittent, accéléré. La respiration est rapide, anxieuse, et la face couverte de sueurs. Les phénomènes nerveux ne manquent jamais : céphalée, tremblement, excitation générale suivie de somnolence et de tendance à la lypothimie.

Le foie et la rate peuvent se congestionner et s'hypertrophier. La santé générale est profondément atteinte.

B. *Intoxication chronique.* — Les accidents éclatent brusquement, ou à la suite de quelques prodromes, tels que céphalée frontale violente et persistante.

On observe des troubles digestifs, de la stomatite (Rendu), un goût constant de sulfure de carbone dans la bouche, un liséré noirâtre sur les gencives, de la salivation, des nausées, des vomissements, de la diarrhée. On a signalé une toux persistante, des accès d'oppression, des épistaxis. Les mains qui « trempent » dans le sulfure de carbone sont engourdies, douloureuses, recouvertes d'eczéma; parfois on constate sur la peau des membres et du thorax des taches noirâtres et des macules irrégulières, vraisemblablement produites par un pigment ferrugineux (Kiéner et Engel). L'appareil urinaire est rarement atteint; il n'en est pas de même des fonctions génitales, qui passent par des phases d'excitation et de dépression; chez la femme, les ménorrhagies et les avortements sont fréquents.

Le *système nerveux* est toujours atteint dans l'intoxication chronique sulfo-carbonée. On peut décrire trois variétés principales de désordres nerveux: troubles psychiques, accidents qui se rapportent à l'hystérie, et névrites périphériques [1].

Parmi les troubles psychiques, je citerai l'ivresse sulfocarbonée qui se manifeste chez les nouveaux ouvriers et surtout chez les femmes. On observe des perversions du caractère, la neurasthénie, la démence (Ball), la manie, la lypémanie (J. Bonnet). Ces diverses modalités peuvent être durables ou tout à fait transitoires (Raymond).

L'hystérie sulfo-carburée (P. Marie) se révèle soit par de l'hémianesthésie, de l'anesthésie cornéenne et pharyngée, soit par de l'hémiplégie, de la paraplégie, de la monoplégie avec hémispasme glosso-labié, céphalalgie, insomnie, tremblements. Ces accidents débutent brusquement; ils sont souvent précédés d'une véritable *aura* qui, chez l'homme,

____

1. Raymond. *Clin. des mal. du syst. nerv.*. 1897, p. 79.

se manifeste sous forme de démangeaisons pénibles, au niveau du scrotum.

Les névrites sulfo-carburées n'ont pas de caractères spécifiques (Raymond). La localisation des paralysies aux extrémités supérieures tient au contact du toxique; les fléchisseurs des doigts sont surtout atteints, et la sensibilité est émoussée dans la zone du radial et du médian. Aux membres inférieurs, la paralysie prend la forme paraplégique; mais elle est limitée aux muscles des pieds, et, de préférence, aux extenseurs.

La paralysie est flasque avec réaction de dégénérescence; l'atrophie est légère et les réflexes tendineux sont affaiblis. La marche est encore possible. La sensibilité est atteinte; au début, les membres sont douloureux; plus tard, on constate de l'hypoesthésie, de l'anesthésie ou de l'hyperesthésie. On observe, exceptionnellement, des signes de pseudo-tabes (Babès, Stadelmann), avec incoordination motrice, douleurs fulgurantes, anesthésie plantaire et abolition du réflexe rotulien. Dans un cas, Rendu[1] a constaté des contractures à la mâchoire, au cou, à la colonne vertébrale, aux jambes et aux bras; ces contractures étaient indépendantes de l'hystérie. La guérison des troubles nerveux sulfocarburés est la règle.

Le *diagnostic* des accidents aigus et chroniques provoqués par le sulfure de carbone est facile; la profession du malade attire aussitôt l'attention. La distinction exacte des manifestations hystériques et toxiques est parfois plus délicate.

Traitement. — La suppression du toxique est la condition essentielle du traitement. La ventilation bien faite des ateliers, les mesures d'hygiène, la préhension mécanique des objets trempés dans le sulfure de carbone, assureront une bonne prophylaxie. Contre l'intoxication chronique, on emploiera l'électricité, les toniques et les stimulants, les inhalations d'oxygène.

---

1. Rendu, *Soc. méd. des hôp.*, 6 novembre 1891.

§ 10. PELLAGRE

La pellagre, mot hybride, formé de *pellis*, peau, et ἄγρα, affection, est une maladie générale, caractérisée par des altérations cutanées, érythémateuses, des parties qui ne sont pas couvertes, et par des troubles nerveux et digestifs.

Étiologie. — La pellagre existe à l'état endémique ou à l'état sporadique. A l'état endémique, on la rencontre dans différents pays : en France, où elle est bien rare aujourd'hui après avoir été assez fréquente dans les Landes et sur la frontière des Pyrénées ; en Espagne, où on la trouve surtout dans les Asturies et la Galice ; en Italie, qui lui fournit un contingent considérable dans les plaines de la Lombardie et de la Vénétie. A l'état sporadique, la pellagre se rencontre partout : à Vienne, en Westphalie, en Grèce ; et pour ce qui est de la France, on l'a constatée à Paris, dans l'Allier, en Sologne, en Normandie, dans le Rhône (Bouchard), dans la Marne (Landouzy).

Le sexe n'a aucune influence prédisposante, mais la pellagre est plus commune chez les adultes et chez les enfants que chez les vieillards. Elle n'est ni contagieuse, ni héréditaire (Bouchard). Certains auteurs admettent une origine parasitaire de la pellagre ; l'agent pathogène, schizomycète bacillaire, siégerait sur le maïs avarié et gâté : on l'aurait retrouvé dans les viscères et dans la substance cérébrale de pellagreux (Majocchi) ; mais « cette opinion aurait besoin être confirmée par de nouvelles recherches[1] ».

La pellagre est produite, vraisemblablement, par une alimentation défectueuse. On a voulu faire jouer un très grand rôle à l'usage du maïs avarié (Balardini, Roussel). Dans l'intérieur des grains se développerait un champignon, qui causerait une maladie du maïs, le *verdet*, et les grains

---

1. Gaucher et Barbe. Art. Pellagre du *Traité de méd. et de thérapeut.*, t. III, 1897, p. 645.

de cette affection produiraient chez les animaux qui les ont ingérés une cachexie profonde (Balardini, Lombroso). Mais la pellagre peut se rencontrer chez des gens qui ne font aucun usage du maïs (Hameau, Bouchard, Gintrac); elle se développe, par contre, chez des gens qui sont dans la misère et qui se nourrissent avec des aliments défectueux, de mauvaise qualité. Aussi, la misère, l'alimentation insuffisante, les troubles de la digestion chez les aliénés et chez les alcooliques sont-ils le plus souvent la cause de la pellagre (Hardy, Gaucher). L'érythème cutané du pellagreux est en partie provoqué par la radiation solaire, et surtout par les rayons chimiques, les rayons violets (Bouchard).

Symptômes. — La maladie débute par une sorte de lassitude et d'abattement, avec céphalalgie, diarrhée, parfois nausées et vomissements, puis, vers le mois de mars suivant, on voit les mains se recouvrir à leur face dorsale, d'une teinte rouge bleuâtre, plus ou moins foncée, accompagnée d'une sensation de cuisson violente. La face dorsale des deux dernières phalanges est presque toujours respectée (P. Ramond). La rougeur s'arrête ordinairement à la face dorsale du poignet; elle envahit quelquefois l'avant-bras jusqu'au coude. L'érythème peut siéger aussi à la face dorsale des pieds, au cou, à la partie supérieure de la poitrine, à la face chez les enfants et chez les femmes. Au bout de dix à vingt jours, survient une desquamation qui se fait en lames foliacées grisâtres, plus rarement en squames furfuracées. En même temps l'érythème s'efface, la peau brunit, elle se pigmente par petites plaques qui s'agrandissent avec les nouvelles poussées érythémateuses, de sorte que les lieux d'élection de l'éruption finissent par prendre une teinte générale foncée brunâtre (Brocq). Au bout d'un certain temps la peau s'atrophie et ressemble « beaucoup à la peau sèche, ratatinée, de certains vieillards cachectiques[1] ».

Outre les lésions cutanées, on note des troubles digestifs très marqués, les lèvres et la muqueuse buccale sont rouges,

---

1. P. Raymond. *Ann. de dermat.*, 1889, p. 627.

enflammées et tuméfiées, les gencives sont parfois fongueuses et saignantes; la langue est rouge, lisse, quelquefois recouverte d'ulcérations aphtheuses. Il existe de la gastralgie, des nausées, du pyrosis, le tout accompagné d'inappétence, ou, plus généralement, de boulimie. La diarrhée est presque constante, avec ou sans hémorrhagies intestinales.

Les troubles nerveux consistent en céphalalgie frontale, névralgies, rachialgies, fourmillements, bourdonnements d'oreille, affaiblissement graduel de l'ouïe et de la vue. Les membres inférieurs sont souvent parésiés (Hameau); la paralysie s'accentue et gagne les membres supérieurs. Parfois il existe des crampes, des contractures tétaniformes, des convulsions épileptiformes. Les troubles intellectuels peuvent simuler ceux de la paralysie générale (Baillarger); on note souvent de la lypémanie qui conduit parfois au suicide, surtout au suicide par submersion (Strambio).

La durée de la pellagre est très variable, elle est comprise entre quelques mois et quelques années; même dix ou vingt ans. La guérison est possible quand la maladie se développe chez des jeunes gens et quand elle est traitée à temps. La terminaison mortelle est très fréquente, elle est due au suicide, à une complication pulmonaire (pneumonie hypostatique, tuberculose), ou à la cachexie pellagreuse. Le *pronostic* de la pellagre est donc fort grave.

Diagnostic. — L'érythème de la pellagre se distingue des érythèmes pellagroïdes en ce que les troubles intestinaux et les altérations mentales manquent dans ces derniers; l'érythème pellagroïde est une affection bénigne qui rétrocède souvent, tandis que la pellagre est sujette à des recrudescences saisonnières et périodiques (Janselme); cependant certains érythèmes pellagroïdes pourraient bien n'être qu'une des formes de la pellagre (Gaucher). L'érythème pellagreux se distingue facilement de l'eczéma du dos des mains qui est plus généralisé et suintant, il ne sera pas confondu avec l'érythème solaire qui ne s'accompagne d'aucun trouble général.

Anatomie pathologique. — Les lésions sont excessivement variées et peu caractéristiques. On trouve une atrophie générale de tous les viscères, surtout appréciable à la rate, parfois de la stéatose du foie, de la pigmentation brunâtre du pancréas et des reins[1], souvent de l'hyperémie généralisée de la muqueuse du tube digestif, de la gastrite interstitielle et de l'entérite ulcéreuse. La moelle est souvent atteinte (Bouchard); les cordons postérieurs sont légèrement sclérosés au niveau des cordons de Goll, on a constaté la dégénérescence et l'atrophie du groupe postérieur des cellules des colonnes de Clarke (Tuczek, Marie). Les méninges sont parfois un peu injectées et adhérentes. Comme lésions dominantes de la peau, citons la diminution d'épaisseur de l'épiderme et la disparition des papilles (P. Raymond).

Traitement. — Une bonne alimentation, un traitement tonique, la protection des parties découvertes contre les rayons solaires, l'emploi de l'arsenic (Lombroso), sont les moyens habituellement mis en usage de combattre utilement la pellagre.

1. Gaucher et Sergent. Étude microscopique d'un cas de pellagre sporadique. *Soc. méd. des hóp.*, 18 juillet 1895 et 23 février 1900.

MÉMENTO THÉRAPEUTIQUE

Certaines médications se retrouvent à chaque instant dans le cours de cet ouvrage. Je n'ai pu que les indiquer brièvement chemin faisant. Vu leur importance, il me paraît utile de leur donner ici quelque développement.

§ 1. — TRAITEMENT DE LA SYPHILIS — MÉDICATION MERCURIELLE — HECTINE — 606 D'EHRLICH LA RÉACTION DE WASSERMANN.

Peut-être le lecteur aura-t-il remarqué que la *syphilis* occupe une large place dans cet ouvrage. C'est avec raison que je ne l'ai pas englobée dans les descriptions concernant les maladies de tel ou tel organe. Je lui ai partout réservé des chapitres *distincts*. Qu'il s'agisse du nez, du larynx, de la trachée, des poumons, de la plèvre, du médiastin, de la bouche, de la langue, de la voûte palatine, de l'amygdale, de l'estomac, du foie, de la voûte du crâne, du cerveau, des méninges, du bulbe rachidien, de la moelle, des reins, du cœur, de l'aorte, des artères, des veines, du nerf trijumeau, du nerf sciatique, du nerf facial, partout, dans ce manuel, la syphilis *a son chapitre à elle*, et, dans chacun de ces chapitres, je me suis efforcé de donner une description aussi complète que possible.

C'est que l'expérience nous a appris que la syphilis joue en pathologie un rôle considérable. De cette notion, Fournier peut réclamer une large part. Plus on étudie la syphilis, plus on la retrouve, apparente ou cachée, acquise ou héréditaire, parfois dissimulée sous un masque trompeur. Il faut donc bien la connaître, il faut savoir la dépister.

Tandis que, dans bon nombre d'états morbides, nous sommes dans le vague quand il s'agit de déterminer les causes et la pathogénie de l'affection, avec la syphilis au contraire, même dans les cas douteux, il nous est possible de rendre la cause évidente, grâce à la merveilleuse efficacité du traitement, et ce traitement est souvent pour nous l'occasion de véritables triomphes thérapeutiques. En veut-on des exemples, je n'ai que l'embarras du choix.

Une malade est atteinte depuis cinq ans d'attaques d'épilepsie et de céphalée terrible. A ces symptômes se sont adjoints des troubles visuels avec œdème des papilles, des troubles de la démarche avec latéropulsion à droite, des paralysies de la 7e et de la 5e paire. Je porte le diagnostic de méningite basilaire syphilitique. Les injections de biiodure sont administrées aux doses croissantes de 1, 2, 5, 4, et 5 centigrammes. Tous les accidents cessent et la malade retrouve la santé.

Un malade est atteint, depuis six mois, des symptômes d'une phthisie pulmonaire, avec fièvre, sueurs nocturnes, hémoptysies, amaigrissement, excavation pulmonaire; rien n'y manque (que les bacilles), la situation est des plus graves, le pronostic des plus sombres. Mais voilà qu'un diagnostic pathogénique bien conduit permet d'admettre ou de soupçonner la nature syphilitique de la lésion pulmonaire : on institue aussitôt le traitement spécifique, et, en quelques semaines, les symptômes s'amendent, et assez souvent, en quelques mois le malade est guéri.

Un malade est atteint depuis un an, depuis dix-huit mois, de tous les symptômes de l'*ulcus simplex* de Cruveilhier : terribles douleurs xiphoïdienne et rachidienne, intolérance stomacale, vomissements alimentaires, hématémèses, amaigrissement considérable, état cachectique. Toutes les médications conseillées en pareil cas ont été mises en usage; rien n'a réussi, on redoute une perfora-

tion de l'estomac, on craint des complications, et comme
recours suprême on pense à l'intervention chirurgicale.
Mais voilà qu'un diagnostic pathogénique bien conduit permet d'espérer qu'il s'agit là d'ulcération syphilitique stomacale ; on institue aussitôt le traitement spécifique et en
quinze jours les symptômes s'amendent, en quelques semaines le malade est guéri.

Un malade est atteint depuis quatorze ans d'une névralgie cruellement douloureuse du nerf trijumeau; tous les
traitements ont échoué, la morphine à très forte dose ne
parvient qu'à engourdir momentanément les souffrances,
la situation devient intolérable, et à bout de ressources, on
pose la grave question de l'intervention chirurgicale. Mais
voilà qu'un diagnostic pathogénique bien conduit permet de
croire à la nature syphilitique de la névralgie ; on institue
aussitôt le traitement spécifique ; en vingt jours, les douleurs
s'amendent et en deux mois le malade est guéri de cette
névralgie qui le torturait depuis quatorze ans.

Et ainsi de suite pour tant d'autres cas que je pourrais
ajouter aux citations précédentes, citations que je n'ai pas
schématisées pour les besoins de la cause et qui sont le
résumé fidèle des observations consignées dans mes cliniques
de l'Hôtel-Dieu et dans ce manuel de pathologie.

Eh bien, c'est émerveillé par tout ce que j'ai vu, par tout
ce que j'ai lu, que j'ai cru devoir donner à la syphilis la
place importante qu'elle occupe dans cet ouvrage.

Reste maintenant à décrire le *traitement* de la syphilis
tel que je le comprends. Mon intention n'est pas de faire ici
œuvre d'érudition ou de critique; chacun traite la syphilis
un peu à sa manière, et il faut croire qu'on la traite bien,
puisque de tous côtés, et depuis longtemps, on enregistre
de très beaux succès. Mon but est plus modeste et je me
contente de faire connaître les résultats de mon expérience
sur le traitement de la syphilis.

Les deux médicaments spécifiques sont le mercure et
l'iodure de potassium. D'une façon générale, il est d'usage
de prescrire le mercure pendant les premières périodes de

la syphilis et de donner la préférence à l'iodure pour les accidents plus éloignés, les accidents tertiaires. Je considère pour ma part que l'iodure est bien souvent inutile; ce qui prime le traitement de la syphilis (accidents secondaires et tertiaires), c'est le mercure. C'est avec le mercure seul, sans iodure, que j'ai obtenu la guérison de syphilis tertiaires graves, invétérées, dont les observations sont rapportées en détail dans mes leçons cliniques de l'Hôtel-Dieu et dans ce manuel de pathologie.

Sous quelle forme et à quelles doses faut-il administrer le mercure ? En fait de préparations mercurielles nous n'avons que l'embarras du choix : pilules de protoiodure d'hydrargyre, pilules mercurielles, liqueur de Van Swieten, frictions mercurielles, injections mercurielles.

Les pilules de protoiodure sont données par Fournier au début de la syphilis, à la dose d'une ou deux pilules par jour. Chaque pilule contient 5 centigrammes de protoiodure d'hydrargyre et 1 centigramme d'opium. Cette médication donne parfois des coliques et de la diarrhée, elle n'est pas moins un excellent mode thérapeutique.

Sans insister plus longuement sur les autres préparations mercurielles que j'ai abandonnées, je donne la préférence aux injections de *biiodure d'hydrargyre*. A ce sujet, je vais entrer dans quelques détails. Comme beaucoup d'autres méthodes usitées en thérapeutique, celle qui consiste à traiter la syphilis par des injections hypodermiques mercurielles a rencontré au début des partisans et des adversaires; ces derniers, il est vrai, sont de moins en moins nombreux. On a proposé tout d'abord, soit des solutions de bichlorure de mercure additionnées de sel marin ou de chlorhydrate d'ammoniaque, soit les combinaisons du sublimé avec la peptone. Les premiers essais n'ayant pas été satisfaisants parce que ces injections étaient fort douloureuses et parce que le peptonate d'hydrargyre se conserve peu, on a eu recours à d'autres sels, tels que le cyanure et le sozoiodolate de mercure. Puis on s'est adressé à des préparations spéciales, telles que l'huile grise et la suspension

de calomel dans l'huile de vaseline. Mais tous ces médicaments ont des avantages et des inconvénients sur lesquels
il me paraît utile d'insister.

L'huile grise, pour laquelle plusieurs formules ont été
proposées, comme la suspension de calomel dans l'huile de
vaseline, sont d'un maniement assez délicat. En effet, avec
ces préparations, on ne sait jamais quelle est la quantité
exacte de substance active que l'on introduit sous la peau;
et même en admettant que le mélange soit aussi homogène
que possible, ce qui est toujours très difficile à obtenir, la
dose peut encore changer; car le poids des gouttes est également variable. De plus, cette médication n'est pas exempte
des complications suivantes : douleur intense; rougeur et
empâtement autour du siège de l'injection ; nodosités longtemps douloureuses, au point de gêner parfois la marche et
de nécessiter un repos absolu; *abcès* survenant malgré
toutes les précautions antiseptiques ; fièvre, malaise, courbature et même embarras gastrique; stomatite et légère salivation pendant les deux ou trois premiers jours qui suivent
l'injection. Tels sont les inconvénients qui peuvent survenir.

Pour combattre la douleur, qui est presque constante avec
l'injection d'huile grise, on a proposé d'injecter préalablement
et même simultanément de la cocaïne; mais l'atténuation produite ne persiste pas, les malades ne tardent pas à
se plaindre et certains refusent même une nouvelle injection.

Bien que l'huile grise et la suspension de calomel dans
l'huile de vaseline aient de réels inconvénients, elles n'en
sont pas moins douées d'une très grande activité, puisqu'il
suffit de deux ou trois injections, très minimes, pour représenter un traitement complet. Aujourd'hui on ne compte
plus les bienfaits de cette médication. Les syphilographes,
notamment, en ont vanté les excellents effets dans des cas
très graves où d'autres procédés de mercurialisation avaient
échoué. Elles sont utiles, lorsque les malades ne peuvent
supporter ni pilules mercurielles, ni sirop mercuriel; elles
peuvent même remplacer avec avantage les frictions mer-

curielles, mais elles ne sont pas, il s'en faut, exemptes d'inconvénients.

Aussi a-t-on cherché à perfectionner ce mode de traitement, à l'aide de préparations dont l'usage mette à l'abri de tous les accidents signalés plus haut. C'est dans ce but que Panas avait préconisé la dissolution de *biiodure de mercure* dans l'huile d'olives stérilisée, dont j'ai fait usage, mais que j'ai abandonnée, la solution *aqueuse* lui étant bien préférable.

Solution aqueuse de biiodure d'hydrargyre. La solution aqueuse de biiodure d'hydrargyre contient uniquement l'eau distillée, le sel de mercure et une dose moitié moindre d'iodure de sodium desséché. Pour que la solution se fasse facilement, il faut mettre les deux sels dans une petite quantité d'eau, de façon que le biiodure d'hydrargyre se trouve en présence d'une solution concentrée d'iodure alcalin. Le titrage de la solution est tout à fait arbitraire ; on peut doser à 1 demi-centigramme par centimètre cube, ce qui est un minimum, et l'on peut employer pratiquement des solutions à 1, 2, 3, 4 centigrammes de biiodure d'hydrargyre par *ampoule*, c'est-à-dire par centimètre cube d'eau. Il est bien évident que les solutions sont d'autant plus douloureuses qu'elles sont plus concentrées. A un demi-centigramme par centimètre cube, la douleur est nulle ; à 1 centigramme par centimètre cube, la douleur est insignifiante.

Au moment de pratiquer l'injection, il ne faut négliger aucune précaution aseptique : on stérilise la seringue dans l'eau bouillante ; on lave la peau du malade à l'alcool ou à l'éther et avec un tampon d'ouate hydrophile imprégné de liqueur de Van Swieten. L'injection doit toujours être faite en enfonçant profondément l'aiguille dans le tissu cellulaire des lombes ou des fesses. On pousse le liquide lentement. On retire ensuite l'aiguille et l'on applique sur la piqûre un petit tampon d'ouate stérilisée. Après chaque injection, la seringue doit être nettoyée à l'éther, à l'alcool, et plongée dans de l'eau froide que l'on porte à l'ébullition.

Quand il s'agit d'accidents syphilitiques de moyenne intensité, il suffit d'injecter tous les jours une quantité de biiodure d'hydrargyre qui ne dépasse pas 1 centigramme. J'ai obtenu un très grand nombre de succès avec ces doses moyennes. On pratique douze à quinze injections consécutives, l'amélioration survenant le plus souvent dès la sixième, septième, huitième injection. Puis on s'arrête pendant douze à quinze jours et l'on recommence plusieurs séries, si on le juge nécessaire.

Dans les cas graves, où il faut agir d'une façon intense et rapide, on augmente la dose du biiodure, ce qui est facile avec la solution aqueuse. On fait préparer des ampoules contenant chacune 2 centigrammes de biiodure et l'on fait des séries de 10 ou 12 injections. On peut même augmenter la dose jusqu'à 3 et 4 et même 5 centigrammes par injection.

Ce traitement *intensif* doit être employé dans le cas de syphilis cérébrale, car il s'agit d'arriver avant que les lésions soient irrémédiables. J'ai eu l'occasion de le prescrire dans des cas rebelles de syphilis ulcéreuse de la gorge, dans la syphilis de l'aorte, des méninges, etc. On fait des séries de dix injections consécutives et il ne faut pas se décourager, quitte à recommencer une nouvelle série, après quinze jours ou un mois d'interruption, et ainsi de suite, pendant plusieurs mois, pendant une année s'il le faut. Inutile de rappeler que la bouche doit être surveillée et soignée de près afin d'éviter la stomatite. La paralysie générale et le tabes échappent à nos moyens d'action.

Depuis plusieurs années, j'ai fait pratiquer à l'hôpital ou en ville plus de *quinze mille* injections avec le biiodure d'hydrargyre, et à part des stomatites légères, je n'ai *jamais* constaté le moindre accident. Je déclare, à mon avis du moins, qu'aucune préparation mercurielle ne lui est comparable. L'administration en est, il est vrai, plus assujettissante que celle d'autres préparations mercurielles; il est plus simple, en effet, d'avaler des pilules de protoiodure ou du sirop de Gibert que de faire des injections mercurielles. Mais on est largement récompensé par les résultats obtenus : d'abord on sait exactement quelle est la dose absorbée, ce qu'on ne sait jamais avec les frictions mercurielles, et en second lieu cette préparation, quand on arrive à temps, manque rarement son effet : je dirai que *le plus souvent* les injections mercurielles sont suffisantes sans qu'il soit nécessaire de leur associer l'iodure de potassium.

Autrefois, je donnais l'iodure de potassium, je le donnais même à doses très élevées, avec l'idée que l'iodure est bien supérieur au mercure dans les syphilis tertiaires. Peu à peu, avec l'expérience, je me suis dégagé de cette opinion, avec laquelle j'avais été élevé. Plus je vais et moins je prescris l'iodure de potassium. Les remarquables guérisons de syphilis tertiaire dont j'ai rapporté les observations dans mes cliniques de l'Hôtel-Dieu et dans ce Manuel de pathologie ont été obtenues le plus souvent par le mercure *seul*, sans iodure. C'est avec les injections mercurielles *sans iodure de potassium*, que nous avons guéri un ancien ulcère syphilitique de l'estomac, des névralgies invétérées du nerf trijumeau et du nerf sciatique, des gommes ulcérées ou non ulcérées de la langue, des ulcérations tertiaires des membres, des lésions syphilitiques tertiaires osseuses, méningées, pulmonaires, oculaires, etc.

Ainsi se trouve simplifié, dans le plus grand nombre de cas, le traitement de la syphilis : au lieu de prescrire l'iodure de potassium, généralement mal accepté par les malades qui sont si souvent enclins aux inconvénients de l'iodisme, au lieu de prescrire le sirop de Gibert, la liqueur de Van Swieten, les préparations mercurielles, en pilules ou en sirop, souvent mal tolérées par les voies digestives, au lieu d'ordonner les frictions mercurielles, difficiles à doser et non exemptes d'accidents, on se contente de pratiquer aseptiquement une série d'injections de biiodure d'hydrargyre, qui, *bien maniées*, ne déterminent ni accidents locaux, ni abcès, ni symptômes d'intoxication mercurielle, et qui donnent, il faut le dire bien haut, d'admirables résultats thérapeutiques.

Toutefois, je ne dis pas qu'il faille absolument bannir l'iodure de potassium du traitement de la syphilis. Il est

dès cas où il peut être utile. Dans les lésions syphilitiques
de l'aorte, dans les artérites syphilitiques de l'encéphale et
des membres, l'iodure de potassium peut n'être pas indifférent. On alterne alors, si on le croit utile, le traitement
mercuriel et le traitement ioduré. On pratique douze à
quinze jours, et ainsi de suite.

Après avoir parlé des succès que nous réserve le traitement spécifique que je viens d'étudier, disons quelques
mots des mécomptes possibles. Parfois, on croit le mal
vaincu, les accidents ont disparu, mais quelque temps après
ils reparaissent. Il ne faut jamais oublier que la syphilis est,
de sa nature, tenace et rebelle ; elle ne cède pas toujours
facilement ; gardons-nous de prendre pour une guérison
définitive ce qui n'est parfois qu'une amélioration momentanée. En pareil cas, le traitement doit être recommencé.

TRAITEMENT PAR L'HECTINE

Le mercure n'est pas le seul médicament spécifique de
l'infection syphilitique, et l'arsenic doit participer à l'avenir
au traitement de la syphilis. Certains auteurs se demandent
même si les préparations arsenicales n'arriveront pas à
détrôner les préparations mercurielles. Pour ma part, je ne
le pense pas ; chacune de ces médications trouvera son
application. En fait de préparations arsenicales, il en est
deux dont on s'occupe actuellement : l'une, c'est l'hectine,
découverte par Mouneyrat ; l'autre, c'est la préparation 606,
découverte par Ehrlich.

L'*hectine* s'emploie en solution, à la dose de 10 ou 20 centigrammes pour un gramme d'eau distillé. D'après M. Hallopeau, elle donne d'excellents résultats dans le [traite-
ment abortif de la syphilis : « On pratique les injections
dans le chancre ou dans son voisinage immédiat, au-dessus
et au-dessous de lui, de préférence sur le trajet des lymphatiques. Elles donnent lieu à une douleur tolérable et parfois
à une légère induration qui disparaît au bout de quelques

jours. Elles doivent être pratiquées tous les jours à la dose de 20 centigrammes, en variant le siège ; on peut remonter, pour les chancres du gland et du fourreau, jusqu'à la racine de la verge. Ces injections quotidiennes doivent être prolongées jusqu'à disparition de l'induration primitive. L'incommodité qui peut résulter, pour le malade, d'interventions aussi rapprochées est largement compensée par la perspective de pouvoir échapper aux traitements ultérieurs et à la possibilité de faire avorter la maladie. Par ce traitement localisé du chancre, on agit simultanément sur les tréponèmes suractifs émigrés dans le tissu cellulaire ambiant, dans les lymphatiques et dans les ganglions satellites[1]. »

Dans une communication récente[2], M. Hallopeau a cité un certain nombre d'observations dans lesquelles le traitement abortif de la syphilis a été institué par les injections d'hectine, auxquelles on a associé vingt injections sous-cutanées dans la région fessière, de 2 centigrammes de benzoate de mercure et une dose journalière de 1 gramme d'iodure de potassium. Les résultats ont été très favorables. « On ne peut, sans doute, préjuger l'avenir d'une manière absolue, mais, étant données la constance des résultats, et l'absence persistante, au bout d'un certain temps, de la réaction de Wassermann, on est en droit de considérer comme très probable une guérison définitive des malades. » En tout cas le traitement par l'hectine n'entraîne aucun danger.

Je viens de parler de l'application de l'hectine au traitement de la syphilis à son début, à l'apparition du chancre. Mais pourrait-on obtenir des résultats curatifs à des époques plus éloignées, après généralisation de l'infection syphilitique? La question est à l'étude.

1. Hallopeau. Congrès de Buda-Pesth, 1909.
   Hallopeau et Fouquet. *Traité de la syphilis*, 1911.
2. Hallopeau et Fouquet. L'hectine ou le 606 dans le traitement abortif de la syphilis *Académie de médecine*, séance du 4 octobre 1910.

LE 606. — MÉDICATION D'EHRLICH.

Il ne me paraît pas possible à l'heure actuelle d'écrire un chapitre de thérapeutique sur le traitement de la syphilis par la médication d'Ehrlich. Malgré la quantité de documents qui ont été publiés ces temps derniers sur les résultats obtenus par le 606, nous manquons de faits précis, et la question ne pourra être jugée que quand on aura en main toutes les pièces du procès. On sait que l'arséno-benzol est très efficace, mais quand il s'agit de spécifier nettement le mode d'administration du médicament, la dose à laquelle il faut le prescrire, les cas dans lesquels il est contre-indiqué, et les accidents qui, dans quelques cas spéciaux, peuvent en résulter, tout cela est encore à étudier.

On a préconisé *plusieurs modes d'injection* du médicament. Certaines injections pratiquées dans le tissu musculaire étaient si atrocement douloureuses que le patient confiné au lit pendant plusieurs jours ne pouvait ni s'asseoir ni marcher. Volk fait dissoudre 40 centigrammes de médicament dans une émulsion de paraffine à 10 pour 100 et d'huile d'olive ; sur plus de cent injections pratiquées dans la fesse, on n'a pas observé une seule fois de la douleur[1].

La *dose* d'arséno-benzol à injecter varie de 40 à 60 centigrammes. Assez souvent, l'injection du médicament est suivie d'élévation de température à 39° et au delà, avec tachycardie et état nauséeux. Certains auteurs conseillent d'injecter une dose massive en une fois, d'autres préfèrent injecter des doses plus légères et répétées. Les injections doivent-elles être intraveineuses ou intramusculaires? Les avis sont partagés.

Les *résultats* obtenus par l'injection du 606 sont souvent remarquables. Les chancres disparaissent rapidement. Les syphilides cutanées décroissent moins vite que les plaques muqueuses, dont il ne reste plus trace en quelques jours. Le

____

1. Le traitement de la syphilis par le 606. *La Presse médicale,* 19 octobre 1910.

606 a une heureuse influence sur les manifestations de la syphilis maligne précoce. On a constaté d'excellents résultats dans des cas de syphilis tertiaire. Bonnier m'a raconté le fait d'un malade atteint de lésions laryngées si accentuées que la trachéotomie paraissait imminente ; en trois jours les lésions disparurent d'une façon merveilleuse. Dans un cas de Wolf, une syphilis tuberculo-ulcéreuse du nez disparut en quatorze jours, etc.

Pour ce qui est de l'hérédo-syphilis précoce, il est indiqué de faire allaiter le petit hérédo-syphilitique par une femme infectée, mère ou nourrice, traitée par l'arséno-benzol.

Comment agit le médicament? Sous son influence, les tréponèmes disparaissent en 48 heures du chancre et des lésions secondaires, mais les cas ne sont pas rares où les tréponèmes reparaissent, quelques semaines ou quelques mois plus tard avec de nouvelles manifestations syphilitiques.

« Les mêmes résultats disparates sont fournis par la réaction de Wassermann. Lange a examiné à ce point de vue 268 malades traités par l'arséno-benzol : 153 cas, dont la réaction était positive, devinrent négatifs au bout de 4 à 5 semaines, ce laps de temps dépendant de la puissance initiale de la réaction ; 18 cas étaient négatifs avant le traitement ; 13 restèrent négatifs ; 5 redevinrent positifs ; 97 cas sont demeurés positifs malgré l'injection ; certains cas, qui étaient négatifs avant l'injection, devinrent très positifs après l'injection pour décroître ensuite progressivement jusqu'à la négative. 54 ne furent nullement modifiés au bout de 3 semaines ; 8 (2 adultes et 6 enfants) moururent avec une réaction positive, bien que diminuée, soit du fait de maladies déjà existantes (anémie pernicieuse, néphrite chronique, gommes miliaires du foie, gommes du cœur, ulcérations syphilitiques de l'intestin), soit de maladies intercurrentes (diarrhée infantile) ; 24 malades ne montrèrent qu'une diminution de la force de la réaction 5 semaines après. Un cas de syphilis laryngée grave avait, au bout de 6 semaines, malgré une deuxième injection de 606, une réaction fortement positive.

Herxheimer fait les mêmes constatations. A côté de cas qui devinrent négatifs, il a observé 15 cas où le Wassermann ne fut pas influencé; 2 cas de syphilis maligne demeurèrent positifs. Frænkel et Grouven ont également noté un Wassermann stationnaire dans 7 cas, après 1, 2, et même 5 injections; 8 cas montrèrent une réaction plus faible; dans 2 cas de syphilis secondaire et tertiaire, le Wassermann se montra plus positif après qu'avant l'injection[1]. On voit donc qu'il n'y a aucune règle fixe dans ces constatations.

Cliniquement, on peut également consigner des résultats disparates; à côté de syphilis heureusement influencées par le 606, il en est qui lui sont rebelles. Et même quand il s'agit de cas de syphilis qui ont été heureusement influencées par le 606, les *récidives* ne sont pas rares. Certains auteurs avaient espéré que cette médication serait assez puissante ou assez efficace pour guérir en une fois la syphilis; c'était la *therapia sterilisans magna*, obtenue par une seule injection de 40 ou 50 centigrammes. Hélas! il faut en rabattre : le 606 ne guérit pas d'un coup la syphilis, il s'en faut! Rémy vient de me raconter le cas d'un syphilitique qui, aussitôt après son chancre, a été se faire traiter en Allemagne par le 606; il est rentré chez lui avec l'espoir d'être guéri, mais quelques semaines plus tard apparurent des plaques muqueuses.

Bon nombre de cas de *récidives* ont déjà été publiés et ces cas vont se multiplier. « Quatre malades de Bering atteints de chancres ont présenté, six à huit semaines après l'injection, des accidents secondaires. Wechselmann rapporte 6 cas de chancres après lesquels, malgré le 606, on vit apparaître la roséole. Dans deux cas, cette roséole disparut en quelques jours, sous l'influence du médicament. Dans deux autres cas, les accidents nécessitèrent une deuxième injection deux mois et demi après la première. Une malade de Wolff, atteinte de roséole, fut injectée le 2 juin; mais le 30 juin, elle avait une récidive de roséole. Bering a observé

1. La Presse médicale. *Loco citato.*

5 cas de récidive de syphilis tertiaire. Un malade d'Herxheimer, qui avait une syphilis tuberculo-ulcéreuse de la tête
et qui était parti guéri 26 jours après une injection de
0 gr. 45, revint 11 jours plus tard, avec de nouvelles syphilides tuberculeuses. Fraenkel et Grouven sont d'avis qu'une
seule dose ne suffit jamais. Ils posent en principe qu'il faut
d'abord faire une injection de 0 gr. 40, puis, 15 jours après,
une deuxième injection de 0 gr. 70 et, enfin, 2 semaines plus
tard, une troisième de 0 gr. 80 à 1 gramme. Ils vont même
jusqu'à 1 gr. 20. »

Quelques auteurs (Reisser, Gennerich) vont même jusqu'à
demander qu'on associe les préparations mercurielles aux
préparations arsenicales. L'idée n'est peut-être pas mauvaise, mais alors le 606 perd singulièrement de son prestige.

Du reste, le 606 n'est pas exempt d'accidents. Je ne parle
pas seulement des symptômes graves ou du moins fort alarmants, qui surviennent parfois après l'injection : fièvre
violente, sueurs profuses, nausées, vomissements, arythmie,
tendance à la syncope, mais je fais allusion à quelques cas
de mort qui ont été signalés en Allemagne et en France à
la suite de l'injection du 606. Quelle que soit la théorie invoquée pour expliquer l'issue fatale, il n'en est pas moins
vrai qu'elle s'est produite plusieurs fois.

Dans une dépêche qu'il a adressée à M. Netter et qui a
été lue à l'Académie de médecine[1], voici ce que dit Ehrlich
à propos des cas mortels : « J'ai toujours déconseillé les
injections chez les sujets atteints d'affections graves du
système nerveux, les cas mortels ont été injectés absolument en dépit de mes instructions. La mort s'explique :
1° par une réaction locale des infiltrats syphilitiques entou-
rant des nerfs nécessaires à l'existence; 2° par une hypersensibilité générale de l'organisme vis-à-vis d'agents toxiques,
hypersensibilité qui a été depuis longtemps établie vis-à-vis
de l'iode et du mercure chez les syphilitiques; 3° par une
technique défectueuse, une asepsie insuffisante, des abcès.

1. Séance du 11 octobre 1910.

J'ai instamment aussi protesté contre les injections chez les sujets atteints de lésions des vaisseaux. Un malade de Sarajevo a succombé à la rupture d'un anévrisme. »

On voit donc que *les contre-indications sont nombreuses.* De plus, il faut reconnaître, dit Balzer[1], que les publications nombreuses déjà faites sur le remède ne sont pas assez explicites en ce qui concerne les cas malheureux. Les observations de cas de mort, il nous semble, auraient dû être publiées avec des détails très complets, de telle façon que les praticiens soient pleinement édifiés sur leur signification. La connaissance de ces faits a une importance aussi grande que celle des faits plus favorables.

En résumé, la thérapeutique s'est enrichie d'un médicament, qui, bien manié, rendra de grands services. Néanmoins, l'arséno-benzol ne met pas à l'abri des récidives; d'autre part, il expose le malade à de graves dangers quand il n'est pas prescrit avec discernement, mais au total il donne des résultats fort remarquables dans bon nombre de manifestations syphilitiques. Quand le temps et la clinique auront fait leur œuvre, quand les indications et les contre-indications auront été nettement posées, l'arséno-benzol prendra sa place auprès du mercure, si bien, que préparations mercurielles et préparations arsenicales se prêteront un mutuel appui.

LA RÉACTION DE WASSERMANN

Après avoir étudié le traitement de la syphilis, donnons un aperçu de la réaction de Wassermann dont il a été souvent question dans le cours de cet ouvrage.

Wassermann a eu l'idée d'appliquer au diagnostic de la syphilis la méthode de la déviation du complément de Bordet et Gengou dont le principe et la technique ont été décrits au chapitre de la fièvre typhoïde.

Comme on ne peut cultiver et, par conséquent, obtenir à

1. Balzer. *Académie de médecine,* séance du 4 octobre 1910.

l'état pur le tréponème, Wassermann a eu l'idée d'utiliser comme antigène, le foie de nouveau-né hérédo-syphilitique qui, habituellement, fourmille de tréponèmes. Les premières recherches ont été encourageantes. Mais bientôt on s'est aperçu que la réaction n'était nullement spécifique, qu'elle se produisait aussi bien lorsqu'on employait, comme antigène, du foie non syphilitique, ou du cœur de lapin et même du glycocholate ou du taurocholate de soude. Cette constatation prouve que la réaction de Wassermann n'est pas (comme celle de Bordet et Gengou ou comme celle de Wemberg) une réaction biologique, due dans le cas actuel à la présence d'anticorps syphilitiques, mais c'est une réaction chimique, probablement conditionnée par des substances lipoïdes (Levadili).

Dans la syphilis secondaire, la réaction de Wassermann est très fréquemment positive. Puis, à mesure que l'infection vieillit, elle devient moins constante.

Il est à noter que, dans les affections nerveuses parasyphilitiques, elle est habituellement négative avec le sérum sanguin, alors qu'elle est assez souvent positive avec le liquide céphalo-rachidien.

Elle peut encore s'observer dans la syphilis héréditaire comme dans la syphilis expérimentale du singe. Mais, dans un certain nombre de cas, elle fait défaut, sans que souvent on puisse savoir pourquoi. Elle peut encore manquer à la suite d'un traitement antisyphilitique.

Bien plus, la réaction de Wassermann n'est pas spécifique. En dehors de la syphilis, on l'observe encore dans la lèpre, le paludisme, la scarlatine, l'ictère; elle survient après l'anesthésie chloroformique. Il existe donc un certain nombre de conditions qui entachent d'erreur cette réaction dont l'usage est courant dans les laboratoires. Aussi, dans l'interprétation des résultats, ne faut-il pas accepter sans réserves les indications que fournit cette réaction.

On a proposé plusieurs modifications, qui ont pour but de simplifier la méthode de Wassermann, mais elles sont passibles des mêmes vices fondamentaux.

§ 2 TRAITEMENT PAR L'AIR SURCHAUFFÉ
AÉROTHERMOTHÉRAPIE

Gangrènes — Arthrites — Névralgies

Nous avons eu l'occasion, à la clinique de l'Hôtel-Dieu, d'étudier de près les résultats qu'on peut obtenir par les douches d'air surchauffé méthodiquement appliquées. On a imaginé plusieurs appareils destinés à cette médication : je me contente de décrire ici l'appareil dont nous avons fait usage.

Appareil aéro-thermo-générateur. — Cet appareil, construit par la maison Gœffe, a pour but d'obtenir, à l'aide d'un courant électrique, une douche d'air qu'on promène sur les tissus sphacélés, et qui peut être porté à toutes les températures jusqu'à 700°. Afin de faciliter la description de cet appareil, j'ai proposé de lui donner le nom d'*aéro-thermo-générateur*. L'appareil en question est facilement transportable ; il peut être alimenté indifféremment, soit par le courant continu, soit par le courant alternatif. Aujourd'hui que l'électricité se trouve à peu près dans toutes les maisons, il est facile de brancher l'appareil sur une source d'électricité.

Dans l'appareil aéro-thermo-générateur, le courant électrique remplit un double but : d'une part, il actionne une pompe rotative qui est capable de donner un débit d'air qui va jusqu'à 50 litres par minute sous une pression suffisante ; d'autre part, il peut porter jusqu'à une température extrêmement élevée un fil de platine qui est enroulé sur un cylindre en matière réfractaire. Au contact de ce fil de platine, vient s'échauffer l'air en circulation. Cet air circulant, surchauffé, destiné à être lancé sous forme de jet sur les tissus sphacélés, s'échappe par un orifice tubulé qui termine l'appareil de chauffage que l'opérateur tient à la main. L'opérateur dirige ce jet sur les tissus, en le tenant, suivant le cas, à une distance de 5 à 15 centimètres. Les tissus sains, limitrophes de la gangrène, sont protégés au moyen de compresses humides.

Le débit de l'air et le degré de la température sont réglés par deux curseurs indépendants. En poussant l'un de ces curseurs de droite à gauche, on obtient un débit d'air qui va de 15 à 50 litres par minute. En poussant l'autre curseur de droite à gauche, on obtient des élévations de température qui vont de la température ambiante jusqu'à 700°. On peut encore faire varier la température de l'air circulant en combinant le jeu des curseurs. Ainsi, par exemple, à égalité de chauffe, la température de l'air circulant est deux fois plus élevée si l'on ne débite que 25 litres au lieu d'en débiter 50. Un pyromètre qui est annexé à l'appareil permet de connaître la température de la douche d'air. Du reste, avec un peu d'habitude, on arrive à régler si bien le jeu des curseurs qu'on peut à la rigueur se passer de pyromètre.

TRAITEMENT DE LA GANGRÈNE DES MEMBRES

L'observation suivante [1] donne une idée du traitement de la gangrène par les douches d'air surchauffé :

Le 14 septembre 1909, je voyais avec le Dr Darras un homme de 64 ans dont le pied et la jambe gauche venaient d'être frappés de gangrène. Les orteils étaient violacés. Le pied et une partie de la jambe jusqu'à deux travers de doigt au-dessous du genou avaient une teinte livide. Au mollet étaient deux ecchymoses. Le pied était tellement froid qu'il donnait au toucher la sensation d'un pied de cadavre. On ne constatait aucun œdème. Cette gangrène avait débuté deux jours avant par des douleurs atroces; elle était due à l'oblitération des artères du membre inférieur; les battements avaient totalement disparu à la pédieuse, à la tibiale

---

1. Pour plus de détails, voir ma communication à l'Académie de médecine, séance du mardi 15 février 1910.

et à la poplitée, on ne les retrouvait qu'à l'artère fémorale ;
encore même laissaient-ils à désirer.

Cette artérite oblitérante avait-elle pour origine la syphilis, la sénilité ou le diabète ? Il y avait lieu d'éloigner ici la
syphilis. A ne considérer que l'âge du malade qui a 64 ans,
on aurait pu s'en tenir au diagnostic d'oblitération artérielle due à la sénilité.

Mais l'analyse des urines donnait les renseignements que
voici :

```
Volume des urines par 24 heures. . . .     2.200 c. c.
Densité. . . . . . . . . . . . . . . .     1 031 —
Glucose.      57 gr. 45 par litre, soit 82 gr. 59 par 24 h.
Acétone.      15 gr. 92 par litre, soit 50 gr. 82 par 24 h.
Album .        0 gr. 60 par litre, soit  1 gr. 52 par 24 h.
```

Non seulement l'analyse des urines décelait une grande
quantité de glucose et une énorme proportion d'acétone,
mais nous apprenions que le malade était diabétique depuis
une vingtaine d'années et il avait maigri de 44 kilos en
un an.

Munis de ces renseignements, il paraissait naturel de
mettre sur le compte du diabète la gangrène de notre malade.
Mais le diabète, à lui seul, ne me paraît pas capable de créer
des lésions d'artérite oblitérante avec leurs conséquences,
car on ne trouve pas d'observations de gangrène par artérite
oblitérante chez les diabétiques qui sont encore jeunes. Le
diabète n'est pas rare, on le sait, chez les sujets de 10 à
20 ans ; il est assez fréquent chez des individus de 20 à
50 ans ; eh bien ! ces gens-là ont beau être diabétiques,
l'artérite oblitérante ne se voit pas chez eux ; cette artérite et
la gangrène qui en est la conséquence ne surviennent que chez
les diabétiques qui sont arrivés à un âge de la vie où l'athérome artériel a le droit de commencer son évolution. Ces
restrictions étant admises, je ne vois aucun inconvénient à
conserver les classifications cliniques que l'usage a consacrées et je laisse à la gangrène de notre malade la dénomination de gangrène diabétique.

Quand nous avons examiné notre malade, la situation était extrêmement grave. Avec ses 30 grammes d'acétone, cet homme était dans un état de prostration voisin du coma, il ne pouvait ni parler ni s'alimenter, le pouls était tout à fait misérable et à 140, les ravages de la gangrène s'accentuaient d'heure en heure. Il fallait prendre une décision et formuler un traitement. On ne pouvait penser à l'amputation de la cuisse, le simple bon sens s'y opposait, et l'on n'eût pas trouvé un seul chirurgien qui se fût chargé d'opérer un moribond en pareilles conditions. Au point de vue de l'état général, tous nos efforts devaient tendre à remonter les forces du malade et à combattre le diabète. Le régime antidiabétique le plus sévère fut ordonné. On fit préparer des jaunes d'œufs battus dans du bouillon riche en jus de viande et l'on administra ce breuvage par cuillerées. L'eau de Vichy fut prescrite. On se garda d'avoir recours au lait qui, chez la plupart des diabétiques, augmente rapidement la glycosurie. On pratiqua des injections de 2 à 5 centigrammes de cacodylate de soude. On donna l'antipyrine bicarbonatée. Afin de procurer un peu de sommeil et afin de calmer les souffrances, on eut recours au véronal à la dose de 30 à 40 centigrammes, et aux piqûres de morphine à la dose de 1 centigramme.

Et la gangrène? Qu'allait-on faire de ce pied et de cette jambe en voie de mortification? Je pensai que l'indication formelle était d'attaquer la région atteinte de gangrène par les douches bi-quotidiennes d'*air surchauffé* projeté sur les tissus en voie de mortification[1]. En portant, suivant le

---

1. Dans la séance de la Société médicale des hôpitaux du 5 avril 1908, MM. Bonamy, Marot et Vignat ont fait une communication sur « quelques cas de gangrène diabétique guéris par l'air chaud à haute température et à haute pression ». L'appareil dont on s'était servi était l'appareil de M. Prat. Les cas rapportés par ces auteurs concernent des gangrènes limitées à un orteil, un cas de mal perforant plantaire et un cas extrêmement grave de gangrène humide du quatrième orteil avec envahissement du pied. Dans ces différents cas, le traitement par les douches d'air surchauffé a donné des résultats remarquables.

Dans la séance de la Société de chirurgie du 24 février 1909, M. Ricard

besoin, la douche d'air à des températures de 200, 300, 400, 500, 600°, on allait essayer de rendre la gangrène inoffensive, on allait supprimer, autant que possible, les infections secondaires, les lymphangites infectieuses et la résorption des produits toxiques. Je demandai que le traitement fût commencé le soir même, sans retard, et il fut confié à l'une des élèves de la clinique, Mlle le Dr Grunspan. Évidemment, les chances de succès étaient bien minimes et plusieurs médecins appelés ultérieurement en consultation considérèrent la situation comme perdue.

Ce traitement est commencé le mardi 14 septembre. A dater de ce moment, on fait tous les jours deux applications d'air chaud, à la température de 500° environ sur les tissus qui sont en voie de sphacèle, et à la température de 80 à 100° sur les parties limitrophes. Le jet d'air chaud est projeté à une distance de 5 à 10 centimètres, et chaque séance dure 1/2 heure ou 3/4 d'heure. Le traitement n'est pas très douloureux, il est bien supporté.

Après une huitaine de jours, la situation est meilleure, les souffrances sont moins vives, les orteils et le pied ont une teinte noirâtre, la jambe est violacée. Il n'y a point de phlyctènes, les tissus sphacélés ne suintent pas, la gangrène reste sèche et pour ainsi dire sans odeur. La fièvre est nulle; le malade commence à s'alimenter; il a quelques heures de sommeil, et, sous l'influence du régime, le sucre

a présenté « cinq malades atteints de gangrène diabétique, que MM. Vignat et Muller avaient traités par l'air chaud et guéris ». Deux de ces malades avaient déjà été présentés à la Société médicale des hôpitaux. Chez les trois autres malades, il s'agissait de gangrène diabétique limitée aux doigts du pied et de la main. M. Ricard insiste sur les bons résultats qu'on obtient par ce traitement, et à ce sujet MM. Quénu et Pierre Delbet donnent également une opinion favorable.

Dans la séance de la Société médicale des hôpitaux du 10 décembre 1909, M. Bensaude a présenté trois malades atteints de la maladie de Raynaud, avec troubles trophiques de la peau des doigts et plaques de sphacèle de la pulpe. Le traitement par les douches d'air chaud a donné de bons résultats.

et l'acétone diminuent rapidement, ainsi que le prouve l'analyse suivante, faite le 27 septembre.

Volume des urines par 24 heures.	2.200 grammes.	
Densité.	1.104	—
Glucose. 1 gr. 49 par litre, soit	5 gr. 28 par 24 h.	
Acétone. 4 gr. 52 par litre, soit	9 gr. 70 par 24 h.	
Album	0 gr. 48 par 24 h.	

On continue les douches biquotidiennes d'air surchauffé à 500 et 400°, si bien que le 17 octobre, après un mois de traitement, les tissus sphacélés sont noirâtres, desséchés, réduits de volume et sans odeur.

La douche d'air surchauffé n'attaque pas seulement la surface des tissus, elle les pénètre, elle s'infiltre partout ; aucune fissure, aucune brèche ne lui échappe ; elle ne cautérise pas les tissus à la façon du fer rouge, elle les cuit en les desséchant, elle les modifie.

Le 17 novembre, les séances ayant été forcément suspendues pendant 48 heures, à cause d'une réparation de l'appareil, la gangrène devient suintante, humide, et elle prend une odeur extrêmement fétide qui n'existait pas tant que les applications d'air surchauffé étaient faites deux fois par jour.

Heureusement que, le 19 novembre, on peut reprendre le traitement. On applique deux douches par jour, à la température de 400 à 500° et au delà. Sous l'influence de ces applications, la gangrène reprend son aspect de gangrène sèche, la fétidité disparaît et un sillon d'élimination se creuse au-dessous du genou, entre les tissus sphacélés et les tissus sains.

Grâce au traitement, le sillon d'élimination s'accentue et, peu à peu, les parties sphacélées se détachent des parties saines. La jambe et le pied ont conservé leur forme, mais ils ont beaucoup diminué de volume, ils sont noirs et desséchés, ils ressemblent aux membres d'une momie ; le tibia est à nu à sa partie supérieure et une vaste lucarne s'est formée entre le tibia et le péroné, ainsi qu'on peut le voir sur la photographie ci-dessous.

Le malade reprend des forces, l'appétit est excellent, le
régime est strictement suivi et l'analyse suivante dénote la
disparition totale du sucre et de l'acétone.

Volume des urines par 24 heures. .   2.100 grammes.
Densité . . . .   1.009   —
Glucose. . . . .   Néant.
Acétone. . . . .   Néant.
Albumine . . . .   0 gr. 48

C'était le moment de pratiquer l'opération. L'amputation
de la cuisse fut pratiquée le 21 décembre par M. Leguen
après application de la bande d'Esmarch. On profita du moment où le malade était sous le chloroforme pour photo-
graphier le membre qu'on allait amputer.

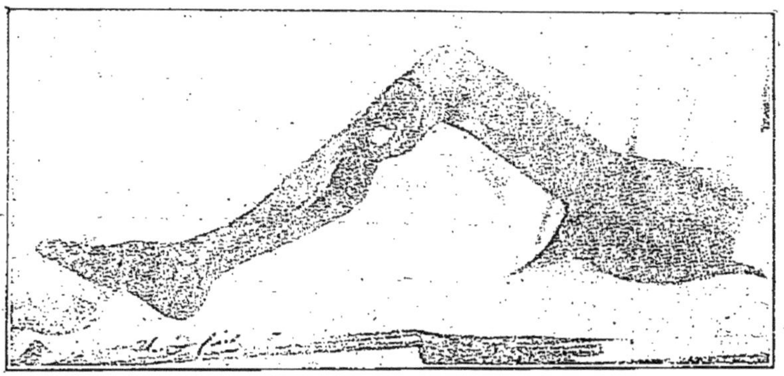

La section de la cuisse est faite à l'union du tiers inférieur
avec les deux tiers supérieurs. Les suites de l'opération furent très simples, et quand cet homme rentra chez lui, le
17 janvier, il était guéri ; le moignon était souple et bien
conformé ; l'appétit était excellent, les urines ne contenaient
ni sucre ni acétone. Le résultat désiré était obtenu. La
jambe avait été progressivement et méthodiquement mo
mifiée et l'amputation avait été faite dans les meilleures
conditions.

L'examen microscopique des lésions, fait par un de nos
chefs de laboratoire M. Nathan, est reproduit sur la planche
ci-après.

ARTÉRITE OBLITÉRANTE DE L'ARTÈRE POPLITÉE,
GANGRÈNE DIABÉTIQUE SANS INFECTION

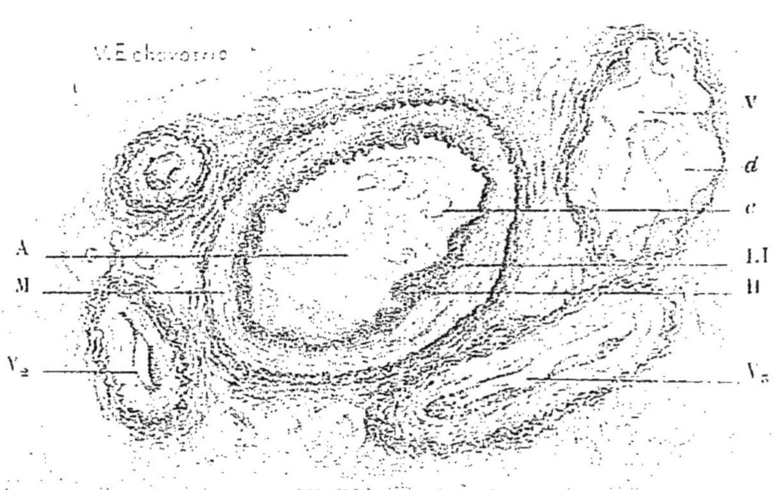

Au centre, l'artère.

A. Caillot en voie d'organisation avec vaisseaux de néoformation (c). — LI. Tunique limitante élastique interne. — M. Mésartère envahi par la dégénérescence hyaline, surtout marquée
en II. — V_1. Veine satellite, avec caillot organisé oblitérant partiellement la lumière (d). Capillaires néoformés au sein du
caillot. — V_2, V_3. Autres veines satellites avec endophlébite. —
Remarquons l'absence de lymphangite et l'absence d'infiltration
embryonnaire, tant dans les éléments que dans la gaine conjonctive du paquet vasculaire.

On s'étonnera peut-être que la vitalité du moignon ait permis une réunion par première intention, bien que l'artère fémorale eût été trouvée complètement oblitérée par le chirurgien. Mais la nutrition s'était faite grâce à quelques artérioles qui n'étaient pas comprises dans le processus athéromateux.

Aussitôt amputée, la jambe m'avait été portée à l'Hôtel-Dieu, où nous l'avons examinée. Les artères de la jambe et du pied n'existaient plus, elles se confondaient avec les tissus momifiés. L'artère poplitée était oblitérée par des lésions d'artérite et par un caillot adhérent.

Ainsi qu'on l'a vu sur la planche précédente, la lumière de l'artère a complètement disparu. Le centre du vaisseau est occupé par un caillot qui adhère partout à l'endartère. Ce caillot est peu organisé, on y voit pénétrer quelques vaisseaux de nouvelle formation et on y trouve une faible proportion de tissu conjonctif adulte. L'endartère est épaissi ; on y constate des foyers de dégénérescence hyaline. La lame élastique interne est méconnaissable en maints endroits. On trouve dans le mésartère des foyers de dégénérescence athéromateuse et hyaline. La veine satellite de l'artère est atteinte d'endophlébite bourgeonnante avec un caillot organisé qui occupe toute la lumière du vaisseau.

Cette artérite avec son caillot adhérent rentrait dans la catégorie des artérites oblitérantes dites séniles et diabétiques. Mais une des particularités les plus importantes de cet examen histologique, c'est qu'il ne décelait aucune trace d'infection ; on ne trouvait trace ni de lymphangite, ni d'infiltration embryonnaire. Pour bien saisir la valeur de ce fait *négatif*, il faut le comparer à un autre cas de gangrène diabétique infectante que nous avons observé chez un malade âgé de 64 ans, couché salle Saint-Christophe.

Dans cette seconde observation, il s'agit d'une gangrène du pied consécutive à une artérite oblitérante. Pendant trois mois la gangrène resta sèche, mais plus tard elle devint humide, suintante, et très fétide. Nous n'étions pas outillés à cette époque pour les applications régulières d'air surchauffé. La

gangrène envahit les malléoles et la situation s'aggrave rapidement; l'œdème s'étend à la jambe; des phlyctènes apparaissent, les douleurs deviennent intolérables, la puanteur est
excessive, l'appétit se perd, la température s'élève, le malade
maigrit à vue d'œil, il s'infecte. Dans ces conditions, le pronostic me paraît extrêmement grave, l'opération s'impose sans
retard, et M. Guinard ampute la cuisse à son tiers inférieur.
L'amputation ne fut suivie d'aucun incident notable, et en
trois semaines la cicatrisation du moignon était complète.

L'examen anatomique et microscopique des lésions fait
par M. Nathan est reproduit sur la planche suivante.

L'artère pédieuse est très épaissie. A la coupe sa lumière
est oblitérée par des bourgeons d'endartérite et par un caillot
fibrineux. L'artère tibiale antérieure n'est perméable qu'à sa
partie supérieure. L'oblitération du vaisseau est due à des
lésions d'endartérite et à un caillot stratifié et organisé. Dans
le mésartère sont des blocs athéromateux et hyalins. L'artère
tibiale postérieure dans son trajet rétro-malléolaire a son
endartère complètement détruit. Dans le mésartère sont des
plaques de dégénérescence athéromateuse et hyaline. L'oblitération du vaisseau est due presque entièrement à un caillot
fibrineux organisé, adhérent à la lame élastique interne. Le
caillot est parcouru par des travées fibreuses; on y remarque
la section de quelques vaisseaux de nouvelle formation,
absolument vides de globules sanguins.

Mais voici maintenant ce qu'il y a de plus intéressant :
A ce processus d'artérite athéromateuse lente et chronique,
se joint la présence d'éléments de date récente. C'est une
invasion, une infiltration de cellules embryonnaires qu'on
retrouve partout : les parois de l'artère, le tissu conjonctif
environnant les veines, les lymphatiques, les espaces lymphatiques, tout est infiltré de cellules embryonnaires. Les
vaisseaux lymphatiques, principalement, en sont tellement
bourrés qu'il est difficile de percevoir sur leur coupe autre
chose que des cellules embryonnaires. Ces cellules embryonnaires décroissent à mesure que les coupes portent sur des
régions de plus en plus élevées.

ARTÉRITE OBLITÉRANTE DE LA TIBIALE POSTÉRIEURE, GANGRÈNE DIABÉTIQUE AVEC INFECTION

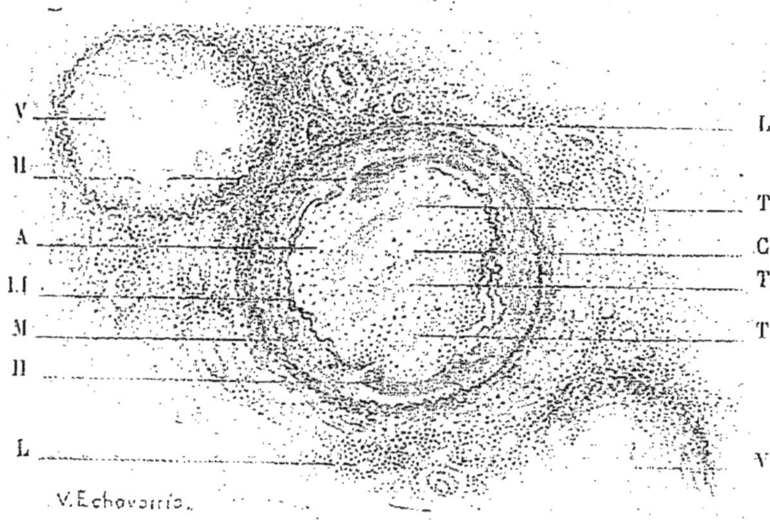

L'*artère* occupe le milieu de la figure. A son centre est un caillot
organisé (A), traversé par trois travées fibreuses (T). Entre ces
travées les parties du caillot en voie d'organisation sont envahies par des cellules embryonnaires. — C. Capillaires néoformés au sein du caillot. — LI. Limitante élastique interne dissociée en certains points, presque détruite en d'autres. —
H. Foyers de dégénérescence hyaline. — M. Mésartère infiltré
de cellules embryonnaires — V. Veine satellite, dont les parois sont également envahies par les cellules embryonnaires. —
L'infiltration embryonnaire a envahi le tissu conjonctif péri-
vasculaire. Cette infiltration prédomine autour des foyers
lymphangitiques (L.).

Il est permis de supposer que cette infiltration de cellules embryonnaires est partie de foyers de lymphangite gangréneuse, à titre d'infection remontante. M. Letulle, qui est si compétent en pareille matière, nous disait, après avoir examiné les préparations histologiques : « Nous assistons là à un fait nouveau des plus intéressants ». Il est probable que l'épisode de gangrène humide, toxi-infectante, qui, à un moment donné, était survenue chez notre malade, avait coïncidé avec ces poussées de lymphangite [1].

Si nous comparons les préparations histologiques concernant les deux cas de gangrène dont je viens de rapporter l'histoire, nous voyons qu'entre ces deux cas la différence est capitale. De part et d'autre, les lésions vasculaires oblitérantes sont identiques, mêmes lésions artérielles et mêmes caillots fibrineux ; mais, chose importante, dans l'un des cas, celui qui a été traité par les douches biquotidiennes d'air surchauffé, la gangrène est restée sèche et non infectante, tandis que dans le second cas, celui auquel on n'a pas appliqué le même traitement, une infection gangréneuse a mis la vie du malade en péril et l'examen histologique nous a révélé le processus de l'infection.

Il est donc logique de penser qu'en stérilisant les tissus sphacélés par de fréquentes douches d'air, appliquées aux températures voulues, on arrive à rendre la gangrène inof-

---

1. Voici, du reste, l'opinion de M. Chantemesse relativement aux toxi-infections qui peuvent survenir dans le cours des gangrènes : « Les phénomènes généraux qui peuvent survenir dans le cours de la gangrène sont : l'intoxication septique, la septicémie, ou plus exactement la saprémie et l'infection putride (septico-pyohémie). Ce dernier accident pathologique est le plus fréquent Des microbes pyogènes (staphylocoques, streptocoques), pénétrant dans le tissu en voie de putréfaction et exposé à l'air, envahissent le sang ou cheminent le long des lymphatiques. Ce ne sont pas seulement les microbes qui pénètrent l'organisme, mais aussi les substances toxiques. Si l'on fait, à l'exemple de Küssmaul, une injection d'iodure de potassium dans la patte d'un animal chez lequel on a provoqué expérimentalement une gangrène par thrombose artérielle, on voit apparaître, quelques heures plus tard, la réaction de l'iode dans les urines. » (Chantemesse et Podovyssotsky, *in* « Processus généraux », t. I, p. 415.)

fensive, on s'oppose aux infections secondaires, on prévient
les lymphangites infectieuses et les résorptions toxiques;
en un mot, on transforme la partie sphacélée en un tissu
momifié sans danger pour l'économie et l'on donne ainsi au
chirurgien tout le temps de choisir son moment, dans le
cas où une opération est jugée nécessaire.

Ces considérations peuvent s'appliquer à toutes les gangrènes, qu'il s'agisse de gangrène dite sénile, de gangrène
dite diabétique, ou de toute autre gangrène. Il y a donc
deux phases dans le traitement des gangrènes : une phase
de stérilisation de durée indéterminée, pendant laquelle
les tissus sphacélés sont tenus en respect par les applications d'air surchauffé, et une phase chirurgicale qui consiste, au moment voulu, à séparer les tissus morts des
tissus vivants.

Encore même, dans les gangrènes limitées, la guérison
par application d'air surchauffé peut-elle être obtenue *sans
que l'intervention chirurgicale soit nécessaire*. Entre autres
cas, je pourrais citer l'observation d'un homme âgé et diabétique qui entra salle Saint-Christophe avec une gangrène
extrêmement douloureuse de l'extrémité du gros orteil droit.
Cette gangrène était fétide, suintante et purulente. Les applications quotidiennes d'air surchauffé calmèrent rapidement
la douleur, puis la cicatrisation se fit progressivement, et
en cinquante séances la guérison était obtenue.

Traitement des arthrites gonococciques

Plusieurs arthrites gonococciques ont été traitées à la clinique de l'Hôtel-Dieu par une des élèves du service, Mlle Grunspan, au moyen de douches d'air chaud. Chaque séance durait
de 25 à 30 minutes et la température de la douche était
environ de 125 degrés. Très bien supporté par les malades,
sans aucune sensation douloureuse, ce traitement provoque
simplement une rougeur plus vive de la peau, accompagnée
de sudation, au niveau de la région chauffée [1].

1. Mlle Grunspan et Faroy. *Gazette des Hôpitaux*, 5 mars 1910

Obs. I. — Jeune fille, dix-sept ans, *vaginite et métrite gonococciques*. La marche est rendue impossible par une énorme
hydarthrose du genou gauche. Entrée le 16 novembre, salle
Sainte-Jeanne, n° 21, la malade ne présente rien aux membres supérieurs; mais le genou gauche, rouge et tuméfié,
est le siège d'un gros épanchement intra-articulaire; les
culs-de-sac synoviaux sont très distendus. L'hyperesthésie est
telle que l'on ne peut toucher l'articulation malade. Il existe
également de très violentes douleurs spontanées qui arrachent des plaintes continuelles à la patiente. Le genou est
en demi-flexion et repose sur le lit par sa face externe. On
applique du salicylate de méthyle, sans amélioration notable.
Le 18, première application d'air chaud, pendant une demi-
heure, à 125 degrés; grand soulagement des douleurs spontanées qui disparaissent presque complètement. Le 19,
deuxième application. Les douleurs à la palpation sont
fortement atténuées. Les 20 et 21, troisième et quatrième
application. Les douleurs disparaissent progressivement. Le
genou commence à diminuer de volume; les culs-de-sac
sont moins tendus. Le 23, cinquième application. Douleurs
spontanées et provoquées nulles. Diminution très grande du
volume du genou. Après neuf applications, il n'y a plus ni
douleurs, ni tuméfaction, ni hydarthrose. La malade marche
et quelques jours plus tard sort guérie.

Obs. II. — D... (Marthe), vingt ans, entre salle Sainte-
Jeanne, n° 5, le 7 juin 1909, pour une *arthrite tibio-tarsienne
gauche gonococcique*. L'articulation est volumineuse et
rouge; elle est le siège de douleurs lancinantes, intolérables.
On tente d'abord le traitement par le vaccin gonococcique
de Wright. On fait successivement des injections de 5 000 000,
10 000 000 de microbes, puis de 20 000 000. Malgré cette thérapeutique, l'état de la malade reste stationnaire. Elle souffre
violemment et crie dès qu'on touche à la gouttière dans
laquelle repose sa jambe; l'insomnie est complète. Le 19 juin,
première application d'air chaud. Après la cinquième séance,
les douleurs spontanées ont disparu, la malade peut dormir
toute la nuit. Après la septième, il n'y a plus de rougeur;

après la treizième, l'articulation est revenue à l'état normal, avec toute sa mobilité. Après la dix-neuvième séance, la malade se lève; après la vingt et unième, elle est guérie. Il subsiste une légère atrophie musculaire contre laquelle on institue le massage qui n'est nullement douloureux. La malade sort, le 5 août, ayant retrouvé l'intégrité complète des mouvements de l'articulation malade.

Obs. III. — C... (Ma...), dix-neuf ans, entre salle Sainte-Jeanne, n° 26, le 4 octobre 1909, pour une *arthrite gonococcique tibio-tarsienne droite, avec périarthrite (forme pseudo-phlegmoneuse)*. L'articulation est volumineuse, rouge, très douloureuse. Aucun mouvement n'est possible. Pendant les 8 premiers jours, on administre de 2 à 7 grammes de salicylate de soude; puis on pratique deux injections de vaccin de Wright à 5 000 000 et 10 000 000 de gonocoques. L'état reste absolument stationnaire. Le 16 octobre, première application d'air chaud. Après la cinquième séance, l'articulation a diminué de volume, la douleur a disparu; la malade peut mouvoir son pied. Après la huitième, on commence le massage qui est tout à fait indolore. Après la seizième séance, la malade sort guérie.

Obs. IV. — Br... (Georgette), dix-sept ans, entre salle Sainte-Jeanne, le 15 septembre 1909, pour une *arthrite gonococcique du poignet droit*. La tuméfaction est considérable. Des douleurs intenses empêchent la malade de dormir; l'impotence fonctionnelle est complète. On essaie le vaccin de Wright, et on fait sept injections successives à 5 et 10 000 000 de gonocoques. La malade n'éprouve aucun soulagement et elle réclame le traitement par l'air chaud, qui lui a été appliqué un jour par hasard, pour une démonstration de l'appareil, ce qui l'avait soulagée pendant vingt-quatre heures. Le 12 octobre, première application d'air chaud, l'arthrite évoluant vers l'ankylose. Après douze applications, la malade se sert de sa main pour se coiffer et faire du crochet. Elle ne souffre plus et peut mobiliser son poignet, bien que certains mouvements soient encore limités. Un massage, peut-être trop brutal, réveille la douleur et la tuméfaction. On fait de nouvelles applications d'air chaud. Après cinq nouvelles séances, le 11 novembre, la malade quitte l'hôpital, n'éprouvant plus aucune douleur, et ayant récupéré en partie les mouvements du poignet.

Obs. V. — (Emma) vingt et un ans. *Arthrite gonococcique du poignet gauche*; toute la main et les doigts sont tuméfiés; douleurs atroces, aucun mouvement n'est possible. Le 12 septembre, air chaud; le 26 septembre, après 14 séances, la main et le poignet sont revenus à l'état normal. Tous les mouvements sont récupérés dans leur totalité.

Résumé. — Je pourrais multiplier les observations, elles sont toutes à peu près comparables, et je résume ainsi les résultats obtenus par les douches d'air surchauffé :

1° Diminution, puis en peu de jours, disparition des douleurs, le plus souvent si tenaces et si pénibles.

2° Résolution vraiment remarquable de tous les phénomènes inflammatoires, résorption des hydarthroses, en un temps très court, en comparaison des résultats obtenus avec les autres procédés thérapeutiques.

5° Absence d'ankylose après la disparition de la phlegmasie. C'est là le point le plus important. On sait, en effet, que l'ankylose est l'accident toujours à redouter à la suite du rhumatisme gonococcique, et il n'est pas toujours facile de l'éviter. L'aérothermothérapie, en donnant un soulagement immédiat et en faisant rapidement disparaître les douleurs, évite au malade l'immobilisation de l'articulation atteinte et toutes les conséquences d'une raideur articulaire. Bien plus, dans les cas où l'affection est subaiguë, voire même chronique, dans les cas où l'ankylose existe déjà, l'air chaud en applications répétées rend peu à peu à l'articulation sa mobilité ou une partie de sa mobilité, suivant le degré de la lésion.

On possède avec l'air surchauffé un excellent agent thérapeutique. On peut, suivant les cas, le combiner avec d'autres médications. Le même traitement est applicable à toutes les arthrites, notamment aux arthrites de nature *rhumatismale*. il peut rendre des services dans les douleurs *rhumatoïdes* et dans les *névralgies (sciatique)*.

§ 5. LES VACCINS. — IDÉES GÉNIALES DE PASTEUR
MÉTHODE OPSONIQUE DE WRIGHT

On s'est beaucoup occupé depuis quelque temps des vaccins de Wright, et dans le chapitre que j'ai consacré à l'infection gonococcique il a été longuement question du vaccin gonococcique. Quelle est donc l'idée qui a guidé Wright dans la conception de ses vaccins? Cette idée n'est, en somme, qu'une émanation des idées géniales de Pasteur. Le principe de la vaccination pastorienne a pour base l'atténuation des virus qu'on introduit dans l'organisme de l'homme ou des animaux, dans le but de conférer l'immunité au sujet vacciné. « Conférer l'immunité à un organisme, au moyen d'un virus atténué et non nocif, tel a été le but de Pasteur, dès que ses premiers travaux sur la bactéridie charbonneuse lui eurent démontré que certaines conditions de culture permettent de diminuer la virulence de cet agent pathogène[1]. » En voici des exemples.

Il fut un temps où le charbon décimait les troupeaux de bœufs et de moutons. Que fait Pasteur? Il atténue par la chaleur la virulence de la bactéridie charbonneuse, il fait des cultures qu'il maintient pendant quelque temps à 42 degrés, et c'est avec cette bactéridie atténuée qu'il vaccine les animaux. Cette culture atténuée est assez modifiée pour ne causer qu'une infection légère et non mortelle, et elle confère l'immunité contre l'envahissement ultérieur de l'organisme par des germes très virulents.

Dans la célèbre expérience de Pouilly-le-Fort, Pasteur démontra victorieusement la valeur de sa méthode de vaccination. Les résultats de cette découverte ont été considérables. Ainsi, de 1882 à 1894, on a vacciné, en France, 1 788 677 moutons et la mortalité de ces moutons vaccinés

---

1. Armand-Delille. Le mécanisme de l'immunité. *L'œuvre médico-chirurgicale*, n° 55. Paris, 1909.

n'a même pas été de 1 pour 100, alors que chez les moutons non vaccinés elle était de 10 pour 100. Pour les bœufs, les proportions sont les mêmes. La mortalité des bœufs vaccinés n'a pas été de un demi pour 100, alors que chez des bœufs non vaccinés elle était de 10 pour 100.

Poursuivant son idée de vaccination après atténuation de la virulence, Pasteur se demande si sa méthode ne pourrait pas être appliquée à la rage. Seulement, il se heurte ici à de grandes difficultés, car on ne connaît pas le microbe de la rage; on ne peut donc pas en faire des cultures et, par conséquent, on ne peut pas atténuer la virulence des cultures.

Mais Pasteur tourne la difficulté en atténuant le virus rabique par la dessiccation. Il prend des moelles de lapins morts de virus rabique fixe. Ce mot de virus fixe veut dire que, par des passages successifs, la durée d'incubation de la rage atteint un minimum au-dessous duquel elle ne peut descendre. Ce délai minimum d'incubation obtenu aux environs du centième passage est invariable; il est de six à sept jours; on dit alors que le virus est fixe.

Ce sont les moelles de lapins ayant succombé à ce virus fixe (ou virus de passage) que Pasteur soumit à la dessiccation afin d'atténuer leur virulence. A partir du treizième ou quatorzième jour, la moelle a perdu sa virulence, et la virulence est d'autant moins active que la dessiccation a duré plus longtemps. Pasteur vaccina cinquante chiens avec des fragments de moelle ainsi préparés, en allant des moelles les moins virulentes aux moelles les plus virulentes et le succès fut complet. Les chiens ainsi inoculés furent réfractaires à la rage, soit qu'on les fît mordre par des chiens enragés, soit qu'on leur inoculât la moelle la plus virulente.

Pasteur appliqua alors sa méthode au traitement de la rage humaine et les succès furent admirables. On peut dire que la mortalité de la rage, qui est, en moyenne, de 15 pour 100 chez les sujets qui n'ont pas été inoculés, n'est plus que de 1 pour 100 chez les sujets inoculés.

Les procédés employés pour l'atténuation des virus sont

donc variables, mais l'idée directrice reste la même, et il n'y a pas lieu d'y insister ici plus longuement.

Si j'ai fait cette incursion sur les idées de Pasteur, c'est qu'il n'est vraiment pas possible de prononcer le mot « *d'atténuation des virus* » sans rappeler les travaux de l'homme de génie qui a révolutionné notre science médicale.

Revenons aux vaccins de Wright.

C'est par la chaleur que Wright obtient l'atténuation virulente de ses vaccins. La température de chauffe nécessaire pour obtenir ce résultat est la suivante :

Pour le gonocoque.	60 degrés
Pour le staphylocoque.	65 —
Pour le streptocoque.	60 —
Pour le pneumocoque.	60 —
Pour le bacille d'Eberth	59 —
Pour le bacille de Koch	60 —

Prenons pour exemple le vaccin gonococcique, dont il a été question au chapitre de la blennorrhagie. Je n'ai pas à entrer dans la technique qui est usitée pour la fabrication de ce vaccin, soit à Saint-Marys' Hospital de Londres, soit à l'Institut Pasteur de Paris, suivant les indications de Wright. L'émulsion gonococcique est enfermée dans des ampoules stérilisées contenant un ou plusieurs centimètres cubes. Grâce à un ingénieux artifice de numération, on sait que chaque ampoule de 1 centimètre cube contient 5 millions ou 10 millions de gonocoques à virulence atténuée. Tel est le vaccin gonococcique qui nous a servi pour le traitement de nos malades.

Mais, d'abord, je pense qu'il n'est pas inutile de présenter une vue d'ensemble sur le rôle des vaccins et sur le mécanisme de leur action. Il y a des vaccins immunisateurs et des vaccins curateurs; on peut même dire que bon nombre de vaccins immunisateurs sont en même temps curateurs. Je m'explique :

Les vaccins immunisateurs ont pour but de mettre l'économie à l'abri des atteintes possibles d'une infection. Grâce au vaccin; le sujet est immunisé, il devient réfractaire à l'infection. L'agent infectieux n'a aucune prise sur lui Un type de vaccin immunisateur, c'est le vaccin de la variole. Le sujet vacciné est à l'abri de la variole pour un grand nombre d'années, peut-être toujours. Inoculé à temps, pendant la période d'incubation de la variole, le vaccin peut en enrayer l'évolution, il est curateur.

Le vaccin de la rage est un vaccin à la fois immunisateur et curateur. Les chiens vaccinés peuvent subir impunément les morsures de chiens enragés, ils sont devenus réfractaires à la rage, ils sont immunisés. Mais le vaccin de la rage est également curateur à la condition qu'il soit appliqué à temps. Quand on injecte, suivant la méthode pastorienne, le vaccin rabique à des individus qui ont été mordus quelques jours avant par des animaux enragés, ce vaccin enraye l'évolution de la rage; il agit efficacement, alors que l'infection rabique avait déjà pris possession de l'économie. Les symptômes de la rage n'avaient pas encore paru, il est vrai, mais l'infection rabique était en marche et c'est le vaccin qui l'a arrêtée : il a donc été curateur. Rien ne dit du reste que des injections rabiques intraveineuses ne puissent guérir la rage, même si les symptômes de la rage ont déjà fait leur apparition (cas de Nivi et de Poppi).

Dans quelle catégorie faut-il ranger les vaccins de Wright? Sont-ils immunisateurs ou sont-ils curateurs? Il est probable qu'il faut les ranger dans la catégorie des vaccins curateurs.

Par quel mécanisme un vaccin introduit dans l'économie peut-il prémunir l'économie contre les atteintes possibles d'une infection, et comment un vaccin peut-il aider l'économie à se débarrasser de l'ennemi qui en a déjà pris possession? Répondre à ces questions, c'est aborder l'histoire de la phagocytose si bien mise en lumière par M. Metchnikoff, c'est entreprendre une discussion sur le pouvoir bactéricide des sérums, en un mot, c'est toucher au redoutable problème de *l'immunité*. Pour nous faire mieux comprendre, choisissons deux exemples :

L'un de ces exemples est tiré de l'expérience qui est partout connue sous le nom de phénomène de Pfeiffer. Cette expérience célèbre a été l'origine de tous les travaux qui se sont succédé sur le pouvoir bactéricide des sérums et sur l'immunité. Voici en quoi elle consiste : Quand on injecte dans le péritoine d'un cobaye neuf (non immunisé) une culture de vibrion cholérique (bacille virgule), les microbes se multiplient aussitôt en quantité considérable et ils produisent une péritonite qui se termine par la mort. Si l'on prélève une parcelle de la sérosité péritonéale de ce cobaye, un quart d'heure, une demi-heure, une heure après l'injection péritonéale, on voit sur la préparation une nuée de vibrions cholériques d'une extrême mobilité et de tous points comparables aux vibrions d'un bouillon de culture.

La planche n° I en est la reproduction; on y voit quelques polynucléaires et une quantité de vibrions cholériques.

Mais si, au lieu de se servir d'un cobaye neuf, non immunisé, on opère sur un cobaye qu'on a préalablement vacciné par plusieurs injections de vibrions cholériques atténués par la chaleur, on obtient un résultat tout à fait différent. Dans le péritoine de ce cobaye immunisé, on injecte une quantité de culture virulente de vibrions cholériques, égale à celle qui avait été injectée dans le péritoine du cobaye non immunisé, puis un quart d'heure après on prélève une parcelle de sérosité péritonéale et voici ce qu'on voit sur les préparations. Les bacilles ne se sont pas multipliés comme dans l'expérience précédente, ils ne sont plus mobiles; bon nombre se sont groupés en amas (planche II), ils ont perdu leur forme allongée de bacille virgule pour prendre l'aspect de boules ou de granulations qui tendent à se dissoudre.

En même temps, on assiste au phénomène de la phagocytose. Les polynucléaires absorbent une quantité de vibrions. Donc, chez l'animal immunisé, les vibrions cholériques sont détruits de deux façons : ils sont détruits par l'action bactéricide du sérum et ils sont en partie mangés par les phagocytes (voir la planche II). Quant au cobaye, il est sorti vainqueur du combat parce qu'il avait été vacciné.

EXPÉRIENCE DE PFEIFFER AVEC LE VIBRION CHOLÉRIQUE

PLANCHE I

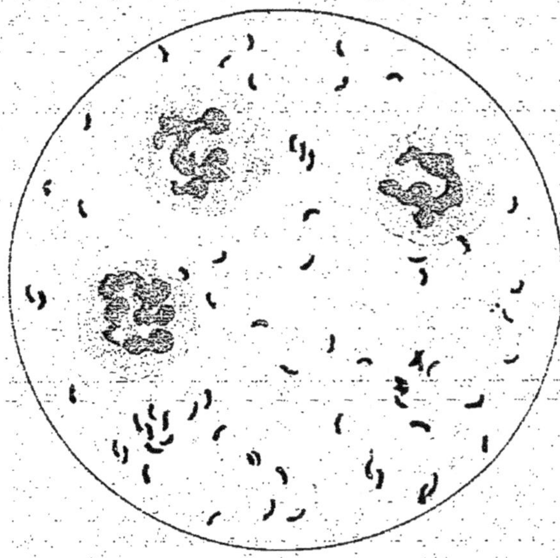

PLANCHE II

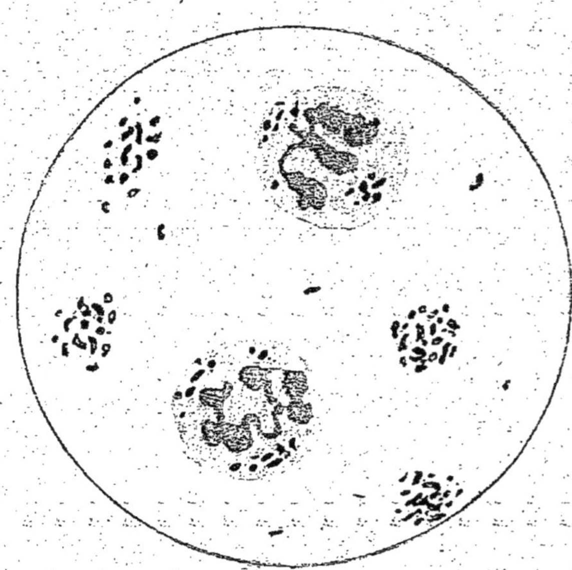

L'expérience de Pfeiffer, que nous venons d'étudier chez l'animal, à l'intérieur de l'organisme, *in vivo*, peut se faire également en dehors de l'organisme, *in vitro*. Ainsi si l'on mélange, en quantités égales, du sérum de cobaye neuf (non immunisé) et une culture fraîche de vibrions cholériques émulsionnée dans un peu d'eau physiologique, on voit que les bacilles continuent à vivre et à se développer dans ce milieu, comme ils se développent dans un bouillon de culture. Si l'on mélange, au contraire, en quantités égales, du sérum d'un cobaye qui a été immunisé contre le choléra et une culture fraîche de vibrions cholériques, tout est changé : en quelques instants, les bacilles subissent les atteintes du sérum bactéricide, ils perdent leur mobilité, ils se transforment en boules et ils se groupent en amas.

L'expérience que Pfeiffer avait faite avec le vibrion cholérique, Max Gruber la renouvela quelques années plus tard avec le bacille de la fièvre typhoïde.

Max Gruber injecte dans le péritoine d'un cobaye neuf (non vacciné) une culture du bacille d'Eberth. Une péritonite se déclare. On examine la sérosité du péritoine et l'on y trouve une quantité de bacilles extrêmement mobiles, espacés, non agglutinés, exactement comme dans un bouillon de culture. Ce phénomène est reproduit sur la planche III.

Mais si au lieu de se servir d'un cobaye neuf, non immunisé, on opère sur un cobaye qu'on a d'abord vacciné par plusieurs injections de cultures progressivement virulentes de bacille d'Eberth, on obtient un résultat tout à fait différent. Dans le péritoine de ce cobaye immunisé on injecte une quantité de culture virulente du bacille d'Eberth, égale à celle qui avait été injectée dans le péritoine du cobaye non immunisé. Bientôt après, on prélève une parcelle de sérosité péritonéale, et voici ce qu'on voit sur les préparations : Les bacilles ont subi les atteintes du sérum bactéricide, ils ne se sont pas multipliés, ils sont devenus immobiles et ils s'agglutinent en amas. Beaucoup d'entre eux sont mangés par les phagocytes. Ces divers phénomènes sont reproduits sur la planche IV.

EXPÉRIENCE DE MAX GRUBER AVEC LE BACILLE D'EBERTH

PLANCHE III

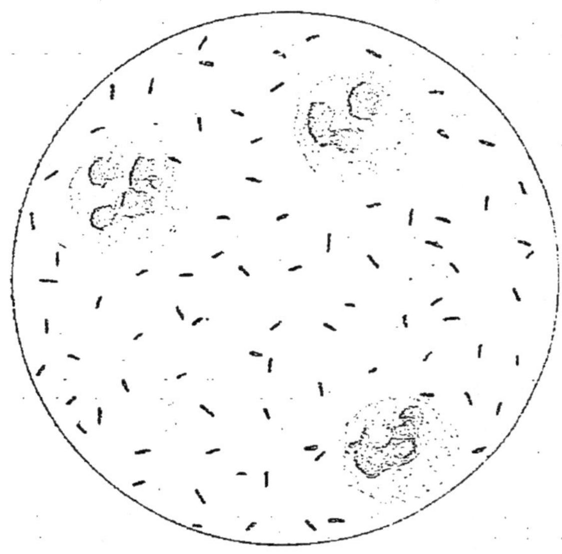

PLANCHE IV

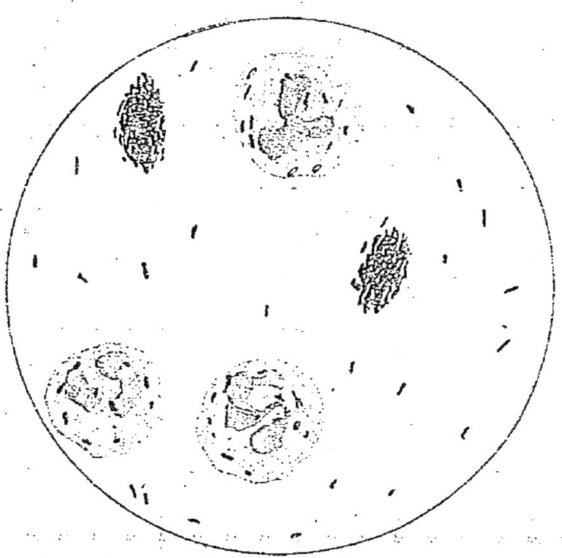

L'expérience précédente faite chez l'animal, à l'intérieur de l'organisme, *in vivo*, Max Gruber l'a également répétée *in vitro*. Tandis que mélangée au sérum d'un cobaye non immunisé, une culture de bacilles d'Eberth garde toute sa vitalité et toute sa mobilité, si cette même culture est mélangée au sérum d'un cobaye immunisé, les bacilles s'immobilisent et s'agglutinent en amas [1].

En somme, deux facteurs importants contribuent à sauvegarder l'économie ou à la débarrasser de l'ennemi quand celui-ci en a pris possession : ces deux facteurs sont le sérum qui détruit le microbe et le phagocyte qui le mange. Mais on n'est pas absolument d'accord sur le rôle respectif de ces deux facteurs et sur le mécanisme de leur collaboration. Suivant certains auteurs, une grande part doit être faite à la phagocytose : c'est la théorie *cellulaire* due à la belle découverte de Metchnikoff. Suivant d'autres, la plus large part revient aux propriétés bactéricides du sérum : c'est la théorie *humorale*, défendue notamment par Büchner.

Les défenseurs de la théorie humorale reconnaissent aux leucocytes polynucléaires (phagocytes) la propriété d'englober les microbes et de les détruire en les digérant, mais cette propriété, disent-ils, c'est une propriété d'emprunt, ils la doivent à l'action spéciale de certaines substances qui sont contenues dans le sérum.

Les défenseurs de la théorie cellulaire font aux propriétés bactéricides du sérum la part qu'elles méritent, mais ils pensent que les phagocytes ont le pouvoir de phagocyter par leurs propres moyens, sans qu'ils aient besoin du secours ou du concours des substances qui sont contenues dans le sérum. En un mot, les défenseurs de cette théorie sont partisans de la spontanéité de la phagocytose.

Sans refuser aux phagocytes une certaine part de spontanéité, il est actuellement démontré que l'action phagocytaire est très fortement favorisée par l'existence dans le sérum

<hr>

1. Widal a ingénieusement utilisé ce phénomène et il a créé en clinique le *séro-diagnostic* qui rend tous les jours les plus grands services.

de substances qui lui viennent en aide. Plusieurs auteurs, et Wright en particulier, ont reconnu que la phagocytose spontanée (autophagocytose) est beaucoup moins énergique que la phagocytose associée à l'action du sérum[1].

Les substances du sérum qui viennent puissamment en aide au phénomène de la phagocytose, agissent-elles en exaltant la puissance phagocytaire des leucocytes, ou bien ont-elles pour mission de préparer les microbes à être mangés en atténuant préalablement leur virulence et leur vitalité? Ces deux opinions sont acceptables; néanmoins, c'est au pouvoir bactéricide du sérum que revient la plus large part.

On a étudié sous des noms divers les substances bactéricides qui sont contenues dans le sérum, mais elles ont surtout été étudiées et individualisées par Wright, qui leur a donné le nom d'*opsonines*. C'est Wright et Douglas qui en 1905 eurent l'idée d'appliquer à la thérapeutique des maladies infectieuses le phénomène de la phagocytose qui jusqu'à eux avait été réservé à l'étude théorique de l'immunité.

« Dans ce but, ils firent, les premiers, connaître un dispositif expérimental, aussi élégant qu'ingénieux, permettant d'observer *in vitro* l'influence exercée par le sérum sanguin sur l'absorption des microbes par les leucocytes, permettant surtout de *mesurer* la force de cet englobement, d'apprécier en quelque sorte l'avidité des cellules, de jauger leur capacité digestive, et, par contre-coup, d'estimer l'énergie humorale qui provoque le phénomène » (Jousset[2]). Dès lors, la *méthode opsonique* était créée.

Que signifie le mot « opsonine »? (Wright.) Ce mot vient du grec (οψονεω, je prépare, j'apprête). Les opsonines sont des substances solubles contenues dans les sérums normaux et dans les sérums immunisés (immuns-sérums). Les opsonines n'ont jamais été isolées des sérums, mais leur

---

1. Voir à ce sujet les expériences faites par l'un de nos chefs de laboratoire, M. Le Play : *Comptes rendus de la Soc. de Biol.*, 5 juin 1909.

2. Jousset. La méthode opsonique de Wright. *Bulletin médical*, 15 et 18 mai 1907.

existence est prouvée par leurs propriétés à intervenir dans le phénomène de la phagocytose qu'elles rendent plus efficace et plus active ; elles servent d'intermédiaires aux phagocytes et aux microbes[1].

Pour expliquer leur action, plusieurs théories ont été proposées ; l'une dit : les opsonines ont surtout pour mission de cuisiner les microbes ; elles les apprêtent, elles les préparent à être plus facilement englobés et digérés par les phagocytes. L'autre théorie dit : les opsonines agissent principalement sur les phagocites, dont elles augmentent l'énergie et qu'elles rendent plus aptes au combat.

Quoi qu'il en soit, nous répéterons ce que nous disions il y a un instant à propos des substances bactéricides du sérum : La phagocytose peut s'exercer (faiblement, il est vrai) sans le secours des opsonines, mais c'est grâce aux opsonines que la phagocytose acquiert toute son énergie.

Il s'agit maintenant de savoir comment on peut évaluer le *pouvoir opsonique* d'un sérum, autrement dit comment on peut connaître et mesurer le degré de l'influence opsonique d'un sérum dans l'acte de la phagocytose. Pour arriver à ce résultat, il faut mettre en présence, en parties égales, les trois facteurs suivants : 1° Les leucocytes; 2° une émulsion de microbes ; 3° le sérum. La technique est assez délicate. Prenons un exemple : Je suppose que l'un de nous veuille savoir quel est le pouvoir opsonique de son sérum, autrement dit, il veut savoir dans quelles proportions ses phagocytes, sous l'influence de son sérum, sont capables de phagocyter tel ou tel microbe.

Les manipulations préalables concernant le sérum, l'émulsion microbienne et les leucocytes demandent une certaine habitude, et je n'entre pas ici dans les détails techniques qu'on trouvera décrits dans plusieurs publications[2]. Le sé-

1. Opsonine. Von Levaditi und Immann, 1909.

2. Greene. *Medical diagnosis.* Philadelphie, 1907. — Houghton. *Opsonins and Bacterial Vaccines.* University of Michigan, 1907. — René Gaultier. Les opsonines et la thérapeutique opsonisante par les vaccins de Wright. *Les actualités médicales.* Paris, 1909.

rum, l'émulsion microbienne et les leucocytes étant mélangés en parties égales, le mélange est étalé sur une lamelle de verre et coloré. On fait alors une numération de leucocytes en s'arrêtant au nombre 100, on compte les microbes qui sont englobés dans ces leucocytes, et l'on arrive, je suppose, au chiffre de 300 microbes phagocytés. Cela veut dire que notre sérum possède un pouvoir opsonique qui permet à 100 de nos leucocytes de phagocyter 300 microbes. Représentons ce pouvoir opsonique par le chiffre 1 qui va servir d'étalon.

Si nous voulons savoir, maintenant, en quoi le pouvoir opsonique d'un sujet malade, vacciné ou non vacciné, diffère de notre pouvoir opsonique, voici comment nous devons procéder : Vous vous servez encore de vos leucocytes, vous vous servez également de la même émulsion de microbes, mais vous prenez le sérum du malade. Sur trois facteurs mis en présence, il y en a donc un qui change, c'est le sérum. Vous faites vos préparations comme précédemment; les trois facteurs étant mélangés en parties égales, puis vous faites une numération de leucocytes jusqu'au nombre 100, et vous comptez le nombre de microbes qui ont été phagocytés par vos leucocytes sous l'influence du sérum du malade.

Supposons que vous trouviez 150 microbes phagocytés; c'est-à-dire moitié moins que vous n'en aviez trouvé dans l'expérience que vous aviez faite avec votre propre sérum, vous direz que le pouvoir opsonique dû au sérum du malade est de moitié inférieur au pouvoir opsonique de votre sérum. Comme le chiffre 1 avait été choisi comme étalon, pour représenter votre pouvoir opsonique, vous chiffrerez par 0,50, c'est-à-dire par un chiffre moitié moindre, le pouvoir opsonique du malade. C'est le rapport entre les chiffres 1 et 0,50 qui constitue ce qu'on appelle l'*indice opsonique*.

Si au contraire vous trouvez que les 100 leucocytes de votre malade sont capables de phagocyter 400 microbes, c'est-à-dire un quart en plus que ce que vous aviez trouvé dans l'expérience faite avec votre propre sérum, vous direz

que le pouvoir opsonique de votre malade est d'un quart
supérieur à votre pouvoir opsonique. Le chiffre 1 ayant été
choisi comme étalon, pour représenter votre pouvoir opsonique, vous chiffrerez par 1,25, c'est-à-dire par un chiffre
d'un quart plus élevé, le pouvoir opsonique du malade.
C'est le rapport entre les chiffres 1 et 1,25 qui donne l'indice opsonique.

En reliant la série des chiffres qui représentent les indices
opsoniques du sujet en observation, on obtient une *courbe
opsonique* sur laquelle on peut lire les variations de l'indice
opsonique, comme on lit les variations de la fièvre sur une
courbe de température.

La figure ci-dessous représente la courbe opsonique d'un
de nos malades atteint d'arthrite gonococcique.

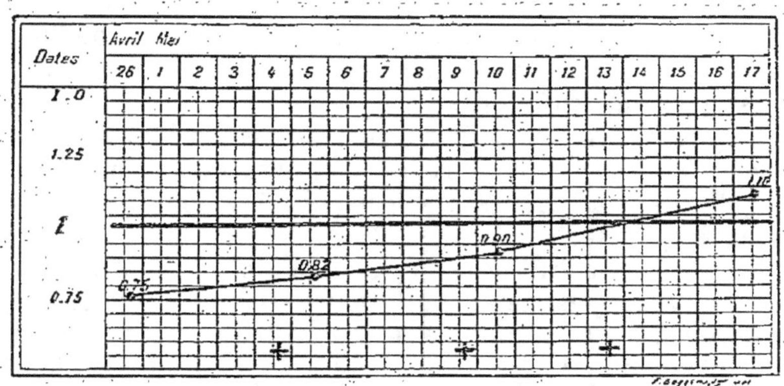

Sur cette courbe, l'indice opsonique du malade est représenté par les chiffres 0,75, 0,82, 0,90, 1,10. La courbe
monte à mesure que le malade s'approche de la convalescence. Les croix bleues indiquent le jour des injections du
vaccin gonococcique.

Au chapitre consacré à la blennorrhagie, j'ai fait connaître
les résultats thérapeutiques du vaccin gonococcique.

J'en ai étudié les effets dans les arthrites, uréthrites et
vaginites gonococciques. Quant aux effets que nous avons
obtenus dans le cas d'infection gonococcique à forme

typhique, il nous a semblé que les résultats ont été plutôt favorables. Pour juger la question, on n'a qu'à se reporter au chapitre concernant l'infection sanguine gonococcique.

Ce qui manque, à l'heure actuelle, il faut le dire, c'est une réglementation nette et précise, dans l'application du vaccin de Wright. Faut-il injecter d'emblée 5 millions, ou 20 millions ou 100 millions de gonocoques, ou bien faut-il faire des injections à doses progressivement croissantes?

D'après Wright, il faudrait régler le traitement suivant les renseignements qui sont fournis par l'indice opsonique[1]. Mais ces recherches d'opsonisation, extrêmement intéressantes comme travaux de laboratoire, sont d'une pratique difficile et demandent pour l'étude de chaque malade un temps considérable.

De plus, ces recherches ne paraissent vraiment pas indispensables, et nous pensons, avec d'autres auteurs, que l'observation clinique bien conduite peut arriver à donner des renseignements suffisants.

Il serait prématuré de porter un jugement définitif sur la valeur des vaccins de Wright. Les observations publiées jusqu'ici ne nous paraissent encore ni assez nombreuses, ni assez suggestives[2].

Le vaccin staphylococcique, au cas de furonculose[3] et au cas d'acné pustuleuse de la face, a donné des résultats indiscutables[4]. C'est par l'observation lente et approfondie des faits qu'on arrivera à connaître avec certitude les effets thérapeutiques de ces vaccins.

Ce qu'on peut dire, c'est que Wright a soulevé là une question bien passionnante.

1. Wright. *Studies of immunisation.* London, 1909.
2. William Lorenzo Moss. Studies on Opsonins. *Bulletin of the John Hopkins Hospital.* Baltimore, June 1907.
3. John Matthews. *The Lancet,* 26 septembre 1908.
4. Mauté. *Bulletin de la Société de l'Internat,* novembre 1908.

§ 4. MÉDICATION ARSENICALE — CACODYLATE DE SOUDE

L'arsenic est un des médicaments les plus employés en médecine. Ses vertus sont vantées avec raison dans une foule d'affections. Ses propriétés thérapeutiques étaient connues des médecins de l'antiquité, puisque dès les premiers siècles de notre ère, Dioscoride faisait usage de l'acide arsénieux. A une époque qui nous touche de près, c'est grâce à l'impulsion puissante de mon illustre maître Trousseau que l'arsenic prit en thérapeutique une place bien méritée.

Jusqu'à ces derniers temps, trois préparations arsenicales étaient surtout en vigueur : la liqueur de Fowler, les pilules d'acide arsénieux et la solution d'arséniate de soude.

La liqueur de Fowler est composée comme suit :

Eau distillée.	95 grammes.
Alcoolat de mélisse composée.	3 —
Carbonate de potasse pur.	1 —
Acide arsénieux	1 —

Un gramme de cette liqueur (20 gouttes) renferme donc un centigramme d'acide arsénieux. En prescrivant 10 gouttes de liqueur de Fowler, on prescrit cinq milligrammes d'acide arsénieux. La dose d'un adulte est de 4 à 10 gouttes par jour : on commence par deux gouttes dans un peu d'eau, à déjeuner et à dîner, puis on augmente graduellement, d'une goutte par jour, jusqu'à concurrence de dix gouttes, et on redescend ensuite jusqu'à la dose initiale. La même série peut être recommencée, suivant les cas, tous les mois ou deux fois par mois. La liqueur de Fowler n'a pas ma préférence ; même à petites doses elle n'est pas toujours tolérée, elle provoque souvent « des tiraillements, des pincements d'estomac ».

Les pilules ou granules d'acide arsénieux sont composés comme suit (Trousseau) :

Acide arsénieux.	25 centigrammes.
Amidon.	5 grammes.
Sirop de gomme.	Q. s.

Pour faire, selon l'art, en mélant exactement par petites portions une masse pilulaire que l'on divise en 100 pilules, dont chacune contient par conséquent deux milligrammes et demi d'acide arsénieux. C'est ce médicament que Trousseau, pour ne pas effrayer les malades, avait décoré du nom de *pilules de Dioscoride*. On donne à un adulte une de ces pilules avant ses deux principaux repas, on en continue l'usage pendant une quinzaine de jours, on suspend le médicament huit jours, et ainsi de suite tant que son usage est jugé nécessaire, et suivant la tolérance des voies digestives.

Une excellente préparation, c'est la solution d'arséniate de soude, telle qu'elle est formulée par Trousseau.

Eau distillée	100 grammes.
Arséniate de soude	5 centigrammes.
Teinture de cochenille	Q. s. pour colorer la solution.

On prescrit chaque jour, au commencement des deux principaux repas, une *cuillerée à café* de cette solution représentant 2 milligrammes 1/2 d'arséniate de soude. Cette formule me paraît excellente; j'ai vu bien souvent que l'arséniate de soude est mieux toléré que l'acide arsénieux.

Telles étaient les préparations arsenicales les plus usitées quand nous avons vu surgir, tout récemment, une nouvelle préparation arsenicale, le cacodylate de soude.

On nomme *cacodyle* (κακός, mauvais) « un composé minéral organique, dans lequel l'arsenic se trouve combiné moléculairement avec un radical organique ». Grâce à la magistrale intervention de Gautier dans ses communications à l'Académie de médecine, le cacodylate de soude est rapidement entré dans notre thérapeutique usuelle. De différents côtés on a constaté ses bons effets, et l'usage fréquent que j'en ai fait me permet d'émettre à son sujet une opinion personnelle.

On administre le cacodylate de soude de trois façons : en potion, en lavements et en injections sous-cutanées.

Le cacodylate de soude peut être donné en potion à la

dose de 5 centigrammes par jour et au delà. Mais l'administration du cacodylate par le tube digestif n'est pas exempt
d'inconvénient. Dans le tube digestif, dit Gautier, le cacodylate peut se transformer en oxyde de cacodyle qui répand
une odeur alliacée caractéristique ; cet oxyde de cacodyle
peut déterminer des douleurs épigastriques et de la congestion rénale avec albuminurie. « Par contre, dit Gautier,
par la voie des injections hypodermiques, je n'ai jamais vu
ni albuminurie, ni odeur alliacée de l'haleine, ni troubles
intestinaux. »

En ce qui me concerne, quand je veux donner une préparation arsenicale par la bouche, je prescris la solution
d'arséniate de soude dont j'ai donné plus haut la formule ;
je réserve le cacodylate de soude pour les injections.

On a eu l'idée de faire des ampoules en verre, stérilisées,
qui contiennent chacune 1 centimètre cube d'eau, soit 5 centigrammes de cacodylate de soude. C'est fort commode, car
on peut garder indéfiniment ces ampoules sans craindre de
voir la solution médicamenteuse s'altérer. Au moment de
s'en servir on casse l'une des pointes de l'ampoule, la pointe
cassée étant dirigée en bas, on y introduit l'aiguille de la
seringue de Pravaz et on aspire tout doucement le liquide
qui va servir à faire l'injection. Il est entendu qu'on a eu soin
de flamber préalablement l'aiguille et de stériliser la seringue
en la laissant quelques instants dans l'eau bouillante.

On pratique tous les jours une injection sous-cutanée de
3 à 5 centigrammes de cacodylate pendant huit, dix, douze
jours consécutifs ; puis on suspend la médication durant une
huitaine ou une quinzaine de jours ; on la reprend, et ainsi
de suite, aussi longtemps qu'on le juge nécessaire.

Il est certain que cette médication tonique et reconstituante donne d'excellents résultats ; c'est la médication *de
choix* ; c'est à elle que je donne la préférence ; elle est applicable à tous les malades qui, pour des causes diverses, sont
entachés d'anémie, de neurasthénie, de faiblesse, d'amaigrissement. Les sujets lymphatiques, scrofuleux, les tuberculeux,
les diabétiques, les cachectiques en éprouvent les bons

effets ; parfois même le résultat est surprenant : après douze ou quinze injections, le malade engraisse, reprend des forces, sa peau se colore, et si je ne craignais pas de paraître un peu enthousiaste, je citerais des cas dont j'ai moi-même été surpris. L'arrhénal a été préconisé par A. Gauthier contre le paludisme[1].

§ 5 LES INJECTIONS DE SÉRUM ARTIFICIEL

Depuis quelques années, les *injections de sérum artificiel* ont pris en thérapeutique une place des plus importantes. Cette place n'est pas usurpée, car vraiment les injections de sérum rendent dans bien des cas des services signalés.

D'abord, que faut-il entendre par sérum artificiel? Les sérums artificiels sont des solutions salines renfermant en proportions variées un ou plusieurs sels normaux du sang.

On a proposé divers sérums. Les uns sont des solutions concentrées; les autres sont des solutions étendues. Parmi les premiers, il convient de citer celui de Chéron dont la formule est la suivante :

Acide phénique neigeux	1	gramme.
Chlorure de sodium	2	—
Sulfate de soude	8	—
Phosphate de soude	4	—
Eau distillée	100	—

Il est injecté, par voie hypodermique, en petites quantités, 5 à 10 grammes. Mais on ne se sert plus aujourd'hui que de sérums étendus et simples. Voici la composition du sérum de Hayem.

Chlorure de sodium	5	grammes
Sulfate de soude	10	—
Eau stérilisée	1	litre.

Actuellement, on considère même comme superflue l'ad-

1. *Acad. de méd.*, séance du 29 avril 1905.

jonction de sulfate de soude, et l'on s'en tient aux solutions de chlorure de sodium. Le titre de ces solutions a une réelle importance. On s'est servi longtemps de la solution à 7,5 pour 1000 qui était la solution « indifférente » ou « physiologique » des histologistes. Malassez a montré que cette solution altère notablement les globules rouges et il a proposé la solution à 10 pour 1000. Cette conclusion a été confirmée par les travaux qui ont été faits sur le sérum sanguin de l'homme, et l'on s'accorde actuellement à considérer que le sérum du sang de l'homme correspond, au point de vue de « sa concentration moléculaire », à une solution de chlorure de sodium au titre de 9 à 10 pour 1000[1].

Voici comment on prépare ce « sérum artificiel ». On prend 9 grammes et demi de *sel blanc* qu'on fait dissoudre dans un litre d'eau distillée. On filtre cette solution sur la ouate et on la reçoit dans un ballon de verre à fond plat, dont le col est garni d'un tampon de coton. On porte le tout à l'autoclave à 115° pendant dix minutes. La concentration légère due à la stérilisation porte le titre de la solution à 9,5 pour 1000 environ, titre qu'on désirait obtenir. Les ballons ainsi préparés se conservent facilement; il faut en recouvrir le col d'un capuchon de caoutchouc pour éviter la concentration qui pourrait se faire à la longue.

L'injection peut se faire avec différents appareils. L'un d'eux est un flacon à deux tubulures dans lequel le sérum est introduit. L'une de ces deux tubulures est en rapport avec un tube en caoutchouc muni de l'aiguille qui doit être introduite dans les tissus, l'autre tubulure est mise en rapport avec une poire, ou agent propulseur. Cet appareil a plusieurs inconvénients : d'abord il est difficile de bien graduer la force de propulsion; ensuite, il peut arriver que, faute d'attention, on lance dans le tissu cellulaire de l'air au lieu du liquide, et on détermine ainsi un emphysème parfois

1. C'est le titre de la solution qui conserve le mieux non seulement les globules rouges, mais aussi les mouvements amiboïdes des leucocytes. — J. Jolly. Action des solutions salées sur les mouvements amiboïdes des globules blancs in vitro. *Société de biologie*, 17 juillet 1897.

étendu et redoutable. J'ai été témoin deux fois de cet accident.

L'appareil à injections de Carrion-Haillon me paraît remplir les indications principales, son maniement est simple et facile. Avec cet appareil, l'injection de sérum se fait pour ainsi dire d'elle-même, lentement, dans des conditions d'asepsie rigoureuses.

A supposer qu'on n'ait pas du sérum sous la main, ce qui peut arriver aux médecins de campagne et de petites localités, il est facile d'en fabriquer séance tenante de la façon suivante : On pèse 9 gr. 5 de *sel blanc* qu'on met dans un litre d'eau (filtrée si c'est possible). On fait bouillir pendant une demi-heure ; puis on compense avec de l'eau bouillie la déperdition de liquide causée par l'évaporation. On a ainsi une solution aseptique contenant 9 gr. 5 de sel pour 1000.

Les indications thérapeutiques des grandes injections de sérum sont très nombreuses, on les trouve à chaque instant dans le cours de cet ouvrage.

Les grandes hémorrhagies (épistaxis, métrorrhagies, grandes hématémèses de l'exulceratio simplex et de l'ulcus simplex, etc), sont efficacement combattues par les fortes injections de sérum. Parfois même, les chirurgiens pratiquent des injections préventives, avant d'opérer des sujets anémiés, débilités, affaiblis.

Au premier abord, les grandes injections de sérum paraissent peu logiques au cas de certaines hémorrhagies. Ainsi chez un malade atteint des terribles hématémèses de l'exulceratio simplex, on pourrait, *a priori*, redouter que l'élévation de pression sanguine due aux grandes injections de sérum soit nuisible à la formation du caillot vasculaire obturateur ; il n'en est rien, c'est un sujet que j'ai étudié de près et que j'ai traité au chapitre concernant l'exulceratio simplex.

Les grandes injections de sérum peuvent être efficaces dans les maladies toxiques et infectieuses (fièvre typhoïde, pneumonie adynamique, intoxication, etc.) ; elles favorisent la diurèse et l'élimination des toxines. Elles m'ont donné de bons résultats dans l'ictère grave. Mais, à cause du chlorure de sodium qu'elles contiennent, les injections de sérum doivent être *prohibées* dans la maladie de Bright et dans toutes les maladies avec albuminurie, avec œdèmes, ou avec tendances aux œdèmes, œdèmes périphériques ou œdèmes splanchniques, congestions œdémateuses du poumon, etc. *Cette considération est importante*. Le chirurgien comme le médecin doit connaître l'état des reins de ses malades avant de prescrire les grandes injections de sérum.

On voit, d'après ce rapide aperçu, quelle est l'importance des injections de sérum et combien sont nombreuses les indications. La quantité du sérum à injecter est variable suivant les cas. On fait des injections à 50, 100, 200, 300, 400 grammes. Il est des circonstances où l'on peut injecter un litre en vingt-quatre heures, en quatre ou cinq injections, mais ce sont là des cas tout à fait exceptionnels, *dont on avait un peu abusé.*

Depuis longtemps, j'ai l'habitude d'associer de *très petites doses* de benzoate de caféine aux injections de sérum artificiel : 5 à 10 centigrammes par litre de sérum. Pour si minime que soit cette dose de caféine, elle a un effet salutaire sur le cœur et sur le rein. Il est facile de faire le mélange ; au moment de pratiquer l'injection, on verse dans l'ampoule de sérum quelques gouttes d'une solution titrée de benzoate de caféine.

TABLE DES MATIÈRES

DU TOME IV

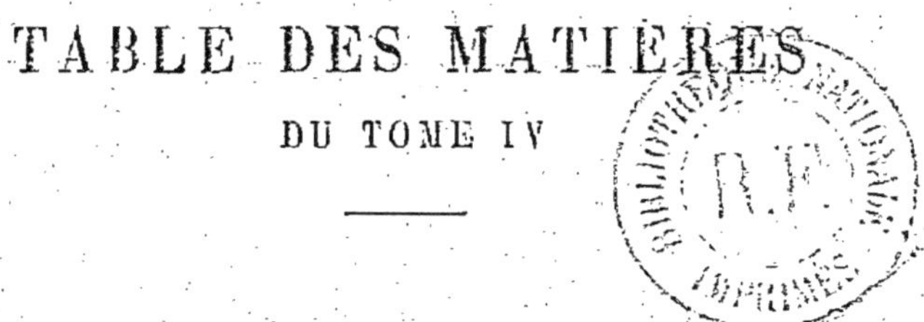

CINQUIÈME CLASSE

MALADIES GÉNÉRALES ET INFECTIEUSES

SIXIÈME CLASSE
MALADIES VÉNÉRIENNES

SEPTIÈME CLASSE
MALADIES DE LA RATE

HUITIÈME CLASSE
PATHOLOGIE DU SANG

NEUVIÈME CLASSE

MALADIES RHUMATISMALES
ET DYSTROPHIQUES

DIXIÈME CLASSE

INFECTIONS VERMINEUSES

ONZIÈME CLASSE

MALADIES ATTEIGNANT L'APPAREIL
LOCOMOTEUR

TABLE GÉNÉRALE ET ANALYTIQUE

DES

MATIÈRES CONTENUES DANS LES QUATRE VOLUMES

Amygdalites aiguës, II, 55 ; description clinique, voix amygdalienne ; les amygdales présentent des concrétions pultacées dans les cryptes folliculaires (variété cryptique ou folliculaire) parfois enchatonnées, II, 54.

Suppurées (angine phlegmoneuse), II, 55 ; habituellement c'est une périamygdalite : on aperçoit une tuméfaction œdémateuse de la muqueuse qui peut être cause de suffocation (esquinancie), II, 56.

Infectieuses, II, 57 ; cette maladie infectieuse, fièvre amygdalienne, présente des localisations multiples : orchite, néphrite, II, 58.

Bactériologie, II, 59 ; on trouve de nombreux microbes ; le rôle prépondérant est dû au streptocoque.

Diagnostic avec les angines rhumatismale, scarlatineuse, II, 61; morbilleuse, érysipélateuse, syphilitique, II, 62; tuberculose de l'amygdale, II, 65.

Amygdalite ulcéro-membraneuse (angine de Vincent), II, 65; elle est due à des bacilles fusiformes et à spirilles, aspect d'une fausse membrane recouvrant une ulcération profonde et anfractueuse.

Amygdalite scarlatineuse, IV, 37.

Amygdalite chronique, II, 67.

ANALYSE DU SUC GASTRIQUE dans le cancer de l'estomac, II, 374.

ANASARQUE des cardiaques, I, 828, des néphrites aiguës, III, 21; scarlatineuse, IV, 55.

ANÉMIES, IV, 585; étude de la réparation sanguine de l'anémie aiguë-hémorrhagique, IV, 586.

Pernicieuse progressive, IV, 587; anatomie pathologique, IV, 588; certains auteurs attribuent un rôle pathogénique, soit à l'atrophie gastrique, soit aux lésions de la moelle osseuse, soit à l'ankylostome duodénal, II, 635.

Diagnostic avec l'anémie des mineurs, IV, 591; bothriocéphalique, II, 650, IV.

Anémie paludéenne, IV, 581.

Anémie saturnine, IV, 886. Anémie infantile pseudo-leucémique de von Jaksch et Luzet, IV, 600.

ANÉVRYSMES DU CERVEAU, III, 596.

Anévrysmes de l'aorte abdominale. Battements nerveux de l'aorte, I, 1057. Il ne faut pas confondre les battements nerveux de l'aorte abdominale avec un anévrysme. Ce diagnostic est important, I, 1059.

Anévrysmes de l'aorte thoracique, I, 1002.

Étiologie : importance de la syphilis, I, 1002.

Anatomie pathologique : siège par ordre de fréquence : aorte ascendante, convexité, descendante; aspects : sacciforme, fusiforme, cupuliforme, disséquant, I, 1002.

Pathogénie, I, 1002.

Symptômes, I, 1005; douleurs, dyspnée, I, 1005; troubles de la voix, dysphagie, I, 1006; signes physiques, I, 1006; caractères du pouls, I, 1007; état des pupilles, I, 1008. L'inégalité pupillaire peut être un signe de tumeur du médiastin, elle peut aussi être liée à la syphilis du système nerveux, I, 1009.

Diagnostic topographique, I, 1010.

Anévrysme à type récurrent I, 1012; ses symptômes sont dus au voisinage du nerf récurrent gauche, I, 1015.

Terminaison, I, 1019; dans la moitié des cas, par pneumonie, phtisie ou accidents pulmonaires, I, 1019; par rupture dans la trachée, la plèvre, le péricarde, I, 1020.

Anévrysmes aortiques syphi-

structure de la fausse membrane, II, 126.

Traitement: sérothérapie, II, 129; principe de la méthode, II, 129; technique, II, 151; résultats du traitement dans la diphthérique pure, II, 152; dans les diphthéries associées, II, 152; l'injection de sérum doit être aussi hâtive que possible, II, 154; le sérum anti-infectieux de Martin peut être employé localement, II, 155; traitement prophylactique, II, 155.

Angines à fausses membranes non diphthériques, II, 156; angines pseudo-diphthériques à coccus, II, 158; le diagnostic avec la diphthérie nécessite l'examen bactériologique, II, 158; angine pseudo-diphthérique à streptocoques, II, 140; nécessité de l'examen bactériologique, II, 141; angine pseudo-diphthérique à staphylocoques, II, 145; à pneumocoques, II, 145; à coli-bacilles, II, 144.

Angines à tétragènes, II, 145; relation de trois cas : il semble que la gorge ait été saupoudrée de grains de sable (angine sableuse), II, 145; elle est souvent accompagnée ou précédée de pleurésie, II, 146.

Angine membraneuse syphilitique, II, 146.

Angine de Vincent, II, 65 (voir Amygdalites ulcéro-membraneuses).

Angine herpétique, II, 165;

quand elle revêt l'apparence membraneuse, elle est dite angine couenneuse commune, II, 165.

Angine gangréneuse, II, 167. Elle est fréquente chez l'enfant; elle est souvent secondaire à une maladie infectieuse. Description clinique, II, 168. Plaques gangréneuses circonscrites ou diffuses, II, 168. Pronostic presque fatal.

Angine laryngée œdémateuse, I, 152.

Angine tuberculeuse, II, 189.

Angine de poitrine, I, 1070.

Description clinique, I, 1070.

Étiologie, I, 1072. Ses causes sont multiples; tantôt l'angine de poitrine est liée à une lésion de l'aorte et des coronaires, I, 1072; tantôt il y a lésion aortique sans participation des coronaires, I, 1072; tantôt il n'y a ni lésion aortique, ni coronarite, mais il y a simple névralgie ou névrite, I, 1075.

Diagnostic, I, 1076; angine de poitrine hystérique, I, 1077; III, 826; angine tabétique, I, 1060; III, 555.

ANGIOCHOLITES, II, 963 : pathogénie, II, 963; calculeuse, II, 927; de la fièvre typhoïde, IV, 146.

ANGIOLEUCITE farcineuse, IV, 433.

ANHÉPATIE, IV, 746.

ANKYLOSTOME duodénal, IV, 591. II, 655, il produit une anémie pernicieuse progressive; se recherche dans les selles, II, 635.

nal, II, 457 ; abcès prérectal, II, 458 ; rétrocæcal, II, 458 ; péritonites diffuses, généralisées, II, 460 ; il existe des foyers péritonéaux erratiques ou à distance, II, 465 ; perforation secondaire de l'intestin, II, 464.

Appendicite toxique (appendicémie), II, 464. L'appendicite intoxique ses victimes autant qu'elle les infecte, les toxines fabriquées dans le foyer appendiculaire sont au moins aussi terribles que les agents infectieux, elles passent plus vite dans l'économie, elles constituent le danger le plus redoutable d'un grand nombre d'appendicites. Cette intoxication se traduit cliniquement par les symptômes suivants : albuminurie, teinte ictérique, vomissements noirs, symptômes d'insuffisance rénale et hépatique, accidents nerveux, etc.

Accalmies traîtresses de l'appendicite, II, 468 ; l'accalmie peut se produire en pleine péritonite, II, 471.

Grossesse et appendicite, II, 477 ; la puerpéralité favorise l'appendicite, II, 479 ; l'appendicite peut survenir à toutes les périodes de la puerpéralité, II, 479 ; l'intervention chirurgicale est absolument indiquée, II, 481.

Complications toxi-infectieuses de l'appendicite.

Vomito negro appendiculaire (gastrite ulcéreuse hémorrhagique appendiculaire), II, 267 ; le processus ulcéreux est comparable aux érosions stomacales consécutives à l'étranglement expérimental d'une anse intestinale, II, 272 ; description, extrême gravité du pronostic, II, 275. Cette gastrite hémorrhagique peut exister dans l'appendicite paratyphoïde, II, 276.

Ulcères perforants de l'estomac et du duodénum, II, 550.

Rein appendiculaire, III, 25 ; la néphrite toxique appendiculaire peut se traduire par un seul signe, l'albuminurie, III, 25 ; elle peut être le signal d'accidents graves, III, 26 ; relation de plusieurs faits cliniques, III, 27 ; description et anatomie pathologique, III, 39 ; comparaison avec le foie appendiculaire, III, 41.

Foie appendiculaire : il y a une hépatite toxique précoce et une hépatite infectieuse, purulente, plus tardive, II, 875 ; hépatite toxique appendiculaire, II, 876 ; relation de faits cliniques, II, 876 ; l'ictère toxique est généralement peu accentué, II, 889 ; hépatite infectieuse purulente, II, 882.

Pleurésie appendiculaire, I, 717 ; faits cliniques, I, 717 ; phase phrénicopleurale, I, 722 ; cette pleurésie est le plus souvent purulente et assez souvent accompagnée de dégagement de gaz (*pyopneumothorax*), elle est quelquefois séreuse, I, 727 ; description, I, 728 ; il s'agit presque toujours d'appendicite à type remontant, I, 729 ; la pleu-

traitement rationnel de l'appendicite, II, 500. Il est impossible de porter le pronostic d'une appendicite en évolution, II, 502; en face du traitement, l'appendicite est une et indivisible, II, 502; arguments contre la doctrine qui ne préconise l'opération que lorsque l'appendicite est « refroidie », II, 505; pour avoir toute sécurité, le délai opératoire maximum doit être de 26 à 30 heures pour les appendicites aiguës graves, et de 48 heures pour les appendicites de moindre intensité, II, 508.

APPENDICULOCHOLÉCYSTITE, II, 968.
ARTÈRES de l'aphasie, III, 578; cérébrales, III, 557; cérébrale moyenne, III, 557; de l'hémorrhagie cérébrale, III, 559; lenticulo-striée, III, 558; sylvienne, III, 557.

Artérites. Historique, I, 978; ancienne théorie de la phlogose, I, 979; artério-sclérose, I, 981; traumatiques, I, 984; artérites infectieuses, I, 985, toxiques. Athérome, I, 988.

ARTÉRITE SYPHILITIQUE, I, 991; oblitérante, I, 991; elle produit une gangrène absolument comparable à la gangrène sénile vulgaire, I, 992; c'est une artérite départementale, segmentaire, I, 994; l'artérite peut aboutir à l'ectasie, à l'anévrysme, I, 995. Artério-sclérose du rein. III,

55; artério-sclérose syphilitique cérébrale, III, 626. Artérite cérébrale syphilitique, III, 606; oblitérante, III, 610; suivie d'anévrysme, III, 607.
ARTÉRITE typhique, IV, 155.
ARTÉRIOCAPILLARY FIBROSIS, III, 54; hypertension dans l'artério-sclérose, I, 1080.
ARTÉRITES blennorrhagiques : IV, 476; pneumococcique, I, 278; sèche, IV, 667; sénile, IV, 668; suppurée, scarlatineuse, IV, 58.
ARTHRITISME, IV, 709; IV, 786.
ARTHROPATHIES des hémiplégiques, III, 549; arthropathies scrofuleuses, IV, 814; tabétiques, III, 551.
ARSÉNICALE (médication); IV, 967; liqueur de Fowler, IV, 967; pilules de Dioscoride, IV, 968; cacodylate de soude, IV, 968.
ARSÉNICISME chronique, IV, 902.
ARSÉNOBENZOL (606 d'Ehrlich) IV, 951.
ASCARIDE lombricoïde, II, 627.

Ascite dans la cirrhose de Laënnec, II, 747; sa pathogénie, II, 748; rôle de la péritonite associée, II, 749; l'ascite tient également à des lésions intéressant les origines mésentériques et péritonéales de la veine porte, II, 750.
Curabilité des ascites cirrhotiques, II, 770; faits cliniques, II, 771; l'ascite est d'autant plus curable qu'elle se rapproche du type de la cirrhose alcoolique hypertrophique, II, 779; la curabilité concerne aussi la cirrhose, II, 779.

Variétés : ascite brightique, III, 90 ; ascite et cancer du péritoine, II, 695 ; ascite chronique tuberculeuse, II, 650 ; sucrée, IV, 751. Ascite lactescente, laiteuse, II, 702 ; examen du liquide, II. 704 ; elle est due au passage du chyle dans la cavité péritonéale, II, 709 ; à la transformation graisseuse d'un épanchement péritonéal, II, 710.

Aspergillose (pseudo-tuberculose aspergillaire), I, 426.

Bactériologie. L'aspergillus fumigatus, I, 426

Étiologie, Pathogénie. Les volailles et les pigeons présentent parfois un chancre aspergillaire du plancher de la bouche, I, 428 ; les gaveurs de pigeons contractent cette maladie, I, 428 ; elle est fréquente aussi chez les peigneurs de cheveux, I, 428. La tuberculose peut la compliquer.

Symptômes, I, 429.

Diagnostic, recherche du mycélium, I, 431.

Anatomie pathologique, I, 433.

Forme actinomycosique de l'aspergillose, IV, 438.

Aspiration et appareil aspirateur, I, 520 ; thoracentèse par aspiration, I, 521 ; manuel opératoire, I, 528 ; aspiration dans l'hydarthrose rhumatismale, IV, 649 : dans l'hydrocéphalie, III, 776 ; dans les kystes hydatiques du foie, II, 856.

Asphyxie locale des extrémités, III, 1055 ; tuberculeuse aiguë, I, 421.

Associations hystéro-organiques, III, 846 ; du colibacille et du pneumocoque dans la péritonite, II, 676.

Associations microbiennes dans la diphthérie, II, 80 ; I, 149.

Astasie-abasie, III, 874 (voir Abasie).

Asthénie addisonienne, III, 316.

Asthme, I, 238.

Description de l'accès, I, 238 ; physiologie pathologique, I, 241 ; il est dû à la fois au spasme des muscles extrinsèques et intrinsèques de la respiration, I, 242.

Étiologie, I, 243. C'est une névrose presque toujours diathésique et héréditaire, I, 244. L'élément nerveux est souvent doublé d'un élément catarrhal. L'emphysème du poumon est souvent la conséquence de l'asthme.

Diagnostic, I, 245, avec les maladies suivantes : tuberculose pseudo-asthmatique, asthme cardiaque, I, 245 ; dyspnée brightique et urémique, I, 246 ; asthme nasal, I, 247.

Traitement, I, 248.

Asthme d'été (fièvre des foins), I, 250. — Il revêt deux formes : oculo-nasale, I, 250 ; oculo-naso-thoracique, I, 251.

Asymétrie faciale chez les épileptiques, III, 792.

Asynergie cérébelleuse, III, 417.

Asystolie, I, 913 ; digitalique, I, 869 ; rénale, III, 96.

BRONCHORRHAGIE, I, 522.

BRONCHORRHÉE, I, 518.

BRONCHOSTÉNOSE, I, 228.

BRUITS : airain (d') de Trousseau, I, 777 ; cœur (du), I, 818 ; cuir neuf (de), I, 515 ; diable (de), IV, 612 ; drapeau (de), I, 170 ; frottement péricardique (de), I, 807 ; froufrou (de), I, 807 ; galop brightique (de), III, 85 ; galop péricardique (de), I, 807 ; glouglou à timbre amphorique (de), I, 778 ; piaulement (de), I, 830 844 ; rouet (de), IV, 612.

BUBONS, du chancre simple, IV, 500 ; du chancre syphilitique, IV, 505 ; de la peste, IV, 325.

BULBE (anatomie du), III, 474.

C

CACHEXIA virginum, IV, 608.

CACHEXIE : bothriocéphalique, II, 622 ; exophthalmique, I, 936 ; hydatique, II, 845 ; mercurielle, IV, 883 ; pachydermique, IV, 805 ; palustre, IV, 381 ; pigmentaire, II, 782 ; strumiprive, thyréoprive, IV, 803 ; syphilitique III, 202.

CACODYLATE DE SOUDE, IV, 967.

CÆCUM, voir 1006.

CALCIFICATION de la peau, III, 1024.

CALCULS APPENDICULAIRES : ils peuvent provoquer l'appendicite, II, 418.

CALCULS BILIAIRES, colique hépatique, II, 896 ; migration et arrêt dans l'intestin, II, 918 ; sténose et oblitération du pylore, II, 921 ; oblitération persistante des canaux biliaires, symptômes et complications, II, 923 ; cirrhose biliaire, II, 926 ; infection des voies biliaires ; angiocholite, cholécystite, II, 927.

CALCULS DU PANCRÉAS, II, 1033.

CALCULS DU REIN, III, 251 ; mobilisés, (colique néphrétique), III, 236 ; immobilisés, III, 245 ; hématurie, III, 247 ; radioscopie, III, 249.

CANAL THORACIQUE (cancer du), I, 799.

CANAUX BILIAIRES (anatomie), II, 717.

CANCER DE L'AMPOULE DE VATER, II, 609 ; son point de départ peut être intestinal, pancréatico-biliaire, pancréatique, biliaire, II, 614.

Anatomie pathologique, II, 611 ; tumeur saillante épithéliomateuse à cellules cylindriques.

Symptômes : ictère chronique, II, 612 ; douleurs, méléna, cachexie, II, 613.

Diagnostic (voir Ictère chronique).

CANCER DU CÆCUM, II, 582 ; II, 598.

Cancer du canal thoracique, I, 799. Il est presque toujours consécutif à des cancers de divers organes : estomac, utérus, testicule, rectum, pancréas, rein, ovaire, I, 800. L'amaigrissement et la dénutrition sont rapides. On constate sou-

IV, 504 ; adénite polyganglionnaire, indolente, dure, avec un
ganglion plus volumineux, sans
tendance à la suppuration, IV,
505 ; diagnostic, IV, 506 ; avec
les maladies suivantes : chancre
simple, herpès, IV, 506 ; chancre
acarien, ecthyma, IV, 508 ; le
diagnostic est facilité par la recherche du tréponème pâle, IV,
511 ; variétés de siège, chancre
croûteux de la peau, IV, 504 ;
chancre du nez, I, 60 ; des fosses
nasales, I, 62 ; des lèvres, II,
22 ; de l'amygdale II, 169.

Chancre syphilitique géant,
ulcéreux, phagédénique et hypertrophique, IV, 509.

**Chancre syphilitique de
l'amygdale,** II, 169 ; il est
très fréquent.

Description, II, 169. Il se
présente sous plusieurs aspects,
sous les apparences d'une amygdalite aiguë, douloureuse et
fébrile, II, 170 ; d'une érosion
rouge, brillante, vernissée, II,
171 ; d'une ulcération, II, 171 ;
d'un exsudat diphthéroïde, II,
172 ; d'une plaque gangreneuse, II, 173 ; d'un épithélioma, II, 174. Il est important
de bien connaître ce polymorphisme du chancre de l'amygdale.

Diagnostic, II, 175. Il se
fait par la triade symptomatique : unilatéralité de la lésion
amygdalienne, II, 175 ; induration de l'amygdale, II, 176 ;

pléiade ganglionnaire cervicale,
II, 177 ; diagnostic avec les maladies suivantes : amygdalites,
ulcérations de l'amygdale, épithélioma de l'amygdale, syphilides tertiaires, II, 178.

L'herpès parasyphilitique
accompagne parfois le chancre
amygdalien, II, 179.

Chapelet rachitique, IV, 831.

Charbon, IV, 421.

Bactériologie, IV, 421 ; découverte de Davaine ; la bactéridie charbonneuse, IV, 421 ;
ses spores, son rôle dans la
contagion, IV, 423 ; les champs
maudits, IV, 424 ; la transmission peut se faire par les animaux charbonneux, IV, 425 ;
par leurs laines et crins, IV,
425.

Description, le premier accident est local, c'est la pustule
maligne, IV, 426 ; œdème charbonneux, malin, IV, 427 ;
symptômes généraux, IV, 427 ;
charbon pulmonaire, IV, 427 ;
lingual, intestinal, IV, 428.

Anatomie pathologique. IV,
429.

Charbons de la peste, IV, 424.
Chaudepisse, IV, 456 (voir *Blennorrhagie*).

Chlorobrightisme, IV, 617 ; tableau clinique, IV, 618 ; petits
signes du brightisme, souvent
sans albuminurie, parfois avec
albuminurie, IV, 620. Telle ma-

lade, dont l'état était aggravé par le régime carné, guérit par le régime lacté, IV, 620.

Évolution : dans la majorité des cas, le chlorobrightisme n'aboutit pas à la maladie de Bright confirmée, IV, 625.

GROSSESSE ET CHLOROBRIGHTISME, IV, 624 ; accidents chez la mère, IV, 624 ; chez le fœtus (hémorrhagies placentaires), IV, 625.

Pathogénie, IV, 627.

Chlorose, IV, 607.

Étiologie : IV, 608 ; c'est une maladie des jeunes filles, surtout à l'âge de puberté.

Pathogénie; anatomie pathologique, IV, 608 ; lésions hématiques, IV, 609 ; aplasie artérielle, IV, 609.

Description clinique : IV, 610 ; facies, troubles nerveux, troubles génitaux, IV, 611, bruit de diable et souffle, IV, 612 ; examen du sang, IV, 612 ; phlegmatia alba dolens, IV, 615.

Diagnostic de la fausse chlorose tuberculeuse, IV, 615.

Traitement, IV, 617.

Chlorures (Rétention des), III, 76 ; le chlorure de sodium retenu dans l'organisme provoque l'œdème, III, 78 ; l'œdème est précédé d'une période d'hydratation ou de préœdème, III, 79 ; conclusions thérapeutiques, cure de déchloruration, III, 125.

CHLORURE DE CALCIUM dans le purpura, IV, 657.

CHOLÉCYSTITES, II, 966 ; variétés.

Cholécystites avec ou sans épanchement, II, 966 ; péricholécystites et paracholécystites, II, 967.

Cholécystites et appendicite, II, 968 (voir Appendicite).

Cholécystite calculeuse, II, 930 (voir Lithiase biliaire): cholécystite et lobe aberrant du foie, II, 931.

Cholécystite de la fièvre typhoïde, IV, 146 ; sa perforation, IV, 147.

Cholélithes, II, 896.

Cholémie, II, 992 ; ses formes dyspeptique, hémorragique, nerveuse, II, 992.

Choléra indien, IV, 286.

Étiologie : des foyers où il est endémique, le choléra fait parfois explosion sous forme de grandes épidémies, IV, 286 ; les porteurs de bacilles, IV, 287.

Bactériologie, IV, 288 ; le bacille virgule, IV, 288 ; réaction de l'indol, IV, 290 ; phénomène de Pfeiffer, IV, 293 ; les rapports bactériologiques du choléra indien et du choléra nostras sont mal élucidés, IV, 294.

Anatomie pathologique, IV, 297 ; psorentérie, IV, 297 ; liquide riziforme, IV, 297.

Description clinique, IV, 298 ; diarrhée prémonitoire, IV, 299 ; algidité, crampes, selles

E

breux ont été observés en France et à l'étranger, II, 288.

F

FACIAL SUPÉRIEUR dans l'hémiplégie cérébrale, III, 968.

FACIES acromégalique, IV, 855; d'Hutchinson, III, 488; lépreux, IV, 405; myopathique, IV, 869; en pleine lune du myxœdémateux, IV, 805.

FAISCEAU de Burdach, III, 560; cérébelleux direct, III, 560; de Gowers, III, 560; géniculé, III, 554; de His, I, 924; pyramidal, III, 534; (planche) III, 555; pyramidal direct, III, 560; sensitif, III, 548.

FARCIN, IV, 430.

FAUSSES APPENDICITES, II, 552.

FAUSSES TUBERCULOSES, I. 375, 425.

FAUX CROUP, I, 98, 143, 150.

FEBRIS alba virginum (chlorose), IV, 612.

FEBRIS testicularis de Morton (orchite ourlienne), IV, 278.

FERMENT LAB, II, 376.

FIÈVRE amygdalienne, II, 57; orchite, néphrite, II, 57; fièvre aphteuse, II, 17, fièvre bilieuse, typhoïde des pays chauds, IV, 235; fièvre bilioseptique, II, 929; fièvre de convalescence, IV, 109; fièvre des foins, I. 55; I, 241; I, 250; fièvre gastrique, II, 228; hématurique, IV, 373, (voir Paludisme); hémoglobinurique, IV, 372, 374.

FIÈVRES : hystérique, III, 845; intermittentes, IV, 564 (voir Paludisme).

Fièvre jaune, IV, 515.

Agent pathogène, IV, 515, il est inconnu; il est véhiculé par un moustique, le culex fasciatus; la fièvre jaune est endémique (Mexique et Brésil), IV, 315.

Description clinique, IV, 516 : ictère, vomissements, vomito negro, douleurs lombaires, fièvres, gravité du pronostic.

Diagnostic, IV, 517.

FIÈVRE jaune nostras, II, 1005. Ne pas oublier que l'appendicite toxique peut se traduire par des symptômes au nombre desquels figurent l'ictère et les hématémèses (*vomito negro appendiculaire*).

FIÈVRE : pernicieuse, IV, 376 (voir Paludisme); quarte, IV, 366; récurrente, IV, 229 (voir Paludisme); rémittente, IV, 570 (voir Paludisme); rouge, IV, 34 (voir Paludisme); typho-palustre, IV, 373 (voir Paludisme); syphilitique, IV, 480; tierce, IV, 366.

Fièvre typhoïde. *Historique*, IV, 402.

Symptômes, IV, 105; période d'ascension, IV, 105; céphalalgie, insomnie, épistaxis, diarrhée, fièvre, râles bronchiques, IV, 105; période d'état, IV, 105, taches rosées lenticulaires, élévation de la tempéra-

phique de la couche sous-muqueuse, II, 255 ; adénomes, II, 256 ; symptômes, II, 256 ; diagnostic avec la gastrite urémique, II, 238.

Gastrites polypeuses (polyadénome gastrique), II, 360.

Gastrite ulcéreuse hémorrhagique pneumococcique, II, 255 ; faits cliniques, II, 256 ; études expérimentales sur le cobaye, II, 265 ; symptômes gastriques et péritonéaux, diarrhée, II, 257 ; grandes hématémèses, II, 257.

Cette gastrite ulcéreuse pneumococcique s'observe dans le cours de la pneumonie et surtout au cas de pneumococcie généralisée. A l'autopsie on trouve sur la muqueuse de l'estomac un pointillé hémorrhagique, des érosions hémorrhagiques, et, dans un cas, on a pu déceler le pneumocoque qui fourmillait au niveau des lésions stomacales.

Gastrite ulcéreuse hémorrhagique appendiculaire, II, 267 ; *vomito negro appendiculaire* (voir Appendicite), II, 466.

Gastro-entérite des nourrissons, II, 410.

Gastro-entérostomie, dans l'ulcère de l'estomac, II, 327.

Gastro-entérostomie dans le cancer de l'estomac, II, 379.

Gastropathie ulcéreuse de Parrot, II, 252.

Gastroptose, II, 406.

Gastrorrhée, II, 257.

Gastroxie, II, 245 ; nerveuse, II, 245.

Gastronyxis, II, 245.

Gateau péritonéal, II, 655.

Gélatine (injections de sérum), IV, 558 ; gélatine de Merck, IV, 547.

Gélodiagnostic de la fièvre typhoïde, IV, 191.

Genou de la capsule interne, III, 555.

Gigantisme, rapports avec l'acromégalie, IV, 859.

Gingivite chronique des diabétiques, II, 2 ; IV, 712.

Globules du sang, rouges, IV, 576 ; blancs, IV, 578 ; éosinophiles, IV, 581 ; lymphocytes, IV, 580 ; polynucléaires, IV, 581 ; matzellen, IV, 582 ; mononucléaires, IV, 580.

Glomérule de Malpighi, III, 2.

Glossite exfoliatrice marginée, II, 26 ; des fumeurs, II, 34 ; scléreuse profonde, II, 50.

Glotte (rôle de la), I, 91.

Glycémie, IV, 902.

Glycogène, II, 716 ; dans le kyste hydatique, II, 804 ; IV, 703.

Glycose, IV, 702.

Glycosurie, IV, 715 ; hépatique, II, 755.

Goitre exophthalmique, I, 926, *Description clinique,* I, 926 ; la tachycardie est le symptôme fondamental, I, 926 ; exophthalmie, œil tragique de Marcha

polykystique, III, 211 ; rhumatismale, IV, 657 ; scarlatineuse, IV, 52 ; secondaire, III, 293 ; de Sydenham, III, 249 ; symptomatiques, III, 295 ; tuberculeuse, III, 155 ; *essentielle*, III, 297.

HÉMIANESTHÉSIE, III, 548 ; hystérique, III, 823.

HÉMIANOPSIE homonyme, III, 600 ; latérale homonyme, III, 865 ; nasale, III, 601 ; temporale, III, 601 ; dans les tumeurs, III, 600.

HÉMIATHÉTOSE infantile, III, 591.

HÉMIATROPHIE faciale, III, 1034 ; de la langue, III, 354.

HÉMICHORÉE posthémiplégique, III, 552.

HÉMICRÂNIE, III, 911.

HÉMIŒDÈME, III, 555.

Hémiplégie. *Description*, III, 546 ; de la face et des membres, III, 547 ; hémianesthésie III, 548 ; contracture secondaire, III, 549 ; exagération des réflexes, III, 551 ; mouvements posthémiplégiques, III, 552 ; arthropathies, III, 554 ; participation du facial supérieur, III, 969.

Causes de l'hémiplégie : hémorrhagie cérébrale, III, 550 ; hystérie, III, 820 ; infantile spasmodique, III, 591 ; lacunes cérébrales, III, 570 ; ramollissement cérébral, III, 567-568 ; syphilis, III, 559-615 ; tabes, III, 550 ; tumeurs cérébrales, III, 821.

HÉMISPASME *glossolabié hystérique*, III, 820.

HÉMODIAGNOSTIC de la fièvre typhoïde, IV, 190.

HÉMOGLOBINÉMIE (théorie de l'), III, 334.

Hémoglobinurie, III, 299 ; essentielle, primitive, a frigore, III, 299 ; hémoglobinurie symptomatique du paludisme, III, 229 ; pathogénie, III, 303 ; théorie de l'hémoglobinhémie, III, 304 ; fièvre bilieuse hémoglobinurique, IV, 574 ; hémoglobinurie rhumatismale, IV, 656.

Hémolyse dans la réaction de fixation, IV, 190.

Hémoptysie. Description, I, 322 ; diagnostic, I, 326 ; *Étiologie* : bronchectasie, I, 218 ; kyste hydatique du poumon, I, 447 et 461, hémoptysie interlobaire, I, 602, hystérique, III, 845 ; hémoptysie dans la plèvre (pleurésie hémorrhagique), hémoptysie tuberculeuse, I, 579 ; dans la tuberculose des diabétiques, IV, 731.

Hémorrhagie cérébrale, III, 530, topographie, III, 531 ; elle se fait dans le domaine de l'artère lenticulo-striée, III, 539 ; dégénérescences scléreuses descendantes, III, 540.

Étiologie, elle est souvent causée par la rupture d'un anévrysme miliaire, III, 542 ; elle est essentiellement héréditaire, III, 543 ; description, III, 544 ; apoplexie, III, 544 ; on dit du

J

K

L

M

O

sorbe rapidement ou lentement, I, 514.

Diagnostic, I, 516.

Pronostic. L'abondance de l'épanchément (à gauche ou à droite) est une cause de mort subite. La pleurésie aiguë, dite *a frigore*, guérit presque toujours, avec ou sans thoracentèse, mais, dans un grand nombre de cas, elle est suivie, à échéance plus ou moins éloignée, de tuberculose pulmonaire.

Thoracentèse. L'appareil *aspirateur* et l'aspiration ont remplacé l'ancienne opération de la thoracentèse. Grâce à l'aiguille aspiratrice, la thoracentèse n'est plus qu'une piqûre insignifiante, I, 520. Manuel opératoire; il ne faut jamais aspirer plus d'un litre de liquide en une séance; c'est le moyen d'éviter tout accident et tout incident, I, 557. Les accidents : expectoration albumineuse, asphyxie, ne surviennent que lorsque la thoracentèse est mal faite, I, 555.

Comment savoir si une pleurésie séro-fibrineuse est ou n'est pas tuberculeuse ? La clinique et l'anatomie pathologique nous enseignent qu'un très grand nombre de pleurésies dites *a frigore* sont des pleurésies tuberculeuses. Cette pleuro-tuberculose peut guérir, mais souvent elle est suivie, à échéance plus ou moins éloi-

gnée, de tuberculose pulmonaire.

Les travaux de laboratoire ont précisé la question. Ils permettent d'affirmer que la pleurésie dite *a frigore* est presque toujours tuberculeuse. Ces travaux de laboratoire sont les suivants :

Examen bactériologique du liquide; perméabilité pleurale; inoculation aux cobayes; le bacille tuberculeux peut être cultivé sur sang gélosé, I, 551; séro-diagnostic de Arloing et Courmont; il se trouve quelquefois en défaut, I, 552.

Importance du cytodiagnostic (Widal et Ravaut), I, 554.

L'étude histologique des épanchements de la plèvre donne les renseignements suivants : tantôt on ne trouve dans le liquide que des placards endothéliaux ou du moins ces placards endothéliaux sont dominants; la pleurésie est dite *mécanique* (épanchements d'origine cardiaque, brightique, cancéreuse). Tantôt on ne trouve dans le liquide que des polynucléaires, ou du moins ils sont dominants; la pleurésie est d'origine infectieuse. Tantôt enfin on ne trouve dans le liquide pleural que des lymphocytes (abstraction faite des globules rouges); la lymphocytose pleurale permet de dire que la pleurésie est tuberculeuse, I, 560.

Pleurésie dans le kyste du foie, II.

Épanchements puriformes aseptiques de la plèvre. Intégrité des polynucléaires, I, 633. Les épanchements aseptiques puriformes de la plèvre diffèrent par l'intégrité des polynucléaires des épanchements purulents septiques. Ils sont associés à une congestion pulmonaire, I, 638, ou à des foyers hémorrhagiques du poumon chez les cardiaques. Ils sont fugaces et leur pronostic est bénin, contrairement aux pleurésies purulentes septiques, I, 640.

Pleurésies intarissables (voir pachypleurites), I, 657.

Pleurésie interlobaire, I, 670; schéma des scissures, I, 672; l'épanchement est purulent, sa quantité varie de quelques grammes (abcès interlobaire), à 500 grammes et 1 litre. La pleurésie peut occuper la scissure interlobaire dans toute son étendue, ou se limiter à une partie de la scissure; les signes sont alors bien différents.

La première phase est caractérisée par des signes incertains qui ne permettent pas encore de faire le diagnostic. Quand l'épanchement est formé et assez abondant, il se révèle par une *zone mate suspendue entre deux zones sonores,* I, 676; *hémoptysie interlobaire,* I, 677; *vomique* interlobaire, I, 680; les vomiques fragmentées peuvent simuler une bronchor-

rhée, I, 683; variété gangreneuse, I, 686.

La pleurésie interlobaire es surtout due au pneumocoque Elle peut guérir par vomique, I, 684. Elle est parfois suivie de sclérose pleuro-pulmonaire et de bronchectasie, I, 689.

Traitement : l'intervention chirurgicale faite à temps donn d'excellents résultats, I, 693.

Pleurésie médiastine, I, 695 syndrome médiastinal, I, 696 faits cliniques, I, 697.

Pleurésie diaphragmatique I, 707.

Pleurésie cloisonnée uniloculaire, I, 708; aréolaire; multiloculaire, polymorphe, I, 710

Pleurésies ozéneuses, I, 757: ce sont les pleurésies dont le liquide répand une odeur plus ou moins infecte (ὄζειν). On peut les classer en trois catégories : fétides, putrides et gangreneuses.

La pleurésie est dite purement *fétide,* quand la fétidité n'est associée ni à des symptômes de putréfaction, ni à des symptômes de gangrène, I, 758.

La pleurésie est dite *putride* quand elle est associée à des symptômes de putréfaction : formation de gaz dans la plèvre et pyo-pneumothorax; apparition rapide d'un phlegmon dans les parois thoraciques après une ponction, I, 745. Évolution très rapide et très grave. Faits cliniques, I. 743. Cette pleurésie putride est souvent d'origine embolique, I, 756. L'appendicite en réclame une large part; dans ce cas l'infection se fait par voie ascendante.

La pleurésie est gangreneuse quand il y a à la fois putréfaction et mortification des tissus, I, 758.

La gangrène peut être pleurale ou pleuro-pulmonaire.

Traitement : toute pleurésie ozéneuse doit être opérée sans retard.

Pleurésies à épanchement chyliforme, I, 766.

Pleurésie chyliforme tuberculeuse, I. 767.

Hydrothorax, I, 772.

Pleurésies de causes multiples : *syphilitique*, I, 712 ; peut être précoce, secondaire, I, 712 ; tertiaire, I, 714 ; *appendiculaire*. I. 717 (voir Appendicite); *biliaire*, II. 941 ; *blennorrhagique*, IV, 482 ; *brightique*, III. 94 ; des cardiaques, I. 637 ; *diabétique*, IV, 732 ; *grippale*, IV. 507 ; *rhumatismale*, I, 519 ; IV, 732 ; *scarlatineuse*, IV, 57 ; *sucrée*, IV. 655 (diabète) ; IV. 733 ; *typhique*, IV, 154.

PLEURÉTIQUE (fièvre pernicieuse algide). IV, 379.

PLEXUS BRACHIAL (anatomie), III, 1013 ; paralysies, III, 1015.

PLEXUS CHOROÏDES (tuberculose des), III, 708.

PLEXUS SOLAIRE, dans la maladie d'Addison. III, 327.

PLOMB (intoxication par le). IV, 885.

PNEUMOCOQUE. I, 264 ; agglutination I, 266 ; caractère du pus à pneumocoque. I, 627.

PNEUMOCONIOSE. I, 300.

PNEUMONIA ALBA, blanche (syphilis héréditaire), I, 499.

Pneumonie lobaire fibrineuse aiguë, I, 261.

Anatomie pathologique : 2 stades successifs, engouement, hépatisation rouge, I, 262 ; parfois évolution purulente, hépatisation grise, I, 263.

Agent pathogène : le pneumocoque, I, 264.

Signes cliniques, I, 269 ; le frisson, I, 269 ; crachats rouillés et visqueux. I, 270 ; râle crépitant, I, 270 ; souffle tubaire, I, 271.

Localisations multiples de l'infection pneumococcique : pleurésie. I, 272 ; endocardite, I, 274 ; péricardite, méningite, néphrite. I, 274 ; gastrite, I, 277, II, 255 ; péritonite, I, 277, II, 663 ; arthrites, I, 278 ; otites I, 279.

Variétés de la pneumonie : centrale double, I, 280 ; du sommet, massive, I, 281 ; de l'enfant et du vieillard, I, 282 ; bilieuse, I, 284 ; maligne et épidémique, I. 285 ; dans la grossesse, I. 286 ; dans la fièvre récurrente, IV, 234 ; foudroyante dans le diabète, IV, 728 ; grippale, IV, 306 ; typhique, IV, 150 ; rhumatismale, IV, 654 ;

PTOSES VISCÉRALES, II, 406.

PTOSIS, III, 340 ; III, 994 ; III, 995 ; de la méningite tuberculeuse, III, 711 ; pseudo-paralytique, III, 838.

PUERPÉRALITÉ et ictère, II, 1008 ; et diabète, IV, 740 ; et lithiase biliaire, II, 900 ; et lithiase urinaire, III, 234 ; néphrites aiguës, III, 20 ; infection péritonéale, II, 659.

PUNAISIE (ozène), I, 81.

Purpura, IV, 629 ; variétés étiologiques : infectieux, cachectiques, nerveux et médicamenteux (iodique). IV, 631.

 Exanthématique, IV, 631.

 Rhumatoïde (péliose rhumatismale), IV, 632.

 Infectieux, IV, 633 ; le purpura infectieux peut être secondaire à une autre infection, IV, 633, ou primitif, IV, 634.

 Traitement, un cas de purpura grave traité avec succès par l'adrénaline, IV, 635.

PUSTULE maligne, IV, 426 ; vaccinale, IV, 21 ; variolique, IV, 13.

PYÉLITES, III, 273.

PYÉLONÉPHRITES, III, 273 ; calculeuse, III, 258.

PYLÉPHLÉBITES, II, 869 ; calculeuse, II, 936 ; après la fièvre typhoïde, IV, 154.

PYOCYANIQUE (bacille), myélite expérimentale, III, 423.

PYONÉPHROSE CALCULEUSE, III, 263.

PYOPNEUMOHYDATIDE, II, 846.

PYOPNEUMOTHORAX SOUS-PHRÉNIQUE appendiculaire, II, 461 ; I, 732 ; de l'ulcère de l'estomac, II, 315.

Pyopneumothorax tuberculeux sans infection surajoutée, I, 775.

PYOPNEUMOPÉRITONITE, II, 462.

PYRAMIDE DE MALPIGHI, III, 2 ; de Ferrein, III, 5.

PYROSIS (dans l'alcoolisme), IV, 873.

PYURIE TUBERCULEUSE, III, 159.

Q

QUATRIÈME VENTRICULE (schéma), III, 475.

QUEUE DE CHEVAL (pathologie de la), III, 459.

QUININE dans le traitement du paludisme, IV, 388.

QUINQUINA dans le traitement du paludisme, IV, 390.

R

RACHIALGIE HYSTÉRIQUE, III, 825.

Rachitisme, IV, 827.

 Pathogénie obscure, IV, 827 ; ce n'est pas une manifestation de la syphilis héréditaire, IV, 828.

 Les *lésions* siègent dans les parties qui servent à l'accroissement de l'os, cartilage des épiphyses et périoste des diaphyses, IV, 829 ; chapelet rachitique, nouures, IV, 831.

67454. — PARIS, IMPRIMERIE LAHURE

9, rue de Fleurus, 9.